"十三五"江苏省高等学校重点教材（编号：2018－1－154）

21 世纪创新教材

预 防 医 学

（第 4 版）

（可供临床医学、全科医学及其他医学相关专业使用）

主　编　徐广飞　　黄水平　　张晓宏

副主编　张美荣　　崔莲花　　江俊康　　叶长青

U0396120

东南大学出版社
SOUTHEAST UNIVERSITY PRESS

·南京·

内 容 提 要

本书是 21 世纪创新系列教材之一,是"十三五"江苏省高等学校重点教材,由江苏、浙江和山东等省高等院校、疾病预防控制中心和医院的有关预防医学专家编写。本书主要介绍生活环境、职业环境及食物对健康的影响,以及环境与健康统计分析中常用的医学统计学方法。与临床关系密切的章节提供了案例及分析。书中编写了 14 个实习指导,供各院校在实践教学中选用。附录部分包括膳食营养素参考摄入量(能量和蛋白质)、预防医学常用词汇中英文对照及医学统计方法附表,供使用者参考或查阅。

本书内容简明、新颖,实用性强,融合了课程思政元素,可作为临床、口腔、全科等医学及相关专业用作教材,同时也是疾病防治和广大临床医务工作者有用的参考书。

图书在版编目(CIP)数据

预防医学 / 徐广飞,黄水平,张晓宏主编. — 4 版.
— 南京 : 东南大学出版社,2021.6(2025.2重印)
　ISBN　978 - 7 - 5641 - 9571 - 7

Ⅰ. 预…　Ⅱ.①徐…　②黄…　③张…　Ⅲ.①预防医学-高等学校-教材　Ⅳ.①R1

中国版本图书馆 CIP 数据核字(2021)第 114459 号

预防医学(第 4 版)　Yufang Yixue(Di-si Ban)

出版发行	东南大学出版社
出 版 人	江建中
责任编辑	胡中正
社　　址	南京市四牌楼 2 号
邮　　编	210096
经　　销	江苏省新华书店
印　　刷	常州市武进第三印刷有限公司
开　　本	787 mm×1 092 mm　1/16
印　　张	32.75
字　　数	830 千字
版 印 次	2021 年 6 月第 4 版　2025 年 2 月第 3 次印刷
书　　号	ISBN　978 - 7 - 5641 - 9571 - 7
定　　价	98.00 元

编委会名单

主　编　徐广飞　黄水平　张晓宏
副主编　张美荣　崔莲花　江俊康　叶长青
编　者（以姓氏笔画为序）

王炳玲(青岛市疾病预防控制中心)　　仇梁林(南通大学公共卫生学院)

只　帅(宁波大学医学院公共卫生学院)　石李梅(青岛市疾病预防控制中心)

叶长青(南通大学公共卫生学院)　　　江俊康(南通大学公共卫生学院)

宋平平(青岛市中心医院)　　　　　　李晓东(南通大学公共卫生学院)

谷玉明(徐州医科大学公共卫生学院)　肖立顺(徐州医科大学公共卫生学院)

张　华(青岛市中心医院)　　　　　　张美荣(徐州医科大学公共卫生学院)

张晓宏(宁波大学医学院公共卫生学院)岑　晗(宁波大学医学院公共卫生学院)

李　真(宁波大学医学院公共卫生学院)何灿霞(宁波大学医学院公共卫生学院)

吴秋云(徐州医科大学公共卫生学院)　庞道华(济宁医学院公共卫生学院)

张春芝(济宁医学院公共卫生学院)　　邵继红(徐州医科大学公共卫生学院)

邹祖全(宁波大学医学院公共卫生学院　杨丹婷(宁波大学医学院公共卫生学院)

金英良(徐州医科大学公共卫生学院)　赵华硕(徐州医科大学公共卫生学院)

赵健亚(南通大学公共卫生学院)　　　赵新元(南通大学公共卫生学院)

徐广飞(南通大学公共卫生学院)　　　徐　进(宁波大学医学院公共卫生学院)

诸葛祥凯(南通大学公共卫生学院)　　黄水平(徐州医科大学公共卫生学院)

崔莲花(青岛大学公共卫生学院)　　　曾　平(徐州医科大学公共卫生学院)

廖　奇(宁波大学医学院公共卫生学院)瞿建华(南通大学公共卫生学院)

秘书组　赵健亚　瞿建华　赵华硕

第 4 版前言

预防医学是医学教育的重要组成部分。随着医学模式从生物医学模式向生物-心理-社会医学模式的转变,健康观发生了巨大改变。健康不仅仅是没有疾病或虚弱,而是躯体、心理和社会适应能力的完好状态。从生物学角度看,机体维护特定的空间分隔(如屏障完整性)、保持内稳态(如循环和更新)以及对应激做出适当反应(如稳态复原、修复和再生等)均是健康的特征,其中任一方面紊乱,都可能会致病。与临床医学主要侧重疾病的诊断和治疗相比,预防医学侧重健康的维护。编写本教材的目的,旨在使医学生在学习基础医学和临床医学的同时,获得和强化预防医学的基本理论、基础知识和基本技能,领会现代医学模式,增强疾病预防的观念,提高综合素质,树立面向未来、勇于开拓的创新精神,以面对 21 世纪的挑战,为实现"健康中国"的战略目标,奠定良好的基础。

本书的第一版由汪国雄教授、黄水平教授和赵进顺教授主编,于 2002 年 12 月出版。第二版由黄水平教授和徐广飞教授主编,于 2008 年 1 月出版。2013 年 11 月,赵进顺教授、黄水平教授和徐广飞教授主编了第三版。本书前三版,主要用于临床医学(包括各专业方向)的预防医学教学,本教材以严谨、实用、新颖的编写风格受到了广大使用者的好评。为适应现代医学教育飞速发展的需要,根据使用者的建议,编委会决定对本书进行再次修订。修订后的教材,继续贯彻前三版中的"三基"(基本理论、基础知识和基本技能),体现"五性"(思想性、科学性、先进性、启发性和适用性)和适应医学模式多元化的思想,强调培养临床医学生疾病预防的观念,以及临床预防融合的意识。教材保持了前三版的实用性和可操作性,将本学科的新知识、新研究、新实践以及新的国家标准、法规等及时编入书中,加以阐述和介绍。增加了课程思政元素,帮助学生充分认识党和国家为重视预防医学保护人民健康所制定的各项方针政策,充分了解预防医学工作者的奉献和成就。本书在保证系统性的同时,增加了与临床实践密切相关的疾病预防和控制知识,以及案例分析。继续保留第二版和第三版中在每章(节)开始前列出学习要求、每章后留有思考题,利于学生自主学习与思考的做法,同时为增加探索性、趣味性及课程思政等需要,增加了"知识拓展"模块。

全书包括理论部分和实习指导两大内容。理论部分有绪论、环境与健康、职业环境与健康、饮食因素与健康及医学统计方法四篇。绪论介绍了预防医学的定义和研究对象、目的与方法,同时着重阐述了健康和疾病三级预防的基本概念以及医学生学习预防医学的必要性。第一篇环境与健康主要阐述人类生存的环境及其与健康的关系,以及生活环境对健康的影响;第二篇主要阐述职业环境对健康的影响;第三篇主要阐述食物对健康的影响;第四篇是医学统计方法,共分七章,从实例入手,阐述医学统计的基本原理和常用的统计分析方法,深入浅出,注重应用。由于在系列教材中单独编写了《流行病学》《保健医学》等,因此,本书对这些内容未作阐述。实习指导共介绍了14个实验,供各院校结合本单位情况选用。

在本书修订过程中,南通大学公共卫生学院及各参编院校领导和教务处给予了大力支持。感谢本书第一版、第二版和第三版的全体编委,特别感谢第一版主编汪国雄教授,他高度严谨、求实的作风不仅使本书初版以高质量获得了使用者的好评,并仍然影响着参与历次修订再版的全体编委。另外,在本书历次版本的编写过程中,始终得到了东南大学出版社常风阁老师的大力帮助,本次修订又得到胡中正编辑的热忱相助,在此表示由衷的感谢。在本书修订过程中,全体编委尽心尽力、通力合作,力求使本书既有创新性,又体现实用性。但由于时间仓促、水平有限,书中错误与疏漏在所难免,恳请广大读者批评指正。

徐广飞　黄水平　张晓宏

2020 年 12 月

第1版前言

预防医学是整个医学教育的重要组成部分。随着医学模式从生物医学模式向生物-心理-社会医学模式的转变，人们的健康观发生了巨大改变。健康不仅仅是没有疾病或虚弱，而是躯体、心理和社会适应能力的完好状态。这就把健康看成是人类生命活动的最重要的质量指标。健康观的改变，促使人们对预防保健的需求日益增加，预防医学已越来越成为一门与临床医学密切相关的课程。编写本教材的目的，旨在使医学生在学习基础医学和临床医学的同时，获得和强化预防医学的基本理论、基础知识和基本技能，确立现代医学模式，增强疾病预防的观念，提高综合素质，树立面向未来、勇于开拓的创新精神，以面对21世纪的挑战，为实现"人人健康"的崇高目标，奠定良好的基础。

全书包括理论部分和实习指导两大内容。理论部分有绪论及环境与健康、医学统计方法两篇。绪论介绍了预防医学的定义和研究对象、目的与方法，同时着重阐述了健康和疾病三级预防的基本概念以及我国预防医学的成就和面临的挑战。第一篇环境与健康，共分五章，在第一章中主要阐述人类生存的环境及其与健康的关系，当前存在的主要环境问题，环境污染的来源、危害及防治原则等；第二至五章分别阐述生活环境、食物、职业环境和社会心理因素对健康的影响。第二篇是医学统计方法，共分七章，从实例入手，阐述医学统计的基本原理和常用的统计分析方法，深入浅出，注重应用。由于在系列教材中单独编写了《流行病学》《保健医学》等，因此，本书对这些内容未作阐述。实习指导共介绍了14个，供各院校结合本单位情况选用。

本书在编写过程中，除注意阐述"三基"内容外，还重视并体现了以下一些特色：① 新颖性：将近年来本学科的新概念、新观点、新进展以及新的国家标准、法规等及时编入书中，加以阐述和介绍；② 实用性：强调理论联系实际，学以致用，尽量不编入在今后相当时间内实际工作中不涉及的内容；③ 综合性：立足国情又博采众长，充分利用我国的资料，阐明我国亟待解决的问题，同时注意吸收国外的先进经验。

在本书编写过程中，得到了各参编院校领导和教务处的大力支持，在此谨向他们表示衷心的感谢。全体编委在编写过程中尽心尽力、通力合作，力求使本书既有所创新，又体现实用。但由于水平有限，本教材中错误与疏漏在所难免，恳请广大读者批评指正。

汪国雄　黄水平　赵进顺

2002年8月1日

目　　录

绪　　论

　　预防医学是在近代随着产业革命和生产社会化、工业化、都市化的发展，逐渐建立起来的一门医学应用学科。使其成为一门精准学科的人是德国公共卫生学家 Pettenkofer Maxvon，他将物理学和化学方法应用到卫生学方面，研究空气、水、土壤对人体的影响，测定了大气中 CO_2 对呼吸的意义，并发明了测定 CO_2 的方法，于 1882 年出版了《卫生学指南》一书。

　　19 世纪下半叶，第一、二次技术革命促进了西方工业的迅速发展，都市人口急剧增加带来了劳动条件和生活条件的一系列卫生问题，除了传染病威胁居民的健康外，还出现了理化因素所造成的职业和环境危害，迫使一些先进的工业化国家在城市规划、新建和改建工厂时，不得不考虑给排水、住宅卫生、工厂卫生等环境卫生和卫生立法问题。以改善环境、防治流行病和各种卫生问题的卫生学应运而生。这一时期可称为第一次卫生革命，其主要目标是防治急、慢性传染病和寄生虫病。

　　从 20 世纪 50 年代开始，由于第一次卫生革命的成功，传染病的发生和流行得到了有效的控制，人类的疾病谱和死因谱发生了明显变化，心脑血管病、恶性肿瘤和意外伤害上升为人类的前三位死因。这些疾病主要是不良的行为、生活方式和社会环境因素所致，对这些疾病单纯用生物医学手段难以解决，必须用社会心理和行为干预措施，动员社会各种力量才能有效防治。由此，预防医学的重点就从单纯的生物预防进入生物与社会预防并举，这段时期称为第二次卫生革命。

　　20 世纪 70 年代后，一些发达国家的心脑血管病与恶性肿瘤引起的早期死亡开始有所减缓，这时对健康的主要威胁不是来自内源性机体功能紊乱，而是来自环境污染和社会条件的改变，如家庭、社会、工作场所的变化，同时还有暴力、酗酒、滥用药品等。针对上述问题，开始了第三次卫生革命。它的工作重点开始由社会进入社区，因为社区预防比社会预防在组织管理上更严密，计划措施更切合实际，评价效果更具体，反馈系统更及时，能对保护和促进人民健康、提高生活质量起更大的作用。

　　我国古代就已经有预防医学的思想萌芽，如《黄帝内经》中指出"上医治未病，中医治欲病，下医治已病"，汉代《淮南子》中记载"良医常治无病之病，故无病"。由于工业和经济发展的落后，我国的预防医学发展起步明显晚于西方发达国家，但新中国成立以来，党和政府通过顶层设计极大地保护和促进了国民健康。1953 年 1 月 26 日，政务院第 167 次政务会议批准在全国范围内建立卫生防疫站，将预防医学工作纳入专业化发展的轨道。新中国成立前，由于瘟疫和饥荒，加上战乱不断，我国人民的健康状况极差，人均期望寿命仅仅 35 岁。新中国成立后，我国认真贯彻了"预防为主"的卫生工作方针，制定并执行了一系列卫生法律、法规、规章、标准和规范性文件等,如《传染病防治法》《食品安全法》《母婴保健法》《职业病防治法》《学校卫生工作条例》等。通过免疫接种、消毒隔离、检疫监测、消灭病媒动物、垃圾粪便无害化处理、食物和饮用水安全保障等综合性的预防措施,我国在疾病预防控制方面取得了举世瞩目的成就。20 世纪 60 年代初期我国第一个宣布消灭天花;消灭野毒株引起的麻痹型脊髓灰质炎已得到证实;有效控制了古典生物型霍乱、鼠疫、回归热、黑热病、斑疹伤寒等严重危害人民健康的传染病;很多地方病,如血吸虫病、疟疾、丝虫病已基本得到控制。尽管我国尚属发展中国家,但一些重要的健康指标如婴儿死亡率或人口期望寿命等已基本达到发达国家水平。特别是进入 21 世纪以来,党和国家对人民健康日益重视,建立并完善了覆盖城乡居民疾病预防与基本医疗保障的网格体系,该体系不仅在慢性病防控中成效显著,在新冠肺炎这类急性传染病的预防中也发挥了重要作用。

一、预防医学的概念和内容

(一)预防医学的概念

预防医学(preventive medicine)是以人群为主要研究对象,研究环境因素对健康的影响,疾病和伤害在人群中的发生、发展和分布规律,以及制订预防和控制疾病与伤害、增进健康、延长寿命、提高生命质量的对策和措施的一门综合性学科。基础医学、临床医学、康复医学和预防医学共同组成医学的整体。临床医学和预防医学分属两个独立的一级学科,两者之间既有区别又紧密相连。预防医学与临床医学的主要区别在于,临床医学的服务对象主要是已经患病的个体病人,而预防医学的服务对象是所有的人群(包括健康和患病的所有个体和群体)。预防医学的特点包括:工作重点是健康人和无症状患者,注重人群健康效益,研究重点是环境与人群健康之间的关系,研究方法注重微观和宏观相结合,对策与措施更具积极预防作用。近年来,随着现代医学的发展,预防医学与临床医学之间的相互渗透和相互借鉴日益加深、加快,预防医学的理论和方法在临床医学中得到了广泛应用。临床医生需要加强预防实践,才能更好地满足患者对健康日益急迫的需求。

(二)预防医学的研究内容

预防医学的研究内容十分广泛,不但要研究人群的健康状况,还要研究环境(自然环境与社会环境)对健康的影响,以及改善社会卫生状况,提高人群健康水平的社区卫生措施。随着社会的发展和医学科学的进步,现代预防医学进一步扩展了研究内容,如环境因素由自然环境扩展到了社会环境,由生理环境扩展到了心理环境。同时,预防医学的疾病防治重点,也由急、慢性传染病向传染病与慢性非传染性疾病预防和控制并重转移。预防医学的主要研究内容包括:

1. 研究外界环境因素对健康影响的规律,探索改善和利用环境因素预防疾病、增进健康、提高劳动能力和生命质量的措施。

2. 评价和研究环境因素对疾病和健康的影响及人群健康状况的评价方法。

3. 研究充分利用社会资源,搞好卫生保健服务的规律和措施。

针对预防医学的主要研究内容,本教材将主要阐述:①人类生活和劳动所处环境对健康的影响,包括生活环境、生产环境对人类健康影响的基本规律,以及食物与健康的关系,阐述保护和改善环境以及利用环境因素预防疾病、增进健康、提高劳动能力的措施,探讨营养和膳食在防治疾病、促进健康中的有益作用;②研究和评价环境因素对群体健康影响的统计学原理与常用方法。

二、健康的概念及其影响因素

（一）健康的概念

1946 年,国际卫生会议通过的《世界卫生组织法》将健康定义为:不仅为疾病或羸弱之消除,而系体格、精神与社会适应上之完全健康状态。1948 年《世界卫生组织宪章》明确指出:健康不仅是没有疾病,而且是一种个体在躯体上、精神上、社会适应上的完好状态。世界卫生组织提出的健康十条标准包括:①有充沛的精力,能从容不迫地担负日常生活和繁重的工作而不感到过分紧张;②处事乐观,态度积极,勇于承当责任,事无巨细,不挑剔;③应变能力强,能较快地适应外界环境的各种变化;④善于休息,睡眠良好;⑤能抵抗一般感冒和传染;⑥体重适当,身体匀称,站立时头、肩、臀位置协调;⑦头发有光泽,头屑少;⑧眼睛明亮,反应敏锐,眼睛不易发炎;⑨牙齿清洁,无疼痛,牙龈无出血而颜色正常;⑩肌肉丰富,皮肤富有弹性。

可以从下列四个方面来理解健康的内涵:①健康是动态的概念,即健康研究的内容是一个从最完善的体魄到逐步受到损害,以至患轻病到重病的连续过程;②健康关注的应当是一个完整的个体,不仅是生物人,而且是具有复杂心理行为过程的社会人,这使医学的着眼点扩大了,也使医学研究的领域扩大了;③由于健康的评价和健康的影响因素需要从生物学、心理学、社会学等多重层面加以衡量和探索,使得健康的涉及面从个体扩大为群体;④既然影响健康的因素是多方面的,那么促进健康的对策也应是多途径、全方位的。

（二）医学模式的转变

对健康及其相关问题的认识,是人类在与疾病不懈斗争的实践中逐步趋于完善的,这正反映了人类在不断地修正自己的思维方法。我们将观察和解决医学问题的思维方法和行为方式称为医学模式,实际上就是关于医学问题的观念形式。

长久以来,医学模式历经了神灵主义医学模式、自然哲学医学模式、机械论医学模式,直至 19 世纪的生物医学模式。生物医学模式对现代医学的发展起到了积极的作用,通过预防接种、杀菌灭虫和抗菌药物的使用,人类对传染病和感染性疾病的防治取得了辉煌的成就。但是,生物医学模式也有其片面性,即它缺乏整体和系统的观点,只注重人的生物属性,忽视了人的社会属性。在人类疾病谱发生根本性的改变之后,面对列于人类前三位主要死因的心脑血管疾病、恶性肿瘤和意外事故等慢性非传染性疾病,单纯的生物医学模式显得无能为力。

于是越来越多的医学科学工作者意识到需要有新的医学模式来指导健康问题的实践与研究。1977 年美国精神病学和内科学教授恩格尔(Engle)提出,需要创立一种超越于生物医学模式的新模式,即生物-心理-社会医学模式。该模式并非简单否定传统的生物医学模式,而是对生物医学模式的完善和超越。生物医学模式在当今的卫生保健活动中仍然占有十分重要的地位,但是从整体观念出发,生物-心理-社会医学模式更能全面、客观地指导人们认识和解决现代社会的卫生保健问题。

（三）影响健康的因素

在生物-心理-社会医学模式指导下,20 世纪 70 年代,加拿大学者拉隆德(Lalonde)和美国学者德佛(Dever)提出,影响健康的因素主要分为四个方面:

1. 环境因素　环境包括自然环境和社会环境。人类健康问题总是与环境因素密切相关。原生环境和次生环境中均存在大量的健康有益因素和有害因素。人类改造环境的活动往往带来一些危害健康的因素。工业生产使水、空气、土壤和食物受到化学物质的污染,构成对健康的威胁。社会环境涉及政治制度、经济水平、文化教育、人口状况、科技发展等诸多因素。良好的社会环境是人民健康的根本保证。污染、人口和贫困,是当今世界面临的严重威胁人类健康的三大社会问题。

2. 生活方式及行为因素　生活方式是指在日常生活中各种行为构成的图景。生活方式及行为因素包括饮食与营养、风俗习惯、嗜好(吸烟、饮酒)、滥用药品、交通工具(如车祸)、体育锻炼和精神紧张等。与社会因素和心理因素密切相关的不良行为生活方式已成为当今危害人们健康、导致疾病及死亡的主因。在我国,位居前三位死因的恶性肿瘤、脑血管病和心脏病,都与不良行为及生活方式有关。

3. 医疗卫生服务因素　医疗卫生服务包括医疗卫生政策的制定、医疗卫生机构的布局、医疗卫生资源的分配及其利用等。医疗卫生服务水平直接关系到疾病的转归和人群的健康。

4. 生物遗传因素　血友病、镰刀红细胞贫血症等遗传病直接与遗传缺陷有关。糖尿病、心脑血管疾病、精神障碍性疾病及部分肿瘤的发生也和遗传因素有关,是遗传因素、环境因素、生活方式及行为因素联合作用的结果。

上述四个方面因素相互依存,其中生活行为方式对健康起主要影响,其次是环境因素、医疗卫生服务和生物遗传因素。这四个因素受到国家的经济水平和卫生事业发展的影响,同时还取决于社会群体的文明程度、生态平衡的保持、自然资源的利用以及人口数量等。它们相互作用、相互制约,共同影响群体的健康水平。

三、健康中国建设战略目标和疾病的三级预防策略

(一)健康中国建设战略目标

健康是促进人的全面发展的必然要求,是经济社会发展的基础条件。实现国民健康长寿,是国家富强、民族振兴的重要标志,党和国家历来高度重视人民健康。中共中央政治局2016年8月26日召开会议,审议通过《健康中国2030》规划纲要,纲要是推进健康中国建设的宏伟蓝图和行动纲领。推进健康中国建设,是全面建成小康社会、基本实现社会主义现代化的重要基础,是全面提升中华民族健康素质、实现人民健康与经济社会协调发展的国家战略"共建共享、全民健康",是建设健康中国的战略主题。核心是以人民健康为中心,坚持以基层为重点,以改革创新为动力,预防为主,中西医并重,把健康融入所有政策,人民共建共享的卫生与健康工作方针,针对生活方式、生产生活环境以及医疗卫生服务等健康影响因素,坚持政府主导与调动社会、个人的积极性相结合,推动人人参与、人人尽力、人人享有,落实预防为主,推行健康生活方式,减少疾病发生,强化早诊断、早治疗、早康复,实现全民健康。

健康中国的战略目标为:到2020年,建立覆盖城乡居民的中国特色基本医疗卫生制度,健康素养水平持续提高,健康服务体系完善高效,人人享有基本医疗卫生服务和基本体育健身服务,基本形成内涵丰富、结构合理的健康产业体系,主要健康指标居于中高收入国家前列。到2030年,促进全民健康的制度体系更加完善,健康领域发展更加协调,健康生活方式得到普及,健康服务质量和健康保障水平不断提高,健康产业繁荣发展,基本实现健康公平,主要健康指标进入高收入国家行列。到2050年,建成与社会主义现代化国家相适应的健康国家。

(二)三级预防策略

"预防为主"是一切卫生工作都必须认真贯彻的指导方针。人体健康问题的出现,是一

个从量变到质变的渐进过程,根据健康损害形成的不同阶段,将预防策略分成三个等级,即三级预防策略。三级预防策略是贯彻预防为主卫生工作方针的重要体现和具体措施,即以人群为对象,针对健康和疾病演变和发展变化过程的不同时期,全方位地搞好预防、治疗和康复等保健服务。

1. 一级预防　一级预防也称病因预防,是针对致病因素采取的预防措施,使健康人免受或少受致病因素的危害,同时对机体采取一些增进健康的措施。一级预防首先应制定预防疾病、促进健康的政策和策略,如全民健身运动计划、预防高血压纲要、居民膳食指南的基本原则等;其次,采取具体措施消除或减少病因,如通过工艺改革控制工业废气污染、加强消毒灭菌净化病区环境等;最后,面向大众推行保健措施和开展健康教育,如预防接种、合理膳食指导等。

一级预防包括针对健康个体的措施和针对整个群体的措施。

针对健康个体的措施有:①个体健康教育,注意合理营养和体育锻炼,培养良好的行为和生活方式;②预防接种,提高机体免疫水平;③婚前检查和禁止近亲结婚,预防遗传疾病;④做好妊娠和儿童期卫生保健。

针对整个群体的措施有:①制定和执行各种与健康有关的法律、规章制度及政策;②利用各种媒体开展公共健康教育,提高公众健康意识;③提供安全卫生的饮用水和食品,并加强监督与管理;④修建公众体育锻炼和休闲娱乐场所,公共场所禁止吸烟;⑤提高社区医疗水平及覆盖面。

2. 二级预防　二级预防也称临床前期预防,即在疾病的临床前期做好早期发现、早期诊断、早期治疗的"三早"预防工作,从而使疾病能够得到早期治疗而不致加重和发展。对于慢性病,一方面要利用普查、筛检、定期健康检查、高危人群重点项目检查等形式,及早发现和诊断亚临床患者;另一方面要大力研制高敏感性的诊断技术和方法,发现早期损害,大力提高临床治疗方案的有效性。对于传染病,要做到早发现、早隔离、早治疗,防止扩散蔓延,并及时做好传染病报告。

3. 三级预防　三级预防也称临床期预防,对已患病者,及时治疗,防止恶化;对慢性病患者,通过医学监护,减少疾病的不良影响,预防并发症和伤残;对已丧失劳动力或残疾者,通过康复医疗,使其能参加社会活动,提高生命质量,延长寿命。

无论是临床工作还是社区保健工作,临床医学工作者都应该深刻领会三级预防策略的内涵,在自己的岗位上自觉地贯彻落实三级预防措施。

值得提出的是,近年来,在上述三级预防的基础上,又提出了四级预防的概念。四级预防是针对医疗卫生领域的过度医疗问题,如过量使用或滥用抗生素,超剂量或超频率使用有一定损害作用的医学检查等,目的是保护人体(尤其是就诊病人)免受过量药物和医疗检测所带来的健康损害。

(三)卫生保健策略

卫生保健要贯彻"社区化"的原则,大力发展以社区为基础的卫生保健系统。根据我国的实际情况,为合理分配卫生资源,我国提出在农村开展初级卫生保健,在城市开展社区卫生服务的保健策略。

1. 初级卫生保健　初级卫生保健又称基层卫生保健,是指基层卫生机构所应当担负的卫生保健和医疗服务工作。我国根据《阿拉木图宣言》所阐述的初级卫生保健精神实质,对初级卫生保健的定义作了以下表述:"初级卫生保健是指最基本的、人人都能得到的、体现社会平等权利的、人民群众和政府都能负担得起的卫生保健服务。"初级卫生保健是一种综合性的服务,包括预防、治疗和康复等多个方面。其基本内容有八项:①增进必要的营养,供应足够的安全饮用水;②创建清洁卫生的环境;③开展妇幼保健及计划生育工作;④主要传染病的预防接种;⑤地方性疾病的防治;⑥针对主要卫生问题开展健康教育;⑦常见病和常见伤害的有效处理;⑧提供基本药物。

2. 社区卫生服务　社区卫生服务起源于 20 世纪 60 年代的英国,是以城市社区为范围,以家庭为单位,以老、幼、妇、残为重点人群,将预防、保健、诊疗、护理、康复、健康教育和计划生育技术指导融为一体(七位一体)的综合性卫生服务模式。社区卫生服务在提高人群健康水平、改善生活质量、推动社会和经济发展等方面起到重要的保障作用。

过去十几年中,我国卫生事业快速发展,城乡居民健康状况进一步改善,但制约卫生事业发展的体制性、机制性、结构性问题仍未得到根本解决,如农村卫生机构服务能力不强,基础条件差,人员素质不高;城市则由于不断扩容及工业化引发人口流动、环境污染、职业卫生和意外伤害等一系列社会问题。政府一直将实现全民基本卫生保健及完善社区卫生服务列为卫生工作的主要目标,2007 年 5 月国务院批转的《卫生事业发展"十一五"规划纲要》在总体发展目标中指出:到 2010 年在全国初步建立覆盖城乡居民的基本卫生保健制度框架,使我国进入实施全民基本卫生保健国家行列;到 2010 年在全国城市初步建立比较完善的社区卫生服务体系,不断提高服务水平,为城市居民提供安全、方便、价廉的公共卫生服务和基本医疗服务。到 2013 年,上述目标在我国的大部分地区已经逐步实现。

2019 年 12 月 28 日第十三届全国人民代表大会常务委员会第十五次会议审议通过了《中华人民共和国基本医疗卫生与健康促进法》(以下简称《基本医疗卫生与健康促进法》,2020 年 6 月 1 日起施行)。《基本医疗卫生与健康促进法》明确了我国医疗卫生与健康事业应当坚持以人民为中心,为人民健康服务,规定了医疗卫生事业应当坚持公益性原则,确立了健康优先发展的战略地位,强调健康理念融入各项政策,体现了卫生与健康工作理念从"以治病为中心"到"以人民健康为中心"的转变,是我国医药卫生事业的核心。《基本医疗卫生与健康促进法》是我国卫生与健康领域的第一部基础性、综合性法律,对于推动我国卫生与健康领域法治建设,在卫生与健康工作中落实全面依法治国方略具有基础性和全局性的作用,对于构建中国特色基本医疗卫生制度,全方位全周期保障人民健康,推进健康中国建设具有重要意义。

四、医学生学习预防医学的目的和意义

1988 年,在爱丁堡召开的世界医学教育会议指出:医学教育的目的是培养促进全体人民健康的医生,即要求医生必须获得不仅针对个人而且针对人群的治疗疾病和促进健康的能力。在医学本科教育课程设置中,预防医学是一门必修课程。

医学生在学习临床医学课程的同时,也要学好预防医学,其目的在于:①完整地认识现代医学,对生物-心理-社会医学模式有透彻理解和掌握;②初步认识和掌握预防医学的观念、知识和技能;③学习预防医学思维方法;④树立预防为主思想。医学生应当认识到:临床医学已不单纯只有传统的"开处方"任务,而有更广泛、更全面的任务,包括促进健康(对尚未患病的人)、预防疾病(对处于危险因素中的人)、协助康复(对已经患病的人)和减轻痛苦(对生命垂危的人)等。

预防医学的很多思想早期都是由临床医生提出的,如 1796 年乡村医生 Jenner 首创牛痘

苗并在人体预防接种成功后大力推广；Snow J. 是一位英国内科医生，他很好地利用了霍乱死亡病例资料，以标点地图等方式揭示了霍乱死亡的分布现象及其规律，分析出污染的饮用水为其传播途径，并推论其病原可能为一种活的物质，进而追溯出某水厂为其污染的源头，经采取关闭措施控制了发病。但自 19 世纪末开始出现了临床医学与预防医学的分离，早期是个体和群体卫生方法的分离，至 1916 年洛克菲勒基金会决定支持创办与医学院分离的公共卫生学院，标志着这种分离已达体制化。临床与预防分离造成了两个学科之间的分裂状态，对医疗保健事业造成了很多不良影响，如重治疗轻预防，重个体轻群体，医疗费用大增，医疗卫生资源分配不均等。随着我国疾病谱发生改变，心脑血管病、糖尿病及恶性肿瘤等已成为影响居民健康的主要疾病，目前临床尚缺乏治愈此类疾病的有效方法，减少其危害的关键在于预防。由于上述慢性病的发生受个人生活方式及社会环境的影响较大，临床医生在临床工作中应该具备预防的观念和意识，自觉地将对患者的健康教育纳入工作范畴。

临床医生如果能加强"临床预防融合"，在接诊患者过程中，注意观察和收集临床患者的生活环境、职业环境及食物等异常状况，运用预防医学知识分析发病的流行病学分布，由此可能追溯到引起异常的环境因素或微生物感染因素，通过第一时间向疾病预防控制部门报告，利于政府和疾病预防控制机构及早在源头采取措施进行预防和控制，大大提高预防效率。

通过预防医学的学习和实践，有利于临床医学生构建预防医学思维，将预防、保健、康复融为一体，成为一名世界卫生组织(World Health Organization，WHO)提出的"五星级医生"(five-star doctor)，即①卫生保健提供者，能根据预防、治疗和康复的总体要求提供卫生服务；②医疗决策者，能从伦理、费用与病人等方面综合考虑和合理选择各种诊疗技术；③健康教育者，能承担健康教育的任务，有效地促进个体和群体的健康；④社区卫生领导者，能根据个人、社区和社会对卫生保健的需求做出合适的反应及参与卫生决策；⑤卫生服务管理者，能协同卫生部门及其他社会机构开展卫生服务管理。

（徐广飞）

第一篇 环境与健康

第一章 人类的生活环境

学习要求

掌握：环境污染物的来源及其对健康的危害；当前存在的主要环境问题；环境污染对健康影响的特点及其对健康的危害。

熟悉：环境对机体作用的影响因素；人群对环境异常变化的反应；生态系统健康；环境污染物的来源和转归。

了解：环境的基本组成和环境因素的分类；人类健康与环境因素的关系；环境污染引起的各类疾病；环境污染的防治原则；我国环境保护的基本国策和方针。

第一节 人类环境的基本组成

人类在长期生存、进化和发展的进程中，逐渐适应了适合人类生存的环境，从而形成了生命。人类的生存环境非常复杂，随着社会的发展，人和环境的关系也在不断变化，它包括了一切客观存在的、与人类生存有关的自然以及各种社会条件。WHO 给环境的定义是：在特定时刻由物理、化学、生物及社会的各种因素构成的整体状态，这些因素可能对生命机体或人类活动直接或间接地产生现实的或远期的作用。人类存在的环境包括自然环境和生活环境，其组成和质量的优劣都与健康密切相关。

一、自然环境与生活环境

（一）自然环境

自然环境是人类赖以生存的物质基础。根据其组成特点，可划分为大气圈、水圈、土壤岩石圈和生物圈。

1. **大气圈** 主要是指围绕在地球周围的气体层，在沿地心向上的垂直方向通常可分为：对流层、平流层、中间层、热层和外大气层（散逸层）；大气层各层的物理和化学性质都存在较大的差异。

2. **水圈** 地球上的水以气态、液态和固态的形式分布于空气、地表和地下。它们共同构成了水圈。水圈一般分为大气水、地表水和地下水三大类。如果水体受到污染后,污染物也会通过水循环而进入大气、土壤、食物和人体。

3. **岩石圈** 又称地壳,主要由岩浆岩、沉积岩和变质岩组成。地壳表面长年受到风化侵蚀和生物的作用,逐渐形成了能使植物生长的土壤。不同地区、不同时期形成的岩石的组成和溶解度存在较大的差异,这就容易形成地壳中元素分布的不均衡性,导致某些地区的水体及生物体个别微量元素的含量过多或过少。例如,当某地区地下水流经含高氟矿床或者氟基岩时,地下水含氟量会明显增加,从而成为地方性氟病的原因。

4. **生物圈** 是地球上全部生物及其生存环境的总称,是由大气圈的下层、水圈、岩石圈所构成。生物圈不仅是生物生长的场所,也是生命诞生、繁衍和发展的场所。生物圈中不停地进行着物质、能量、信息的流动与交换。

(二)生活环境

生活环境指人类为从事生产和生活活动而建立的居住、工作和娱乐环境,包括城乡居民点、居住区中的住宅以及各种公共场所。生活环境的质量与人体健康息息相关。

二、原生环境与次生环境

按照环境是否受过人为活动的影响,可分为原生环境和次生环境。

(一)原生环境

原生环境是指自然形成的、未受或基本未受人为活动影响的环境。在原生环境中存在着多种对机体健康有利的因素,如含有正常化学成分的空气、水、土壤,适宜的阳光辐射和气象条件,以及优美的风光等。但有些原生环境由于各种原因也会对机体产生不利影响,如原生环境的水、土壤中某些元素过多或过少,居民通过长期饮水、摄食后,导致体内该元素相应过多或过少,最终引起具有明显地区性的特异性疾病,该类疾病称为生物地球化学性疾病。

(二)次生环境

次生环境在人为活动影响下所形成的环境。人类在改造自然的过程中,虽然为人类的生存提供了良好的物质条件,但同时也对原生环境施加了影响,尤其是人类在改造自然的过程中忽视了生产力运动也要受制于自然的作用,在不断向自然界索取的过程中破坏了自然平衡,同时不断向自然排放废弃物,造成了严重的环境污染。所以,全世界一百多年来,尽管社会发展、经济增长和人类进步,但同时也引发了全球性资源枯竭、环境污染等一系列难以克服的问题。

三、环境因素的分类

人类赖以生存的环境,是由各种环境因素组成的综合体。按环境因素的属性可分为以下四类。

(一)物理因素

气温、气湿、气速、热辐射等气象条件,对人体的热平衡有较大影响;异常的气象因素可直接引起人员伤亡,严重破坏人类生活环境,恶化人类的生存条件。噪声能影响人体听觉等生理功能,妨碍休息、睡眠,甚至会对心血管系统等产生不良影响。太阳辐射中紫外线具有杀菌、抗佝偻病、增强机体免疫力等作用。微波辐射对心血管系统可产生一定影响。另外,人类生产活动排出的放射性废弃物可引起环境的放射性污染,造成健康危害。

(二)化学因素

自然环境中许多化学成分含量稳定且适宜,对保障人类生存十分重要。但是人类的生产生活活动,可使大量化学物质排放到环境中造成严重环境污染,对人体健康造成各种有害影响。人类接触环境中成分复杂的化学性因素机会较多,其中分布广泛且对人体健康危害严重的化学性污染物主要有:硫氧化物、氮氧化物、一氧化碳、烟尘、挥发性烃、重金属化合物、多环芳烃、石油、农药、卤代烃、放射性物质等。例如,用含镉的废水灌溉农田,可通过生物富集和生物放大作用使水稻等农作物中镉的含量显著增加,如果当地居民长期食用含镉量高的稻米,可使镉在体内大量蓄积而导致慢性中毒(痛痛病)。

(三)生物因素

主要指环境中的细菌、真菌、病毒、寄生虫和生物变应原(如真菌孢子、植物花粉、尘螨等)。如果环境中的微生物种群发生变异或环境中存在生物性污染,可对人类健康造成影响。历史上,曾由病原微生物引起霍乱、鼠疫大流行。当前,新型冠状病毒肺炎等传染病严重威胁着人类的生命健康。花粉、尘螨及其代谢产物等可成为生物变应原,诱发某些过敏性疾病。有些可产生毒素的动植物,可通过一定方式与人体接触后造成健康危害,如毒蛇咬伤、河豚中毒、误食毒蕈等。

(四)社会心理因素

良好的社会经济条件、适宜的工作条件和居住条件、必要的社会保障、良好的生活方式等均有利于人体健康;社会动乱,经济负担过重,劳动和居住条件差,吸烟、酗酒等不良生活习惯,都会妨碍人们身心健康的发展。社会因素和心理因素关系密切,对健康的作用往往是相辅相成的。随着现代医学模式的改变和健康观念的转变,社会心理因素对人类健康的影响,已日益受到重视。

第二节　人类与环境的关系

一、人体与环境的关系

人类的生存和延续与其生存环境密切相关。在漫长的生物进化和征服自然的进程中,人类对环境的改变形成一定的调节功能,从而适应外界环境的变化,我国古代提出"顺四时而知寒暑,服天气而通神明"的观点。人体通过新陈代谢,不断与环境进行物质、能量、信息交换,与外界环境形成了一种长期的相互联系、相互制约、相互作用的对立统一关系。人改变环境,环境也改变人,两者之间是对立统一的,这种关系主要表现在以下两个方面:

(一)人与环境物质的统一性

人与环境都是由物质组成。尽管两者存在一定的差异,但在某些方面表现出较好的一致性。这种一致性主要表现在人体内的主要化学元素和地壳化学组分及其含量呈现明显的相关性。有报道人体血液60多种元素与海水、地壳中这些元素含量之间具有较好的丰度相关(图1-1),表明机体与环境之间存在物质的统一性。

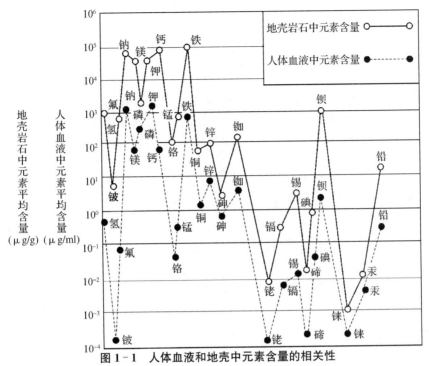

图 1-1　人体血液和地壳中元素含量的相关性

引自:杨克敌主编《环境卫生学》(第 8 版),2017

(二) 人对环境的适应性

人体各种组织器官的结构和功能的建立,也是生物体在适应环境变化的长期过程中形成的。人体的气候适应、热适应、光适应等都是对环境适应的表现。如在高原、高山等缺氧环境下,可通过人体红细胞数和血红蛋白含量代偿性增多,提高携氧量,以维持正常生命活动。机体的适应性是人类在长期发展的进程中与环境的相互作用所形成的遗传特性。从水螅到脊椎动物排泄器官的发展过程,都与它们生存环境密切相关。环境因素在一定范围内变化时,人体可通过自身的机能调节来适应。环境中的很多自然因素,如紫外线、多种微量元素等,常常对人体呈现“有利”与“有害”的双重作用。在一定的数量范围内,这些因素往往为机体生命活动所需要,或对机体不产生有害影响;但超过一定范围,则影响机体的健康甚至威胁生命。当有害因素作用于机体时,如果通过生理生化的调节功能,使机体的防御系统与有害因素的刺激保持平衡状态,机体对环境逐步适应,不会发生病理状态。否则,机体的调节功能与外界环境的平衡一旦被破坏,机体就可能出现病理变化而影响健康,甚至导致疾病的发生和死亡。

在人类历史发展长河中,人类不仅没有退化,反而更加兴旺发达,其主要原因不是被动适应和依赖环境,而是发挥主观能动性去创造更加美好的环境,为人类造福。但是,人类活动中产生的大量有害物质,又足以破坏环境,最终无可避免地影响人类自身健康。环境养育了人类,却因人类的破坏而危及人类。人类必须与环境保持密切、协调的关系,互利共存。

人与环境之间呈现较为复杂的关系,两者之间处在一种动态平衡的辩证统一整体中。只有辩证地认识和研究人类与环境的关系,不断掌握环境中各种因素的特点,才能有针对性地采取有效措施,达到保护人群健康的目的。

二、环境有害因素对人体的影响

(一)污染物的理化性质

物质的化学组成和结构不仅决定了它的理化性质,而且影响其毒作用性质和毒性的大小。例如,醇类中的丁醇、戊醇的毒性就大于乙醇和丙醇;芳香烃苯环上的氢原子被硝基或氨基取代时,能够明显增强形成高铁血红蛋白的能力。在物理特性方面,物质的溶解度、挥发性的高低以及固体颗粒粒径的大小,都是影响环境污染物生物学作用或毒性的重要因素。

(二)剂量效应(反应)关系

剂量是指进入机体的有害物质的数量。效应是指外来化学物引起机体产生生物学作用的能力。与机体效应关系密切的是有害物质进入靶器官或靶组织的量,而实际工作中靶器官和靶组织的剂量在测定中存在较大困难,往往用外暴露量来表示人体的接触剂量。人群与环境有害因素在相互作用过程中,随着作用于机体的有害因素数量的变化,机体发生的生物学变化也不同,即不同的剂量产生不同的生物学效应。剂量-效应关系是指进入机体的剂量与某个机体所呈现出的生物效应强度间的关系。剂量-反应关系是指随着剂量增加,某一生物群体中出现某种特定生物学效应的个数增加,通常以出现特定生物学效应的个体占总测试个体数的百分数来表示,如发生率、反应率等。

(三)作用时间与蓄积效应

环境有害因素特别是化学性污染物往往是在比较低的剂量下经过长达数月乃至数年的重复暴露,只有在体内的蓄积达到产生病理性损害的剂量时才会出现有害的生物学效应。重复暴露的时间包括暴露频率和暴露持续期两个要素。环境有害因素在一定的作用剂量或作用强度下,作用时间的长短对机体产生有害生物学效应的严重程度具有重要影响。

除了作用时间外,影响体内的蓄积量还与化合物的生物半衰期和摄入量有关。从理论上讲,化学污染物进入机体经历六个生物半衰期后,在体内最大蓄积量基本趋于稳定。摄入量愈大,在体内蓄积量愈大,反之则愈少。

经过多次反复暴露后,环境中有害因素或环境化合物在体内具有蓄积性,如果在机体靶器官和组织中的浓度或剂量蓄积到有害作用水平,就将这种现象称为物质蓄积。另外,机体虽然长期接触某种环境有害因素或化学物,却难以在体内检测出该物质或其代谢产物,但这种有害效应可以逐渐累积,最终导致器官或组织机能的改变,表现出中毒的病理症状,这种现象称为功能蓄积。功能蓄积涉及的毒作用机制较为复杂,可能与其造成的损伤难以有效修复等原因有关。

(四)环境因素的联合作用

在实际生活中往往是多种环境因素共同作用于人体,因此人体接触暴露污染物,必须考虑多种环境因素对人体健康的联合作用特性,综合分析所引发的生物学效应。凡是两种或两种以上的化学物同时或短期内先后作用于机体所产生的作用称为化学物的联合作用。化学物质之间联合作用的作用方式主要有以下几种类型。

1. 相加作用　多种化学物质共存时,其对机体总毒效应等于各种化学物质单独效应的总和。化学结构接近,或同系物,或靶器官相同、作用机制类似的化学物质同时存在时,易发生相加作用。例如,大部分刺激性气体的刺激作用一般为相加作用;多种有机磷农药同时进入机体时,其对胆碱酯酶的抑制作用常是该类型。

2. 协同作用　多种化学物质共存时,毒效应大于各自单独效应之和。化学物质作用的靠器官可以不一样,但最终的生物学效应一致。例如暴露于石棉的工人其肺癌发病危险度较一般人群高 2～10 倍,吸烟的人群其肺癌发病危险度较一般人群高 5～10 倍,而吸烟的石棉工人其肺癌危险度较一般人群高 50 倍。

3. 增强作用　某一污染物本身对器官或系统并无毒性,但与另一种物质(对机体有毒性)同时或先后进入机体,则使后者毒性效应大大增强。如异丙醇本身对肝脏无毒,但与四氯化碳共同进入机体时,会导致四氯化碳的毒性高于其单独作用。

4. 拮抗作用　多种化学物质共存时,毒效应小于各自单独效应之和。化合物产生拮抗作用原因可能为:化合物之间可能存在竞争作用、化合物之间引起体内代谢过程变化,是功能或效应性拮抗。例如阿托品与胆碱酯酶抑制剂;二氯甲烷与乙醇。

5. 独立作用　当两种或两种以上化学物质作用于机体,由于其作用方式、途径、部位均不相同,彼此互无影响时,可表现出各自不同的效应。

(五) 人群易感性

在环境有害因素的生物学效应方面,不同人体存在差异。对环境因素有害作用反应更为敏感和强烈的人群,通常称为易感人群。与普通人群相比,易感人群在较低暴露剂量下就会出现不良反应;或者在相同条件下,易感人群不良反应率明显增高。

影响人群易感性的因素大致可分为两类。一类是非遗传因素,如年龄、健康情况、营养状态、生活习惯、心理状态、保护措施等因素。不同年龄段的易感人群差异较大,例如,婴幼儿由于血清免疫球蛋白水平较低,解毒酶系统发育尚不完善,因而对环境中有害因素的作用往往表现出更高的易感性。另一类是遗传因素,包括种族、性别、遗传缺陷和环境应答基因多态性等方面。环境应答基因是指对环境因素的作用产生应答反应的相关基因。环境应答基因的多态性是导致人群易感性存在差异的一个重要原因。1997 年,美国国立环境卫生研究所(National Institute of Environmental Health Sciences,NIEHS)提出了环境基因组计划,旨在研究与人类疾病相关的基因多态性。例如,红细胞 6-磷酸葡萄糖脱氢酶缺陷者对硝基苯类化合物及多种氧化物损害异常敏感。

三、人体对环境有害因素的反应

环境因素的改变会不同程度地影响人体的正常生理活动,当环境的改变不超过人体的适应范围时,人体可通过自身调节适应。但如果环境变化超出了人体正常生理调节的范围,则可能引起人体功能和结构发生异常改变,甚至导致病理性的改变。

当环境有害因素作用于人体时,随着接触负荷的增加,人体开始出现变化,但仍在正常生理调节范围内,属于生理代偿状态,此时如果停止接触有害因素,可能就会出现逆转,机体随之向健康的方向发展,并保持相对稳定状态。但是机体的代偿功能是有限的,如果环境有害因素持续作用,机体代偿功能会逐渐出现障碍,最终则导致疾病的发生,甚至死亡。有害因素对健康的影响,机体发生的生理、生化改变和病理效应是一个连续的过程。一般情况下,因代偿失调而患病的人群的比例为少数。因此,应该及时发现环境因素引起的临床前期的变化,有效防止疾病的发生与发展。人群对环境有害因素不同反应的分布模式,构成了一个金字塔形的人群健康效应谱(图 1-2)。之所以出现健康效应的上述分布模式,主要有两方面的影响因素:一方面,环境有害因素作用于机体的剂量、强度、作用时间等存在差异;另一方面,由于存在着个体年龄、性别、健康状况、遗传因素等方面的不同,造成个体敏感性的差异。所以,环境有害因素作用于人群时,个体的反应性是有差异的。

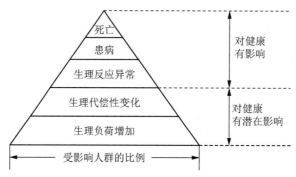

图1-2 人群对环境有害因素的反应

引自：杨克敌主编《环境卫生学》(第8版)，2017

由图1-2可以看出：

1. 环境因素对人体的影响是一个连续的变化过程，是由生理性向病理性方向发展。

2. 预防工作非常重要。

3. 图1-2可分为五个接触(亦称暴露)及反应水平：

(1) 最低水平：仅见该有害因素可使体内的总负荷增加，但不引起人体代谢、生理等功能的变化。

(2) 第二种水平：体内负荷进一步增加，引起了代谢、生理学的改变，但此种改变多为生理代偿性的，无病理学意义。

(3) 第三种水平：该接触水平可以导致代谢、生理学异常的改变，该改变对健康有不良影响，有病理学意义，亦称为亚临床状态。

(4) 第四种水平：机体功能失调，引起明显的临床症状。

(5) 第五种水平：导致严重中毒，引起死亡。

第三节　生态系统和生态平衡

一、生态系统与生态平衡

在自然环境形成和发展进程中，由生物群落及环境借助于物质、能量、信息的流动和循环形成一个相互依存的完整稳态体系，这种生物群落与非生物环境所组成的自然系统称为生态系统。一个完整的生态系统包括：生产者、消费者、分解者及无机环境。生物群落是指地球的有机界，包括微生物、动物、植物及人类等；非生物环境包括空气、水、无机盐类、氨基酸等。

生态系统是一种复杂的、随时间而发生变化的动态系统。它不断发生物质、能量、信息的交换和转移，使生态系统中生产者、消费者和分解者之间，物质、能量、信息三者的输入、输出之间保持着动态平衡状态，称为生态平衡。生态平衡是长期进化过程而逐渐建立的一种相互协调和相互补偿的关系，是生物生存、活动、延续繁衍正常进行的基础。

生态平衡一旦受到影响、破坏，将会给生物甚至人类带来不同程度的危害。影响生态平衡的因素有自然和人为两个方面。自然环境在短时间内发生的剧烈变迁，如火山爆发、海啸、泥石流、地震、雷电等，能导致生态平衡的严重破坏。但这类事件发生频率较小，往往在地理分布上也有其局限性和特定性。人为因素的影响,如森林过度砍伐、植被破坏、自然资源开发利用不合理、废弃物处理不科学、人口过快增长等。这类事件发生频繁,对生态平衡的破坏作用极为严重。在一定限度和范围内的变化,生态系统可进行自我调节,建立新的平衡。但是,生态系统的自我调节能力是有限的,若超出其调节能力,生态平衡就会受到不可逆的破坏。

二、食物链

食物链是指在生态系统中,一种生物被另一种生物吞食,后者再被第三种生物吞食,彼此以食物连接起来的链锁关系。这种链锁关系是生态环境中不同营养级的生物逐级被吞食,以满足生存需要而建立起来的。食物链中的每一个营养层次叫一个营养级,各种食物链在生态系统中相互交错,构成食物网。

生态系统中,能量的流动、物质的迁移转化,都是通过食物链和食物网进行的。环境中某些不易降解的化学性污染物,可通过食物链从一种生物体向另一种生物体转移,并逐级增大在生物体中的浓度。通过食物链,使高位营养级生物体内的环境污染物浓度高于低位营养级生物体内浓度的现象,称为生物放大作用。生物体内环境污染物浓度的增加还与以下两种作用有关:①生物蓄积作用。指同一生物个体对某种物质的摄入量大于排出量,因而在生命过程中该物质在体内的含量逐渐增加的现象。②生物浓缩作用。指生物体摄入环境中某种物质后加以浓缩,使生物体内该物质的浓度高于环境浓度的现象。食物链对环境中物质的转移和累积具有重要的影响,即使进入环境中的污染物浓度较低,也有可能通过生物放大作用,使高位营养级的生物受到危害,最终威胁人类的健康。例如,研究表明,水体中的有机氯农药 DDT,经过水体内各级水生生物的食物链,在肉食鱼脂肪中的含量比在水体中的浓度约增大 8.5 万倍。世界上已经确认的环境公害病,如水俣病、痛痛病的发生,都与食物链的生物放大作用有关。

三、生态系统健康

随着社会经济和现代科学技术的发展,人口指数的迅速增加和膨胀,人类在显著地改变地球面貌的同时,也导致了一系列的全球性生态环境问题,如温室效应、臭氧层的破坏、森林的过度砍伐、植被的破坏、水土流失、资源耗竭和各种各样的环境污染等。在经历了太多的来自环境的惨痛教训后,人类开始关注生态环境的健康,并采取相应的保护措施。正是在这种全球生态系统普遍出现退化的背景下,20 世纪 70 年代末,科学家们开始借用"健康"的概念来说明结构复杂、功能广泛的生态系统状态,并提出了"生态系统健康"概念。目前,生态系统健康的研究正成为热点。

生态系统健康是指具有活力和自我调节功能、结构稳定的生态系统,它揭示了生态系统的综合特性。通俗地说,生态系统健康是指生态系统所具有的稳定性和可持续性,即在时间上具有维持其组织结构、自我调节和对胁迫的恢复能力。生态系统健康可以通过活力、结构稳定和自我调节能力三个特征来定义描述。活力主要指生态系统的功能性,包括维持系统自身的功能和为人类提供服务的功能;结构稳定是指具有完整的、均衡的、多样的生物群落和生物种群;自我调节功能是指依靠其自我调控和反馈作用,在受到威胁时维持系统的正常结构和功能,以保持系统的稳态。

生态系统健康是一门研究自然系统、人类活动和社会组织的综合性学科。它所倡导的不仅是生态学的健康,还包括经济学的健康和人类健康。生态系统健康是实现可持续发展的重要前提,是人类生存和发展的物质基础。随着人类对自然环境的干扰和破坏越来越频繁,加快制止生态系统的进一步恶化,修复生态系统的损伤,重建已破坏的地球生命支持系统,具有重要的生态学和现实意义。我国在推动长江经济带发展战略中,将修复长江生态环境摆在压倒性位置,共抓大保护,不搞大开发,取得了生态和经济协调发展的良性格局。

第四节　当前存在的主要环境问题

一、当前备受关注的全球性环境问题

长期以来,人类的生产、生活活动,如过度砍伐森林、滥捕滥杀野生动物、过度排放污染物等,对环境的影响和危害急剧增加,出现了不少环境问题。当然,由自然因素(如火山爆发、地震、滑坡、泥石流等)引起的自然灾害,也会对局部和区域性的环境造成影响和破坏。简单地说,人类活动或自然因素引起环境质量下降,对地球上的生物和人类的正常生存与发展造成的影响和破坏,称为环境问题。

按照导致环境问题的原因不同,可将其分为三大类:第一类是原生环境问题,各种自然灾害和地方性疾病所造成的环境问题属于这一类;第二类是次生环境问题,主要是指由人为因素引起的环境问题,如环境污染和生态破坏等;第三类是社会环境问题,主要是指由于社会经济的发展水平或社会结构的变化(如人口剧增、经济的无序发展、无节制的城市规模扩张)所带来的社会生活问题以及粮食和资源问题。其中,第二类环境问题具有全球的普遍性和共同性,为世人所瞩目,其产生的环境危害和破坏也具有全球性,详述如下。

(一)全球性气候变暖

近百年来地球表面温度变化总的趋势是明显上升。从 20 世纪初至今,地球表面的平均温度增加了约 $0.6℃$;在过去的 40 年中,平均气温上升了 $0.2\sim0.3℃$;在 20 世纪,全球变暖的程度更是超过去 $400\sim600$ 年中任何一段时间。

大气层可使短波辐射直接透过,而吸收大部分来自地球的长波辐射,并以逆辐射的方式把热量传给地球,大气层对地面的这种温度保护作用称为温室效应。当大气中有温室效应的气体浓度增加时,就会加剧温室效应使地球表面温度升高。有温室效应的气体主要包括 CO_2、CH_4、N_2O、O_3、CFCs(氯氟烃类)等。如果二氧化碳的浓度增加一倍,全球气温将增加 $3\sim5℃$,极地的温度将增加 $10℃$。人类的生产生活活动向大气排放了大量 CO_2 及其他有温室效应的气体,如 2019 年,全球燃烧化石燃料产生的 CO_2 排放量高达 368 亿吨,由此带来的全球性气候变暖,使人类健康受到严重威胁。

气候变暖除造成冰川融化、海平面上升外,还可导致循环、呼吸系统疾病患病率、死亡率上升;一些虫媒疾病随气候变暖可使流行范围扩大;气候变暖加快了水的蒸发,导致降雨量增加,特别是助长了灾难性暴风雨的形成;气候变暖使气候带移动,森林将受到严重破坏,使已经紧迫的物种灭绝问题更加恶化。目前,地球的平均气温已达历史最高纪录,全球性气候变暖带来的健康威胁和造成的生态破坏已引起各国政府的高度关注,各种国际合作研究计划纷纷启动,力图通过加强政府间合作,减少温室气体排放量。

(二)臭氧层破坏

臭氧层对保护地球上的生命、调节气候具有极为重要的作用。它能吸收90%太阳辐射的紫外线,为地球提供了一个防止紫外线辐射有害效应的屏障。自 20 世纪 50 年代以来,人们发现大气中臭氧含量有减少的趋势,并证实在南极上空出现了臭氧层空洞,这无疑削弱了臭氧层因阻挡、吸收射线而保护地球生物免遭射线损伤的作用。臭氧层的破坏将导致人类皮肤癌、白内障等疾病的发病率大大增加;眼、呼吸道黏膜刺激炎症患者比例上升,人体免疫力降低。研究指出,若臭氧总量减少 1%,恶性肿瘤的发病率将提高 2%,白内障患者将增加 0.2%~0.6%。

目前,大气臭氧层被破坏的原因尚未完全阐明,大量资料表明,消耗臭氧层物质包括含氯氟烃(CFCs)、哈龙、甲基氯仿、四氯化碳、甲基溴和含氢氯氟烃(HCFCs)六大类物质。发达国家 1996 年 1 月停止使用这六类物质,发展中国家 2010 年全部停止使用。我国自 1989 年正式签署加入《保护臭氧层维也纳公约》、1991 年加入《关于消耗臭氧层物质的蒙特利尔议定书》以来,在保护臭氧层方面已取得重大进展。

(三) 酸雨

降水(包括雨、雪、雹、雾等)pH 小于 5.6 时称为酸雨。酸雨现象已是世界范围内备受重视的环境问题。大气受到 SO_x、NO_x 等化学性污染是酸雨形成的主要原因。酸雨造成水体酸化,促进了重金属的溶出,特别是当饮用水水源受到影响时,就会对人体健康造成危害。在大气烟雾事件中,酸雾常与其他大气污染物发生联合作用,增强污染物对健康危害。水体酸化还可以严重威胁水生生物的生存,甚至造成某些湖泊中水生生物绝迹。酸雨可造成土壤酸化,使肥力下降,农作物减产甚至死亡。酸雨损坏植物叶面,导致森林死亡。此外,酸雨还会腐蚀建筑物和工业设备、破坏露天的文物古迹等。

我国从 20 世纪 80 年代开始对酸雨污染进行观测研究。80 年代,酸雨主要发生在重庆、贵阳和柳州为代表的西南地区,酸雨的面积约为 170 万平方千米;到 90 年代中期,酸雨已发展到长江以南、青藏高原以东及四川盆地的广大地区,酸雨地区面积扩大了 100 多万平方千米。以长沙、赣州、南昌、怀化为代表的华中酸雨区现在已经成为全国酸雨污染最严重的地区,其中心区平均降水 pH 低于 4.0,酸雨的频率高达 90% 以上,已达到了"逢雨必酸"的程度。以南京、上海、杭州、福州和厦门为代表的华东沿海地区也成为我国主要的酸雨地区。因此,应制定严格的排放标准,控制 SO_x 对大气的污染。应使用低硫燃料和改进燃烧方法,减少 SO_x 排放量。另外,应加强酸雨的预报工作。酸雨问题是全球性问题,应注重国际合作,解决酸雨的跨国界污染,并研究酸雨治理的新技术。

二、当前我国较为突出的环境问题

随着我国经济的快速发展,环境问题也日益突出。在过去很长的时期内,我国在资源开发过程中忽视了环境保护,治理速度落后于破坏速度。虽然国家在污染源治理、达标排放、城市环境治理以及主要污染物总量控制等方面取得了一定成效,但是我国环境污染形势依然十分严峻。尤其值得注意的是,生态系统破坏和自然资源无节制的开发和耗竭,将给整个国家和子孙后代带来无可估量的后患。因此,保护自然资源和生态系统免受破坏,将是我国目前乃至未来相当长一段时间内最受关注的环境问题。当前,我国较为突出的环境问题可以归纳为以下几个方面:

(一) 土地荒漠化和水土流失依然严重

我国是荒漠化危害最严重的国家之一,目前全国荒漠化土地总面积超过 262 多万平方千米,约占国土总面积的 27.3%,荒漠化面积还以每年 2 460 平方千米的速度增长,主要分布在我国西北、华北和东北13个省、自治区和直辖市。荒漠化给我国的工农业生产和人民生活带来了严重的影响,据估计,全国每年因荒漠化造成的直接经济损失500多亿元。

水土流失同样是当前我国生态环境面临的一个重要问题,其中以黄土高原地区水土流失最为严重。水利部发布了2018年全国水土流失动态监测成果,监测显示,2018年全国水土流失面积273.69万平方千米,占全国国土面积(不含港、澳、台)的28.6%。不合理地开垦、乱采滥伐森林、生态环境不断恶化是造成我国水土流失日益严重的主要原因。

(二)森林资源和草原生态保护较差

我国地域广阔,植物种类繁多,森林资源丰富,森林面积居世界第5位,森林蓄积居世界第6位。但是,由于不合理的开荒种地、乱砍滥伐,我国许多主要林区的森林面积大幅度减少,全国森林采伐量和消耗量超过森林生长量。在森林密集地区包括东北、四川、海南等地,毁林速度惊人。大、小兴安岭林区森林资源日益枯竭。

我国拥有包括荒草地在内的各类天然草原近4亿公顷(60亿亩),居世界第2位,占国土面积的41.7%。我国天然草地植被破坏严重,现正成为水土流失多发区及沙尘暴发生区。平原草地因利用条件便利,在逐年增大的拓垦中,面积正在缩减。

近年来由于政府加大投资,我国森林覆盖率已由20世纪70年代初的12.7%提高到2018年底的22.96%,森林面积达到2.2亿公顷;2017年草原综合植被盖度达55.3%,较2011年提高4.3%。内蒙古草原生态已恢复到接近20世纪80年代水平。

(三)大气污染形势严峻

我国使用的是以煤炭为主的能源结构,使大气污染以煤烟型为主。城市大气环境中可吸入颗粒一直是主要污染物,二氧化硫污染一直维持在较高水平,机动车尾气污染物排放总量迅速增加。据2018年《中国环境状况公报》资料显示,以$PM_{2.5}$为首要污染物的天数占重度及以上污染天数的60.0%,以PM_{10}为首要污染物的占37.2%。2018年中国的二氧化硫排放量位居世界第三。

(四)主要水系及流域的污染呈上升趋势

据2018年《中国环境状况公报》资料显示,长江、黄河、珠江、松花江、淮河、海河、辽河七大流域和浙闽片河流、西北诸河、西南诸河监测的1 613个水质断面中,Ⅰ类占5.0%,Ⅱ类占43.0%,Ⅲ类占26.3%,Ⅳ类占14.4%,Ⅴ类占4.5%,劣Ⅴ类占6.9%。我国水质状况令人担忧,生活污水排放量、化学耗氧量及农业污染呈持续上升趋势。湖泊水富营养化状况十分严重。这将严重制约我国经济发展,并极大地影响人民生活和健康。

(五)固体废弃物污染严重

根据《中华人民共和国固体废物污染环境防治法》中给出的定义,固体废弃物是指在生产、建设、日常生活和其他活动中产生的污染环境的固态、半固态废弃物质。由于固体废弃物回收利用率较低,未能全部实行无害化处理,造成大量没有被处理的固体废弃物污染环境,特别是城市周边地区,公路、铁路、河道两侧及近海海域,都是固体废弃物污染的集中地区。我国建筑垃圾的数量占到城市固体废弃物总量的30%~40%,绝大部分未经任何处理,便被施工单位运往郊外或乡村,采用露天堆放或填埋的方式进行处理。

以上仅仅是我国目前环境问题中较为突出的几个方面,充分认识我国环境污染的现状,有利于提高全民环保意识,完善环境保护的法律法规,加强执法和监督,有效控制环境污染,改善环境状况,以确保我国社会主义现代化的顺利进行,并造福子孙后代。

第五节 环境污染对健康的影响

适宜的自然环境是人类生存的必要条件。但是,随着社会经济和现代工农业生产的飞速发展,人类在开发和利用自然环境资源,改造和创建新的生存环境时,将大量的废弃物排入环境中,对自然环境产生了巨大影响,出现了许多环境问题。

环境污染是指由于各种人为的或自然的原因,使环境组成发生不可逆的变化,造成环境质量的下降和恶化,破坏了生态平衡,并对人类健康造成直接的、间接的或潜在的有害影响的现象。环境污染不仅破坏了人类的生存环境,带来了严重的健康危害,而且引发了资源短缺问题,并造成了巨大经济损失。严重的环境污染叫作公害。

一、环境污染物的来源及其转归

(一)环境污染物的来源

进入环境并能引起环境污染的物质称为环境污染物。环境污染物的种类极为复杂,按照其属性可分为化学性、物理性和生物性三大类。环境污染物一方面来自自然因素(如火山爆发、森林火灾、地震、沙尘暴等),另一方面来自人类的生产、生活活动。其中人类活动排放的环境污染物是引起环境质量恶化更为重要的因素,主要包括以下几方面:

1. 生产性污染 工业生产过程排放大量"三废",即废气、废水、废渣,如果这些排放物未经处理或处理不当直接大量排放到环境中,就有可能造成环境污染(表1-1)。另外,由于农业生产中农药的广泛使用,会造成农作物、畜产品及野生生物体中的残留,空气、水、土壤等也可能受到不同程度的影响。

表1-1 工业"三废"中主要有害物质及其来源

	主要有害物质	主要污染来源
废气	煤烟及粉尘	火力发电站、工业锅炉、交通工具、水泥厂、采矿采煤、筑路等
	有毒粉尘:铅、砷、锰、氟、镉、磷等及其化合物 有害气体:二氧化硫、氮氧化物、一氧化碳、硫化氢等	金属冶炼及加工工业、机械制造等 煤燃烧、化工、印染、合成纤维工业
废水	化学毒物:酚、氰、铅、汞、铬、砷、氯及其化合物、有机磷、苯及其硝基化合物、酸、碱等	化工、机械、冶金、印染、采矿、造纸工业、电镀、家电等
	有机质:油脂、有机悬浮物、细菌及其他病原体	造纸、皮革、屠宰、生物制品、食品加工、石油化工及医院废水等
废渣	无机废渣:矿石、炉渣、含无机毒物的金属矿渣、化工生产废渣等	采矿、冶炼、化工、锅炉等
	有机废渣:食品加工厂的废渣、动物尸体、动物内脏及皮、毛、骨等	生物制品、屠宰、食品加工、皮革工业等

引自:仲来福主编《卫生学》(第8版)2013

2. 生活性污染 生活污水、粪尿、垃圾等生活废弃物常因处理不当成为主要污染来源。随着人口的增长及人们生活水平的提高,生活污水及垃圾产量剧增,而相应的处理措施却远远没有跟上。特别是在农村,生活污水、生活垃圾、人及动物粪尿是最主要的三大来源。因此,生活废弃物造成的环境污染问题不容忽视。

3.交通性污染　交通运输产生的噪声、振动、颗粒物、废气等都可造成不同程度的环境污染。

4.其他　无线电广播、电视、通信电磁波等长期作用可引起神经衰弱综合征,甚至对心血管等系统的功能产生影响。医用、军用、工业用原子能等排放的放射性废弃物也可造成环境的污染。

（二）环境污染物的转归

1.自净作用　自然环境依靠自身的能力,将一些有害因子降低到无害程度,这种作用称为自净作用。环境的自净作用是环境的一种重要机能。自净作用的类型主要有以下三种:

（1）物理作用:污染物通过稀释、扩散、沉淀、挥发等作用使浓度降低。污染物进入大气中,可在自然条件下,向广阔的空间扩散、稀释,使其浓度大幅度下降;或是受重力作用,使较重粒子沉降到地面;或是在雨水的洗涤作用下返回地面或水体中。环境污染物进入自然水体后,可溶物或悬浮性固体微粒,在流动中得到扩散而稀释,固体物经沉淀析出,使污染物浓度降低;水体中易挥发物质可以挥发到大气中。

（2）化学作用:污染物通过氧化、还原、吸附、凝聚、中和等作用使浓度降低。如天然水中常含有硅酸盐矿物质、水中溶解性二氧化碳、混悬的二氧化硅等,都可使大量酸性废水或碱性废水在排入水体后得到中和。此外,氧化还原反应等过程也在环境污染物的自净过程中发挥一定的作用。

（3）生物学作用:许多有机性污染物在有氧条件下,经微生物氧化特别是厌氧微生物作用可以形成稳定无害的无机物,或分解成低毒以至无毒的化合物。环境中的生物拮抗作用,可加速病原体的死亡。另外,植物在吸收有害气体净化空气方面可发挥重要作用。

2.迁移　是指环境污染物从一种介质转入另一种介质,或在同一介质中发生的空间位移。如在风力的作用下,污染物可被吹向下风侧。由于沉降作用,污染物可造成地面或水体底质的污染。

3.二次污染物　由污染源直接排入环境中,其理化性质未发生变化的污染物称为一次污染物。一次污染物在环境中可发生物理、化学或生物学的作用,或与环境中的其他物质发生反应形成与原有污染物理化特性不同的新污染物,被称为二次污染物,如一次污染物 SO_2 在空气中氧化成硫酸气溶胶。一般来说,二次污染物的危害性往往大于一次污染物。

4.二次污染　由于某些原因,使已经转移的污染物又重返原来的环境介质时,即造成二次污染。如沉降于公路两旁的铅尘,被风吹起后可再度污染大气;沉积于水体底泥中的重金属等污染物被翻腾起来,可以造成水体的重新污染。

二、环境污染对健康的危害

（一）环境污染对健康影响的特点

环境污染对健康的影响十分复杂,具有以下特点:

1.多样性　环境污染物种类繁多,性质各异,环境污染物可通过多种环境介质（空气、水、食物等）、多种渠道进入人体,对人体健康危害也明显不同。

2.长期性　环境污染物对人体健康的危害往往是以慢性损伤为主,具有低剂量（浓度）、长期反复作用的特点。

3.广泛性　环境污染物影响的范围大,受环境污染影响的对象是整个人群,包括老、幼、病、弱以及具有遗传易感性的易感人群。

4. 复杂性 环境污染物往往是多种污染物共存,引起的健康危害可以是一因多果或一果多因,也可以是多因多果。

(二)环境污染对健康的危害

1. 特异性损害

(1)急性危害:环境污染物在短时间内大量进入环境中,可导致暴露人群在短时间内出现不良反应、急性中毒甚至死亡。环境污染引起的急性中毒事件主要有:

1)大气污染的烟雾事件:从 20 世纪开始,由于工业生产迅速发展,大气污染的烟雾事件频发。如 1952 年在英国发生的伦敦烟雾事件中,一周内比历史同期多死亡 4 000 多人;在美国洛杉矶、纽约等地多次发生的光化学烟雾事件,使当地居民健康受到严重危害。

2)事故性排放导致的环境污染事件:1986 年 4 月,前苏联切尔诺贝利核电站发生爆炸导致的核泄漏事件,造成 13 万居民急性暴露,31 人死亡。1984 年 12 月,印度博帕尔市发生的某化工厂异氰酸甲酯泄漏事件导致 2 500 多人死亡,15 万多人的健康也受到严重影响。2019 年 3 月 21 日,江苏省盐城市响水县江苏天嘉宜化工有限公司化学储罐发生爆炸事故,共造成 78 人死亡、76 人重伤,640 人住院治疗,直接经济损失 19.86 亿元。

3)生物性污染导致的急性传染病:饮用水源受病原体污染后,未经妥善处理和消毒即供居民饮用,可以导致介水传染病的发生或暴发流行,如 1993 年美国威斯康辛州所爆发的隐孢子虫引起的介水传染病,导致 112 人死亡、40.3 万人患病。

(2)慢性危害:环境污染物或环境有害因素低剂量、长期反复作用于机体时所产生的危害。污染环境中的有害化学因素或物理因素都可产生慢性危害。

1)慢性中毒:20 世纪 50 年代以后,在日本由于汞污染、镉污染导致人体慢性中毒而引起的水俣病、痛痛病等公害病举世震惊。生产环境中铅、汞、锰、苯等生产性毒物引起的慢性中毒也极为常见。一些有机氯农药脂溶性强,难以降解,此类物质在体内蓄积到一定程度时,对人体可产生健康危害。

2)致癌作用:恶性肿瘤已是人类死亡的主要病因,在世界许多国家疾病谱和死因构成中居首位。环境中存在着多种致癌因素,这些因素根据其性质可分化学性、物理性和生物性三类。在多种致癌因素中,化学性致癌因素占 80%～90%。据国际癌症研究署(International Agency for Research on Cancer,IARC)2017 年数据显示,目前已确认的人类致癌物约 120 种。放射线的照射可引起白血病、肺癌等;紫外线的过度照射与皮肤癌的发生密切相关;鼻咽癌与 EB 病毒(人类疱疹病毒)感染有关。国内外大量流行病学研究资料显示,空气污染对肺癌的发生具有重要意义,如宣威肺癌。水污染与肝癌的关系研究也提示了环境污染对肿瘤发生、发展具有重要作用。

3)致畸作用:某些药物、化学毒物都能影响胚胎发育过程,使胚胎发育异常而造成畸形。20 世纪 60 年代发生的举世震惊的"反应停事件",就是外源性化学物质致畸的典型例子。反应停作为镇静药在欧洲广泛使用,孕妇因服用该药导致海豹畸形数量明显增加。美国国立职业安全与卫生研究所(National Institute for Occupational Safety and Health,NIOSH)有毒物质登记处登记的 37 860 种工业化合物中 585 种有致畸性。此外,人类致畸因素还包括放射线照射、风疹病毒、弓形虫感染等,这些因素都有可能造成胎儿畸形。

4)致突变作用:一些环境化学、物理、生物因素等,在一定条件下能引起遗传物质发生变异,此现象称为突变。突变是致突变作用的后果。突变的类型可分基因突变和染色体畸变两类:基因突变是指 DNA 在分子水平上的改变,主要有碱基置换、移码、小缺失、插入等改变;染色体畸变是在观察细胞分裂中期相时可见的改变,包括染色体结构异常和染色体数目异常。科学研究已证明,致突变性是许多致癌物质所具有的共同特性,致突变性与致癌性密切相关。

(3)对免疫功能的影响:某些药物、农药等化学物质以及电离辐射等因素,对免疫系统可产生明显的免疫损害。如大气中的甲醛和二氧化硫可作为致敏原而引发变态反应性疾病。

2. 非特异性损害　环境污染物或有害因素对健康的危害还可出现一些非特异性损害。其主要表现为机体抵抗力下降、劳动力降低,人群中一般常见病、多发病的发病率增加等。

(三)环境污染引起的疾病

1. 公害病　因严重的环境污染而引起的区域性的中毒性疾病称为公害病。公害病是环境污染所造成的最严重后果。公害病具有明显的地区性、共同的病因和症状等特征。一旦环境污染得到控制,病因消除,疾病即得到控制。工农业生产的发展,使公害已成为全球性的重大社会问题。日本是研究公害病最早的国家之一,也是发生公害病严重的国家之一。世界上著名的公害事件中,发生在日本的比较多。日本 1974 年施行《公害健康被害补偿法》,确认水俣病、痛痛病、四日市哮喘病、米糠油事件所致多氯联苯中毒等为公害病,规定了有关诊断标准和赔偿。另外,较严重的还有英国伦敦烟雾事件、美国洛杉矶光化学烟雾事件、印度博帕尔异氰酸甲酯事件和前苏联切尔诺贝利核电站事件等。

2. 职业病　我国规定:职业病是指企业、事业单位和个体经济组织等用人单位的劳动者在职业活动中,因接触粉尘、放射性物质和其他有毒、有害物质等因素而引起的疾病。各国法律都有对于职业病预防方面的规定,凡是符合法律规定的疾病才能称为职业病。近年来,我国职业病发病率有增长趋势,已受到有关部门的关注。

3. 传染病　是由各种病原体引起的可以在人与人、动物与动物或人与动物之间相互传播的一类疾病。含有病原微生物的污水未经净化消毒处理排入水体时,有可能引起伤寒、霍乱、痢疾等介水传染病的暴发流行。

4. 食物中毒　是指进食被微生物或其毒素污染,含有毒素、有毒有害物质或被有害物质污染的食品而引起的急性中毒性疾病。化学毒物、微生物污染食品等都可成为食品毒性的来源。

第六节　环境污染的防治

环境是人类生存和发展的基础,是经济、社会发展的重要前提。环境污染的问题不仅备受关注,而且综合防治刻不容缓。长期以来,我国政府已逐步认识到这个问题的重要性。早在 20 世纪 70 年代初,我国就提出"全面规划,合理布局,综合利用,化害为利,依靠群众,大家动手,保护环境,造福人民"的 32 字方针。到了 80 年代,环境保护被确定为我国的一项基本国策。在此期间,相继出台了《中华人民共和国环境保护法》等相关的法律。进入 21 世纪,党中央、国务院高度重视环境保护工作和环境污染防治工作。面对环境污染的新形势,新内容,提出要努力实现三个方面的转变:一是从重经济增长、轻环境保护转变为保护环境与经济增长并重;二是从环境保护滞后于经济发展转变为环境保护和经济发展同步;三是从主要用行政手段保护环境转变为综合运用法律、经济、技术和必要的行政手段解决环境问题。尽管如此,环境污染的问题在现阶段依然十分突出,形势还相当严峻。因此,环境污染的防治工作应综合考虑多方面因素,从根本上消除造成环境污染的原因。

一、预防工业性污染

工业企业排放的"三废"是环境污染物的主要来源,因此,工业"三废"的治理也成为防止环境污染的重要环节。首先,调整产业结构,使工业布局合理。应根据当地具体情况做好整体规划,使工业企业布局合理。其次,推行清洁生产,减少污染物排放量。一切新建、扩建和改建的企业,都应将防治"三废"的项目和主体工程同时设计、同时施工、同时投产("三同时")。最后,要大力发展废弃物资源化利用及回用技术。

1990 年联合国环境规划署(United Nations Environment Programme,UNEP)从全面地系统地预防环境污染这一角度出发,从战略高度上提出了"清洁生产"的概念,主张从生产过程到产品的本身应做到废弃物的最少化,以减少对人、对环境的危害。清洁生产理念的建立,有助于实现节能、降耗、节水、节地的资源节约型经济,实现生产方式变革,以尽可能小的环境代价和最小的能源、资源消耗,获得最大的经济发展效益,对环境保护具有深远的意义。

二、预防农业性污染

农药已广泛应用于农、林、牧等病虫害的防治,对农业增产丰收起了重要作用。但是,大量不合理地滥用农药而造成的环境污染问题已相当突出。化肥、农药使用不合理,影响和破坏了生态系统的结构和功能,减少了生物种类,使千百万年来形成的生态系统的平衡和稳定被打破。应提倡化学农药、生物防治和物理防治等方法配合起来的综合防治。

污水灌溉带来的危害不容忽视。有的污水含病原体;工业废水中含有多种有毒、有害物质,特别是重金属和一些性质稳定的有毒化学物质,不易生物降解。未经适当处理,直接用工业废水或城市污水灌溉农田,会造成严重后果,如造成环境卫生恶化、传染病和寄生虫病传播等。因此,在引灌前对污水要进行预处理,使水质达到灌溉标准后才能使用。

三、预防生活性污染

据《中国环境统计年报》的资料,2015 年,全国废水排放量 735.3 亿吨,比 2014 年增加 2.7%。工业废水排放量 199.5 亿吨,比 2014 年减少 2.8%,占废水排放总量的 27.1%,比 2014 年减少 1.6%。城镇生活污水排放量 535.2 亿吨,比 2014 年增加 4.9%;占废水排放总量的 72.8%,比 2014 年增加 1.5%。但是目前我国生活污水达标治理率还较低。另外,应重视含丰富氮、磷的生活污水引起的水体富营养化问题。例如,太湖因总氮污染严重,湖体水质处于中度富营养状态。

生活垃圾的处理也是目前我们面临的严重问题。2015 年共处理生活垃圾 2.48 亿吨,其中采用填埋方式处置的生活垃圾 1.78 亿吨,采用堆肥方式处置 0.04 亿吨,采用焚烧方式处置 0.66 亿吨。目前,很多大中城市已经实行垃圾的分类收集。

医院污水由于含有大量细菌、病毒和寄生虫卵等病原体,常成为重要的环境污染源。另外,医院污水中常含有消毒剂、药剂、试剂等多种化学物质,放射性同位素治疗的污水还含有放射性物质。由此可见,必须对医院污水进行适当处理后才能排入环境中,以免造成危害。

四、预防交通性污染

交通运输设施和设备,可发出噪音、排放废气、泄漏有害液体、散发粉尘等,造成环境污染。汽车尾气的排放是造成大中型城市大气污染的主要原因之一。

五、加强管理,做好监测

环境污染的防治要与有效的管理措施相结合。尤其是在我国目前技术比较落后、财力有限的情况下,加强管理对环境污染的防治工作显得尤为重要。因此,各级政府和相关部门应加强环境保护的行政管理,采取合理的规划措施和工艺防护措施进行综合治理,制定切实可行的环境卫生标准,做好环境监测和人群健康监测,切实做到环境监测为环境管理服务。

(李晓东　石李梅)

复习思考题

1. 环境污染的特点有哪些?环境污染对健康的危害是什么?
2. 当前备受关注的全球性环境问题有哪些?

知识链接:2019 年中国生态环境状况公报

2019 年 6 月 2 日,生态环境部发布 2019 年《中国生态环境状况公报》。公报显示,2019 年,全国生态环境质量总体改善,环境空气质量改善成果进一步巩固,水环境质量持续改善。

2019 年全国 337 个地级及以上城市平均优良天数比例为 82.0%,其中 16 个城市优良天数比例为100%、16 个城市优良天数比例低于 50%;平均超标天数比例为 18.0%。168 个重点城市中,环境空气质量相对较差的依次是安阳、邢台、石家庄、邯郸、临汾、唐山、太原、淄博、焦作、晋城等 20 个城市。环境空气质量相对较好的依次是拉萨、海口、舟山、厦门、黄山、福州、丽水、贵阳、深圳、台州等 20 个城市。

地表水方面:2019 年,全国地表水监测的 1 931 个水质断面(点位）中,Ⅰ～Ⅲ类优良水质占 74.9%,比2018 年上升 3.9 个百分点;劣Ⅴ类占 3.4%,比 2018 年下降 3.3%。主要污染指标为化学需氧量、总磷和高锰酸盐指数。

http://www.cnemc.cn/jcbg/zghjzkgb/202007/P020200716568022848361.pdf

第二章　大气环境与健康

学习要求

掌握：大气圈按气温垂直变化的分层及各层的主要特点；紫外线对生物体的作用；大气污染对健康的危害（直接和间接）；SO_2、NO_x、$PM_{2.5}$、光化学烟雾对健康的危害；室内空气污染的特点及其危害。

熟悉：大气的物理性状及其卫生学意义、空气离子的生物学功能；二噁英对健康的危害。

了解：大气的化学组成及其卫生学意义；几种主要的大气污染物的来源；大气卫生的防护措施。

空气是人类赖以生存的重要外界环境介质之一，人体与外界环境之间不断地进行着气体交换和热交换，通常一个成年人每天需要呼吸两万多次，吸入的空气达一万多升，以维持正常的生命活动。因此，空气的清洁程度和理化特性与人类健康有着极为密切的关系。

第一节　大气的组成及其卫生学意义

一、大气的垂直分层

地球表面包围着受引力作用而随地球同步旋转的大气，称为大气圈（也叫大气层）。大气圈厚度有 2 000～16 000 km，没有明显的上界。随着距地面高度的不同，大气圈的物理和化学性状发生着极大的变化，根据这些理化性状垂直变化的特点，一般将大气圈划分为五层。

（一）对流层

对流层是大气圈中最靠近地球表面且密度最大的一层，平均厚度约为 12 km。该层的厚度随地球纬度不同而有差异，赤道处为 16 km，两极处为 8 km。在同一地点不同的季节也会产生差异，夏季较厚，冬季较薄。对流层集中了整个大气质量的 75% 和几乎全部的水汽及固体杂质，各种复杂的天气现象（如雷电、雨雪、风等）都是发生在该层中，排入大气的污染物也在此层。该层的特点有：①温度随高度的增加而递减，气温垂直递减率通常为 6.5 ℃/km。②空气具有强烈的垂直对流运动。近地表的空气接受地面的热辐射后温度升高，与高空的冷空气形成垂直对流，这样就有利于地球表面大气污染物的扩散。但该层也可出现逆温现象，即大气温度随高度升高而上升，此状态下不利于地表大气污染物的扩散。人类活动产生并排入大气的污染物绝大部分聚集在对流层，因此，对流层对人类生活和人体健康关系最为密切。

（二）平流层

平流层位于对流层顶部到距地面约 50 km 的高度范围。该层大气以平流运动为主，没有垂直对流,空气稀薄,水汽很少,层内温度通常随高度的增加而递增。在 20～30 km 高处,氧分子在紫外线作用下,形成臭氧层。臭氧层能吸收太阳射向地球的紫外线及其他高能粒子,使地球上的生物免受这些射线的危害。

(三) 中间层

中间层位于平流层顶部到距地面约 85 km 的高度范围。空气更稀薄,气温随高度增加而迅速降低,该层顶部的温度可降至－92 ℃,因此该层的空气也存在明显的垂直对流运动。

(四) 热层

热层位于中间层顶部到距地面约 250 km(太阳平静时)或 500 km(太阳活动强烈时)的高度范围。电离后的氧能强烈吸收太阳的紫外线,使气温迅速升高,因而该层的气温随高度的增加而增加,顶部的温度可达 1 200 ℃,昼夜温差大。该层的气体在宇宙射线作用下处于电离状态,能反射无线电波,对于无线电通信有重要意义。

(五) 外大气层

外大气层是指热层顶往上,没有明显上界,是大气圈的最外层。该层温度很高,可达数千摄氏度;大气已极其稀薄,其密度为海平面处的一亿亿分之一。

二、大气的理化特性及其卫生学意义

(一) 大气的物理特性及其卫生学意义

大气的主要物理特性包括:太阳辐射、气象因素和空气离子化等,这些因素与人类健康密切相关。

1. 太阳辐射　太阳辐射是产生各种复杂气象现象的根本原因,也是地球上光和热的源泉。太阳辐射光谱可以分为紫外线、可见光、红外线。

(1) 紫外线(ultraviolet,UV):紫外线是由德国科学家里特在 1801 年发现的。第二届哥本哈根光学会议将紫外线按波长分为三段:

1) UV-A 段:波长为 320～400 nm。A 段紫外线穿透能力最强,可达人体真皮深处,并可引起表皮黑色素沉着,使皮肤变黑。色素沉着作用是人体对紫外线产生的一种防御反应,可防止长波紫外线透入深层皮肤组织。

2) UV-B 段:波长为 275～320 nm。B 段紫外线对人体皮肤有一定的生理作用,具有抗佝偻病和红斑作用,并能促进机体免疫水平,提高机体的抵抗力。但由于其阶能较高,对皮肤可产生强烈的光损伤,长久照射皮肤会出现红斑、炎症、皮肤老化等。

3) UV-C 段:波长为 200～275 nm。C 段紫外线穿透能力最弱,几乎全部被大气平流层中的臭氧所吸收。短波紫外线具有极强的杀菌作用,但对细胞的损伤也是极严重的。

不同细菌对不同波长紫外线的敏感性不同,紫外线波长越短,杀菌效果越好。一日之中,中午 12 时到下午 2 时紫外线强度最大、波长最短,空气中的细菌数也最少。过强的紫外线照射导致光照性眼炎(雪盲)、光照性皮炎,严重的还可引起皮肤癌等。

(2) 可见光:可见光是电磁波谱中人眼可以感知的部分,波长在 400～760 nm 之间。视觉器官对其感觉为白色,但对不同波长可见光的色觉是不同的。可见光经视觉器官作用于机体的高级神经系统,能提高视觉和代谢能力,改变人体的紧张与觉醒状态,平衡兴奋与镇静作用,使机体的代谢、脉搏、体温、睡眠和觉醒等生理现象发生节律性变化,是生物生存的必需条件。光线微弱可使视觉器官过度紧张而易引起疲劳。

(3) 红外线:在光谱中波长自 760 nm 至 400 μm 的电磁波称为红外线,是不可见光线,它的生物学作用是热效应。适量的红外线可促进人体新陈代谢和细胞增殖,具有消炎和镇静作用;过量的红外线照射可引起皮肤烧伤、体温升高,还可引起热射病、日射病、红外线白内障等疾病。

2. 气象因素　气象因素包括气温、气湿、气流、气压。天气是指一个地区在一定时间内各种气象因素的综合表现。天气对机体的冷热感觉、体温调节、心脑血管功能、神经系统功能、免疫功能等多种基础生理活动起着综合调节作用。如果气候条件变化过于激烈,超过人体的代偿能力,例如酷暑、严寒和暴风雨等,可使机体代偿能力失调,引起心血管疾病、呼吸系统疾病和关节病等,并与居民的超额死亡有关。

许多疾病与天气密切相关。如心肌梗死的急性发作常受高气压、气温骤变、大风的影响。冠心病的发病率及死亡率在每年的 1~2 月份比 7~8 月份高,因为血管弹性、血黏度、凝血时间、毛细血管脆性等均与气候有关。高血压患者往往在寒冷季节或气温多变时,病情加重。每年 12 月至下一年 3 月,当高气压急剧下降、冷锋过境时,肺炎的发病人数显著增加。风湿性关节炎、偏头痛等又称"天气痛",可根据天气变化提前做好预防工作。

3. 空气离子化　空气中的气体分子在正常状况下呈电中性。在某些外界理化因素(如宇宙射线、紫外线、雷电、瀑布、海浪等)作用下,气体分子的外层电子跃出轨道而形成阳(正)离子,该跃出的电子附着在另一气体分子上而形成阴(负)离子。每个阳离子或阴离子均能将周围 10~15 个中性分子吸附在一起,形成轻阳离子(n^+)或轻阴离子(n^-)。这类轻离子再与空气中悬浮颗粒、水滴结合,即形成直径更大的重阳离子(N^+)或重阴离子(N^-)。

空气中一定浓度的阴离子对健康有益,能对机体起到镇静、催眠、镇痛、止痒、止汗、利尿、降低血压、增进食欲、集中注意力和提高工作效率等作用。阳离子则相反,对机体产生许多不良的作用。

常以空气负离子作为评价空气清洁程度的指标。常用指标有:

空气离子数:负离子越多,空气越清洁。如森林、海边空气清洁就是由于负离子多。但如果浓度超过 10^6 个/cm³,则无论阳离子或阴离子,均对机体产生不良作用。

重、轻离子数的比值($N^±/n^±$)< 50 时,空气较为清洁。

(二) 大气的化学组成及其卫生学意义

自然状态下的大气或空气是无色、无味的混合气体。其正常组成见表 2-1。

表 2-1　干洁空气的组成(标准状况下)

空气成分	容积百分比(20 ℃,1 个标准大气压)
氮(N_2)	78.10
氧(O_2)	20.93
氩(Ar)	0.93
二氧化碳(CO_2)	0.03
氖(Ne)	0.0018
氦(He)	0.0005

引自:杨克敌主编《环境卫生学》(第 8 版),2017

一般情况下,空气的组成成分可分为恒定和可变两类。恒定组分包括氮、氧、氩及氖、氦、氖、氙等稀有气体,氮、氧、氩约占空气总量的99.97%。二氧化碳、甲烷、臭氧等为空气中的可变组分。空气中还存在一定量的水蒸气,正常含量在4%以下。

空气中的氧是维持生物呼吸作用和物质代谢不可缺少的物质。当空气中氧降低至12%时,人体可发生呼吸困难;人体安静状态下,降至10%时,可发生恶心、呕吐、智力活动减退;降至7%~8%以下时可危及生命。在生活活动中,不会因为空气中缺氧而影响健康。只有在特殊条件下,如在密闭的环境中(深矿井、下水道、潜艇内、坑道等)或升至高空,由于空气稀薄、氧分压降低,才会发生空气中氧含量降低的情况。

第二节 大气污染物概况

由于自然或人为因素使空气的构成和性状发生改变,并超过大气本身的自净能力,从而对人类生活和健康以及其他动植物的生长和寿命产生直接和间接危害的现象称为大气污染。

大气污染物来源可分为自然和人为两大类。前者是由于自然界自身所引起的,如火山爆发、地震、森林火灾等;后者是由于人们从事工农业生产和生活活动而产生的污染。这里所要讨论的主要是人类活动引起的大气污染。

一、大气污染物的来源

(一)工农业生产

工农业生产是大气污染的主要来源,也是大气卫生防护工作的重点,如电力、冶金、化工、轻工、机械和建材等的生产以及农业生产均可排放出有害物质污染大气。工业企业排放的污染物主要来源于燃料的燃烧和工业生产过程。据统计,2010年我国二氧化硫排放量为2 185万吨(世界第一),其中工业排放量为1 864万吨,生活排放量为321万吨;烟尘排放量为829万吨,其中工业排放量为603万吨,生活排放量为226万吨;工业粉尘排放量为449万吨。农业生产中化肥的施用、农药的喷洒以及秸秆的焚烧也会造成大气的污染。

1. 燃料燃烧 这是大气污染的最主要来源。煤炭和石油是我国企业的主要燃料。用煤量最大的是火力发电站、冶金、化工、机械、轻工和建材等部门,它们的用煤量占总消耗量的70%以上。燃料除可燃成分外,还含有各种杂质。煤的主要杂质是硫化物,此外还有氟、砷、钙、铁、镉等元素的化合物。石油的主要杂质有硫化物和氮化物,其中也含有极少量的金属元素化合物。燃料燃烧完全的产物主要是CO_2、SO_2、NO_2、水汽和灰分;燃烧不完全的产物常含有CO、硫氧化物(SO_x)、氮氧化物(NO_x)、醛类、炭粒和多环芳香烃等。同一种燃料由于产地不同、品种不同,其所含的杂质种类和数量会有很大差别。我国原煤含硫量较高,一般在0.2%~4.0%之间,平均为1.12%,故SO_2和烟尘是我国煤烟型大气污染的典型特征。每燃烧1吨煤,产生约11 kg的粉尘、60 kg的二氧化硫,故重工业城市污染严重。

2. 生产过程中排放 工业生产过程中,由原料到成品,各生产环节都可能排出污染物。污染物的种类与生产性质、规模、工艺和产品有关。不同类型工业企业排出的主要污染物见表2-2。

表 2-2　各种工业企业排出的主要大气污染物

工业部门	企业名称	排出的主要大气污染物
电力	火力发电厂	烟尘、二氧化硫、二氧化碳、二氧化氮、多环芳烃、五氧化二钒
冶金	钢铁厂	烟尘、二氧化硫、一氧化碳、氧化铁粉尘、氧化钙粉尘、锰
	焦化厂	烟尘、二氧化硫、一氧化碳、酚、苯、萘、硫化氢、烃类
	金属冶炼厂	烟尘(含各种金属,如铅、锌、镉、铜等)、二氧化硫、汞蒸气
	铝厂	氟化氢、氟尘、氧化铝
化工	石油化工厂	二氧化硫、硫化氢、氰化物、烃类、氮氧化物、氯化物
	氮肥厂	氮氧化物、一氧化碳、硫酸气溶胶、氨、烟尘
	磷肥厂	烟尘、氟化氢、硫酸气溶胶
	硫酸厂	二氧化硫、氮氧化物、砷、硫酸气溶胶
	氯碱工厂	氯化氢、氯气
	化学纤维厂	硫化氢、二氧化碳、甲醇、丙酮、氨、烟尘、二氯甲烷
	合成橡胶厂	丁间二烯、苯乙烯、乙烯、异戊二烯、二氯乙烷、二氯乙醚、乙硫醇、氯化甲烷
	农药厂	砷、汞、氯
	冰晶石工厂	氟化氢
轻工	造纸厂	烟尘、硫醇、硫化氢、臭气
	仪器仪表厂	汞、氰化物、铬酸
	灯泡厂	汞、烟尘
机械	机械加工厂	烟尘
建材	水泥厂	水泥、烟尘
	砖瓦厂	氟化氢、二氧化硫
	玻璃厂	氟化氢、二氧化硅、硼
	沥青油毡厂	油烟、苯并(a)芘、石棉、一氧化碳

引自:杨克敌主编《环境卫生学》(第 8 版)2017

(二)交通运输

主要指汽车、飞机、火车、拖拉机和摩托车等机动交通运输工具。这些交通运输工具主要是使用汽油、柴油等石油制品,燃烧后能产生大量的颗粒物、NO_x、CO、多环芳烃和醛类。改革开放以来,我国机动车保有量以每年 12.24% 的速度递增。截至 2019 年底,北京机动车保有量已经超过 600 万辆,上海接近 400 万辆,在这些特大型城市,汽车尾气排放已超过工业企业排放,成为大气污染物的最主要来源。未来机动车的污染会愈来愈严重,这类污染源是流动污染源,其污染范围与流动路线有关,交通繁忙地区和十字路口污染比较严重。

(三)生活炉灶和采暖锅炉

生活炉灶主要使用煤,其次是煤气、液化石油气和天然气。采暖锅炉一般也用煤作燃料。燃料燃烧后产生的主要污染物有烟尘、SO_2、多环芳烃等。大量炉灶和锅炉集中在居住区,由于燃点分散、含硫量高、燃烧设备效率低、燃烧不完全、烟囱低矮或无烟囱,大量燃烧产物低空排放,尤其采暖季节,用煤量成倍增加,使其成为居民区大气污染的主要来源。

（四）其他

地面尘土飞扬,垃圾被风刮起,都可将铅、农药等化学性污染物以及结核杆菌、粪链球菌等生物性污染物转入大气中。水体和土壤中的挥发性化合物也易进入大气。车辆轮胎与地面摩擦也可以扬起多环芳烃和石棉。某些意外性事故,例如工厂爆炸、火灾、核战争,虽然这类事件少见,但危害严重。垃圾焚烧炉、火葬场、各种污物焚烧炉燃烧排放出的废气也可影响大气环境。

二、大气污染物的种类

大气污染物按其属性,一般可分为物理性(噪声、光污染、电离辐射、电磁辐射等)、化学性和生物性(经空气传播的病原微生物和植物花粉等)三类,其中以化学性污染物种类最多、污染范围最广。

根据污染物在大气中存在的状态,可分为气态和气溶胶。大气气溶胶体系中分散的各种微粒常常也被称作大气颗粒物。

（一）气态污染物

包括气体和蒸气。气体是某种物质在常温、常压下所形成的气态形式。蒸气是某些固态或液态物质受热后,引起固体升华或液体挥发而形成的气态物质。气态污染物主要可以分为5类:

1. 含硫化合物　主要有 SO_2、SO_3 和 H_2S 等,其中 SO_2 的数量最大,危害也最严重。
2. 含氮化合物　主要有 NO、NO_2 和 NH_3 等。
3. 碳氧化合物　主要有 CO 和 CO_2。
4. 碳氢化合物　包括烃类、醇类、酮类、酯类和胺类。
5. 卤素化合物　主要是含氯和含氟化合物,如 HCl、HF 和 SiF_4 等。

（二）大气颗粒物

粒径是大气颗粒物最重要的物理性能指标,它反映了大气颗粒物来源的本质,并可影响光散射性质和气候效应,通常用"μm"表示。大气颗粒物的许多性质如体积、质量和沉降速度都与颗粒物的粒径大小有关。不同种类的粉尘,由于密度和性状的不同,即便在相同粒径下,粉尘在空气中的沉降速度和在人体呼吸道内的沉积部位也不同。为了相互比较,提出了空气动力学等效直径的概念。空气动力学等效直径是指:某一种类的粉尘粒子,不论其性状、大小和密度如何,如果它在空气中的沉降速度与一种相对密度为1的球形粒子的沉降速度一样时,则这种球形粒子的直径即为该种粉尘的空气动力学直径。采用该种表示方法,可以有效地表达出大气颗粒物在空气中的停留时间、沉降速度、进入呼吸道的可能性以及在呼吸道的沉降部位。按粒径大小,大气颗粒物一般可分为以下几类:

1. 总悬浮颗粒物(Total Suspended Particulate,TSP)　是指空气动力学直径 $\leqslant 100\ \mu m$ 的颗粒物,包括液体、固体或者液体和固体结合存在的,并悬浮在空气介质中的颗粒。

2. 可吸入颗粒物(Inhalable Particulate,IP,PM_{10})　是指空气动力学直径 $\leqslant 10\ \mu m$ 的颗粒物,因其能进入人体呼吸道而命名,又因其能长时间飘浮在空气中,也称为飘尘。

3. 细颗粒物(Fine Particulate Matter,$PM_{2.5}$)　是指空气动力学直径 $\leqslant 2.5\ \mu m$ 的颗粒物。它在空气中悬浮的时间更长,易于滞留在终末细支气管和肺泡中,其中某些较细的组分还可穿透肺泡进入血液。$PM_{2.5}$ 更易于吸附各种有毒的有机物和重金属元素,对健康的危害极大。

4. 超细颗粒物($PM_{0.1}$) 是指空气动力学直径$\leqslant 0.1\ \mu m$的颗粒物。城市中，人为来源的$PM_{0.1}$主要来自汽车尾气。$PM_{0.1}$有直接排放到大气的，也有其他气态污染物经紫外线作用或化学反应转化后二次生产的。

大气污染物还可按其形成过程分为一次污染物和二次污染物。一次大气污染物是指由污染源直接排放入大气环境中，其理化性质未发生变化的污染物。如SO_2、CO、NO、颗粒物和碳氢化合物等；二次大气污染物是指排入大气的污染物在物理、化学等因素的作用下发生变化，或与环境中的其他物质发生反应所形成的理化性质不同于一次大气污染物的新污染物。常见的有SO_2在大气中氧化遇水形成硫酸盐；汽车尾气中氮氧化合物和挥发性有机物在紫外线作用下经过一系列的光化学反应生成光化学烟雾（臭氧、醛类以及各种过氧酰基硝酸酯）。一般情况下，二次大气污染物对环境和人体的危害比一次大气污染物要大。

第三节 大气污染对健康的危害

大气污染物主要通过呼吸道进入人体，少部分污染物也可以降落在食物、水体或土壤，通过消化道进入人体，有的污染物还可通过直接接触皮肤、黏膜进入机体。

一、大气污染对健康的直接危害

（一）急性中毒

当大气污染物的浓度在短期内急剧增高，使周围人群大量吸入污染物可造成急性中毒。按其形成的原因可以分为烟雾事件和生产事故。

1. 烟雾事件　烟雾事件是大气污染造成急性中毒的主要类型。根据烟雾形成的原因，又可分为煤烟型烟雾事件和光化学型烟雾事件。

煤烟型烟雾事件主要是由燃煤产生的大量污染物排入大气，在不良气象条件下不能充分扩散所致。主要污染物为SO_2和烟尘。受害者最早出现呼吸道刺激症状，如咳嗽、胸痛、呼吸困难，并有头疼、呕吐、发绀。对老年人、婴幼儿、患有慢性呼吸道疾病和心血管疾病等的人群，影响尤为严重。造成死亡的原因多为气管炎、支气管炎、心脏病等。19世纪末以来，共发生过20多起烟雾事件。比较严重的有比利时马斯河谷烟雾事件、美国多诺拉烟雾事件、英国伦敦烟雾事件等。

光化学烟雾事件主要是由于汽车尾气中氮氧化合物（NO_x）和挥发性有机物（Volatile Organic Compounds，VOCs）在强烈日光作用下，经过一系列光化学反应产生具有强烈刺激作用的浅蓝色烟雾所引起，其主要成分是臭氧、醛类以及各种过氧酰基硝酸酯。受害者症状主要是眼睛红肿、流泪、咽喉痛、喘息、咳嗽、呼吸困难、头疼、胸闷、皮肤潮红、心脏功能障碍、肺功能衰竭。尤其是患有心脏病和肺部疾患的人，受害最重。从20世纪40年代初开始，美国的洛杉矶和纽约，日本的东京、大阪、川崎，澳大利亚的悉尼，印度的孟买以及我国的北京、上海、兰州等城市均发生过光化学烟雾事件。

2. 生产事故　生产事故引起环境污染所致急性中毒的事件并不经常发生，但一旦发生，其危害极为严重。

1984年12月3日凌晨，印度博帕尔市农药厂的一个储料罐进水爆炸，41吨异氰酸甲酯泄露到居民区，导致15万人急性中毒，近5万人双目失明，2 500人死亡，酿成了迄今为止世界最大的化学污染事件。

1986年4月26日凌晨,前苏联切尔诺贝利核电站爆炸,是自1945年日本广岛、长崎遭原子弹袭击以来世界上最为严重的核污染。此次核事故造成13万居民急性暴露,31人死亡,233人受伤,核电站发生事故后,大量放射尘埃污染到北欧、东欧、西欧的部分国家。

2003年12月23日,重庆市的开县"罗家16号井"发生井喷,富含硫化氢和二硫化碳的气体从钻井喷出达30 m高度,造成243人死亡、4 000多人受伤,疏散转移6万多人,9.3万多人受灾。

(二)慢性危害及远期影响

在大气污染物低浓度长期、反复刺激作用下,会造成人体慢性危害及远期影响。

1. 导致眼和呼吸系统慢性炎症　如结膜炎、咽喉炎、气管炎等,严重的引起慢性阻塞性肺疾病,进而可导致肺心病。

2. 降低机体免疫力　在大气污染严重的地区,居民体内唾液溶菌酶和分泌型免疫球蛋白-a的含量均明显下降,说明机体的免疫力下降,非特异性疾病多发。

3. 诱发变态反应　如甲醛、某些石油制品的分解产物等具有致敏作用。四日市是日本著名的石油化工城市,1956年初建,1960年在有些工厂附近,哮喘病患者逐渐增多。这类哮喘病很少有感冒、咳嗽等前驱症状,说明并非因呼吸道疾病而继发,这是由变应原直接引起的。多数患者迁出该地区即可缓解症状,回来后又复发。

4. 致癌作用　毒理学实验或流行病学研究已证实,空气中有些污染物具有致癌作用,例如砷、苯并(a)芘等。近几十年来,国内外大量资料表明,大气污染程度与肺癌的发病率和死亡率成正比。早期的工业国家英国的肺癌发病率和死亡率都很高。我国某些城市调查结果也表明,城市居民肺癌死亡率与大气污染程度具有一定的相关性。

二、大气污染对健康的间接危害

(一)温室效应

大气层中的某些气体如CO_2等能吸收地表发射的热辐射,使大气温度升高,称为温室效应。这些气体统称为温室气体,主要包括CO_2、甲烷、氧化亚氮、氯氟烃等。气候变暖对人体健康会产生多种有害影响。如虫媒疾病和暑热疾病的发病率会显著升高。

(二)臭氧层破坏

平流层中的臭氧层虽然平均厚度只有0.3 cm,但能吸收几乎全部来自太阳的短波紫外线,使人类和其他生物免受紫外线的损害。20世纪50年代科学家发现,臭氧层中的臭氧开始减少;到70年代,臭氧减少加剧;1985年首次观察臭氧空洞。人类活动排入大气的氯氟烃和溴氟烷烃类被认为是臭氧减少的主要原因。臭氧空洞形成,导致人群皮肤癌和白内障发病率增加。

(三)酸雨

在没有大气污染物存在的情况下,降水的pH在5.6～6.0之间。当降水pH小于5.6时,称为酸雨。酸雨形成受多种因素影响,其主要前体物质是SO_2和NO_x。酸雨对植物生长、水生生态系统和人体健康均造成严重危害。我国每年因酸雨造成的农作物、森林和健康损伤都在1 000亿元以上。

(四)其他方面

大气污染物中的烟尘能促使云雾形成,吸收太阳的直射光和散射光,减弱太阳辐射强度和紫外辐射,降低能见度。在大气污染严重地区,儿童佝偻病患病率升高,某些通过空气传播的疾病易流行。飘浮在大气中的大量的颗粒物吸收太阳能,而使气温明显降低,造成"冷化效应"。如火山爆发、大规模核试验等都能发散出大量尘埃,遮天蔽日,使气温降低。1991年海湾战争,科威特数百口油井遭大火,许多地区白昼犹如黑夜,浓烟挡住了阳光,使地表气温比往年同期下降约10 ℃。

三、几种主要大气污染物对健康的影响

(一)二氧化硫

二氧化硫(SO_2)又称亚硫酸酐,是一种无色的刺激性气体,易溶于水,也溶于乙醇和乙醚。SO_2的吸湿性强,在大气中如遇水蒸气可生成具有腐蚀性的亚硫酸(H_2SO_3),进而被氧化成硫酸;在日光照射或空气中某些金属氧化物(亚铁、锰等的氧化物)的催化下易被氧化成三氧化硫(SO_3),SO_3也同样具有很强的吸湿性,能吸收大气中的水分,形成硫酸雾。大气中SO_2主要来自煤、石油、天然气等含硫燃料的燃烧;有色金属冶炼,钢铁、化工、炼油等工业生产过程中产生的SO_2也是大气中SO_2的主要来源。

1. 对呼吸系统的影响

(1)对眼结膜和鼻咽部黏膜的刺激作用:SO_2具有很强的刺激作用,能刺激眼结膜和鼻咽部黏膜。当浓度为0.4 mg/m^3时,接触者无不良反应;浓度为0.7 mg/m^3时,普遍感到上呼吸道及眼睛的刺激;浓度为2.6 mg/m^3时,短时间作用即可反射性地引起器官、支气管平滑肌收缩,使呼吸道阻力增加;当浓度达9 mg/m^3时,有明显的硫样臭。

(2)引起呼吸道急性和慢性炎症:SO_2易溶于水,易被上呼吸道和支气管黏膜的富水性黏液所吸收。因而它主要作用于上呼吸道和支气管以上的气道,造成该部位的平滑肌内末梢神经感受器受到刺激而产生反射性收缩,使气管和支气管的管腔变窄,气道阻力增加,分泌物增加,严重时可造成局部炎症或腐蚀性组织坏死,是"慢性阻塞性肺部疾患"(Chronic Obstructive Pulmonary Disease, COPD)的主要病因之一。COPD包括具有气道气流受限特征且气流受限不完全可逆的慢性支气管炎和(或)肺气肿。

2. 对人体的其他作用　SO_2对大脑皮质功能有影响;有致突变和促癌作用,如可增强苯并(a)芘的致癌作用;影响新陈代谢,如破坏维生素C平衡等。此外,SO_2还能抑制某些酶的活性,使蛋白质和酶的代谢发生紊乱,从而影响机体生长发育。

3. 与颗粒物的联合作用　SO_2与烟尘共同存在时的作用比SO_2的单独危害作用大得多。吸附在可吸入性颗粒物上的SO_2可进入呼吸道深部的细支气管和肺泡,其毒性增加3～4倍。可吸入性颗粒物中的三氧化铁等金属氧化物,可催化SO_2氧化成硫酸雾,它的刺激作用比SO_2大10倍。

4. 其他影响　除上述对人体健康的影响外,SO_2对树木、谷物及蔬菜等均可造成损害,对牛、马、猪、羊、狗等动物均可引起疾病或死亡。此外,SO_2对于建筑物、桥梁及其他物体,均有腐蚀作用。

5. 居住区大气中SO_2标准　我国《环境空气质量标准》(GB 3095—2012)规定大气中SO_2 1小时平均浓度限值:一级标准为150 $\mu g/m^3$,二级标准为500 $\mu g/m^3$;日平均浓度限值:一级标准为50 $\mu g/m^3$,二级标准为150 $\mu g/m^3$。

(二)氮氧化物(NO_x)

氮氧化物(NO_x)是NO、N_2O、NO_2、NO_3、N_2O_3、N_2O_4、N_2O_5等含氮气体化合物的总称。

其中,造成大气严重污染的主要是 NO 和 NO_2。NO 是无色气体,遇氧变为 NO_2。NO_2 是红褐色气体,有刺激性。

氮氧化物的来源较广泛。大部分来源于自然界,如大气中的氮受到雷电或高温被激活易合成 NO_x,火山爆发、森林火灾都会产生 NO_x,土壤中的微生物分解含氮化合物可产生 NO_x;工业生产中燃料的燃烧,硝酸、氮肥、染料、炸药等生产过程及交通运输工具都可造成 NO_x 的排放。

1. 对呼吸系统的影响 氮氧化物难溶于水,故对眼和上呼吸道的刺激作用较小,而易于侵入呼吸道深部细支气管及肺泡。急性吸入可引起肺水肿,因为 NO_x 能溶解于肺泡表面的液体中,逐渐形成亚硝酸及硝酸,对肺组织产生剧烈的刺激与腐蚀作用,使毛细血管通透性增加,引起肺水肿。长期吸入低浓度 NO_x 可引起肺泡表面活性物质的过氧化,损害细支气管的纤毛上皮细胞和肺泡细胞,破坏肺泡组织的胶原纤维,并可发生肺气肿样症状。严重时,也能引起 COPD。

2. 对血液系统的影响 在肺中形成的亚硝酸盐进入血液后可引起血管扩张,能与血红蛋白结合生成高铁血红蛋白,降低血红蛋白携氧能力,引起组织缺氧,出现紫癜、呼吸困难、血压下降及中枢神经系统的损害。一般情况下,以 NO_2 为主时,肺组织损害比较明显;以 NO 为主时,高铁血红蛋白血症及中枢神经系统损害比较明显。

3. 氮氧化物的慢性毒作用 动物实验表明 NO_2 能促使苯并(a)芘诱发支气管鳞状上皮癌的发病率增加。NO_2 与 SO_2 共存时,对肺功能的影响可产生相加作用,与多环芳烃(PAH)共存时,可使 PAH 发生硝基化作用,形成硝基 PAH,其中许多具有致突变性和致癌性。与烃类共存时,在阳光照射下,可发生光化学反应,生成一系列光化学氧化剂,对机体产生多种危害。

4. 居住区大气中 NO_2 的标准 我国《环境空气质量标准》(GB 3095—2012)中规定大气中 NO_2 1 小时平均浓度:一级和二级标准均为 $200\ \mu g/m^3$;日平均浓度限值:一级和二级标准均为 $80\ \mu g/m^3$。

(三) 可吸入性颗粒物

颗粒物是我国大多数城市中的首要大气污染物,是影响城市空气质量的主要因素。可吸入性颗粒物(Inhalable Particle,IP)是指粒径 $\leqslant 10\ \mu m$ 能较长时间悬浮在空气中、可进入人体呼吸道的颗粒物质。颗粒物粒径大小影响其在空气中的稳定性和进入呼吸道的部位,大于 $5\ \mu m$ 的可吸入颗粒物多滞留于上呼吸道,小于 $5\ \mu m$ 的多滞留于细支气管和肺泡,$1\ \mu m$ 以下的在肺泡内沉积率最高,小于 $0.4\ \mu m$ 的能自由进出肺泡,并可随呼气排出体外,故沉积较少。

直径 $\leqslant 2.5\ \mu m$ 的颗粒物称为微粒子($PM_{2.5}$),近年来颇受人们的关注。虽然自然过程也会产生 $PM_{2.5}$,但其主要来源还是人为排放。人类既直接排放 $PM_{2.5}$,也排放某些气体污染物,在空气中转变成 $PM_{2.5}$。直接排放主要来自燃烧过程,比如煤、汽油、柴油、秸秆、木柴的燃烧,垃圾焚烧。在空气中转化成 $PM_{2.5}$ 的气体污染物主要有二氧化硫、氮氧化物、氨气、挥发性有机物。其他的人为来源包括:道路扬尘、建筑施工扬尘、工业粉尘、厨房烟气。自然来源则包括:风扬尘土、火山灰、森林火灾、漂浮的海盐、花粉、真菌孢子、细菌。$PM_{2.5}$ 的来源复杂,成分自然也很复杂。主要成分是元素碳、有机碳化合物、硫酸盐、硝酸盐、铵盐。其他常见的成分包括各种金属元素,既有钠、镁、钙、铝、铁等地壳中含量丰富的元素,也有铅、锌、砷、镉、铜等主要源自人类污染的金属元素。在现阶段空气质量指数构成中,$PM_{2.5}$ 是最重要的指标,在环保、气象网站中都能实时了解某个地区 $PM_{2.5}$ 的污染情况。

1. 对呼吸系统的影响 滞留在上呼吸道的 IP 可与 SO_2 产生联合作用引起炎症,导致慢性鼻咽炎。滞留在下呼吸道的 IP 可与直接进入肺深部的 NO_x 产生联合作用,使支气管和肺泡产生炎症,是 COPD 的病因之一。

2. 引起机体免疫功能下降 长期暴露在 IP 高污染环境下($0.47\ mg/m^3$),小学生免疫功能受到明显抑制作用。动物实验证实,一方面,IP 可以影响局部淋巴细胞和巨噬细胞的吞噬功能,导致免疫功能下降;另一方面,IP 又可增加动物对细菌的敏感性,导致肺对感染的抵抗力下降。

3. 致突变性和致癌性 国内外的大量研究表明,颗粒物的有机提取物有致突变性,粒径越小,致突变性和致癌性越强。粒径小于 $2\ \mu m$ 的 IP 致突变性占致突变总活性的 $52\% \sim 98\%$。流行病学研究表明,城市大气颗粒物中的多环芳烃与居民肺癌的发病率和死亡率呈相关关系。

4. 大气污染物的载体 IP 在空气中有很强的吸附性,可成为大气污染物的“载体”。当吸附病原微生物时,能传播呼吸道传染病。还能吸附多种有害气体和液体,并将它们带入肺脏深处,促使多种急、慢性疾病发生。如 SO_2、NO_2、酸雾、甲醛等均可随 IP 到达肺泡。

5. 其他 大气中的颗粒物能吸收太阳的直射光和散射光,影响日光照射到地面的强度,特别能减弱富有生物学作用的紫外线强度。

6. 居住区大气中的 IP 标准 我国《环境空气质量标准》(GB 3095—2012)规定,居住区大气中 PM_{10} 日平均浓度限值:一级标准为 $50\ \mu g/m^3$,二级标准为 $150\ \mu g/m^3$。$PM_{2.5}$ 日平均浓度限值:一级标准为 $35\ \mu g/m^3$,二级标准为 $75\ \mu g/m^3$。

(四)光化学烟雾

光化学烟雾是二次污染物,主要是由机动车尾气排入大气中的 NO_x 和 VOCs 在紫外线作用下,发生光化学反应所产生的一种刺激性很强的浅蓝色混合烟雾。其主要成分是臭氧、过氧酰基硝酸酯(Peroxyacyl Nitrates,PANs)、醛类、过氧化氢等具有强氧化能力的物质。其中臭氧约占 85%,PANs 占 10%,其他物质仅占很少比例。

光化学烟雾对健康的危害主要是刺激眼和呼吸道黏膜,引起眼红肿、流泪、头痛、喉痛、咳嗽、气喘、呼吸困难等症状,严重者可导致肺水肿。PANs 和醛类等氧化剂对眼有强烈刺激作用。臭氧主要是刺激和损害深部呼吸道,对肺功能有损害,并影响免疫系统的功能。臭氧是强氧化剂,可与 DNA、RNA 等生物大分子发生反应,并使其结构受损。对微生物、植物、昆虫及哺乳动物细胞都有致突变作用。

光化学烟雾主要发生在夏、秋季的中午前后,日光强烈、高温、无风的情况下。

由于光化学烟雾的主要成分是 O_3,所以就以 O_3 的卫生标准为代表。我国《环境空气质量标准》(GB 3095—2012)及其修订当中规定大气中 O_3 1 小时平均浓度限值:一级标准为 $160\ \mu g/m^3$,二级标准为 $200\ \mu g/m^3$。

(五)二噁英

最近数十年来,人类在生育能力方面出现异常,在世界范围男性精子数比 50 年前减少了 50%,睾丸癌的发病率在过去 50 年内增加 2 倍,前列腺癌增加了 1 倍;妇女终生患乳腺癌的概率由 1960 年的 1/20 上升至现在的 1/8。子宫内膜异位过去很少,现在美国有 500 万妇女受此病折磨。人们把这类问题的出现与环境内分泌干扰化合物相联系。环境内分泌干扰化合物(Environmental Endocrine Disrupting Chemicals,EDCs)是指具有类似激素作用干扰体内内分泌功能的环境化学污染物。已发现环境内分泌干扰化合物对雌激素、甲状腺素、儿茶酚胺、睾酮等呈现显著干扰效应。目前已被证实或怀疑为内分泌干扰物的环境化学物有上百种，包括邻苯二甲酸酯类、多氯联苯类、有机氯杀虫剂、烷基酚类、双酚化合物类、植物和真菌激素、金属类等。

二噁英类是内分泌干扰化合物中的代表性物质。二噁英属于氯代三环芳烃类化合物，是由 200 多种异构体、同系物等组成的混合体。其毒性以半致死量（LD_{50}）表示，比氰化钾强约 100 倍，比砒霜强约 900 倍，为毒性最强、非常稳定又难以分解的一级致癌物质。环境中 95% 的二噁英来源于含氯垃圾的焚烧，焚烧温度低于 800 ℃，当塑料之类的含氯垃圾不完全燃烧时，极易生成。此外，制造包括农药在内的化学物质，尤其是氯系化学物质，像杀虫剂、除草剂、木材防腐剂、落叶剂（美军用于越战）、多氯联苯等产品的过程中派生二噁英类化合物。

环境中的二噁英主要是经食物链的方式进入人体内，如鱼体内的二噁英可达环境中的 10 万倍。也可通过呼吸道吸入。二噁英类化合物是脂溶性的，易在脂肪组织蓄积，不易排出体外。二噁英可通过胎盘进入胎儿体内，还可通过乳汁进入婴儿体内。

二噁英进入人体先出现非特异症状，如眼睛、鼻子和喉咙等部位有刺激感，头晕、不适和呕吐；接着在裸露的皮肤上，如脸部、颈部出现红肿，数周后出现"氯痤疮"等皮肤受损症状，有 1 mm 到 1 cm 的囊肿，中间有深色的粉刺，周边皮肤有色素沉着，有时伴有毛发增生。氯痤疮可持续数月乃至数年。此外，二噁英急性中毒症状还有肝水肿、肝组织受损、肝功能改变、血脂和胆固醇增高、消化不良、腹泻、呕吐等。精神神经系统症状主要为失眠、头痛、烦躁不安、易激动、视力和听力减退以及四肢无力、感觉丧失、性格变化、意志消沉等。

二噁英有强烈的致癌和致畸作用。动物实验表明，二噁英可诱发肝脏和呼吸系统癌症，还导致免疫系统疾病，增加机体受感染的机会。IARC 将二噁英列为人类一级致癌物，属于最危险的环境污染物。二噁英作为内分泌干扰物引起生殖和发育障碍的剂量约为致癌剂量的 1/100。2,3,7,8 四氯二苯-p-二噁英（TCDD）可减小精子数，降低雌性猴子的生育能力。孕鼠接触少量 TCDD 可引起子代雄性激素水平的改变、精子发生受抑制，影响性行为和黄体化激素分泌，变得更雌性化。目前尚无大气二噁英的卫生标准，需要进一步研究。

（六）一氧化碳

一氧化碳（CO）是含碳物质不完全燃烧产生的一种窒息性气体。它是工业、交通、家用燃煤、燃气热水器、燃油、火灾现场产生废气的重要成分。CO 是一种无色、无臭、无刺激性的气体，几乎不溶于水，在大气中化学性质比较稳定。

CO 经肺泡吸收进入血液循环，与血红蛋白形成碳氧血红蛋白（HbCO）。CO 与血红蛋白的亲和力较氧与血红蛋白的亲和力大 300 倍，而 HbCO 的解离速度约为氧合血红蛋白（HbO_2）的 1/3 600，且可影响 HbO_2 的解离，引起组织缺氧。CO 中毒后，出现以中枢神经系统损害为主伴有不同并发症的症状与体征。主要表现为剧烈头痛、头昏、四肢无力、恶心、呕吐；出现短暂昏厥或不同程度的意识障碍，或深浅程度不同的昏迷，中毒者皮肤黏膜呈樱桃红色。重者并发脑水肿、休克或严重的心肌损害、呼吸衰竭。慢性 CO 接触，可对中枢神经系统和心血管系统产生一定的损害。

我国的《环境空气质量标准》（GB 3095—2012）规定大气中 CO 1 小时平均浓度限值：一级标准为 10 mg/m³，二级标准为 10 mg/m³；日平均浓度限值：一级标准为 4 mg/m³，二级标准为 4 mg/m³。

（七）多环芳烃

多环芳烃（Polycyclic Aromatic Hydrocarbon, PAH）是含有两个或两个以上苯环，并以稠合形式连接的芳香烃类化合物的总称。所谓稠合连接即苯环间有两个或两个以上共享的碳原子。到目前为止，已发现 PAH 达 100 多种，其中有一部分具有致癌性。苯并（a）芘是发现最早的致癌物，而且致癌性很强，故常以它为 PAH 的代表。

天然环境中 PAH 含量极微，主要来源于各种含碳有机物的热解和不完全燃烧。如煤、木材、烟叶以及汽油、柴油、重油等各种石油分馏产物的燃烧、烹饪油烟等。大气中 PAH 多聚集在颗粒物表面，尤其是吸附在小于 5 μm 的颗粒物上，可深入肺部。大气中 PAH 的浓度有明显的季节性差别。PAH 不仅污染大气，还能污染水体、土壤环境。

动物实验已证明苯并（a）芘能诱发皮肤癌、肺癌和胃癌，流行病学调查发现空气中苯并（a）芘的浓度与皮肤癌和肺癌有明显的正相关性。有研究表明大气中苯并（a）芘浓度每增加 0.1 μg/100 m³，肺癌死亡率相应升高 5%。

我国的《环境空气质量标准》（GB 3095—2012）规定大气中苯并（a）芘日平均浓度限值：一级标准为 0.002 5 μg/m³，二级标准为 0.002 5 μg/m³。

第四节　大气卫生防护

一、大气卫生标准

大气卫生标准是大气中有害物质的法定最高限值，是防止大气污染、保护居民健康、评价大气污染程度、制定大气防护措施的法定依据。

我国现行大气卫生标准有《环境空气质量标准》（GB 3095—2012），是 2012 年由国家环保局颁布的，规定了 10 种污染物浓度限值（表 2-3）。大气中有害物质的浓度受生产周期、排放方式、气象条件等因素的影响而经常变动。因此，此标准中规定了不同形式的浓度限值，如 1 小时平均浓度限值、日平均浓度限值、年平均浓度限值等。1 小时平均浓度限值是指任何 1 小时内平均浓度的最高容许值。有些物质能使人或动植物在短期内出现刺激、过敏或中毒等急性危害，则该物质必须制订 1 小时平均浓度限值，以保证接触者在短期内吸入该物质不至于产生上述任何一种急性危害。24 小时平均浓度限值是指任何一个自然日 24 小时内多次测定的平均浓度的最高容许值。对一些有慢性作用的物质都应制订此值，即经过长时间的持续作用也不致引起最敏感对象发生慢性中毒或蓄积现象以及远期效应的日平均上限值，以防止污染物产生慢性和潜在性危害。有些物质既能产生急性危害，又能产生慢性危害，因此需要制订 1 小时平均浓度限值和 24 小时平均浓度限值。

环境空气功能区分为两类：一类区为自然保护区、风景名胜区和其他需要特殊保护的区域；二类区为居住区、商业交通居民混合区、文化区、工业区和农村地区。一类区适用一级浓度限值，二类区适用二级浓度限值。

表 2-4 将我国《环境空气质量标准》（GB 3095—2012）中的二级浓度限值与其他国家或组织的大气环境质量标准或指南值进行了比较。

表 2-3　环境空气质量标准(GB 3095—2012)各项污染物的浓度限值

污染物项目	平均时间	浓度限值		浓度单位
		一级标准	二级标准	
二氧化硫(SO_2)	年平均	20	60	$\mu g/m^3$
	24 小时平均	50	150	
	1 小时平均	150	500	
二氧化氮(NO_2)	年平均	40	40	
	24 小时平均	80	80	
	1 小时平均	200	200	
一氧化碳(CO)	24 小时平均	4	4	mg/m^3
	1 小时平均	10	10	
颗粒物(PM_{10})	年平均	40	70	$\mu g/m^3$
	24 小时平均	50	150	
颗粒物($PM_{2.5}$)	年平均	15	35	
	24 小时平均	35	75	
总悬浮颗粒物(TSP)	年平均	80	200	
	24 小时平均	120	300	
氮氧化物(NO_x)	年平均	50	50	$\mu g/m^3$
	24 小时平均	100	100	
	1 小时平均	250	250	
铅(Pb)	年平均	0.5	0.5	
	季平均	1	1	
苯并(a)芘(BaP)	年平均	0.001	0.001	
	24 小时平均	0.002 5	0.002 5	
镉(Cd)	年平均	0.005	0.005	
汞(Hg)	年平均	0.05	0.05	$\mu g/m^3$
砷(As)	年平均	0.006	0.006	
六价铬(Cr VI)	年平均	0.000 025	0.000 025	
氟化物(F)	1 小时平均	20[1]	20[1]	$\mu g/(dm^2 \cdot d)$
	24 小时平均	7[1]	7[1]	
	月平均	1.8[2]	3.0[3]	
	植物生长季平均	1.2[2]	2.0[3]	

注:[1]适用于城市地区;[2]适用于牧业区和以牧业为主的半农牧区、蚕桑区;[3]适用于农业和林业区。

表 2-4　不同国家或组织的大气环境质量标准或指南值的比较

污染物名称	浓度限值($\mu g/m^3$)		
	1 小时平均	24 小时平均	年平均
SO_2			
中国	500	150	60
WHO	500(10 分钟平均)	20	
欧盟	350	125	
美国		365	80
日本	263	105	

（续表 2 - 4）

污染物名称	浓度限值($\mu g/m^3$)		
	1 小时平均	24 小时平均	年平均
PM_{10}			
中国		150	70
WHO		50	20
欧盟		50	30
美国		150	
日本*	200	100	
$PM_{2.5}$			
中国		75	35
WHO		25	10
美国		35	12
日本		35	15
NO_2			
中国	200	80	40
WHO	200		40
欧盟	200		40
美国			100
日本	76～113 之间或以下		
CO**			
中国	10	4	
WHO	30	10(8 小时平均)	
美国	40	10(8 小时平均)	
日本	11.5		
O_3			
中国	200	160(8 小时平均)	
WHO		100(8 小时平均)	
欧盟		120(8 小时平均)	
美国	235	139(8 小时平均)	

* 以 SPM(suspended particulate matter)表示，按粒径比较，$PM_{2.5} < SPM < PM_{10}$；

** 单位：mg/m^3。

引自：杨克敌主编《环境卫生学》(第 8 版)，2017

依据《环境空气质量标准》(GB 3095—2012)，2012 年上半年国家环保部规定，将用空气质量指数(Air Quality Index, AQI)替代原有的空气污染指数(Air Pollution Index, API)。1997 年原国家环保总局制定了"全国重点城市空气质量周报技术规定"。该规定将空气质量分为六级(表 2 - 5)，指数越大、级别越高，污染的情况越严重，对人体的健康危害也就越大。

表 2-5　空气质量指数范围及相应的空气质量级别

AQI 数值	AQI 级别	AQI 类别及表示颜色		对健康影响情况	建议采取的措施
0～50	一级	优	绿色	空气质量令人满意,基本无空气污染	各类人群可正常活动
51～100	二级	良	黄色	空气质量可接受,但某些污染物可能对极少数异常敏感人群健康有较弱影响	极少数异常敏感人群应减少户外活动
101～150	三级	轻度污染	橙色	易感人群症状有轻度加剧,健康人群出现刺激症状	儿童、老年人及心脏病、呼吸系统疾病患者应减少长时间、高强度的户外锻炼
151～200	四级	中度污染	红色	进一步加剧易感人群症状,可能对健康人群心脏、呼吸系统有影响	儿童、老年人及心脏病、呼吸系统疾病患者避免长时间、高强度的户外锻炼,一般人群适量减少户外运动
201～300	五级	重度污染	紫色	心脏病和肺病患者症状显著加剧,运动耐受力降低,健康人群普遍出现症状	儿童、老年人和心脏病、肺病患者应停留在室内,停止户外运动,一般人群减少户外运动
>300	六级	严重污染	褐红色	健康人群运动耐受力降低,有明显强烈症状,提前出现某些疾病	儿童、老年人和病人应当留在室内,避免体力消耗,一般人群应避免户外活动

二、大气污染的防护措施

大气污染的程度受到如能源的质量和结构、工业布局、交通工具的数量及管理、人口密度、地形、气象、植被面积等自然因素和社会因素的影响。因此,大气污染控制必须采取综合预防和控制的原则。为了从根本上解决大气污染问题,必须从源头开始控制并实行全过程控制,推行清洁生产。在制订大气卫生防护措施时,应坚持合理利用大气自净能力与人为措施相结合的原则,这样既可保护环境,又可以节约污染治理的费用。此外,大气污染的预防和控制一定要技术措施和管理措施相结合。目前,在我国财力有限、技术条件落后的情况下,加强环境管理显得尤为重要。在城市或区域性大气污染预防和控制中,采取合理的规划措施和工艺措施是十分关键的。

(一)规划措施

1. 合理安排工业布局和城镇功能分区　应结合城镇规划,全面考虑工业布局。工业建设应多设在小城镇和工矿区,较大的工业城市最好不再新建大型工业企业,特别是污染重的冶炼、石油和化工等企业。如果必须要建,一定要建在远郊区或发展卫星城市。避免在山谷内建立有废气排放的工厂。应考虑当地长期的风向和风速资料,将工业区配置在当地最小风向频率的上风侧,这样工业企业排出的有害物质被风吹向居住区的次数最少。由于风向经常变化,工业企业生产过程中还可能发生事故性排放,因此在工业企业与居民区之间应设置一定的卫生防护距离。国内外许多经验证明,在建设开始就注意防止污染危害,比起污染发生后再去治理,要省事得多,效果也好得多。

2. 完善城市绿化系统 城市绿化系统是城市生态系统的重要组成部分。它除具有美化环境外,还具有调节气候、阻挡、滤除和吸附灰尘,吸收大气中有害气体等功能。在建设城市绿化系统时,应注意各类绿地的合理比例。绿地的种类包括公共绿地、防护绿地、专用绿地、街道绿地、风景游览和自然保护区绿地以及生产绿地等。建立绿化带是行之有效的生物防治措施,增加城市绿化面积可减轻城市的空气污染。

3. 加强对居住区内局部污染源的管理 饭店、公共浴室等的抽油烟机、烟囱以及废品堆放处、垃圾箱等均可散发有害气体污染大气,并影响室内空气,卫生部门应与有关部门配合,加强管理。

(二)工艺和防护措施

1. 加强对工业企业排放污染物的控制和管理

(1)改善能源结构:逐步降低煤在燃料结构中的比重,如以液体燃料取代固体燃料,选用气态燃料如天然气、煤气、石油气和沼气等;还可开发地热、太阳能等,以减少或部分取代煤作燃料。

(2)控制燃烧污染:做好燃煤污染的控制,如以无烟燃料取代有烟燃料;改造锅炉、提高燃烧效率,减少燃烧不完全产物的排出量;原煤脱硫,降低 SO_2 对空气的污染,又可对硫进行回收利用;安装消烟除尘设备等。

同时采用集中供热。与分散供热相比,集中供热可节约 $30\%\sim35\%$ 的燃煤,而且便于提高除尘效率和采取脱硫措施,减少烟尘和 SO_2 的排放量。

(3)改进生产工艺:改革工艺过程,以无毒或低毒原料代替毒性大的原料,采取闭路循环以减少污染物排出等。加强生产管理,防止跑、冒、滴、漏和无组织排放,杜绝事故性排放。综合利用变废为宝,如电厂排出的大量煤灰可制成水泥、砖等建筑材料。

2. 加强对机动车尾气排放的控制和管理 机动车尾气是城市大气污染的主要来源之一。近年来,随着机动车数量迅速增加,空气污染也日益加剧,污染所占比重不断增加。我国一些大中城市,大气环境污染 从"煤烟型"向"煤烟与机动车尾气污染并重型"转化。防止机动车尾气排放对环境的污染应采取综合措施:制定严格的机动车尾气排放标准,对未达标的车辆不准制造、进口、销售和使用;执行车辆报废制度,淘汰不合格旧车;安装尾气净化装置,减少污染物的排放;要大力研制开发用液化气、甲醇为燃料的"绿色汽车"和无空气污染的电力驱动汽车;城市优先发展公共交通,使用大型公共汽车、地铁等。

（徐 进 只 帅）

思考题

1. 简述大气对流层的特点。
2. 大气污染对健康的直接危害有哪些? 请举例。
3. 简述大气污染物来源的分类。
4. 按粒径大小划分,大气颗粒物可分为几类?
5. 简述近几年我国在大气污染治理上取得的成效。

拓展知识:我国 PM$_{2.5}$监测变化情况

PM$_{2.5}$是重要的空气污染问题,全球疾病负担研究(Global Burden of Disease Study,GBD)显示,2017 年我国大气 PM$_{2.5}$污染造成的总死亡例数为 85 万,可见空气污染对人类健康危害巨大。近十年,我国通过立法、行政干预、健康宣传等多项举措,不断加强对空气污染的控制及消除。2013 年我国启动了全国性的环境空气监测网络,对 PM$_{2.5}$等多个项目进行实时监测。该网络最初由 74 个城市的 496 个监测点组成,截止到 2018 年共包括 454 个城市的约 1 500 个监测点。数据显示,在 2013 到 2017 年间,我国 PM$_{2.5}$质量浓度约降低了 34%。其中京津冀、长三角、珠三角地区的 PM$_{2.5}$分别降低了 37.4%、34.3% 和 27.7%。最新数据显示,北京的空气质量严重污染天数由 2017 年的 24 天降至 2020 年的 0 天。可见我国在 PM$_{2.5}$治理上取得了显著成效,空气质量持续改善。

第三章　水环境与健康

【案例 3-1】

　　水是生命之源，与人们的日常生活亦密切相关，但是由于环境污染和饮用水资源的日益破坏，水资源的短缺和污染已成为世界主要问题。据报道，有40多种传染病可通过水传播，如伤寒、霍乱、甲型和戊型肝炎等。在我国部分农村地区，水体污染以生物性污染为主，从而引起介水传染病的流行，尤其是肠道传染病的暴发流行。目前，不论是发达国家还是发展中国家，介水传染病一直没有得到完全控制，仍然是严重影响人群健康的一类疾病。联合国发展计划署在《2006年人类发展报告》中指出，全球有11亿人用水困难，每年有约180万儿童死于不洁净用水引发的腹泻。隐孢子虫是一种肠道寄生虫，隐孢子虫感染人体导致腹泻是目前世界上腹泻病常见的原因。患隐孢子虫病的人或动物的粪便污染了饮用水或饮用水水源，可导致该病的介水流行。1987年在美国佐治亚州某地发生该病的流行时，当地居民中有1万余人染病而出现以腹泻为主的临床症状，从病人粪便及出厂水中均检出隐孢子虫囊。

　　问题：

　　1. 引起介水传染病的病原体通常有哪些？这类疾病的流行特点有哪些？

　　2. 水污染事件发生后，我们应该如何处理？

　　水是构成机体的重要成分，生命的新陈代谢过程都需要在水的参与下进行。成年人体内水分含量占体重的65%左右，儿童可达80%左右，发育7天的胎儿95%由水组成。摄水不足或出汗过多、疾病失水等因素可导致体内水分减少或脱水。当水分减少或脱水达体重15%以上时，若不给予及时补水，将危及生命。

　　水是自然环境的重要组成部分，是自然界生态系统中物质和能量流动的重要介质，也是自然界最丰富的自然资源之一，地球总面积的70%由水所覆盖，总储水量约 1.4×10^9 km³，其中海水占97.3%，淡水不到3%，在这少量的淡水中，77.2%以冰山、冰川的形式存在，22.4%存在于土壤和地下，0.35%存在于沼泽和湖泊中，河水占0.01%，大气水占0.04%，人们真正能够直接利用的水只有江河水、淡水湖和部分浅层地下水，占总水量的0.26%，且分布极不均匀。我国人均水资源约为世界人均水资源的1/4。由于人们不注意环境保护，工业废水和生活污水造成的水体污染日益加重，严重威胁水资源的质量，影响了工农业产品的产量和质量，制约经济的发展，影响人们的生存质量。

第一节　水源的种类及其卫生学特征

自然界的水源根据所在位置不同分为三种，即降水、地表水和地下水。

一、降水

降水是大气中水蒸气受冷空气作用，凝聚成雨、雪、冰雹而降落的水。其卫生学特征是：水质纯净；矿物盐含量少；在降落的过程中，随着空气污染程度的不同，水质发生变化。我国的降水量地区分布极不平衡，年降水量一般由东南沿海向西北内陆呈递减趋势，多雨区年降水量可达 4 000～6 000 mm，干旱区年降水量小于 200 mm。我国沿海岛屿和内地干旱地区的居民常收集降水作为饮用水。

二、地表水

地表水是降水在地表径流和汇集后形成的水体，包括海水、江河水、湖泊水、水库水等。水量受季节、降水量等因素的影响而有较大变动。年变化有丰水期和枯水期。其卫生学特征是：水量多；污染机会多（浑浊度大、细菌含量较高）；矿物盐含量较地下水少，水质一般较软；水中溶解氧多，自净能力强。地表水水量充足、水质较软，取用方便，是最常见的饮用水水源。

三、地下水

地下水是指潜藏在地表层以下的水。主要来源是由降水和地表水通过土壤、河床、湖底渗入地下逐渐聚集而成。

土壤透水层由颗粒疏松空隙较大的砂、砾石、砂质土壤等构成，透水层能渗水并能储水。不透水层由颗粒细密的黏土层及岩石等组成，不能透水。透水层与不透水层互相交错，相互承托（图 3-1）。根据所处的位置和水流的方向，将地下水分为浅层地下水、深层地下水和泉水。其共同的卫生学特征是：量少；污染机会少；溶解氧含量少；自净能力差。

（一）浅层地下水

指潜藏在地面以下第一个不透水层之上的水，一般离地表几米至几十米之间，其水量受降水的影响很大，且容易受到污染。该层水质感官性状较好，细菌含量少，但常溶解土壤中可溶性矿物质，硬度一般高于地表水，水中溶解氧相对较少，自净能力较差。

（二）深层地下水

指潜藏在第一个不透水层之下的水。该层水不易受污染，水质好，水量也较稳定，是很好的饮用水水源。但若深层地下水的含水层中含有较多的盐类或矿物质时，水质硬度较高。

（三）泉水

泉水是由浅层或深层地下水通过地表裂隙自行流出的水。根据水流的方向不同，将泉水分为两种，即重力泉和压力泉。由于地壳的变动，如自然塌陷、溪谷或山涧的截流，使含水层露出，水靠重力而自行流出的水，为重力泉。该泉水一般来自浅层地下水，水量较小，受自然因素影响较大，可作为分散式给水水源。从地层断裂的缝隙中自行涌出的水称为压力泉或自流井，来自深层地下承压水。水量较大，水质好，且比较稳定，是很好的饮用水水源。

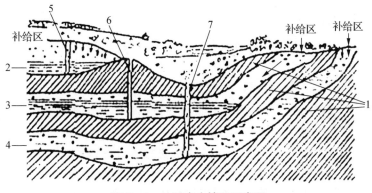

图 3-1 地层含水情况示意图
1. 不透水层；2. 浅层地下水；3. 深层地下水；4. 承压深层地下水；5. 浅井；6. 深井；7. 自流井

第二节 水质性状和评价指标

为了准确测定水质的性状、研究其污染情况及评价安全性，特制定以下水质性状指标。

一、水质的物理性状指标

物理性状指标是判断水质感官性状的重要标志，也可以推测水质是否受到污染。水质物理性状指标包括水温、水色、水臭、水味和水的浑浊度等。

（一）水温

水的温度可影响水中生物的种类和数量、水体自净能力和人类对水的利用价值。大量含热废水进入导致水温升高，造成热污染，影响水环境生态平衡。

（二）水色

洁净水是无色的。水中腐殖质过多时呈棕黄色，黏土使水呈黄色。在静水水体中由于藻类大量繁殖使水面呈不同颜色，如小球藻使水呈绿色，硅藻呈棕绿色，蓝绿藻呈绿宝石色等。水体受工业废水污染后，可呈现该工业废水所特有的颜色。

（三）水臭和水味

水臭和水味有时不易截然分开。洁净的水是无臭无味的，如果受生活、工业废水污染会呈现污染物特有的气味。湖沼水因水藻大量繁殖或有机物较多而有鱼腥气及霉烂气味；水中含有硫化氢时使水呈臭蛋味；硫酸钠或硫酸镁过多时呈苦味；铁盐、锌盐过多时有涩味。水中含适量碳酸钙和碳酸镁时使人感到甘美可口，含氧较多的水略带甜味。

（四）水的浑浊度

主要取决于水中胶体颗粒的种类、大小、形状和折射指数，与水中悬浮物含量的关系较小。浑浊现象是用来判断水体是否受到污染的一个表观指标，若地表水的浑浊是由水中泥沙、黏土、有机物等造成，地下水一般较清澈；若水中含有二价铁盐，与空气接触后就会产生氢氧化铁，使水成为棕黄色。

然而，有些污染物无色、无味、无臭，在水中呈溶解状态。因此，物理性状良好的水，不一定就是安全卫生的水。

二、水质的化学性状指标

水质的化学性状非常复杂,通常采用较多的评价指标以阐明水质的化学性质及受污染的程度。

(一) pH

天然水的 pH 一般在 7.2~8.5 之间,过高或过低都可能是水体受到污染。

(二) 总固体

指水样在一定温度下缓慢蒸发至干后的残留物总量,包括水中的溶解性固体和悬浮性固体。溶解性固体是水样经过滤后,将滤液蒸干所得的残留物,其含量主要取决于溶于水中的矿物性盐类和溶解性有机物的多少。悬浮性固体是水中不能通过滤器的固体物干重。水中总固体经烧灼后,其中的有机物被全部氧化分解而挥发,剩下的为矿物质。烧灼后的损失量大致可说明水中有机物的含量。总固体含量越高,表明水质污染越严重。

(三) 硬度

指溶于水中钙、镁盐类的总含量,以 $CaCO_3$(mg/L)表示。水的硬度一般分为碳酸盐硬度(钙、镁的重碳酸盐和碳酸盐)和非碳酸盐硬度(钙、镁的硫酸盐、氯化物等)。前者经煮沸后能够形成碳酸盐类物质沉淀,故称为暂时性硬度,而后者煮沸也不能从水中去除,故称为永久性硬度。

(四) 含氮化合物

包括有机氮、蛋白氮、氨氮、亚硝酸盐氮和硝酸盐氮。当水中蛋白氮和有机氮增高时,说明水体受到有机性污染。如水体中氨氮增高,则可能新近受人畜粪便污染。如亚硝酸盐氮增高,说明水中有机物的无机化尚未完成,污染危害仍然存在。如水体中硝酸盐氮含量高,而氨氮和亚硝酸盐氮不高,表明水体过去受有机物污染,现已自净。若氨氮、亚硝酸盐氮、硝酸盐氮均增高,提示水体过去和新近均有污染,或过去受污染,目前自净仍在进行。可根据水体中氨氮、亚硝酸盐氮、硝酸盐氮含量的变化进行综合分析、判断水质的污染状况。

(五) 溶解氧(Dissolved Oxygen,DO)

指溶解在水中的氧含量。溶解氧含量可作为评价水体受有机性污染及其自净程度的间接指标。当水中溶解氧小于 3~4 mg/L 时,鱼类就难以生存。

(六) 化学耗氧量(Chemical Oxygen Demand,COD)

指在一定条件下,用强氧化剂如高锰酸钾或重铬酸钾等氧化水中有机物所消耗的氧量。它是反映水体受有机物污染的间接指标,代表水体中可被氧化的有机物和还原性无机物的总量。

(七) 生化需氧量(Biochemical Oxygen Demand,BOD)

指水中有机物在有氧条件下,被需氧微生物分解时消耗的溶解氧量。生物氧化过程与水温有关,在实际工作中规定以 20 ℃培养 5 日后,1 L 水中减少的溶解氧量为 5 日生化需氧量(BOD_5^{20})。它是评价水体污染状况的一项重要指标,也是评价污染处理效果的核心标准。

(八) 氯化物

天然水中均含有氯化物,其含量各地有所不同,同一区域水体内氯化物含量是相对稳定的,当水中氯化物含量突然增高时,表明水有可能受到人畜粪便、生活污水或工业废水的污染。

(九)硫酸盐

天然水中均含有硫酸盐,其含量主要受地质条件的影响。水中硫酸盐含量突然增加,表明水可能受生活污水、工业废水或硫酸铵化肥等污染。

（十）总有机碳和总需氧量

1. 总有机碳(Total Organic Carbon,TOC)　指水中全部有机物的含碳量,它是表示水中有机物相对含量多少的指标,但不能说明有机污染的性质,是评价水体有机需氧污染程度的综合性指标之一。

2. 总需氧量(Total Oxygen Demand,TOD)　是 1 L 水中还原物质(有机物和无机物)在一定条件下氧化时所消耗氧的毫升数,数值愈大,污染愈严重。

（十一）有害物质

主要指水体中重金属和难分解的有机物,如汞、镉、砷、铬、铅、酚、氰化物、有机氯和多氯联苯等。有害物质的来源主要受工业废水的污染,只有少量如氟、砷等可能与水流经地层有关。

三、水质的微生物学性状指标

天然水常含有多种微生物,预防医学特别关注水中病原微生物的含量。要判断水质的微生物性能,理想状态下,应针对每一种病原微生物确定一项指标。为了提高工作效率,一般针对病原微生物的共同特性,尽可能找到在一定程度上反映所有病原微生物的污染状况的有代表性的一个或两个的微生物指标。这种具有代表微生物污染总体状况的菌种称为指示菌。细菌总数和总大肠菌群数常作为地表水污染的指示菌。前者反映地表水受微生物污染的总体情况,后者反映受病原微生物污染的情况。

（一）细菌总数

指 1 ml 水在普通琼脂培养基中经 37 ℃培养 24 小时后生长的细菌菌落数。它可以反映水体受生物性污染的程度,水的细菌总数愈多,水体污染愈严重。然而,在实验条件下人工培养基上生长的细菌数,有致病菌,也有非致病菌。因此,细菌总数可作为水被生物性污染的参考指标。

（二）总大肠菌群

指一群需氧及兼性厌氧,在 37 ℃或 44 ℃生长时能使乳糖发酵、24 小时内产酸产气的革兰氏阴性无芽孢杆菌。人、畜肠道内存在大量的大肠菌群细菌,其抵抗力与肠道致病菌相似,且容易检出。因此,这种细菌可作为粪便污染水体的指示菌,也是衡量饮用水水质流行病学上安全的重要指标。土壤、水等自然环境中也存在大肠菌群细菌。目前,利用提高培养温度的方法区别不同来源的大肠菌群细菌,即培养于 44.5±0.2 ℃的温水浴内能生长繁殖、使乳糖发酵而产酸产气的大肠菌群细菌称为粪大肠菌群。来自人及温血动物粪便内的大肠菌群主要属粪大肠菌群,而自然环境中存活的大肠菌群在 44.5 ℃培养时,则不再生长。

第三节　水体污染对健康的危害

一、水体污染的概念、污染物的主要来源及污染物种类

（一）水体污染

指自然的或人为的原因使污染物进入水体,超过了水体的自净能力,使水质和水体底质的理化特性及水中生物的组成等发生改变,造成水质恶化,影响了水的使用价值和使用功能

的现象称为水体污染。

（二）水体污染物的来源

包括:工业污染;农业污染;生活污染;医院污染;废弃物处理不当所致的污染和意外事故的污染等。根据污染进入水体的方式将污染来源分为点源污染(有固定的排污口)和面源污染(雨水的径流等)。

（三）水体污染物种类

根据污染物性质将水体污染物分为三类:

1. 生物性污染物　　主要是大量病原体和其他微生物。此外,由于磷、氮等污染物引起水体富营养化而导致藻类污染也属于生物性污染。

2. 化学性污染物　　无机污染物,如铅、汞、镉、铬、砷、氮、磷、氰化物及酸、碱、盐等;有机污染物,如苯、酚、石油及其制品等。据统计,全球水体中已鉴别出有机化学物达 2 221 种。英国河水中鉴定出 324 种有机化合物,我国松花江检出有机物 152 种,第二松花江吉林市江段达 317 种,长江江阴段达 150 多种,上海黄浦江水达 500 余种。随着检测技术水平的提高,将在我国水体中发现更多种类的有机污染物。

3. 物理性污染物　　指由物理因素引起的环境污染,如热污染和放射性辐射(铀、钚、锶、铯)。

二、水体污染对健康的危害

（一）生物性污染及其危害

水体的生物性污染一般指细菌、病毒、寄生虫和水中藻类及其毒素的污染。所导致的危害主要有以下两方面。

1. 介水传染病　　是通过饮用或接触疫水而传播的疾病。WHO 的调查资料显示每年至少有 500 万人死于经水传播的疾病。无论是发展中国家还是发达国家都曾发生过由于水体生物性污染引起的疾病暴发流行。例如,20 世纪 90 年代初,美国威斯康星州发生水体贾第氏鞭毛虫和隐孢子虫污染事件;20 世纪 80 年代,我国上海由毛蚶引发的甲型肝炎暴发流行事件等。

(1) 介水传染病发生原因:①水源受病原体污染后,未经妥善处理和消毒即供居民饮用。②处理后的饮用水在输配水和贮水过程中重新被病原体污染。地表水和浅井水都极易受病原体污染而导致介水传染病的发生。介水传染病的病原体主要有三类:①细菌,如伤寒杆菌、副伤寒杆菌、霍乱弧菌、痢疾杆菌等。②病毒,如甲型肝炎病毒、柯萨奇病毒、脊髓灰质炎病毒和腺病毒等。③原虫,如贾第氏虫、溶组织阿米巴原虫、血吸虫、隐孢子虫等。它们主要来自人畜粪便、生活污水、医院以及畜牧屠宰、皮革和食品工业等废水。

(2) 介水传染病的流行特点:①水源一次严重污染后,可呈暴发流行,且多数患者发病日期集中在同一潜伏期内;若水源经常受污染,发病者可连续不断地出现。②病例分布与供水范围一致。大多数患者都有饮用或接触同一水源的历史。③一旦对污染源采取处理措施,并加强水质的净化和消毒后,疾病的流行能迅速得到控制。

介水传染病一般以肠道传染病多见。例如,印度新德里在 1955 年 12 月 1 日至 1956 年 1 月 20 日,由于集中式给水水源受生活污水污染,传染性肝炎暴发流行,在 170 万人口中出现的黄疸病例就有近 3 万人。

2. 水体富营养化　　水体富营养化指含大量氮、磷等营养物质的污水进入湖泊、河口、海湾等缓流水体,引起藻类及其他浮游生物迅速繁殖,水体溶解氧量下降,水质恶化,鱼类及其他生物大量死亡的现象。这种现象在河流湖泊中出现称为"水华",因占优势的浮游藻类的颜色不同,水面往往呈现蓝色、红色、棕色、乳白色等,这种现象在海洋中则叫作"赤潮或红潮"。

目前,水体富营养化的危害受到人们的关注。大量的藻类聚集成团,漂浮在水面,死亡后被微生物分解,消耗大量的溶解氧,使厌氧菌大量繁殖,分解有机物产生氨、甲烷、硫化氢等有害气体,造成水的感官性状恶化,降低了水的使用价值。据报道,我国海域赤潮的发生频率和累计面积呈明显上升趋势,造成巨大经济损失。

许多水华和赤潮的藻类能产生毒素,不仅危害水生动物,而且对人类健康及牲畜和禽类等也会产生严重的毒害作用。研究表明,不同的藻类产生的毒素不同,如铜绿微囊藻等产生多肽毒素,该毒素可导致野生动物和家畜中毒死亡;病理检查可见肝脏充血、水肿,肝小叶中央坏死,肝细胞内皮细胞破坏;电镜检查可见肝细胞内质网、线粒体等亚细胞成分明显受损,肝窦扩张,严重时细胞崩解。近年来研究发现,微囊蓝藻粗毒素可明显增强 3-甲基胆蒽及有机污染物启动的细胞恶性转化的毒性。水华中的鱼腥藻等能产生生物碱毒素,如鱼腥藻毒素是很强的烟碱样神经肌肉去极化阻断剂。此类毒素一旦进入水中,一般的水质净化处理和煮沸不能使其全部失活。

(二)化学性污染及其危害

水体受工业废弃物污染后,水体中各种有毒化学物质如汞、砷、铬、酚、氰化物、多氯联苯及农药等通过饮用水或食物链,使人发生急、慢性中毒和癌症。

1. 汞和甲基汞

汞在自然界以金属汞、无机汞和有机汞三种形式存在。有机汞包括甲基汞、二甲基汞、苯基汞和甲氧基乙基汞。无机汞在微生物的作用下可转化成毒性较大的有机汞。金属汞几乎不溶于水。天然水中汞含量甚微,一般不超过 $0.1~\mu g/L$。

水体汞主要来源于化工、仪表、塑料、冶金、电池、氯碱等工厂排放的废水;气态汞和颗粒状的汞可随风飘散,降落到地表水中;土壤中汞蒸发到大气中,随雨水降落到水中或通过雨水径流进入水中。

一部分汞溶于水,其余被胶体颗粒、悬浮物、浮游生物等吸附而沉降于底泥或进入生物体内。底泥中的汞在适宜条件下可转化为可溶状态,在厌氧菌作用下也可转化为甲基汞,甲基汞的毒性比无机汞大许多倍,更易被生物吸收、富集。据测定,鲶鱼的肌肉中甲基汞浓度是水中浓度的 4 万～5 万倍。日本雄本县水俣湾地区发生的水俣病就是当地居民长期食用该水域中含甲基汞较高的鱼贝类而引起的一种慢性甲基汞中毒。

水中汞主要经消化道吸收。无机汞吸收率在 15％以下;烷基汞吸收率在 90％以上,其中甲基汞消化道吸收率在 95％以上。无机汞吸收入血后大部分分布在血浆中,主要蓄积于肾、肝和脾脏;甲基汞吸收入血后分布在红细胞内,随血流到达全身,除蓄积在肾、肝外,还可通过血脑屏障,在脑组织内蓄积。无机汞主要经肾脏排出,也可随胆汁经肠道、腺体、毛发排出一部分;甲基汞的主要排泄途径是经胆汁入肠道,在肠道中有 50％转化为无机汞后排出,未经转化的甲基汞可以在肠道内重新吸收。所以甲基汞易在体内蓄积,在生物体内半衰期平均为 74 天,在脑组织中半衰期为 240 天,是蓄积性毒物。

无机汞慢性中毒主要表现为肾损害、肠出血及溃疡。甲基汞主要侵害中枢神经系统,肢体末端或口唇周围有麻木刺痛感,随后出现手部感觉障碍、运动障碍、无力、震颤等,语言障碍、视野向心性缩小、听力下降及共济性运动失调,严重时可致全身瘫痪、精神错乱,甚至死亡。甲基汞也可通过胎盘屏障,导致胎儿畸形。

我国《生活饮用水卫生标准》(GB 5749—2006)中规定,汞不得超过 0.001 mg/L。

2. 酚类化合物

酚类化合物是指芳香烃中苯环上的氢原子被羟基取代生成的化合物。酚又称羟基苯、苯酚或石炭酸,为白色针状结晶,有芳香气味。自然界中存在的酚类化合物有两千多种,根据其能否与水蒸气一起挥发分为两大类,即挥发性酚和不挥发性酚。其中,挥发性酚危害较大。该类化合物均有特殊臭味、易溶于水、易被氧化等特点。具有卫生学意义的酚类化合物有:苯酚、甲酚、五氯酚及其钠盐,它们广泛被用于消毒、灭螺、防腐、防霉等。

水中酚类化合物主要来自含酚废水的排放,如炼焦、炼油、制取煤气和利用酚作为原料的工业企业废水,水中的酚含量可高达 1 500～5 000 mg/L。部分来自生活污水,由粪便和含氮有机物分解产生的酚,其含量为 0.1～1.0 mg/L。

酚是中等强度的化学原浆毒物,可通过呼吸道、皮肤和胃肠道吸收,主要分布于肝、血、肾、肺。在肝脏被氧化成苯二酚、苯三酚,并同葡萄糖醛酸结合而减低毒性,然后随尿排出。吸收后的酚在 24 小时内即可代谢完毕,不在体内蓄积,但有蓄积毒性。因为酚是原浆毒,可以使蛋白质凝固,并不与之结合,当细胞受到损伤发生坏死破碎后,酚能从中分离出来,继续向深部组织渗透,引起深部组织损伤坏死。

急性酚中毒的主要表现为大量出汗、肺水肿、吞咽困难、肝及造血器官损害、黑尿、虚脱甚至死亡。长期饮用低浓度含酚水,可致记忆力减退、皮疹、瘙痒、头昏、失眠、贫血等慢性中毒症状,尿酚含量可明显增高。酚类化合物的中毒多发生于各种事故中。如 1980 年 12 月,湖北省鄂城县(今鄂州市)梁子湖,因捕鱼投入五氯酚钠,造成水源污染,引起 1 223 人急性中毒事件。

目前有研究显示,酚是一种促癌剂,体内酚达到一定浓度后表现出弱的促癌作用。动物皮肤致癌试验表明,20%的酚显示弱致癌作用,五氯酚具有致畸性。近年来研究发现,五氯酚、辛基酚等具有内分泌干扰作用;动物实验表明,五氯酚可干扰机体甲状腺的正常功能;流行病学调查表明,五氯酚对妇女内分泌有干扰作用。

酚污染水体,可使水体感官性状恶化,降低水的使用价值。水中的酚达到一定浓度时,可使水中的生物大量死亡,鱼、贝类出现煤油味,海带腐烂。如果用含酚浓度过高的水灌溉农田,农作物根部会发生腐烂。

我国《生活饮用水卫生标准》(GB 5749—2006)中规定,挥发性酚类(以苯酚计)不得超过 0.002 mg/L。

3. 氰化物

天然水中不含氰化物,其主要来自炼焦、选矿、电镀、染料、医药和塑料等工业废水。

长期饮用含氰化物浓度为 0.14 mg/L 的水,会导致慢性中毒。病人出现头痛、头晕、心悸等神经细胞退行性变的状况。大剂量的氰化物进入机体,在胃酸的作用下,水解成氢氰酸进入血液,氰根与细胞色素氧化酶的三价铁结合生成氰化高铁细胞色素氧化酶,使三价铁失去传递电子的能力,中断呼吸链,细胞迅速缺氧,出现窒息死亡。由于中枢神经系统对缺氧最敏感,也由于氰化物易溶于类脂质,对神经系统有特殊的亲和力,因此在氰化物急、慢性中毒时主要表现出神经系统症状。

水中氰化物浓度为 0.04～0.1 mg/L 时,可使鱼类死亡;含氰废水灌溉农田,可降低农作物的产量,有时会导致牲畜死亡。

我国《生活饮用水卫生标准》(GB 5749—2006)中规定,氰化物的限量为 0.05 mg/L。

4. 铬

铬是构成地球元素之一,地面水中平均含铬量为 0.05~0.5 $\mu g/L$。电镀、制革、铬铁冶炼以及耐火材料、颜料化工等生产中均有含铬废水和废渣排出,是水体污染的主要来源。

在铬的化合物中,三价铬是人体必需的,它参与体内的葡萄糖和脂肪代谢。缺铬可造成近视,易发生高血压、冠心病以及似糖尿病样症状。它有较强的刺激性和腐蚀性,过量可引起中毒。铬为皮肤变态反应原,可引起过敏性皮炎或湿疹,病程长,久而不愈。我国和欧盟等有关国家的相关规定中均把这种元素列为化妆品禁用物质。六价铬的毒性最大,摄食后可导致胃肠黏膜溃疡出血、恶心、呕吐、腹痛、腹泻等消化道症状,严重时可有头痛、头晕、呼吸急促、口唇青紫、脉率加快、血便、脱水、尿少或无尿等中毒症状。它还可干扰多种酶的活性,影响物质在体内的氧化、还原和水解过程,还能与核酸、核蛋白结合,诱发癌症。其致癌可能原因是六价铬渗入细胞内,与核酸、蛋白质等大分子结合造成遗传密码改变,进而引起突变、癌变。

我国《生活饮用水卫生标准》(GB 5749—2006)中规定,铬(六价)的限量为 0.05 mg/L。

5. 其他有毒物

水中氟含量过多可导致氟中毒;长期饮用砷过量的水,可引起慢性砷中毒;水中硝酸盐含量与胃癌发病率呈正相关;水中四氯化碳、DDT、氯乙烯等污染可使肝癌的发病率增高等。

(三)物理性污染及其危害

水的物理性污染主要有放射性污染和热污染。工业冷却水是水体热污染的主要来源。大量含热废水排入水体可使水温升高,导致水体中化学反应加快,水中溶解氧减少,影响水中鱼类和生物的生存和繁殖,导致水中生物的种类和数量发生改变。

水中放射性污染物主要来源于自然界土壤中放射性元素及其衰变产物和人为放射性物质的排放,如核动力工厂排放的冷却水、核试验、核战争、向海洋投弃的放射性废物、核动力船舶事故泄漏的核燃料等。通过饮用水或食品进入机体,造成内照射。吸收入血液的放射性物质有的可均匀分布于全身,有的则蓄积在某一器官,如[131]I 蓄积在甲状腺,[235]U 主要集中在肾脏,导致某些疾病的发生率增加并可能诱发人群恶性肿瘤发病率增高,如[235]U 可损害肝脏、骨髓和造血机能,[90]Sr 可导致骨肿瘤和白血病等。

第四节 生活饮用水卫生学意义及水质卫生标准

为减少和控制水体污染的危害,我国制定了一系列有关水质的卫生标准,如废水排放标准、地表水环境质量标准、生活饮用水卫生标准等。这里主要介绍生活饮用水卫生要求、饮用水卫生标准及其卫生学意义。

一、生活饮用水的基本卫生要求

1. 流行病学上安全(不发生介水传染病)。

2. 化学组成对人体有益无害(长期饮用不发生急、慢性中毒和潜在性危害)。

3. 感官性状良好(无色、无味、无臭、透明、无肉眼可见物)。

4. 生活饮用水应经消毒处理,并符合出厂水消毒剂限值及出厂水和管网末梢水中消毒剂余量要求。

二、生活饮用水卫生标准及其卫生学意义

国家《生活饮用水卫生标准》(GB 5749—2006)共有 106 项指标,主要包括"水质常规指标及限值""饮用水中消毒剂常规指标及要求"等共 42 项,"水质非常规指标及限值"64 项。常规指标是反映生活饮用水水质基本状况的指标(表 3-1),分为 4 组:微生物指标、毒理指标、感官性状和一般化学指标及放射性指标。非常规指标是根据地区、时间或特殊情况需要实施的生活饮用水水质标准,分为 3 组:微生物指标、毒理指标及感官性状和一般化学指标。

表 3-1 水质常规指标及限值

指标	限值
1. 微生物指标[①]	
总大肠菌群(MPN/100 ml 或 CFU/100 ml)	不得检出
耐热大肠菌群(MPN/100 ml 或 CFU/100 ml)	不得检出
大肠埃希菌(MPN/100 ml 或 CFU/100 ml)	不得检出
菌落总数(CFU/ml)	100
2. 毒理指标	
砷(mg/L)	0.01
镉(mg/L)	0.005
铬(六价,mg/L)	0.05
铅(mg/L)	0.01
汞(mg/L)	0.001
硒(mg/L)	0.01
氰化物(mg/L)	0.05
氟化物(mg/L)	1.0
硝酸盐(以 N 计,mg/L)	10(地下水源限制时为 20)
三氯甲烷(mg/L)	0.06
四氯化碳(mg/L)	0.002
溴酸盐(使用臭氧时,mg/L)	0.01
甲醛(使用臭氧时,mg/L)	0.9
亚氯酸盐(使用二氧化氯消毒时,mg/L)	0.7
氯酸盐(使用复合二氧化氯消毒时,mg/L)	0.7
3. 感官性状和一般化学指标	
色度(铂钴色度单位)	15
浑浊度(NTU-散射浊度单位)	1(水源与净水技术条件限制时为 3)
臭和味	无异臭、异味
肉眼可见物	无
pH	不小于 6.5 且不大于 8.5
铝(mg/L)	0.2
铁(mg/L)	0.3
锰(mg/L)	0.1
铜(mg/L)	1.0
锌(mg/L)	1.0
氯化物(mg/L)	250
硫酸盐(mg/L)	250
溶解性总固体(mg/L)	1 000

续表 3-1

指标	限值
总硬度(以 $CaCO_3$ 计,mg/L)	450
耗氧量(COD_{Mn}法,以 O_2 计,mg/L)	3(水源限制,原水耗氧量>6 mg/L 时为 5)
挥发酚类(以苯酚计,mg/L)	0.002
阴离子合成洗涤剂(mg/L)	0.3
4. 放射性指标[②]	指导值
总 α 放射性(Bq/L)	0.5
总 β 放射性(Bq/L)	1

①MPN 表示最可能数;CFU 表示菌落形成单位。当水样检出总大肠菌群时,应进一步检验大肠埃希菌或耐热大肠菌群;水样未检出总大肠菌群时,不必检验大肠埃希菌或耐热大肠菌群。

②放射性指标超过指导值,应进行核素分析和评价,判定能否饮用。

（一）微生物指标

为确保饮用水生物学安全性的综合指标,包括:

1. 细菌总数要求不超过 100 CFU/ml。

2. 总大肠菌群《生活饮用水卫生标准》(GB5749—2006)中规定,任意 100 ml 水样中不得检出总大肠菌群。

3. 耐热大肠菌群和大肠埃希菌《生活饮用水卫生标准》(GB5749—2006)中规定,任意 100 ml 水样中不得检出耐热大肠菌群和大肠埃希菌。

（二）毒理学指标

为防止因饮水而导致急、慢性中毒和远期危害,将饮用水中有毒物质的量加以限制。

1. 砷　自然界有三价砷和五价砷,三价砷的毒性远远大于五价砷。调查显示,水中含砷 1.0~2.5 mg/L 时,即可引起慢性砷中毒;水中含砷在 0.12 mg/L 以上,持续饮用 10 年,可出现慢性砷中毒或疑似病例,且发砷含量增高;饮用水含砷量为 0.027~0.081 mg/L 的居民其发砷量与对照组无明显差异。规定饮用水含砷不得超过 0.01 g/L。

2. 镉　天然水中的镉含量一般在 0.1~10.0 μg/L,水中的镉主要来自工业废水。动物试验显示:给大鼠饮用含镉为 0.1~10 mg/L 的水,发现其肾、肝中镉含量增加。镉被美国毒理委员会列入第六位危及人类健康的物质,IRAC 确定镉为人类和实验动物的肺癌和前列腺癌的确认致癌物。《生活饮用水卫生标准》(GB5749—2006)要求饮用水含镉量不得超过 0.005 mg/L。

3. 铬　消化道摄入六价铬可导致胃肠道黏膜溃疡出血,长期低剂量反复摄入可导致慢性中毒。动物实验表明:用含铬浓度为 0.45~25 mg/L 的水喂养大鼠一年,未见有毒性反应,但饮用高于 5 mg/L 水时,发现组织中铬会明显增加。故规定饮用水中六价铬不得超过 0.05 mg/L。

4. 铅　水中铅含量为 0.1 mg/L 时,儿童血铅超过上限值 30 mg/100 ml。血铅水平为 100 μg/L 时,对儿童生长发育造成不良影响;血铅从 100 μg/L 上升到 200 μg/L 时,IQ(智商)降低 2.6 分。胎儿期或出生早期暴露铅对智力的影响可延续到学龄期;幼年过高血铅可影响以后的阅读能力、定向力、听力、眼手协调能力、对刺激的反应速度等。严重者出现铅中毒。故规定饮用水中的汞含铅量不得超过 0.01 mg/L。

5. 汞　汞是有毒重金属,可导致急、慢性中毒。水中汞主要是无机汞,国内大量调查表明,饮用水中的含量均低于 0.001 mg/L,故规定不超过 0.001 mg/L。

6. 硒　硒是人体的必需元素之一,具有抗氧化功能,硒与维生素 E 构成了动物抗氧化的两条防御途径,两者可协同发挥作用。维生素 E 控制着磷脂上不饱和脂肪酸不被氧化,起着抗氧化第一道防线的作用。硒以谷胱甘肽过氧化物酶(GSH-Px1)的形式催化脂质过氧化物的还原,在整个细胞质中将过氧化物迅速分解成醇和水,使细胞中的膜结构免受过氧化物的损害,起第二道防线的作用。近年来有研究表明,硒能诱导癌细胞凋亡,其可能的机制在于介导阻断癌细胞分裂增殖的信息传递,调节 GSH-Px、硫氧还原酶等酶活性以干扰癌细胞的增殖,抑制癌基因表达及癌细胞生物大分子的合成,增强机体免疫机能,促使其对癌细胞的杀伤,以氧自由基介导细胞凋亡。研究表明,给缺硒小鼠补硒,能使机体免疫器官胸腺和脾脏重量增加,胸腺皮质增厚,血液白细胞总数增多。补硒的小鼠淋巴细胞增殖加快,脾淋巴细胞转化率和醋酸萘脂染色阳性淋巴细胞比例提高,脾脏 NK 细胞活性增强。硒与Ⅰ、Ⅱ、Ⅲ型脱碘酶活性有密切关系,能通过影响其生物活性调节甲状腺维持正常生理功能。硒能影响动物的繁殖性能,雄性动物精子本身含有硒蛋白,硒位于精细胞尾部中段。雄性牲畜精液中的硒通过 GSH-Px 的抗氧化作用保护精子细胞膜免受损害。对于种母牲畜,补硒可防妊娠母畜流产,减少死胎,提高繁殖率。硒能与有毒金属如砷、铅、汞等结合,形成金属-硒-蛋白质复合物,把能诱发癌变的金属离子排出体外,缓减金属离子的毒性,起到减毒排毒的功效。因此,硒被称为"天然减毒剂"或"抗诱变剂"。

硒的营养性和毒性取决于硒的浓度范围。WHO 建议,从 15 岁到 60 岁,硒的安全摄入量范围是 $50\sim250~\mu g/d$,硒的可耐受最高摄入量(UL)成人为 $400~\mu g/d$,没有性别差异;幼儿为 $120~\mu g/d$;4~7 岁为 $180~\mu g/d$。硒的生理需要范围较窄,有人认为硒的摄入量超过生理需要量的 10 倍时,就能达到毒作用阈剂量水平,30~50 倍时可导致中毒。水和饮食中硒含量高,可导致地方性硒中毒。硒在体内容易蓄积,故规定水硒不得超过 0.01 mg/L。

7. **氰化物**　氰化物是剧毒物质,天然水中不含该物质,当含量为 0.1 mg/L 时,水呈现杏仁味。实验表明,用 0.025 mg/kg 氰化钾给大鼠染毒,发现大鼠的过氧化氢酶活性增高,条件反射活动异常。0.005 mg/kg 时无异常变化发生,此剂量相当于 1 mg/L。考虑到一定安全系数。故规定饮用水中氰化物不得超过 0.05 mg/L。

8. **氟化物**　氟是自然界分布最广泛的一种物质,一般以化合物的形式存在,是人体的必需微量元素,适量摄入对健康有益,过量的氟可导致氟中毒。研究表明,水中氟化物在 0.5~1.0 mg/L 以上时,氟斑牙的患病率随着水氟含量的增高而增高;当水氟含量在 1.0~1.5 mg/L 时,多数地区氟斑牙患病率可高达 45% 以上。然而,氟还有防龋齿的作用,在 0.5 mg/L 地区,居民龋齿患病率高达 50%~61%;在 0.5~1.0 mg/L 的地区,居民龋齿患病率仅为 30%~40%。综合考虑氟对齿的影响、防龋作用以及高氟地区除氟在经济技术上的可行性,饮用水中氟化物含量不应超过 1.0 mg/L。

9. **硝酸盐**　调查表明,饮用水中硝酸盐氮含量在 5.5~14 mg/L 时,未发现婴幼儿患高铁血红蛋白症;当浓度为 10~30 mg/L 时,1 岁以内婴儿血液中变性血红蛋白含量与对照组无明显差异,而超过 30 mg/L 时则有明显差异。故规定地下水中硝酸盐氮含量不得超过 20 mg/L,一般水不超过 10 mg/L。

10. **三氯甲烷**　水源中含有腐殖质时,加氯消毒可形成三卤甲烷类物质(氯化副产物),其中氯仿所占比重最大。动物致癌实验发现氯仿可引发小鼠肝癌及雄性大鼠肾肿瘤。1984年 WHO《饮用水水质准则》中推荐氯仿在饮用水中的限量值为 $30~\mu g/L$。美国规定氯仿的上限值为 $100~\mu g/L$。考虑我国具体情况,规定饮用水中三氯甲烷含量不应超过 0.06 mg/L。

11. **四氯化碳**　四氯化碳具有多种毒理学效应,主要损伤肝功能。动物实验证明,它可诱发小鼠肝细胞癌。参照 1984 年 WHO《饮用水水质准则》的建议值,规定饮用水中的四氯化碳含量不得超过 0.002 mg/L。

12. 溴酸盐　溴酸盐是公共饮用水体系用臭氧消毒产生的一类无机消毒副产物。溴酸盐被 IRAC 定为 2B 级的潜在致癌物。如果消费者长期饮用含有溴酸盐的水,会增加致癌的风险,故规定饮用水中溴酸盐不超过 0.01 mg/L。

13. 甲醛　甲醛是一种无色且有强烈刺激性气味的气体,易溶于水、醇醚。甲醛在常温下是气态,通常以水溶液形式出现。甲醛为较高毒性的物质,甲醛已经被 WHO 确定为致癌和致畸形物质,是公认的变态反应原,也是潜在的强致突变物之一。甲醛对人体健康的影响主要表现在嗅觉异常、刺激、过敏、肺功能异常、肝功能异常和免疫功能异常等方面。长期接触低剂量甲醛可引起慢性呼吸道疾病,引起鼻咽癌、结肠癌、脑瘤、月经紊乱、细胞核的基因突变;DNA 单链内交联和 DNA 与蛋白质交联及抑制 DNA 损伤的修复,引起新生儿染色体异常、白血病,引起青少年记忆力和智力下降。故饮用水中甲醛的最大容许浓度为 0.9 mg/L。

(三) 感官性状和一般化学指标

是指保证水的感官性状符合卫生要求的限量指标。

1. 感官性状总要求　无色、无臭、无味、透明、无肉眼可见物。

2. 一般化学指标　主要包括有 pH、铝、铁、锰、铜、锌、氯化物、溶解性总固体、总硬度、耗氧量、挥发性酚类、阴离子合成洗涤剂。

(1) 水的 pH:过低会腐蚀给水管道,过高可导致一些溶解性盐类的析出,且降低氯化消毒效果,规定水的 pH 为 6.5～8.5。

(2) 铝:20 世纪 70 年代曾有研究者提出铝与早老性痴呆的脑损害有关,以后也做了大量的流行病学调查和试验研究,并没有得出两者之间的因果关系。铝盐是一种很好的水质净化絮凝剂,超过一定的量值可影响水的感官性状,故生活饮用水卫生规范中规定铝的限值为 0.2 mg/L。

(3) 铁:水中铁含量在 0.3～0.5 mg/L 时无任何异味;1 mg/L 时有明显的铁锈味;0.5 mg/L 时可使水的色度大于 30 度。为保证水的感官性状良好,要求不超过 0.3 mg/L。

(4) 锰:是有毒的有色重金属,微量时水呈黄褐色,水中锰超过 0.15 mg/L 时,能使衣物或器皿着色,故规定饮用水中不超过 0.1 mg/L。

(5) 铜:铜在 1.5 mg/L 时有异味,当超过 1.0 mg/L 时可使衣物呈现出异色,水中铜含量限值是 1.0 mg/L。

(6) 锌:水中含锌为 5 mg/L 时,可使水产生金属涩味,1.5 mg/L 时水质变浑浊,故规定饮用水中不超过 1.0 mg/L。

(7) 氯化物:水中氯化物常以氯化钠、氯化钾、氯化钙和氯化镁的形式存在。如果氯化物过高,对配水管网有腐蚀作用;当水中氯化物为 200～300 mg/L 时,水呈咸味。规定不超过 250 mg/L。

(8) 硫酸盐:硫酸盐含量为 300～400 mg/L 时,水产生苦味,当浓度超过 750 mg/L 时,可导致轻度腹泻,故饮用水要求不超过 250 mg/L。

(9) 溶解性总固体:是指溶于水的固体无机物,主要成分是钙、镁、钠的重碳酸盐、氯化物和碳酸盐。高于 1 200 mg/L 时水出现苦咸味。要求不超过 1 000 mg/L。

(10) 总硬度:水的硬度过高,可引起暂时性胃肠功能紊乱。硬水还可形成水垢,影响茶味,消耗肥皂,给日常生活带来不便。故生活饮用水卫生规范中规定硬度不得超过 450 mg/L。调查研究表明,饮用水硬度与心血管疾病发病率呈负相关关系。

(11) 耗氧量(COD):耗氧量越大,说明水被有机物污染越严重,氯化消毒时,会加大需氯量,而且会增多消毒后副产物(氯仿等),对健康产生潜在性危害。故在饮用水规范中规定,不得超过 3 mg/L,特殊情况下不超过 5 mg/L。

(12) 挥发性酚类:酚类化合物具有恶臭,在氯化消毒时能形成臭味更强的氯酚,规定饮用水中挥发性酚(以苯酚计)不超过 0.002 mg/L。

(13) 阴离子合成洗涤剂:目前国产合成洗涤剂以阴离子型的烷基苯磺酸盐为主,动物试验发现有致畸作用。当水中浓度超过 0.5 mg/L 时能使水产生泡沫和异味。故规定其浓度不超过 0.3 mg/L。

(四) 放射性指标

正常情况下,生活饮用水中放射性物质的浓度很低,我国生活饮用水标准规定总 α 放射性不超过 0.5 Bq/L、总 β 放射性不超过 1 Bq/L。

第五节　生活饮用水的净化、消毒与特殊处理

目前,我国的供水方式有两种,即集中式给水和分散式给水,前者多见于大、中、小城市,后者多见于山村。所选择的水源水有两大类,即地表水和地下水。无论以哪种水源作为饮用水,都需要进行净化和消毒,有时还需要特殊处理,最终才能达到生活饮用水卫生要求。现以集中式给水为例,介绍水源的选择、防护、净化、消毒和特殊处理。

集中式给水是通过取水、净水、消毒符合卫生要求后通过配水网输送到用户的一种给水方式。它的优点是:有利于水源的选择和防护;易于采取改善水质的措施,保证水质良好;用水方便;便于卫生监督和管理,但水质一旦被污染,其危害面亦广。

一、水源的选择与防护

(一) 水源的选择原则

1. 水量充足　一般要求 95% 保证率的枯水流量大于总用水量。

2. 水质良好　感官性状指标和一般化学性指标经过现有的处理技术能够达到饮用水卫生要求;水源水的毒理学指标和放射性指标也应符合生活饮用水水质标准的要求;当水源水中含有害化学物质时,其浓度不应超过所规定的最高容许浓度;水源水中耗氧量不应超过 4 mg/L;五日生化需氧量不应超过 3 mg/L;当水源水碘化物含量低于 10 μg/L 时,应根据具体情况,采取补碘措施;饮用水型氟中毒流行区应选用含氟化物量适宜的水源,当无合适水源时,应采取除氟措施。

3. 便于防护。

4. 技术经济合理　即选择水源时,在分析比较各个水源的水量、水质后,可进一步结合水源水质和取水、净化、输水等具体条件,考虑基本建设投资费用最小的方案。

(二) 水源的卫生防护

1. 地表水水源卫生防护取水点周围 100 m 范围内不得有任何污染源;取水点上游 1 000 m 至下游 100 m 的水域不得排入工业废水和生活污水,两岸卫生防护范围内不得从事有污染水的任何行为活动,并严加控制取水口上游 1 000 m 外的水质污染。

2. 地下水水源卫生防护水井半径 30 m 范围内不得有任何污染源;严禁用渗坑或渗井的

形式排放工业废水;人工回灌的水质应符合生活饮用水水质要求。

二、水质的净化、消毒和特殊处理

水质净化是指除去水中的悬浮物、胶体物质和病原体等,使水质及其感官性状达到饮用水要求的过程。如果选择水质良好的地下水,可直接进行消毒。如水源水有臭味或含有过量的铁、锰、氟等时,还必须进行特殊处理后才可作为饮用水。现以地表水为例,介绍饮用水质的净化和消毒原理及其影响效果的因素。

(一)混凝沉淀

天然水中常含有多种悬浮颗粒和胶体物质,特别是胶体颗粒难以自然下沉,因此需加混凝剂进行混凝沉淀(原水 + 水处理剂→混合→反应→矾花)。

1. 混凝原理

(1)电荷中和作用:水源水中含有的悬浮物质和胶体颗粒,本身难以自然沉淀,尤其胶体颗粒带有负电荷,互相排斥更难下沉。投加金属盐类混凝剂经水解形成带有正电荷的胶体粒子,能与带有负电荷的胶体粒子相互吸引,发生电荷中和作用而凝聚。

(2)压缩双电层作用:水中的黏土胶团具有吸附层和扩散层,合称为双电子层。双电子层中正离子浓度由内向外逐渐降低,最后与水中的正离子浓度大致相等。如向水中加入大量电解质,则其正离子就会挤入扩散层,进而进入吸附层,使胶体表面的电位降低,使双电层变薄,这种作用称为压缩双电层作用。当双电层被压缩,颗粒间的静电斥能降低。如这种斥能降至小于颗粒布朗运动的动能及颗粒表面吸能两者之和时,颗粒就会迅速相互吸附凝聚。

(3)吸附架桥作用:一些高分子混凝剂和金属盐类混凝剂在水中形成线型结构高聚物,具有较强的吸附能力。随着吸附微粒的增多,高聚物弯曲变形,或成网状,从而起到架桥作用。相互吸附凝聚的颗粒,逐渐形成粗大的絮凝体(矾花),可吸附水中悬浮物、细菌和溶解性物质,体积与重量逐渐增大而下沉。

2. 混凝剂的种类和特性 常用混凝剂可简单地分为两类。

(1)一类为金属盐类,常用的有明矾$[Al_2(SO_4)_3 \cdot K_2SO_4 \cdot 24H_2O]$、硫酸铝、三氯化铁及硫酸亚铁。特点是:①适应的 pH 范围较广(5~9);②絮状体大而紧密,对低温、低浊水的效果较铝盐好。缺点是腐蚀性强,易潮湿,水处理后含铁量高。

(2)另一类为高分子化合物,主要有聚合氯化铝和聚丙烯酰胺。聚合氯化铝的优点为:①对低浊度水、高浊度水、严重污染的水和各种工业废水都有良好的混凝效果;②用量比硫酸铝少;③适用的 pH 范围较宽(5~9);④凝聚速度非常快,凝聚颗粒大,沉淀速度快,过滤效果好;⑤腐蚀性小,成本较低。

3. 影响混凝沉淀效果的因素 ①水中颗粒物的性质和含量;②水中荷电的溶解性有机物和离子的成分及其含量;③水温;④水的 pH 和碱度;⑤混凝剂的品种、质量和用量;⑥混凝剂的投加方法和搅拌强度。

(二)过滤

过滤是水通过石英砂等滤料层以截留和吸附水中悬浮杂质和微生物的过程。过滤的功效有三方面:①使滤后水质的浑浊度达到生活饮用水水质要求;②水经过滤后,除去水中大部分病原体,如致病菌、病毒以及寄生原虫和蠕虫等。特别是阿米巴包囊和隐孢子虫卵囊,它们对消毒剂的抵抗力很强,主要靠过滤去除;③水经过滤后,残留的微生物失去了悬浮物的保护作用,为滤后消毒创造了条件。

(三)消毒

饮用水消毒是杀灭水中病原体,保证水质生物安全的重要过程。某些地下水可不经净化处理,但通常仍需消毒。饮用水消毒方法可分为两类:即物理消毒和化学消毒。前者如煮沸、紫外线、超声波等消毒方法;后者如用液氯、二氧化氯、臭氧、过氧化物等进行消毒。目前,应用最广的是氯化消毒。

1. 氯化消毒　氯化消毒是指应用液氯或氯制剂进行饮用水消毒。起杀菌作用的氯称为有效氯。含氯化合物中氯的化合价数大于-1者,均为有效氯。刚出厂的漂白粉和漂白粉精含有效氯分别是$25\%\sim30\%$和$60\%\sim70\%$,随着储存时间的延长,有效氯会逐渐降低,当有效氯下降到15%以下时便失去效用。

(1)氯化消毒的基本原理:液氯或漂白粉和漂白粉精在水中均能水解成次氯酸:

$$Cl_2 + H_2O \longrightarrow HClO + H^+ + Cl^-$$
$$HOCl \rightleftharpoons H^+ + ClO^-$$
$$2Ca(ClO)Cl + 2H_2O \longrightarrow Ca(OH)_2 + 2HClO + CaCl_2$$
$$Ca(ClO)_2 + 2H_2O \longrightarrow Ca(OH)_2 + 2HClO$$

无论是液氯还是氯的化合物,在水中都能形成体积小、电荷为中性的次氯酸,它是一种强氧化剂,能损害细胞膜,使其通透性增加,导致细胞内蛋白质、RNA、DNA等物质漏出,并能干扰多种酶系统(特别是能氧化磷酸葡萄糖脱氢酶中的巯基,使糖代谢受阻),从而使细菌死亡。氯对病毒的作用,主要是作用于病毒的核酸而使病毒产生致死性损害。

(2)影响氯化消毒效果的因素

①加氯量和接触时间:实验表明,要保证氯化消毒的效果,必须向水中加入足够的消毒剂,并有充分的接触时间(冬季不低于60分钟,夏季不低于30分钟)。需氯量是指氧化1 L水中的有机物、还原性无机物和灭菌以及某些氯化反应等所消耗的有效氯量。余氯是指加氯消毒接触一定时间后,水中剩余的有效氯,包括游离性余氯和结合性余氯。游离性余氯指HClO和ClO^-;结合性余氯指一氯胺(NH_2Cl)和二氯胺($NHCl_2$)。水中余氯限量值与余氯性质有关,如是游离性余氯,则要求常温下接触30分钟后,余氯有$0.3\sim0.5$ mg/L;若为结合性余氯,则要求在接触$1\sim2$小时后,余氯不低于$1\sim2$ mg/L。加氯量是加氯消毒时投加的有效氯量,为需氯量与余氯量之和。不同的水质其加氯量不等。

②水的pH:pH越低,杀菌效果越好。次氯酸是弱电解质,在水中可形成次氯酸(HClO)和次氯酸根(ClO^-),两者的多少与水的pH有关。pH<5.0时,主要以次氯酸的形式存在,随着pH的增高,次氯酸解离成次氯酸根逐渐增多;当pH=7.5时,次氯酸与次氯酸根大致相等;pH>9时,ClO^-接近100%。根据对大肠杆菌实验,次氯酸的杀菌效率比次氯酸根高约80倍。因此,氯化消毒时,水的pH不宜太高。

③水温:水温高,杀菌效果好,水温每提高10℃,杀灭病菌率可提高$2\sim3$倍。

④水的浑浊度:悬浮颗粒可吸附微生物,使之凝集成团,使消毒剂难以作用于微生物,降低消毒效果。

⑤水中微生物的种类和数量:不同微生物对氯的耐受性不尽相同。一般来说,大肠杆菌抵抗力较低,病毒次之,原虫包囊抵抗力最强。

(3)常用的氯化消毒方法及其特性

①普通氯化消毒:当水的浊度低,有机物污染轻,且基本无酚类物质时,加入适量的氯,

接触一定的时间就可达到消毒目的。该方法所需时间短,效果可靠,水中的余氯主要是游离性余氯($HClO,ClO^-$)。缺点是:当水源水中含有有机物或腐殖质时,消毒后会产生三卤甲烷等氯化消毒副产物。

②氯胺消毒法:在水中先加入氨(硫酸铵、氯化铵),然后再加氯,氨与氯的比一般为(1:3~1:6)为宜。优点是:减少三卤甲烷的生成;先加氨后加氯防止产生氯酚臭;化合性余氯稳定,在管网中持续时间长。缺点是:接触时间长,费用较贵,操作复杂,对杀灭病毒效果较差。

③过量氯消毒法:当有机物污染严重时,或在野外工作,或发生意外事故,需短时间内达到消毒目的时,可加过量氯于水中,使余氯量达到$1~5$ mg/L。消毒后的水,可用亚硫酸钠、亚硫酸氢钠或活性炭脱氯。

2. 二氧化氯消毒　ClO_2在常温下为橙黄色气体,易溶于水,但不与水起化学反应,在水中极易挥发,当空气中ClO_2浓度大于10%或水中浓度大于30%时,具有爆炸性。

(1) 杀菌原理:ClO_2对细胞壁有较好的吸附性和透过性能,可氧化细胞内含硫基的酶;可与半胱氨酸、色氨酸和游离脂肪酸反应,快速控制生物蛋白质的合成,使膜的渗透性增强,并能改变病毒衣壳结构,导致病毒死亡。

(2) ClO_2消毒的优缺点

①优点:可减少水中三卤甲烷等氯化副产物的形成;当水中含氨时,氧化消毒作用的强度不变;杀灭水中病原体效果不受 pH 影响;消毒后余氯稳定持久;可去除水中的异色和异味,不形成氯酚臭;有较强的除铁、锰作用,并能降低苯并(a)芘致癌性。

②缺点:ClO_2有爆炸性,必须现场制备,立即使用;工序复杂,成本高;ClO_2的歧化物对动物可引起溶血性贫血和变性血红蛋白症等。

3. 臭氧消毒　O_3是强氧化剂,在水中的溶解度比氧大 13 倍。其性质极不稳定,消毒时需要临时制备,立即使用。投加量一般不大于 1 mg/L,要求接触时间为 $10~15$ min。

(1) 杀菌原理:臭氧与水接触后可放出新生态氧[O],其具有很强的氧化能力,作用于细菌细胞膜使其通透性增加,细胞内容物漏出,还可影响病毒的衣壳蛋白,导致病毒死亡。

(2) 臭氧消毒的优缺点:

①优点:效果比 ClO_2 和 Cl_2 好,用量少,接触时间短,能去除水的色、臭、味、铁、锰、酚等;不产生三卤甲烷;不受水的感官性状影响;用于前处理可加强絮凝作用,减低混凝剂的用量。

②缺点:投资大,费用高;水中的臭氧不稳定,控制和检测 O_3 需要较高的技术;对管道有腐蚀作用,故出厂水不含 O_3,无持续杀菌作用,需要第二消毒剂;与铁、锰、有机物等反应形成微絮凝物,增加水的浑浊度。

(四)水质的特殊处理

1. 除氟　常用方法有活性氧化铝法、骨炭法和电渗析法。

(1) 活性氧化铝法:活性氧化铝是白色颗粒状多孔吸附剂,有较大的比表面积,是两性物质,等电点约 9.5,当水的 pH<9.5 时可吸附阴离子,pH>9.5 时可去除阳离子。因此,在天然水正常 pH 情况下,对氟有极大的选择吸附性。

(2) 骨炭法:即磷酸钙法,是一种有效的、经济简便的除氟方法。骨炭的主要成分是羟基磷酸钙,当水的含氟量高时,氟被骨炭吸收而去除。

(3) 电渗析法:在直流电场的作用下,原水中可溶解性离子迁移,通过离子交换膜达到分离。此法除氟效果好,不用投加药剂,除氟的同时可降低高氟水的总含盐量。

2. 除藻和除臭　水中藻类繁殖不仅可以产生臭味和毒素,而且也是典型的氯化消毒产物前体物,在自来水消毒过程中可与氯作用生成三氯甲烷等多种有害副产物,增加水的致突变活性。去除方法有物理方法、化学方法和生物方法。

（1）物理方法:气浮技术除藻效果较好,目前国内外使用较多,其去除率可达 70% ～ 80%。还可利用水网藻除藻,水网藻是大型的网片或网袋绿藻,其繁殖能力比蓝绿藻更强,其生长过程中可大量吸收水中的磷、氮使蓝绿藻无法在水中大量繁殖,从而达到治藻目的。

（2）化学方法:利用硫酸铝和硫酸铜作除藻剂可去除大部分藻类。还可利用铁盐除藻,铁盐能与水形成较重的矾花,增加混凝效果,提高藻类的去除率。

（3）生物方法:利用在反应池中垂直放置蜂窝管,使原水通过蜂窝管时渐渐生成生物膜,从而吸附水中的杂质,使原水中的污染物和藻类去除。

自来水中能够产生臭味的物质很多。有机污染物产生的臭味可用 O_3 和 ClO_2 加以处理;水中挥发性物质如 H_2S 等产生的臭味,可用曝气法去除;酚和氯酚产生的臭味可用 ClO_2 去除;原因不明的臭味,用上述方法处理效果不佳时,可用活性炭吸附处理。

3. 海水与苦咸水淡化　淡化的主要方法有蒸馏法、电渗析法、反渗透法和离子交换法等。

（吴秋云）

复习思考题

1. 我国生活饮用水卫生标准常规指标包括哪几类?
2. 简述水质氯化消毒的原理及影响因素。

【案例 3-1 分析】

问题 1:引起介水传染病的病原体通常有哪些? 这类疾病的流行特点有哪些?

分析思路:水源受病原体污染后,主要包括细菌、病毒、原虫三大类,未经妥善处理和消毒,或处理后的饮用水在输配水和贮水过程中再次受病原体污染,从而导致一些疾病经水传播。介水传染病的流行特点包括水源一次严重污染后,可呈暴发流行,且多数患者发病日期集中在同一潜伏期内;若水源经常受污染,发病者可连续不断地出现。病例分布与供水范围一致。大多数患者都有饮用或接触同一水源的历史。一旦对污染源采取处理措施,疾病的流行能迅速得到控制。

问题 2:水污染事件发生后,我们应该如何处理?

分析思路:主要从污染源调查、水体污染调查、水体污染对居民健康影响调查三方面考虑。污染源调查包括企业性质、规模、污染物种类、污染物排放情况等。污染调查包括采样点的设置、采样时间及频率、监测项目、水生生物的检测等方面。水体污染对居民健康影响调查包括水域范围内居民患病率、死亡率及相关健康损害资料等。

知识拓展:长江经济带和水生态保护

长江流域素有鱼米之乡、天下粮仓之称。长江经济带是我国开发历史悠久、人口经济分布集中的地区之一。高强度的开发建设和高密度的产业布局,使得废污水排放负荷加大,造成长江局部环境质量降低,水生态系统受损,水污染逐渐加重。2016 年 1 月,习近平总书记主持召开推动长江经济带发展座谈会,指出"要把修复长江生态环境排在压倒性位置,共抓大保护,不搞大开发"。随后也在多次会议中强调,新形势下,推动长江经济带发展,要正确把握生态环境保护和经济发展的关系,走生态优先、绿色发展的道路,开展长江保护修复攻坚战,保护中华民族的母亲河。2020 年 12 月 26 日,我国第十三届全国人民代表大会常务委员会第二十四次会议通过了《中华人民共和国长江保护法》,该法将于 2021 年 3 月 1 日起施行。在长江流域开展生态环境保护和修复以及长江流域各类生产生活、开发建设活动都应当遵守本法。

第四章 地质环境与健康

【案例 4 - 1】

在我国某矿区曾经发生过一种奇怪的脱发病。有人一觉醒来,忽然发现头发成一束束脱落,当地人恐惧地称之为"鬼剃头"。对该矿区的人群进行调查发现,乏力,下肢无力、发麻或失眠等症状较多见。少数人有视力下降、四肢远端感觉障碍、疼痛及脱发等症状。

问题:

1. 为何当地居民会出现这种情况?

2. 我们应从这个案例中吸取什么教训?

土壤是指受自然或人为因素作用的,由矿物质、有机质、水、空气、生物有机体等组成的陆地表面疏松综合体,包括陆地表层能够生长植物的土壤层和污染物能够影响的松散层。它和空气、水一样,是自然界环境的重要组成部分,也是人类赖以生存和发展的物质基础;是联系有机界和无机界的中心环节;是陆地生态系统的核心及其食物链的首端;是许多有害废弃物的处理场所和容纳场所。土壤主要由地壳表层的岩石经过长期的风化和生物学的作用形成的。由于各地的地形地貌和成土母岩性质以及气候条件的不同,从而导致土壤形成过程中的各种化学成分的蓄积、迁移和转化规律不同,与人类生命健康关系密切的各种化学元素的含量过多或过少,都会对人体健康造成不良影响。

土壤中含有多种化学元素,其中 O 占 49.4%,Si 占 25.8%,Al 占 7.5%,此外,还有 Fe、Ca、Mg、Na、K 及少量的 H、Cl、P、C、Mn、S、N 等元素。土壤有机成分两类:非腐殖质、腐殖质。非腐殖质包括碳水化合物、蛋白质、肽类、氨基酸、脂肪、树脂、色素、蜡以及其他低分子有机物质。土壤有机成分大部分为腐殖质。腐殖质是分子量为几百到几万的无定形酸性物质,呈褐色或黑色,具有亲水性。主要成分是腐殖酸、富里酸、胡敏素。腐殖质共有的特征:可与金属离子和水合氧化物形成稳定的水溶性和非水溶性的盐类及络合物;可抵抗微生物降解;一般无恶臭、不招苍蝇;不仅具有较高的肥效,且对维持生态平衡和环境卫生有重要意义。土壤中含有多种微生物,土壤微生物直接参与土壤中有机物和无机物的氧化、还原、分解、腐败以及腐殖质形成等各种反应过程。但土壤中也常含有粪便或其他排泄物,以及随废弃物进入土壤的致病菌、寄生虫卵和幼虫,可引起相应的疾病传播或流行。

土壤的结构和物理组成对居住条件有长远影响,土壤污染的程度直接或间接地影响人体健康。土壤中含有多种宏量和微量元素,可通过食物、水、空气进入机体,影响人体的正常生理机能。土壤中的化学元素不仅通过食物链传递进入人体,还会引起生态环境质量变化,产生间接影响。直接影响通过直接接触土壤产生肠道传染病、寄生虫病、经皮毒,或土壤中大量挥发性化合物进入机体产生直接危害。

我国地质土壤环境对人体健康较突出的影响有原生地质环境某化学元素过多或不足产生的地方病和人为排放重金属等产生的土壤污染。保护土壤以及改造不卫生土壤,特别是对各种废弃物进行卫生处理,对预防疾病、保护人民健康以及发展国民经济都有重要意义。

第一节　地方病

一、地方病的概念、分类和流行特征

地方病是指局限于某些特定地区、相对稳定并经常发生的一类疾病。全国不同地区有不同的地方病发生,有的地区可多达五六种。地方病主要发生于农村、山区、牧区等偏僻地区,发病病例常呈地域性分布。

(一) 地方病的分类

地方病按病因可分为自然疫源性和化学元素性两类。自然疫源性(生物源性)地方病的病因为微生物和寄生虫,是一类传染性的地方病,如鼠疫、疟疾、黑热病、肺吸虫病、棘球蚴病等。化学元素性地方病又称生物地球化学性疾病,是地方病的最主要类型,也是预防医学研究的重点,包括元素缺乏性地方病,如地方性甲状腺肿、地方性克汀病等;元素中毒性地方病,如地方性氟中毒、地方性砷中毒、地方性硒中毒、地方性钼中毒等。

(二) 我国地方病流行现状

我国是地方病流行较为严重的国家,31 个省(区、市)不同程度地存在地方病危害,主要有碘缺乏病、水源性高碘甲状腺肿、地方性氟中毒、地方性砷中毒、大骨节病和克山病。我国外环境普遍处于缺碘状态,除上海市外,30 个省(区、市)都曾不同程度地流行碘缺乏病。水源性高碘病区和地区分布于 9 个省(区、市)的 115 个县(市、区)。燃煤污染型地方性氟中毒病区分布于 13 个省(市)的 188 个县(市、区)。饮水型地方性氟中毒病区分布于 28 个省(区、市)的 1 137 个县(市、区)。饮茶型地方性氟中毒病区分布于 7 个省(区)的 316 个县(市、区)。燃煤污染型地方性砷中毒病区分布于 2 个省的 12 个县。饮水型地方性砷中毒病区分布于 9 个省(区)的 45 个县,且在 19 个省(区)发现生活饮用水砷含量超标。大骨节病病区分布于 14 个省(区、市)的 366 个县(市、区)。克山病病区分布于 16 个省(区、市)的 327 个县(市、区)。

(三) 地方病病(疫)区的基本特征

1. 病(疫)区内地方病发病率和患病率都显著高于非病(疫)区,或在非病(疫)区内无该病发生。

2. 病(疫)区内自然环境中存在着引起该种病的致病因子。如地方病的发病与病区环境中人体必需元素的过剩、缺乏或失调密切相关,或在疫区内存在病原微生物、寄生虫及其昆虫媒介和动物宿主的生长繁殖条件。

3. 健康人进入病(疫)区同样有患病的可能,且属于危险人群。

4. 从病(疫)区迁出的健康者,除处于潜伏期者以外,不会再患该病。迁出的患者,其症状可不再加重,并逐渐减轻甚至痊愈。

5. 病(疫)区内的某些易感动物也可罹患地方病。

6. 根除某种病(疫)区的致病因子后,病区可转变为健康化地区。

(四) 地方病的流行特点

1. 生物源性地方病流行特点　生物源性地方病分布和宿主的生活习性等关系极为密切,因而形成在分布地带、纬度及流行季节上的不同特点。随着社会进步和经济发展,疫源地日趋缩小。但是也会由于交通便利和人口流动等社会因素,使某些生物源性地方病扩散,如登革热、军团病已开始传入甚至威胁我国。又如,新疆本不存在流行性出血热,但随着褐家鼠通过人员流动被带到哈密、大河沿和乌鲁木齐,而成为新的自然疫源地。

2. 化学元素性地方病流行特点　地壳中的化学元素不仅是构成人体基本组分的物质基础,也是生命活动的营养物质来源,在人的生理代谢过程中起着重要的作用。这些元素按照生命活动的需要,分布在人体各部位,以维持机体和环境间的平衡。由于地壳中的化学元素分布不均匀,所以该病具有明显的地区特异性;该病的流行强度与环境中某元素水平相关,存在明显的剂量反应关系,最终导致化学元素性地方病。其流行强度与地理地形有关,无季节差异,大多有人群分布的差异。

二、常见的地球化学性疾病

(一) 碘缺乏病(Iodine Deficiency Disorders,IDD)

IDD 是因碘长期摄入量绝对不足或相对不足而导致的一类疾病,包括地方性甲状腺肿、地方性克汀病、亚临床克汀病、流产、早产、死产等。最明显的表现是甲状腺肿和克汀病。

1. 碘在自然界的分布　碘主要是以碘化物的形式广泛存在于空气、水、土壤、岩石及动植物体内,空气中含量最少,动植物体内碘含量地区差异很大,陆地产物碘含量一般在 $10 \sim 100\ \mu g/kg$,碘缺乏地区在 $10\ \mu g/kg$ 以下。海产品中碘含量较高,可超过 $100\ \mu g/kg$,特别是海藻类碘含量更高。碘化物溶于水,可随水迁移,于是碘含量与地理地形有关,如山区水中碘低于平原,平原低于沿海等。

2. 机体对碘的吸收、分布与代谢　碘主要通过饮食和饮水进入机体,体内 90% 以上的碘是通过食物提供的。主要吸收部位是胃和小肠,空腹时 $1 \sim 2$ 小时可完全吸收,有肠内容物时 3 小时也可完全吸收。由消化道吸收的无机碘经肝脏门静脉进入体循环,到达机体的组织器官,一般仅存于细胞间液,不进入细胞内。24 小时内 $15\% \sim 45\%$ 的碘富集于甲状腺内,在碘缺乏的地区富集能力更强,可达 80%。碘被甲状腺摄取,在甲状腺滤泡上皮细胞内生成甲状腺激素。碘主要由肾脏排泄,少部分由粪便排出,唾液、汗液、毛发、指甲、肺呼气也可有极少量碘排出。

3. 碘的生理作用　碘是机体的必需元素,其生理功能是通过甲状腺合成甲状腺素(T_4)和三碘甲状腺原氨酸(T_3)来实现的。甲状腺激素是人体正常生理代谢不可缺少的激素,其主要生理功能有:促进生长发育;维持正常的新陈代谢,如适量的甲状腺素有助于蛋白质的合成,促进葡萄糖吸收和糖原分解,加速组织对糖的利用,促进脂肪分解产热,并能促进胆固醇利用、转化和排泄,调节正常水盐代谢等;维持神经系统正常的兴奋性等;其他,如甲状腺素不足可导致消化功能减弱,造血功能障碍,发生贫血,有时还表现为性发育延迟、性功能减弱、男性乳房发育等异常现象。碘的最低生理需要量为每人 $75\ \mu g/d$,推荐供给量为每人 $150\ \mu g/d$。

4. 地方性甲状腺肿

(1) 发病原因

①自然地理因素:调查表明水、土壤中的碘含量与地方性甲状腺肿的发病率密切相关(表4-1)。当无外来含碘食物的条件下,水中碘含量可以用以衡量当地居民的摄碘量。水中碘含量低于5～10 $\mu g/L$ 时,可导致本病的流行。

表4-1 水、土壤中的碘含量与地方性甲状腺肿的发病率

水中碘含量($\mu g/L$)	土中碘含量($\mu g/kg$)	地方性甲状腺肿发病率(%)
3～4	1 957	<10
2～3	267	10～50
1～2	120	>50

②膳食因素:人体内的碘约60%来自植物性食品,因此土壤中缺碘可影响植物性食品的含碘量(表4-2),从而影响碘的摄取量。此外,杏仁、木薯、黄豆、核桃仁等食物中所含的硫氰酸盐可竞争性地抑制碘离子向甲状腺输送;存在于芥菜、卷心菜、甘蓝等蔬菜中的硫葡萄糖苷抑制碘的有机化过程;低蛋白、低热量、高碳水化合物及膳食中维生素 A、维生素 C、维生素 B_{12} 不足和食物中的矿物质不平衡,均不同程度地影响碘的吸收作用。

表4-2 地方性甲状腺肿病区与非病区食品中的碘含量($\mu g/100g$)

食品名称	地方病区	非地方病区	食品名称	地方病区	非地方病区
小麦	2.4	6.5	小米	3.4	12.9
大麦	3.8	10.1	玉米	7.9	26.7
燕麦	4.2	11.6	高粱	3.9	5.6
土豆	4.6	18.2	大葱	9.8	15.2

③药物因素:硫脲类抗甲状腺药物抑制碘的有机化和偶联过程;治疗精神病的碳酸锂抑制甲状腺激素的分泌;甲巯咪唑、间苯二酚、洋地黄、四环素类药物均有一定的致甲状腺肿的作用。

(2) 发病机制:机体摄入碘不足时,甲状腺合成甲状腺素减少,血浆中甲状腺素水平降低,通过机体反馈机制,垂体前叶促甲状腺素的分泌增加,刺激甲状腺滤泡使其增生,结果使甲状腺体积增大;另外,缺碘时甲状腺对促甲状腺激素的敏感性增强,因此,即使后者不增加,腺体仍会增大。至于某些高碘性地方性甲状腺肿的流行,认为可能是甲状腺将过量碘转化为甲状腺胶质,并贮于滤泡腔内。由于胶质越存越多,滤泡腔体积也越来越大,因而形成甲状腺肿。也有人认为过量的碘可引起碘离子进入甲状腺上皮细胞受阻,发生碘阻断效应,甲状腺素合成减少,腺体增生。

(3) 临床表现:一般无明显自觉症状,当肿大的甲状腺压迫周围组织器官时,可引起声音嘶哑,呼吸困难;压迫食管时,可引起持续性下咽困难等。

(4) 诊断依据:患者来自甲状腺肿病区;甲状腺肿大超过本人拇指末节或有小于拇指末节的结节;实验检查:尿碘低于 50 $\mu g/g$,甲状腺吸[131]I 率呈"饥饿曲线";排除甲状腺功能亢进、甲状腺癌、甲状腺炎等其他甲状腺疾病。

(5) 流行病学特征

①地理分布特征:该病是世界流行性疾病,在我国除上海以外包括台湾在内的各个省、自治区、直辖市都有该病的流行。以西北、东北、西南等地区病情尤为严重。碘缺乏病的地区分布特点是山区多于平原,内地多于沿海,乡村多于城市,农村高于牧区。

②人群分布特征:地方性甲状腺肿各年龄组均有发病,一般儿童期开始出现,以青春期发病率最高,40岁以后逐渐下降。一般女性高于男性,以15～20岁年龄组性别差异最大,但愈是流行严重的地区,男女患病率差别愈小。

5. **地方性克汀病**　是在碘缺乏区出现的一种比较严重的碘缺乏病,患者常有呆、小、聋、哑、瘫等特征,每年近千万的婴儿由于缺碘而导致智力受损。

(1) 发病机制:地方性克汀病的发病病因主要是胚胎期及出生后早期缺碘,导致甲状腺激素缺乏,引起神经等多器官系统发育分化障碍,其中以孕妇胚胎期缺碘是关键。也有资料证明,克汀病与近亲结婚的遗传因素有关,提出了"遗传缺碘"的病因学说。

(2) 临床表现:①智力低下,轻者能做简单运算,稍重不能做复杂劳动,严重者生活不能自理;②聋哑,有不同程度的语言障碍甚至出现哑巴;③生长发育迟缓,身体矮小,上身长,下身短;乳牙不脱落,恒牙出现晚;步态不稳,克汀病面容等;④甲状腺肿大,黏液性水肿,皮肤粗糙等。

(3) 临床类型:①神经性地方性克汀病,神经精神症状表现突出,有精神缺陷、聋哑、神经运动障碍,常有大的结节型甲状腺肿,或几乎没有甲状腺功能低下,我国大多数病区属于此种类型;②黏液性水肿型地方性克汀病,甲状腺功能低下症状表现突出,如生长迟缓、侏儒等。我国多见于新疆、青海、西宁及内蒙古等地;③混合型,一般兼有上述两型的特点。

(4) 诊断依据:患者出生、居住于低碘地方性甲状腺肿地区。临床表现除智力障碍外,同时有明显的神经综合征,包括听力和语言缺陷以及不同程度的姿态和步态的特异性失调。有明显的甲状腺功能低下及发育障碍等,综合考虑可作出诊断。

6. **碘缺乏病的预防**

(1) 一级预防:保持膳食中有足够的碘。

①碘盐法:食盐加碘是防治碘缺乏病的简单易行、行之有效的重要措施。碘化物和食盐的比例以1∶50 000～1∶20 000为宜。由于碘盐中的碘化物易氧化、升华,应保持碘盐严密包装,存放在干燥、低温和暗处。

②碘油法:碘油是用植物油皂化成脂肪酸后再与碘分子结合而成的有机化合物,是一种长效、经济、方便、不良反应小的防治药物。在食盐加碘未实施或难以实施的地区,可采用碘油作为替代或辅助治疗方法。肌内注射或口服大剂量碘油后,可在体内形成碘库,再缓慢地释放出来。一次注射含碘40%的碘油,推荐注射剂量为成人2.5 ml,可保证五年内碘供应正常。0～4个月婴儿0.2 ml,1～6岁0.5 ml,6岁以上1.0 ml,每1～3年肌内注射一次;10岁以上同成人量。儿童注射于臀大肌,成人注射于三角肌。也可以口服碘油代替注射,口服剂量一般是注射剂量的1.4～1.6倍,每2年服药1次。

③其他方法:合理膳食,增加含碘丰富的食物,如海带、海鱼等。

在防治因缺碘而导致甲状腺功能低下的同时,也应避免盲目加碘,而引起碘过量。

(2) 二级预防:结合环境水、土壤和食品等含碘量的监测状况,定期对病区居民进行碘代谢和垂体甲状腺系统功能检查。如尿碘测定,甲状腺吸[131]I率测定,血清 T3、T4、TSH 测定等。做到早期发现、早期诊断、早期治疗。定期对碘盐中的碘浓度、包装、存放等进行检测,防止碘的损失。

（3）三级预防：对地方性甲状腺肿和地方性克汀病患者必须采取积极的治疗措施，防止病情的恶化和产生并发症。对早期弥漫型地方性甲状腺肿用口服碘剂较好；对黏液水肿型甲状腺肿患者采用甲状腺制剂疗法效果较好，如甲状腺粉、甲状腺片、人工合成的甲状腺素；对较大结节型甲状腺肿采用手术治疗。对地方性克汀病患者采用甲状腺素治疗，同时补充适量的钙、铁、维生素等以辅助治疗。总之，对碘缺乏病患者应采取对症治疗和支持治疗相结合的方法。

（二）地方性氟中毒

地方性氟中毒是长期摄入过量氟而引起的以氟斑牙和氟骨症为主要特征的一种慢性全身性疾病，又称为地方性氟病。

1. 氟在自然界的分布　氟是自然界分布广泛、化学性质最活泼的非金属，以化合物的形式存在。地壳中含量最多，空气中含量甚微，各种食物中的含氟量与品种和地壳中氟含量的多少有关。一般来说，叶类蔬菜中的含量较果实多。除奶类制品外，动物性食物中含量高于植物性食品。在动物食品中，骨组织和肌腱中的含量较其他部位高。燃烧高氟燃料取暖、做饭和烘烤粮食，可导致空气和食物中氟含量升高。砖茶中氟含量较高，一般在 100 mg/kg以上。

2. 氟在体内的分布代谢及生理作用　氟通过消化道和呼吸道被吸收进入体内，随血流到全身，主要分布在骨骼、牙齿、指甲及毛发中。骨骼和牙齿中的含氟量约占 90% 以上，并以每年增加 0.02% 的量蓄积。氟主要由肾脏排出，每日由尿排出摄氟量的 50%～80%，其次，氟还可通过粪便、汗液等排出，其他如头发、指甲、唾液、乳汁等也有微量氟排出。

氟是人体的必需微量元素，对健康有双重作用。适量的氟对机体呈现良好的生理作用。如氟与硬组织中的羟基磷灰石结合，形成氟磷灰石，后者能提高骨骼和牙齿的机械强度和抗酸能力，增强钙磷在骨骼中的稳定性，在一定程度上，有防龋齿的作用；适量的氟对参与钙磷代谢的酶活性有良好的作用，氟缺乏时会影响钙磷代谢，导致骨质疏松；动物试验表明：适量的氟有促进生长发育和动物繁衍能力的作用，对动物造血功能有良好的刺激作用；氟也能提高肌肉对乙酰胆碱的敏感性，对于维持肌肉本身正常的生理功能有良好的作用。摄入过量的氟可导致氟中毒。据报道，摄入总氟量超过每人每天 4 mg 时，即可引起慢性中毒。

3. 氟的毒作用机制

（1）影响钙磷代谢：如过量的氟进入机体与血液中的钙结合成难溶的氟化钙，大量的氟化钙沉积在骨组织中，使骨质钙化，密度增加，少量沉积在骨周软组织中，使肌腱韧带骨化。血钙水平降低，刺激甲状旁腺功能增强，破骨细胞增多，促进骨溶解，加速骨吸收，并抑制肾小管对磷的重吸收，造成磷大量排出。

（2）抑制某些酶活性：由于氟与钙、镁结合成难溶的氟化钙和氟化镁，体内需要钙、镁参与的酶活性被抑制。如烯醇化酶、琥珀酸脱氢酶、细胞色素氧化酶的活性被抑制，三羧酸循环障碍，能量代谢异常，三磷腺苷生成减少，使骨组织营养不良。如骨磷酸化酶被抑制，影响骨组织对钙盐的吸收和利用。

（3）对硬组织的作用：过量的氟能影响硬组织的正常矿化过程，大量的氟离子置换了骨盐的羟基磷灰石中的羟基而形成氟磷灰石，使骨质的晶体破坏；另一方面氟离子刺激成骨细胞使其增生活跃，使骨的生成增多，造成骨硬化。同时，低血钙状况刺激甲状旁腺过度活动，破骨细胞对骨钙的吸收加速。

过量的氟破坏了牙齿的正常棱晶结构，产生不规则的球状结构，局部呈现粗糙、白垩状斑点、条纹或斑块,逐渐发生色素沉着,严重者釉质松脆易发生缺损。

(4) 对其他组织的影响:如对神经系统、肌肉、血管、肾脏和内分泌腺也有一定的毒作用。过量的氟对肌肉有直接的毒害作用,表现为线粒体断裂、广泛的肌原纤维变性和胞浆渗透性增加,使血清内肌酸磷酸激酶的水平升高;氟作用于内分泌腺体,使甲状旁腺和甲状腺中分泌降钙素的 C 细胞功能紊乱,抑制垂体前叶生长激素和催乳素的分泌;氟还可直接作用于雄性生殖系统,破坏睾丸细胞的功能,导致生殖能力下降。

4. 临床表现　主要为氟斑牙和氟骨症,也累及心血管、中枢神经、消化系统、内分泌等多个系统。

(1) 氟斑牙:氟斑牙是地方性氟中毒最早出现的体征,表现为牙面光泽的改变、色素沉着、粗糙,严重者出现缺损。

(2) 氟骨症:发病缓慢,最普遍的症状是疼痛。早期表现为腰背痛和四肢大关节持续性疼痛。多为酸痛,无游走性,晨起最明显,活动后减轻,不伴有体温升高和关节肿胀,不受气候改变的影响,进而发展到关节活动障碍、四肢麻木、肌肉萎缩、关节僵直、肢体变形等。部分患者有神经系统症状,表现为肢体麻木、蚁走感、感觉减退等。

5. 诊断依据

(1) 生活在发病区,具有氟斑牙、关节疼痛等症状。

(2) X 线有氟骨症征象,骨质硬化、疏松、软化以及骨周改变和异位钙化。

(3) 中晚期患者尿氟高于 1.5 mg/L。根据患者生活史和其症状、体征、X 线改变以及化验结果,在排除其他疾病后可考虑本病。

6. 病因分型

(1) 饮水型:因长期饮用含氟量过高的水而得名。饮水型氟中毒是病区分布最广、患者数最多的一型。我国饮水型氟中毒病区主要分布在淮河—秦岭—昆仑山以北的广大地区。调查表明,饮水中的氟含量与氟中毒的患病率呈明显的正相关关系。

(2) 煤烟型:主要由于病区的燃煤含氟量过高,而居民用含氟量高的煤做饭、取暖、烘烤食物等,致使室内空气和烘干的食物中含有大量的氟所致。主要分布在云南、贵州、四川、湖南、湖北、江西等地区,以西南地区病情最重。

(3) 饮茶型:主要分布在西藏、内蒙古、四川等习惯饮砖茶的少数民族地区。茶可富集氟。据 WHO 报道,世界茶氟含量平均为 97 mg/kg。我国的红茶、绿茶及花茶平均含氟量为 125 mg/kg,而砖茶可达 493 mg/kg,最高为 1 175 mg/kg。

7. 流行病学特征　本病在世界上流行广泛,凡是富氟地区都有本病的流行。据 2000 年统计资料,我国高氟暴露人口 1 亿多,分布在 1 280 个病区县、149 541 个自然村。

(1) 地区分布:我国除上海和台湾外,其余各省、市、自治区几乎均有不同程度的流行区。

(2) 人群分布:有年龄差异,氟斑牙主要发生在正在发育中的恒牙,如恒牙形成后再到高氟地区,不再患氟斑牙;氟骨症主要发生在成年人,且随着年龄的增长而患病率增高,病情也加重。

(3) 无明显性别差异:因生育、哺乳等因素的影响,女性病情往往较重,以骨质疏松型和软化型多见,而男性则以骨质硬化型为主。

(4) 随着在高氟地区居住年限的增长,患病率也增高,且病情也加重。

8. 预防原则

(1) 一级预防:减少氟的摄入量是预防地方性氟中毒的根本措施。对饮水型氟中毒可改用低氟水源,如引用江河水、水库水,用低氟的深井水或收集、储备天然降水等;或进行饮水除氟,目前多采用活性氧化铝法,把活性氧化铝放入过滤池作为滤料,当水通过滤料时,水中氟被吸附除去。高氟煤烟污染食品和空气的病区,应以改灶防污染为主,改造落后的燃煤方式,应用良好的炉体结构并安装排烟设施,将含氟烟尘排出室外;降低食物氟污染:改变烘烤食物的方法,用自然条件烘干粮食或用烤烟房、火炕烘干,避免烟气直接接触食物,防止氟污染食物。不用或少用高氟劣质煤,有条件的地区可更换燃料,最大限度降低空气中氟含量。对饮茶型氟中毒,可研制低氟砖茶或降低砖茶中的氟含量。

(2)二级预防:结合环境检测和人体健康检查,做到早期发现、早期诊断、早期治疗。

(3)三级预防:对地方性氟中毒患者应及早采用积极治疗方法,防止病情继续发展。其治疗原则是减少机体对氟的吸收,促进体内氟的排泄,增强机体抵抗力。药物治疗最常用的是钙剂、维生素C、维生素D。对较重患者应开展康复治疗,对已经发生畸形的患者,可进行矫形手术治疗。对氟斑牙可采用涂膜覆盖法、药物脱色法、修复法等治疗。

(三)地方性砷中毒

地方性砷中毒是某些地区居民由于长期饮用含砷过高的水而引起的一种地方病。自1990年以来,饮水中砷的问题引起了人们极大关注,先后有印度、泰国、孟加拉国、匈牙利、阿根廷、智利、墨西哥、美国等国家报道了饮水型砷中毒。在我国的台湾、新疆、内蒙古、山西等地也先后发现了由于水砷含量过高而引起的中毒性病例。另外,在我国贵州省西南部农村,因燃烧高砷煤炭(876.3~8 300 mg/kg,个别地区达35 000 mg/kg)致使室内空气以及用煤炭烘烤的玉米、辣椒中砷含量升高,导致当地煤烟型砷中毒的发生。

1. 砷在自然界的分布　砷是地壳的构成元素,广泛分布于自然界的土壤、岩石和水环境中。地壳中的砷多以含砷矿石的形式存在,其中雄黄矿、雌黄矿、砷黄铁矿等的含砷量最高。含砷矿石自然风化后可向环境中释放砷,使土壤、空气、动植物体中均含有微量的砷。

2. 砷进入机体的途径、吸收、分布与代谢　生活环境中的砷,主要经呼吸道、消化道和皮肤摄入。五价砷易通过胃肠道被吸收,三价砷易透过皮肤被吸收。室内外空气中的砷大部分是三价砷,主要来自含砷煤炭的燃烧,并多以氧化物的形式向空气中排放。饮用水、粮食、蔬菜中的砷以三价砷或五价砷的形式经消化道摄入后,有95%~97%在胃肠道被吸收。砷进入体内后,在24小时内有95%~99%随血液到达胃肠道、肝脏、肾脏、肺、脾脏等器官。砷在生物体内的半衰期较长,约为30小时以上,主要经肾脏排泄。

3. 砷的毒作用机理研究　IARC在1979年将无机砷正式列入确认人类致癌物,其致癌机制至今仍不是很清楚。砷毒作用的详细机制也尚未完全阐明。大量研究提示砷是一种细胞原浆毒,可特异性地与体内组织和器官中的物质相结合,从细胞水平、分子水平影响机体正常代谢,从而产生一系列的生物效应。

4. 砷中毒的临床表现　砷的毒作用表现多取决于砷化物的种类、结构以及患者的暴露时间、接触方式和浓度、年龄、身体素质等因素。长期生活在高砷地区,可从饮用水或饮食中摄入一定剂量的砷,多以慢性中毒为主要表现。如若短期或一次误用砷浓度为20 mg/L以上的水,则可引起急性中毒,长期饮用含砷0.5 mg/L的水时,可引起慢性砷中毒。

慢性地方性砷中毒是由于长期从饮用水、室内煤烟、食物等环境介质中摄入过量的砷而引起的一种生物地球化学性疾病。临床特异表现:慢性砷中毒早期多表现为末梢神经炎症状,四肢对称性、向心性感觉障碍,如蚁走感、痛温觉减退、麻木等;四肢肌肉疼痛、收缩无力,甚至出现抬举、行走困难;患者毛发干枯,易脆断、脱落;皮肤色素异常是慢性砷中毒特异性体征,可出现弥漫性褐色、灰黑色斑点,与此同时部分皮肤出现点状、片状色素脱失,呈现白色斑点或片状融合;皮肤色素沉着与色素缺失多同时出现在躯干部位,以腹部、背部为主,亦可出现在乳晕、眼睑、腋窝等皱褶处;皮肤角化、皲裂以手掌、脚跖部为主,四肢及臀部皮肤角化,可形成角化斑、赘状物,皮肤角化、皲裂处易形成溃疡,合并感染,甚至演变为皮肤癌。砷还有致畸和致突变作用。我国台湾地区还有患者发生"黑脚病",主要是由于下肢远端脚趾部位动脉管腔狭窄、血栓形成。

5. 砷中毒的防治措施

(1)预防措施:改换水源,在地下水含砷量较高的地区,可用地面水或降水供居民饮用和灌溉农田;饮水除砷通常用混凝沉淀和过滤除砷的方法,一般需要通过氧化剂将三价砷氧化成五价砷,再通过石灰沉淀除砷;限制高砷煤炭的开采使用;改炉灶,减少空气砷污染;在煤烟型砷中毒高发区,要加强宣教,不要用敞开式燃烧炉灶,修建烟囱,加强室内通风换气,并把粮食、蔬菜等食物贮藏室与厨房分开放置,避免含砷煤烟污染食品。

(2)治疗措施

①急性砷中毒的治疗,首先要对症处理:如解痉、止痛、纠正水电解质紊乱、预防脑水肿和肝肾损伤等;如患者呕吐、腹泻是机体的一种排毒反应,不可急于应用止吐、止泻药物。口服解毒剂:用12%硫酸亚铁与20%氧化镁溶液等量混合,即可配制成氢氧化铁口服解毒剂,具有催吐作用,每5~10分钟口服20 ml,反复服用至呕吐停止。肌内注射二硫基丙磺酸钠,成人用量每次5 mg/kg,每6~8小时一次。

②慢性砷中毒的治疗:选用维生素 B_1、肌苷、三磷腺苷、辅酶 A、辅酶 Q 等制剂治疗末梢神经炎。可用5%二巯丙醇油膏涂抹缓解慢性砷中毒皮肤损害。每天肌内注射2.5~5.0 ml的二巯基丙磺酸钠,每3~5天为一疗程,应视尿砷浓度变化决定用药期限。如无巯基解毒剂可用10%硫代硫酸钠,成人每次静脉注射10~20 ml,每日1次,3~5天为一疗程。

(四)克山病

克山病是一种原因不明的以心肌坏死为主要病变的地区性流行病,该病死亡率高,是我国重点防治的地方病之一。在1935年该病首先在我国黑龙江克山县被发现,故而称为克山病。

1. 流行病学特征 克山病在我国流行广泛,具有明显的地区性,主要分布于东北、西北、华北、西南、中南等14个省、市、自治区。流行病学调查表明该病的分布与地质环境因素有密切的关系,山区、丘陵发病率高于平原。发病地区多为典型的地质侵蚀区,因地表易溶元素的强烈丢失,使饮用水中的离子总量甚低(主要是钙、镁、钾、钠、硫等离子减少);而无病地区多位于地质堆积区,地表易溶元素的富集而使饮水中离子总量增高。

克山病病因尚未完全明了,目前普遍认为克山病与缺硒有很大关系。流行病学调查发现,克山病绝大部分分布在我国缺硒地区,病区粮食中硒含量和人群中血硒、发硒水平普遍低于非病区,用硒制剂预防性治疗克山病有一定的疗效。除了严重缺硒,病毒感染可能也是克山病的病因之一。

2. 发病机制与临床表现 本病主要受损器官是心肌。临床表现的轻重与心肌损伤的程度有关。急性克山病表现为急性心力衰竭,内脏急性缺血、缺氧。小儿多呈急性型,表现为亚急性全心衰竭。慢型病例主要为充血性心力衰竭。潜在型病变较轻,一般无明显症状,劳累后可出现头晕、心悸、气短等。

3. 防治措施

(1)口服亚硒酸钠法:每周口服0.04 mg/kg亚硒酸钠,服药3个月。

（2）硒盐法：将1.5 g亚硒酸钠溶于少量水中，喷洒到100 kg盐内，搅拌均匀供应病区居民。

（3）硒粮法：在农作物结穗期，每亩地用0.5～1.0 g亚硒酸钠溶液，分两次喷洒，以提高农作物的硒含量。

（4）其他：增加粮食品种，多食豆类制品，蔬菜瓜果合理搭配；亚硒酸钠与维生素E合用对该病有显著的防治效果；改良饮水质量，用机井水代替窖水、浅井水，用深层的机井水或泉水代替地表水、浅层水等；在发病区，把水源水用砂子、煤末过滤，明矾澄清，用漂白粉或煮沸消毒等措施也都可达到预防的目的。

4. 克山病的治疗　结合临床症状和体征，给予对症处理和支持疗法。

（五）大骨节病

大骨节病是一种地方性变形性骨关节病，国内又叫矮人病、算盘珠病等，国际医学界称本病为Kaschin-Beck病。本病在各年龄都有发生，但多发于儿童和青少年，成人很少发病，无明显的性别差异。大骨节病已有130多年的流行史，是我国积极防治的重点地方病之一。

1. 流行病学特征　本病多发生在山区潮湿寒冷地区，有明显的地区分布。我国主要分布于黑龙江、吉林、辽宁、内蒙古、河北、河南、山东、山西、陕西、甘肃、青海、四川、西藏等省、市、自治区。我国20世纪90年代有100万～300万患者，目前仍有60多万患者。最近在北京郊区县内亦发现此病。

2. 发病原因　病因至今未明，但与缺硒、缺碘有关，谷物的霉菌毒素及饮用水较高的富里酸可能也是致病的原因。气候因素：在山地居住的人，通常阴坡区患病率高于阳坡区，原因可能是由于阴坡潮湿，阳光缺乏所致。饮食因素：粮食如受镰刀菌污染，其产生的毒素和分解产物胺类可引起骨及软骨病变。饮水因素：病区饮水中的腐殖质酸含量过高，腐殖质酸可引起硫酸软骨素的代谢障碍，导致软骨改变。病区土壤、饮水及粮食中微量化学元素的比值失调也可能是该病的发病原因，如低硒可影响软骨细胞生物膜的完整性及稳定性，使之易受损伤等。

3. 临床表现　本病主要侵犯生长发育期的儿童及青少年的骨骼。主要临床表现是四肢关节对称地疼痛、变形、增粗，屈伸活动受限以及四肢肌肉萎缩。病程发展缓慢，无炎症反应。骨骼发育严重障碍者可发展到手足短粗、身材矮小、关节活动困难，以至残废。而成人中因骨骼已停止发育，所以只多见于产妇、哺乳期妇女或劳动局部肢体紧张者。成人的临床体征多见肘关节弯曲和指关节增粗。

4. 防治原则　本病无特效治疗药物，多采用对症治疗。综合我国大骨节病的防治经验，可采取补硒、改水、改粮、合理营养、改善环境条件、加强人群筛查等综合措施进行防治。

第二节　土壤污染对健康的危害

土壤污染是指在人类生产和生活中排出的有害物质进入土壤，并且达到一定的程度，引起土壤物理、化学、生物等方面特性的改变，导致土壤质量恶化，并直接或间接危害人畜健康的现象。据不完全调查，目前全国受污染的耕地约有1.5亿亩，污水灌溉污染耕地3 250万亩，固体废弃物堆存占地和毁田200万亩，合计约占耕地总面积的1/10以上。其中多数集中在经济较发达的地区。

土壤具有自净作用。土壤的自净是指受污染的土壤通过物理、化学和生物学等自然因素的作用下，使病原体死灭，各种有害物质转化到无害的程度，土壤可逐渐恢复到污染前的状态。

土壤对某污染物的环境容量是指一定环境单元,一定时间内,在土壤卫生标准的范围内,土壤对该污染物能容纳的最大负荷量。它是制定卫生标准和防护措施的重要依据。

一、土壤污染的来源

(一)水型污染

主要是应用不符合要求的工业废水和生活污水灌溉农田所致。有害物质的浓度与水流的方向有关,表现在进水口附近的土壤中污染物浓度高于出水处。污染物多分布在表层,但随污水灌溉时间的延长和量的增加,某些污染物可由上而下地扩散、迁移到土壤深层,以致污染地下水,也可以经生物富集和迁移到食物。

(二)气型污染

大气中的污染物自然沉降或随水而降落进入土壤。

(三)固体废弃物型污染

因工业废渣的堆放、生活垃圾及粪便无害化处理不当以及化肥、农药的使用等对土壤的污染。特点是污染范围比较局限和固定,但也可通过风吹和雨水径流而污染较大范围的土壤。

二、土壤污染物分类

(一)化学污染物

包括无机污染物和有机污染物。前者如汞、镉、铅、砷等重金属,过量的氮磷植物营养元素等;后者如各种化学农药、石油及其裂解产物,以及其他各类有机合成产物等。

(二)物理污染物

来自工厂、矿山的固体废弃物如尾矿、废石、粉煤灰和工业垃圾等。

(三)生物污染物

指带有各种病菌的城市垃圾和由卫生设施(包括医院)排出的废水、废物以及厩肥等。此外,由于人类滥用抗生素,使得土壤中出现了大量的抗生素及伴随而来的抗性基因(Antibiotic Resistance Genes,ARGs),逐渐受到人们的重视。

(四)放射性污染物

主要存在于核原料开采和大气层核爆炸地区,以锶和铯等在土壤中生存期长的放射性元素为主。

三、土壤污染的特点

(一)影响的综合性

土壤污染对健康的影响有直接和间接影响,大多数为间接影响。直接影响可通过直接接触土壤产生肠道传染病、寄生虫病;间接影响通过土壤中的某些有害污染物从土壤进入植物或淋溶至水体,然后进入食物链,再被人体摄入,影响人体健康。

(二)危害的长期性

超过土壤的承载容量就会产生严重污染,从土壤污染到造成危害人类健康,往往需经过一个较长的时间。因为某些有害物质从土壤迁移到食物链,再在人体内蓄积达到致病的浓度需要较长的时间。此外,有些有害物质在土壤中半衰期较长,如农药磷丹的半衰期为30年,放射性污染物在土壤中可持续数十年,一旦污染很难消除。

（三）污染物变化的复杂性

污染物在土壤中的迁移、转化过程极为复杂，不仅取决于污染物自身的理化特性，还受土壤的理化特性、微生物组成以及气象条件的影响。

（四）污染的隐蔽性

土壤污染后的性状一般肉眼不可见，人不易察觉。

四、土壤性污染的危害

土壤污染直接影响土壤生态系统的结构和功能，造成有害物质在农作物中积累，并通过食物链进入人体，引发各种疾病。据估算，全国每年因重金属污染的粮食达 1 200 万吨，造成的直接经济损失超过 200 亿元。土壤污染最终将对生态安全构成威胁。

（一）生物性污染的危害

人畜粪便、生活污水中的病原微生物可通过施肥和污水灌溉进入土壤。许多病原体在土壤中能存活一定的时间，如痢疾杆菌在土壤中能存活 25～100 天，芽孢杆菌存活 1 年以上，蛔虫卵可存活 7 年之久。人体可通过直接接触或食用污染的蔬菜、瓜果等食物或饮水等途径使病原体进入机体，而导致肠道传染病与寄生虫病的发生。天然的土壤中常常存在着破伤风杆菌和肉毒梭菌，这两种菌致病力很强，在土壤中生存时间长，人因接触土壤而感染发病。土壤被粪便污染，经腐败分解产生恶臭气体，从而招致苍蝇、鼠类繁殖，恶化居民区的生活环境。此外，环境中 ARGs 传播的加剧导致超级细菌事件在世界范围频发。一些土壤抗性细菌中的 ARGs 与人体病原菌中对应的基因具有 100% 的序列相似性，说明土壤 ARGs 在一定条件下可转移到人体致病菌中，如感染人体的破伤风杆菌携带 ARGs，将会加重治疗难度，引发严重的健康风险。

（二）化学性污染的危害

化学性污染包括各种有毒有害物质，其中最重要的是一些重金属和农药的污染。

1. 重金属污染　土壤受重金属或类金属毒物污染后，常常通过农作物和水进入人体，造成多种伤害。常见的有汞、镉、铅、砷、铊等有毒重金属，由于工业快速发展，土壤重金属污染日趋严重，长三角地区已经发现"镉米""铅米""汞米"等。对居民健康造成的危害以镉污染土壤引起的痛痛病最为典型。

（1）镉污染：痛痛病是发生在日本神通川流域，用含镉废水灌溉农田而引起的公害病，患者全身疼痛，终日喊痛不止，故名痛痛病。

①病因：主要是含镉的工业废水，未经处理就灌溉农田，镉污染土壤后，主要蓄积在土壤表层，稻子对镉有较强的富集作用，居民长期食用含镉很高的稻米而发病。

②中毒机制：镉从消化道进入机体后与金属硫蛋白结合随血液到达各个器官，以肾脏皮质含量最多。过量的镉损害了肾小管，使肾功能异常，引起尿中低分子蛋白增多，尿糖增加，尿钙增加；同时镉直接损伤肠黏膜，使钙的吸收减少；镉能干扰与胶原代谢有关酶的活性，抑制维生素 D 的合成，从而引起体内钙磷代谢障碍，尿钙、尿磷增加，最终导致骨质疏松或软化。

③临床表现：敏感人群和营养不良条件下容易发病。患者早期出现腰背痛、关节痛，以后发展到全身疼痛。疼痛的性质为刀割样痛，疼痛的特点是静则不痛动则痛，止痛药无效。患者多为更年期妇女，经产妇和多产妇也多见，发病与妊娠、哺乳、老年化（多为 60 岁以上妇女）的营养不良有关。病情发展可出现骨质疏松，全身疼痛，四肢弯曲变形，脊柱受压缩短变

形,全身多发性骨折,行动困难,严重时瘫痪。

④预防措施:除土壤中镉含量不超过 1.0 mg/kg 外,WHO 还建议成人每周摄入的镉不应超过 400~500 μg。本病无特效疗法,死亡率很高。针对症状采取对症处理和支持疗法,用 EDTA 促使镉的排出。

(2) 铊污染:铊污染主要来自电子工业,铅、锌、铜的硫化矿中也含铊。

①病因:含铊的废水、废气、废渣污染土壤而引起中毒。我国贵州兴义地区灶矾山麓矿渣中含铊化物达 106 mg/kg,被雨水淋溶进入土壤中(土壤铊含量达 50 mg/kg),再被蔬菜吸收富集(蔬菜中铊含量达 11.4 mg/kg),通过饮水和饮食导致铊中毒。

②中毒机制:一般认为铊在体内与蛋白质或酶的巯基结合而引起细胞发生病变,病变主要发生在大脑、小脑、脊髓前角细胞和周围神经细胞,视神经纤维的远端也有病变和坏死;铊在体内还干扰与钾离子有关的酶系统的活性,抑制钾离子的生理功能,影响心肌和其他神经肌肉的兴奋性,引起各种中毒症状。此外,铊对人类生殖功能也有影响,可降低雄性性欲。

③临床表现:铊属高毒类物质,是强烈的神经毒,有高度蓄积性。一般情况下,铊对成人的最小致死剂量是 12 mg/kg,人摄入后 2 小时,血铊达到最高值,24~48 小时血铊明显降低。铊主要蓄积在肾脏,其次是骨骼、肌肉、心、肝、胃、肠、脾、神经组织,皮肤和毛发中有少量的铊。铊主要经肾脏和肠道排泄。

④对健康的危害:环境中铊污染对健康的危害主要表现为慢性中毒,其典型的表现有:毛发脱落成斑秃或全秃。周围神经的损害,早期表现为双下肢麻木、疼痛过敏,很快出现感觉、运动障碍。视力下降甚至失明,可见视网膜炎、球后视神经炎和视神经萎缩。

⑤防治原则:目前,铊中毒的治疗还没有十分满意的方法,对于重症中毒患者,往往不能治愈,会留下或轻或重的后遗症。长期以来,铊中毒的治疗原则是:将高毒化合物转变为低毒化合物,同时加快铊从肾脏及胃肠道排泄;对症处理;加强环境中铊污染的监测;对生活在污染环境的人定期检测尿铊,了解体内铊水平,做到早发现、早诊断、早治疗。

2. 农药污染的危害　农业生产大量反复使用多种农药,可使土壤受到污染。使用农药时,无论采用什么方式,黏附在作物上的药量只占 30%,其余大部分农药落入土壤。而农药拌种、浸种等则是直接将农药施入土壤中。此外,雨水淋洗、枝叶凋落使作物上的农药也进入土壤。

农药污染土壤后,可通过不同途径进入机体,但主要通过农作物经饮食进入人体。其危害主要表现在:急性中毒;慢性中毒;对神经系统的影响;"三致"作用;对酶系统的影响。对人类的生殖功能也能产生损害,能导致胚胎发育障碍或死胎率增加、子代发育不良等。

3. 土壤化肥污染的危害　可引起河塘湖海水体的富营养化;改变土壤的理化性质;使食品、饲料和饮用水中有毒成分增加;使水、土、食物中氮化物含量增加。

五、防止土壤污染的基本措施

1. 加快制定有关法律法规,为土壤防治工作提供法制保障　按照土地使用的环境影响评价制度施行,针对新型抗性基因污染,加强立法规范抗生素的生产、销售、使用,逐步取消抗生素作为疾病预防药物和促生长剂在养殖业中的滥用;尽量选用窄谱抗生素进行治疗,消除和减少土壤中抗生素和抗性基因污染。

2. 工业废渣治理　工业废渣的产量大,种类繁多,化学成分复杂,常含有难以降解的有毒重金属。应采取综合性措施对工业废渣进行处理,如回收利用和集中处理。例如火力发电厂产生的煤灰渣,可以用作制砖、水泥、混凝土的原料,以及填洼造地等。对不同的有毒废渣可采取不同措施,使毒物含量降到卫生标准后再利用。对无法降解其毒物的废渣要妥善管理,避免污染空气、水和土壤。

　　3. 粪便、垃圾无害化处理　粪便的无害化处理是控制肠道传染病,改良土壤的重要措施,可采用粪尿混合密封发酵法、堆肥法和沼气发酵法等。生活垃圾也要经过有效的无害化处理,如含有病原体的垃圾用焚烧法处理,有机垃圾用堆肥发酵法,无机垃圾用填埋法等处理后才能排放或利用。

　　4. 污水处理　含有毒污染物的工业废水,必须进行有效的净化处理、回收,达标后才可排放;医院污水要化学消毒,底泥也必须进行无害化处理,达标后再排放。灌溉农田的污水,则应符合我国《农用灌溉用水水质标准》的要求,不要在有岩溶裂隙的地带、水源地和地面水卫生防护带内用污水灌溉农田。

　　5. 合理使用农药和化肥　根据农药不同种类和特性,针对性制定安全浓度和使用方法;根据农药的半衰期,制定出最后一次施药到收获之间的天数。同时,研制高效低毒、低残留的新品种农药和化肥,提倡生物防治和人工捕捉等物理防治,降低农药的使用量。

（叶长青）

复习思考题

1. 土壤污染的主要来源包括哪些方面?
2. 举例说明地方性病对健康的危害及预防措施。
3. 试述《中华人民共和国土壤污染防治法》对公众健康保护的意义。

【案例 4-1 分析】

问题 1:为何当地居民会出现这种情况? 应该吸取什么教训?

分析:矿区往往存在重金属污染周边环境,矿区居民的症状考虑是重金属中毒,特别是"鬼剃头"符合铊中毒的典型症状,经过医学和地质工作者的考察研究发现,原来当地人过去非法开采矿石的现象非常普遍,废弃的矿渣随意堆放,对当地环境造成极大的破坏,使得该地区土壤里富含铬、铅、铊、锌等元素。

问题 2:我们应从这个案例中吸取什么教训?

分析:最主要的教训是没有做好矿区土壤污染的预防和防治,根据预防为主、保护优先、分类管理、风险管控、污染担责、公众参与的原则,严格执行土壤污染防治法,进行有效管理和监督,防止矿区的土壤污染,主要措施有:①各类涉及土地利用的规划和可能造成土壤污染的矿区开采项目,应当依法进行环境影响评价。环境影响评价文件应当包括对土壤可能造成的不良影响及应当采取的相应预防措施等内容。②矿区开采、贮存、运输、回收、处置、排放有毒有害重金属过程中,应当采取有效措施,防止有毒有害物质渗漏、流失、扬散,避免土壤受到污染。③严格控制有毒有害物质排放,并按年度向生态环境主管部门报告排放情况;建立土壤污染隐患排查制度,保证持续有效防止有毒有害物质渗漏、流失、扬散;制定、实施自行监测方案,并将监测数据报生态环境主管部门。④禁止向农用地排放重金属超标的污水、污泥,以及可能造成土壤污染的清淤底泥、尾矿、矿渣等。⑤矿区运行及废弃后均实施有效的土壤污染风险管控和修复,必要时划定隔离区域,保护周边居民健康。⑥地方人民政府安全生产监督管理部门应当监督尾矿库运营、管理单位履行防治土壤污染的法定义务,防止其发生可能污染土壤的事故;地方人民政府生态环境主管部门应当加强对尾矿库土壤污染防治情况的监督检查和定期评估,发现风险隐患的,及时督促尾矿库运营、管理单位采取相应措施。

知识拓展(一):缺硒带及地方病的预防

　　我国存在一个从东北黑龙江到西南川藏高原窄长的缺硒带,斜跨 16 个省或自治区,人口达 1 亿以上。这个地带土壤和农产品硒含量很低,两个与缺硒相关的地方病,即克山病(Keshan Disease)和大骨节病(Kashin-Beck Disease),均出现在这个地带。缺硒带正好处于东亚夏季季风带来的降雨的边界,源自海洋的降雨是硒的重要来源，海水中的硒通过海洋浮游生物的甲基化挥发到大气中，在大气的传输过程中重新氧化成为无机硒酸盐、亚硒酸盐，随降雨沉降到土壤中，我国土壤硒含量呈现由东南沿海向缺硒带递减的规律，与东亚季风带来的降雨量分布规律相似，而缺硒带的西北面土壤硒含量主要受尘埃影响。有模型认为干旱指数越高，土壤硒含量越低。据此预测未来气候变化对全球土壤硒含量的影响，农田土壤硒含量下降的比例高达 66%（平均降幅 8.7%），缺硒人口的比例将会增加。

缺硒带生活的人群主要是相对较为贫困的农民家庭，他们的食品种类少，来源单一，因此土壤缺硒很容易造成硒摄入量不足。目前市场上有多种富硒食品，但是由于经济原因，这些富硒食品很难到达最需要补硒的人群中。向克山病、大骨节病发病区域人群提供硒片是防治疾病的有效手段，但是对于占多数的硒摄入量不足但又没有显示病症的人群，这个方法相对难于执行。在食盐中添加硒也不合适，因为与缺钠或缺碘不同，缺硒是局部的，缺硒带周边甚至还有个别地区土壤富硒造成硒中毒现象。一种有效的办法是在缺硒土壤施用少量硒肥，增加农产品硒含量。对于我国缺硒带，尤其是大骨节病流行较严重的川藏地区，在复合肥中添加少量硒可能是提高当地居民硒摄入量的有效办法。

收入低的社会弱势群体可能更容易受到土壤对健康的负面影响。因此，必须更多地关注贫困地区与弱势群体。消除土壤对人体健康负面影响的技术或措施，也必须针对并适宜于这些地区与群体。这就意味着，这些措施具有公益性质，单靠市场机制往往解决不了问题，政府干预可能是必需的选项。我国是社会主义国家，更有能力通过扶贫攻坚，消除和减少两极分化，有力推动缺硒带的地方病预防工作。

知识拓展（二）：土壤中的抗性基因

临床中使用的许多抗生素来源于可培养的土壤细菌或者真菌的次生代谢产物及其衍生物。与抗生素同时存在的是抗生素抗性基因（Antibiotic Resistance Genes, ARGs），这些基因的表达使微生物产生对抗生素不同程度的耐性。抗生素和抗生素抗性基因古已有之，土壤是二者的天然库。然而，随着人类活动对环境影响的加剧，土壤中 ARGs 的丰度、多样性以及环境传播能力均显著增加，给人类健康带来很大的风险。

抗生素自被发现后对细菌感染的良好疗效使人们对其产生了过度依赖。然而，由于管控措施的滞后，抗生素的不合理使用甚至滥用的现象在全世界范围都很普遍，这促使了 ARGs 在环境中的广泛传播，伴随而来的是抗生素疗效的锐减。大多数抗生素主要被用于人体细菌感染防治，因此抗性细菌和新型 ARGs 常常最早在人体内被发现。抗生素、抗性细菌和 ARGs 随医疗废水和生活废水进入城市污水处理系统。然而，现有的污水处理工艺很难去除抗生素和 ARGs，因而城市污水处理厂中水及城市污泥是环境抗生素和 ARGs 的重要污染源。污水灌溉及污泥回用可将城市源的抗生素及 ARGs 引入土壤。

全球范围内将近一半的抗生素用于动物养殖业，抗生素在动物养殖业中的使用也极大地促进了环境 ARGs 的富集及传播。动物养殖业中的抗生素除了用于细菌感染治疗外，常以低于治疗剂量长期添加在饲料中，用于预防疾病以及促进动物生长。在抗生素长期的选择压力下，动物粪便中常含有丰富的抗性细菌和 ARGs。畜禽粪肥作为肥料可将动物源的抗生素及 ARGs 引入土壤。虽然城市源或者动物源的微生物会由于不适应土壤环境而逐渐消失，但抗生素产生的选择压力可促使其中的 ARGs 通过水平基因转移（Horizontal Gene Transfer, HGT）被土壤微生物获取，成为土壤抗生素抗性组的成员。有些重金属对 ARGs 具有选择的作用，因此重金属污染也可能增加土壤微生物的抗生素抗性。

随着抗生素和 ARGs 污染的加剧，土壤中 ARGs 的水平转移能力也增加。HGT 可使 ARGs 在不同种类的细菌之间转移，促使 ARGs 在不同环境间传播。环境中 ARGs 传播的加剧导致了超级细菌事件在世界范围内的频发。典型的例子如携带 blaNDM - 1 抗性基因的致病菌（如 Klebsiella pneumonia, Escherichia coli, Citrobacter freundii, Acinetobacter baumannii 等）感染事件从印度到世界范围内的暴发，这些感染事件中大多数菌株对除粘菌素和替加环素以外的抗生素都产生了抗性。粘菌素被用于对抗这些超级细菌的最后防线。然而仅过了几年，对粘菌素具有抗性的基因 mcr-1 便在世界范围内的环境及人体样品中检出。一些土壤抗性细菌中的 ARGs 与人体病原菌中对应的基因具有 100% 的序列相似性，说明土壤 ARGs 在一定的条件下可转移到人体致病菌中。

此外，土壤中存在多种人体致病菌，例如可导致人罹患破伤风的破伤风梭菌（Clostridium Tetani），引起肠胃炎的产气荚膜梭菌（Clostridium Perfringens）等。抗生素在针对破伤风的治疗中起着重要的作用。若感染人体的破伤风梭菌携带 ARGs，将会加重治疗难度，引发严重的健康风险。

第五章　住宅及办公场所室内环境与健康

学习要求

掌握：住宅的卫生学意义及基本卫生要求；办公场所的特点和卫生要求。

熟悉：军团菌病的诊断与处理原则；人工照明的卫生要求。

了解：住宅和办公场所环境中主要污染物的来源、危害和预防；WHO 健康住宅的标准。

住宅是人类为了防御各种不良气象条件而修建成的相对密闭的空间，是人类生活环境的重要组成部分。人的一生约有 2/3 时间是在室内度过的，随着现代科技的飞速发展，特别是信息科技和电脑网络的发展，住宅的功能由人们生活起居的场所延伸为人们学习工作、文体娱乐和家庭办公等多功能的场所。因此，人们对住宅的要求越来越高，住宅的规模和形式已从简单模式类型变为各种不同功能的综合模式类型，其卫生问题越来越受到重视。

第一节　住宅的卫生学意义及基本卫生要求

一、住宅的卫生学意义

（一）良好的住宅环境有利于人体健康

安静整洁、宽敞明亮、适宜的微小气候、空气清洁的住宅环境对机体呈现良性刺激，增强机体免疫功能，防止疾病的传播，降低人群患病率和死亡率，达到增强体质、延长寿命、提高生活质量的作用。

（二）不良住宅环境有损于人体健康

拥挤、寒冷、炎热、潮湿、阴暗、空气污浊、噪声、含有病原体或有毒有害物质的住宅环境对机体是一种恶性刺激，可导致神经系统功能紊乱，降低机体抵抗力，恶化居民情绪，导致生活质量和工作效率下降，患病率和死亡率增高。

（三）住宅卫生状况可影响众多家庭成员甚至数代人的健康

住宅一旦建成可使用几十年乃至百年以上。随着人口的流动以及住房条件的改善，使同一住宅居住的家庭（或人员）不断变更。住宅的卫生状况不佳，会危害众多家庭成员的健康。

（四）住宅环境对健康影响的特点

住宅环境对健康的影响具有长期性和复杂性。一般情况下，住宅内单一污染物的室内浓度并不太高，不易在较短的时间内对健康产生影响，因而，其影响往往表现为慢性、潜在性的机能不良。住宅室内环境因素如物理性、化学性、生物性和放射性因素同时存在，常常联合作用于人体，出现眼、鼻、喉咽部刺激症状；皮肤、黏膜干燥；精神疲劳；红斑、头痛和高频率的上呼吸道感染及非特异性变态反应。这些综合的表现，被 WHO 命名为不良建筑物综合征(Sick Building Syndrome，SBS)。

二、住宅的基本卫生要求

(一)住宅基本卫生要求

为了保证住宅室内具有良好的居住和家庭生活条件，住宅应满足如下各项卫生要求：

1. 适宜小气候　冬暖夏凉，干燥，防止潮湿，必要时应有通风、采暖、防寒、防热等设备。

2. 空气清洁卫生　应避免各种污染源对室内空气的污染，冬季室内也应有适当的换气(表5-1)。

3. 采光照明良好　白天充分利用阳光采光，晚间照明适当(表5-2)。

4. 环境幽静　房屋结构隔音性能良好，居室环境噪声应低于表5-3的要求。

5. 卫生设施齐全　住宅应有上、下水道和其他卫生设施。

表5-1　室内空气质量标准(GB/T 18883—2002)

参数类别	参数	单位	标准值	备注
物理性	温度	℃	22～28	夏季空调
			16～24	冬季采暖
	相对湿度	%	40～80	夏季空调
			30～60	冬季采暖
	空气流速	m/s	0.3	夏季空调
			0.2	冬季采暖
	新风量	$m^3/(h·人)$	30[a]	
化学性	二氧化硫(SO_2)	mg/m^3	0.5	1小时均值
	二氧化氮(NO_2)	mg/m^3	0.24	1小时均值
	一氧化碳(CO)	mg/m^3	10	1小时均值
	二氧化碳(CO_2)	%	0.1	日平均值
	氨(NH_3)	mg/m^3	0.2	1小时均值
	臭氧(O_3)	mg/m^3	0.16	1小时均值
	甲醛(HCHO)	mg/m^3	0.1	1小时均值
	苯(C_6H_6)	mg/m^3	0.11	1小时均值
	甲苯(C_7H_8)	mg/m^3	0.2	1小时均值
	二甲苯(C_8H_{10})	mg/m^3	0.2	1小时均值
	苯并(a)芘(BaP)	mg/m^3	1	日平均值
	可吸入颗粒物(PM_{10})	mg/m^3	0.15	日平均值
	总挥发性有机物(TVOC)	mg/m^3	0.6	8小时均值
生物性	菌落总数	CFU/m^3	2 500	依据仪器定
放射性	氡(^{222}Rn)	Bq/m^3	400	年平均值(行动水平[b])

a. 新风量要求不小于标准值，除温度、相对湿度外的其他参数要求不大于标准值。

b. 行动水平即达到此水平建议采取干预行动以降低室内氡浓度。

表 5－2　国家规定的居室内人工照明照度卫生要求(lx)

房间或场所	参考平面及其高度		照度标准值(lx)[a]
起居室	一般活动	0.75 m 水平面	100
	书写、阅读		300*
老年人起居室	一般活动	0.75 m 水平面	200
	书写、阅读		500*
卧室	一般活动	0.75 m 水平面	75
	床头、阅读		150*
老年人卧室	一般活动	0.75 m 水平面	150
	床头、阅读		300*
餐厅		0.75 m 餐桌面	150
厨房	一般活动	0.75 m 水平面	100
	操作台	台面	150*
卫生间		0.75 m 水平面	150
电梯前厅		地面	70
走道、楼梯间		地面	50
车库		地面	30
职工宿舍		地面	100
酒店式公寓		地面	150

a.均为平均照度,各类房间或场所的维持平均照度不应低于该照度标准值。

* 指混合照明照度。

表 5－3　声环境质量标准(GB 3096－2008)[dB(A)]

类别		适应区域	时段	
			昼间	夜间
0 类		康复疗养区	50	40
1 类		居民、文教区、医疗、科研	55	45
2 类		混合区(金融、集市贸易、居住)	60	50
3 类		工业生产、仓储物流区,防噪声污染	65	55
4 类	4a 类	交通干线道路两侧(1、2 级公路)	70	55
	4b 类	铁路干线两侧	70	60

（二）住宅基本卫生要求设计注意点

为使住宅能符合上述卫生要求,应注意以下问题:

1. 平面配置　朝向:我国最适宜住宅是南向偏东,有利于采光和通风,使冬季得到最多的日照,夏季避开阳光直射;间距:应以室内在冬至日不少于 1 小时的满窗日照时间的要求为基础,确定前后排建筑物的距离;住宅中房间的配置:主室(客厅、卧室、书房)应与其他辅室充分隔开,卧室应配置在最好的朝向上,且不能与厨房相通。

2. 住宅规模　居室容积为 25～30 m^3/人为宜,全国城镇住宅居室容积的卫生标准为 20 m^3/人;居室净高为 2.4～2.8 m 为宜;人均居住面积大于 20 m^2。

3. 采光设计　一般居室进深与居室宽度之比不宜大于 2∶1,以 3∶2 较为适宜;室深系数(即居室进深与地板至窗上缘高度之比):在一侧采光的居室不应超过 2～2.5,在两侧采光的居室不应超过 4～5;自然采光系数:又称自然照度系数(是指室内工作水平面上散射光的照度与同时室外空旷无遮光物地方接受整个天空散射光的水平面上照度的百分比),要求主室内最低值不应低于1.0%;采光系数:有效采光面积与地面面积之比,一般居室为1:10~1:8;投射角与开角投射角:是指室内工作点与采光口上缘连线与水平面所成的夹角,应大于27°;开角是指室内工作点对对侧遮光物上端的连线与工作点对采光口上缘连线之间的夹角,若采光口附近有遮光物,应大于4°。

4. 科学卫生的人工照明　即利用人工光源进行照明,一般应满足以下要求:有足够的照度。光照应均匀:照明均匀度以最小照度与最大照度之比来表示,全面照明时,室内平均照度若大于50 lx,此比值应大于0.3;室内平均照度若小于50 lx,此比值应大于0.5;若在室内阅读或进行比较精细的活动,此比值应大于0.6。避免炫目:当较强光源发出的光线或其反射光线直接照射眼部,或物体与背景亮度明暗相差太大时,都可引起炫目。炫目可降低眼的识别速度和明视持久时间,容易导致疲劳,可将工作面上的直接照明改为反射照明(加灯罩),适当降低物体与背景亮度的反差等。安装人工光源的光谱应尽可能接近昼光,以适应视觉功能的需要,例如荧光灯就是一种比较理想的照明光源。

5. 住宅地址选择　环境清洁、幽静,空气清新;地势高且有一定的坡度(向阳);远离有自然疫源性疾病的地区;交通便利。

目前提倡健康住宅和发展绿色生态住宅,绿色生态住宅是指消耗最少的资源和能源,产生最少废弃物的住宅和居住小区。绿色生态住宅注重人与自然的和谐共生,关注环境保护和废弃物的回收和再利用。贯彻的是节能、节水、节地和治理污染的方针,强调的是可持续发展原则,是宏观的、长期的国策。

WHO健康住宅的标准是:尽可能不使用有毒的建筑材料装修房屋(如含高挥发性有机物、甲醛、放射性的材料);室内CO_2低于0.1%,总悬浮颗粒应低于0.05 mg/m³;室内气温保持在17~27 ℃,湿度全年保持在40%~70%;噪声级小于50 dB(A);每天日照确保3小时以上;有足够的照明设备及良好的换气设备;有足够的人均建筑面积;有足够的抗自然灾害的能力;住宅要便于护理老人和残疾人。

第二节　室内空气污染对健康的危害

室内空气质量一直是国内外学者极为关注的环境卫生问题,随着经济、生活和生产水平的不断提高,室内用的化学品和新型建筑材料等的种类和数量明显增多;建筑物密闭程度增加,使室内污染不易排出,增加了室内人群与污染物的接触机会。2019年WHO发布的《室内空气污染与健康》报告显示,在通风不良的住所,室内环境污染可能比室外空气高100多倍;室内空气污染可导致卒中、缺血性心脏病、慢性阻塞性肺病和肺癌等非传染性疾病;全世界每年近400万人因使用固体燃料和煤油烹饪造成的室内空气污染而过早死亡,其中,27%死于肺炎,27%死于缺血性心脏病,20%死于慢性阻塞性肺病,18%死于卒中,8%死于肺癌;由肺炎导致的5岁以下儿童死亡中,近一半是因为吸入了室内空气污染带来的颗粒物;在低收入和中等收入国家中,因患慢性阻塞性肺病死亡的成年人中,四分之一的人是因接触室内空气污染而死亡。

一、室内空气污染的来源和特点

(一)室内空气污染的来源

室内空气污染物的种类很多,可概括为化学性、物理性、生物性和放射性四大类。这四大类污染物往往相互关联、共同存在。根据污染物形成的原因和进入室内的途径,可将室内空气主要污染源分为室外来源和室内来源。

1. 室外来源途径　室外空气污染通过门窗孔隙进入室内(如二氧化硫、氮氧化物、一氧化碳、铅、颗粒物等);人为带入室内的污染物;建筑物自身含有某些可逸出和可挥发的有害物质(如有毒气体氡、放射性氡及其子体),美国国家环保局调查,美国每年有 14 000 人的死亡与氡污染有关;受到致病菌或化学污染物污染的生活用水,通过淋浴器、空气加湿器、空调机等,以水雾的形式污染室内。

2. 室内来源途径　室内燃料的燃烧和烹调时食油和食物加热后的产物;室内人体活动(如吸烟、代谢物、飞沫喷出病原体等);室内建筑装饰材料(如油漆、涂料、胶合板、刨花板等材料中含有的甲醛、苯、甲苯、乙醇、氯仿等挥发性有机物和放射性物质);家用电器等可产生噪声污染、电磁波及静电、臭氧等;室内生物性污染如螨、蟑螂等,是家庭室内传播疾病的重要媒介之一,常隐藏在床铺、地毯、灶具等处。

(二)室内空气污染的主要特点

1. 长期性　如家居内的甲醛释放可长达 15 年,放射性污染潜伏达几十年之久。

2. 累积性　一些污染半衰期长,污染物容易在体内累积,产生远期危害。

3. 多样性　室内污染物有物理、化学、生物、放射性等污染物混杂作用于人体,对健康产生多种损伤。

常见室内空气污染物和污染源及其危害见表 5 - 4。

表5 - 4　常见室内空气污染物和污染源及其危害

污染物	污染物来源	健康危害	限值或标准*
二氧化碳	燃料的燃烧、吸烟、人体自身代谢活动等	呼吸中枢、全身	0.1%（日平均值）
一氧化碳	燃料的燃烧、吸烟等	中枢神经、心血管系统、全身	10 mg/m³（1 小时均值）
二氧化氮	燃料的高温燃烧,吸烟以及室外空气污染的渗入等	呼吸道、全身	0.24 mg/m³（1 小时均值）
二氧化硫	含硫燃料的燃烧、吸烟等	黏膜刺激、呼吸道影响;致敏、促癌等	0.5 mg/m³（1 小时均值）
可吸入颗粒 PM_{10}	木材和煤球燃烧、吸烟等以及室外空气污染和渗入等	黏膜刺激、呼吸道的影响等	0.15 mg/m³（日平均值）
甲醛	燃料的燃烧、吸烟、建筑装修材料、家用化工产品等	嗅觉、皮肤、黏膜刺激、呼吸道刺激、全身影响、致癌	0.1 mg/m³（1 小时均值）
总挥发性有机物(TVOC)	建筑材料、装饰材料、家用有机化工产品、燃料燃烧、油烟、吸烟等	嗅觉、刺痛感、黏膜刺激、过敏、呼吸道症状、神经毒性作用、致癌	0.6 mg/m³（8 小时均值）
微生物	气悬灰尘中的尘螨、真菌、花粉及人和动物的皮、毛、屑等	过敏、呼吸道症状	
氡(^{222}Rn)	房屋地基及建筑材料等	肺癌等	400 Bq/m³（年平均值）

* 室内空气质量标准(GB/T 18883—2002)

二、室内常见污染及其对健康的危害

（一）烹调油烟

1. 性质与来源　烹调油烟是一种混合性污染物，约有 220 种化学物质，其中主要有醛、酮、烃、脂肪酸、醇、芳香族化合物、酯、内酯、杂环化合物等。主要来源于食用油在加热烹调时产生的油烟，在我国室内污染中十分普遍，且随着油温的升高而排放量增加。IARC 将烹调油烟归类为很可能致癌物（Group 2A）。油烟中的致突变物来源于油脂中不饱和脂肪酸的高温氧化和聚合反应。

2. 健康危害　流行病学研究表明，烹调油烟是肺鳞癌和肺腺癌的危险因素。中国妇女肺癌发病率高，排除吸烟因素，烹调油烟可能是主要危险因素之一。此外，微核试验、姐妹染色单体交换试验、大鼠气管上皮细胞转化试验、DNA 合成抑制试验等都呈阳性结果。

3. 防止油烟污染的措施

（1）改变传统的烹饪习惯（减少炒、煎、炸等烹饪方法，提倡热火冷油等），尽量减少油烟污染。

（2）食用优质豆油和花生油减少油烟的产生。

（3）不食用多次炸过的食物、变质或存放时间过长的油类。

（4）改善厨房通风条件，正确使用油烟机，可以安装油烟净化器，净化厨房空气。

（二）甲醛及其他挥发性有机化合物

1. 性质与来源　甲醛是一种挥发性有机化合物（Volatile Organic Compounds，VOCs），存在于多种装饰材料及建筑材料；甲醛还可来自化妆品、清洁剂、杀虫剂、消毒剂、防腐剂、印刷油墨、纸张、纺织纤维等。一般住宅在新装饰后的峰值约为 0.20 mg/m³，个别可达 0.87 mg/m³，一段时间后下降至 0.04 mg/m³ 或更低。VOCs 是一类重要的室内空气污染物，目前已鉴定出 500 多种，它们各自的浓度并不高，但若干种 VOCs 共同存在于室内时，其联合作用不可忽视。由于它们在居室内单独的浓度低，种类多，以 TVOC 表示其总量。VOCs 中除上述醛类外，常见的有苯、甲苯、三氯乙烯、三氯甲烷、萘、二异氰酸酯类等，主要来源于各种溶剂、黏合剂等化工产品。

2. 健康危害　甲醛已经被 WHO 确定为致癌和致畸形物质，是公认的变态反应源，也是潜在的强致突变物之一。长期接触低剂量甲醛可引起慢性呼吸道疾病、鼻咽癌、结肠癌、脑瘤、月经紊乱、妊娠综合征、新生儿染色体异常、青少年记忆力和智力下降等。遗传毒性研究显示，甲醛能够导致细胞核的基因突变，DNA 单链内交连和 DNA 与蛋白质交连及抑制 DNA 损伤的修复等。在所有接触者中，儿童和孕妇对甲醛的危害尤为敏感。

甲醛具有较强的刺激性，其嗅觉阈为 0.06～0.07 mg/m³，当其浓度超过 0.15 mg/m³ 时可引起眼红、眼痒、流泪、咽喉干燥发痒、喷嚏、咳嗽、气喘、声音嘶哑、胸闷、皮肤干燥发痒、皮炎等；甲醛还可引起变态反应，主要是过敏性哮喘，接触量大时可引起过敏性紫癜；长期接触可能引起神经衰弱症状、肝功能异常，甚至中毒性肝炎。

室内空气中 VOCs 有臭味，有一定刺激作用；能引起机体免疫水平失调；影响中枢神经系统功能，出现头晕、头痛、嗜睡、无力、胸闷、食欲不振、恶心等，甚至可损伤肝脏和造血系统，并可引起变态反应等。浓度过高时很容易引起急性中毒，轻者会出现头痛、头晕、咳嗽、恶心、呕吐或呈酩醉状；重者会出现肝中毒甚至昏迷，有的还可能有生命危险。

经国外医学研究显示，生活在 VOCs 污染环境中的孕妇，胎儿畸形的概率远远高于常人,并且有可能对孩子今后的智力发育造成影响。同时,室内空气中的 VOCs 是造成儿童神经系统、血液系统、儿童后天疾患的重要原因。

3. 预防措施

(1) 选用环保建筑装饰材料,从源头减少 VOCs 的产生。

(2) 加强室内通风换气,延长新居入住时间,保证房屋装修至少 6 个月后入住。

(3) 采用空气净化装置、封闭遮盖、化学反应等方法降低室内空气中的浓度。

(4) 重视民用建筑工程交付前的室内环境污染物浓度检测,严格执行室内空气质量相关卫生标准。

(三) 噪声

1. 性质与来源　噪声是指人们主观上不需要的声音。即使是协调优美的乐声,在不需要的时候出现,也是噪声。这种声音干扰人们休息、睡眠、学习和工作,达到一定强度时引起听力损害,或导致机体出现有害的生理变化。室内噪声主要来源于住宅周围的工矿企业和建筑工地的生产噪声;人类生活活动产生的生活(社会)噪声;交通噪声;家用电器直接造成室内噪声污染。

2. 健康危害

(1) 影响生活质量和工作效率:研究发现 30～40 dB(A)的声音是比较安静的正常环境,超过 50 dB(A)就会影响睡眠和休息。当环境噪声达到 55 dB(A)时,会有 15％的人感到吵闹。

(2) 对听觉造成损伤:按其损伤程度可分为听觉适应、听觉疲劳和噪声性耳聋三个等级。短期接触 80 dB(A)以上的强烈噪声会使人感到刺耳、不适、耳鸣、听力下降、听阈提高 10～15 dB(A),离开噪声环境数分钟后可完全恢复,这是一种保护性生理功能,称为听觉适应。较长时间接触 90 dB(A)以上的强烈噪声,听力明显下降,听阈提高 15～30 dB(A),离开噪声环境数小时至 20 多小时后听力才能恢复,称为听觉疲劳。继续接触强噪声,内耳感音器官(螺旋器)由功能性改变发展为器质性退行性病变,听力损失不能恢复,造成听觉永久性移位,即噪声性耳聋。

(3) 对人体生理造成影响:环境噪声还影响人体的神经系统,出现头痛、睡眠障碍等神经衰弱症状,血压不稳,心率加快,肠胃功能紊乱,甲状腺功能亢进,肾上腺皮质功能亢进或减弱,性功能紊乱,月经失调等。

(4) 影响心理健康:在噪声环境里,人们常常会感到烦恼、恐慌,容易激动、愤怒,失去理智。环境噪声里成长的儿童智力比安静环境里的儿童智力低 20％。噪声环境可以导致流产、死产和胎儿畸形,儿童智力障碍。

(5) 诱发心血管病:瑞典一项最新研究显示,如果长期暴露在 60 dB(A)以上的交通噪音中,容易患高血压,甚至可能因此患其他心血管疾病。

(6) 增加老人卒中的危险:《欧洲心脏杂志》刊登丹麦一项研究发现,长期暴露于噪音环境,65 岁以上老人的卒中危险增加。对一般人群而言,路面噪音每增加 10 dB(A),卒中危险增加14％。对老年人而言,以 60 dB(A)作为对照,每增加 10 dB(A),老年人卒中危险就会增加 27％。

3. 预防措施

(1) 住址选择在安静的地段。

(2) 室内装饰装修时进行降噪处理(双层门窗)。

（3）注意防家电的噪声污染。

（四）非电离辐射

1. 性质与来源　非电离辐射是波长大于 100 nm 的电磁波，由于其能量低于 12 eV（电子伏），不能引起水和组织电离，故称非电离辐射，紫外线、红外线、激光、微波等都属于非电离辐射，室内的非电离辐射主要与使用家用电器有关。室内非电离辐射主要有室外和室内两个来源。室外环境，如高压线、变电站、电台、电视台、雷达站、电磁波发射塔等，其辐射强度在不同地点、不同高度建筑物的室内有很大差别，楼层越高，室内强度越大（100 $\mu W/cm^2$），底层的室内则低（7 $\mu W/cm^2$），近窗口地点的强度（30 $\mu W/cm^2$）大于远离窗口的地点（1.5 $\mu W/cm^2$）。室内环境，如家用微波炉、电视机、计算机、电冰箱、空调器、移动电话的使用等。家用微波炉在正常情况下，离炉门 5 cm 处的强度小于 1 000 $\mu W/cm^2$，距离 183 cm 处为 4 $\mu W/cm^2$，距 366 cm 处为 1 $\mu W/cm^2$；如有漏能时，在 5 cm 距离处可达 5 000 $\mu W/cm^2$ 或更高。

2. 健康危害　非电离辐射对健康的危害具有多样性和非特异性。强度大于 10 mW/cm^2 时引起机体体温升高，呈现致热效应。强度在 1～10 mW/cm^2 作用下，对血液系统和免疫系统均能造成影响。流行病学研究发现，长期接触电磁辐射的人群易出现头晕、疲乏、烦躁易怒、记忆力衰退、食欲减退、血压变化、白细胞减少等症状。女性可出现月经不调，男性有性功能衰退，甚至导致畸胎及某些脏器癌变。手机是一个小型的电磁波发生器，但是，到目前为止，除了可能的机体体温升高外，尚未有绝对证据表明其能引起其他的不良健康效应。

3. 预防措施

（1）将电器分散搁置或加屏蔽罩。

（2）尽量远距离操作。

（3）住宅选址要远离辐射源。

（五）生物性污染物

室内常见的生物性污染物种类甚多，人们熟悉的许多微生物大都能通过空气或饮用水在室内传播。如新型冠状病毒肺炎、流行性感冒、麻疹、结核、白喉、百日咳等，在拥挤不堪的场所或通风不良的室内环境容易通过空气传播流行。

1. 军团菌病　是由军团菌引起的一种以肺炎为主要表现的全身性疾病。1976 年美国宾州地区的美国军团（退伍军人组织之一）年会上，暴发以发热、咳嗽及肺部炎症为主要症状的疾病，在患者病变组织中检出一种革兰阴性杆菌。因发病者多为退伍军人，故将引起该病的细菌命名为军团菌，该病称为"军团菌病"。

（1）病原学及流行特征：军团菌属共有 40 种，临床分离株大多数为嗜肺军团菌，其次是米克戴德军团菌。军团菌主要存在于现代建筑物贮水器的水中，以及冷却塔水、冷凝水、温水箱水、制冰机用水、温水游泳池水、浴池水、水龙头、淋浴喷头、医用喷雾器和空气调湿器的水中，其中空调系统（主要通过冷却塔水）带菌是引起军团菌病流行的常见原因。该病菌主要通过室内空气传播，军团菌病在我国各地城市都有存在，随着我国高层住宅、宾馆中空调系统的广泛使用，军团菌病的发病存在上升的可能，值得重视。

（2）健康损害：中老年人以及有慢性疾病、免疫功能低下者如器官移植、肝肾功能衰竭者、艾滋病等好发本病。这类以机会感染发病者病死率高达 45%，肺部有化脓性支气管炎，亦可为大叶肺炎，伴有小的脓肿，可与大肠埃希菌、肺炎埃希菌、铜绿假单胞菌、念珠菌、卡氏肺孢子虫、新型隐球菌等混合感染，形成"难治性肺炎"。

该病潜伏期为 2～10 天,起病缓慢,病人临床表现有乏力、肌痛、头痛和高热寒战,有20％患者可有相对缓脉。病人痰少,呈黏性,可带血,但一般不呈脓性。患者也可有恶心、呕吐和水样腹泻,严重者有神经系统症状,如感觉迟钝、谵妄,并可出现呼吸衰竭和休克。X 线检查显示肺炎早期为外周性斑片状肺泡内浸润,继而出现肺实变,下肺叶较多见,还可伴有胸腔积液。支气管抽吸物、胸腔液、支气管肺泡灌洗液作 Ciemsa 染色可以查见细胞内的军团杆菌。用直接免疫荧光抗体和基因探针检测这些标本可呈阳性。间接免疫荧光抗体检测、血清试管凝集试验及血清微量凝集试验时,前后两次抗体滴度呈 4 倍增长,分别达 1：128、1：64 或更高者,均可确诊。此外,尿液酶联免疫吸附测定法(Enzyme Linked Immunosorbent Assay, ELISA)检测细菌可溶性抗原,亦具有较高特异性。血白细胞多超过 $10×10^9/L$,中性粒细胞核左移,有时伴有肾功能损害,动脉血气分析可表现为低氧血症。

2. 尘螨 尘螨是螨虫的一种,属于节肢动物。世界各地家尘样品中都可检出尘螨,称为屋尘螨。

(1) 病原学及流行特征:尘螨个体极微小,其成虫为 0.2～0.3 mm,在潮湿、阴暗、通风条件差的环境中易孳生。生存环境温度为 20～30 ℃(最适环境温度为 23～27 ℃),环境湿度为 75％～85％(最佳环境湿度为 80％)。尘螨普遍存在于人类居住和工作的环境中,尤其在室内潮湿、通风不良的情况下,床垫、被褥、枕头、地毯、挂毯、窗帘、沙发罩等纺织物内容易孳生。近年来,住宅由于使用空调或封闭式窗户,室内气流小,温度和湿度适宜尘螨孳生,尤其在床褥和纯毛地毯下面尘螨最多。在装有中央空调的宾馆客房内和通风道内可以检测到尘螨。一般情况下,尘螨的检出量为每克尘土 20 个尘螨,有些地方可检出每克尘土 500 个尘螨。

(2) 危害:尘螨具有强烈的变态反应原性。尘螨及其分泌物、排泄物均是变应原,可通过空气吸入或直接接触引起过敏性哮喘、过敏性鼻炎,也可引起皮肤过敏等。调查研究发现,尘螨是引起过敏性鼻炎和过敏性哮喘最常见的过敏原,哮喘儿对尘螨变应原皮试反应呈强阳性。在世界各地,尤其是在亚洲、澳洲和欧洲,尘螨过敏的流行已接近或超过花粉过敏。

(3) 预防:保持室内或家用物品的清洁;不用或少用羊毛地毯或挂毯;最好以百叶窗代替布艺窗帘,若使用布艺窗帘,则需经常清洗;不使用填充式家具(如布艺沙发等)而使用木制家具或皮革沙发等。

3. 病毒 如 SARS 冠状病毒(SARS-CoV)、新型冠状病毒(Novel Corona Virus 2019, COV-19)。这两类病毒引起的疾病传染性强,多有咳嗽、胸闷、肺部有絮状阴影。严重者出现呼吸加速,甚至呼吸窘迫、衰竭,病死率高。SARS-CoV 和 COV-19 主要通过飞沫和密切接触传播,在密闭的环境中易于传播,有明显的聚集现象。在家庭和医院中具人群普遍易感,医护人员是高危人群。防止传播的主要方式是阻断其有效的传播途径,空气消毒是有效的手段之一。

(六) 放射性污染物氡

1. 来源 自然界的氡(Rn)有三种同位素,即铀系中的镭(^{226}Ra)衰变成氡(^{222}Rn);钍系中的镭(^{224}Ra)衰变成氡(^{220}Rn);锕系中的镭(^{223}Ra)衰变成氡(^{219}Rn)。后两种氡的半衰期不到一天,故危及人体健康的机会较少。通常情况下,将 ^{222}Rn 简称为氡(下同)。氡的半衰期为 3.8 天,一旦从镭衰变到氡即成气体,可从附着物中逸出,传播极快。氡接着衰变成钋又成固体,附着于物体上继续衰变为 ^{218}Po 直至 ^{214}Po,再进一步衰变为 ^{214}Pb 直至 ^{206}Pb。上述衰变过程中的产物总称为氡的子体。室外空气中氡的年平均浓度在 0.1～10 Bq/m³，室内空气中则在 5～100 Bq/m³。居室的氡污染具有普遍性，室内的氡若来自地基土壤，氡的浓度随住房的层数升高而降低，在有些坑道式人防工室内氡的浓度可高达 849 Bq/m³。如果氡来自建筑材料，室内氡浓度与层高无相关关系，而与建筑材料的距离有关。越靠近建筑材料的地方，氡浓度越高，远离建筑材料处则低。我国有些地方以石煤渣制成碳化砖用作建筑材料，以致室内氡浓度高达 300 Bq/m³ 或更高。影响室内氡含量的因素除了污染源的释放量外，室内密闭程度、空气交换率、大气压高低、室内外温差都是重要的影响因素。环境中的 ^{210}Pb 和 ^{210}Po 易蓄积在土壤中，被植物的根、叶吸收入植物体内，故烟草中可能会含有氡的子体，随吸烟进入体内。

2. 危害 氡进入呼吸道后，一部分可随呼吸活动被呼出体外，另一部分黏附在呼吸道上被人体吸收。少量的氡也可进入消化道。氡的子体每次衰变过程都有 α、β 和 γ 辐射，对人体会产生有害影响。氡及其短寿命子体(^{218}Po 至 ^{214}Po)对人体健康的危害，主要是引起肺癌，其潜伏期为 15～40 年。有人认为除吸烟外，氡比其他任何物质都更容易引起肺癌。流行病学和其他研究资料表明，吸入室内含氡空气引起的肺癌占 4%～12%，美国每年约 2 万例肺癌患者与室内氡的暴露有关。

3. 预防 重视民用建筑工程场地土壤氡浓度测定，并根据具体浓度采取不同的防氡措施；查验民用建筑采用的无机非金属建筑主体材料和建筑装饰装修材料进场时的放射性指标；民用建筑交付验收时氡浓度应控制在限值范围内，必要时采取降氡处理。

第三节 办公场所的卫生特点及污染物的分类和危害

一、办公场所的概念

办公场所是指管理或专业技术人员从事特定事务的室内工作环境，如公职人员、商务职员和企事业单位专业技术或管理人员履行职责的办公环境。办公场所是根据人们社会活动的需要，由人工建造的具有服务功能和一定围护结构的建筑设施，供数量相对稳定的固定人群以及数量不等的流动人群工作、学习、交流、交际、交易等活动的场所。

二、办公场所的卫生学特点

1. 办公人员相对集中，流动性较小，办公场所人员较固定，接纳的涉外流动人员较少。

2. 人员在办公场所滞留时间长，办公人员平均每天 1/3 的时间是在办公室内度过，许多职员整天都待在办公室，大多都固定在一个座位上。

3. 办公场所分布范围广泛，基本条件和卫生状况相差较大；行政管理、商务、律师、文化、教育、商业服务、金融邮电、社区服务等办公场所主要集中在城市(或乡镇)的商业区、教育区、居住区等，而企业单位的办公场所则主要集中在工业区，其办公场所室内的空气质量与企业的生产性质、规模等有密切的关系。

4. 办公场所存在许多影响人体健康的因素，越来越多的现代化办公设备(复印机、打印机、传真机、电脑、微波炉等)进入办公场所，产生的空气污染、噪声、电磁波、静电干扰等，以及建筑和装饰装修材料有害物质的污染（放射性污染物如氡，化学性污染物如甲醛、苯、甲苯、二甲苯等）均会给人们的健康带来不容忽视的影响。

办公场所作为环境卫生学的一个组成部分,空气卫生、小气候卫生、采光与照明卫生以及通风换气、采暖或降温、噪声等卫生问题日益引起人们的关注。

三、办公场所的分类和卫生要求

(一)办公场所的分类

我国办公场所的种类繁多,内容主要涉及工作人员办公室、会议室、接待室、资料档案室等,根据办公场所的性质、规模和特点可划分五类:

1. 行政管理办公场所;

2. 商务、律师办公场所;

3. 文化、教育事业单位办公场所;

4. 企业单位办公场所;

5. 商业服务、金融邮电、社区服务等部门办公场所。

随着科学技术的进步与发展,特别是信息产业的快速发展,脑力劳动成分的比重增加,劳动工具的计算机化,如编辑、写作、绘画、美术、音乐作曲、教案准备、多媒体制作、网上交流等都以计算机作为主要办公手段,在家也可完成。所以办公场所的卫生与居室卫生要求极为相似。

(二)办公场所的基本卫生学要求

1. 办公场所的用地选择

(1)新建办公场所选址必须符合城乡总体规划的要求。

(2)行政机关、写字楼、文化教育等办公场所应远离有"三废"污染的工厂、企业和有剧毒、易燃、易爆物品的仓库。

(3)工业、企业办公场所应与生产区、车间保持一定的距离,并且要安放在当地主导风向的上风侧。

2. 采光照明良好　要充分利用自然光线,在采光不足的办公场所,给予适当的人工照明,人工照明最好选用日光灯,并注意照射强度适宜,光线分布均匀,不炫目。

3. 适宜的小气候　要充分利用自然或机械通风设备以及冷暖空调、加湿器等装置,调节办公场所的小气候,达到生理舒适的要求。

4. 空气质量良好　与居室空气质量卫生要求类同。

5. 宽松的环境　办公场所应保证适宜的面积(空间),安放必要的办公室设备,避免拥挤,防止噪声。

四、办公场所污染物的分类和危害

办公场所环境污染物的种类很多,按其属性可分为物理性、化学性、生物性和放射性污染物四大类。物理性污染物:主要包括气温、气湿、气流、辐射、采光、照明、噪声等;化学性污染物:主要包括颗粒物(尘、烟、雾)、一氧化碳、二氧化碳、臭氧、氨、甲醛、挥发性有机物等;生物性污染物:主要包括细菌、病毒、真菌、病媒生物(苍蝇、蚊子、尘螨、蟑螂等)、致敏植物花粉等;放射性污染物:主要来自建筑材料和装饰材料的氡等。上述污染因素可以联合对机体产生综合性的不良影响和健康危害。

五、办公场所污染物的预防

为保证办公人员的身体健康,应注意办公地点的选择,严格控制室内空气质量,使其达到室内空气质量相关标准的各项卫生要求,保证办公场所环境的宽松、整洁、优雅、安静、舒适及美观大方。

(崔莲花　王炳玲)

复习思考题

1. 试述室内空气污染物的种类和来源。

2. 针对室内污染物的不同种类和来源,应如何控制室内空气污染物从而提升室内空气质量?

知识拓展:新型冠状病毒肺炎(Corona Virus Disease 2019,COVID-19)

新型冠状病毒肺炎,简称"新冠肺炎",WHO 命名为"2019 冠状病毒病"(COVID-19),是指 2019 新型冠状病毒感染导致的肺炎。2019 年 12 月以来,湖北省武汉市部分医院陆续发现了多例有华南海鲜市场暴露史的不明原因肺炎病例,证实为 2019 新型冠状病毒感染引起的急性呼吸道传染病。

2020 年 2 月 11 日,WHO 总干事谭德塞在瑞士日内瓦宣布,将新型冠状病毒感染的肺炎命名为"COVID-19"。2 月 22 日,国家卫生健康委发布通知,"新型冠状病毒肺炎"英文名称修订为"COVID-19"。3 月 11 日,WHO 认为当前新冠肺炎疫情可被称为全球大流行。

美国约翰斯·霍普金斯大学 2021 年 1 月 10 日发布的新冠疫情最新统计数据显示,截至美国东部时间 10 日 15 时 22 分(北京时间 11 日 4 时 22 分),全球累计新冠确诊病例超过 9 000 万例,达 90 045 410 例,累计死亡病例 1 931 571 例。

截至 2021 年 1 月 11 日 24 时,据我国 31 个省(自治区、直辖市)和新疆生产建设兵团报告,我国现有新冠肺炎确诊病例 697 例(其中重症病例 18 例),累计治愈出院病例 82 260 例,累计死亡病例 4 634 例,累计报告确诊病例 87 591 例,无现有疑似病例。

新冠肺炎传播途径主要为直接传播、气溶胶传播和接触传播。在密闭的环境中易于传播,有明显的聚集现象。加强室内通风、定时进行室内空气消毒、减少密切接触等,是有效防止新冠病毒传播的手段。

第六章　突发环境污染事件

　　随着经济发展，工业企业生产总量、规模不断扩大，近年来，我国各类突发环境污染事件频繁发生。危险化学品的泄露及燃烧、爆炸事件是我国突发环境污染事件的主要类型，占发生总量的 60% 以上。其风险源主要来自化学品、易燃易爆危险品、放射性物品等在生产、运输、贮存、使用等环节违反规定的安全使用与操作规程以及交通肇事、人为破坏或不可抗拒的自然灾害等。因交通事故和工厂事故引发的突发环境污染事件分别占事件总数的 32.7% 和 31.5%。突发环境污染事件严重影响事故波及地区人民的生命财产安全，带来重大健康危害。随着《国家突发环境事件应急预案》《突发环境事件应急监测技术规范》《突发环境事件污染损害评估工作暂行办法》等政策与措施及相关规范的制定，我国对突发环境污染事件的预防、预警与应急处理能力逐步加强，大大提高了针对这一类事件的快速反应能力。

第一节　突发环境污染事件的概述

一、突发环境污染事件的定义

　　突发环境污染事件是指由于违反规定的安全使用与操作规程以及交通肇事、人为破坏或不可抗拒的自然灾害等原因，在社会生产和日常生活中所使用的化学品、易燃易爆危险品、放射性物品等有毒有害环境污染物质在短时间内排放，致使环境受到严重污染和破坏，对社会经济和人民生命财产造成重大损失的恶性事件。

　　在中华人民共和国《国家突发环境事件应急预案》中将环境事件分为三类，即突发性环境污染事件、生物物种安全环境事件和辐射环境事件。突发环境污染事件是突发环境事件中的一种类型。

　　突发环境污染事件不同于一般的环境污染，其发生具有时间上的突发性、污染范围广、健康危害大和社会影响复杂等特征。突发环境污染事件的发生往往非常突然，在短时间内即可造成较大范围的污染，由于其排污方式的破坏性，可造成大气、水体、土壤等多种环境介质不同程度的污染。突发环境污染事件由于短时间内排放大量有毒有害污染物，给及时的处理控制带来困难，因此对受污染人群的健康和污染波及地区的社会安定和经济发展均带来严重影响。

二、突发环境污染事件的分级

按照《国家突发环境事件应急预案》,可将突发性环境污染事件分为四级。

(一)特别重大突发环境事件

凡符合下列情形之一的,为特别重大突发环境事件:

(1)因环境污染直接导致 30 人以上死亡或 100 人以上中毒或重伤的。

(2)因环境污染疏散、转移人员 5 万人以上的。

(3)因环境污染造成直接经济损失 1 亿元以上的。

(4)因环境污染造成区域生态功能丧失或该区域国家重点保护物种灭绝的。

(5)因环境污染造成设区的市级以上城市集中式饮用水水源地取水中断的。

(6)Ⅰ、Ⅱ类放射源丢失、被盗、失控并造成大范围严重辐射污染后果的;放射性同位素和射线装置失控导致 3 人以上急性死亡的;放射性物质泄漏,造成大范围辐射污染后果的。

(7)造成重大跨国境影响的境内突发环境事件。

(二)重大突发环境事件

凡符合下列情形之一的,为重大突发环境事件:

(1)因环境污染直接导致 10 人以上 30 人以下死亡或 50 人以上 100 人以下中毒或重伤的。

(2)因环境污染疏散、转移人员 1 万人以上 5 万人以下的。

(3)因环境污染造成直接经济损失 2 000 万元以上 1 亿元以下的。

(4)因环境污染造成区域生态功能部分丧失或该区域国家重点保护野生动植物种群大批死亡的。

(5)因环境污染造成县级城市集中式饮用水水源地取水中断的。

(6)Ⅰ、Ⅱ类放射源丢失、被盗的;放射性同位素和射线装置失控导致 3 人以下急性死亡或者 10 人以上急性重度放射病、局部器官残疾的;放射性物质泄漏,造成较大范围辐射污染后果的。

(7)造成跨省级行政区域影响的突发环境事件。

(三)较大突发环境事件

凡符合下列情形之一的,为较大突发环境事件:

(1)因环境污染直接导致 3 人以上 10 人以下死亡或 10 人以上 50 人以下中毒或重伤的。

(2)因环境污染疏散、转移人员 5 000 人以上 1 万人以下的。

(3)因环境污染造成直接经济损失 500 万元以上 2 000 万元以下的。

(4)因环境污染造成国家重点保护的动植物物种受到破坏的。

(5)因环境污染造成乡镇集中式饮用水水源地取水中断的。

(6)Ⅲ类放射源丢失、被盗的;放射性同位素和射线装置失控导致 10 人以下急性重度放射病、局部器官残疾的;放射性物质泄漏,造成小范围辐射污染后果的。

(7)造成跨设区的市级行政区域影响的突发环境事件。

(四)一般突发环境事件

凡符合下列情形之一的,为一般突发环境事件:

(1)因环境污染直接导致 3 人以下死亡或 10 人以下中毒或重伤的。

（2）因环境污染疏散、转移人员 5 000 人以下的。

（3）因环境污染造成直接经济损失 500 万元以下的。

（4）因环境污染造成跨县级行政区域纠纷，引起一般性群体影响的。

（5）Ⅳ、Ⅴ类放射源丢失、被盗的；放射性同位素和射线装置失控导致人员受到超过年剂量限值的照射的；放射性物质泄漏，造成厂区内或设施内局部辐射污染后果的；铀矿冶、伴生矿超标排放，造成环境辐射污染后果的。

（6）对环境造成一定影响，尚未达到较大突发环境事件级别的。

上述分级标准有关数量的表述中，"以上"含本数，"以下"不含本数。

特别重大环境污染事件、重大环境污染事件、较大环境污染事件、一般环境污染事件，预警级别依次用红色、橙色、黄色、蓝色表示。

三、突发环境污染事件的分类

根据事故发生原因、主要污染物性质和事故表现形式等，突发环境污染事件类型可分为以下几类。

（一）有毒有害物质污染事件

指在生产、生活过程中因生产、使用、贮存、运输、排放不当等导致剧毒农药和有毒化学品泄漏或非正常排放所引发的污染事故。

（二）毒气污染事件

实际是上面事故的一种，由于毒气污染事故最常见，所以单独列出，主要有毒有害气体有：一氧化碳、硫化氢、氯气、氨气等。

（三）爆炸事件

指以燃烧、爆炸为主要特性的压缩气体、液化气体、易燃液体、易燃固体、自燃物品和遇湿易燃物品、氧化剂和有机过氧化物以及毒害品、腐蚀品中部分易燃易爆化学物品，在运输、装卸、生产、使用、储存、保管过程中，于一定条件下引起泄漏、燃烧、爆炸，导致人身伤亡和财产损失等事故。有些垃圾、固体废物堆放或处置不当，也会发生爆炸事故。

（四）溢油或油气井喷事件

指原油、燃料油以及各种油制品在生产、贮存、运输和使用过程中，因意外或操作不当而造成泄漏或由于高层地层引发泥浆、油气井漏或操作失误而发生井喷的污染事故。

（五）非正常大量排放废水造成的污染事件

因主观或客观短时间内将大量高浓度废水排入地表水体，致使水质突然恶化。

（六）放射性物品丢失、泄露事件

在生产、贮存、运输和使用放射性物品过程中，因发生放射性物品的丢失、泄露而造成核辐射危害的污染事故。

（七）农药污染事件

剧毒农药在生产、贮存、运输过程中，因意外、使用不当所引起的泄漏所导致的污染事故。

四、突发环境污染事件的特征

（一）时间上的突然性

突发环境污染事件短时间内突然暴发，发生的速度快、规模大，进展迅速，应急处理机会一旦不及时，即造成严重后果。2019 年 3 月 21 日 14 时 48 分，江苏省盐城市响水县天嘉宜

化工有限公司化学储罐发生爆炸,并波及周边 16 家企业,造成 78 人死亡,76 人重伤,640 人住院治疗。

（二）污染范围不确定性

突发环境污染事件发生波及范围较为广泛,可以通过空气、水、土壤、食物等介质导致的污染范围,具有较大的不确定性。

盐城响水"3·21"事故对周围几千米范围内的环境造成了严重污染。江苏省盐城环境监测中心于爆点下风向 3 500 米监测结果显示:二氧化硫浓度 28.5 mg/m³,氮氧化物浓度 86.9 mg/m³,分别超出《环境空气质量标准》(GB 3095—2012)二级标准的 57 倍和 348 倍。新丰河闸内氨氮浓度为 256 mg/L,二氯甲烷为 0.85 mg/L,苯胺类为 3.24 mg/L,化学需氧量为 334 mg/L,分别超出《地表水环境质量标准》(GB 3838—2002)标准 127 倍、41.5 倍、31.4 倍、7.4 倍。

（三）健康危害的复杂性

突发环境污染事件可影响事故发生地区人群的急性、慢性或远期的健康危害,破坏公众正常的生产和生活秩序,使社会经济遭受重大损失,且短期内难以控制。对于那些具有慢性毒性作用、环境中难降解的污染物,则可对人体健康产生慢性毒性和远期影响。

（四）处理处置的艰巨性

由于事故的突发性、危害的严重性,所以很难在短期内控制,由于污染面大,给处理处置带来了困难;事件的负面影响较大,无论发达国家,还是发展中国家,一旦发生突发性环境污染事件,对社会安定、人群健康、经济发展等带来较大的影响。盐城响水"3·21"事件直接经济损失高达 19.86 亿元。

（五）事故的规律性

突发性环境污染事故有其难以预料的一面,但也有其规律性的一面,即污染源集中处(生产、使用、贮存、运输)是突发事故的发生源,工艺落后、制度不健全、管理不善、防范不足是发生事故的直接原因。

第二节　突发环境污染事件的危害

一、突发环境污染事件对人群健康的危害

（一）急性中毒

由剧毒农药、有毒有害化学品等引发的突发环境污染事件,或溢油、井喷等事故,在事件发生初期即对波及地区的人群产生急性毒性作用。如氯气、光气、二氧化硫等刺激性气体可对暴露人群产生较强的刺激作用,轻者可致接触部位、眼、呼吸道等急性炎症,可引起皮肤灼伤,眼结膜、角膜充血红肿流泪,甚至角膜脱落;呼吸道受到刺激后可引起剧烈咳嗽、呼吸困难,严重者可发展为急性中毒性肺水肿,甚至死亡;一氧化碳、硫化氢、氰化氢等窒息性气体可使被暴露个体出现意识不清、昏迷、抽搐、死亡;而有机磷、五氯酚等化学品可引起暴露人群的特异性中毒表现。

放射源意外丢失、损害可以使人群暴露与高强度外照射,引起急性放射病。

外照射引起的急性放射病可分为骨髓型、肠型和脑型三种,骨髓型是以白细胞数减少、感染、出血等为主要临床表现;肠型是以频繁呕吐、严重腹泻、电解质代谢紊乱为主要临床表

现;脑型是以意识障碍、定向力丧失、共济失调、肌张力增强、抽搐、震颤等中枢神经系统症状为主要临床表现。外照射引起的急性放射病的病程一般分为初期、假愈期、极期和恢复期四个阶段。

（二）慢性损害

某些突发环境污染事件的污染物在污染环境中缺少有效的后期处置和净化手段，可长期残留，通过食物链的生物放大作用在高营养级生物中逐渐积累，最终对人体产生损害。此类污染物具有较强的蓄积作用的特点，如重金属中的汞、镉、铅、铊、砷等；某些放射性核素，如钴、镭、铯、铀等。这些污染物在环境中往往需几年甚至几十年才能有效降解。这种健康危害可使机体生理功能、免疫功能等明显减弱，表现为人群中肿瘤患病率、死亡率升高和儿童生长发育障碍。

（三）远期影响

环境污染物对人类健康的远期损害主要表现为致癌、致畸、致突变作用。已有研究证实，某些突发环境污染事件与当地居民的肿瘤发病率增高有密切关联，如前苏联切尔诺贝利核电站爆炸事件发生后，当地居民的健康调查结果显示，污染区的居民癌症和儿童甲状腺瘤患者显著高于非污染区。此外，当地饲养的动物（如猪）出现了畸胎现象。

（四）对人群心理的影响

突发环境污染事件不仅造成中毒、死亡、躯体伤害，同时对污染波及地区居民造成严重的心理影响与心理压力，产生焦虑、抑郁、神经衰弱等神经精神状态，常被诊断为"创伤后应激障碍"（Post-Traumatic Stress Disorder，PTSD）。灾难处理过程中和结束后的一段时间，参与救助的人员也可出现不同程度的心理卫生问题，如过度警觉、幻听、幻视、失眠、焦虑等表现，常被诊断为"急性压力综合征中的亚综合征"，严重的也可发展为"创伤后应激障碍"。另外，由于心理受到刺激，还可以使原有的疾病加重或恶化。

二、突发环境污染事件对生态环境的影响

突发环境污染事件可对生态环境造成不同程度的破坏，严重的污染往往造成一定区域的生态失衡，使生态环境难以恢复，造成长期的危害。如 2005 年 11 月 13 日发生的中石油吉化双苯厂爆炸事故，造成大量苯、硝基苯污染松花江水域，严重破坏了松花江水环境质量和生态体系。2011 年 6 月，康菲渤海溢油事件。中海油在渤海湾的蓬莱油田发生漏油事故，该起事故已造成渤海 6 200 平方千米海水受污染，大约相当于渤海面积的 7%，所波及地区的生态环境遭严重破坏，河北、辽宁两地大批渔民和养殖户损失惨重。而 2014 年 4 月 10 日，由于兰州石化管道泄漏，兰州市威立雅水务（集团）公司检测发现出厂水苯含量超标。检测显示，4 月 10 日 17 时，兰州威立雅出厂水苯含量高达 118 $\mu g/L$，此后曾升高至约 200 $\mu g/L$，最高时超出国家标准 20 倍。

三、突发环境污染事件对社会经济的影响

（一）经济损失

突发环境污染事件影响范围不同，对当地经济造成不同程度影响，严重的突发环境污染事件甚至可影响整个地区或国家的经济可持续发展。如 2015 年 8 月 12 日天津滨海新区爆炸事故，造成的直接经济损失 68.66 亿元；2019 年 3 月 21 日江苏省盐城市响水县天嘉宜化工有限公司发生特别重大爆炸事故，造成直接经济损失 19.86 亿元。突发环境污染事件不仅

造成直接的经济损失,也可造成事件发生过程的控制、后续环境污染的治理与恢复,以及伤亡赔偿等巨大的间接经济损失。

(二)造成社会不安定

突发环境污染事件可影响人们的正常生产和生活秩序,严重时可使社会环境处于混乱、无序甚至动荡状态,危害社会安定。亲人的伤亡、财产的损毁,将对一个家庭产生巨大影响。某些环境污染事件在可能影响大规模人群健康时,因转移暴露人群的需要而引发一系列社会问题。这种不安定状态的持续时间取决于污染事件的波及范围、紧急应对能力以及灾后重建恢复的速度。如果污染事件跨国境发生时,还将引发国际间的污染纠纷。

第三节 突发环境污染事件的应急准备与处置

一、突发环境污染事件的应急准备

突发环境污染事件的应急准备包括:预案的指定、人力和物力的准备。应急准备涉及多部门、多系统、多学科,是环境应急体系中的重要组成和必要前期工作,应急准备的计划、督导、落实,体现了一个国家对突发性环境污染事件的防御、承受和恢复重建的能力。

国际上,20世纪已公布了有关计划,指导突发事件的应急准备,如1988年联合国环境规划署发布的"地区级紧急事故意识与准备"(APELL)计划。我国近年来亦发布了包括《国家突发性公共卫生事件总体应急预案》《国家突发性环境事件应急预案》《突发性环境事件应急监测技术规范》等一系列文件,对我国突发环境污染事件的预防、预警、紧急处置和恢复重建等方面的工作进行指导和规范,提高了我国突发环境污染事件的快速反应能力。

(一)加强突发环境污染事件应急管理机构建设,促进各部门之间的协调

《国家突发性环境事件应急预案》指出,国家突发环境事件应急组织体系由应急领导机构、综合协调机构、有关类别环境事件专业指挥机构、应急支持保障部门、专家咨询机构、地方各级人民政府突发环境事件应急领导机构和应急救援队伍组成。在国务院的统一领导下,全国环境保护部际联席会议负责统一协调突发环境事件的应对工作,各专业部门按照各自职责做好相关专业领域突发环境事件应对工作,各应急支持保障部门按照各自职责做好突发环境事件应急保障工作,专家咨询机构为突发环境事件专家组。地方各级人民政府的突发环境事件应急机构由地方人民政府确定。突发环境事件国家应急救援队伍由各相关专业的应急救援队伍组成。环保总局应急救援队伍由环境应急与事故调查中心、中国环境监测总站、核安全中心组成。

(二)加强对突发性环境污染事件发生源的管理

针对涉及有毒有害危险品、辐射性物品的有关生产、运输、贮存、使用等的企事业单位进行危险品登记,建立重大危险源数据库,确定环境污染源的产生、种类及地区分布情况,制定严格的管理规章制度,加强突发环境污染事件的应急处置与紧急救援的基本知识与基本技能的培训,做到早发现、早处理。

(三)建立应急预案和预警系统

为积极应对突发环境污染事件,应切实加强环境风险源的监控和防范,规范突发环境污染事件的响应措施,对突发环境事件及时组织有效救援和充分备灾的保障体系,建立相关应急预案。我国于2006年1月正式发布并实施《国家突发环境事件应急预案》,为组建应急救援队伍、锻炼突发环境污染事件的快速反应与处理能力提供了指导。

二、突发环境污染事件的应急处置

应急处置是突发环境污染事件处理的关键环节,通过规范响应措施,控制事件危害的蔓延,减小伴随的环境影响。在应急处置过程中,应坚持"以人为本,减少危害"的原则,对已经发生的事故减少损失、尽快消除影响和恢复环境质量。应急处置主要内容包括突发环境污染事件的应急响应、应急监测、污染源排查、污染控制工作和应急救援等。

(一)应急响应

突发环境污染事件发生初期,应立即启动突发环境污染事件相关应急预案,根据污染范围和影响程度向有关部门报告,发布相应的预警公告,应急指挥机构发布指令,组织相关部门进入应急状态,对可能受危害人群进行紧急转移、撤离或者疏散。

(二)应急监测

环境监测部门立即开展应急监测,随时掌握事态进展。应急监测是一项重要的核心内容,是突发环境污染事件应急决策的主要依据。应急监测应强调"快速、有效"掌握污染事态,监测方案包括环境污染物的种类、性状、污染范围与污染方式识别、现场监测点及频次方案制订与实施,基于国标的实验室检测、监测数据分析与污染程度,判定污染现状及趋势预测等。应急监测采样应以污染源为中心点向四周扩展采样,同时考虑人群生活环境。

(三)污染源控制

突发性环境污染事件应急处置的首要问题是要采用科学手段尽快识别并控制污染源,消除污染物对周围环境和人群健康的影响。应急处理过程中,有毒有害、易燃易爆的污染物处置是一项技术强、难度大、危险性高的工作,稍有不慎极易引起二次危害,甚至导致人员伤亡。发生环境污染事故后,突发性环境污染事件应急管理机构应根据应急监测的分析结果对事故过程中产生的废水、固体废物等污染物进行认定,对其在现实条件下可能产生的进一步污染特征和污染趋势进行分析,研究和制订削减污染物的科学方法。具体处置方案应该遵循经济、有效和不产生二次污染的原则。

(四)应急救援

面对突发性环境污染事件,不仅要开展应急监测及处理、处置,还要实行紧急救援与做好善后工作。根据突发性环境污染事件的级别和危害程度不同,充分考虑现有物资、人员及环境风险源的具体情况,制订相应的应急救援方案,在最短时间内,对事故现场中毒、受伤人员进行紧急医疗救治,疏散和妥善处置周围群众是应急处理的核心内容之一。

(五)应急保障

在突发性环境污染事件应急处理中,充足的应急保障是一项关键工作,它关系到应急处理的成败。应急保障至少应包括:资金、装备与物资、通讯与交通、人力资源、技术、应急能力等。

(六)应急终止及后期处置

1. 应急终止条件　根据《国家突发环境事件应急预案》应急终止符合下列条件之一的,即满足应急终止条件:

(1)事件现场得到控制,事件条件已经消除。

(2)污染源的泄漏或释放已降至规定限值以内。

(3)事件所造成的危害已经被彻底消除,无继发可能。

（4）事件现场的各种专业应急处置行动已无继续的必要。

（5）采取了必要的防护措施以保护公众免受再次危害，并使事件可能引起的中长期影响趋于合理且尽量低的水平。

2. 应急终止的程序　包括以下几点：

（1）现场救援指挥部确认终止时机，或事件责任单位提出，经现场救援指挥部批准。

（2）现场救援指挥部向所属各专业应急救援队伍下达应急终止命令。

（3）应急状态终止后，相关类别环境事件专业应急指挥部应根据国务院有关指示和实际情况，继续进行环境监测和评价工作，直至其他补救措施无须继续进行为止。

3. 应急终止后的行动　包括以下几点：

（1）环境应急指挥部指导有关部门及突发环境事件单位查找事件原因，防止类似问题的重复出现。

（2）有关类别环境事件专业主管部门负责编制特别重大环境事件总结报告，于应急终止后上报。

（3）由环保部组织有关专家，同事发地省级人民政府组织实施应急过程评价。

（4）根据实践经验，有关类别环境事件专业主管部门负责组织对应急预案进行评估，并及时修订环境应急预案。

（5）参加应急行动的部门负责组织、指导环境应急队伍维护、保养应急仪器设备，使之始终保持良好的技术状态。

（李晓东）

复习思考题

1. 突发环境污染事件对人群健康的危害有哪些？

2. 突发环境污染事件发生后，我们应如何应对？

知识拓展：盐城响水化工厂爆炸事件

2019 年 3 月 21 日 15 时，国家地震台网官微发布一条速报：14 时 48 分在江苏连云港市灌南县（疑爆）（北纬 34.33 度，东经 119.73 度）发生 2.2 级地震，相当于 2 吨多的 TNT 爆炸威力。实际上，这是五千米外的盐城市响水县陈家港镇化工园区内，一家化工厂发生爆炸。

爆炸共造成 78 人死亡，76 人重伤，640 人住院治疗。党中央、国务院高度重视，第一时间对抢险救援、伤员救治和事故调查处置等做出部署。查明事故的直接原因是天嘉宜公司旧固废库内长期违法贮存的硝化废料持续积热升温导致自燃，燃烧引发爆炸。江苏省两位副省长在推进安全生产和生态环境工作中领导不力，出现重大失误，被严肃问责。江苏省纪检监察机关按照干部管理权限，依规、依纪、依法对事故中涉嫌违纪违法问题的 61 名公职人员进行严肃问责。同时，江苏省公安机关对涉嫌违法问题的 44 名企业和中介机构人员立案侦查并采取刑事强制措施。

（资料来源：http://www.xinhuanet.com/politics/2019－11/15/c_1125237644.htm)

第二篇　职业环境与健康

　　劳动是人类维持自我生存和自我发展的根本手段。人们在从事各种劳动的过程中，良好的劳动条件有利于劳动者的健康，而不良的劳动条件则可损害劳动者的健康，甚至危及生命。劳动条件包括生产工艺过程、劳动过程和生产环境三个方面。生产工艺过程随生产技术、机器设备、使用材料和工艺流程变化而改变；劳动过程是针对生产工艺流程的劳动组织形式、劳动方式、作业者的操作体位以及脑力和体力劳动比例等；生产环境指作业场所或车间内的自然或人为环境，如按工艺过程建立的室内作业环境，以及户外作业时所接触的大自然环境。

　　我国是世界上最大的发展中国家，现处于并长期处于社会主义初级阶段。近年来，我国经济建设取得巨大成就，已成为世界第二大经济体、制造业第一大国。在城镇化、工业化过程中，大量农民进城就业，他们的流动性大、健康保护意识不强、职业病防护技能缺乏，加大了职业病防治监管的难度。另外，随着乡村振兴战略的大力实施，城乡融合产业不断增加，很多企业也迁移到乡村，这些新的职业环境、较弱的职业病防护理念和多样化的危险因素给职业卫生监督和技术服务带来新的挑战。此外，新技术、新工艺、新材料的广泛应用，新的职业危害风险以及职业病不断出现。从全国看，职业病呈现高发态势，国内8亿多就业人口中，接触职业危害的劳动者已达2.2亿，其中进城务工农民占总发病人数的80%以上。由此可见，我国接触职业危害人数、职业病患者累计数量、死亡数量及新发病人数量，都居世界首位。我国虽然已经初步形成职业卫生监督与技术服务网络，但依然存在队伍数量少、质量不高、文化素质偏低、现场技术服务人员比例较低以及后备力量不足等问题，可能会导致职业卫生监督与技术服务得不到保证。近期，为贯彻落实《职业病防治法》和《"健康中国2030"规划纲要》，国家卫健委发布《关于加强职业病防治技术支撑体系建设的指导意见》，预计到2025年，健全完善国家、省、市、县四级并向乡镇延伸的职业病防治技术支撑体系，进一步加强基础设施、人才队伍和学科建设，进一步提升监测评估、工程防护、诊断救治等技术支撑能力，从而满足新时期职业病防治工作的需要。职业卫生与职业医学是职业病防治人才队伍必备的基础课程，是提高职业病监测评估和职业病诊断救治等专业能力的重要支撑。

　　职业卫生与职业医学是研究工作环境对劳动者健康的影响，提出改善环境的措施，提高职业人群生活质量的一门学科。主要任务是识别、评价、预测和控制不良劳动条件对职业人群健康的影响，并对职业性病损的受害者进行早期检测、诊断和处理，促使其康复。

第七章　职业性有害因素与职业性损害

第一节　职业性有害因素

　　不良劳动条件下存在的各种可能危害劳动者身体健康和劳动能力的因素统称为职业性有害因素。职业性有害因素的种类繁多，包括化学、物理、生物以及社会心理因素等，按其来源可分为下列三类。

一、生产过程中存在的有害因素

（一）化学因素

　　在生产中接触到的原材料、中间产品、成品及半成品，以及生产过程中的三废是危害人体的重要因素。这些物质以粉尘、烟尘、雾、蒸汽或气体的形态散布于空气中，主要包括生产性毒物和生产性粉尘。

　　1. 生产性毒物　又称职业性毒物，可以多种形态（固体、半固体、液体、气体、蒸汽、烟、雾、粉尘）及各种形式（原料、中间产物、辅助材料、产品、副产品及废弃物等）存在。生产过程中常见的生产性毒物有：①金属及类金属，如铅、汞、镉、锰、磷、砷、硫等；②有机溶剂，如苯、甲苯、二甲苯、正己烷、二硫化碳、汽油、四氯化碳等；③刺激性气体和窒息性气体，刺激性气体如氯、氨、氮氧化物、光气、二氧化硫等，窒息性气体如一氧化碳、氰化氢、硫化氢等；④苯的氨基与硝基化合物，如三硝基甲苯、苯胺等；⑤高分子化合物生产过程中的毒物，如氯乙烯、氯丁二烯、丙烯腈等；⑥农药，如有机磷农药、有机氯农药、氨基甲酸酯类农药、拟除虫菊酯类农药等。

　　2. 生产性粉尘　生产过程中常见的生产性粉尘有：①无机粉尘，包括铅、锰、铁等金属性粉尘，石英、石棉、云母、炭黑等非金属粉尘和玻璃纤维、金刚砂、水泥尘等人工无机粉尘；②有机粉尘，包括动物的皮毛、羽绒、角质、骨质等动物性粉尘，棉、麻、亚麻、枯草、茶、甘蔗、烟草等植物性粉尘和有机农药、TNT炸药、合成染料、合成橡胶、合成纤维等人工有机粉尘；③混合性粉尘，即无机粉尘和有机粉尘同时存在。

（二）物理因素

　　1. 异常气象条件　如高温、高湿、低温、高气压、低气压等。

　　2. 噪声、振动。

3. 非电离辐射　如紫外线、红外线、可见光、射频辐射、激光等。

4. 电离辐射　如 X 射线、γ 射线等。

（三）生物因素

1. 细菌　如炭疽杆菌、布氏杆菌等。

2. 病毒　如森林脑炎病毒等。

3. 真菌　如曲霉菌、青霉菌等。

二、劳动过程中的有害因素

1. 劳动组织和制度的不合理　如劳动作息制度不健全或不合理、任务冲突、工作进度不合理等。

2. 职业性精神（心理）过度紧张　如驾驶员驾驶车辆时高度紧张。

3. 劳动强度过大或劳动安排不当　如安排的作业与劳动者的生理状况不相适应，或生产定额过高。

4. 个别器官或系统过度紧张　如由于光线不足而引起的视力紧张等。

5. 长时间处于某种不良体位或使用不合理的工具等　如劳动过程中的强迫体位可引起下背痛、扁平足、下肢静脉曲张、脊柱变形等。

6. 不良的生活方式　如吸烟或饮酒；缺乏体育锻炼等。

三、生产环境中的有害因素

1. 自然环境中的有害因素　如夏季太阳高温辐射和冬季的冷冻低温等。

2. 厂房建筑或车间内布局不合理，不符合职业卫生标准　如将有害和无害工段安排在同一个车间，车间内自然通风不良等。

3. 由不合理生产过程或不当管理所致的环境污染。

在实际生产场所中，上述职业性有害因素并非单一存在，往往是多种有害因素同时存在，对劳动者的健康产生联合作用。

第二节　职业性损害

一、职业性损害的种类

职业性有害因素所致的各种职业性损害包括三大类，即职业病、工作有关疾病和职业性外伤。

（一）职业病

当职业性有害因素作用于人体的强度与时间超过一定限度，造成的损害超出了机体的代偿能力，从而导致一系列的功能性或器质性改变，出现相应的临床征象，影响劳动或生活能力，这类疾病广义上均可称为职业病。职业病与职业性有害因素有明确的因果关系。

1. 职业病的范围　广义的职业病泛指职业性有害因素所引起的特定疾病。不过，在立法意义上，职业病却有一定范围，即指政府行政部门规定的职业病，称之为法定职业病。有的国家规定对患法定职业病的患者给予经济补偿，故又称为经济赔偿性疾病。我国前卫生部于 1957 年 2 月首次公布了《职业病范围和职业病患者处理办法的规定》，之后进行过 3 次修订和增补。目前执行的是 2013 年 12 月 23 日由国家卫生计生委(前)、人力资源社会保障部、安全监管总局和全国总工会联合印发的《职业病分类和目录》,将职业病分为 10 类 132 种(表 7-1)。这 10 类职业病分别是:职业性尘肺病及其他呼吸系统疾病、职业性皮肤病、职业性眼病、职业性耳鼻喉口腔疾病、职业性化学中毒、物理因素所致职业病、职业性放射性疾病、职业性传染病、职业性肿瘤和其他职业病。

表 7-1 我国法定职业病分类和目录

一、职业性尘肺病及其他呼吸系统疾病

  (一)尘肺病

  1. 矽肺

  2. 煤工尘肺

  3. 石墨尘肺

  4. 炭黑尘肺

  5. 石棉肺

  6. 滑石尘肺

  7. 水泥尘肺

  8. 云母尘肺

  9. 陶工尘肺

  10. 铝尘肺

  11. 电焊工尘肺

  12. 铸工尘肺

  13. 根据《尘肺病诊断标准》和《尘肺病理诊断标准》可以诊断的其他尘肺

  (二)其他呼吸系统疾病

  1. 过敏性肺炎

  2. 棉尘病

  3. 哮喘

  4. 金属及其化合物粉尘肺沉着病(锡、铁、锑、钡及其化合物)

  5. 刺激性化学物所致慢性阻塞性肺疾病

  6. 硬金属肺病

二、职业性皮肤病

  1. 接触性皮炎

  2. 光接触性皮炎

  3. 电光性皮炎

  4. 黑变病

  5. 痤疮

  6. 溃疡

  7. 化学性皮肤灼伤

  8. 白斑

  9. 根据《职业性皮肤病诊断总则》可以诊断的其他职业性皮肤病

三、职业性眼病

  1. 化学性眼部灼伤

  2. 电光性眼炎

  3. 职业性白内障(含放射性白内障、三硝基甲苯白内障)

四、职业性耳鼻喉口腔疾病

  1. 噪声聋

  2. 铬鼻病

  3. 牙酸蚀病

  4. 爆震聋

五、职业性化学中毒

  1. 铅及其化合物中毒(不包括四乙基铅)

  2. 汞及其化合物中毒

  3. 锰及其化合物中毒

  4. 镉及其化合物中毒

  5. 铍病

  6. 铊及其化合物中毒

  7. 钡及其化合物中毒

  8. 钒及其化合物中毒

  9. 磷及其化合物中毒

  10. 砷及其化合物中毒

  11. 铀及其化合物中毒

  12. 砷化氢中毒

  13. 氯气中毒

  14. 二氧化硫中毒

  15. 光气中毒

  16. 氨中毒

  17. 偏二甲基肼中毒

  18. 氮氧化合物中毒

  19. 一氧化碳中毒

  20. 二硫化碳中毒

  21. 硫化氢中毒

  22. 磷化氢、磷化锌、磷化铝中毒

  23. 氟及其无机化合物中毒

  24. 氰及腈类化合物中毒

  25. 四乙基铅中毒

  26. 有机锡中毒

  27. 羰基镍中毒

  28. 苯中毒

  29. 甲苯中毒

  30. 二甲苯中毒

  31. 正己烷中毒

  32. 汽油中毒

  33. 一甲胺中毒

  34. 有机氟聚合物单体及其热裂解物中毒

35. 二氯乙烷中毒
36. 四氯化碳中毒
37. 氯乙烯中毒
38. 三氯乙烯中毒
39. 氯丙烯中毒
40. 氯丁二烯中毒
41. 苯的氨基及硝基化合物(不包括三硝基甲苯)中毒
42. 三硝基甲苯中毒
43. 甲醇中毒
44. 酚中毒
45. 五氯酚(钠)中毒
46. 甲醛中毒
47. 硫酸二甲酯中毒
48. 丙烯酰胺中毒
49. 二甲基甲酰胺中毒
50. 有机磷中毒
51. 氨基甲酸酯类中毒
52. 杀虫脒中毒
53. 溴甲烷中毒
54. 拟除虫菊酯类中毒
55. 铟及其化合物中毒
56. 溴丙烷中毒
57. 碘甲烷中毒
58. 氯乙酸(新增)
59. 环氧乙烷中毒
60. 上述条目未提及的与职业有害因素接触之间存在直接因果联系的其他化学中毒

六、物理因素所致职业病

1. 中暑
2. 减压病
3. 高原病
4. 航空病
5. 手臂振动病
6. 激光所致眼(角膜、晶状体和视网膜)损伤
7. 冻伤

七、职业性放射性疾病

1. 外照射急性放射病
2. 外照射亚急性放射病
3. 外照射慢性放射病
4. 内照射放射病
5. 放射性皮肤疾病
6. 放射性肿瘤(含矿工高氡暴露所致肺癌)
7. 放射性骨损伤
8. 放射性甲状腺疾病
9. 放射性性腺疾病
10. 放射复合伤
11. 根据《职业性放射性疾病诊断标准(总则)》可以诊断的其他放射性损伤

八、职业性传染病

1. 炭疽
2. 森林脑炎
3. 布鲁氏菌病
4. 艾滋病(限于医疗卫生人员及人民警察)
5. 莱姆病

九、职业性肿瘤

1. 石棉所致肺癌、间皮瘤
2. 联苯胺所致膀胱癌
3. 苯所致白血病
4. 氯甲醚、双氯甲醚所致肺癌
5. 砷及其化合物所致肺癌、皮肤癌
6. 氯乙烯所致肝血管肉瘤
7. 焦炉逸散物所致肺癌
8. 六价铬化合物所致肺癌
9. 毛沸石所致肺癌、胸膜间皮瘤
10. 煤焦油、煤焦油沥青、石油沥青所致皮肤癌
11. β萘胺所致膀胱癌

十、其他职业病

1. 金属烟热
2. 滑囊炎(限于井下工人)
3. 股静脉血栓综合征、股动脉闭塞症或淋巴管闭塞症(限于刮研作业人员)

2. 职业病的发病特点　职业病的临床表现形式多样,但具有五个共同特点。

(1) 病因明确,即职业性有害因素,在控制或消除相应的职业性有害因素后,发病可减少或消除。

(2) 病因大多数可被检测和识别且存在接触水平(或剂量)-反应(效应)关系。

(3) 发病具有聚集性,接触同样职业性有害因素的劳动者中,常有一定的发病率,很少只出现个别患者。

(4) 如能早期发现并及时合理处理,预后较好,但无助于保护仍在接触人群的健康。

(5) 大多数职业病目前尚无特效治疗办法,发现愈晚,疗效愈差。但从病因学上来看,职业病是完全可以预防的,关键在于抓好一级和二级预防。

3. 职业病的诊断原则　职业病诊断是一项政策性和科学性很强的工作,与一般临床疾

病的诊断有很大区别,正确的诊断关系到职工的健康和切身利益以及国家劳动保护政策的贯彻执行。职业病诊断应当按照《中华人民共和国职业病防治法》《职业病诊断与鉴定管理办法》有关规定和国家职业病诊断标准,由取得《医疗机构执业许可证》的医疗卫生机构承担。诊断机构需要具有与开展职业病诊断相适应的医疗卫生技术人员、仪器、设备及健全的职业病诊断质量管理制度。职业病诊断证明书应当由参与诊断的取得职业病诊断资格的执业医师签署,并经承担职业病诊断的医疗卫生机构审核盖章。进行职业病诊断时应依据劳动者的职业史、职业病危害接触史和工作场所职业病危害因素情况、临床表现以及辅助检查结果等,进行综合分析,作出诊断结论。

(1)职业史:是职业病诊断的首要条件,应详细了解职业史。职业史询问的主要内容包括工种和工龄以及接触有害因素的种类、生产工艺、操作方法、防护措施等。

(2)职业卫生现场调查:是职业病诊断的重要参考依据。现场了解生产环境中存在哪些职业性有害因素及其污染的特点,查阅历年来环境监测的档案资料。必要时需进行现场模拟采样。

(3)临床表现:在临床资料收集与分析时既要注意不同职业病的共同点,又要考虑各种特殊和非典型的临床表现。不仅要排除其他职业性有害因素所致类似疾病,还要考虑职业病和非职业病的鉴别诊断。根据患者的症状和体征,分析判断是否与接触的有害因素引起的毒作用相符,职业病的程度与接触职业性有害因素的强度是否相符,特别要了解症状发生与接触有害因素之间的时序关系。

(4)实验室检查:对职业病的诊断具有重要意义。检查的内容主要有两方面的指标:反映毒物接触的指标,称为接触性生物标志,包括测定生物材料中的毒物及其代谢产物,如尿铅、血铅、血苯、尿酚等;反映接触毒物后的机体效应指标,称为效应性生物标志,如有机磷农药中毒时血中胆碱酯酶的活性变化。

诊断时要注意与可能出现相同症状和体征的非职业性疾病进行鉴别。

为及时掌握职业病的发病情况,以便采取预防措施,我国在 2002 年 5 月 1 日正式开始实施《中华人民共和国职业病防治法》,并于 2011 年 12 月 31 日、2016 年 7 月 2 日、2017 年 11 月 4 日和 2018 年 12 月 29 日进行了四次修正。《职业病防治法》规定,用人单位和医疗卫生机构发现职业病病人或者疑似职业病病人时,应当及时向所在地卫生行政部门报告。确诊为职业病的,用人单位还应当向所在地劳动保障行政部门报告。接到报告的部门应当依法作出处理。县级以上地方人民政府卫生行政部门负责本行政区域内的职业病统计报告的管理工作,并按照规定上报。

4.职业病的处理办法　医疗卫生机构发现疑似职业病病人时,应当告知劳动者本人并及时通知用人单位。

用人单位应当及时安排对疑似职业病病人进行诊断;在疑似职业病病人诊断或者医学观察期间,不得解除或者终止与其订立的劳动合同。疑似职业病病人在诊断、医学观察期间的费用,由用人单位承担。

用人单位应当保障职业病病人依法享受国家规定的职业病待遇。用人单位应当按照国家有关规定,安排职业病病人进行治疗、康复和定期检查。用人单位对不适宜继续从事原工作的职业病病人,应当调离原岗位,并妥善安置。用人单位对从事接触职业病危害的作业的劳动者,应当给予适当岗位津贴。

职业病病人的诊疗、康复费用,伤残以及丧失劳动能力的职业病病人的社会保障,按照国家有关工伤保险的规定执行。职业病病人除依法享有工伤保险外，依照有关民事法律，尚有获得赔偿的权利的，有权向用人单位提出赔偿要求。

劳动者被诊断患有职业病，但用人单位没有依法参加工伤保险的，其医疗和生活保障由该用人单位承担。

职业病病人变动工作单位，其依法享有的待遇不变。用人单位在发生分立、合并、解散、破产等情形时，应当对从事接触职业病危害作业的劳动者进行健康检查，并按照国家有关规定妥善安置职业病病人。用人单位已经不存在或者无法确认劳动关系的职业病病人，可以向地方人民政府民政部门申请医疗救助和生活等方面的救助。

（二）工作有关疾病

工作有关疾病又称职业相关疾病，是由于生产工艺过程、劳动过程和生产环境中某些不良因素和其他健康危险因素共同造成职业人群中某些常见病发病率增高、潜在疾病发作或现患疾病的病情加重等，这些疾病统称为工作有关疾病。工作有关疾病与职业病有区别。职业病是指某一特定职业性有害因素所致的疾病，其发生与职业性有害因素有明确的因果关系，且具有立法意义。而工作相关疾病则是与工作有关的疾病，该病也见于非职业人群中，不一定具有职业史或接触史。

1. 工作有关疾病的特点

（1）职业性有害因素是该病发生、发展的诸多因素之一，但不是唯一的直接因素。

（2）职业性有害因素影响了健康，促使潜在疾病暴露或现患疾病病情加重。

（3）通过控制职业性有害因素和改善作业环境，可减少工作有关疾病的发生，使原有疾病缓解。

2. 常见的工作有关疾病

（1）慢性呼吸系统疾病：在粉尘作业工人和经常接触刺激性气体的工人中，慢性支气管炎、肺气肿或支气管哮喘的发病率较高。吸烟、反复感染、作业场所空气污染和不良的气象条件，常为这些疾病的病因或诱发因素。

（2）骨骼及软组织损伤：在建筑、煤矿、搬运工人中，常见腰背痛、肩颈痛等，腰背痛常表现为急性腰扭伤、慢性腰痛、腰肌劳损、韧带损伤和腰椎间盘突出症等。主要由外伤、提重或负重、不良体位及不良气象条件等因素引起。

（3）心血管疾病：长期接触噪声、振动和高温会导致高血压的发生。过量铅、镉等有害因素的接触，能使肾脏受损而引起继发性高血压。高度精神紧张的作业、噪声和寒冷均可诱发心脏病。职业接触二硫化碳、一氧化碳和氯甲烷等化学物质，能影响血脂代谢、血管舒缩功能和血液携氧等功能，导致冠心病的发病率和病死率增高。

（4）生殖紊乱：经常接触铅、汞、砷和二硫化碳等职业性有害因素的女工，月经紊乱、早产和流产发病率增高。

（5）消化道疾患：高温作业工人由于出汗过多、盐分丧失，导致消化不良和溃疡病发病率增高。重体力劳动者和精神高度紧张的脑力劳动者，同时又吸烟或酗酒较多者可出现溃疡病发病率增高。

（6）行为心身病：是指社会心理因素在疾病的发生和病程演变中起主导作用的疾病，包括紧张性头痛、眩晕发作、反应性精神病等。工作场所和家庭环境是不良社会-心理因素的重要来源。

（三）职业性外伤

职业性外伤又称工伤，是指劳动者在生产劳动过程中，由于外部因素直接作用，而引起机体组织的突发性意外损伤。职业性外伤轻则造成误工、缺勤，重则致伤、致残，甚至死亡。

导致职业性外伤的原因既有客观因素也有主观因素。常见原因包括：生产设备本身存在缺陷；防护设备缺乏或不全；生产环境状况差；劳动组织不合理和生产管理不善；安全管理制度不严，操作不规范；对工人技术指导及安全教育不足；工人的健康状况、心理素质或应变能力较差，不适合本岗位的工作等。

此外，有的职业性有害因素虽不至于引起病理性损害，但可引起体表的某些改变，如胼胝、皮肤色素沉着等。由于这些改变尚在生理范围内，故被视为机体的一种代偿或适应性变化，通常称为职业特征。

二、职业性有害因素的致病模式

劳动者接触职业性有害因素后，并不一定都会发生上述职业性损害。造成职业性损害必须具备一定的条件，即只有当职业性有害因素、作用条件和接触者个体特征三者联系在一起并符合一般致病模式，才能引起上述职业性损害。职业性有害因素的致病模式可用图7-1表示。

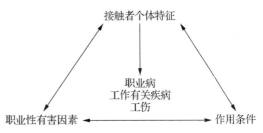

图7-1 职业性有害因素的致病模式

作用条件包括四个方面：①接触机会，即劳动者是否接触职业性有害因素。②接触方式，即职业性有害因素进入人体的途径。③接触时间，即一天或一生中累积接触的总时间。④接触强度（浓度）。其中，后两个方面是决定机体接受危害剂量大小的主要因素。

同一生产环境下从事同一种作业的工人所接触的职业性有害因素的性质与剂量可能相同或相近，但引起职业性损害的机会和程度可能有较大差别。这主要取决于个体易感性，即取决于接触者的个体特征。影响个体易感性的因素有很多，如：①遗传因素的差异，现有研究表明，外源化学物代谢基因、DNA修复基因等的多态性与某些疾病的高发有关。②年龄、性别的不同。③患病或营养状态的差异。④行为生活方式的差异，如吸烟、酗酒、缺乏锻炼、过度紧张、不合理饮食及不注意个人防护等，均可增加对职业性有害因素的易感性。所有这些可以增加职业性有害因素致病机会和易感程度的因素，统称为个体危险因素。具有这些危险因素的个体则称为个体易感者或高危人群。

第三节 职业性有害因素的预防和控制

为达到有效地预防、控制或消除职业性有害因素，改善不良劳动条件，防止或减少职业危害的发生，必须采取切实可行的措施，对职业性有害因素造成的职业损害进行预防和控制，从源头上消除职业病危害因素。

《"健康中国2030"规划纲要》明确提出，要强化行业自律和监督管理职责，推动企业落实主体责任，推进职业病危害源头治理。开展职业病危害基本情况普查，健全有针对性的健康干预措施。进一步完善职业安全卫生标准体系，建立完善重点职业病监测与职业病危害因素监测、报告和管理网络，遏制尘肺病和职业中毒高发势头。建立分级分类监管机制，对职业病危害高风险企业实施重点监管。开展重点行业领域职业病危害专项治理。强化职业病报告制度，开展用人单位职业健康促进工作，预防和控制工伤事故及职业病发生。

根据 2016 年实施的《国家职业病防治规划(2016—2020 年)》，职业病防治工作应坚持三个原则：①坚持依法防治。推进职业病防治工作法治化建设，建立健全配套法律、法规和标准，依法依规开展工作。落实法定防治职责，坚持管行业、管业务、管生产经营的同时必须管好职业病防治工作，建立用人单位诚信体系。②坚持源头治理。把握职业卫生发展规律，坚持预防为主、防治结合，以重点行业、重点职业病危害和重点人群为切入点，引导用人单位开展技术改造和转型升级，改善工作场所条件，从源头预防控制职业病危害。③坚持综合施策。统筹协调职业病防治工作涉及的方方面面，更加注重部门协调和资源共享，切实落实用人单位主体责任，提升劳动者个体防护意识，推动政府、用人单位、劳动者各负其责、协同联动，形成防治工作合力。为有效预防和控制职业性有害因素，我国正逐步从法律措施、组织措施、技术措施和卫生保健措施等方面构建一张全面的"防治网"。

一、法律措施

控制职业性有害因素的措施有很多，但首先要靠立法和行之有效的执法保证。新中国成立七十多年来，我国政府有关部门在职业卫生和职业病防治方面发布了一系列法律性的文件。1995 年我国实施了《中华人民共和国劳动法》，其中专列"劳动安全卫生"一章，2001年颁布了《中华人民共和国职业病防治法》，并于 2011 年、2016 年、2017 年和 2018 年进行了四次修正，2002 年通过的《中华人民共和国安全生产法》也于 2009 年、2014 年进行了修订。制定这些具有强大约束力的法律的目的是保护各种职业人群的健康，为劳动者提供安全舒适的劳动条件，提高职业生命质量，控制职业危害，防治职业病。

职业卫生标准是实施职业卫生监督的基本依据。对劳动条件各方面的卫生要求所制定的标准称为职业卫生标准，其目的是为了保护劳动者的身体健康。职业卫生标准种类很多，主要包括：体力劳动负荷限量，生产环境气象条件，工业噪声、振动，高频电磁场与微波，作业场所空气中的毒物、粉尘容许浓度等。有害物质的职业接触限值在不同国家(或机构、行业部门)所用的名称不尽相同，反映在其具体的保护水平上也不尽相同。我国自 1979 年颁布执行《工业企业设计卫生标准》(TJ36—79)以来，已先后于 2002 年、2010 年进行了两次修订。迄今发布有关化学毒物、粉尘及物理因素的国家职业卫生标准及职业病诊断标准达 500 余个，逐步形成了我国特有的职业卫生标准系列。

目前，我国生产场所空气中工业毒物卫生标准中规定的容许浓度有三种类型：①最高容许浓度(Maximum Allowable Concentration，MAC)，是指一个工作日内，任何时间均不应超过的有毒化学物质浓度；②时间加权平均容许浓度(Permissible Concentration-Time Weighted Average，PC-TWA)，是指以时间为权数规定的 8 小时工作日的平均容许接触水平；③短时间接触容许浓度(Permissible Concentration-Short Term Exposure Limit，PC-STEL)，指一个工作日内，任何一次接触不得超过 15 分钟时间加权平均的容许接触限值。三种不同类型的容许浓度适用于不同化学物质和不同的接触情况。

职业卫生监督是依法对职业卫生和职业病防治进行管理的重要手段之一，按监督实施的阶段，可分为前期预防性监督和劳动过程中的防护与管理。

（一）前期预防性监督

前期预防性监督属于预测和控制职业危害的前瞻性监督。它是以职业卫生法规为依据,运用预防医学和相关学科技术,审核职业病危害预评价报告,审查防护设施设计以及对厂矿企业新建、改建、扩建和续建的建设项目和技术改造、技术引进项目(统称建设项目)中劳动卫生防护设施是否与主体工程同时设计、同时施工、同时竣工投产及其职业病危害控制效果评价等方面进行卫生监督,保证投产后的劳动环境符合工业企业设计卫生标准的要求,保护劳动者的身心健康。因此,前期预防性监督贯穿于生产场所的厂址选择、设计审查、施工监督、竣工验收的全过程,充分考虑到可能对作业人员产生危害因素的各个环节,并依此制定控制方案,保证作业场所和劳动过程中潜在的职业性有害因素达到职业卫生标准。不过,由于技术或经济条件的限制,目前尚无法完全消除职业性有害因素,在一些发达国家和地区同样也存在这种情况。为了尽可能地控制、减弱职业危害的强度,我国应根据国内的经济发展水平,不仅对国有企业,而且对"三资"和个体民营企业的投资和引进项目,也应该加强前期预防性监督,防止违反有关法规和职业病危害的转嫁。

(二)劳动过程中的防护与管理

劳动过程中的防护与管理是行政部门依据职业卫生法规,运用现代预防医学和相关学科的知识和技术,对现有用人单位生产过程、劳动过程、生产环境的卫生条件及执行职业卫生法规情况实施定期或不定期的卫生监督检查,内容包括职业卫生法规与制度的执行与建立情况、作业场所有毒有害因素的超标情况、有无劳动防护措施及完好情况及健康检查情况等,并对查出的职业卫生问题作出相应的处理。目的是促使用人单位控制职业性危害因素,使其不超过卫生标准,确保劳动者在良好的劳动条件下进行生产作业,避免对工人的身心健康造成损害。

二、组织措施

职业性有害因素的预防和控制涉及行政执法部门监督执法行为和用人单位的职业卫生自律管理,需要行政部门和用人单位的领导、工人、工程技术人员等共同努力,采取综合性措施,控制和消除职业性有害因素。

(一)加强行政部门专业人员的培训

我国卫生行政部门和劳动保障行政部门(统称职业卫生监督管理部门)主要负责职业病防治的监督管理工作。应根据职业卫生需求现状充实人员,加强培训,更新观念和知识,提高业务能力和管理水平,加强职业卫生监督执法能力,从而提高职业病防治队伍的职业素质,以满足预防和控制职业危害的需要。

(二)发展职业卫生服务机构

职业病防治法颁布实施以来,职业卫生服务机构正逐步走向法制化、市场化管理的轨道。但是,目前的职业卫生服务机构的数量远远满足不了职业卫生的需要,且服务质量有待提高。

(三)明确用人单位的职责

用人单位应建立、健全职业病防治责任制,坚持按相应的法律法规组织生产,履行控制职业危害的义务,为劳动者创造符合国家卫生标准的工作环境,并采取措施保障劳动者获得劳动保护,保障职工"人人享有职业安全与卫生"的合法权益。

(四)加强对劳动者的卫生宣教

《中华人民共和国职业病防治法》明确规定,劳动者依法享有职业卫生保护的权利。通过职业健康教育和健康促进,给广大劳动者以"知情权",让大家知道有关职业性有害因素可能对健康产生的影响和应采取的相应防护对策,以增强自我防护意识,学会用法律武器保护自己的合法权益。

(五)建立健全合理的职业卫生制度

为预防和控制劳动过程中的职业危害,在组织生产劳动时,用人单位应根据有关的法律法规和单位的实际情况,建立合理的职业卫生制度。

三、技术措施

技术措施是通过改革工艺流程和生产设备,减少或完全消除生产过程中的有害因素,从根本上改善劳动条件,这是控制职业性有害因素的第一道防线,也是一项最重要的对策。主要包括:①改革生产工艺过程,消除或减少职业性有害因素;②生产过程尽可能机械化、自动化和密闭化,减少工人接触机会;③加强工作场所的通风排毒除尘;④厂房建筑和生产过程的合理设置等。

四、卫生保健措施

职业健康监护、个体防护是卫生保健措施的重要内容。

(一)职业健康监护

职业健康监护是以预防为目的,通过对职业人群的健康状况进行系统的检查和分析,获得其基础健康资料并积累连续的健康状况动态变化资料,掌握职业人群的健康状况,以便及时发现职业禁忌证,尽早发现职业有害因素所致的健康损害早期征象,发现职业病病例;或通过对长期积累资料的分析评价,发现职业危害重点人群;或发现新的职业危害,以便采取针对性预防措施,防止职业损害的发生和发展;还可评价防护和干预措施效果,为制订、修订卫生标准及采取进一步控制措施提供科学依据。

《中华人民共和国职业病防治法》规定,对从事接触职业病危害的作业者,用人单位应当组织上岗前、在岗期间和离岗时的职业健康检查,并将检查结果如实告知劳动者。职业健康检查费用由用人单位承担。

职业健康监护包括上岗前健康检查、在岗期间和离岗时健康检查、健康档案的建立、健康状况分析和劳动能力鉴定等内容。

1. 上岗前健康检查和在岗期间健康检查 上岗前健康检查是指对即将从事某种职业的人员进行的一种劳动前健康检查。目的是了解劳动者的基础健康状况,以获取各项健康指标的基础数据,筛检并排除职业禁忌证患者。例如,从事铅、苯作业的劳动者进行神经系统和血常规检查,粉尘作业人员进行 X 线胸片检查,以确定该劳动者的健康状况能否从事该种作业。与发达国家相比,以往我国对该项工作的重视力度不够。因为上岗前健康检查的基础数据对就业后可能发生的职业病的诊断具有重要意义,关系到劳资双方的切身利益,《职业病防治法》规定,用人单位不得安排未经上岗前职业健康检查的劳动者从事接触职业病危害的作业。

在岗期间健康检查是指按一定时间间隔,对已经接触某种职业性有害因素的职业人群进行常规及某些特殊项目的检查,目的是及时发现职业性损害的早期征象,并尽早处理,筛检出高危人群作为重点监护对象。在岗期间健康检查的时间间隔可根据有害因素的性质和危害程度、工人的接触水平以及生产环境中是否存在其他有害因素而定。例如,《职业健康监护管理办法》对体检周期的规定为毒物作业(除极个别种类外)均为一年一次,粉尘作业中无机粉尘大多为两年一次,但矽尘和石棉尘为一年一次。

2. 建立健全健康档案　为搞好职业病防治工作,应建立健康档案,对长期积累的资料进行整理、分析,目的是为劳动者的健康追踪、职业病诊断、有关健康损害责任划分以及职业病危害评价提供依据。健康档案应实行一人一档,用人单位按规定妥善保存。主要内容包括:①上岗前检查所获得的基础健康资料。②职业史和既往病史。③家族史,尤其要注意遗传性疾病史。④接触职业性有害因素的种类及接触水平。⑤定期检查的病历资料及处理记录。⑥其他,包括个人嗜好及卫生习惯等。

(二) 个体防护

个体防护虽然不是预防职业病的根本性措施,但在许多情况下起着重要作用。个体防护措施,包括防护服、防护眼镜、防护面罩、防护口罩、皮肤防护油膏等。用人单位按规定应给劳动者提供足够有效的个人防护用品。

（李　真）

复习思考题

1. 职业病的发病特点有哪些?
2. 与一般临床疾病的诊断相比,职业病的诊断有何不同?
3. 在临床实际工作中,如何在充分了解病人职业背景的基础上去诊断疾病?

知识拓展:《健康中国行动(2019—2030年)》之职业健康保护行动

当前,我国正处于工业化、城镇化快速发展阶段,前几十年粗放式发展中积累的职业病问题逐渐显现,职业健康工作面临诸多新问题和新挑战。一是职业病报告病例数居高不下,截至2019年底,全国累计报告职业病近100万例。由于职业健康检查覆盖率低和用工制度不完善等原因,实际发病人数远高于报告病例数。二是存在职业病危害的企业和接害人数多。据抽样调查,约有1 200万家企业存在职业病危害,超过2亿劳动者接触各类职业病危害。另外,随着我国经济转型升级,新技术、新材料、新工艺广泛应用和新业态的产生,新的职业危害因素不断出现,与工作相关的肌肉骨骼系统疾病和心理健康等职业健康问题已引起广大劳动者和社会各界的广泛关注,新旧问题和矛盾相互交织,职业健康工作面临多重压力。另外,当前新冠疫情常态化防控形势下,对职业健康工作又是一项严峻的挑战。

2019年7月,国务院印发《关于实施健康中国行动的意见》,职业健康保护行动是其中的15项重大行动之一。《健康中国行动(2019—2030年)》中明确提出了职业健康保护行动的具体目标和指标。实施职业健康保护行动,强化政府监管职责,督促用人单位落实主体责任,提升职业健康工作水平,有效预防和控制职业病危害,切实保障劳动者职业健康权益,对维护全体劳动者身体健康、促进经济社会持续健康发展至关重要。

第八章 职业性毒物与职业中毒

学习要求

掌握：职业性毒物和职业中毒的概念；常见职业性毒物（铅、汞、苯、苯胺、三硝基甲苯、氯气、一氧化碳、硫化氢、氢氰酸、有机磷农药、氨基甲酸酯等）的毒作用表现、诊断及救治原则。

熟悉：常见职业性毒物（铅、汞、苯、苯胺、三硝基甲苯、氯气、一氧化碳、硫化氢、氢氰酸、有机磷农药等）的来源、存在形态、接触机会、吸收途径以及中毒类型；高分子化合物的概念；拟除虫菊酯和百草枯的毒作用表现、诊断及救治原则。

了解：常见职业性毒物（铅、汞、苯、苯胺、三硝基甲苯、氯气、一氧化碳、硫化氢、氢氰酸、有机磷农药）的理化特性及其卫生学意义；氯乙烯的理化特性、接触机会和毒理。

职业活动过程中产生或存在的可能影响劳动者健康的各种化学物统称为职业性或生产性毒物。按照其化学性质、功用或毒作用特点，职业性毒物可分为：金属与类金属、刺激性气体、窒息性气体、有机溶剂、苯的氨基和硝基化合物、农药以及高分子化合物生产相关毒物。

职业性毒物主要来源于生产过程的各个环节中使用的原料、辅助材料，生产过程中产生的成品、半成品、中间产物、副产物、热裂解产物、各种废弃物以及从生产设施中逸散出的其他有害物质。生产过程中作业工人的一些操作活动，如气态物质的灌装、释放、采样，液态物质的加热蒸发、喷雾、搅拌、超声处理，固体物料的燃烧、粉碎、筛分、包装以及生产设施的跑冒滴漏、事故性爆炸泄漏等，可使职业性毒物逸散出来，以气体、蒸气、气溶胶（粉尘、烟和雾的统称）的形式存在于作业场所空气中。因此，职业性毒物的主要吸收途径是呼吸道。其次，液态及吸湿性粉末状脂溶性物质也容易透过完整的皮肤或皮肤附属器而被吸收，而在正常生产条件下，经消化道吸收的可能性不大。

在职业活动过程中由于接触职业性毒物，引起不同程度的机体健康损害而出现的职业病，称为职业中毒。职业性中毒一般可分三种类型：①急性中毒，是指短时间内吸收较大剂量毒物所引起的职业性中毒。②慢性中毒，是指长期吸收较小剂量毒物所引起的职业性中毒。③亚急性中毒，是指发病情况介于急性和慢性中毒之间的职业性中毒，其临床表现基本属于急性中毒范畴。此外，在某些情形下，患者接触毒物当时并未有中毒表现，但在脱离接触若干时间后呈现中毒的临床病变，称为迟发性中毒。

多种因素会影响毒物对机体的作用，主要有毒物的化学结构、接触方式、接触强度和接触时间、与其他有害因素的联合作用以及个体易感性。因此，临床上，在认识不同暴露情况下职业中毒表现特征时，特别是早期病例和不典型病例，须结合上述特点综合分析病情、明确诊断、及早治疗，促进病人康复。

第一节　金属与类金属

【案例 8－1】

某男,56 岁,由于"两年来经常感觉头晕、头痛、乏力、睡眠障碍、食欲减退,近一个月来以上症状加重,伴腹泻或便秘,并时常出现下腹部或脐周部位的剧烈疼痛"而入院。查体:体温、脉搏、血压、呼吸均正常,肝脾不大,心肺无异常发现。神经系统检查:肢体远端触痛觉减弱,肌张力下降。血尿常规、肝功能及胸部 CT 未见异常改变。

问题:

1. 根据上述现有资料,你认为还需要补充哪些问诊内容?

2. 对于此类腹部剧烈疼痛病人,你考虑可能有哪些疾病可能?

进一步追问个人史和职业史,发现该患者四年前开始在某废电池处理厂工作,其工作过程涉及将废电池中的铅板压碎并机磨粉碎。每天的工作时间为 8 小时。考虑到可能为铅中毒,将患者转入职业病院进行进一步检查。

3. 如要证实该患者为职业性铅中毒,还应该做哪些检查? 搜集哪些证据?

一、概述

（一）理化特性

金属元素包括黑色金属(指铁、锰、铬及其合金)和有色金属,后者又分为:重金属(如铅、镍、锑、铜等)、轻金属(如锂、钠、铝、钙等)和稀有金属(如钼、钒、钛、锆等)。在化学元素周期表中,位于金属和非金属之间过渡带的元素,称为类金属,包括硼、砷、碲等,其兼有金属和非金属的某些性质。

除汞以外,金属在常温下都呈固态,多数有较高的熔点、比重和硬度,常有光泽、具有导电性和导热性。

金属元素原子外层电子数少(一般少于 4),容易失去电子而成为带正电荷的阳离子。除金、银、铂外,金属均能与氧反应生成一种或几种价数不同的氧化物,如铅的氧化物有密陀僧(PbO)、黄丹(Pb_2O_3)、红丹(Pb_3O_4)等。金属还能与硫结合,自然界金属矿藏中许多金属都以硫化物矿石存在。金属也可与硝酸、硫酸及盐酸作用,生成相应的盐。金属的硝酸盐多易溶于水,多数硫酸盐呈白色,除硫酸钙、硫酸钡及硫酸铅外,多易溶于水。另外,高温下某些金属还可与 CO 作用生成羰基化合物,羰基金属易挥发,具有刺激性。还有些金属如铅、汞、锡等可形成有机化合物,从而表现出特殊的理化特性及毒性。

（二）毒作用特点

生产环境中金属与类金属以粉尘(粒径 $0.1 \sim 10~\mu m$)、烟(粒径 $< 0.1~\mu m$)及蒸气形态存在,主要经呼吸道进入人体。金属的溶解度会影响其呼吸道的吸收率。正常的皮肤具有生理屏障作用,但四乙基铅、有机汞及有机锡化合物等有一定的脂溶性,可以穿透完整皮肤而吸收。经消化道吸收在职业活动中少见。

金属与类金属在体内器官组织中的分布有明显的选择性,如铅主要贮存于骨骼、无机汞主要蓄积在肾脏、锌主要分布于肝脏等,这种选择性与金属及其化合物本身的理化特性直接相关,也与各器官组织的组织特性和生物化学组成有关,如金属硫蛋白的合成和分布对体内金属代谢和迁移具有重要影响。金属硫蛋白是一种由肝脏合成的富含半胱氨酸的低分子蛋白质,分泌到血液后参与多种金属的运输。镉、汞、锌等可与之结合,每三个-SH可以结合一个二价的金属离子。肝脏中的锌硫蛋白、肾脏中的汞硫蛋白和镉硫蛋白即是锌、汞、镉在上述器官中的主要贮存形式。

与大多数化合物不一样,金属与类金属在体内的生物转化过程往往不能通过改变其化学特性而降低毒性,有时反而会提高毒性。血浆或组织中多种氧化酶类如过氧化氢酶、铜蓝蛋白、甲基转移酶可与汞、锰、砷等发生反应而使其发挥毒作用。

吸收进入体内的金属与类金属主要由尿及粪便排泄,如铅、汞、镉、砷等均可经肾脏排出,但有些生物半衰期较长,在脱离接触若干年后仍可在尿中检出该毒物。

(三) 系统毒性

1. 神经系统　铅、汞、锰、砷等金属和类金属以及有机金属化合物可侵犯神经系统,尤以中枢神经系统更为敏感,从而出现相应的中毒症状。常见的主要有以下三种。

(1) 中毒性神经衰弱综合征:以头昏、头痛、乏力、睡眠障碍、记忆力减退为主要特征,是许多金属和类金属毒物慢性中毒的早期非特异性表现。

(2) 多发性周围神经病:四肢末梢部位的感觉异常或运动障碍,局部肌肉萎缩,有时出现痛觉过敏等。如砷、铅中毒常出现典型的周围神经炎症状,病理上有神经纤维脱髓鞘和轴索变性等改变;铊中毒神经炎常以痛觉过敏为主要表现,有机汞化合物引起的周围神经炎往往伴有脊髓损害的特征。

(3) 中毒性脑病:常有不同程度的精神症状和脑神经损伤表现。如铅、汞、铊、锂化合物、四乙基铅、有机锡等严重中毒时,可引起中毒性脑病,表现为剧烈的头痛、呕吐、惊厥、昏迷,表明颅内有广泛的病变、脑水肿、颅内压升高等;锰中毒可损伤锥体外系,出现肌张力增高、震颤麻痹等症状。

2. 呼吸系统　许多金属和类金属粉尘或烟具有不同强度的刺激作用,经呼吸道吸入时可对呼吸道黏膜产生刺激作用而导致急、慢性呼吸道炎症。这些具有刺激作用的金属烟尘多为其氧化物或酸酐,如氧化镉(CdO)、氧化铬(CrO_3)、三氧化二砷(As_2O_3)、五氧化二钒(V_2O_5)、氧化硒(SeO_2)等。另外,硒化氢(H_2Se)、乙硼烷(B_2H_6)以及羰基镍等也有刺激性。上述这些刺激性化合物的烟雾,可以刺激呼吸道深部而引起肺炎、肺水肿。吸入金属汞蒸气也可引起间质性肺炎。长期吸入纯铝粉或氧化铝粉,吸入钡、锡、铁、锰、钴等纯金属粉尘,可导致肺部纤维组织增生,胸部X线影像也有改变,称之为金属尘肺或粉尘沉着症。肺部肉芽肿是吸入金属铍或氧化铍引起的一种特殊病变,其发病机制可能与变态反应有关。

3. 消化系统　经口摄入的金属和类金属,常因其刺激或腐蚀作用而导致严重的胃肠道症状。如三氧化二砷、汞、锑、铊盐类及氯化钡、硫酸镉、硫酸镁、氯化锌等急性中毒时可出现急性胃肠炎,严重者可发生休克;砷、汞、硒、铍及铅等毒物可引起中毒性肝炎;有些金属进入体内后可引起口腔病变,如吸入汞蒸气可引起齿龈肿胀、口腔黏膜糜烂、牙齿松动等;铅、汞、铋吸收后可在齿龈边缘出现蓝褐色线。此外,铅中毒、铊中毒时可发生典型的腹绞痛等。

4. 泌尿系统　肾脏是大部分金属和类金属的排泄器官,同时也是其重要的蓄积部位,还是许多金属毒作用的靶器官。如汞、镉、铀等可破坏肾小管上皮细胞的再吸收功能,出现典型的氨基酸尿、磷酸盐尿、葡萄糖尿及低分子蛋白尿。长期慢性接触汞、铅、镉能导致慢性间质性肾炎,出现肾病综合征,表现为蛋白尿、低蛋白血症和水肿。急性肾衰竭是汞、砷、铀、铋等金属急性或亚急性中毒的一种严重后果,主要病理改变为肾脏近曲小管的广泛坏死,也可累及肾小球,表现为少尿或无尿、氮质血症等。

5. 血液和造血系统　铅可干扰卟啉代谢导致血红素合成障碍而出现贫血、不成熟红细胞增多等。砷化氢、锑化氢等可造成不同程度的溶血,还可引起血红蛋白阻塞肾小管并进一步导致急性肾衰竭。钴可诱发红细胞增多症。

6. 循环系统　心肌损害是锑、砷、钡、镁等中毒的重要表现之一,此类中毒患者心电图上可出现 ST 段下降,T 波低平或倒置,Q-T 间期延长等改变,还可观察到心律不齐、房室传导阻滞等。急性砷中毒可因心肌损伤、毛细血管扩张和急性胃肠炎引起的脱水而导致休克。

7. 生殖发育毒性　长期低剂量职业性接触铅、汞、锰、镉、砷等可导致女工月经异常,男工精子质量下降,性功能紊乱,有些毒物还可经胎盘转运,具有致畸作用,这些都会导致流产、早产、低体重儿等异常妊娠结局发生率增高。有些金属毒物还可经乳汁排出,导致婴幼儿发生母源性中毒。

8. 免疫系统　某些金属及其化合物与组织蛋白结合后可形成具有抗原特性的复合物而引起变态反应,如铬、镍、铍、钴及有机汞等金属毒物均能引起变态反应性疾病。湿疹、接触性皮炎、支气管哮喘等为其最常见的表现。

9. 致癌　职业流行病学调查发现,铬酸盐(Ⅵ价)暴露可致生产工人肺癌高发,砷及(无机)砷化合物可致接触人群肺癌和皮肤癌。另外,镍的提炼和精炼工人、镉熔炼与镉电池生产及电镀过程接触镉及其化合物的人群以及铍的提炼和加工作业人群,呼吸道肿瘤发病的相对危险度增加。

10. 刺激与腐蚀作用　很多金属与类金属化合物、有机金属化合物都具有较强的刺激性,可导致接触人群眼睛及呼吸道黏膜损伤、接触性皮炎;六价铬(铬酐、铬酸、铬酸盐、重铬酸盐)、可溶性铍盐(氟化铍、氯化铍、硫酸铍)、无机砷化合物等在高浓度时是强氧化剂,具有明显的局部刺激和腐蚀作用,长期接触可致慢性皮肤黏膜溃疡,如铬酸盐可导致作业工人鼻中隔穿孔。

11. 金属烟热　熔炼、焊接等高温处理某些金属时,可产生粒径极为细微的(0.05～0.5 μm)金属氧化物烟,吸入此种金属烟 4～8 小时后,开始出现头晕、疲倦、乏力、胸闷、气急、肌肉痛、关节痛、咽干、胸部紧迫感、咳嗽等症状,随即体温突然上升,可达 39 ℃以上,患者虚弱,大汗淋漓,较重者伴有畏寒、寒战,持续 1～3 小时,白细胞数增多,一般次日即可恢复。能产生此类金属烟热的金属有:锌、铜、铁、镉、铝、镍、锑等。

（四）治疗

金属与类金属中毒的治疗主要包括病因治疗、对症治疗及支持治疗这三类。根据金属配位体结合的理论,已发现了许多有效的络合剂可应用于金属与类金属中毒的病因治疗中。络合剂具有强配位体,可以与体内敏感的功能基团竞争结合金属与类金属,因而有拮抗剂的作用。金属络合物一般均较稳定,水溶性较高,可由肾脏排出体外,故有促进体内金属和类金属排出的作用。用于治疗的络合剂主要有以下两类:

1. 巯基络合剂　①二巯丙醇(BAL):2,3-二巯丙醇含有两个巯基,能与金属离子形成稳定的络合物,可防止砷、汞等毒物与蛋白质中的巯基结合,保护蛋白质的功能或酶的活性,对锑、镉、铋、铬、钴和镍中毒均有一定疗效。用药愈早,疗效愈好。值得注意的是,使用 BAL 增加金属排泄的同时,可使肾脏中该金属的含量急剧升高,对于镉、硒、碲等肾脏毒性较大的毒物应禁用或慎用,以防加剧肾脏损害。②二巯丙磺酸钠:其作用机制与 BAL 同,易溶于水、毒性较小、解毒能力更强。对汞、砷中毒有极好的效果,也可用于治疗铬、铋、铅、酒石酸锑钾等中毒。③二巯丁二酸钠(Na-DMS),作用同二巯基丙醇,对治疗铅、汞、锑、砷中毒有明显的疗效,其中对锑的解毒作用最强。其片剂,口服方便,疗效好,副作用小。

2. 氨羧络合剂　①乙二胺四乙酸二钠钙($CaNa_2EDTA$,依地酸二钠钙):是目前应用最广的一种络合剂,它可与许多二价、三价金属离子形成稳定的络合物。本药对铅中毒疗效最好,对锰、钒、铀、钍、钇等也有一定疗效。对汞中毒无效,因体内与汞结合的功能基团络合汞的能力较依地酸更大。由于$CaNa_2EDTA$可与体内的钙、锌等形成稳定的络合物而排出,从而导致血钙降低及其他金属元素排出过多,长期用药有时会发生"过络合综合征",患者自觉疲乏无力、食欲不振等,故在长疗程应用$CaNa_2EDTA$时,应适当补充铜、锌等必需的微量金属元素。②二乙烯三胺五乙酸三钠钙($CaNa_3DTPA$,喷替酸钙钠):作用机制与依地酸二钠钙同,但效果更好,对铅、钴、锌、锰、铁都有很好的络合作用。

此外,二乙基二硫代氨基甲酸钠用于羰基镍中毒时驱镍,对氨基水杨酸钠(PSA-Na)用于驱锰。

3. 其他治疗措施　如锰中毒出现震颤麻痹时可应用左旋多巴治疗,能使症状减轻或消失。

二、常见的金属毒物

(一) 铅

1. 理化特性　铅(Pb)为灰白色重金属,质软,熔点327 ℃,沸点1620 ℃。当加热至400～500 ℃时,可有大量铅蒸气逸出,在空气中迅速氧化,并凝集成铅烟。铅的氧化物多以粉末状存在,大多不溶于水,易溶解于酸。

2. 接触机会　铅及其化合物的用途非常广泛,常见的职业性铅接触作业有:铅矿的开采及冶炼;制造电缆、铅管、铅丝、铅储罐等铅(合金)制品以及焊锡、铅浴热处理、浇制铅板;颜料如铅丹(Pb_3O_4)、釉料如黄丹(Pb_2O_3)、铅白[$2PbCO_3 \cdot Pb(OH)_2$]等含铅化合物生产;蓄电池、玻璃、搪瓷、油漆、颜料、制药、橡胶(硫化促进剂)与塑料(稳定剂)等工业生产中含铅化合物的广泛使用。

3. 毒理　生产过程中,铅及其化合物主要以铅烟、铅尘的形式经呼吸道吸收进入人体。有机铅如四乙基铅易经皮肤和黏膜吸收。铅经呼吸道吸收较为迅速,吸收率取决于其颗粒分散度、溶解度和劳动者的呼吸频率。吸入的氧化铅烟尘约有40％吸收进入血循环,其余由呼吸道排出。进入消化道的铅吸收较少,有5％～10％被吸收经肝静脉入肝,一部分由胆汁排入肠内,随粪便排出。

吸收进入血液的铅约90％以上与红细胞结合,其余在血浆中。血浆中的铅一部分与血浆蛋白质结合,另一部分为可溶性磷酸氢铅($PbHPO_4$)和甘油磷酸铅,但其毒理活性较大。铅随血流转运,到达全身各器官,初期分布于肝、肾、脾、肺等器官中,以肝、肾浓度最高;数周后,在机体内环境作用下,约90％的铅转移到骨骼,以不溶性的磷酸铅[$Pb_3(PO_4)_2$]的形式沉积下来。骨骼中的铅一般呈稳定状态,是铅的储存形式,但也有潜在危害。当食物中长期缺钙或因感染、酗酒、外伤或服用酸性药物等,破坏了体内酸碱平衡时,可使骨骼中不溶性的磷酸铅转化为可溶性磷酸氢铅,重新返回血液,使血液中的铅浓度在短时间内急剧升高,引起铅中毒症状的急性发作。铅在体内的行踪与钙相似,缺铁、缺钙和高脂饮食可以增加胃肠道内铅的吸收;高钙饮食或静脉注射葡萄糖酸钙,可以促使血铅向骨骼转移,从而缓解铅绞痛症状。

铅主要经肾脏随尿液排出,尿中铅含量可反映铅吸收情况。小部分铅可随粪便、汗液、唾液、乳汁、毛发、指甲、月经等排出。血铅还可透过胎盘屏障进入胎儿体内,影响子代发育。乳汁中的铅可影响婴儿,引起母源性铅中毒。

铅是多亲和性毒物,主要累及神经系统、血液及造血系统、消化系统、心血管系统及肾脏等。其中毒机制尚未完全阐明,目前较为清楚的作用有五方面。

(1) 卟啉代谢障碍:是铅中毒早期和重要的变化之一(图8-1)。铅可抑制 δ-氨基、γ-酮戊酸脱水酶(ALAD)、粪卟啉原氧化脱羧酶和血红素合成酶的活性。ALAD受抑制后,ALA 形成胆色素原的过程受阻,血中 ALA 增加,由尿排出;粪卟啉原氧化脱羧酶受抑制后,阻碍粪卟啉原Ⅲ氧化形成原卟啉原Ⅸ,结果使血中粪卟啉增多,尿中粪卟啉排出增多;血红素合成酶受抑制后,原卟啉Ⅸ不能与 Fe^{2+} 结合生成血红素,导致红细胞内游离原卟啉(FEP)增多,同时原卟啉Ⅸ进一步与红细胞线粒体内的锌离子结合,引起血锌卟啉(ZPP)增多。另外,δ-氨基、γ-酮戊酸合成酶(ALAS)受血红素反馈调节,铅中毒时血红素合成减少可促使 ALAS 的生成,ALA 增加明显。因此,测定尿中 ALA、粪卟啉及血液中 FEP 和 ZPP 的含量可作为铅中毒的诊断指标。

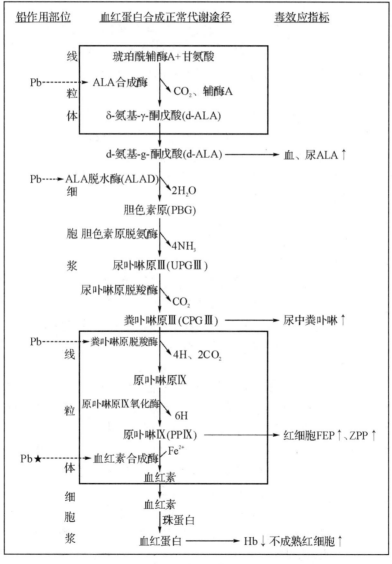

图8-1　铅对卟啉代谢的影响

此外,由于血红蛋白合成障碍,导致骨髓内幼红细胞代偿性增生,外周血液中可见点彩红细胞、网织红细胞和嗜多染红细胞增多。

(2) 对红细胞的直接作用:铅可抑制红细胞膜 Na^+-K^+ ATP 酶的活性,使红细胞内 K^+ 逸出。另一方面,铅与红细胞膜结合,使红细胞脆性增加,可致溶血发生,加之铅可使血红素合成障碍,血红蛋白减少,导致低色素正常细胞型贫血。

(3) 对微小血管的作用:铅可抑制肠壁碱性磷酸酶和 ATP 酶活性,使肠壁和小动脉平滑肌痉挛,引起铅性腹绞痛和高血压。

(4) 对神经系统的影响:铅中毒时,脑内的 ALA 与 γ 氨基丁酸(GABA)竞争脑内神经突触后膜上的 GABA 受体,影响其功能,进而导致脑神经系统兴奋抑制平衡紊乱,引起神经行为功能改变;铅还可通过影响脑内儿茶酚胺代谢,导致中毒性脑病的发生;铅也可以对神经细胞产生直接毒作用,引起神经纤维节段性脱髓鞘和轴索变性,导致周围神经病。

(5) 对肾脏的作用:严重中毒时铅可以影响肾小球滤过率,抑制肾小管上皮细胞 ATP 酶活性,导致肾小管重吸收功能异常。

4. 临床表现　铅中毒是常见的职业中毒之一。在工业生产中急性中毒已很罕见。职业性铅中毒多为慢性中毒,主要表现为神经系统、消化系统和血液系统的损害。

(1) 神经系统:主要表现为中毒性神经衰弱样症状、周围神经病、铅中毒性脑病。中毒早期表现为头晕、头痛、乏力、睡眠障碍、记忆力下降等非特异症状;随着病情的进展,出现周围神经损害,有三种类型:感觉型、运动型或二者兼有的混合型,患者表现为肢端麻木和感觉障碍,呈手套或袜套样分布,伸肌无力,握力下降,严重者可出现桡神经支配的手指和手腕屈肌受累,手呈直角下垂、半前旋,手指弯曲,拇指收向掌面,即所谓“腕下垂”。严重中毒病例可出现中毒性脑病,主要表现为癫痫样发作、精神障碍或脑神经受损的症状。目前在我国,铅中毒引起的“腕下垂”和中毒性脑病极为罕见。

(2) 消化系统:表现为口内金属味、食欲不振、恶心、腹胀、腹隐痛、腹泻与便秘交替等。长期不注意口腔卫生者在齿龈边缘可见蓝灰色“铅线”,系食物残渣腐败产生的硫与铅化合物反应形成硫化铅沉积所致。中度以上中毒病例可出现铅中毒典型症状——铅性腹绞痛,多在顽固性便秘几天后,突然出现腹部绞割样疼痛,呈持续性,阵发性加剧,部位多在脐周,少数也可在上腹部或下腹部,发作时患者面色苍白、出冷汗、烦躁不安,按压腹部或体位蜷曲时疼痛可减轻,疼痛每次发作可持续数分钟至数小时,一般止痛药难以缓解。检查时腹部柔软平坦,轻度压痛,但无固定压痛点和反跳痛,肠鸣音减弱。此时,常伴有暂时性血压升高和眼底小动脉痉挛的表现。

(3) 血液系统:可有轻度贫血,多呈低色素正常细胞型贫血,颇似缺铁性贫血,但血浆铁正常,铁剂治疗也无效。外周血象中可见点彩红细胞、网织红细胞及碱粒红细胞增多。

(4) 其他:部分患者肾脏受损,表现为 Fanconi 综合征,由于近端肾小管功能缺陷,对多种物质重吸收障碍,出现氨基酸尿、葡萄糖尿、磷酸盐尿,少数严重患者可导致肾功能不全,出现蛋白尿,尿中出现红细胞、管型。女性患者可有月经不调、流产、不育及早产等。铅还可引起男性精子活动度减低、数目减少及畸形精子增多。

5. 诊断及处理原则　铅中毒诊断必须根据确切的铅职业接触史,以神经、消化、造血系统损害为主的临床表现和有关实验室检查结果为主要依据,结合现场职业卫生调查资料,进行综合分析,排除其他原因引起的类似症状的疾病后,方可诊断。我国颁布的职业性慢性铅中毒诊断分级标准及处理原则见 GBZ 37—2015。

若根据职业史和临床表现怀疑是慢性铅中毒,但尿铅测定没有超出参照值,可做络合剂驱排试验以辅助诊断。用依地酸二钠钙1.0 g,分2次肌内注射或加入葡萄糖溶液缓慢静脉推注或静脉滴注,收集24小时尿液进行铅含量测定,如果24小时尿铅≥0.8 mg/L,即有辅助诊断的价值。

6. 治疗

(1)驱铅治疗:常用驱铅药物有依地酸二钠钙($CaNa_2EDTA$)、二乙烯三胺五乙酸三钠钙($CaNa_3DTPA$)、二巯丁二钠(NaDMS)、二巯基丁二酸(DMSA)。依地酸二钠钙驱铅效果好,是铅中毒治疗的首选药物。依地酸二钠钙也可与体内的钙、铜、锌等离子形成稳定的络合物而排出,长疗程用药可能导致上述微量元素排出过多,出现"过络合综合征",患者自觉疲劳、乏力、食欲不振等,故有学者主张应同时给患者适当补充铜、锌等微量元素。二巯基丁二酸胶囊是我国批准生产的口服驱铅药,副作用小,应用方便。

(2)对症治疗:根据病情予以对症治疗,如铅绞痛发作时,可静脉注射10%葡萄糖酸钙或皮下注射阿托品或肌内注射山莨菪碱,松弛平滑肌以缓解疼痛症状。

(3)一般治疗:合理营养、适当休息及补充维生素等。

(二)汞

1. 理化特性　汞(Hg)为银白色液态金属,其熔点为-38.7 ℃,沸点为356.6 ℃。常温下即可蒸发,20 ℃时汞蒸气饱和浓度可达15 mg/m³(汞职业卫生标准:PC-TWA 0.02 mg/m³,PC-STEL 0.04 mg/m³),且温度越高,蒸发量越大。汞蒸气较空气重6倍,易沉积在静止空气的下方。金属汞溅落在地面或桌面后,由于其表面张力大,立即分散形成许多小汞珠,四处流散,无孔不入,既不易被清除又可增加其蒸发的表面积。汞蒸气易被周围不光滑的物体如墙壁、泥土、台面、工具、衣服等所吸附,成为工作场所和非工作场所二次汞污染的来源。这些特性使接触人群更易发生汞中毒。此外,汞不溶于水、盐酸、稀硫酸和有机溶剂,易溶于硝酸、王水及浓硫酸,也能溶于类脂质,可与金、银等贵重金属生成汞合金(又称汞齐)。

2. 接触机会　汞矿开采及冶炼;含汞仪器、仪表和电工器材的制造、维修,如水银温度计、血压计、气压表、汞整流器、荧光灯、X线球管等;化学工业中用汞作阴极电解食盐来生产氯气和烧碱;冶金工业用汞齐法提炼金、银等贵重金属,用汞齐镀金、镀银;口腔医学中用银汞合金充填龋洞;原子能工业中汞作为钚反应堆的冷却剂;塑料、染料工业中用汞作为催化剂;军工生产中,雷汞为重要的引爆剂;轻工业中硝酸汞可用于有机合成、毛毡制造、防火材料、防腐材料,氯化汞可用于印染、鞣革等。

3. 毒理　金属汞主要以蒸气形式经呼吸道进入人体,由于汞蒸气具有高度弥散性和脂溶性,易迅速透过肺泡壁被吸收,吸收率可高达70%以上。金属汞很难经消化道吸收。汞的无机化合物除以气溶胶形式经呼吸道吸收外,还能经消化道吸收,而经皮肤吸收量不大,但实际上,使用含汞油膏引起的中毒并不少见。有机汞经肠道的吸收率可达90%,同时也易经呼吸道和皮肤吸收。

汞吸收进入血液后,大部分与血浆蛋白(主要为白蛋白)结合形成结合型汞,小部分与含巯基化合物如半胱氨酸等以及与体液中的阴离子结合形成可扩散型汞,随血流均匀地分布于全身各器官中,早期集中于肝,数小时后向肾脏转移,故肾脏含汞量最高,其次是肝、心、脑等。肾脏中汞可与多种蛋白结合,接触初期可与金属硫蛋白(MT)结合形成较稳定的汞硫蛋白,并贮存于肾近曲小管上皮细胞,这可能与汞在体内的解毒和蓄积以及对肾脏起一定的保护作用有关;随着进入机体的汞量增加,肾脏内金属硫蛋白的含量与含汞量均见升高。待这种低分子富含巯基的蛋白与汞结合而耗尽时,汞即直接作用于肾脏近曲小管,对肾脏产生毒性,导致肾小管重吸收功能障碍,尿中某些酶和蛋白如碱性磷酸酶、γ-谷氨酰转移酶、N-乙酰-

β-氨基葡萄糖苷酶(NAG)及 β_2-微球蛋白(β_2-MG)等增高。此外,汞蒸气具有高度的亲脂性和扩散性,容易透过血脑屏障进入脑内,与组织蛋白结合而难以排出。汞也可以透过胎盘屏障,具有胎儿毒性。

汞主要经肾脏由尿液排出,早期肾功能未受影响时排泄较快,尿汞排出量约占总排出量的 70%,MT 耗尽后,尿汞排泄量也随之降低。汞的生物半减期约为 2 个月,但尿汞排泄也很不规则,且排泄较为缓慢,脱离接触十多年后,尿汞仍可以超出正常参照值。少量汞随唾液、粪便、汗、毛发、乳汁、月经等排出。

吸收入机体的汞在血液内被氧化成二价汞离子(Hg^{2+}),由于 Hg^{2+} 具有高度亲电子性,对体内含有硫、氮、氧等电子供体的基团,如巯基、氨基、羧基、羟基等具有很强的结合力,特别是 Hg^{2+} 对蛋白质的巯基具有特殊亲和力,可与之结合生成稳定的汞的硫醇盐,扰乱含有这些基团的生理活性物质的功能,抑制体内许多重要酶的活性,如 Hg^{2+} 与 GSH 结合后形成不可逆复合物从而干扰其抗氧化功能;与细胞膜表面酶的巯基结合,可改变其结构和功能。一般认为,Hg^{2+} 与巯基反应是汞产生毒作用的基础。但汞与蛋白质巯基结合并不能完全解释汞的毒性作用特点,汞中毒的确切机制还有待进一步研究。

4. 临床表现

(1)慢性中毒:较常见,主要是在生产环境中长期吸入汞蒸气所致。其典型临床表现包括易兴奋症、震颤和口腔炎。

①易兴奋症:早期主要表现为中毒性神经衰弱样症状,如头昏、乏力、失眠、多梦、健忘、注意力不集中等,有的病人可出现心悸、多汗、血压不稳等自主神经功能紊乱的表现。继之可出现性格和情绪改变,表现为易激动、烦躁、易发怒、情绪不稳等,也可出现焦虑、抑郁等情绪障碍,表现为焦躁不安、情感脆弱、多疑、孤独沉默等。

②震颤:汞中毒可引起神经肌肉性震颤,早期出现腱反射增强,继而可见眼睑、手指、舌尖部位出现细小震颤,常在休息时发生。汞毒性震颤为意向性震颤(intentional tremor),典型表现为集中注意力做某些精细动作过程中手部不由自主地震颤,在被人注视、精神紧张或欲加以控制时,震颤更加明显,动作结束后震颤停止。随着病情进展,可向前臂、上臂及下肢发展,变成粗大震颤,可伴有头部震颤和运动失调,类似帕金森病,可影响患者写字(图 8 - 2)、穿衣、进食等生活自理能力。部分病人也可出现周围神经病,表现为四肢发麻及感觉异常,呈手套、袜套样分布。重度中毒病人可出现中毒性脑病,以小脑共济失调为主要表现,甚至出现中毒性精神症状。

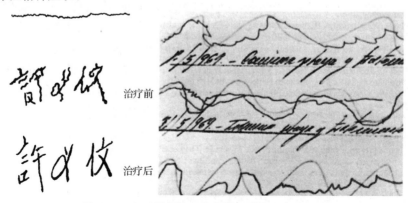

图 8 - 2　有手震颤体征的慢性汞中毒患者的手迹

引自:王翔朴主编《卫生学》(第 4 版)1996;William N Rom 主编 *Environmental and Occupational Medicine*(第 4 版)2007

③口腔炎：表现为口腔黏膜糜烂、溃疡，牙龈胀痛、发红、出血、感染溢脓，牙齿酸痛、松动或脱落，流涎，口中有金属味。口腔卫生不良者，齿龈交界处可见到硫化汞暗蓝色色素沉着（汞线）。

④肾损害：可表现为肾近曲小管功能障碍，如低分子蛋白尿（β_2-微球蛋白、α_1-微球蛋白、维生素结合蛋白含量增高）、糖尿、氨基酸尿等。严重者可出现蛋白尿、管型尿甚至红细胞尿。

⑤其他：汞可透过胎盘屏障，引起流产、早产，还可引起女工月经异常、男子畸形精子增加、性欲减退等。

（2）急性中毒：短时间内吸入高浓度汞蒸气即可引起急性中毒。临床特点有：起病急骤，开始有头晕、头痛、多梦等神经系统症状和疲乏无力、发热等全身表现；口腔炎明显而突出，如流涎带腥臭、牙龈红肿、酸痛、出血、糜烂等，伴恶心、呕吐、腹痛、腹泻、水样便或大便带血等胃肠道症状；中毒后 2～3 天可发生汞毒性肾炎、急性肾小管坏死，尿汞往往显著升高，尿中可出现蛋白、红细胞、管型，严重者少尿、无尿，甚至可因急性肾衰致死；部分患者可于发病 1～3 天后出现汞毒性皮炎，表现为四肢及头面部泛发性的红斑、丘疹或斑丘疹，可融合成片或溃烂、化脓；还有少数严重患者可出现咳嗽、胸痛、胸闷、气促、发绀等，两肺可闻及干湿性啰音，X 线胸片检查可见广泛性不规则点状或片状阴影，呈急性间质性肺炎表现。神经精神症状和震颤在中毒早期多不明显。

口服汞盐中毒主要表现为急性腐蚀性胃肠炎、汞毒性肾炎和急性口腔炎。由于汞盐对胃肠道黏膜有显著的刺激作用，可出现剧烈的恶心、呕吐、腹痛、腹泻及血便等。

5. 诊断及处理原则　按我国颁布的职业性汞中毒诊断分级标准及处理原则（GBZ 89—2007）进行集体诊断。急性中毒根据大剂量金属汞接触史，临床表现以消化系统、泌尿系统损害为主，诊断一般不困难，尿汞明显升高有重要的意义。慢性中毒则主要根据职业史、汞毒性震颤、口腔炎等临床表现和体征、作业现场职业卫生学调查及患者尿汞测定结果，进行综合分析，并排除其他病因所致类似疾病后，方可诊断。

若根据职业史及临床表现，怀疑是慢性汞中毒但尿汞不高者，可进行驱汞试验以协助诊断。一次肌内注射 5% 二巯基丙磺酸钠 5 ml，收集 24 小时尿样进行汞含量测定，若尿汞＞45 μg/d，提示有过量汞吸收存在，对诊断有参考意义。

6. 治疗

（1）现场处理：应将急性中毒患者迅速脱离现场，脱去污染衣服，静卧，保暖；对口服汞盐中毒患者，因易发生急性腐蚀性胃肠炎则不应洗胃，为保护胃黏膜，应尽快灌服鸡蛋清、牛奶或豆浆等，促使汞与蛋白质结合，也可使用 0.2%～0.5% 的活性炭吸附汞。

（2）驱汞治疗：采用二巯基丙磺酸钠或二巯丁二钠、二巯基丁二酸。这种巯基络合剂可结合体内的游离汞离子，并竞争性争夺与巯基酶结合的汞离子，使酶恢复活性，巯基络合剂与汞结合后可由肾脏排出。如出现急性肾衰竭，则应在血液透析配合下进行驱汞治疗。同时需注意，当汞中毒肾损害时，尿量在 400 ml 以下者不宜进行驱汞治疗。

（3）对症治疗：神经系统症状可用镇静安神药物，口腔炎可使用复方氯己定含漱液，震颤可用苯海索，严重皮疹可用糖皮质激素治疗等。

【案例 8－1 分析】

问题 1. 根据上述现有资料，你认为还需要补充哪些问诊内容？

分析思路：对于该病人的问诊，可以补充一些既往病史、铅职业史及工作经历等内容，以帮助了解病人的健康状况,并初步判断其接触职业性有害因素的可能性。

问题 2. 对于此类腹部剧烈疼痛病人,你考虑可能有哪些疾病可能?

分析思路:腹部剧烈疼痛主要由腹部管状器官的肌肉痉挛或梗阻引起,如肠管、胆管及输尿管等痉挛或梗阻,应考虑急性腹膜炎、急性阑尾炎、急性胃炎、胃肠痉挛、胰腺炎、胆囊炎、肠梗阻、胆道或输尿管梗阻、胆石症、铅中毒、铊中毒等。

问题 3. 如要证实该患者为职业性铅中毒,还应该做哪些检查? 搜集哪些证据?

分析思路:要证实为铅中毒,依据 GBZ37—2015 应做血铅、尿铅,尿 δ-氨基-γ-酮戊酸脱水酶(ALAD)、血锌卟啉(ZPP)等实验室检查;主要搜集证据:职业史,如患者在某废电池处理厂工作,将废电池中的铅板压碎并机磨粉碎,有确切的铅接触史;临床表现:有头晕、头痛、乏力、睡眠障碍、食欲减退,近来症状加重,伴腹泻或便秘,时常出现下腹部或脐周部位的剧烈疼痛等;结合职业卫生现场调查资料等。

(瞿建华)

第二节　有机溶剂

【案例 8-2】

某制鞋厂工人,男,59 岁,是生产流水线上手工刷胶的操作员。因"头晕、头痛、乏力,近两月间反复多次牙龈出血,腿部出现多处瘀斑"入院。入院检查:神志清,皮肤苍白,四肢末端可见大小不等瘀点和瘀斑。查体:体温、脉搏、血压、呼吸均正常,心肺(一),肝在肋下 1.5 cm。实验室检查:WBC 2.2×10^9/L,RBC 3.1×10^{12}/L,血小板 50×10^9/L,尿常规(一),心电图正常。骨髓穿刺结果提示为再生障碍性贫血。

问题:

1. 结合制鞋厂的工作环境,你觉得此案例中引起再生障碍性贫血的毒物可能是什么?
2. 要确定其为职业中毒,还要进行哪些调查?

一、概述

有机溶剂是指相对分子质量不大、在生产和生活中具有广泛应用的一大类有机化合物。工业上使用的有机溶剂约有 30 000 种,常用的近 500 种,各自具有不同的理化特性和毒作用特点。

(一) 理化特性与毒作用特点

有机溶剂能与多类有机物(如油脂、树脂、石蜡、橡胶、染料等)相互混溶,并且在溶解过程中,溶质与溶剂的性质均无改变,因此,主要用作有机污染清洗剂、去污剂、有机化合物稀释剂及萃取剂;也可以用作原料来生产制造其他化学产品。另外,大多有机溶剂是可燃性的,如汽油、乙醇等可用作燃料,少数有机溶剂如四氯化碳是非可燃物,可被用作灭火剂。因而,上述这些应用岗位都是重要的有机溶剂接触途径。

通常情况下有机溶剂一般呈液态,本身大多具有较高的挥发性,加之使用操作过程中的喷雾、容器敞口暴露、处理物件表面积大以及加热处理等工艺要求,可使其在作业场所空气中达到较高浓度;安静状态下,吸入机体的挥发性有机溶剂有 $40\% \sim 80\%$ 在肺内滞留,体力劳动可使其经肺摄入量增加 $2 \sim 3$ 倍,从而更易引起职业中毒。而挥发性差、脂溶性兼水溶性较好的物质,则易通过皮肤吸收进入体内。

　　有机溶剂具有较好的亲脂性,吸收后多分布在神经系统、肝脏和脂肪等富含脂质的组织,造成中枢神经系统的抑制、肝实质性损伤,而蓄积在脂肪组织中的毒物可缓慢释放,参与代谢,或持续发挥毒作用。大多数有机溶剂可通过胎盘进入胎儿体内,也可经母乳排出,从而影响胎儿和婴儿健康。

　　有机溶剂的基本化学结构为脂肪族、脂环族和芳香族,其功能团包括卤素、醇类、酮类、乙二醇类、酯类、羧酸类、胺类和酰胺类基团等。化学结构同类者毒性相似,不同类者毒性有明显差异,例如氯代烃类多具有肝脏毒性,而醛类则具有刺激性等。

　　不同有机溶剂在体内的代谢各异,有些不被代谢,直接以原形形式发挥毒作用,以原形毒物经呼出气排出;有些则可充分代谢,其中大部分的代谢过程是解毒过程,代谢产物随尿液排出,而少部分的代谢产物与其毒作用密切相关,例如,正己烷的毒性与其主要代谢物2,5-己二酮有关;还有些有机溶剂可与同时暴露的其他物质产生毒性"协同作用",如三氯乙烯的代谢与乙醇相似,由于有限的醇和醛脱氢酶的竞争而使毒性增强。一般来说,有机溶剂的生物半衰期较短,仅数分钟至数天不等,因此,没有明显的生物蓄积作用。

　　(二)健康危害

　　1. **皮肤黏膜刺激**　几乎所有的有机溶剂都具有良好的脂溶性,侵入皮肤后能溶解皮肤脂质,使皮肤脱脂、结构破坏,产生原发性刺激作用,以酮类和酯类为主。有机溶剂引起的职业性皮炎约占皮炎总例数的1/5,急性接触性皮炎患者自觉灼痛或瘙痒,皮肤局部呈现红斑、水肿、丘疹等改变;慢性患者表现为皮肤干燥、脱屑、裂纹性湿疹。部分工业溶剂还可引起过敏性接触性皮炎,如三氯乙烯能使少数接触工人产生严重的剥脱性皮炎。

　　2. **神经毒性**　有机溶剂多是易挥发的脂溶性碳氢化合物,高浓度吸入会引起非特异性的中枢神经系统抑制与全身麻醉作用,并且化学结构的不同也会影响到有机溶剂麻醉作用的强弱,如碳链长短、有无卤基或乙醇基取代、是否具有不饱和(双)碳键等。

　　急性有机溶剂中毒的中枢神经系统抑制症状有:头痛、眩晕、恶心、呕吐、倦怠、嗜睡、言语不清、步态不稳、易怒、神经过敏、抑郁、定向力障碍、意识错乱或丧失,甚至死于呼吸抑制。这些急性影响还可带来继发性危害,如伤害事故增加等。大多数工业溶剂的生物半减期较短,故24小时内急性中毒症状大都能缓解。但接触半减期长、代谢率低的化学毒物时,则易产生对急性作用的耐受性;严重超量接触可出现持续脑功能不全,并伴发昏迷甚至脑水肿。

　　长期低浓度接触有机溶剂可出现中毒性神经衰弱综合征,部分病人可有手心多汗、情绪不稳、心跳加速或减慢、血压波动、皮肤温度下降或双侧肢体温度不对称等自主神经功能紊乱表现,甚至出现性格或情感改变(抑郁、焦虑),或出现获得性有机溶剂超耐量综合征(有眩晕、恶心和衰弱表现,但前庭试验正常);个别种类有机溶剂中毒可引起脑神经损害,如三氯乙烯可致三叉神经麻痹,甲醇引起视神经炎;正己烷、二硫化碳及甲基正丁酮等少数有机溶剂慢性中毒可导致周围神经损害,引起周围神经轴突远端受累,感觉与运动神经对称性混合损害,表现为手套、袜套样分布的肢端末梢神经炎改变,神经反射降低,有时可伴疼痛和肌肉抽搐。

　　3. **呼吸系统损伤**　吸入的有机溶剂通常会对上呼吸道黏膜产生一定的刺激作用。高浓度的醛、醇和酮类可致蛋白质变性而造成呼吸道损伤。接触水溶性高、刺激性强的溶剂如甲醛类,此类损伤尤为明显;而过量接触溶解度低、上呼吸道刺激性较弱的溶剂,常会侵袭呼吸道深部,引起急性肺水肿。此外,长期接触刺激性较强的溶剂可致慢性支气管炎。

　　4. **心脏毒性**　有机溶剂暴露可使心肌对内源性肾上腺素的敏感性增强。曾有病例报告指出,健康工人过量接触工业溶剂后发生了心律失常,特别是心室颤动,常可导致猝死。

5. 肝脏毒性　有机溶剂主要在肝脏代谢,因此,(高浓度、长时间)大剂量接触可导致肝细胞损伤,其中氯代烃类(如四氯化碳、氯仿、三氯乙烯、四氯乙烯、三氯丙烷、二氯乙烷等)肝损伤作用尤为明显,芳香烃(如苯及其同系物)肝毒性较弱,丙酮本身虽无直接肝脏毒性,但能加重乙醇对肝脏的损伤作用。有机溶剂引起的中毒性肝炎病理改变主要为脂肪肝和肝细胞坏死,临床上出现食欲不振、消瘦、乏力、发热、恶心、呕吐、黄疸、肝区痛、肝脾肿大、肝功能异常等急、慢性肝损表现。

6. 肾脏毒性　长期接触有机溶剂的作业工人可出现典型肾病综合征表现:大量蛋白尿、尿酶尿(溶菌酶、β-葡萄糖苷酸酶、氨基葡萄糖苷酶的排出增高),无血尿;低蛋白血症、水肿、高脂血症,同时伴有严重的肾小管损害(近端小管上皮细胞刷状缘脱落、上皮细胞扁平、肾小管反流以及足细胞和壁层上皮细胞病变,肾小球系膜病变轻,小管间质无明显炎症细胞浸润,免疫荧光无免疫球蛋白或补体沉积),免疫抑制剂治疗无效。四氯化碳急性中毒时,常出现肾小管坏死性急性肾衰竭。

7. 血液毒性　苯可抑制骨髓造血功能,导致白细胞减少、血小板减少甚至全血细胞减少,以至再生障碍性贫血和白血病。某些乙二醇醚类可引起溶血性贫血(渗透脆性增加)或骨髓抑制性再生障碍性贫血。

8. 致癌作用　IARC 报告苯是确认的人类致癌物质(G1),长期接触可引起急性或慢性白血病;甲醛、环氧乙烷、氯甲基甲醚、双氯甲醚也被归类为 G1。1,2-二氯乙烷、三氯乙烯、二氯甲烷等被列为可疑致癌物(G2A/G2B)。

9. 生殖发育毒性　大多数有机溶剂容易通过胎盘屏障或进入睾丸组织,从而表现出生殖发育毒性。例如,接触苯系物、汽油、二硫化碳的女工,易出现月经过多综合征;接触三氯乙烯的女工则出现月经量少、周期延长,甚至闭经;接触二硫化碳的男工性功能减退多见,精液检查结果显示精子数量减少、活动能力下降、精子畸变率增加。从妊娠结局来看,接触二硫化碳的女工及男工的妻子的自然流产及子代先天性缺陷患病率均显著高于对照组,先天缺陷以腹股沟疝、先天性心脏病及中枢神经系统缺陷为多见。我国规定孕期及哺乳期女工不得从事含二硫化碳、环氧乙烷、己内酰胺、氯丁二烯等化学物的作业。

二、常见有机溶剂

苯及其同系物(甲苯、二甲苯、三甲苯、乙苯等)属单环芳香烃化合物,主要从煤焦油提炼或石油高温裂解而得。苯及其同系物均为液体,具芳香味,溶于有机溶剂,几乎不溶于水。这类化合物引起的职业中毒,以苯、甲苯、二甲苯中毒最为常见。

(一)苯

1. 理化特性　苯(C_6H_6)在常温下是带有特殊芳香味的无色液体,沸点为80.1 ℃,极易挥发,蒸气比重为2.77。易燃,爆炸极限为1.4%～8%。微溶于水,易与乙醇、氯仿、乙醚、汽油、丙酮和二硫化碳等有机溶剂互溶。

2. 接触机会　苯在工业生产上具有广泛用途。苯可作为稀释剂、黏合剂、溶剂和萃取剂,用于(清漆、硝基纤维素漆)调制油漆或脱漆,皮革、箱包、鞋帮等黏合,作为制药、油墨、油漆、树脂、橡胶、有机合成的溶剂以及用于生药的浸渍、提取、重结晶;苯是一种重要的石油化工基本原料,可用于进一步合成含苯环结构的化学物质,如制造苯酚、苯乙烯、硝基苯、药物、农药、合成塑料(聚苯乙烯)、合成纤维(锦纶、耐纶)、合成橡胶(丁苯橡胶)、合成染料(苯胺)、洗涤剂、炸药和香料等。苯可由焦炉气和煤焦油的分馏提炼或石油裂解重整而获得。苯还可用作燃料，如工业汽油中苯的含量可达 10% 以上。

3. **毒理** 生产环境中苯主要以蒸气形式由呼吸道进入人体，皮肤仅能吸收很少量，虽然消化道吸收很完全，但实际意义不大。

进入体内的苯，主要分布于类脂质含量丰富的器官与组织。一次大量吸入高浓度的苯蒸气，脑、肾上腺及血液含量最高，而长期中等或低浓度吸入时，主要分布在骨髓、腹腔脂肪及脑组织，尤以骨髓中含量最多，约为血液浓度的 20 倍。

吸收入体内的苯，约有 50% 以原形由呼吸道呼出，故测定呼出气中苯含量可反映苯的接触程度。约 10% 的苯以原形蓄积在体内各组织中，缓慢释放参与体内代谢。还有 40% 左右的苯主要在肝微粒体细胞色素氧化酶系作用下发生代谢，骨髓也能参与苯的代谢。肝微粒体细胞色素 P450(CYP) 中 2E1 和 2B2 是参与苯代谢的重要酶（图 8 - 3）。在 CYP 作用下，苯先被氧化成环氧化苯，环氧化苯与其重排产物氧杂环庚三烯存在平衡，是苯代谢产生的有毒中间体。经非酶性重排，环氧化苯可以转化为苯酚，进一步羟化形成氢醌（HQ）或邻苯二酚（CAT）；环氧化苯在环氧化物水解酶（MEH）作用下也可生成 CAT。HQ 与 CAT 进一步羟化生成 1,2,4-三羟基苯（1,2,4-BT）。或者，在谷胱甘肽 S-转移酶的催化下，少部分环氧化苯直接与谷胱甘肽（GSH）结合形成苯巯基尿酸（S-PMA）经尿排出，或通过羟化作用形成的二氢二醇苯，进一步转化成反-反式黏糠酸（t,t-MA），最后分解为 CO_2 被呼出。上述形成的酚类代谢物可与硫酸根及葡萄糖醛酸结合随尿排出，故苯接触工人尿酚含量增加。当环境空气中苯浓度为 0.1～10 mg/L 时，苯接触者尿中的苯代谢产物 70%～85% 为苯酚，HQ、t,t-MA、CAT 分别占 5%～10%，S-PMA 含量最低，不超过 1%。

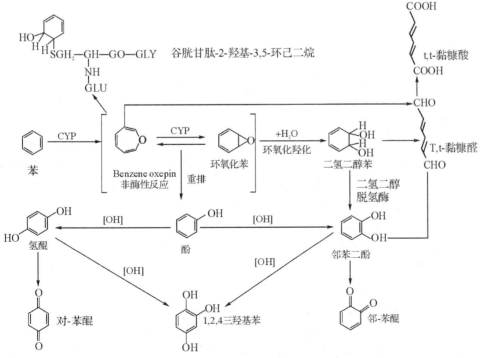

图 8 - 3 苯在体内的生物代谢

引自：孙贵范主编《职业卫生与职业医学》，2012

尿中苯的代谢产物与空气中苯浓度存在相关性,因此,尿酚、HQ、CAT、t,t-MA及S-PMA均可作为苯的接触指标,其中S-PMA在体内的本底值很低,并且具有较好的特异性和适合监测的半衰期,被认为是低浓度苯接触时的最佳生物标志物。但必须注意吸烟对测定值有一定影响。另外,由于尿酚排出量多在停止接触3小时内迅速下降,故应在工作时或下班后立即收集尿样。

苯的急性毒作用主要表现为对中枢神经系统的麻醉作用及对眼睛、皮肤和呼吸道黏膜的刺激作用。苯的慢性毒作用主要表现为对骨髓造血功能的抑制和致白血病作用。迄今为止,苯的慢性毒作用机制尚未完全阐明,目前多认为主要是由苯的代谢产物所引起的。主要与以下机制有关:

(1)干扰细胞因子对骨髓造血干细胞生长和分化的调节作用,使造血正向调控因子白介素IL-1和IL-2水平降低;通过活化骨髓成熟白细胞,使造血负向调控因子肿瘤坏死因子TNF-α水平上升。

(2)氢醌可与纺锤体纤维蛋白共价结合,直接抑制造血细胞分裂增殖,特别是对骨髓中核分裂最活跃的原始细胞具有显著毒作用,形态上可见到细胞中出现核浓缩,胞浆中出现空泡和毒性颗粒。

(3)氢醌和邻苯二酚等活性代谢产物与DNA共价结合形成加合物,或通过氧化作用产生的活性氧引起DNA氧化损伤,继而诱发基因突变或染色体损伤,导致再生障碍性贫血或急性髓性白血病。

(4)苯致白血病可能与癌基因ras、c-fos、c-myc等的激活有关。

此外,接触苯所致慢性危害还与个体遗传易感性如毒物代谢酶基因多态、DNA修复基因多态等有关。

4.临床表现

(1)急性中毒:短时间内吸入大量苯蒸气所致。主要表现为中枢神经系统麻醉症状。轻者出现眼睛及呼吸道黏膜刺激症状、兴奋、欣快感、皮肤潮红、眩晕等酒醉状,随后有恶心、呕吐、步态不稳、轻度意识模糊等。严重者可出现嗜睡、昏迷、抽搐、谵妄、血压下降,最终因呼吸和循环衰竭而死亡。实验室检查可见呼出气苯、血苯、尿酚升高,血清丙氨酸氨基转移酶升高,白细胞先轻度增加后降低等表现。

(2)慢性中毒:主要发生于以苯作为溶剂或稀释剂及以苯作为生产原料的职业和工种。早期可有不同程度的中毒性神经衰弱样症状,主要表现为头晕、头痛、记忆力减退、乏力、失眠、食欲不振等。少数患者可出现自主神经功能紊乱表现,如心动过缓或过速。慢性苯中毒的典型表现是骨髓造血系统的损害,约有5%的轻度中毒患者可无自觉症状,通过外周血常规检查出现异常而被发现;最早和最常见的表现是持续性白细胞计数减少,主要是中性粒细胞数减少,淋巴细胞相对数增加(绝对数减少)。血液涂片还可见到中性粒细胞有较多的毒性颗粒、空泡、破碎细胞等,有退行性变化。随后可发生血小板数量减少及形态异常,患者出现皮肤紫癜、齿龈出血,眼底检查可见视网膜出血,女性可有月经增多、产后出血等。在苯中毒早期,由于红细胞代偿作用及其寿命较长,数量不见显著减少。在中毒晚期可出现全血细胞减少,甚至发生再生障碍性贫血、骨髓增生异常综合征(MDS)以及白血病。

慢性轻度苯中毒的骨髓象大多正常,少数可呈现为局灶性病态增生象。慢性苯中毒典型的骨髓象为再生不良型,骨髓涂片中可见有核细胞计数明显减少,轻者限于粒细胞系列,较重者涉及巨核细胞系列,严重者三个系列细胞计数都降低。骨髓涂片还可见到细胞形态异常,粒细胞中出现毒性颗粒、核质疏松、空泡、核浆发育不平衡,中性粒细胞分叶过多、破碎细胞较多等,红细胞出现嗜碱性颗粒、核质疏松、核浆发育不平衡等,巨核细胞减少或消失,血小板减少。此外,骨髓分叶中性粒细胞由正常的 10% 增加到 20%~30%,显示骨的释放功能障碍。

苯可致多种类型的白血病,以急性型为多见,慢性型很少见。急性型中又以急性粒细胞型(急性髓性白血病)较多见,其次为红白血病,急性淋巴细胞型及单核细胞型较少见。苯已被 IARC 确认为人类致癌物。苯导致的白血病为我国法定的职业性肿瘤。

皮肤经常接触苯可因脱脂而变得干燥、脱屑以至皲裂,敏感者可出现过敏性湿疹。接触苯的女工可出现月经血量增多、经期延长、自然流产和胎儿畸形率增加;苯还可使接触工人血液中 IgG、IgA 显著降低,IgM 增高,以及染色体畸变率明显增高。

5. 诊断及处理原则 根据短期内吸入大量苯蒸气职业史,以意识障碍为主的临床表现,结合现场职业卫生学调查,参考实验室检测指标,进行综合分析,并排除其他疾病引起的中枢神经系统损害,即可诊断为急性苯中毒。慢性苯中毒则应根据较长时期密切接触苯的职业史,以造血系统损害为主的临床表现,结合现场职业卫生学调查,参考实验室检测指标,进行综合分析,并排除其他原因引起的血象、骨髓象改变,方可诊断。职业性苯中毒诊断分级标准及处理原则见 GBZ 68—2013。

6. 治疗原则

(1) 急性苯中毒:迅速让患者脱离中毒现场并转移至空气新鲜、流通的地方,立即脱去被苯污染的衣服,用肥皂水彻底清洗被污染的皮肤,绝对卧床休息,注意保温及保持呼吸道畅通。轻度中毒者经上述处理后,多可恢复。中毒较重者予以氧气吸入,并可静脉注射葡萄糖醛酸和维生素 C。因心肌对内源性肾上腺素敏感性增强,容易导致室颤甚至猝死,因此,忌用肾上腺素。

(2) 慢性苯中毒:无特效解毒药。治疗重点是恢复造血功能,可给予肾上腺皮质激素、丙酸睾酮、核苷酸类药物、维生素等,具体治疗原则与普通血液内科治疗造血抑制疾病的相同。一经确诊,即应调离接触苯和其他有毒有害物质的工种,并接受规范治疗。

【案例 8-2 分析】

问题 1. 结合制鞋厂的工作环境,你觉得此案例中引起再生障碍性贫血的毒物可能是什么?

分析思路: 制鞋厂的鞋帮与鞋底的连接一般都用溶剂胶,一些溶剂胶可能会含有大量有害挥发性有机物,如苯、甲苯、二甲苯等,工人长期在此作业环境中工作,有可能会出现慢性苯中毒。慢性苯中毒的典型表现是骨髓造血系统的损害,因此本案例引起再生障碍性贫血的毒物可能为苯。

问题 2. 要确定其为职业中毒,还要进行哪些调查?

分析思路: 要确定其为职业中毒,应调查密切接触苯的职业史,制鞋厂生产流水线上手工刷胶的操作员;进行作业环境职业卫生调查(是否有苯的接触、接触机会、时间、方式等),现场空气中苯浓度的测定;收集头晕、头痛、乏力、反复多次牙龈出血、腿部出现多处瘀斑等临床表现,结合实验室检查:WBC $2.2 \times 10^9/L$,RBC $3.1 \times 10^{12}/L$,血小板 $50 \times 10^9/L$,骨髓穿刺结果为再生障碍性贫血等。

(瞿建华)

第三节　苯的氨基与硝基化合物

【案例 8-3】

某汽油厂工人王某,男,25 岁,既往体健。某日在转存苯胺液体时不慎喷溅至全身,头面部居多,眼睛及嘴巴均有少量苯胺液体溅入。约 5 分钟后患者自行用清水冲洗眼睛,自感睁眼费力及视物模糊,未洗头及洗脸,随即赶往医院。途中患者渐感头痛、头晕、眼痛、视物模糊、憋气,伴恶心、舌体麻木,口唇及指甲发绀。

入院后查体发现,血常规基本正常,动脉血气分析无特殊异常,血生化提示二氧化碳结合力 16.3 mmol/L。住院第 4 日下午转入中毒救治科,入科后复查血常规显示血红蛋白 74 g/L,尿常规提示尿红细胞 1551.50/HPF,血生化及出凝血功能检验因重度溶血无法检测,诊断为急性重度苯胺中毒。

问题:

1. 本案例属于职业中毒吗?

2. 该毒物中毒时,应采取哪些措施? 常用的解毒剂是什么?

一、概述

苯的氨基与硝基化合物是苯或其同系物(如甲苯、二甲苯、酚等)的苯环上的氢原子被 1 个或几个氨基($-NH_2$)或硝基($-NO_2$)取代后形成的一大类芳香族氨基或硝基化合物的总称,并且氨基或硝基还可以同时与卤素、烷基(甲基、乙基等)或羟基共存于苯环上,从而形成种类繁多的衍生物,但最常见的化合物是苯胺和硝基苯。

(一) 理化特性和接触机会

常温下,该类化合物多数属于高沸点、低挥发性的液体或固体,难溶或不溶于水,易溶于脂肪及醇类、醚类、氯仿等有机溶剂。

苯的氨基与硝基化合物是一种重要的化工原料或中间体,广泛应用于制药、油漆、油墨、染料、农药、炸药、橡胶、塑料、合成树脂、合成纤维等工业。

(二) 毒理与毒作用共同点

在生产条件下,这类化合物主要以粉尘或蒸气形态存在于作业场所空气中,因此它们可经呼吸道或完整的皮肤吸收进入人体。对液态化合物,污染皮肤而被吸收更为重要,生产性操作中因物料喷洒溅落到身上,或在搬运及装卸过程中,溢出的液体浸湿衣服、鞋袜,经皮肤吸收引起中毒。气温升高及皮肤出汗、充血均能促进人体对毒物的吸收。因此,在生产过程中直接或间接污染皮肤是引起职业中毒的主要原因。

此类化合物吸收进入体内后,因所含的基团不同,发生的生化反应也不同,氨基发生氧化作用,硝基发生还原作用,因此,苯胺和硝基苯均被转化为水溶性代谢产物对氨基酚,从肾脏随尿排出(图 8-4)。仅有少量以原形毒物经尿排出。

该类化合物因化学结构及取代基团不同,其毒性也不尽相同,如苯胺转化快,形成高铁血红蛋白迅速,而硝基苯对神经系统作用明显。三硝基甲苯对肝和眼晶状体损害突出,联苯胺和 β-萘胺可致膀胱癌等。一般而言,取代的氨基或硝基的数量愈多,毒性也就愈大。这类化合物毒作用的共同点如下:

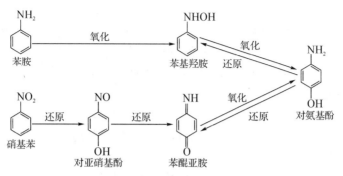

图 8-4　苯胺、硝基苯在体内的代谢

1. 血液系统损害

（1）形成高铁血红蛋白（MetHb）：这是该类化合物的主要毒作用之一，以苯胺和硝基苯最为典型。在生理条件下，红细胞内血红蛋白（Hb）中的铁离子为 Fe^{2+} 态，而体内也存在少量 MetHb，占血红蛋白总量的 $0.5\% \sim 2\%$，这些少量 MetHb 经还原型辅酶Ⅰ（NADH）及还原型谷胱甘肽（GSH）和维生素 C 等还原成正常血红蛋白，因此两者通过体内氧化还原反应保持动态平衡。该类化合物或其代谢产物能将血红蛋白的 Fe^{2+} 氧化成 Fe^{3+}，生成高铁血红蛋白（MetHb），不仅自身失去携带氧气的能力，还妨碍血红蛋白分子中其他亚基的氧合血红蛋白释放氧，导致组织缺氧。血红蛋白分子内只要有 1 分子 Fe^{3+}，就增强其他 Fe^{2+} 对氧的亲和力，使氧不易从血红蛋白释放到组织中去。

当机体过量接触苯的氨基与硝基化合物，导致体内大量生成 MetHb，超过机体生理还原能力，即发生高铁血红蛋白血症，导致缺氧、化学性发绀等症状。当 MetHb 浓度在 15% 以上时，组织轻度缺氧，但不出现症状；随着病情的加重，逐渐出现缺氧表现，早期突出的体征为发绀，此时其他症状可不明显，此特点有助于该类化合物中毒的早期临床诊断，即 MetHb 浓度是中毒早期的诊断指标；当 MetHb 浓度达到 $30\% \sim 40\%$ 时，可因组织缺氧严重而出现各种症状。

根据形成机制差异，可将该类化合物分为直接、间接以及非 MetHb 形成剂三种。苯的氨基和硝基化合物大多为间接 MetHb 形成剂，需在体内代谢转化，所生成的中间产物苯胲（苯基羟胺）和苯醌亚胺等具有强氧化性，具有很强的形成 MetHb 的能力。该类化合物中的对氯硝基苯、对氨基酚、苯肼等则是直接 MetHb 形成剂。此外，也有少数苯的氨基和硝基化合物如二硝基酚、联苯胺、2-甲基-4 硝基苯胺等不能形成 MetHb。体内形成的 MetHb 在毒物的氧化还原作用停止后，因红细胞中 MetHb 还原酶系统的作用，能使 MetHb 还原，故停止接触或经积极治疗后患者症状可逐渐减轻。并且这类化合物形成 MetHb 的能力差异很大，研究报道的部分化合物形成 MetHb 能力的强弱次序为：对硝基苯＞间位二硝基苯＞苯胺＞邻位二硝基苯＞硝基苯。

（2）形成变性珠蛋白小体：又称赫恩小体。苯的氨基和硝基化合物强氧化性代谢产物可直接作用于红细胞内珠蛋白分子中的巯基（—SH），发生氧化损伤，使珠蛋白变性和沉淀。反应初期，仅两个巯基被结合，变性是可逆的；反应后期，四个巯基全部被毒物结合，形成不可逆变性和沉淀，在红细胞内形成包涵体，此即赫恩小体。显微镜下，赫恩小体呈圆形或椭圆形，直径为 $0.3 \sim 2~\mu m$，具折光性，奈尔蓝或煌焦油蓝染液可着色，常位于红细胞边缘或附着于红细胞膜上，多为 $1 \sim 2$ 个。含有赫恩小体的红细胞膜脆性增加，正常膜功能丧失，很容易发生破裂溶血。故赫恩小体的大量出现可能是溶血的先兆。

（3）溶血作用：苯的氨基和硝基化合物的强氧化性代谢产物除氧化生成 MetHb 外，还能够氧化红细胞膜上 GSH 及 NADPH 等而使膜的还原性保护作用破坏，加之变性珠蛋白小体的形成，这些都会导致红细胞破裂，产生溶血。先天性葡萄糖-6-磷酸脱氢酶（G-6-PD）缺陷者由于 NADPH 生成障碍，溶血更严重。

MetHb、溶血、赫恩小体三者间关系密切，但程度上相互不平行，如硝基苯、邻硝基氯苯、对硝基氯苯、邻硝基甲苯等，形成 MetHb 的作用强于形成赫恩小体的作用，更易发生缺氧；间二硝基苯、间硝基苯胺、对硝基苯胺形成赫恩小体的作用强于形成 MetHb 的作用，更易发生溶血。故中毒病人除测定 MetHb 外，还应检查红细胞赫恩小体。另外，中毒时三者也并不一定同时出现改变，许多 MetHb 形成剂能同时产生赫恩小体和 MetHb，也有的仅能形成其中的一种。MetHb 与赫恩小体的形成和消失也不相平行。

（4）形成硫化红蛋白（SHb）：SHb 是血液中可溶性硫化物在氧化剂作用下与血红蛋白不可逆性结合而形成。一般认为是血红素辅基铁卟啉中 1 个吡咯环的 β-碳双键被打开，加进了 1 个硫原子，导致二价铁原子与硫结合后失去了携带和释放氧功能。正常人 SHb 占全部血红蛋白的 0～2%，暴露于过量苯的氨基和硝基化合物后可致血中 SHb 升高，超过 0.5 g/dl 便可出现缺氧、化学性发绀。值得注意的是，SHb 一经形成即不能逆转为正常血红蛋白，也缺乏特效治疗方法，只有当这种含 SHb 的红细胞衰老破坏，SHb 才会降解消失，故因其引起的发绀症状可持续数月。

（5）贫血：长期较高浓度接触 2，4，6-三硝基甲苯可致贫血，可出现血红蛋白减少、红细胞计数降低、点彩红细胞和网织红细胞计数增加等，最终骨髓造血功能抑制，严重者可发展成为再生障碍性贫血。近年来由于生产环境与技术的改善，再生障碍性贫血病例报道较少。

2. 肝脏毒性　有些苯的氨基和硝基化合物可直接损害肝脏，引起化学性中毒性肝病，以苯的硝基化合物较常见，如硝基苯、二硝基苯、三硝基甲苯等。肝脏病理改变主要为肝实质改变、肝脂肪变性，严重者发生肝萎缩，或发展为肝硬化。另外，由于大量溶血，红细胞破坏，血红蛋白及其分解产物沉积于肝脏，可引起继发性肝损害，此种损害在纠正溶血后恢复较快。

3. 泌尿系统损害　某些苯的氨基和硝基化合物及其代谢产物可直接作用于肾脏，引起肾实质性损害，使肾小球及肾小管上皮细胞变性、坏死，出现血尿等临床表现，部分患者早期可出现化学性膀胱炎，如邻甲苯胺或对甲苯胺可引起一过性血尿，5-氯邻甲苯胺可引起出血性膀胱炎，表现为尿急、尿频、尿痛、肉眼或镜下血尿。肾脏损害也可继发于大量溶血而引起。

4. 神经系统损害　该类化合物具有较高的脂溶性，被吸收入人体后可蓄积在神经系统，产生中毒症状，严重病例可出现视神经炎、视神经周围炎等。

5. 皮肤黏膜刺激和致敏作用　有些苯的氨基和硝基化合物对皮肤黏膜有强烈的刺激作用，如二硝基氯苯、对苯二胺、对亚硝基二甲基苯胺可引起接触性皮炎和过敏性皮炎，二氨基甲苯对皮肤和眼结膜有强烈的刺激作用。一般在接触后数日至数周后发病，脱离接触并适当治疗后皮损可痊愈。此外，个别过敏体质者接触对苯二胺、二硝基氯苯后，可出现支气管哮喘。

6. 晶状体损害　三硝基甲苯、二硝基酚、二硝基邻甲酚等可使晶状体浑浊，引起中毒性白内障。中毒性白内障多发生于慢性职业接触者，一旦发生，即使脱离暴露，多数患者的白内障症状仍可继续进展。

7. 致癌作用　长期接触联苯胺、4-氨基联苯和 β 萘胺，可引起接触人群中职业性膀胱癌发病率增加。

8. 其他 对生殖系统损害作用也有报道。

（三）治疗

1. 急性中毒现场处理 迅速脱离现场,去除患者污染的衣服、鞋袜。皮肤污染者可用5%醋酸溶液清洗皮肤,再用大量清水或肥皂水反复清洗,阻止毒物继续吸收。若眼部受污染,可用大量生理盐水冲洗。立即吸氧,必要时辅以人工呼吸,给予强心升压药物,严密观察病情。

2. MetHb 还原剂（亚甲蓝） 亚甲蓝作为 MetHb 血症的特殊解毒剂,接受来自葡萄糖脱氢过程中 NADPH 的氢原子,变成白色亚甲蓝,再将氢传递给 MetHb,使之还原成血红蛋白,达到解毒的目的,而白色亚甲蓝又可被氧化成亚甲蓝（图8-5）。

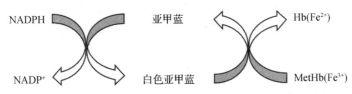

图8-5 亚甲蓝用于高铁血红蛋白血症解毒治疗机制示意图

应用时,亚甲蓝的剂量和速度均应适当控制。小剂量（1～2 mg/kg）亚甲蓝及其还原产物构成一个可逆的氧化还原系统,可治疗 MetHb 血症。若快速、大剂量（10 mg/kg）亚甲蓝进入体内,亚甲蓝被还原的速度超过体内 NADPH 的生成速度,此时过量的亚甲蓝则成为氧化剂,使血红蛋白氧化为 MetHb,反而加重中毒症状,易出现恶心、呕吐、腹痛,甚至抽搐和惊厥等。一般 MetHb 在30%以上时,用1%亚甲蓝5～10 ml,加入10%～25%的葡萄糖溶液20 ml,于10～15分钟内缓慢静脉注射,必要时在1～2小时后重复给药,一般使用1～2次,发绀基本消退,或 MetHb 至15%以下。大剂量维生素 C、辅酶 A、细胞色素 C 等与亚甲蓝有协同治疗作用。血液中 MetHb 浓度在30%以下者,可不必使用亚甲蓝,用大量维生素 C 及含糖饮料即可。亚甲蓝对 SHb 无效。

3. 对症治疗 中毒性神经衰弱样症状、溶血性贫血、化学性膀胱炎及中毒性肝肾损害等的治疗参见 GBZ 59、GBZ 71、GBZ 75、GBZ 79 及其他内科治疗措施,包括碱化尿液、适量肾上腺糖皮质激素应用及必要时换血治疗等。

二、常见苯的氨基、硝基化合物

（一）苯胺

1. 理化性质 苯胺,又称阿尼林或氨基苯,纯品为无色的油状液体,有特殊臭味,久置空气或日光下颜色可变为棕褐色。熔点为－6.2 ℃,沸点为184.4 ℃,易挥发,蒸气密度为3.22 g/L。稍溶于水,易溶于乙醚、乙醇、苯、氯仿等有机溶剂中。呈碱性,能与盐酸、硫酸化合生成相应的盐类。能起卤化、乙酰化、重氮化等作用。遇明火、高热可燃。目前苯胺被IARC 列入"可能对人类致癌（Group 2A）"。

2. 接触机会 苯胺是以硝基苯为原料制成的。主要用于染料、有机颜料、印染、照相显影剂、橡胶硫化剂和促进剂、药物合成、香水、塑料、离子交换树脂及农药、聚氨酯等生产过程中。

3. 毒理 苯胺可经呼吸道、皮肤和消化道吸收进入体内,生产过程中经皮肤吸收是引起职业中毒的主要原因。液态及蒸气态都可经皮肤吸收,而且吸收率随着气温、气湿的升高而增加。吸收后的苯胺有15%~60%氧化形成毒性更大的中间代谢产物苯胲,之后再进一步氧化为对氨基酚,后者与葡萄糖醛酸和硫酸根结合后经尿排出。苯胺吸收量增加,其代谢产物对氨基酚也相应地增加,同时血中MetHb也增加,故在接触苯胺的作业工人中,尿中对氨基酚量常与血中MetHb的量呈平行关系,尿中对氨基酚可作为接触苯胺工人的生物监测指标。少量的苯胺以原形从尿和呼出气排出。

苯胺属于中等毒性化合物,其毒作用的特征是经中间代谢产物而导致的MetHb血症和赫恩小体,因而缺氧和溶血是其急性中毒的突出表现。

4. 临床表现

(1)急性中毒:短时间内吸收大量苯胺所引起,以夏季为多见。早期表现为MetHb血症引起的缺氧症状,发绀最先见于口唇、指端、耳垂等部位,与一般缺氧所见的暗紫色不同,呈蓝灰色,称为化学性发绀。当血中MetHb占血红蛋白总量的15%时,即可出现明显发绀,但此时可无自觉症状。当MetHb增高至30%以上时,出现头昏、头痛、恶心、手指麻木及视力模糊等。MetHb升高至50%以上时,有心悸、胸闷、呼吸困难、精神恍惚、抽搐等,极严重者可发生心律失常、休克,以至昏迷、瞳孔散大、反应消失。

重度中毒患者可出现溶血性贫血。赫恩小体的出现为溶血的先兆,中毒后3~5天赫恩小体达高峰,患者出现发热(低热)、头痛、酱油色尿、黄疸、贫血;血红蛋白和红细胞下降,网织红细胞增高,血清间接胆红素增高,尿胆原阳性,尿隐血阳性。继而出现黄疸、中毒性肝病和膀胱刺激症状等。严重者可发生急性肾衰竭。

(2)慢性中毒:主要表现为头昏、头痛、失眠、乏力、多梦等中毒性神经衰弱样症状,轻度发绀、贫血和肝脾肿大,红细胞出现赫恩小体,皮肤出现湿疹、皮炎等。

5. 诊断　有接触苯胺的职业史,出现以MetHb血症产生的缺氧和发绀为主的临床表现,结合现场职业卫生学调查和实验室检查结果,排除其他因素引起的类似疾病,即可确诊。急性中毒根据国家《职业性急性苯的氨基、硝基化合物中毒的诊断标准》(GBZ 30—2015)进行分级诊断及分级。

(二)三硝基甲苯

1. 理化性质　三硝基甲苯(TNT)有六种同分异构体,通常所指的是2,4,6-三硝基甲苯。本品呈灰黄色晶体,无臭,有吸湿性。熔点为81.8 ℃,沸点为280 ℃。极难溶于水,微溶于乙醇,易溶于苯、甲苯、乙醚、丙酮等溶剂,突然受热容易引起爆炸。

2. 接触机会　制造TNT炸药过程中,过筛、配料及装药等均可接触大量TNT粉尘或蒸气。TNT作为炸药,广泛用于采矿、开凿隧道、国防工业中,使用时可接触到TNT粉尘。

3. 毒理　生产环境中的TNT主要以粉尘、蒸气形式经皮肤、呼吸道进入人体。TNT具有较强的亲脂性,粘附于皮肤表面很容易被吸收,尤其在夏季,气温高、湿度大,工人暴露的皮肤面积大,经皮吸收的可能性更大。在生产硝铵炸药时,由于硝酸铵具有吸湿性,一旦污染皮肤,就能使皮肤保持湿润,更易加速皮肤的吸收。因此,经皮肤吸收是TNT慢性中毒的主要原因。

进入体内的TNT除一部分以原形经尿液排出体外,主要在肝微粒体和线粒体酶的作用下,通过氧化、还原、结合等方式进行代谢,其多种代谢产物与葡萄糖醛酸结合后,经尿液排出。尿中的主要代谢产物为4-氨基-2,6-二硝基甲苯(4A),故尿中4A和TNT原形毒物含量可作为职业接触的生物监测指标。

有关 TNT 毒作用机制,目前还未完全阐明。一般认为,TNT 可在体内多种组织和器官内接受还原型辅酶Ⅱ(NADPH)的一个电子,被还原活化为 TNT 硝基阴离子自由基,在组织内产生大量的活性氧(超氧阴离子自由基、单线态氧、过氧化氢、羟基自由基等)。TNT 硝基阴离子自由基、活性氧可诱发脂质过氧化,降低体内还原性物质如谷胱甘肽、NADPH 等含量以及与生物大分子共价结合引起细胞内钙稳态紊乱,导致细胞膜结构和功能破坏,细胞内代谢紊乱,进而对机体产生损伤作用。

4. 临床表现

(1) 急性中毒:短期内接触大量 TNT 可发生急性中毒。在生产条件下,急性 TNT 中毒很少见。主要表现为 MetHb 血症引起的头晕、头痛、恶心、呕吐、食欲不振、上腹部及右季肋部疼痛等,口唇、鼻尖、指(趾)端、耳郭等部位化学性发绀,胸闷、呼吸困难等症状。严重者尚可出现意识不清、呼吸浅快、大小便失禁、瞳孔散大、对光反应消失、角膜及腱反射消失,可因呼吸麻痹死亡。

(2) 慢性中毒:长期低浓度接触 TNT,主要损害肝脏、眼晶状体、血液、神经及生殖等器官和组织。

1) 中毒性肝损害:是慢性 TNT 中毒的突出表现之一。患者出现乏力、食欲减退、恶心、呕吐、厌油等症状,体格检查可发现肝脾肿大,肝区压痛、叩痛,肝功能试验异常,严重者可进展至肝硬化。常用肝脏生化试验指标主要包括血清丙氨酸氨基转移酶(ALT)、天冬氨酸氨基转移酶(AST)、γ-谷氨酰转移酶(GGT)、胆红素(BIL)、白蛋白(Alb)和凝血酶原时间(PT)等检测项目。肝损害与晶状体改变不完全平行,研究发现,TNT 引起的肝损害早于晶状体损害。

2) 中毒性白内障:是慢性 TNT 中毒患者常见且具有特征性的改变。TNT 引起的中毒性白内障的发病特点:①低浓度即可发病,甚至空气浓度低于最高容许浓度时仍可发病。②发病具时相性,起初出现晶状体周边点状、楔形或环状浑浊,楔形多数尖向内、底向外,此时中央部透明,不影响视力;随着病情进展,晶状体浑浊逐渐向中央部发展、融合,出现盘状浑浊,此时视力则明显下降。③一般接触 0.5~3 年即可发病,工龄越长,发病率越高,且病情亦愈加严重。④晶状体损害一旦形成,即使脱离接触,病变仍可进展或加重,有些病例在脱离接触当时检查未发现白内障,但数年后仍可发现晶状体浑浊改变。⑤白内障与 TNT 中毒性肝病发病不平行,可伴发或单独存在。

3) 血液系统改变:TNT 可引起血红蛋白、血小板和中性粒细胞减少,有贫血表现,有些病例可见赫恩小体,严重者可发展为再生障碍性贫血。但在目前生产条件下,血液系统的改变很少发生。

4) 生殖功能影响:接触 TNT 的男工性功能低下,如性欲降低、早泄、阳痿,精液量减少,精子活动度降低及精子形态异常等检出率增加,血清睾酮含量显著降低。女工则表现为月经周期异常、月经过多或过少、痛经等。

5) 其他:接触 TNT 工人可有皮肤改变,出现所谓"TNT 面容",表现为面色苍白,口唇、耳郭青紫色;身体裸露部位皮肤产生过敏性皮炎、黄染。部分工人可出现心肌及肾损害,尿蛋白含量明显增高。

5. 诊断及处理原则 急性 TNT 中毒根据明确的大量毒物接触史,临床表现特别是口唇、耳郭及指端发绀,血中 MetHb 增高,查出赫恩小体,诊断不难确立。慢性中毒应根据长期 TNT 职业接触史,出现肝脏、眼睛晶状体、血液及神经等器官或者系统功能损害的临床表现,结合职业卫生学调查资料和实验室检查结果综合分析,排除其他病因所致的类似疾病,方可确立诊断。

根据 TNT 的危害特点,我国分别颁布了《职业性慢性三硝基甲苯中毒诊断标准》(GBZ 69—2011)和《职业性三硝基甲苯白内障诊断标准》(GBZ 45—2010)。

【案例 8-3 分析】

问题 1. 本案例属于职业中毒吗?

分析思路:本案例属于典型的急性职业中毒事故。从发病的经过与暴露资料看出,王某此病与工作有关,而且起病急,在短时间内由于苯胺喷溅至全身引起,因此属于职业性急性苯胺中毒。从发病过程看,患者较快出现口唇及指端发绀等缺氧表现,因此判断为急性苯胺中毒。

问题 2. 该毒物中毒时,应采取哪些措施? 常用的解毒剂是什么?

分析思路:采取的措施为将患者迅速脱离现场,去除患者污染的衣服、鞋袜,对患者进行皮肤、头面部的彻底清洗,阻止毒物继续吸收。眼睛用大量生理盐水冲洗。立即吸氧,必要时可辅以人工呼吸,给予强心升压药物等,严密观察病情。

常用的解毒剂为亚甲蓝:用 1% 亚甲蓝 5~10 ml,加入 $10\%\sim25\%$ 的葡萄糖溶液 20 ml,于 10~15 分钟内缓慢静脉注射,必要时在 1~2 小时后重复给药,一般使用 1~2 次。对于溶血性贫血和中毒性肝肾损害等主要采用对症和支持治疗。

(李　真)

第四节　高分子化合物生产相关毒物

一、概述

高分子化合物是指分子量高达几千至几百万,化学组成简单,由一种或几种单体经聚合或缩聚而成的化合物,故又称聚合物。聚合是指在一定条件下许多单体分子连接形成高分子化合物的过程,此过程中不析出任何副产品,例如许多单体乙烯分子聚合形成聚乙烯;缩聚是指单体分子间先缩合析出一分子的水、氨、氯化氢或醇,然后再聚合形成高分子化合物的过程,例如苯酚与甲醛缩聚形成酚醛树脂。高分子化合物主要包括塑料、合成纤维、合成橡胶三大类合成产品以及黏合剂、离子交换树脂。

(一)基本性质与用途

高分子化合物具有许多优异性能,如高强度、耐腐蚀、绝缘性能好、质量轻、隔热、隔音、透光、成品无毒或毒性很小等,因此,广泛应用于工业、农业、化工、建筑、通信、国防、日常生活用品等方面。在医学领域,高分子化合物应用广泛,如一次性注射器、输液器、各种纤维导管、血浆增容剂、人工肾、人工心脏瓣膜等。近年来在功能高分子材料方面的研究和开发广受关注,如光导纤维、感光高分子材料、高分子分离膜、高分子液晶、超电导高分子材料、仿生高分子材料和医用高分子材料等方面发展迅速。

(二)生产原料、生产助剂与生产过程

1. 高分子化合物的基本生产原料　石油裂解气、煤焦油、天然气以及少数农副产品等。

以石油裂解气应用最多,主要有不饱和烯烃和芳香烃类化合物,如乙烯、丙烯、丁二烯、苯、甲苯、二甲苯等。生产中应用的单体多为不饱和烯烃、芳香烃及其卤代化合物、氰类、二醇和二胺类化合物,这些化合物多数对人体健康可以产生不良影响。

2. 生产助剂　在单体生产和聚合过程中,需要添加不同助剂,包括催化剂、引发剂(促使聚合反应开始)、调聚剂(调节聚合物的分子量达一定数值)、凝聚剂(使聚合形成的微小胶粒凝聚成粗粒或小块)等。为改善聚合物的外观和性能,在聚合物加工成型过程中,也要加入多种助剂,如稳定剂(增加产品对光、热、紫外线的稳定性)、增塑剂(改善聚合物的流动性和延展性)、固化剂(使聚合物变为固体)、润滑剂、着色剂、发泡剂、填充剂等。

3. 高分子化合物的基本生产过程　①生产基本的化工原料;②合成单体;③单体聚合或缩聚;④聚合物的加工塑制和制品的应用。例如,腈纶的生产过程,先由石油裂解气丙烯与氨作用生成丙烯腈单体,然后聚合成聚丙烯腈,再经纺丝制成腈纶纤维,最后织成各种织物;又如,聚四氟乙烯塑料的生产过程,先以二氟一氯甲烷为原料经高温裂解制备四氟乙烯单体,再聚合成聚四氟乙烯粉,最后加工成各类聚四氟乙烯塑料用品。

(三)生产过程相关毒物对健康的影响

高分子化合物本身无毒或毒性很小,但生产过程的每一环节,作业工人均有机会接触到相关的化学毒物。高分子化合物生产对健康的影响主要来自三个方面。

1. 制造的生产原料、合成的单体对健康的影响　职业接触生产原料苯、甲苯、二甲苯等以及单体氯乙烯、丙烯腈等可引起相应的急性、慢性中毒,甚至引起职业性肿瘤,如氯乙烯单体是 IARC 公布的致癌物,可引起肝血管肉瘤。

2. 生产过程中的助剂对健康的影响　助剂种类繁多,生产助剂时接触量较大,危害也较严重,但在高分子化合物生产应用中一般接触量较少,危害相对较轻。不同的助剂,其毒作用特点也不一样,如氯化汞、无机铅盐、二月桂酸二丁锡、偶氮二异丁腈、磷酸二甲苯酯等毒性较高,而碳酸酯、邻苯二甲酸酯、硬脂酸盐类等毒性较低;有的助剂如顺丁烯二酸酐、六次甲基四胺、有机铝、有机硅等对皮肤黏膜有强烈的刺激作用。另外,由于助剂与聚合物分子大多数只是机械性结合,因此很容易从聚合物内部逐渐移行至表面,进而与人体接触或污染食物和水,影响人体健康。如含铅助剂的聚氯乙烯塑料在使用中可析出铅,因而不能用于食品存储或包装。

3. 高分子化合物在加工成型时产生的有害物质对健康的影响　高分子化合物在受热加工时产生的裂解气、残液等含有多种有毒化学物,其中危害较大的有一氧化碳、氯化氢、氰化氢、光气、氯气以及氟化氢、八氟异丁烯等有机氟化物,吸入后可致急性肺水肿和化学性肺炎。高分子化合物与空气中的氧接触,在紫外线和机械作用下,可被氧化,或遇火燃烧热分解时产生的有毒气体,吸入后可引起急性中毒。另外,酚醛树脂、环氧树脂等对皮肤有原发性刺激或致敏作用;聚氯乙烯粉尘对肺组织有轻度致纤维化作用。

二、常见的高分子化合物生产相关毒物

【氯乙烯】

1. 理化特性　氯乙烯(VC)又称乙烯基氯。常温常压下为无色、略带芳香味的气体,相对密度为 2.15 g/L,加压冷凝易液化成液体。沸点为 13.4 ℃,蒸汽压为 346.53 kPa(25 ℃)。易燃、易爆,与空气混合时的爆炸极限为 3.6%～26.4%(容积百分比)。微溶于水,溶于醇和醚、四氯化碳、丙酮等多数有机溶剂。热解时有光气、氯化氢、一氧化碳等释出。

2. 接触机会　氯乙烯可由乙烯或乙炔制得，主要用于生产聚氯乙烯的单体，也能与丙烯腈、丁二烯、醋酸乙烯酯、丙烯酸酯、偏二氯乙烯等共聚制得各种树脂，还可用于合成三氯乙烷及二氯乙烯等，或在物品冷藏时用作冷冻剂等。氯乙烯合成过程中，在转化器、分馏塔、贮槽、压缩机及聚合反应的聚合釜、离心机处都可能接触到氯乙烯气体，特别是进入聚合釜内清洗或抢修和意外事故时，接触浓度最高。

3. 毒理　氯乙烯蒸气主要通过呼吸道吸收进入人体，液体氯乙烯污染皮肤时也可经皮肤吸收。吸收的氯乙烯主要分布于肝、肾上腺，其次为皮肤、血浆，脂肪最少。其代谢物大部分随尿排出。人吸入氯乙烯气体的麻醉阈浓度为 $182~g/m^3$。

氯乙烯代谢与浓度有关。低浓度（<100 ppm）吸入后，主要经醇脱氢酶途径代谢，先水解为 2-氯乙醇，再形成氯乙醛和氯乙酸；高浓度吸入时，当醇脱氢酶代谢途径达到饱和后，主要经肝微粒体细胞色素 P450 酶催化发生环氧化反应，生成高活性的中间代谢物——氧化氯乙烯，后者不稳定，可自发重排（或经氧化）形成氯乙醛，这些中间活性产物在谷胱甘肽 S 转移酶催化下，与谷胱甘肽（GSH）结合形成 S-甲酰甲基谷胱甘肽，随后进一步经水解或氧化生成 S-甲基甲酰半胱氨酸和 N-乙酰-S-(2-羟乙基)半胱氨酸由尿排出。氯乙醛则在醛脱氢酶作用下生成氯乙酸经尿排出。

4. 临床表现

（1）急性中毒：主要是对中枢神经系统的麻醉作用，未按生产规程进行设备检修或意外事故时大量吸入氯乙烯所致，多见于聚合釜清釜过程和泄漏事故。轻度中毒者出现眩晕、头痛、乏力、恶心、胸闷、嗜睡、步态蹒跚等症状。及时脱离接触，吸入新鲜空气，症状可减轻或消失。重度中毒出现意识障碍，可有急性肺损伤（ALI）甚至脑水肿的表现，严重患者可持续昏迷、抽搐甚至死亡。皮肤接触氯乙烯液体可引起局部损害，表现为麻木、红斑、水肿以及组织坏死等。

（2）慢性中毒：长期接触氯乙烯可引起氯乙烯病，如神经衰弱综合征、雷诺综合征、周围神经病、肢端溶骨症、肝脏肿大、肝功能异常、血小板减少以及肝血管肉瘤等。

1）神经系统：以中毒性神经衰弱综合征和自主神经功能紊乱为主，其中以睡眠障碍、多梦、手掌多汗为常见。目前有学者认为神经精神症状是慢性氯乙烯中毒的早期症状，精神方面表现为抑郁。清釜工可见皮肤瘙痒、烧灼感、手足发冷、发热等多发性神经炎表现，有时还可见手指、舌或眼球震颤。神经传导和肌电图可见异常。

2）消化系统：出现食欲减退、恶心、腹胀、便秘或腹泻等症状。可有肝、脾肿大，也可有单纯肝功能异常。一般肝功能指标改变不敏感，而静脉色氨酸耐量试验（ITTT）、γ-谷氨酰转肽酶（γ-GT）、肝胆酸（CG）、前白蛋白（PA）相对较为敏感，对诊断慢性氯乙烯中毒极有意义。后期肝脏明显肿大、肝功能异常，并有黄疸、腹水等。

3）肢端溶骨症（AOL）：早期表现为雷诺综合征，即手指麻木、疼痛、肿胀、变白或发绀等。随后逐渐出现末节指骨骨质溶解性损害，X 线片常见一指或多指末节指骨粗隆边缘呈半月状缺损，伴骨皮质硬化，最后发展至指骨变粗变短，形似鼓槌状（杵状指）。手指动脉造影可见管腔狭窄，部分或全部阻塞。手及前臂皮肤局限性增厚、僵硬，呈硬皮病样改变，活动受限。多见于工龄较长的清釜工，发病工龄最短者仅一年。肢端溶骨症的发生常伴有肝脾肿大，对诊断有辅助意义。

4）血液系统：有溶血和贫血倾向，嗜酸性细胞增多，部分患者可有轻度血小板减少，凝血障碍等。这与患者肝硬化和脾功能亢进有关。

5) 皮肤改变:经常接触氯乙烯可致皮肤干燥、皲裂、丘疹、粉刺或手掌皮肤角化、指甲变薄等症状,有的可发生湿疹样皮炎或过敏性皮炎,可能与增塑剂和稳定剂有关。少数接触者可有脱发。

6) 肿瘤:肝血管肉瘤是一种罕见的恶性程度很高的肿瘤,普通人群发病率约为 0.014/10 万,占原发性肝肿瘤的 2%,常见于婴儿,多为先天性,偶见于老年患者。职业流行病学调查显示,接触氯乙烯的作业工人肝血管肉瘤发病率增加,原发性肝癌和肝硬化的发病危险性也增高,其他如造血系统、胃、呼吸系统、脑、淋巴组织等部位的肿瘤发病率也有所增加。目前,IARC 将氯乙烯定为确认的人类致癌物。

7) 生殖系统:氯乙烯作业女工及男工配偶的流产率增高,胎儿中枢神经系统畸形发生率增高,作业女工妊娠并发症的发病率也明显高于对照组,提示氯乙烯具有一定的生殖毒性。

8) 其他:对呼吸系统主要可引起上呼吸道刺激症状;对内分泌系统的作用表现为暂时性性功能障碍;部分患者可致甲状腺功能受损。

5. 诊断　根据短期内吸入高浓度氯乙烯气体的职业史,出现以中枢神经系统损害为主的临床表现,可伴有肝脏及其他器官系统损害,结合实验室检查结果及工作场所职业卫生学调查,综合分析,并排除其他病因所致类似疾病后,方可诊断为急性氯乙烯中毒。依据长期接触氯乙烯的职业史,出现以肝脏和(或)脾脏损害、雷诺氏现象及肢端溶骨症等临床表现,结合实验室检查结果及工作场所职业卫生学调查,综合分析,排除其他原因所致类似疾病,方可诊断为慢性氯乙烯中毒。职业性氯乙烯中毒诊断分级标准与处理原则见GBZ 90—2017。

6. 治疗

(1) 急性中毒:应迅速将中毒患者转移至空气新鲜处,立即脱去被污染的衣服,用清水清洗被污染的皮肤,注意保暖,卧床休息。无特效解毒剂,急救措施和对症治疗原则与内科相同。

(2) 慢性中毒:可给予保肝及对症治疗。符合外科手术指征者,可行脾脏切除术。肢端溶骨症患者应尽早脱离接触。

(李　真)

第五节　刺激性气体

【案例 8-4】

2006 年 4 月 19 日 20:00,某冷饮加工厂有 30 名职工上夜班,大约 1 小时后,陆续有 13 人出现流泪、头晕、气急、胸闷、腹痛等症状。21:30 左右有 8 名职工被送往县医院急诊科进行治疗。临床检查发现,8 名中毒职工双肺呼吸音清,肺部未闻及干湿性啰音,胸部 X 线摄片无异常表现,县医院急诊科初步诊断为"急性有毒气体中毒"。

问题:

1. 为了明确事件发生的原因和确立诊断,除了上述资料,你认为还需要进行哪些调查工作?

2. 综合病史和现场调查资料,你确立的诊断是什么? 如何进行治疗?

一、概述

刺激性气体是指机体接触后可对眼睛、呼吸道黏膜和皮肤产生刺激作用,引起接触局部急性炎症甚至肺水肿改变的气态化合物。包括常温下呈气态的物质,也包括液态物质蒸发/挥发或固体物质升华产生的蒸气或气体。此类物质在工业生产中时常遇见,多具有腐蚀性,常因违规操作,或因容器或管道等生产设备被腐蚀后经孔隙等处的跑、冒、滴、漏而逸散于作业场所空气中,或因受热、强烈撞击而使容器、管道内的压力骤升,发生爆炸而大量泄漏,现场生产人员受到不同程度的暴露。

(一)种类

刺激性气体种类很多,根据其化学结构和理化特性,可分为以下几类。

1. 无机酸和有机酸　有机酸如盐酸、硫酸、硝酸、磷酸、氢氟酸、铬酸等;有机酸如甲酸、乙酸、丙酸、乙二酸、丙烯酸等。

2. 成酸氧化物　二氧化硫、三氧化硫、五氧化二氮、五氧化二磷、铬酸酐等。

3. 成酸氢化物　氟化氢、氯化氢、溴化氢、硫化氢等。

4. 成碱氢化物　氨。

5. 强氧化剂　臭氧。

6. 卤族元素　氟、氯、溴、碘。

7. 无机氯化物　二氯亚砜、二氧化氯、三氯化磷、三氯氧磷、三氯氢硅、三氯化砷、三氯化锑、三氯化硼、四氯化硅、四氯化钛、五氯化磷、光气等。

8. 有机氟化物　二氟一氯甲烷、四氟乙烯、三氟化氮、二氟化氧、四氟化硫、八氟异丁烯、氟光气、六氟丙烯、氟聚合物的裂解残液气和热解气等。

9. 卤烃　溴甲烷、碘甲烷、氯化苦等。

10. 醛类　甲醛、乙醛、丙烯醛、三氯乙醛等。

11. 酯类　硫酸二甲酯、二异氰酸甲苯酯、甲酸甲酯、丙烯酸甲酯、氯甲酸甲酯等。

12. 酮类　乙烯酮、甲基丙烯酮。

13. 脂肪胺　一甲胺、二甲胺、乙二胺、环己胺。

14. 金属化合物　氧化镉、硒化氢、羰基镍、三氧化二锰、五氧化二钒等。

15. 军用毒气　氮芥气、亚当气、路易气等。

16. 其他　二硼氢、氯甲甲醚、环氧氯丙烷等。

刺激性气体虽然种类繁多,但较为常见的有:氯、氨、氮氧化物、光气、氟化氢、二氧化硫等。

(二)毒理

刺激性气体毒作用的特点:①主要产生刺激作用。从化学特性分析,刺激性气体多属于关联酸性、碱性、氧化性的物质,如成酸氧化物、卤素、卤化物、酯类化合物在遇水后可形成酸或分解为酸。酸可以吸收组织中的水分,使蛋白质凝固,细胞坏死。氨/胺类物质遇水形成碱,既可吸收组织中的水分,同时又可使脂肪皂化,导致细胞发生溶解性坏死。氧化剂如臭氧、二氧化氮,则可直接地或通过自由基氧化作用,引起细胞膜氧化损伤。②刺激性气体通常以接触局部的损害表现为主,但在刺激作用过强时可引起严重的全身中毒反应。③损害的严重程度主要与毒物的浓度和接触时间有关,接触浓度越高、暴露时间越长,则损伤越严重。④病变部位和临床表现与毒物的水溶性有关,水溶性大的刺激性气体,如氨、氯化氢、氯、二氧化硫、氟化氢等，接触到湿润的眼球结膜及上呼吸道黏膜时，会迅速大量溶解，立即产生强烈的化学性刺激性局部炎症反应，易使接触者警觉，迅速脱离现场，因而很少发生严重急性中毒。但在发生意外事故时，高浓度吸入侵犯上、下呼吸道，可引起支气管炎、化学性肺炎及肺水肿，也可发生喉及支气管痉挛，或反射性呼吸中枢抑制，出现昏迷、休克，甚至死亡。水溶性小的刺激性气体，如氮氧化物、光气等，在接触上呼吸道黏膜时，难以溶解，对上呼吸道刺激性小，吸入后往往不易察觉，在进入呼吸道深部后可对肺组织产生刺激和腐蚀作用，导致化学性肺炎和肺水肿。⑤呼吸道炎性损伤。刺激性气体可引发呼吸道细胞损伤，使其释放多种细胞因子，进而招引大量炎性细胞在损伤部位聚集并激活，产生炎症介质和氧自由基，通过级联放大的炎性风暴，进一步加重炎症损伤。⑥自由基氧化应激损伤。多种氧化性刺激性气体与组织体液直接作用可产生自由基，或通过损伤肺泡上皮细胞和血管内皮细胞，激活炎症细胞，促发大量活性氧自由基释放，引起细胞膜脂质过氧化反应，细胞结构严重破坏，导致严重的气体交换障碍。

化学性肺水肿的发病主要与刺激性气体的理化特性（尤其是溶解度）、呼吸系统毒性、浓度、作用时间以及机体应激能力有关。其病理形成过程是肺微血管通透性增加与肺内水运转失衡的结果，主要涉及以下几个方面：

1. 肺泡壁通透性增加　高暴露刺激性气体可直接损伤肺泡上皮细胞，导致肺泡壁通透性增加，形成肺泡型肺水肿。刺激性气体使Ⅰ型细胞肿胀、变性、坏死、脱落，细胞间连接破坏、开放；Ⅱ型细胞受损，肺泡表面活性物质合成减少，活性降低，使肺泡气液面表面张力增加，肺泡塌陷，液体渗出增多，进入肺泡腔。同时刺激性气体也可引发炎症反应，肺泡巨噬细胞和多形核细胞在肺内大量积聚并释放大量细胞因子和炎性介质，促发激烈的炎症风暴，激活的中性粒细胞还可产生大量氧自由基引起呼吸爆发，造成严重的肺泡氧化损伤，通透功能障碍。

2. 肺毛细血管壁通透性增加　高暴露刺激性气体可直接损伤毛细血管内皮细胞，导致肺间隔毛细血管通透性增加，形成间质性肺水肿。刺激性气体使内皮细胞质突起回缩、裂隙增宽，液体渗出增多。中毒时也可使肺内大量释放血管活性物质，如5-羟色胺、缓激肽、组织胺和前列腺素等，进一步使毛细血管的通透性增加，液体渗出增多。

3. 缺氧加重肺水肿　刺激性气体使呼吸道上皮细胞变性、坏死，大量黏液、炎性细胞、坏死组织堵塞气道，导致通气功能障碍；气管、支气管痉挛，造成通气不足，又因肺组织液体渗出增加，气体弥散功能障碍；机体缺氧、能量代谢障碍、酸中毒又通过神经体液反射，使部分毛细血管痉挛，未痉挛毛细血管流体静压增高，超过胶体渗透压时，促使液体渗出，进一步加重肺水肿。

4. 淋巴循环障碍　毛细血管渗出液的回流与淋巴循环有关。刺激性气体使交感神经兴奋，引起右淋巴导管痉挛，肺淋巴循环受阻，肺内液体潴留，从而加重或诱发肺水肿。

刺激性气体导致化学性肺水肿发病的分子机制错综复杂，涉及炎症反应失控、凝血与纤溶系统失衡、氧化应激失调、细胞凋亡、水通道蛋白表达改变导致的肺泡液体清除异常以及个体易感性等多个层面，且这些层面相互交叉关联，形成复杂的细胞因子与信号通路调控网络，相关内容可追踪阅读呼吸系统疾病研究进展文献。深入研究其发病机制将为临床预测病情进展、管控病理进程和制定积极有效治疗措施提供更充实的理论依据和新的作用靶点。

（三）临床表现

1. 急性中毒　刺激性气体毒作用的表现主要是局部急性刺激作用和急性呼吸系统损伤

表现。因吸入刺激性气体所引起的以呼吸系统损伤为主要表现的中毒性疾病,称为刺激性气体中毒,主要包括呼吸道刺激作用、喉痉挛或水肿、中毒性肺水肿以及急性呼吸窘迫综合征(Acute Respiratory Distress Syndrome,ARDS)等。

(1)局部急性刺激作用:眼睛暴露于刺激性气体后主要表现为眼结膜充血、流泪、畏光、红肿、疼痛等症状、体征。上呼吸道的刺激症状主要有流涕、咽痛、呛咳、咽部充血、声音嘶哑、胸闷等。皮肤接触可有不同程度的灼伤表现。

(2)喉痉挛或水肿:高浓度吸入可发生喉痉挛,出现严重的呼吸困难症状,呼吸急促,憋闷,喉鸣。由于缺氧、窒息,可出现发绀甚至猝死。喉头水肿发生缓慢,但持续时间较长。

(3)化学性气管炎、支气管炎及肺炎:可表现为剧烈咳嗽、胸闷、气促、胸痛。听诊肺呼吸音粗,可有散在干、湿啰音。伴有发热时,血白细胞及中性粒细胞均可增高。支气管黏膜损伤严重时,恢复期可发生黏膜坏死脱落而咯出坏死组织,甚至突然出现呼吸道阻塞、窒息表现。

(4)中毒性肺水肿:化学性肺水肿是刺激性气体急性中毒最常见的严重表现,其发展过程一般有以下四期。

①刺激期:吸入刺激性气体后出现呛咳、胸闷、气促、流涕、咽痛、头晕、呕吐等症状。在水溶性小的刺激性气体中毒时这些症状并不明显。

②潜伏期:此期上述刺激症状减轻或消失,但潜在的肺部病理变化仍在进展,也称"假象期",在经过一段时间后可能出现肺水肿表现。潜伏期一般2～6小时,也有短至0.5小时和长达72小时的,这主要取决于毒物的溶解度和浓度,水溶性大、浓度高的刺激性气体潜伏期短;反之,水溶性小的刺激性气体潜伏期长。本期患者虽症状、体征不显著,X线胸片可有肺纹理增多、模糊不清等早期渗出性改变,但在预判病情、阻断病情进展、防治肺水肿方面具有积极重要的意义,应充分抓住时机,积极防止或减轻肺水肿的发生。

③肺水肿期:潜伏期过后,患者症状突然加重,可有剧烈咳嗽、咳大量粉红色泡沫痰、气促加剧、呼吸困难、烦躁不安等表现。查体可有明显发绀、两肺闻及广泛湿性啰音、血压下降,血常规检查可有白细胞和中性粒细胞增多,重度中毒者血气分析显示低氧血症,胸部X线胸片可见两肺广泛分布的云絮状阴影,边缘不清。

④恢复期:若经过及时有效治疗,肺水肿可在2～3天内得到控制,症状、体征逐渐消失。X线变化约在1周内消退。多无后遗症。

(5)呼吸窘迫综合征:化学性中毒性肺水肿若延误治疗或临床控制不力,可进一步发展为ARDS。ARDS是继发于严重创伤、中毒、休克、烧伤、感染等非心源性因素导致的多种重症疾病而出现的急性、进展性呼吸衰竭为主要表现的临床综合征。它的主要病理特征是肺泡毛细血管通透性增高,渗出富含蛋白质的液体,出现肺水肿,形成透明膜,也可有肺间质纤维化。有肺容积减少、肺顺应性降低、通气-血流比例严重失调为主的病理生理改变。临床特征是进行性呼吸窘迫,虽呼吸频率超过28次/min,并渐进加快,却呈现顽固型低氧血症,氧合指数(PaO_2/FiO_2)降低($\leqslant$200 mmHg),且进行性下降,两肺满布湿啰音、水泡音,X线胸片出现大块边缘模糊、密度均匀渗出阴影。一般氧疗难以缓解,预后较差。

(6)其他:部分急性氯气中毒患者可遗留慢性喘息性支气管炎。有些刺激性气体,如甲苯二异氰酸酯具有致敏作用。

2. 慢性影响 长期接触低浓度刺激性气体,可有慢性支气管炎、鼻炎、眼结膜炎、牙齿酸蚀症等。对于刺激性气体慢性效应,由于缺乏特异性临床表现,诊断较为困难,有待进一步积累临床和流行病学资料。

（四）诊断

根据短期内接触大量刺激性气体的职业史和急性呼吸系统损伤的临床表现，结合胸部 X 线影像学检查、血气分析和其他检查结果，参考作业现场职业卫生学调查资料和监测数据，综合分析，排除其他病因所致类似疾病后，方可诊断。

目前我国颁布的职业性刺激性气体急性中毒的具体诊断标准有：《职业性急性化学物中毒性呼吸系统疾病诊断标准》(GBZ 73—2009)、《职业性急性氯气中毒诊断标准》(GBZ 65—2002)、《职业性急性氮氧化物中毒诊断标准》(GBZ 15—2002)、《职业性急性氨中毒诊断标准》(GBZ 14—2015)、《职业性急性光气中毒诊断标准》(GBZ 29—2011)、《职业性化学性眼灼伤诊断标准》(GBZ 54—2017)、《职业性化学性皮肤灼伤诊断标准》(GBZ 51—2009)、《职业性急性化学物中毒后遗症诊断标准》(GBZ/T 228—2010)。

（五）治疗与处理

刺激性气体急性中毒的主要危害是肺水肿和 ARDS 以及窒息等严重并发症，积极预防、治疗肺水肿和 ARDS，控制并发症是抢救的关键。

1. **现场处置与急诊处理**　一旦发生急性刺激性气体中毒事件，发现者应立即呼叫报告所在单位部门应急救援指挥机构负责人；该负责人应根据紧急事态等级立即激活日常构建待用的职业卫生应急处置与应急救援体系，组建应急救援指挥机构，启动相应等级应急处置与应急救援预案，下令派出各专业小组人员按照相应化学物质应急处置专案分头有序协调行动；生产技术组为应急救援指挥机构判断确定危险源及其位置/点数/现场相关定量数据和特性资料、事故引发条件、潜在隐患、分层关键控制技术、制定有效处置方案等决策决定提供可靠的技术支撑；现场第一时间组织由未发生中毒的平时演训有素的作业工人等担任最初施救转运人员，在采取有效防护措施下迅速将患者转移离开中毒环境至空气新鲜流通的安全场所；同时疏导组人员迅速引导事故点及其周围其他相关人员在有效防护下按照日常演练的疏散路线快速有序撤离至安全地带；根据事故现场情况，设备工程抢险救援人员和现场未中毒的操作工人佩戴严密防护装备，携带抢险疏通工具、通讯联络器材及相关抢险物资和救援器材等就近进入现场，迅速切断危险源，阻断事故引发条件，消除事故扩大的现场隐患，确认事故抽排风系统有效工作，巡视现场其他人员全部撤离情况；洗消组人员做好泄漏物质洗消处置、火灾扑灭及后续次生灾害预防消除工作；物资组应保障（便携式防爆）应急照明、联络通讯、紧急检测、应急防护具、事故扑灭的水、电、阻遏物/稀释物等抢险救灾救援物资器材的紧急调度和一线供应工作；安保人员在事发点外围设置警戒线，禁止无关人员进入；外宣联络组按指示即时做好事故报告、外部抢险救援请求联络、事态新闻发布及相关处置说明等工作，尽量使事故造成的经济损失和生命健康损失与环境危害降低到最低点。

患者被移离中毒现场后，救护人员应脱去其被污染的衣服，迅速而彻底地清洗污染部位。某些物质如无机氯化物遇水可产生氯化氢和大量热，有加重灼伤风险，应先用干净布类轻轻拭吸液体，再用大量清水彻底冲洗至少 15 分钟以上。根据刺激性气体不同理化性质，可使用中和剂处理，如酸性气体吸入时可用 2%～3% 碳酸氢钠溶液，碱性气体吸入时可用 2%～4% 硼酸或 5% 醋酸溶液雾化吸入。皮肤灼伤时类似地采用中和剂处理。发生化学性眼烧伤时，应立即用大量清水或生理盐水彻底冲洗，绝不可不予冲洗即送医院，以免加重眼部灼伤导致不可逆的严重病变。可用 1% 丁卡因滴眼止痛，0.5% 可的松眼药水减少局部渗出，使用抗生素眼药水预防感染，每天使用玻璃棒钝性分离结膜囊，以防睑球粘连。现场紧急处理后都需要到医院请专科医师进一步处理。

敌腐特灵是一种水溶性制剂,内含一种酸碱两性螯合剂,能与所暴露的碱酸性化学物质结合,使其变为中性物质(将酸结合在酸位上,将碱结合在碱位上),并将其排出体外。它具有阻止腐蚀性、刺激性化学物质进一步侵入人体的特性,且无毒、无刺激性、无腐蚀性,能显著提高治疗效果。六氟灵是液体制剂,可以快速地同时作用于氢离子(H^+)和氟离子(F^-),可消除或减轻酸的腐蚀性和氟的毒性,阻止其在组织中的渗透,对这些离子的螯合能力是氢氟酸传统处理药物葡萄糖酸钙的 100 倍,且具有高渗透性,可以阻止氟化物离子的渗透进程,确保对暴露物质的彻底洗消,是氢氟酸及其酸性衍生物喷溅事故现场处理的最佳措施。在工作场所对应配备上述药物,便于现场紧急处置即时使用,效果明显优于使用传统喷淋洗眼器。

2. 病情观察与监护 刺激性气体中毒患者或高暴露救援人员应留院观察,严密监控病情变化,进行呼吸、心电、血压、动脉血氧分压等生命体征监护,开展血气、电解质/酸碱平衡、细胞因子、凝血/纤溶等监测,尽早完善各项常规检查、胸部影像学检查,早期预警判断病情走势,提前采取预见性措施干预病理进程。观察期不应短于 24 小时,若判断有可能发生肺水肿的,应延长观察期。患者静卧休息,减少活动,必须进行的检查(如胸片摄片、心电图检查等)应尽量安排在床旁完成。视病情必要时给予保暖、镇静等对症处理。给予心理辅导,有利于稳定情绪。在群体性中毒事件中,除了做好重症病人的救治外,也应重视轻症病人管理,对凡有明确吸入刺激性气体者,无论病情轻重均应立即进行医学监护,给予预见性治疗,防止轻症患者因协助救护他人而诱发病情加重甚至发生死亡的事件。

3. 积极防治肺水肿

(1)雾化吸入中和剂:吸入酸性化合物者可雾化吸入 5％的碳酸氢钠溶液,吸入碱性化合物者可雾化吸入 3％～5％的硼酸溶液,减轻深部呼吸道刺激损伤。

(2)保持呼吸道通畅:有痰液的,鼓励咳出痰液;痰液黏稠难以咳出的,使用化痰药(如半夏等);患者虚弱难以咳出的,可物理协助排痰;对大量泡沫痰者,可应用去泡沫剂(如 1％二甲硅油,俗称消泡净)雾化吸入,使黏泡破裂形成液体利于排出,同时改善氧气弥散功能,可重复使用,效果较好。出现支气管痉挛表现的,可应用支气管解痉剂[如沙丁胺醇(舒喘灵)气雾剂、抗胆碱类药物异丙托溴铵、山莨菪碱(654 - 2)]和平喘药[氨茶碱、喘定(二羟丙茶碱)]及选择性白三烯受体拮抗剂安可来。痰多黏稠不能咳出,或发生喉痉挛,或大片气道黏膜坏死脱落的,可行气管插管或气管切开清理。

(3)合理氧疗:吸氧是改善缺氧、治疗肺水肿的重要治疗措施,应尽早使用。由于 HbO_2 解离曲线呈 S 形,血氧分压 $PaO_2 < 8$ kPa 时,曲线坡度陡直,而 $PaO_2 \geqslant 8$ kPa 时坡度逐渐平坦,此时的血氧饱和度 SaO_2 可达 90％以上,保证了在较低吸氧浓度条件下,组织得到较充足的氧供应,纠正缺氧症状。以血气分析结果作为监护指标,轻症多采用鼻导管或面罩给氧,使 PaO_2 在 8 kPa(60 mmHg)以上,SaO_2 在 90％以上。但应避免高纯氧或长时间高流量吸氧,以免过氧化损伤,加重肺水肿;重症采用呼吸机加压给氧,采取持续正压(Continuous Positive Airway Pressure Ventilation, CPAP)或呼气末正压(Positive End-Expiratory Pressure Ventilation, PEEP)通气配合给氧,但压力应适宜,否则可并发气胸和纵隔气肿,加重缺氧。因回心血量减少,气道压力升高不利于痰液清除,故对低血容量及大量泡沫痰患者应慎用。有报道在病程早期采用高频通气疗法治疗中毒性肺水肿收到较好疗效。

(4)糖皮质激素应用:糖皮质激素可增加机体的应激能力,减少肺泡渗出和肺泡毛细血管的通透性,稳定细胞膜及溶酶体,有效干预、延缓肺水肿进展,减少后遗症,并且是关键性措施。应用原则是:早期、足量并逐步减量至停药、短程使用。因此,吸入刺激性气体出现接触反应时,或脱离毒性气体接触现场时,或在潜伏期内,即可预见性用药。凡患者有呼吸道刺激症状、肺部闻及干/湿性啰音,都是早期使用糖皮质激素的适应证。所谓"足量"是指其初次使用剂量足以达到防治肺水肿的剂量水平,需根据患者症状、肺部呼吸音情况、胸部 X 线征象、动脉血气分析结果来确定,不能无依据地大剂量使用。疗效也应据此观察评判。临床实践证明小剂量多次用药的疗效远不如少次足量的疗效显著。临床常规采用的传统剂量(以地塞米松为例):接触反应<10 mg,轻度中毒 10~20 mg,中度中毒 30~60 mg,重度中毒>60 mg。所谓"短程"则是根据"足量"应用维持后病情稳定好转情况而定,不突出强调短程而匆忙减量甚至停药,以便所有病员均能安全度过危险期。

(5) 液体管理:在急性中毒初期及中毒性肺水肿早期应适当限制补液量,以避免肺水肿发生和加重。此时补液量及液体性质应根据病情确定,以最低有效血管内容量来维持有效循环功能,肺处于相对"干"状态,使肺动脉楔压(Pulmonary Artery Wedge Pressure,PAWP)维持在 1.37~1.57 kPa(14~16 cmH$_2$O),必要时可使用利尿剂。判断循环血容量充足最简便的指标是血红蛋白 100~120 g/L 或血细胞比容 0.33~0.35,血红蛋白低于 100 g/L 或血细胞比容低于 0.33 为血容量不足。在保证血容量、稳定血压的前提下,液体出入量应保持轻度负平衡(−500~−1 000 ml)。为严格掌握液体输入限量,可应用 Swan-Ganz 导管监测肺毛细血管楔压(Pulmonary Capillary Wedge Pressure,PCWP),对指导抗休克补液有实际意义。心排血量减少时如 PCWP 不增高,提示血容量不足,应输液治疗;而如果此时不宜输液的,应予多巴胺增加心排血量,并避免使用扩血管药。

(6) 其他治疗:加强对病程中各系统间相互影响的整体性认识,严密观察伴发或继发病征,如感染、水电解质紊乱、酸碱失调、应激性消化道出血、治疗副作用等,从中毒初期开始的救治全过程中都应做好继发性呼吸道感染防治。

除青光眼禁忌外,有报道联合使用山莨菪碱(654-2)可减少气道分泌,解除血管痉挛及支气管痉挛,改善氧合作用。高压氧治疗中毒性肺水肿尚存争议,有待积累资料。

4. ARDS 的治疗

目前尚无有效的方法能终止 ARDS 的炎症性肺损伤,临床上也无修复肺损伤的药物应用。临床经验表明,ARDS 防治的关键是早期预见性判断和及早的干预。一旦发生 ARDS,其治疗原则除了积极治疗原发疾病,加强前述措施防止病情进展外,还应注意纠正酸碱平衡失调和水、电解质紊乱,积极治疗各种并发症,密切监控病情,预防呼吸机相关肺损伤,维持重要器官功能,预防发生多脏器功能障碍综合征(Multiple Organ Dysfunction Syndrome,MODS),保障营养支持等。气管切开者应做好呼吸道管理,严格消毒隔离,严防感染。

应结合研究新理论、新进展,早期尝试应用新方法、新技术,积累经验,改善综合治疗效果。①调控全身炎症反应:如布洛芬及其他新型非固醇类抗炎药,N-乙酰半胱氨酸等抗氧化剂,超氧化物歧化酶(SOD)、过氧化氢酶(CAT)等氧自由基清除剂以及针对炎症细胞、介质分子的免疫调控疗法等。②抗凝溶栓治疗:应用低分子肝素、丹参制剂等积极抗凝溶栓治疗,有望改善肺微循环,阻碍 ARDS 发生。③有条件的医疗单位对重症患者可采用体外膜肺氧合(Extracorporeal Membrane Oxygenation,ECMO)疗法。

二、氯气

(一) 理化特性与卫生学特征

常温下氯气为黄绿色的具有强烈刺激性的剧毒气体,比空气重(相对蒸气密度 2.48),易积聚在稳定静止空间的底层；易溶于水和碱液，也可溶于四氯化碳、二硫化碳等有机溶剂；遇水发生反应首先生成次氯酸和盐酸，次氯酸又可进一步分解为氯化氢和具有强氧化性的新生态氧，在高热环境下，氯跟一氧化碳作用则生成毒性更大的光气。化学活性高，下端延伸产品多，工业应用广泛，接触机会众多。在我国，氯气被列入《高毒物品目录》进行管理。

（二）职业接触

从生产来说，工业上主要是应用电解食盐方法制备氯气，因此，在其生产、储存、运输等环节都存在接触可能。从不同层面应用来说，氯气是一种极其重要和广泛使用的原料，可作为消毒剂用于城市自来水、泳池水、医院污水等消毒，也可作为漂白剂用在皮革加工、造纸、印染等行业，还可用于生产盐酸、次氯酸钠、氯仿、氯乙烯、氯苯、光气等各种含氯基础化工原料，以及进一步广泛应用在化工、制药、塑料、合成纤维、农药等行业生产。因此，存在众多的接触机会。

氯气接触主要是在生产、贮存和使用过程中，因容器、管道失修等所致的跑、冒、滴、漏，或因生产系统过程控制失灵、员工违规操作等而导致容器爆炸、管道破裂，造成事故性大量泄漏。后者的危害不仅限于工厂内部、车间工人，还会造成周围环境严重污染，引起突发性群体中毒事件。

（三）毒理

氯气被列入《高毒物品目录》，其急性毒性：LC_{50} 850 mg/m^3（大鼠吸入 1 小时）。人的嗅阈为 0.06 mg/m^3，90 mg/m^3 可致剧咳，120～180 mg/m^3 吸入 30～60 分钟可引起中毒性肺炎和肺水肿，短促吸入 300 mg/m^3 可造成致命性损害，吸入浓度超过 3 000 mg/m^3 时即刻可危及生命，超过 30 000 mg/m^3 时，一般滤过性防毒面具也无保护作用。

氯气被吸入后，在呼吸道黏膜表面与水发生反应，生成盐酸和次氯酸，在体内次氯酸很少再进一步分解生成氯化氢和新生态氧。生成的盐酸和次氯酸属强酸，对局部黏膜有刺激和腐蚀作用，可迅速透过细胞膜，破坏其完整性、通透性以及肺泡壁的气-血、气-液屏障结构，使大量浆液渗出，呼吸道黏膜充血、水肿、坏死，气体弥散障碍，出现剧烈咳嗽、呼吸困难、肺水肿表现；氯气还可损伤 II 型肺泡上皮细胞，破坏表面活性物质，也可引发肺水肿；氯气的强氧化性使呼吸道上皮细胞发生脂质过氧化损伤；次氯酸可抑制多种含巯基酶的活性；另外，氯气对心肌细胞有直接毒性作用，以及通过兴奋迷走神经引起心脏骤停，导致"电击样死亡"。氯气对眼睛也具有刺激、腐蚀作用。液氯或高浓度氯气可致皮肤暴露部位急性皮炎或灼伤。

（四）临床表现

临床表现主要为呼吸系统损害。接触较高浓度氯气可引起眼睛刺激表现，如畏光、流泪、结膜充血、疼痛等。呼吸系统刺激表现有呛咳、咽痛等，严重者可出现急性化学性气管-支气管炎、支气管痉挛表现，如胸闷、剧烈咳嗽、咳痰、气促、胸骨后灼痛等。吸入高浓度氯气后，损伤可累及下呼吸道和肺泡，出现支气管肺炎、肺水肿表现，患者剧烈咳嗽、咳粉红色泡沫痰、进行性呼吸频数、呼吸困难、发绀，两肺闻及干、湿啰音，血气分析显示顽固性低氧血症。吸入极高浓度氯气时，可因呼吸道末梢感受器被刺激而导致局部支气管平滑肌反射性挛缩甚至因喉痉挛而窒息死亡，或因迷走神经兴奋引起心脏骤停而发生"电击样死亡"。

慢性影响：生产中经常接触低浓度氯气者可出现眼睛和上呼吸道刺激症状和慢性炎症表现，也有部分病人出现牙齿酸蚀症。

（五）实验室检查

胸部 X 线摄片或肺 CT 检查是急性氯气中毒诊断及分级的重要依据,病情严重者可进行床旁摄片。X 线征象符合急性气管-支气管炎、肺炎、肺水肿等表现。当临床症状、体征与 X 线征象不平行时,应以 X 线表现为主进行综合诊断。

动脉血气分析 $PaCO_2$ 和 PaO_2 能反映肺泡通气和换气功能,是急性氯气中毒诊断及病情严重程度的重要参考指标,应进行动态监测。

其他实验室检查项目有:血、尿等常规检查,肝肾功能和血清电解质检查,心电图检查,心肌酶谱检查等。

（六）诊断及鉴别诊断

根据短期内吸入较大量氯气后迅速发病,结合临床症状、体征、胸部 X 线表现,参考现场劳动卫生学调查结果,综合分析,排除其他原因引起的呼吸系统疾病,方可诊断。我国已经颁布《职业性急性氯气中毒诊断标准》(GBZ 65—2002)。其诊断分级标准见表 8-1。

表 8-1　职业性急性氯气中毒诊断分级标准

诊断分级	分级标准
轻度中毒	临床表现符合急性气管-支气管炎或支气管周围炎。如出现呛咳、咳少量痰、胸闷,两肺有散在性干、湿啰音或哮鸣音,胸部 X 线表现可无异常或可见下肺野有肺纹理增多、增粗、延伸、边缘模糊
中度中毒	凡临床表现符合下列诊断之一者: ①急性化学性支气管肺炎。如有呛咳、咳痰、气急、胸闷等,可伴有轻度发绀;两肺有干、湿性啰音;胸部 X 线表现常见两肺下部内带沿肺纹理分布呈不规则点状或小斑片状边界模糊、部分密集或相互融合的致密阴影。 ②局限性肺泡性肺水肿。除上述症状、体征外,胸部 X 线显示单个或多个局限性轮廓清楚、密度较高的片状阴影。 ③间质性肺水肿。如胸闷、气急较明显;肺部呼吸音略减低外,可无明显啰音;胸部 X 线表现肺纹理增多模糊,肺门阴影增宽境界不清,两肺散在点状阴影和网状阴影,肺野透亮度减低,常可见水平裂增厚,有时可见支气管袖口征及克氏 B 线。 ④哮喘样发作。症状以哮喘为主,呼气尤为困难,有发绀、胸闷;两肺弥漫性哮鸣音;胸部 X 线可无异常发现
重度中毒	符合下列表现之一者:①弥漫性肺泡性肺水肿或中央性肺水肿;②急性呼吸窘迫综合征(ARDS);③严重窒息;④出现气胸、纵隔气肿等严重并发症

注意:在该标准中,接触氯气的刺激反应为出现一过性眼和上呼吸道黏膜刺激症状,肺部无阳性体征或偶有散在性干啰音,胸部 X 线无异常表现,未被纳入我国法定职业病范畴。应注意与其他刺激性气体急性中毒相鉴别。

（七）治疗

1. 急性中毒

（1）现场处理:立即将患者脱离中毒现场,转移至空气新鲜流通处,保持安静,卧床休息,注意保暖。有刺激反应者,应严密观察不少于 12 小时,早期给予 5% 碳酸氢钠溶液 20 ml,可加入地塞米松 5 mg、糜蛋白酶 4 000 U,雾化吸入,并积极予以其他对症处理。

（2）保持呼吸道通畅:可给予沙丁胺醇、丙酸倍氯米松或特布他林气雾剂雾化吸入,解除支气管痉挛。尽力排出呼吸道分泌物,去泡沫剂可用二甲硅油(消泡净)。必要时及时行气管插管或气管切开术。

（3）合理氧疗:根据病情选择适当方法给氧,吸入氧浓度不超过 60%,使 PaO_2 维持在 8~10 kPa,SaO_2 在 90% 以上。发生严重肺水肿或 ARDS 时,可采用鼻面罩 CPAP 法或气管切开 PEEP 法给氧。高频喷射通气给氧在早期应用有一定作用,但在 CO_2 大量滞留时不宜使用。在严重肺水肿或不宜气管插管者,也可尝试肺外给氧,如应用光量子自血辐射疗法提供红细胞氧饱和度,或注射内给氧剂碳酸酰胺过氧化氢,其在体内分解出的过氧化氢又在过氧化氢酶作用下分解出氧分子,或有条件者采用 ECMO 治疗,改善机体缺氧。

(4) 应用糖皮质激素:既可预防又能治疗急性肺水肿,应早期(吸入后即用)、足量(地塞米松 10~80 mg/d)、短程使用,一般 3~5 天,不超过 7 天,用药时间长短主要根据临床症状改善及胸部 X 线表现而定。

(5) 其他:包括控制液体输入量,改善微循环,清除氧自由基,积极防治肺内感染,预防真菌感染,纠正水电解质紊乱和酸碱平衡失调,维持血压稳定以及良好的护理和合理的营养支持等。

2. 眼睛和皮肤灼伤　按照急性化学性眼灼伤、皮肤酸灼伤临床处理常规进行治疗。立即用清水或生理盐水彻底冲洗污染的眼睛和皮肤,眼灼伤应用可的松眼药水及抗生素眼药水,皮肤酸灼伤用 2%~3% 的碳酸氢钠溶液湿敷。有条件的也可早期应用敌腐特灵处理。

【案例 8 - 4 分析】

问题 1. 为了明确事件发生的原因和确立诊断,除了上述资料,你认为还需要进行哪些调查工作?

分析思路: 现场调查发现,住院治疗的 8 例患者均为女性,年龄分布范围为 17~25 岁之间。职业史询问发现,8 名患者的工种有盐水操作工、摆放工、装箱工,从事现工作岗位工龄 40 余天;上班均穿戴工作服、帽、口罩、胶鞋,既往无类似病史。

进一步对当班另外 22 名夜班职工调查发现,另有 5 名女职工有流泪、眼睛不适、头晕、胸闷等症状,但离开车间后上述症状很快缓解。据大部分夜班职工叙述,上班时车间内有大量蒸汽,并有刺鼻气味,眼睛有不适感。

经查看消毒记录及询问相关管理人员,该生产车间近 1 年使用的化学消毒剂均为漂白粉精。当天早上 8:00,职工用含有有效氯为 65% 的漂白粉精约 5 kg 直接撒于有水的地面,对约 400 m^2 的车间进行消毒。22:00 左右,调查人员根据《工作场所空气中有害物质监测的采样规范》,用四合一毒性气体检测仪对该车间空气中甲醛、氨气、氯气、二氧化硫含量进行了检测。共设 7 个检测点中氯气检测值在 1.0~1.2 mg/m^2 之间,超过氯气最高容许浓度 1 mg/m^2,而甲醛、氨气、二氧化硫均未检出。

问题 2. 综合病史和现场调查资料,你确立的诊断是什么? 如何进行治疗?

分析思路: 漂白粉精遇水后能水解成次氯酸,而次氯酸不稳定,分解生产氯化氢,释放出活性氯和原子态氧,呈现杀菌作用。因此,对照《职业性急性氯气中毒诊断标准》(GBZ 65—2002),确立诊断是急性氯气接触反应。相应地,给予中毒患者吸氧及对症处理。经过 3 天的治疗,8 例患者全部痊愈出院。

(江俊康　赵新元)

第六节 窒息性气体

【案例 8-5】

2007 年 9 月 1 日下午 3 时许,某食品厂 3 名工人执行清理荷藕下脚料储存池的任务,3 人先用水泵将废液抽出,当抽至还剩约 0.3 m 深时,由于废液太浅,水泵无法再抽出。其中 2 人携带扫帚、水桶等工具下池继续清理打扫,另 1 人在池上接应。2 人进入池内后 2~3 分钟即晕倒,池上 1 人见状,以为是"触电",随即切断水泵电源,并迅速转身外出呼救。

5 分钟后,有 4 人赶至现场,在未采取任何防护措施的情况下即进入池内施救,随即也陆续晕倒在池内。

8 分钟后相继赶到的另外 4 人也立即下池施救,其中 3 人未采取防护措施,下池后也迅即晕倒在池内,另外 1 人下到池中一半后,觉得气味太重,怀疑是中毒,随即返回用湿毛巾捂住口鼻,腰系绳索下池施救,将 1 名中毒者救出。随后赶至现场的其他工人用同样的方法,将池内的另外 8 名中毒者救出,并立即送至附近的镇卫生院进行抢救。其中 6 人在送至镇卫生院时发现已经死亡,另 3 人被立即转至县人民医院进行抢救,2 人经治疗后痊愈出院,1 人治疗无效死亡。

问题:

1. 可产生"触电样死亡"的职业毒物有哪些? 该食品厂荷藕下脚料储存池中最常见的化学毒物是什么?

2. 该起事故病例的临床诊断是什么? 会有哪些器官的严重损害及临床表现? 应进行哪些辅助检查?

3. 急性 H_2S 中毒病例临床救治措施有哪些? 关键措施是什么?

一、概述

窒息性气体是指被机体吸入后可直接影响氧气的供给,阻碍氧气的摄取、转运和利用,主要引起组织缺氧窒息的一类有害的毒性气态、蒸气态物质。

(一)种类

根据毒作用机制不同,窒息性气体可分为以下三类。

1. **单纯窒息性气体** 主要指那些本身无毒、毒性很低或惰性气体,在某些特殊场所或特定条件下,其在空气中含量增高,从而使空气氧分压"挤占性"降低,则肺泡气氧分压降低,因而动脉血氧分压降低,血红蛋白氧饱和度下降,最终机体因供氧不足而导致缺氧窒息。包括氮气、甲烷、氩气、二氧化碳、水蒸气等。

2. **化学窒息性气体** 包括血液窒息性气体和细胞窒息性气体,前者在吸收进入机体后,可阻碍 Hb 与 O_2 结合,影响血液携氧,或妨碍 HbO_2 向组织细胞释放 O_2,因而使机体组织缺氧窒息,包括 CO 以及 NO、苯胺或硝基苯等高铁血红蛋白形成剂的蒸气。后者在吸收进入机体后,可抑制细胞内线粒体呼吸链某些酶的活性,阻碍细胞利用氧,有氧代谢阻断,导致"细胞内窒息",包括 H_2S、HCN 等。

3. **麻醉性气体** 主要指神经系统及呼吸中枢麻醉性气体,吸入后引起呼吸抑制、呼吸衰竭,最终导致机体缺氧窒息。包括 N_2O、乙醚、氯仿等。

工业生产中发生急性中毒的以化学性窒息性气体较多见,如:一氧化碳(CO)、氰化氢

(HCN)和硫化氢(H_2S),其他常见的窒息性气体还有 N_2、CO_2、CH_4 等。

(二) 毒理

虽然不同分类的窒息性气体的毒作用机制不同,但其核心致病环节都是机体缺氧窒息。

正常人脑的重量只占全身重量的 2%,但其氧耗量占全身的 20%,且脑代谢主要靠血糖氧化磷酸化来提供能量,因此脑组织对缺血、缺氧非常敏感。由脑缺氧引发的脑水肿是急性窒息性气体中毒最核心的病理生理改变。

脑缺氧后病理进展到脑水肿涉及的分子机制极为复杂,主要包括脑缺氧时 ATP 合成减少,依赖 ATP 的细胞膜功能难以维持,膜通透性增加,胞内水钠潴留,导致脑细胞水肿;缺氧使细胞糖酵解增强,胞内 H^+ 浓度升高,钠、钙等离子泵运转失常,加重胞内钙超载,激活钙依赖性降解酶,造成细胞膜及细胞器质膜受损,并且促进活性氧生成,诱发过氧化损伤;脑缺氧能够激活神经细胞内包括 MAPK、PI3-K/Akt、JAK-STAT 等多条信号转导通路和转录因子 NF-κB、低氧诱导因子 HIF-1 参与的调控通路等,通过复杂的分子作用网络,引发内稳态破坏,造成线粒体、溶酶体等损伤,进而导致细胞死亡、组织水肿。另外,缺氧可使脑微血管反射性扩张,血管内液体渗入细胞外间隙也可造成细胞间隙脑水肿。

(三) 临床表现

急性窒息性气体中毒可有多系统损害,其中最早、最突出的是脑缺氧的症状和体征,可表现为头昏、头痛、乏力、烦躁、嗜睡、定向障碍、耳鸣等,病情严重者可有头痛、呕吐、血压升高、心率减慢、呼吸浅慢、抽搐、昏迷、视盘水肿等脑水肿引起的颅内压增高所致的典型表现,脑 CT 和 MRI 检查可有脑水肿改变。心肌对缺氧也很敏感,可以引起心肌损害,心电图检查有心肌缺血改变,可出现心律失常、心肌酶谱和肌钙蛋白升高等。其他表现包括肺水肿、肝肾损害、消化道出血、休克、电解质紊乱等。

(四) 诊断

根据短时间内接触大量或高浓度窒息性气体的职业史,明显的组织缺氧的临床表现,结合颅脑 CT 或 MRI 检查、心电图、心肌酶谱、肌钙蛋白等相关检查结果,参考作业现场职业卫生调查资料,综合分析,在排除其他病因所致类似表现后,方可诊断。

目前我国颁布的职业性窒息性气体急性中毒的诊断标准主要有:《职业性急性一氧化碳中毒诊断标准》(GBZ 23—2002)、《职业性急性氰化物中毒诊断标准》(GBZ 209—2008)、《职业性急性硫化氢中毒诊断标准》(GBZ 31—2002)、《职业性急性化学物中毒性神经系统疾病诊断标准》(GBZ 76—2002)、《职业性急性化学物中毒性心脏病诊断标准》(GBZ 74—2009)、《职业性急性化学物中毒后遗症诊断标准》(GBZ/T 228—2010)。

(五) 治疗与处理

急性窒息性气体中毒最突出的表现是脑、心脏等组织缺氧性改变,因此,治疗的关键是迅速纠正脑缺氧,积极防治脑水肿及其他缺氧性损伤,防止出现严重并发症。

1. 现场处置　按照职业卫生应急救援预案,快速将中毒患者转移离开中毒环境至空气新鲜流通的安全地带。救护人员密切观察病人病情变化,尽早给予氧气吸入,积极送医救护,一旦发现病人呼吸、心跳停止,应立即进行心肺复苏。现场施救者应注意自身防护,对呼吸停止者进行抢救时宜用人工呼吸器,避免采用口对口人工呼吸。

2. 监护病情,吸氧治疗　病人到达医院后,急救人员应密切观察其神志、瞳孔以及其他缺氧症状和体征变化,监测血氧、心电、血压、呼吸等生命体征参数,维持重要器官功能稳定。早期给予氧气吸入,有助于迅速纠正低氧血症引起的心、脑损伤,条件许可时尽快送入高压氧舱治疗,或者采取鼻导管、面罩等方法给氧,一般氧浓度为 $40\%\sim60\%$。应避免长时间持续吸入高浓度氧气引起的氧化性损伤。

3. 解毒治疗　明确急性窒息性气体中毒诊断后应尽早给予解毒剂和特效治疗措施,如高压氧治疗急性 CO 中毒,适量高铁血红蛋白形成剂和硫代硫酸钠治疗急性氰化物中毒,小剂量亚甲蓝治疗急性苯胺、硝基苯蒸气吸入中毒等。

4. 防治脑水肿　在积极改善脑缺氧的同时,早期配合使用清除氧自由基药物(如 GSH、维生素 C、维生素 E、SOD 等)以及促进脑代谢药物(如钙离子阻断剂尼莫地平,有保护细胞膜、阻抑 Ca^{2+} 进入细胞内的作用;胞磷胆碱是神经细胞膜重要组成成分卵磷脂生物合成的重要辅酶;而脑活素、吡拉西坦等能促进细胞氧化还原反应,增加细胞能量合成,促进脑细胞功能修复)。预防脑水肿与颅内高压脱水治疗目前常用 20% 甘露醇、呋塞米,也可联合使用甘油果糖、呋塞米、高渗盐水,再辅以浓缩血清白蛋白,脱水降压效果好;还可用钙离子通道拮抗剂尼莫地平改善脑微循环,促进血流灌注,降低血脑屏障通透性。因糖皮质激素对血管源性脑水肿疗效显著,而对中毒性细胞性脑水肿疗效差或无效,所以大剂量应用激素尚缺乏统一意见。有条件者可给予亚低温治疗,增强细胞对缺氧的耐受能力,进而减轻脑水肿、抑制脑损伤后内源性炎性因子生成及释放,缓解细胞内酸中毒,促进血脑屏障修复。通常将温度控制在 $34\sim35$ ℃,并配合冰帽进行颅脑局部降温。

5. 对症及支持疗法　认真做好病人相关护理工作,保持呼吸道通畅,防止吸入性肺炎和压疮等后发症。出现心肌损伤的,应给予能量和改善心肌代谢的药物。积极给予营养与支持治疗,防止负氮平衡,增强病人的疾病抵抗能力。

二、一氧化碳(CO)

(一) 理化特性与卫生学特征

CO 在常温、常压下是一种无色、无味、无刺激性的有毒气体,工业品因混有杂质有煤气味才具有警觉警示存在作用;相对密度较空气轻,易于播散,扩大危害区;易溶于氨水,微溶于水,也溶于乙醇、苯等多种有机溶剂,应用广泛,增加暴露范围;易燃、易爆,当空气中含量达到 $12.5\%\sim74.2\%$(V/V)时可发生爆炸,具有危险性。CO 被我国列入《高毒物品目录》中。

(二) 职业接触

含碳物质不完全燃烧时均可产生或多或少的 CO。职业性接触主要见于:矿山隧道爆破作业、井下瓦斯爆炸事故;玻璃、陶瓷、耐火材料等建材行业炉窑作业;炼钢、炼铁、炼焦以及用作还原剂精炼金属等冶金工业;铸造、焊接等机械加工业;以煤、焦炭制取 CO,或采取石油干馏或气化工艺制取 CO 的生产过程;以 CO 为原料生产甲醇、丙酮、光气、合成氨等化学工业;以汽油、柴油为燃料的车辆、船舶运行的交通运输业。

另外,不当使用燃气热水器、家用煤炉且通风不良等所致生活性急性 CO 中毒事件也时有发生。

(三) 毒理

逸散在空气中的 CO 在作业人员操作地点经呼吸道吸入,迅速经肺泡吸收弥散入血,其中 $80\%\sim90\%$ 与血红蛋白 Hb 可逆性结合,形成碳氧血红蛋白 HbCO,还有 $10\%\sim15\%$ 与肌红蛋白、细胞色素氧化酶等血管外血红素蛋白可逆性结合。极少量($<1\%$)溶解于血液中。CO 可透过胎盘屏障进入胎儿体内。吸入的 CO 绝大部分仍以原形 CO 从呼出气中排出,约

1%转化为CO_2呼出。无体内蓄积。

CO 吸收与排出主要受空气中氧和 CO 分压的影响,空气中 CO 分压高,则其吸收加快,血液中 HbCO 含量也愈高。吸入空气中氧分压增高,可促使 HbCO 离解,加快 CO 排出。而在高海拔地区,相同浓度 CO 暴露,人体缺氧症状更严重。脱离接触后,吸入正常气压空气,CO 的生物半排期为 2～7 小时,与 HbCO 含量和吸入 CO 时间及浓度无关,但提高吸入气氧分压则可显著缩短 CO 的生物半排期,因此高压氧是治疗急性 CO 中毒的重要手段,可明显缩短细胞缺氧损伤病程,加快氧气弥散和组织修复。

急性 CO 中毒的毒性机制主要是 HbCO 所致的双重缺氧作用:①Hb 的 Fe^{2+} 与血 CO 结合生成 HbCO 即丧失携带氧的功能,CO 与 Hb 的亲和力比 O_2 与 Hb 的亲和力大 240 倍,而 HbCO 的解离速度比 HbO_2 的解离速度慢 3 600 倍,因此,若工人吸入一定量的 CO,即很容易生成 HbCO,而且生成后在血中存留时间较长,可显著降低机体氧气供应,出现低氧血症,进而影响细胞能量供应;②生成的 HbCO 还会阻碍 HbO_2 中的氧释放,进一步加重缺氧。因此,及时检测血中 HbCO 浓度是急性 CO 中毒病情分析判断的重要指标之一。

此外,CO 还可与线粒体细胞色素 a_3 结合,阻断电子传递过程;CO 与肌红蛋白、细胞色素氧化酶结合,影响氧从毛细血管弥散到组织细胞过程,损害线粒体功能,这些都抑制了细胞呼吸,造成细胞缺氧窒息。

机体多系统功能受到急性 CO 中毒多种毒性机制的影响,其中中枢神经系统对缺氧最为敏感,脑缺氧是最显著的症状,由于供氧不足导致能量合成障碍,产生细胞毒性损伤性脑水肿及血管源性脑水肿,大脑皮层及基底神经节如苍白球、黑质网状带常是急性 CO 中毒时病理变化严重的区域,最终出现脑水肿、颅内压增高、脑血液循环障碍等中毒性脑病和锥体系、锥体外系损伤的表现。此外,急性中重度 CO 中毒患者由于血液中存在大量 HbCO 和动静脉血氧差降低,其皮肤黏膜呈现特殊的樱桃红色。也可有心肌损害以及肺水肿、消化道出血等重症表现。

(四)临床表现

急性 CO 中毒和死亡人数在急性窒息性气体中毒中最多见,急性 CO 中毒所致迟发性脑病,治疗困难,病程长,给家庭和社会带来沉重的经济负担,应予充分认识和高度重视。

1. 急性中毒　以急性脑缺氧的症状与体征为主要表现,起病急,潜伏期短,早期有头晕、头痛、心悸、恶心、全身无力等症状,此时若能及时引起警觉,脱离现场,吸入新鲜空气,症状会很快消失,是 CO 暴露的接触反应。若中毒进一步加深,上述症状明显加重,并有烦躁、嗜睡、多汗、四肢无力(难以自救)、步态不稳、胸闷、心跳加快、呼吸困难、视物模糊、意识障碍、共济失调、瞳孔对光反射迟钝,乃至昏迷、抽搐、大小便失禁、去大脑强直等病理反射征阳性、视神经盘水肿等体征,皮肤黏膜呈樱桃红色,可伴有其他器官的缺氧性改变或并发症,如心肌损害、肺水肿、呼吸衰竭、休克、上消化道出血等。血液 HbCO 随病情加重而升高。

神经精神后发症是少数重症急性 CO 中毒患者在意识障碍恢复后,经过 2～60 天的"假愈期",重新出现的神经、精神症状,又称为急性 CO 中毒迟发性脑病。表现为:精神及意识障碍、锥体外系损害、锥体系损害、大脑皮层局灶性功能障碍等。发病的确切分子机制不甚清楚,有研究显示继发性脑循环障碍是其发病的关键环节,血红素加氧酶、一氧化氮合酶、鸟苷酸环化酶等参与其发病过程。临床流行病学分析研究提示,急性期病情重、醒后过早活动、过度氧疗、患者年龄大、有高血压等脑血管病史是易感和诱发因素。

2. 慢性影响　目前对长期低浓度接触 CO 是否引起慢性中毒仍存在争议。有研究显示,长期低浓度暴露 CO 可引起神经行为功能异常,心电图检查可见 ST 段下降、QT 间期延长、右束支传导阻滞等,血清乳酸脱氢酶(LDH)、磷酸肌酸激酶(CPK)增高等。也有研究表明内源性 CO 可能是一类重要的信号分子,对心血管、呼吸等多系统发挥调节作用。

（五）辅助检查

参照《职业性急性一氧化碳中毒诊断标准》(GBZ 23—2002)附录 B,即时测定 HbCO 有助于确立诊断和判断病情,当血液 HbCO 超过 10% 即可协助诊断急性 CO 中毒。颅脑 MRI 或 CT 检查有助于急性 CO 中毒脑水肿及迟发脑病的早期诊断。脑电图及脑诱发电位检查也能发现异常,协助诊断。其他较为有意义的检查包括心肌酶、心电图等检查。

（六）诊断及鉴别诊断

根据吸入较高浓度 CO 的接触史和急性发生的中枢神经损害的症状和体征,结合血中 HbCO 及时测定的结果,现场卫生学调查及空气中 CO 浓度测定资料,并排除其他病因后,可诊断为急性 CO 中毒(注意:CO 接触反应不在我国法定职业病范畴)。我国已颁布《职业性急性一氧化碳中毒诊断标准》(GBZ 23—2002)。其诊断及分级标准见表 8-2 所示。非职业性急性 CO 中毒也可参照上述标准执行。

表 8-2 职业性急性 CO 中毒诊断分级标准

诊断分级	分级标准
轻度中毒	具有以下任何一项表现者:①出现剧烈的头痛、头昏、四肢无力、恶心、呕吐;②轻度至中度意识障碍,但无昏迷者。血液 HbCO 浓度可高于 10%
中度中毒	除有上述症状外,意识障碍表现为浅至中度昏迷,经抢救后恢复且无明显并发症者。血液 HbCO 浓度可高于 30%
重度中毒	具备以下任何一项者: (1) 意识障碍程度达深昏迷或去大脑皮层状态。 (2) 患者有意识障碍且并发有下列任何一项表现者:①脑水肿;②休克或严重的心肌损害;③肺水肿;④呼吸衰竭;⑤上消化道出血;⑥脑局灶损害如锥体系或锥体外系损害体征。HbCO 浓度可高于 50%
急性 CO 中毒迟发脑病(神经精神后发症)	急性 CO 中毒意识障碍恢复后,经 2～60 天的"假愈期",又出现下列临床表现之一者:①精神及意识障碍呈痴呆状态、谵妄状态或去大脑皮层状态;②锥体外系神经障碍出现帕金森氏综合征的表现;③锥体系神经损害(如偏瘫、病理反射阳性或小便失禁等);④大脑皮层局灶性功能障碍如失语、失明等,或出现继发性癫痫。头部 CT 检查可发现脑部有病理性密度减低区;脑电图检查可发现中度及高度异常

应注意与其他窒息性气体中毒鉴别,同时还应与具有相似表现的其他疾病(如高血压、美尼尔氏综合征等头晕头痛症状,糖尿病、脑血管意外引起的昏迷以及帕金森病、脑血管病等脑病症状)进行鉴别诊断。

（七）治疗与处理

1. 脱离现场 迅速将患者脱离中毒现场,移至通风处,注意保暖,松开衣领,密切观察病人意识状态。

2. 急救吸氧 轻度中毒者可给予氧气吸入及对症治疗;中度及重度中毒患者能自主呼吸的,可给予常压口罩吸氧。急性 CO 中毒最有效的治疗措施是早期行高压氧治疗,条件许可时,应尽早进行高压氧治疗,直至患者神志完全清醒。

3. 对症及支持治疗 如果病人呼吸、心跳停止,则应立即行心肺复苏,包括胸外按压、开放气道、人工呼吸等。对重度中毒患者应早期预见性给予消除脑水肿、改善脑血液循环、维持呼吸循环功能、纠正酸中毒和电解质紊乱、营养支持等治疗。

4. 迟发性脑病治疗　应避免和消除一切诱发因素,如过度脱水、利尿等,避免过度高压氧疗等。早期使用糖皮质激素、血管扩张剂或抗帕金森药物,联合使用抗自由基药物等。

5. 其他处理　轻度中毒经治愈后仍可从事原工作。中度中毒者经治疗恢复后,应暂时脱离 CO 作业并定期复查,观察 2 个月如无迟发脑病出现,仍可从事原工作。而重度中毒及出现迟发脑病者,虽经治疗恢复,也应调离 CO 作业。重度中毒或迟发脑病患者经治疗半年仍遗留恢复不全的器质性神经损害时,则应永久调离接触 CO 及其他神经毒物的作业。视病情安排治疗和休息。

三、氰化氢(HCN)

(一) 理化特性与卫生学特征

HCN 常温常压下为无色透明的有毒气体(沸点 25.7℃)或液体(熔点 -13.2℃),气体比空气轻(0.698 g/cm³),液体比水轻(0.94 g/L),易蒸发扩散,在空气中可燃烧;有苦杏仁味,具有警觉警示存在作用;易溶于水,其水溶液即为氢氰酸;氰化物盐类遇水或遇酸易挥发氰化氢。可与乙醇、乙醚、甘油、苯、氯仿等多种有机溶剂互溶,使用广泛,暴露机会多。在空气中可燃烧,空气含量达 5.6%～40%(V/V)时遇明火、高热可发生爆炸,具有危险性。HCN 在我国被列入《高毒物品目录》中。

(二) 职业接触

化工生产是 HCN 最主要的职业接触机会,如 HCN(氢氰酸)制备、作为化工合成原料生产氰酸盐及其他氰化物以及出现在化工生产的副产物中等,其中最主要的是用 HCN 制备丙烯腈及甲基丙烯酸甲酯等树脂行业。HCN 还应用于电镀业(镀铜、镀金、镀银等)、冶金工业中钢铁热处理、某些杀虫剂生产及船舱仓库的熏蒸灭虫、灭鼠等。任何含氰有机物的干馏或不完全燃烧均有 HCN 产生,火灾烟雾中即含有 HCN。

此外,经口过量摄入含氰苷食物(如苦杏仁、枇杷仁、苦桃仁等)也可发生生活性急性氰化物中毒。HCN 也曾作为战争毒剂用于军事目的和制造恐怖事件。

(三) 毒理

HCN 主要经呼吸道吸入,氢氰酸也可经皮肤和消化道吸收。HCN 吸收进入血液后迅速解离出氰离子 CN⁻,其中大部分在肝脏通过硫氰酸生成酶的作用下,与巯基化合物结合,转化为无毒的硫氰酸盐 SCN⁻,经肾脏随尿排出,此为大剂量氰化物在体内主要的解毒途径。该代谢过程可被硫氰酸氧化酶缓慢逆转,因此在解毒早期,偶可见到中毒症状的反复。其余的 CN⁻ 参与多条代谢途径,这些途径可能是低剂量氰化物在体内的主要代谢方式(图 8-6)。

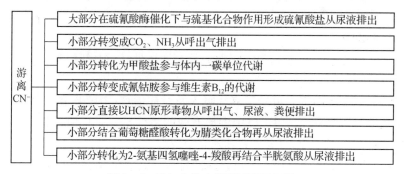

图 8-6　CN⁻ 在体内代谢过程示意图

HCN 的毒性主要是由 CN^- 引起。CN^- 可与体内许多活性金属离子特别是 Fe^{3+} 结合，其中对细胞线粒体内呼吸酶的亲和力最强，反应也最迅速。它能与细胞色素氧化酶 (Cytochrome Oxidase,COX)a_3 的 Fe^{3+} 结合，阻止了 Fe^{3+} 获取电子还原成 Fe^{2+}，抑制了酶活性，因而阻断了生物氧化过程中的电子传递，使组织细胞失去对氧的利用能力，从而引起细胞内窒息。此时，虽可促使无氧代谢迅速增强，但效率较低，产生的能量有限，不能满足机体需要。由于中枢神经系统对缺氧最为敏感，因此，中毒时最先受累，主要表现出急性脑缺氧的症状，其他重要器官如心、肝、肾、肺等也可有损伤改变，临床上出现以中枢神经系统缺氧性损害为主的多系统中毒性表现。同时，由于血液中氧饱和度高，但不能被组织细胞利用，动静脉血氧差缩小(由正常的 $4\%\sim6\%$ 降至 $1\%\sim1.5\%$)，所以 HCN 中毒时，静脉血也"动脉化"，呈鲜红色，患者皮肤、黏膜呈樱桃红色。

CN^- 也可与血液中的 MetHb 结合，形成氰化 MetHb，且这种竞争性结合作用强于其与 COX 的 Fe^{3+} 结合，可使后者的酶活性恢复，因此，控制 MetHb 形成剂用量，适度增加血液中 MetHb 的量，对 COX 具有保护性解毒作用。

此外，CN^- 还可与某些酶的金属、辅基等结合，抑制多种酶的活性，从而更增强其毒性。

（四）临床表现

1. 急性中毒　多因生产性事故所致。HCN 属剧毒类，病人短时间内吸入高浓度 HCN 可在数秒内可无任何预兆地突然昏倒，$2\sim3$ 分钟内即因呼吸停止而迅即死亡，即所谓的"电击样"死亡。情况极为紧急，几乎无抢救治疗的机会。

若吸入较高浓度的 HCN 气体，临床进程可分为以下四期。

（1）前驱期：有眼及上呼吸道黏膜刺激症状，如眼睛刺痛、流泪、流涕、咽喉不适，伴有逐渐加重的全身症状，如头晕、头痛、胸闷、气短、心悸等，呼吸加快，心跳加速，呼出气中有苦杏仁味。此时若被发现，及时停止接触，吸入新鲜空气，症状在 24 h 内消失。此期的表现是吸入 HCN 的接触反应，不被诊断为中毒。

（2）呼吸困难期：上述症状加重，恶心、呕吐、乏力、手足发麻，此期的特点是有极度的呼吸困难，胸部压迫感，呼吸急促，张口呼吸。患者有透不过气的濒临死亡的窒息性恐惧感，伴有听力、视力减退，轻、中度意识障碍，脉搏加快，血压升高，冷汗淋漓，瞳孔散大，眼球突出，皮肤黏膜呈鲜红色，呼出气中有苦杏仁味。如能在此期脱离接触，及时治疗，预后仍较好。

（3）痉挛期：此期的特点是出现强直性和阵发性抽搐，甚至角弓反张。患者意识丧失，心律失常，血压下降，大小便失禁，反射消失，呼吸表浅不规则，皮肤黏膜保持鲜红色。并发肺水肿时可见发绀，肺内可闻及湿啰音。

（4）麻痹期：患者深度昏迷，全身痉挛停止，肌肉松弛，各种反射完全消失，血压明显下降，脉弱律不齐，呼吸浅慢而不规则，呼吸停止，随后心跳停止，死亡。

由于临床上病情变化迅速，所以很难明确区分上述各期。

2. 慢性作用　长期吸入低浓度 HCN，可有眼睛和上呼吸道慢性刺激症状，以及嗅觉和味觉异常，部分病人还可出现神经衰弱综合征和肌肉酸痛等表现。少部分病人也有皮炎表现。

（五）实验室及其他辅助检查

1. 血浆和尿中硫氰酸盐测定　尿中硫氰酸盐增高可作为过量接触氰化物的依据；应建立当地正常人测量参考值，并采用尿肌酐校正，排除吸烟干扰，连续数日测定；急性中毒 $1\sim3$ 天内可增高数倍以上。血浆硫氰酸盐急性中毒 12 小时以内可见增高，多高于 50 mg/L。

2. CN$^-$浓度测定　　有条件者可进行血液中 CN$^-$定性、定量测定。正常全血 CN$^-$浓度低于 200 $\mu g/L$，该指标应在中毒 8 小时内测定。

3. 血浆乳酸浓度测定　　正常血浆乳酸浓度 0.44～1.78 mmol/L，大于 4 mmol/L 时可诊断为乳酸性酸中毒，血浆乳酸浓度测定值也可用于判断急性 HCN 中毒的严重程度。

4. 血气分析　　中毒早期即应同时进行动脉血气和静脉血气分析，因急性 HCN 中毒时静脉血动脉化，可无明显低氧血症，静脉血氧分压明显增高时动静脉血氧分压差缩小（正常情况下约为 50 mmHg），动静脉血氧浓度差减小（<4%）。后期并发呼吸衰竭和末梢循环不良时，该特征难以见到（因乳酸血症使血液 pH 下降）。

5. 其他　　如血/尿常规、肝/肾功能、心肌酶谱、心电图、颅脑 CT 或 MRI 检查等均可出现不同程度的异常表现。

（六）诊断与鉴别诊断

根据短时间内接触较大量 HCN 的职业史，以中枢神经系统损害为主的临床表现，结合现场职业卫生学调查和实验室检测指标，综合分析，并排除其他原因所致类似疾病，方可诊断。职业性急性 HCN 中毒按照《职业性急性氰化物中毒诊断标准》（GBZ 209—2008）进行，其诊断及分级标准见表 8-3。非职业性急性 HCN 中毒的诊断也可参照该标准执行。

表 8-3　职业性急性 HCN 中毒诊断分级标准

诊断分级	分级标准
轻度中毒	明显头痛、胸闷、心悸、恶心、呕吐、乏力、手足麻木，尿中硫氰酸盐浓度往往增高，并出现下列情况之一者：①轻、中度意识障碍；②呼吸困难；③动静脉血氧浓度差<4%和（或）动静脉血氧分压差明显减小；④血浆乳酸浓度>4 mmol/L
重度中毒	出现下列情况之一者：①重度意识障碍；②癫痫大发作样抽搐；③肺水肿；④猝死

应注意与其他窒息性气体中毒鉴别，同时还应与脑血管意外、糖尿病性昏迷等其他可致意识障碍的内科疾病鉴别。

（七）治疗与处理

1. 现场处理　　迅速脱离现场，转移至空气新鲜处，保持呼吸道通畅。对呼吸、心跳停止者应立即行心/肺/脑复苏，尽量使用人工呼吸器，避免采用口对口人工呼吸，若施行则应注意避免直接吸入患者的呼出气。更换污染衣物，用流动清水或 0.5% $Na_2S_2O_3$ 溶液彻底冲洗至少 20 分钟。眼睛被污染时，立即提起眼睑，用大量流动清水或生理盐水彻底冲洗至少 15 分钟。经口中毒可用 0.2% 高锰酸钾，5% 硫代硫酸钠或 3% 过氧化氢洗胃。密切观察病情变化，注意保暖。

2. 解毒治疗

（1）亚硝酸盐硫代硫酸钠疗法：轻度中毒者可单独静脉注射硫代硫酸钠溶液（或有低血压者），或使用亚硝酸盐-硫代硫酸钠疗法。重度中毒患者立即使用亚硝酸盐-硫代硫酸钠疗法，并可根据病情重复使用硫代硫酸钠。

适量的亚硝酸盐短时间内在体内使血红蛋白转化为适度浓度的 MetHb，结合血液中游离的 CN$^-$，生成不太稳定的氰化 MetHb，随后紧急跟进使用 $Na_2S_2O_3$，经硫氰酸生成酶作用，使 CN$^-$转变成无毒的 SCN$^-$，经尿排出，与此同时，结合在组织中 COX 的 CN$^-$ 则因结合亲和力相对较弱而游离返回血液被 MetHb 结合，使 COX 活性逐渐恢复，达到解毒目的，是治疗氰化物中毒最有效的解毒方法。

用法:首先使用亚硝酸异戊酯 2～3 支包在纱布中击碎后吸入 30 秒,停 15 秒,然后缓慢静脉注射 3%亚硝酸钠溶液 10 ml(应避免注射速度过快或剂量过大,以免发生严重的高铁血红蛋白血症和低血压),随即用同一针头静脉注射 25%$Na_2S_2O_3$ 溶液 12.5～15 g。用药后 30 分钟症状未缓解者可重复使用半量或全量 $Na_2S_2O_3$ 溶液,并酌情使用 3～5 天。无亚硝酸盐时可用大剂量亚甲蓝(5～10 mg/kg)替代。

(2) 4-二甲氨基苯酚(4DMAP)和对氨基苯丙酮(PAPP) 4DMAP 形成 MetHb 的速度较亚硝酸钠快,且不引起血压下降,给药方便。10%的 4DMAP 2 ml 肌内注射,接着静脉缓慢注射 20%$Na_2S_2O_3$ 75～100 ml,必要时 1 小时后重复半量。4DMAP 作用快,药效短,PAPP 作用慢,药效持久。

3. 氧疗 尽早给予氧气吸入,但高浓度(＞60%)氧气吸入持续时间不应超过 24 小时,以免发生氧中毒。对重度中毒患者在条件许可时应尽早采用高压氧治疗。

4. 积极防治脑水肿、肺水肿 尽早应用脱水利尿剂、抗氧化剂、糖皮质激素等。

5. 对症及支持治疗 纠正酸中毒,维持水与电解质平衡,改善微循环,控制抽搐,营养支持等。

6. 其他处理 轻度中毒者治愈后可恢复原工作,重度中毒者应调离原作业,需要进行劳动能力鉴定者,按照 GB/T16180 处理。

四、硫化氢(H_2S)

(一)理化特性与卫生学特征

H_2S 常温、常压下为无色的具有强烈腐败臭鸡蛋气味(具嗅觉警示存在作用,但高浓度时麻痹嗅神经而无警示作用,因此不能凭其臭味强烈程度来判断发生中毒的危险性)的有毒气体,蒸气密度比空气大,易积聚在坑道等低洼处,局部浓度较高,低位作业人群吸入有发生中毒风险;本身呈酸性,也易溶于水形成氢硫酸,具有呼吸道及眼睛酸性刺激作用;与体内 Na^+ 作用生成 Na_2S(强碱弱酸盐),具有呼吸道及眼睛碱性腐蚀作用;化学性质不稳定,在空气中易燃烧,生成有毒的硫氧化物;溶于醇类、汽油、煤油及石油溶剂,也能与许多金属反应形成黑色硫酸盐,成为工业暴露的来源。H_2S 也列入我国的《高毒物品目录》中。

(二)职业接触

H_2S 很少被用作工业原料,常常来自生产过程中产生的废气。因此,职业接触机会主要有:含硫矿物、含硫石油或硫化物开采、提炼、处理、合成等,如石油开采与脱硫炼制、煤矿选采作业、硫化染料、合成橡胶、人造纤维、用硫化钠进行皮革脱毛、造纸厂纸浆生产等;一些动植物蛋白质腐败场所的作业,如制糖、酒厂发酵、淀粉加工、酸(酱)菜及荷藕腌制储藏、鱼虾腐败、污水池及粪池清理等。

另外,自然界中如火山喷发、含硫有机物质腐败等均可产生 H_2S,可致中毒。

(三)毒理

H_2S 主要经呼吸道吸收进入人体,亦可经消化道吸收。虽可经皮肤吸收,但极其缓慢。吸收入血的 H_2S 可分布在脑、肝、肾、小肠等。体内 H_2S 经代谢后,大部分转化为无毒、低毒的硫代硫酸盐、硫酸盐等经肾脏排出,亦可少量从唾液、胃液、汗液排出。小部分以原形从呼出气排出。H_2S 在体内无蓄积作用。

H_2S 为剧毒气体,主要毒性机制包括:①细胞内缺氧与窒息作用:H_2S 在体内解离成 HS^-,可与氧化型 COX 的 Fe^{3+} 结合,阻碍其还原为 Fe^{2+},阻断呼吸链电子传递和分子氧的利用,细胞造成组织细胞"内窒息"。缺氧状态可进一步抑制 COX 活性。H_2S 还可抑制 ATP 酶、过氧化氢酶、GSH 等活性,影响生物氧化过程,加重组织内缺氧。缺氧使线粒体氧化磷酸化偶联障碍,ATP 合成减少,能量供应障碍。其中尤以中枢神经细胞及心肌细胞最为敏感,损伤也最严重。HS^- 不与正常的 Hb 反应,但与 MetHb 结合生成硫化 MetHb,失去携氧能力。②神经毒性:高浓度 H_2S 刺激颈动脉窦和主动脉弓化学感受器,反射性抑制呼吸,或直接作用于延髓呼吸心跳中枢,使呼吸麻痹,造成"电击样死亡";高浓度 H_2S 还可麻痹嗅神经。③刺激和腐蚀作用:吸入的 H_2S 在湿润的眼睛及上呼吸道黏膜溶解生成氢硫酸具有酸性刺激作用,还可以与 Na^+ 作用生成 Na_2S 具有碱性刺激作用,可引起结膜炎、角膜溃疡,以及支气管炎、肺炎和肺水肿等。④自由基损伤机制:缺氧、能量代谢障碍,使细胞内"Ca^{2+} 超载",使黄嘌呤脱氢酶变构成黄嘌呤氧化酶,会诱发大量自由基生成,加重组织损伤。

(四)临床表现

生产过程中多发生急性 H_2S 中毒,病情发展迅速,病死率极高(国内报道达 $23.1\% \sim 50\%$)。临床表现取决于 H_2S 接触浓度、暴露速率及持续时间。低浓度接触时主要表现为对眼睛、呼吸道黏膜较强的刺激和腐蚀作用,而高浓度接触时表现为中枢神经系统损伤为主的多脏器损害。

1. 眼部刺激　表现为双眼刺痛、异物感、畏光、流泪、视力模糊、视物有彩晕,检查可见眼睑痉挛、眼睑水肿、结膜充血和水肿,角膜糜烂甚至角膜点状上皮脱落及浑浊。一般暴露浓度较低,脱离接触或经治疗后可逐步痊愈。

2. 呼吸系统损害　可见流涕、咽干、喉痛、声音嘶哑、胸闷、胸痛、咳嗽、咳痰等,肺部可闻及干、湿性啰音。X 线胸片可显示有支气管炎、支气管周围炎或化学性肺炎的改变。严重者可出现肺水肿典型表现,甚至并发喉头水肿、皮下气肿、纵隔气肿或 ARDS 等。实验室检查示动脉血氧分压下降,呼吸性或代谢性酸中毒或碱中毒。

3. 中枢神经系统损害　接触较高浓度 H_2S,可出现头痛、头晕、恶心、呕吐、焦虑、烦躁、意识障碍、昏迷、抽搐、大小便失禁,全身肌肉痉挛或强直,最后可因呼吸麻痹而死亡。极高浓度 H_2S 吸入可发生"电击样死亡"。

4. 其他　心肌损害表现为心电图 ST 段下移和 T 波低平或倒置、多种心电传导障碍,以及心肌酶谱异常。也可有化学中毒性肝病表现等。

(五)实验室及其他辅助检查

1. 血中硫化 MetHb 检测　急性 H_2S 中毒时可有升高。

2. 脑部相关检查　脑 CT 或 MRI 检查可有脑水肿表现,也可出现异常脑电图表现。

3. 胸部 X 线检查　CT 或 X 线胸片检查可见肺部纹理增多、增粗以及不同程度炎性渗出、实变的急性气管-支气管炎或支气管周围炎、肺炎、肺水肿等多种影像改变。

4. 心脏相关检查　心电图可出现 ST 段抬高、T 波倒置、各种心律失常等。缺氧引起心肌损伤导致心肌酶谱明显升高。

5. 其他　血常规、肝肾功能、血气及电解质分析也可有不同阳性发现。

(六)诊断及鉴别诊断

根据短期内吸入较大量 H_2S 的职业接触史,出现中枢神经系统和呼吸系统损害为主的临床表现,参考现场劳动卫生学调查,综合分析,并排除其他类似表现的疾病,方可诊断。我国颁布了《职业性急性硫化氢中毒诊断标准》(GBZ 31—2002)。其诊断分级标准见表 8-4。非职业性急性 H_2S 中毒的诊断也可参照该标准执行。

表 8 - 4 职业性急性 H_2S 中毒诊断分级标准

诊断分级	分级标准
轻度中毒	具有下列情况之一者:①明显的头痛、头晕、乏力等症状并出现轻度至中度意识障碍;②急性气管-支气管炎或支气管周围炎
中度中毒	具有下列情况之一者:①意识障碍表现为浅至中度昏迷;②急性支气管肺炎
重度中毒	具有下列情况之一者:①意识障碍程度达深昏迷或呈植物状态;②肺水肿;③猝死;④多脏器衰竭

应注意与其他急性窒息性气体中毒鉴别,同时还应与脑血管病等其他可引起意识障碍的内科疾病相鉴别。

（七）治疗与处理

目前急性 H_2S 中毒仍无特效解毒药,以氧疗、对症及支持治疗为主。其现场处理及吸氧治疗、防治脑水肿和肺水肿、对症支持治疗等措施可参照前文内容。需要注意的是:因 H_2S 在体内代谢迅速,几乎不蓄积,且生成的硫化 MetHb 不易分解,因此,急性 H_2S 中毒一般不主张使用 MetHb 形成剂。

其他处理:急性轻、中度中毒者痊愈后可恢复原工作,重度中毒者经治疗恢复后应调离原工作岗位。需要进行劳动能力鉴定者按 GB/T16180 处理。

【案例 8 - 5 分析】

问题 1. 可产生"触电样死亡"的职业毒物有哪些? 该食品厂荷藕下脚料储存池中最常见的化学毒物是什么?

分析思路:电闸断电后还有人昏迷,应排除触电昏迷,可考虑中毒,能产生"触电样死亡"的职业毒物多为窒息性气体,如 HCN、H_2S 等。

该食品厂池内荷藕下脚料长期未清理,事故发生前适逢连续多日高温天气,导致储存池内温度较高,腌制盐水中含明矾(十二水合硫酸铝钾)、焦亚硫酸钠,其中的硫酸根离子和亚硫酸根离子在硫酸盐还原菌(SRB)作用下还原生成大量 H_2S;荷藕下脚料及其淤泥中含硫的有机物质,在微生物作用下腐败发酵也可产生 H_2S。H_2S 相对蒸气密度为 1.19,积聚在静止空气的下层,并大量溶于水中,在清理储存池过程中 H_2S 被搅动后逸出,工人吸入后导致中毒。

问题 2. 该起事故病例的临床诊断是什么? 患者会有哪些器官的严重损害及临床表现? 应进行哪些辅助检查?

分析思路:该事故中,9 名患者均有明确 H_2S 接触史,且无任何个人防护措施导致群体发病。其中,6 名中毒者发生了"触电样"死亡,另 3 名中毒者出现了严重缺氧、深昏迷、化学性肺炎及多脏器损害表现,中毒病人呼出气及现场空气中都闻及臭鸡蛋味,可初步诊断为 H_2S 中毒。疾控中心应及时检测现场空气及废水中 H_2S 含量,如果超过国家标准,依据 GBZ 31—2002《职业性急性硫化氢中毒诊断标准》,可确诊为急性重度 H_2S 中毒。

H_2S 中毒病人会有心、肝、肺等多脏器严重受损,辅助检查应查肝功、肌酸激酶、心电图、胸部 X 线检查等。

问题 3. 急性 H_2S 中毒病例临床救治措施有哪些? 关键措施是什么?

分析思路:临床救治措施为早期、足量、短程给予糖皮质激素静脉滴注,同时应用镇静剂、脱水剂,严格控制补液量,抗炎,保护心、肝、脑重要脏器功能,对症支持治疗,高压氧治疗,早期气管插管机械辅助通气。

(江俊康 赵新元)

第七节 农药

【案例 8 - 6】

患者秦某,男,55 岁,某农药厂维修部工人。因头晕、流涕、咳嗽持续 1 周,加重半天,伴呕吐、腹泻、神志模糊,于 6 月 26 日晚 10:00 急诊入院。

患者在 1 周前下班回到住所后,出现头晕、头痛、流涕、咳嗽、胸闷、乏力等,时有发热。随后多次去当地医院内科门诊就诊,多次被诊断为"上呼吸道感染",给予"抗感冒药"、口服去痛片等药物治疗,均无明显疗效。患者今日上午坚持上班,午餐后 4 小时内出现恶心、呕吐(共 5 次,呕吐物为胃内容物)、腹泻(2 次,黄色稀水样便),全身无力,嗜睡,晚 5:30 左右到当地某医院就诊,测得血压 167/110 mmHg,诊断为:急性胃肠炎、高血压,给予庆大霉素、复方降压片等治疗无效,并出现神志不清、大小便失禁、口吐白沫、多汗等症状,遂急诊转来本院求治。

随行人员介绍:患者既往健康,无高血压病史,无神经系统、消化系统疾病史。

入院体检时闻到患者衣服上有大蒜样臭味,怀疑为农药污染皮肤引起中毒。接诊医生随即脱去患者被污染的衣服,并用肥皂水反复彻底清洗皮肤。

体格检查:体温 37.3℃,呼吸 26 次/min,血压 167/110 mmHg,神志不清,双侧瞳孔直径约 1.5 mm,对光反射迟钝;全身皮肤湿润,口腔分泌物多,口唇轻度发绀;双下肺布满湿啰音,心率 94 次/分,律齐;腹软,无压痛,肝脾未触及,肠鸣音正常;颈无抵抗,四肢肌张力增高,可见肌束震颤,腱反射亢进,未引出病理反射。

辅助检查:血常规 WBC 18×10^9/L,RBC 4.25×10^{12}/L,Hb 145 g/L;尿常规 PRO(+),RBC 0~1/HP,GLU(++),KET(+);粪常规 RBC 2~5/HP。血生化:Na^+ 152mmol/L,K^+ 4.10 mmol/L,Cl^- 108 mmol/L,GLU 9.6 mmol/L。血气分析:PO_2 44.3 mmHg,PCO_2 49.4 mmHg,HCO_3^- 19.0 mmol/L。X 线胸片:双下肺炎性改变。心电图:窦性心动过速。

问题:

1. 根据上述材料,你的初步诊断是什么? 如何证实你的诊断?

2. 职业性急性有机磷农药中毒主要通过哪些途径吸收进入人体? 该患者多次被误诊的原因是什么?

3. 诊断确立后,请你制定该患者的治疗方案。

一、概述

农药是指用于预防、控制和消灭危害农林业的病、虫、草和其他有害生物以及有目的地调节植物、昆虫生长的化学合成物或来源于生物、其他天然物质的一种或几种物质的混合物及其制剂,也包括提高其活性的辅助剂、增效剂等。

从对人体的危害来看,农药毒性差别很大,其中多数品种属中等毒性或低毒性,少数品种为高毒或剧毒。农药除引起急性中毒外,还可造成慢性危害,包括蓄积毒性所致器官慢性损害,远期效应如生殖发育毒性、致癌、免疫功能损伤等。除生产和使用的职业暴露外,有些农药还在蔬菜水果、食物中残留或造成土壤、水体等生活居住环境污染与生态环境破坏,通过食物链等多种途径再作用于人体,甚至用于涂治皮肤病造成中毒事件发生。而且,在实际生产和应用上,有时为了提高农药杀虫效力,常将两种或两种以上农药品种混合配制成混配农药,而混配农药的联合毒性会发生改变,大多呈相加作用,少数也可呈相乘作用,这就增加了农药暴露与健康损害研究及中毒救治的复杂性和难度。还有,从急性中毒发病统计来看,非生产性中毒病例占大多数。在我国服毒自杀是农药中毒的主要原因,而生产性中毒的发病数量每年也达到数以万计,仍是不可忽视的重点领域。再有,随着对暴露人群健康结局追踪研究的深入,我国对许多原来市售应用的农药品种进行了禁产禁用和限用管理,这从源头上整体防控和降低了生产暴露人群和社会公众的农药健康危害风险,但目前毒鼠强、百草枯等禁限农药急性中毒案例仍有发生。因此,对农药中毒防治工作中这些多层面复杂影响因素应有充分认识和足够重视。

职业性农药中毒主要发生在农药生产企业作业工人和农业生产的施药人员,在农药合成、转料、配料、包装等操作过程中,特别是投加料、出料、灌装、分装以及设备检修时,作业现场空气中农药浓度可能较高,同时皮肤污染暴露机会较多,容易发生中毒;农药施用过程中,不遵守用药剂量限制和限用范围规定、缺乏有效的个人防护、违反卫生操作规程等,是导致农村职业性农药中毒的常见原因。此外,农药保管不当、管理不严等也可造成农药中毒事故。

农药品种繁多,分类方法也有很多。从卫生与健康角度出发,主要联系农药主成分化学结构特点,可分为:有机磷酸酯类、氨基甲酸酯类、拟除虫菊酯类、有机氯类、有机硫类、有机氮类、杂环类等;按毒性大小分为:剧毒、高毒、中等毒及低毒类;按剂型分为:粉剂、可湿性粉剂、乳油剂、悬浮剂、颗粒剂、喷雾剂、熏蒸剂、微胶囊缓释剂等。此处将按农药主成分化学结构特点进行分类介绍。

二、有机磷酸酯类农药(OP)

有机磷酸酯类农药是我国目前及今后较长时期内生产量最大、使用最为广泛的一类农药,主要作为杀虫剂,少数品种也被用作杀鼠剂、杀菌剂、除草剂等。除单剂外,也常作为许多多元混配农药的基础成分。

(一)理化特性与卫生学特征

有机磷酸酯类农药的化学结构通式如下:

$$\begin{array}{c} R_1 \\[2pt] {}\diagdown \\ P{=}Z \\ {}\diagup \quad \diagdown \\ R_2 \qquad X \end{array}$$

式中:Z为氧原子时是磷酸酯,Z为硫原子时是硫代磷酸酯,分别再根据磷酸三元酸分子间脱水情况和/或分子内氢、氧、羟基被取代形成的X基团结构特征不同分为磷酰胺、硫代磷酰胺以及焦磷酸酯、硫代焦磷酸酯和焦磷酰胺等。从分子结构与毒性的关系来看,磷酸酯可直接与胆碱酯酶共价结合,毒作用快速,而硫代磷酸酯则需经代谢活化再与胆碱酯酶结合而发挥毒作用,因此,其毒作用较慢,但持续时间较长。碱性基团 R_1、R_2 是乙氧基的毒性比甲氧基大。酸性基团 X 是强酸根的毒性比弱酸根大。

工业品有机磷农药绝大多数为淡黄色或棕色的油状液体,有类似大蒜样的特殊臭味;一般挥发性相对较低,但在常温下仍有部分蒸气逸出;难溶于水,易溶于多种有机溶剂或动、植物油;对酸、氧、光等均较稳定,遇碱则易分解,因而在洗消处理时多采用碱性溶液消除污染。敌百虫则是例外,为白色结晶粉末,易溶于水,在碱性溶液中很快转化成毒性大 10 倍的敌敌畏,值得注意。

(二)职业接触

主要见于有机磷农药生产和使用过程,在合成生产线的原药出料、转料、灌装、人力搬运等,制剂配制和混配生产线的投料、灌装、分装等环节存在人工辅助作业,暴露人数较多,接触水平高;农药施用前药剂配制、拌种、混配、超剂量施用以及施药过程中施药员不遵守卫生操作规程规定、缺乏有效个人防护、药械渗漏接触、皮肤污染大面积吸收等都易导致发生中毒。

另外,服毒自杀、误服农药或误食被农药污染的粮食、蔬菜瓜果,滥用有机磷农药涂治皮肤病等,可引起急性生活性有机磷农药中毒,病例数量巨大,不可忽视。

(三)毒理

有机磷农药虽可经消化道、呼吸道和完整的皮肤黏膜迅速吸收,但在正常生产条件下污染皮肤经皮直接吸收是导致其职业中毒的主要途径。其次,逸散的蒸气和喷洒的农药雾也可经呼吸道吸入吸收。

吸收后的有机磷农药随血流迅速到达全身各种组织器官,6~12 小时达到峰值,其中在肝脏中含量最高,其次是肾、肺、脾,其他组织也有少量分布,含氟、氰等基团的有机磷农药可通过血脑屏障进入脑组织,部分品种还能透过胎盘屏障到达胎儿体内,脂溶性高的则能积聚在脂肪组织中而缓慢释放。

有机磷农药主要是在肝脏细胞色素 P450 酶系统和酯酶 A 的作用下发生氧化和水解反应,多数有机磷农药经水解反应转化成的水解产物毒性减低,而少部分则经氧化反应代谢活化后毒性增强,如对硫磷在肝脏微粒体氧化酶的作用下被氧化成毒性更大的对氧磷,再被磷酸三酯水解酶水解为对硝基酚而随尿排出;马拉硫磷在体内被氧化为马拉氧磷后毒性增加,然后被羧酸酯酶水解而丧失毒性;乐果氧化为氧化乐果后毒性增强,经酰胺酶水解的产物乐果酸则失去毒性。

有机磷农药的代谢存在种属差异,这也导致了毒性差异。哺乳动物体内含有丰富的羧酸酯酶、酰胺酶,其水解作用大于氧化作用,而在昆虫体内,其代谢特性与哺乳动物相反,氧化增毒作用为主,因而有机磷农药对哺乳动物毒性相对安全,对昆虫毒性大能高效杀虫,这是农药开发的方向。有机磷农药代谢还有个体差异,某些代谢酶基因个体间存在多态性,如编码对氧磷酶 55 位和 192 位氨基酸的基因存在 ATG/TTG 和 CAA/CGA 多态性,从而造成机体对有机磷毒性的易感性和耐受性不同。

有机磷农药在体内迅速代谢,多无明显物质蓄积,代谢产物主要经肾脏随尿排出,48 小时后完全排出体外,少部分随粪排出。但应注意,有些品种的有机磷农药可经胆汁排泄并存在肠肝循环,这在急性中毒救治过程中可能导致病情反复,临床上应予重视。

根据发病进程,急性有机磷农药中毒(Acute Organophosphorus Pesticide Poisoning, AOPP)的毒性机制可分为早期的胆碱能神经毒性和后期的非胆碱能神经毒性。

1. 胆碱能神经毒性　有机磷农药的化学结构与胆碱能神经递质乙酰胆碱(ACh)相似,存在亲电子部分(磷)和带阳电荷部分,可对应结合到正常生理条件下结合 ACh 的乙酰胆碱酯酶(AChE)的酶解部位和阴离子部位,形成牢固的磷酰化 AChE 复合物,作用持久,使 AChE 不能复原以恢复活性,从而失去正常的水解 ACh 的功能,造成 ACh 神经递质在其生理部位过多积聚,持续大量地兴奋胆碱能神经受体细胞和效应器,出现严重的急性胆碱能危象(Acute Cholinergic Crisis,ACC),包括毒蕈碱样、烟碱样和中枢神经系统症状。有机磷农药也可以抑制血液 ChE 活性,后者虽与神经靶部位活动无直接关联,但幼稚红细胞合成的分布于红细胞表面的 AChE(亦称为真性 ChE)以及肝脏合成后转运到血清的丁酰 ChE(亦称为假性 ChE)都有不同程度的水解 Ach 的能力,与神经冲动传导活性存在间接关联性,因此,测定血液 ChE 活性仍可作为神经靶部位毒性效应可靠的替代性生物标识物。

胆碱能神经 M 受体包括 M_1、M_2、M_3 等,主要分布于中枢与外周神经系统、心脏、外分泌腺、平滑肌、胃壁细胞、血管内皮等大多数副交感神经的节后纤维、少数交感神经节后纤维所支配的效应器膜上,其效应可被阿托品阻断。急性有机磷农药中毒时过多 ACh 兴奋 M 受体产生毒蕈碱样作用,包括心血管活动抑制,支气管与胃肠道平滑肌痉挛收缩,瞳孔括约肌、睫状肌收缩,呼吸道、消化道腺体及汗腺分泌增加,膀胱及子宫收缩,肛门括约肌松弛等。N 受体包括神经元型 N_1、肌肉型 N_2,N_1 分布于交感神经节突触后膜神经元上,N_2 受体分布于神经肌接头(Neuromuscular Junction,NMJ)骨骼肌运动终板膜上,其效应不受阿托品影响。过多 ACh 刺激 N 受体产生烟碱样作用,小剂量引起效应器兴奋,大剂量则出现抑制作用。ACh 过度作用于中枢神经系统大量分布的 M、N 受体,使其兴奋抑制平衡破坏,出现相应症状。

另外,磷酰化 ChE 虽然较为稳定,但在早期仍能部分地缓慢水解,恢复 ChE 活性。随着中毒时间延长,磷酰化 ChE 可发生自身催化的脱烷基反应,逐渐失去恢复活性的能力,此种现象称为"ChE 老化",因此,在急性有机磷农药中毒后,应尽早使用 ChE 复能剂。另一方面,新合成的 ChE 需要较长时间才能恢复至正常活力水平,所以急性中毒患者在治愈后 3 个月内不宜接触有机磷农药。

2. 非胆碱能神经毒性

(1)迟发性多发性神经病变(Organophosphorus Induced Delayed Polyneuropathy,OPIDPN),某些品种(如敌百虫、敌敌畏、甲胺磷、马拉硫磷等)有机磷农药急性中毒患者,在其中毒症状消失后的 2~4 周,可出现 OPIDPN。病理变化主要为下肢远端周围神经及脊髓侧索的轴索变性,继发脱髓鞘改变。其发生与 AChE 抑制无明确关系,发病机制尚未完全阐明,目前认为可能是抑制了神经病靶酯酶(Neuropathy Target Esterase,NTE)活性、神经轴突内钙稳态失调等所致。

(2)中间期肌无力综合征(Intermediate Myasthenia Syndrome,IMS),有些品种(乐果、氧乐果、敌敌畏、甲胺磷等)有机磷农药在急性中毒胆碱能危象之后、OPIDPN 之前,部分患者出现以呼吸肌、(Ⅲ-Ⅶ对、Ⅸ-Ⅹ对)脑神经支配的肌肉、肢体近端肌肉、颈肌等收缩无力甚至瘫痪为特征的一组综合征,多在中毒后 24~96 小时出现。发病机制尚未明确,多认为可能与神经肌接头突触后传导阻滞、横纹肌坏死、AChE 持续抑制等有关。还可能涉及兴奋性与抑制性氨基酸、单胺类递质及炎症因子与抗炎因子平衡失调等其他多种作用机制。

有机磷农药的毒性作用还与产品种类、纯度、剂型、助剂以及进入机体途径等有关。

(四)临床表现

1. 急性中毒　发病潜伏期长短主要取决于有机磷农药的侵入途径、接触剂量、毒性大小等。呼吸道暴露,吸收迅速,发病较快,病情较重。经皮吸收者往往潜伏期较长,一般多在 12 小时内发病。

随着病程的进展,中毒患者可出现 ACC(毒蕈碱样表现、烟碱样表现、中枢神经系统表现）、IMS、OPIDPN 等不同部位、不同特点的症状、体征。

（1）毒蕈碱样表现：对应中毒机制，病人早期即可出现口、鼻分泌物增多，听诊肺部有湿性啰音，多汗、流涎、流泪、恶心、呕吐、腹痛、腹泻、尿频、视物模糊、瞳孔缩小、心动过缓、血压偏低（常被烟碱样作用所掩盖）等。"针尖样瞳孔"是有机磷农药中毒的典型体征。严重病例可以出现呼吸困难、肺水肿、大小便失禁等。

（2）烟碱样表现：患者因运动终板兴奋而出现全身紧束感，动作不灵活，胸部压迫感，面部、四肢等全身多处横纹肌肌束震颤、肌肉痉挛，进一步发展为肌肉收缩无力、肌肉麻痹等。还可有交感神经兴奋引起的血压升高及心动过速表现。

（3）中枢神经系统表现：早期表现有头昏、头痛、全身乏力等，随后可出现烦躁不安、言语不清、共济失调、意识障碍等。严重者可出现昏迷、抽搐，可因呼吸中枢麻痹导致死亡。

少数急性中毒患者经治疗好转后，可重新出现较重的毒蕈碱样、烟碱样和中枢神经系统的临床表现，这种现象称为"AOPP 反跳"，多在 7 天内发生，具体机制不明。

（4）中间期肌无力综合征：部分中度或重度中毒患者在 ACC 后 24～96 小时出现憋气、胸闷、窒息感、发绀、呼吸困难、肺部呼吸音减低、呼吸肌力减弱，眼球活动受限，伸舌困难、吞咽障碍、饮水呛咳、咀嚼无力，声音嘶哑，难以睁眼或张口，额纹变浅，鼓腮漏气，面部表情活动受限，抬头困难、转颈及耸肩无力，肢体肌力减退，腱反射减弱或消失。患者意识清楚，感觉正常。肌电图检查显示高频重复刺激周围神经后肌诱发电位波幅进行性递减，类似重症肌无力征象。呼吸肌麻痹是临床上一种致死性凶险病症。

（5）迟发性周围神经病：少数中度和重度患者在急性中毒症状消失后 2～4 周出现感觉-运动型周围神经病，先期表现为下肢远端麻木、疼痛的感觉神经障碍，随后出现运动神经受损表现，下肢无力，肌力减退、肌肉萎缩，也可逐渐累及上肢，呈对称性改变。病理特征上可见远端的长而粗的轴索损害较严重。神经-肌电图检查符合中枢-周围远端型轴索病的神经源性损害。全血或红细胞 ChE 活性可正常。

（6）其他：有机磷中毒时还可出现中毒性心肌损害、化学性肝病、甲状腺功能异常、急性坏死性胰腺炎、脑水肿等。部分有机磷农药尚有致敏作用和皮肤损害。

2. 慢性影响　多见于农药厂生产工人，相比于急性有机磷农药中毒，其 ChE 活性测定值与临床表现"不相称"，ChE 活性明显下降，持续而稳定，脱离接触 1 周内连续 3 次都 < 50%，但临床症状较轻，以中毒性神经衰弱样症状为主，少数有轻度毒蕈碱样症状，或偶尔出现肌束颤动、瞳孔缩小等。

（五）实验室及其他辅助检查

1. 全血或红细胞 ChE 活力测定　这是 AOPP 诊断、病情分级、调整用药剂量和预后判断的特异性指标。正常人 ChE 活力为 100%，AOPP 中毒患者轻度：一般在 50%～70%；中度：多在 30%～50%；重度：可在 30% 以下。

2. 毒物分析　中毒病人体内生物材料采集、环境介质采样并定性、定量检测有机磷农药或其代谢产物，显示存在超量暴露，可获得支持诊断成立的佐证。

3. 血常规、肝肾功能、心肌酶、血电解质、血气分析等可用于病情综合评估。

4. 其他辅助检查　ECG 检查可见心肌损害表现。IMS、OPIDPN 者神经-肌电图检查可发现不同特征的异常表现。

（六）诊断与鉴别诊断

根据短时间接触较大量有机磷杀虫剂的职业史，以自主神经、中枢神经和周围神经系统症状为主的临床表现,结合血液 ChE 活性的测定,参考作业环境的劳动卫生学调查资料,进行综合分析,排除其他类似疾病后,方可诊断。AOPP 诊断分级以临床表现为主要依据,参考全血或红细胞 ChE 活性下降程度。我国已经颁布了《职业性急性有机磷杀虫剂中毒诊断标准》(GBZ 8—2002)。其诊断分级标准见表 8-5。其他以有机磷杀虫剂中毒临床表现为主的混配农药中毒的诊断,可参考本标准。此外,非职业性急性有机磷杀虫剂中毒也可参照该标准执行。

表 8-5　职业性急性有机磷杀虫剂中毒诊断分级标准

诊断分级		分级标准
急性中毒	轻度	短时间接触较大量有机磷杀虫剂后,24 小时内出现较明显的毒蕈碱样自主神经和中枢神经系统症状,如头晕、头痛、乏力、恶心、呕吐、多汗、胸闷、视力模糊、瞳孔缩小等。全血或红细胞 ChE 活性一般在 50%～70%
	中度	在轻度中毒的基础上,出现肌束震颤等烟碱样表现。全血或红细胞 ChE 活性一般在 30%～50%
	重度	除上述胆碱能兴奋或危象的表现外,还出现下列表现之一者,可诊断为重度中毒:①肺水肿;②昏迷;③呼吸衰竭;④脑水肿。全血或红细胞 ChE 活性一般在 30%以下
IMS	轻型	在急性中毒后 1～4 天,胆碱能危象基本消失且意识清晰,出现肌无力为主的临床表现者。具有下列肌无力表现之一者:①屈颈肌和四肢近端肌肉无力,腱反射可减弱;②部分脑神经支配的肌肉无力
	重型	在轻型中间期肌无力综合征基础上或直接出现下列表现之一者:①呼吸肌麻痹;②双侧第Ⅸ对及第Ⅹ对脑神经支配的肌肉麻痹造成上气道通气障碍者。高频重复刺激周围神经的肌电图检查,可引起肌诱发电位波幅呈进行性递减。全血或红细胞 ChE 活性多在 30%以下
OPIDPN		在急性重度和中度中毒后 2～4 周,胆碱能症状消失,出现感觉、运动型多发性神经病,神经-肌电图检查显示神经源性损害。全血或红细胞 ChE 活性可正常

AOPP 应与中暑、急性胃肠炎等其他内科疾病鉴别,阿托品治疗试验有助于确立诊断。IMS 也应与"AOPP 反跳"鉴别。还应注意混配农药中毒的鉴别诊断。

(七) 治疗与处理

AOPP 治疗应采取综合措施,包括清除农药和防止农药继续吸收、及早合理应用特效解毒药物以及给予对症和支持治疗,三项措施不可偏废。

1. 清除毒物　这是 AOPP 治疗最有效的措施,胜过体内解毒治疗,且清除毒物务求彻底干净。应将患者迅速移离现场至清洁场所,脱去被污染衣服,用肥皂水或清水彻底清洗被污染的皮肤(包括背部、皮肤皱褶处及会阴部等)、头发、指(趾)甲;眼部受污染时,可迅速用生理盐水冲洗,再滴入数滴 1%后马托品;对口服中毒者,应及时彻底用生理盐水(农药品种不明确)或 2% $NaHCO_3$ 溶液或 1：5 000 的 $KMnO_4$ 溶液洗胃(注意:敌百虫中毒时忌用 $NaHCO_3$,对硫磷中毒时忌用 $KMnO_4$),洗至水清、无异味为止。洗完胃后可经胃管给予 20%甘露醇溶液 250 ml＋50% $MgSO_4$ 60～100 ml、医用活性炭 30 g 导泻和吸附毒物。对重度中毒或同时服用其他毒物的患者,应尽早给予血液净化如血液灌流(HP)和血液滤过(HF)等治疗,可以有效清除血液中的毒物及炎症介质,应掌握相关技术的适应证,预防并发症。

2. 特效解毒药物　包括抗胆碱能药物和 ChE 复能剂两大类。

(1)抗胆碱能药物:传统上典型代表为阿托品,是一种剧毒药品,它能与 ACh 竞争性结合副交感神经节后纤维突触后膜上的 ACh-M 受体,缓解毒蕈碱样症状和中枢神经症状,而对中枢及外周胆碱能神经 ACh-N 受体作用微弱。阿托品采取静脉注射给药,因持续作用时间较短($T_{1/2}$ 2 小时),须频繁重复给药,又因对 M 受体亚型无选择性,所以毒副作用较大。AOPP 时机体对阿托品的耐受性高,因此用药量应足够大,要求达到阿托品化,表现为瞳孔较治疗前有所恢复扩大、颜面潮红、皮肤干燥无汗、口干、肺部啰音消失、心率增快等,国外将肠鸣音也作为阿托品用量评价指标之一。由于瞳孔扩大滞后于阿托品最大效应,因此不能将其作为阿托品化的有效观察点。阿托品的疗效剂量和中毒剂量较为接近,应防止阿托品用量不足和过量中毒。在临床上并没有一项特异性指标可以用来指示调整阿托品用量,只能依靠反复不断地严密观察病情变化及综合评分进行个体化判断。当患者出现间隔发生的小躁动不安,不自主坐起,摸空,讲胡话时,即是阿托品轻微中毒表现。当出现阿托品化后随即应改为维持量继续用药或缓慢减量(控制在最低完全阿托品化状态)直至停药。当血液 ChE 活力恢复至 50%~60%,或红细胞 ChE 活力恢复至 30% 以上时可以考虑停药观察。长时间反复大剂量使用阿托品可以导致阿托品依赖、减量时 ACC 反跳以及阿托品中毒(atropinism)甚至死亡。典型阿托品中毒的表现为:瞳孔过度扩大、脉搏过快、高热、神志模糊、狂躁不安、抽搐、昏迷、尿潴留等,病情观察中应及时予以识别发现和正确处理。总之,应根据患者病情、ChE 活力、有机磷杀虫剂品种、摄入量和中毒时间,早期、足量、个体化快速达到阿托品化,正确合理有效地使用阿托品。

新型抗胆碱能药物长托宁(盐酸戊乙奎醚)能同时作用于外周和中枢神经系统 M(选择性作用于 M_1、M_3 受体,对 M_2 受体作用弱)、N 受体,抑制节后胆碱能神经支配的平滑肌与腺体功能,对抗 ACh 毒蕈碱样及烟碱样作用,全面解除中毒症状,但不会产生心跳加快、瞳孔扩大等,是推荐取代阿托品治疗 AOPP 的药物。用药原则为早期、足量,快速达到长托宁化(口干、皮肤干燥、肺部啰音消失),在出现明显烦躁不安时可渐减量(延长给药间隔),当血 ChE>70% 并维持 1 天即可考虑停药观察。

(2) ChE 复能剂:即肟类复能剂,是一种吡啶醛肟类药物,包括氯解磷定、解磷定等,以氯解磷定(PAM-Cl)为首选,能与磷酸化 ChE 中的磷酰基结合,从而使 ChE 游离,恢复水解 ACh 活性,对解除烟碱样症状作用显著;还可通过与游离有机磷化合物、中枢和周围 M 受体结合以及与 NMJ 直接对抗等发挥作用。ChE 复能效果与接触的有机磷农药品种、复能剂首次应用剂量及时间、给药途径、有效血药浓度持续时间等有关,因此,多主张给予氯解磷定肌注或静注(静滴难以达到有效血药浓度),中毒后前 48 小时内(最好在 2 小时内)用足(首剂加倍突击负荷量给药后改维持量,并予维生素 B_1 抑制其从肾小管排泄,从而延长半减期,辅助到达有效血药浓度),监测 ChE 调整用量,待 ChE 活力达 60% 以上时可考虑停用。复能剂过量也会引起中毒。

AOPP 联合使用阿托品和 ChE 复能剂时应减少阿托品用量,防止阿托品过量中毒。病情稳定后,阿托品先减量观察,再考虑复能剂减量。

3. IMS、OPIDPN 及其他对症治疗　AOPP 并 IMS 时以对症治疗为主,可根据病情发展情况或选择采取继续给予维持量阿托品,快速建立有效的呼吸通道,包括及时行气管插管或气管切开,正确应用呼吸机辅助通气,经纤维支气管镜引导吸引排痰,采用冲击量氯解磷定疗法对抗呼吸肌麻痹,配合给予氨茶碱等药物治疗,有条件者可预防性使用体外膈肌起搏疗法。OPIDPN 尚无特殊治疗方法,给予激素、神经营养药物,配合针灸理疗和积极功能锻炼,促进康复。地西泮(安定)在国外已作为 AOPP 的常规用药,有缓解心脏损害、肌紧张与肌颤抽搐、烦躁不安等作用,是保证抢救治疗的重要手段。另外,应积极做好其他危重症对症处理,加强营养支持。

4.其他处理　有接触反应者应暂时调离有机磷作业 1～2 周,并复查全血或红细胞 ChE 活性。急性轻度和中度中毒以及轻型 IMS 治愈后,1～2 个月内不宜接触有机磷杀虫剂;重度中毒和重型 IMS 治愈后,3 个月内不宜接触有机磷杀虫剂。OPIDPN 者应调离有机磷作业,根据恢复情况,安排工作或休息。如需进行致残鉴定,按 GB/T16180 处理。

三、拟除虫菊酯类农药(PP)

拟除虫菊酯类农药是模拟天然除虫菊酯化学结构而人工合成的一类较为理想的农药,具有高效、广谱(包括杀虫、杀螨、杀菌、抑菌)的杀虫效果,对人畜毒性低,无蓄积作用,环境残留少,因而被广泛应用于农业害虫、家庭卫生害虫防治及粮食贮藏等,与有机磷、氨基甲酸酯类农药并称为使用最广的三大农药,使用范围仅次于有机磷杀虫剂,位居杀虫剂市场第 2 位。我国农药市场上现有 20 多种拟除虫菊酯类农药,近年来,拟除虫菊酯农药与有机磷农药混配使用,使用量和使用范围扩大,增加了暴露中毒风险。

(一)理化特性与卫生学特征

拟除虫菊酯类农药可分为不含氰基的(Ⅰ型)低毒性家用卫生杀虫剂(如氯菊酯、胺菊酯、苄呋菊酯、丙烯菊酯等)和含氰基的(Ⅱ型)中等毒性农用杀虫剂(如溴氰菊酯、氯氰菊酯、氰戊菊酯、高效氯氟氰菊酯等)。拟除虫菊酯类农药绝大多数为黏稠的油状液体,为黄色或黄褐色,少数如溴氰菊酯呈白色结晶,不易挥发,难溶于水,易溶于有机溶剂,在酸性条件下稳定,遇碱则易分解,光照或加热可发生异构化,因此需避光储存。

(二)职业接触

参见有机磷农药中毒部分。

(三)毒理

拟除虫菊酯类农药可经消化道、呼吸道、皮肤吸收发生中毒,经皮肤吸收是职业中毒的主要途径。吸收的毒物随血液立即分布于全身,特别是神经系统及肝肾等脏器浓度较高,但浓度的高低与中毒表现不一定平行。体内的拟除虫菊酯主要在肝脏微粒体混合功能氧化酶及酯酶作用下发生水解(反式异构体拟除虫菊酯)、氧化(顺式异构体拟除虫菊酯)反应,代谢产物与葡萄糖醛酸、硫酸根结合形式由尿液排出,少数以原形随粪便排出。24 小时内可排出 50% 以上,8 天内几乎全部排出,仅有微量残存于脂肪及肝脏中。有机磷杀虫剂可在体内或体外抑制拟除虫菊酯类化合物的水解作用,因此,先后或同时应用这两种杀虫剂既能提高杀虫效果又能协同增强人体的急性毒性。

拟除虫菊酯类农药具有神经毒性,主要作用于中枢神经系统的锥体外系统、小脑、脊髓和周围神经,Ⅰ型化合物中毒的动物出现过度兴奋、震颤、共济失调、抽搐和瘫痪等,Ⅱ型拟除虫菊酯农药中毒的动物出现流涎、舞蹈与手足徐动、易激惹兴奋,最终瘫痪等。具体作用机制尚未明确,一般认为两型化合物都选择性作用于神经细胞膜钠离子通道,使其去极化后的 M 闸门关闭延迟,钠通道开放延长,小量钠离子持续内流,去极化期延长,周围神经出现去极化后电位及重复去极化,神经兴奋性增高,肌肉持续收缩,并由痉挛到麻痹。人群研究资料还发现对男性生殖系统的影响和免疫损伤的报道。

(四)临床表现

急性中毒时一般症状较轻,主要表现为皮肤、黏膜刺激和全身症状。

1.皮肤、黏膜刺激症状　生产性中毒者,首发症状多为面部有异常感觉,面部皮肤或其他暴露部位有瘙痒感、蚁走感、烧灼或紧麻感等,在出汗或热水洗脸后加重,停止接触数小时后可消失,亦有少数患者出现粟粒样丘疹或疱疹。也有出现流泪、眼痛、畏光、眼睑红肿、球结膜充血、水肿等眼睛刺激症状。有的患者还可有呼吸道刺激症状。口服中毒者,其首发症状多为恶心、呕吐及上腹部疼痛。

2. 全身症状　以神经系统兴奋性异常为其主要特征,轻者有头晕、头痛、乏力等,并可出现流涎、多汗、胸闷、精神萎靡等。较重者可出现烦躁、视物模糊、四肢肌束颤动等。严重者可出现肺水肿、意识障碍、阵发性抽搐、昏迷,可因呼吸、循环衰竭而死亡。

3. 变态反应　除皮炎外,溴氰菊酯还可引起类似枯草热症状,也可诱发过敏性哮喘。

拟除虫菊酯与有机磷酸酯类农药混用时,可产生增毒作用。临床表现具有急性有机磷农药中毒和拟除虫菊酯中毒的双重特点,但以有机磷农药中毒特征为明显,起病比单纯有机磷农药中毒急,且更易发生呼吸和循环衰竭。

(五) 实验室及其他辅助检查

目前尚无特异性化验诊断指标。拟除虫菊酯在人体内代谢与排泄较快,尿中原形化合物在接触后 24 小时内可检出,部分代谢物在 3～5 日内可测到,因此,采用气相色谱法或高压液相色谱法或毛细管气相色谱结合质谱法检测某些拟除虫菊酯化合物的原形或代谢产物可作为接触指标,但尚未发现其检出量与接触者的反应有平行关系。拟除虫菊酯与有机磷的混配杀虫剂中毒时,应先检测血 ChE。反复抽搐者可有肌酶增高。如有条件可应用成对电刺激的神经肌电图,检查有否周围神经兴奋性增高或肌肉重复放电的现象,或做脑电图检查以观察有否脑部的重复放电,但阴性结果不能排除中毒的诊断。

(六) 诊断与鉴别诊断

根据短期内密切接触较大量拟除虫菊酯的职业史,出现以神经系统兴奋性异常为主的临床表现,结合现场调查,进行综合分析,并排除有类似临床表现的其他疾病后,方可诊断。我国已经颁布《职业性急性拟除虫菊酯中毒诊断标准》(GBZ 43—2002)。其诊断分级标准见表 8-6 所示。非职业性急性拟除虫菊酯中毒也可参照此标准执行。

表 8-6　职业性急性拟除虫菊酯中毒诊断分级标准

诊断分级	分级标准
轻度中毒	除上述临床表现外,出现明显的全身症状,包括头痛、头晕、乏力、食欲不振、恶心、呕吐,并有神经萎缩、口腔分泌物增多或肌束震颤者
重度中毒	除上述临床表现外,具有下列症状之一者:①阵发性抽搐;②重度意识障碍;③肺水肿

本病在鉴别诊断上需排除上呼吸道感染、中暑、食物中毒或其他农药急性中毒等疾病。因拟除虫菊酯的气味与有机磷相似,尤应与有机磷杀虫剂中毒相鉴别,除依据接触史外,急性拟除虫菊酯中毒者红细胞 ChE 活性大都正常,可进行阿托品试验治疗。急性拟除虫菊酯中毒者,多数不能耐受 5 mg 以上的阿托品治疗,且经对症治疗后 2～6 日恢复,预后较好。

(七) 治疗与处理

1. 清除毒物　拟除虫菊酯遇碱可以分解,因此对污染的皮肤应尽可能用肥皂水清洗。对口服中毒者亦宜以 2‰～4‰ $NaHCO_3$ 溶液或清水彻底洗胃。温热水可加重皮肤的异常感觉,故应避免使用。其他参见有机磷农药中毒部分。

2. 对症和支持治疗　迄今尚无特殊解毒剂,以对症、支持治疗为主,一般预后较好。对抽搐患者,可给予地西泮、咪达唑仑等药物静脉滴注以控制抽搐,且能否控制抽搐是重症病例急救能否成功的关键。

拟除虫菊酯与有机磷混配的杀虫剂急性中毒者,因有机磷杀虫剂的毒性明显高于拟除虫菊酯,中毒者的临床表现一般与急性有机磷杀虫剂中毒相似,应先根据急性有机磷杀虫剂中毒的治疗原则进行处理,而后给予相应的对症治疗。

3. 其他处理 轻度中毒治愈后可从事原工作,重度中毒者根据病情安排休息,治愈后可从事原工作。

四、氨基甲酸酯类农药(CP)

氨基甲酸酯类农药是一种新型广谱杀虫、杀螨、除草剂,具有选择性强、高效、广谱、对人畜低毒、易分解和残毒少的特点,在农业、林业和牧业等方面得到了广泛的应用,国内常用的品种有呋喃丹、西维因、速灭威、混灭威、叶蝉散、仲丁威、害扑威等。

(一)理化特性与卫生学特征

氨基甲酸酯类农药为氨基甲酸的 N-甲基取代酯类,大多数为结晶低熔点固体,一般无特殊气味,在水中溶解度较高,在酸性环境下稳定,遇碱分解。暴露在空气和阳光下易分解,在土壤中的半衰期为数天至数周。

(二)职业接触

参考有机磷农药部分。

(三)毒理

氨基甲酸酯类农药可经呼吸道、消化道吸收,也可经皮肤黏膜缓慢吸收。在农田喷药及合成制造的包装工序中,皮肤污染的机会多,故经皮肤侵入人体应特别引起重视。吸收进入体内,在组织器官中浓度明显低于体液浓度。在体内迅速代谢,一部分在肝脏微粒体混合功能氧化酶作用下发生氧化生成相应的羟化代谢物,或经酯酶水解形成酸、酚、肟和烯醇等,再结合葡萄糖醛酸,以及一部分原形毒物随尿排出,一般 24 小时内可排出吸收量的 $70\%\sim80\%$。

氨基甲酸酯类农药多属中等毒性,其毒性机制和有机磷类农药相似,都是哺乳动物 AChE 的阻断剂,使酶活性中心丝氨酸的羟基被氨基甲酰化,抑制了 ChE 活性,使其失去对 ACh 的水解能力,造成组织内 ACh 的蓄积而发生中毒。氨基甲酸酯类农药中毒特点:自身不需经体内代谢活化,即可直接与 ChE 可逆地结合,形成疏松的氨基甲酰化 ChE 复合物,且可很快自行水解离,ChE 活性恢复,故相较 AOPP,其潜伏期短,中毒程度较轻,持续时间较短,并有自行恢复趋向。但短时间内大量接触仍可能发生中毒。另外,由于氨基甲酸酯类农药是 AChE 的直接阻断剂,与有机磷类农药不同,它不能抑制 NTE,也不能使 ChE 老化,因此与 OPIDPN 无关。

氨基甲酸酯类农药具有致突变、致畸和致癌作用。将西维因以各种方式处理小鼠、大鼠,均可引起癌变,对豚鼠、狗、小鼠、猪、鸡和鸭有致畸作用。西维因等氨基甲酸酯类农药进入人体后,在胃酸条件下可与食物中硝酸盐和亚硝酸盐生成 N-亚硝基化合物,在 Ames 实验中显示出较强的致突变活性。但目前还没有氨基甲酸酯类农药引起癌症的流行病学报告。

(四)临床表现

急性中毒的临床表现与 AOPP 相似,其特点是:发病急(生产性中毒一般接触后 2~4 小时发病,口服中毒多在 10~30 分钟发病),ChE 活性轻度下降,并与临床表现"相称"(病情轻,病程短,恢复快,通常无反复发作)。轻度中毒病例可有特征性的胆碱能神经兴奋所致毒蕈碱样症状与中枢神经系统障碍,如头晕、头痛、乏力、视物模糊、恶心、呕吐、流涎、多汗、瞳孔缩小等。部分患者可有肌束震颤等胆碱样症状,一般在 24 小时以内恢复正常。重症病人可出现肺水肿、脑水肿等表现。一般无慢性全身毒性。少数品种可引起接触性皮炎。

（五）实验室及其他辅助检查

全血 ChE 活力降低,轻度中毒降至 70% 以下,重度中毒多降至 30% 以下。必要时可测定生物材料中氨基甲酸酯农药或其代谢产物含量。

（六）诊断与鉴别诊断

根据短时间接触大量氨基甲酸酯杀虫剂的职业史,迅速出现相应的临床表现,结合全血胆碱酯酶活性的及时测定结果,参考现场劳动卫生学调查资料,进行综合分析,排除其他病因后,方可诊断。我国已经颁布《职业性急性氨基甲酸酯杀虫剂中毒诊断标准》(GBZ 52—2002)。其诊断分级标准见表 8 - 7 所示。非职业性急性氨基甲酸酯杀虫剂中毒也可参照此标准执行。硫代(或二硫代)氨基甲酸酯除草剂或杀菌剂对机体胆碱酯酶无抑制作用,其中毒诊断及处理不能依照本标准。

表 8 - 7 职业性急性氨基甲酸酯杀虫剂中毒诊断分级标准

诊断分级	分级标准
轻度中毒	短期密切接触氨基甲酸酯后,出现较轻的毒蕈碱样和中枢神经系统症状,如头晕、头痛、乏力、视物模糊、恶心、呕吐、流涎、多汗、瞳孔缩小等,有的可伴有肌束震颤等烟碱样症状,一般在 24 小时以内恢复正常。全血胆碱酯酶活性往往在 70% 以下
重度中毒	除上述症状加重外,还具备以下任何一项者,可诊断为重度中毒:①肺水肿;②昏迷或脑水肿。全血 ChE 活性一般在 30% 以下

需要进行鉴别诊断的疾病主要有急性有机磷农药中毒、中暑、急性胃肠炎和食物中毒等。根据接触史、临床特征和血液 ChE 测定及动态观察,一般不难做出鉴别。

（七）治疗与处理

1. 清除毒物、对症治疗和支持治疗 具体方法参见 AOPP 救治措施。

2. 特效解毒剂 轻度中毒脱离接触后缓解较快,可用阿托品治疗,不必阿托品化;重度中毒应尽快阿托品化,但一般所需总剂量比有机磷中毒时小,用药间隔时间可适当延长,维持时间相对较短。单纯氨基甲酸酯杀虫剂中毒不用肟类复能剂,因肟类复能剂妨碍氨基甲酰化 ChE 复能而增加其毒性。氨基甲酸酯与有机磷混配农药中毒,应先用阿托品治疗,视病情需要在严密观察下,酌情适量使用肟类复能剂。

3. 其他处理 中毒治愈后仍可从事原工作。

【案例 8 - 6 分析】

问题 1. 根据上述材料,你的初步诊断是什么? 如何证实你的诊断?

分析思路:该患者入院时神志不清,大小便失禁、口吐白沫,尽管当地医院曾诊断为"上呼吸道感染""急性胃肠炎、高血压",但据此治疗未能控制症状,患者反而病情逐渐加重。考虑患者为农药厂维修工,体检时闻到患者衣服上有大蒜样臭味,且体格检查有瞳孔缩小、多汗、口腔分泌物多、四肢肌张力增高,肌束震颤,腱反射亢进(未引出病理反射)等症状和体征,应高度怀疑有机磷中毒,需要检查全血或血浆胆碱酯酶活性,并进一步追问职业暴露史,以明确诊断。

问题 2. 职业性急性有机磷农药中毒主要通过哪些途径吸收进入人体? 该患者多次被误

诊的原因是什么?

分析思路:追问病史和生产过程农药接触情况。护送人员介绍,6 月 19 日下午 3:30 左右,患者在农药制剂车间投料平台下检修设备,此次为年度设备大检修。检修过程中现场操作工人个人防护情况执行良好,穿耐油安全胶鞋,佩戴安全帽、防油手套、袖套、围裙、戴配活性炭呼吸防护器面罩等。但平台上现场工人在拆卸配料釜投料管时发生管道脱落,管道中残留的少量(约 350 ml)敌敌畏原液透过格栅式平台地板浇洒在患者背部工作服上,湿透局部上衣,患者起身抖动衣服后继续忙着检修,并未引起重视,作业中稍感头晕、局部皮肤瘙痒,下班后换下工作服,回到住所后洗澡。此后一直穿此件工作服上班检修至今。

有机磷农药可经消化道、呼吸道和完整的皮肤黏膜迅速吸收,在正常生产条件下污染皮肤经皮直接吸收是导致其职业中毒的主要途径。其次,逸散的蒸气和喷洒的农药雾也可经呼吸道吸入吸收。

该患者多次被误诊的主要原因为:有机磷经皮肤接触吸收,患者的症状和体征不似经消化道典型;另外,也与当地医院接诊医生忽视病人职业暴露史、未能考虑职业中毒并进行有针对性的辅助检查有关。

问题 3. 诊断确立后,请你制定该患者的治疗方案。

分析思路:明确诊断后,应立即给予患者静脉注射阿托品 5 mg、解磷定 1.5 g;因患者发生昏迷,同时静注纳洛酮 0.14 mg 及地塞米松 10 mg;持续心电监护、吸氧、中心静脉置管等其他相应对症治疗。1 小时后观察病情,若患者流涎、多汗及肺部湿啰音显著改善,再给阿托品 1~2 mg 静注,每 2~4 小时一次,解磷定减量。6 小时后若病情缓解,可将阿托品改为维持量 0.5~1 mg,每 2~4 小时静注一次,停用解磷定,至全血胆碱酯酶活性逐渐升高,其他指标逐渐恢复正常。

(江俊康　赵新元)

复习思考题

1. 影响职业性毒物毒作用的因素有哪些?
2. 慢性铅中毒、慢性汞中毒的临床表现有哪些? 如何治疗?
3. 试述急、慢性苯中毒的临床表现有何不同。
4. 苯的氨基和硝基化合物中毒的毒作用特点有哪些?
5. 简述刺激性气体急性中毒防治措施。
6. 简述急性 CO 中毒治疗与处理原则。
7. 急性有机磷农药中毒的临床表现及急救措施有哪些?

知识拓展:职业性中毒研究进展

【苯中毒的表观遗传毒性】

苯的慢性毒作用主要是抑制骨髓的造血功能,其机制主要与干扰细胞因子对造血干细胞的调节、自由基氧化损伤、癌基因激活等有关。近年来,相继有研究表明,苯的慢性毒效应可能还与其影响表观遗传修饰有关。人群流行病学研究、整体动物实验及体外细胞实验都发现,苯或其代谢产物暴露可以干扰表观遗传模式,如全基因组甲基化水平、一些苯毒性相关基因的甲基化及组蛋白乙酰化。而其他类型的表观遗传修饰方式,如组蛋白泛素化及磷酸化,印记基因等还有待进一步探讨。此类研究的深入将为明确苯的毒作用机制及苯中毒的预防治疗提供新的线索和科学依据。

【苯胺毒作用机制研究进展】

近年来,随着分子流行病学研究的深入,研究人员发现了一些苯胺毒性的早期分子标志物,如 H2AX 组蛋白、人类角蛋白 14、细胞周期素依赖性激酶等。另外,分子遗传学的进展也让研究者发现苯胺毒性可能与miRNA、lncRNA 和 circRNA 等有关。这些研究结果加深了对苯胺毒性的认识,有助于为防治苯胺相关职业性疾病提供证据。

实际工作中,某处职业环境中常常不止一种化学毒物,因此增加了联合毒性暴露的可能性。多项基于化工厂作业工人的调查发现,苯胺与环境中其他化学物质(如甲苯胺、硝基苯等)可能具有联合毒性的作用。未来需要更多证据来揭示苯胺与其他化学物联合毒作用及其机制。

苯胺属于化学性毒物。国务院办公厅于 2017 年印发的《国家职业病防治规划(2016—2020 年)》中强调,要全面落实职业病防治工作的各项任务,其中首要目标便是以职业性肺病和化学中毒为重点源头治理对象。

第九章　职业性粉尘接触及其对健康的危害

【案例 9 - 1】

患者，男性，55岁，因胸闷、气短、咳嗽加重2月而就诊。患者为某厂石英车间粉碎工，连续接尘工龄18年。工作时通常戴纱布口罩，有局部抽风装置，但效果不佳。体格检查：体温36.8℃，心率98次/min，肺部听诊呼吸音粗。高千伏X线胸片可见：两肺的肺纹理增多增粗，两侧中肺区和右下肺区可见有密集度为1/1的小阴影，左下肺区也可见到有密集度为1/2的小阴影。肺功能测定结果显示肺功能中度损伤。

问题：

1. 该患者诊断为何种尘肺病？诊断的依据是什么？

2. 举例说明哪些行业及工种工人易患该尘肺病？

职业性粉尘是指在生产活动中产生的能较长时间飘浮在作业场所空气中的固体微粒。职业性粉尘可致多种职业性肺部疾患，是污染作业环境、损害职业人群健康的重要职业性危害因素。

第一节　概述

一、职业性粉尘的来源与分类

（一）职业性粉尘的来源

职业性粉尘来源非常广泛，如矿山开采、隧道开凿中的凿岩、爆破、破碎作业；煤炭井下开采；机械制造工业中原材料准备、粉碎、筛分、配料、喷砂、清砂；玻璃、水泥、陶瓷及耐火材料生产中的原料加工；农业生产中的粮食收获与加工，化学工业中的有机固体原料的加工、包装；宝石首饰加工等，如果防尘措施不够完善，均可产生大量粉尘。

（二）职业性粉尘的性质及其分类

在各种不同的生产环境中，接触到的粉尘性质往往不同。如在采矿、凿岩、建筑施工、机械铸造、耐火材料及陶瓷等行业,主要接触石英及含石英的粉尘;在石棉矿的开采、选矿,石棉制品加工制造时,主要接触石棉或含石棉的混合粉尘;焊接、金属加工、冶炼时,主要接触金属性粉尘;农业、农副产品加工、制糖工业、动物管理及纺织工业等,接触有机粉尘为主。

粉尘的分类方法很多,按其性质分为三类:

1. 无机粉尘　包括:金属性粉尘,如铅、锰、铁、铝、锡等金属及其氧化物粉尘;非金属性粉尘,如石英、石棉、云母、炭黑等;人工无机粉尘,如玻璃纤维、金刚砂、水泥尘等。

2. 有机粉尘　包括:动物性粉尘,如动物的皮毛、羽绒、角质、骨质等粉尘;植物性粉尘,如棉、麻、亚麻、枯草、茶、甘蔗、烟草等粉尘;人工有机粉尘,如有机农药、TNT 炸药、合成染料、合成橡胶、合成纤维等粉尘。

3. 混合性粉尘　在职业环境中,无机性粉尘和有机粉尘同时混合存在最为常见,如煤矿工人接触的煤矽尘、金属制品加工研磨时的金属和磨料粉尘等混合性粉尘。

二、职业性粉尘的理化特性及其卫生学意义

(一)粉尘的化学成分、浓度和接触时间

作业场所空气中粉尘的化学成分和浓度直接决定其对人体危害的性质和严重程度。不同化学成分的粉尘可导致肺纤维化、中毒、致敏和刺激作用等。如含游离型二氧化硅高的粉尘可引起肺纤维化,某些金属(如铅及其化合物)粉尘可引起铅中毒,另一些金属(如铝、铍等)粉尘可导致过敏性哮喘或肺炎。同一种粉尘,作业环境空气中浓度愈高,人体暴露的时间愈长,危害愈严重。

(二)粉尘的分散度

分散度是指物质被粉碎的程度,以粉尘粒径大小(μm)的数量或质量组成百分比来表示,前者称为粒子分散度,后者称为质量分散度。粒径或质量小的颗粒所占比例愈大,则表示粉尘粒子分散度愈大,粉尘粒子分散度愈高,其在空气中悬浮的时间愈长,沉降速度愈慢,被人体吸入的机会愈大;粒子分散度愈高,表面积也愈大,愈易参与体内理化反应,对人体危害就愈严重。粒子分散度还影响粉尘在呼吸道的阻留部位和阻留率。

不同种类的粉尘由于粉尘的密度和形状不同,同一粒径的粉尘在空气中的沉降速度不同,为了相互比较,引入空气动力学直径(Aerodynamic Equivalent Diameter,AED),是指某一种类的粉尘粒子,不论其形状、密度和大小如何,如果它在空气中的沉降速度与一种密度为 1 的球形粒子的沉降速度一样时,则这种球形粒子的直径即为该种粉尘粒子的空气动力学直径。一般认为,AED 等于或大于 15 μm 的尘粒称为非吸入粉尘,AED 小于 15 μm 的尘粒可进入呼吸道,称为可吸入性粉尘,其中 10~15 μm 的尘粒主要被阻留在上呼吸道,5 μm 以下的尘粒可达呼吸道深部和肺泡,称为呼吸性粉尘。在尘肺发病过程中,尽管粒子大小很重要,但进入肺内粉尘的绝对质量起着更为重要的作用。在粒子分散度相同的情况下,吸入粉尘的质量越大,则肺内纤维化病变越重。这一点表明了质量分散度的重要性。

(三)粉尘的硬度、形状和比重

粒径较大、外形不规则坚硬的尘粒易引起呼吸道黏膜机械性损伤。比重愈大、愈接近球型,沉降速度越快,粉尘进入人体的机会越小,危害性也减小。

（四）粉尘的溶解度

铅、砷等有毒粉尘可在呼吸道溶解吸收，随溶解度增加，对人体的危害增强。相反，无毒或毒性低的粉尘如面粉、糖等的溶解度高，易吸收，并被机体代谢后排出，对机体危害减弱。难溶性粉尘（如石英）在体内可持续产生纤维化作用。

（五）粉尘的荷电性

粉尘在产生过程中由于相互摩擦或吸附空气中的离子而带电。温度升高、干燥环境可使粉尘的荷电性增加。同性电荷的粉尘相斥，增强了其在空气中的稳定程度；异性电荷的粉尘相吸，尘粒在撞击中易凝集在一起而沉降。一般来说，荷电尘粒易被阻留在肺内，易被巨噬细胞吞噬。

（六）粉尘的爆炸性

可氧化的、分散度高的粉尘，如煤、糖、面粉、硫黄等，在一定浓度下（如煤尘达 $35\ \text{g/m}^3$，糖 $10.3\ \text{g/m}^3$，面粉、硫黄 $7\ \text{g/m}^3$），一旦遇到明火、电火花或放电时，即会发生爆炸。

三、职业性粉尘在体内的转归

（一）粉尘在呼吸道的沉积

粉尘粒子随气流进入呼吸道后，主要通过撞击沉降、截留沉积、重力沉积、静电沉积以及布朗运动而发生沉降。粒径较大的尘粒在大气道分岔处发生撞击沉降；纤维状的粉尘主要以截留作用沉积。直径大于 $1\ \mu\text{m}$ 的粒子大部分通过撞击和重力沉降而沉积；对于直径小于 $0.5\ \mu\text{m}$ 的粒子，主要通过布朗运动沉积于小气道和肺泡壁。

（二）人体对粉尘的防御和清除

人体对吸入的粉尘具有防御和清除能力，一般认为有三道防线。

1. 鼻腔、喉、气管和支气管树的阻留作用　大量粉尘粒子随气流吸入时通过撞击、截留、重力沉积以及布朗运动会阻留在呼吸道表面，机体启动咳嗽和喷嚏反应，排出粉尘。

2. 呼吸道上皮"黏液-纤毛系统"的排出作用　阻留在气道内的粉尘，被气道表面的黏液层吸附，呼吸道的纤毛向咽喉方向有规律地摆动，将黏液层中的粉尘逐渐移出。如果长期大量吸入粉尘，黏液纤毛系统的功能和结构会遭到严重损害，其清除粉尘能力大大降低，导致粉尘在呼吸道滞留。

3. 肺泡巨噬细胞的吞噬作用　进入肺泡的粉尘，可以被肺泡巨噬细胞吞噬形成尘细胞，大部分尘细胞通过阿米巴运动及肺泡的舒张转移至纤毛上皮表面，通过纤毛运动而被清除。小部分的尘细胞由于粉尘作用受损、坏死、崩解，尘细胞坏死后，被吞噬的尘粒，再次释放到肺泡浆中，再次被巨噬细胞吞噬，如此循环往复。

此外，部分尘粒和尘细胞可进入肺淋巴系统，沉积于肺门和支气管淋巴结。

人体通过各种清除功能，可排出进入呼吸道的 $97\%\sim99\%$ 的粉尘，有 $1\%\sim3\%$ 的尘粒沉积在体内。若长期吸入粉尘可削弱上述各项清除功能，导致粉尘过量沉积，造成肺组织病变。

四、职业性粉尘对人体健康的主要危害

职业性粉尘的理化性质和作用部位不同，可引起不同的病理损害，主要包括以下几方面。

（一）引起呼吸系统疾患

1. 尘肺病　在职业活动中长期吸入生产性矿物性粉尘并在肺内潴留而引起的以肺组织

弥漫性纤维化为主的疾病。尘肺病是我国最主要的职业病,是影响面最广、危害最严重的一类疾病。尘肺病病例约占我国职业病病人总数的80%。按病因分为五类:

(1)矽肺:长期吸入游离二氧化硅含量较高的粉尘所引起的尘肺。

(2)硅酸盐肺:长期吸入结合状态的二氧化硅粉尘所引起的尘肺,如:石棉肺(asbestosis)、滑石尘肺、水泥尘肺、云母尘肺等。

(3)炭尘肺:长期吸入煤炭、石墨、炭黑、活性炭等粉尘所引起的尘肺,如煤肺、石墨尘肺、炭黑尘肺、活性炭尘肺等。

(4)混合性尘肺:长期吸入含游离二氧化硅和其他粉尘引起的尘肺,如煤矽肺、陶工尘肺等。

(5)金属尘肺:长期吸入某些金属粉尘引起的尘肺,如铝尘肺等。

我国2013年公布实施的《职业病分类和目录》对尘肺病进行了更详细地划分,包括矽肺、煤工尘肺、石墨尘肺、炭黑尘肺、石棉肺、滑石尘肺、水泥尘肺、云母尘肺、陶工尘肺、铝尘肺、电焊工尘肺、铸工尘肺12种。根据《职业性尘肺病的诊断》(GBZ70—2015)和《职业性尘肺病的病理诊断》(GBZ25—2014)可诊断的其他尘肺,共计13种。其中以煤工尘肺和矽肺最多,占我国尘肺总例数的近80%。

2. 金属及其化合物粉尘肺沉着病和硬金属肺 某些金属如铁、锡、钡及其化合物粉尘吸入后,主要沉积于肺组织中,呈现异物反应,称为金属及其化合物粉尘肺沉着病;在职业活动过程中长期吸入钨、钴、钛等硬质金属合金粉尘而引起的间质性肺疾病,称为硬金属肺病。粉尘肺沉着病和硬金属肺病都是我国2013年底新版《职业病分类和目录》中新增加的职业病。

3. 有机粉尘引起的肺部病变 如吸入棉、大麻、亚麻等粉尘可引起棉尘肺;吸入带有霉菌孢子的植物性粉尘如粮谷尘、蔗渣尘等或者吸入被细菌或血清蛋白污染的有机粉尘可引起过敏性肺炎。

4. 其他呼吸系统疾患 在粉尘进入的部位积聚大量的巨噬细胞,导致炎性反应,引起粉尘性气管炎、支气管炎、肺炎,当粉尘中含有刺激或致敏性物质时,可引起支气管哮喘的发作。长期的粉尘接触还常引起机体抵抗功能下降,容易发生肺部非特异性感染。

(二)局部刺激损伤作用

粉尘可引起皮肤、眼的疾病,如堵塞性皮脂炎、粉刺、毛囊炎、脓皮病;金属磨料粉尘引起角膜外伤,导致角膜感觉迟钝等。粉尘作用于呼吸道黏膜先引起黏膜细胞功能亢进,表现为充血、毛细血管扩张、分泌液增加,久之可引起肥大性病变,之后,由于黏膜上皮细胞营养不足,可出现萎缩性改变。沥青粉尘还可引起光感性皮炎。

(三)全身中毒作用

吸入铅、锰、砷等毒物粉尘可在呼吸道黏膜很快溶解吸收,导致中毒,呈现出相应毒物的中毒症状。

(四)致癌作用

如放射性矿物或金属(如镍、铬、砷等)、石棉等粉尘可致肺部肿瘤或呼吸系统其他肿瘤。此外,放射性粉尘也可引起呼吸系统肿瘤。

第二节　矽肺

矽肺是由于在职业活动中长期吸入游离二氧化硅（SiO_2）含量较高的粉尘而引起的以肺组织弥漫性纤维化为主的全身性疾病，是尘肺中危害最严重、进展最快的一种，矽肺病例约占尘肺总病例的 40％左右，位居第二。矽肺因其高患病率和疾病的不可逆性成为全球职业卫生重要问题之一，已引起国际社会关注。1995 年 4 月国际劳工组织（International Labour Organization，ILO）和 WHO 职业卫生联合委员会提出了一项"ILO/WHO 全球消除矽肺的国际计划"，号召世界各国行动起来，在 2005 年前明显降低矽肺发病率，在 2015 年消除矽肺这一职业卫生问题。但从我国目前的发病现状来看，形势不容乐观，防治任务依然十分艰巨。

一、主要接触矽尘作业

含游离 SiO_2 的粉尘，俗称为矽尘，指岩石或矿物中没有同金属或金属氧化物结合的 SiO_2。游离 SiO_2 在自然界中分布很广，是地壳的主要成分，约 95％的矿石中含有数量不等的游离 SiO_2。如石英中游离 SiO_2 高达 99％，常以石英尘作为矽尘的代表。游离 SiO_2 按晶体结构分为结晶型、隐晶型和无定型三种。结晶型游离 SiO_2 的硅氧四面体排列规则，如石英、鳞石英、方石英，存在于石英石、花岗岩或夹杂于其他矿物内的硅石；隐晶型游离 SiO_2 的硅氧四面体排列不规则，主要有火石、玛瑙和石英玻璃；无定型游离 SiO_2 主要存在于硅藻土、硅胶和蛋白石中。游离二氧化硅在不同温度和压力下，硅氧四面体形成多种同素异构体，随着稳定温度的升高，硅氧四面体依次为：石英、鳞石英、方石英、柯石英、超石英和人工合成的凯石英。

一般将接触含有 10％以上游离二氧化硅的粉尘作业，称为矽尘作业。常见矽尘作业有：金属、非金属、煤炭等各种矿山采掘中的凿岩、掘进、爆破、运输、选矿等；开山筑路、修建水利工程及开凿隧道等；在工厂，如冶炼厂、玻璃厂、石英粉厂、耐火材料厂等生产过程中的矿石原料破碎、碾磨、筛选、配料等工序；机械制造业铸造车间的原料粉碎、配料、铸型、清砂、喷砂等作业；珠宝加工、石器加工等均能产生大量含游离 SiO_2 的粉尘。

二、影响矽肺发病的主要因素

矽肺的发病与粉尘中游离 SiO_2 的含量和类型、现场粉尘浓度和分散度、接尘工龄、防护措施和接尘者个体因素等有关。粉尘中游离 SiO_2 含量越高，发病时间愈短，病情愈严重；晶体结构不同，致纤维化能力各异，依次为结晶型＞隐晶型＞无定型；各种不同石英变体致肺纤维化的能力依次为鳞石英＞方石英＞石英＞柯石英＞超石英。

矽肺的发生与发展还与肺内的粉尘蓄积量有关。肺内的粉尘蓄积量主要取决于粉尘浓度、分散度、接尘时间和防护措施等。空气中粉尘浓度越高，分散度越大，接尘工龄越长，防护措施不落实，吸入并蓄积在肺内的粉尘量就越大，越易发生矽肺，病情越严重。

矽肺的发病较缓慢，一般在持续性吸入矽尘 5～10 年后发病，接触较低浓度矽尘多在15～20 年后发病。一旦发生矽肺，即使脱离矽尘作业，病变仍会继续发展。持续吸入高浓度、高游离 SiO_2 含量的粉尘，经 1～2 年即可发病，称为"速发型矽肺"。有些接尘者，虽接触较高浓度矽尘，但时间较短，脱离粉尘作业当时 X 线胸片未显示矽肺的改变，在脱离接尘作业若干年后被诊断为矽肺，称为"晚发型矽肺"。

接尘者个体因素如年龄、遗传、个体易感性、个人卫生习惯、营养和呼吸系统疾患对矽肺的发生也起一定作用,既往患有肺结核、特别是接尘期间患有活动性肺结核、其他慢性呼吸系统疾病者易罹患矽肺。

三、发病机制

世界各国学者针对石英如何引起肺纤维化提出了机械刺激学说、聚合硅酸学说、免疫学说等,但都不能圆满解释矽肺发病全过程。随着生物科学技术的不断发展,矽肺发病机制的研究正在逐步深入。近年,在探讨石英粉尘致肺内巨噬细胞崩解死亡直至最终肺组织纤维化和矽结节形成的过程中,取得了一些新的进展,概括如下:

(一)尘细胞的损伤与死亡

进入肺内的石英粉尘首先被巨噬细胞吞噬,吞噬了粉尘的巨噬细胞称为尘细胞,石英粉尘可以使巨噬细胞崩解死亡,其可能机制为:①石英尘粒表面的羟基活性基团,即硅烷醇基团(silanol group)与肺泡巨噬细胞膜、多核白细胞膜等构成氢键,产生氢的交换和电子传递,使细胞膜通透性增高、流动性降低、功能改变,最终导致细胞破裂;②石英颗粒直接损伤巨噬细胞膜,破坏细胞膜的完整性或增加膜的通透性,促使细胞外钙离子大量进入细胞内,当进入胞内钙离子超过 $Ca^{2+}-Mg^{2+}-ATP$ 酶及其他途径排钙能力时,细胞内钙离子浓度升高,导致巨噬细胞损伤甚至死亡;③尘细胞可释放活性氧(ROS),激活白细胞产生活性氧自由基,参与生物膜脂质过氧化反应,引起细胞膜的损伤。

(二)胶原纤维增生和矽结节形成

一般来说,这是一个很缓慢的形成过程,其发病机制可归纳为:①石英可损伤 Ⅰ 型上皮细胞,使之变性肿胀、崩解脱落,当肺泡 Ⅱ 型上皮细胞不能及时修补时,基底膜受损,肺间质裸露,激活成纤维细胞增生,产生大量胶原纤维,胶原纤维的产生为矽结节形成提供了物质基础;②巨噬细胞损伤或凋亡释放脂蛋白等,可成为自身抗原,刺激产生抗体,抗原抗体复合物沉积于胶原纤维上形成玻璃样变。

矽肺纤维化发病的分子机制研究有了一定的进展。矽尘进入肺内损伤或激活淋巴细胞、巨噬细胞、成纤维化细胞等效应细胞,分泌多种活性分子,包括:细胞因子、趋化因子、细胞外基质等。细胞因子按其作用不同分为 Th1 型与 Th2 型细胞因子。Th1 型细胞因子 IFN-γ、IL-2 和 TNF-α 等在肺损伤早期激活淋巴细胞,主要参与组织炎症反应过程。Th2 型细胞因子 IL-4、IL-6 和 IL-10 等促进成纤维细胞增生、活化、启动纤维化进程。矽尘促进调节性 T 淋巴细胞调控 Th1 型向 Th2 型反应极化,Th2 型细胞因子反应占优势时,诱导 TGF-β1 等分泌增加,TGF-β1 促进成纤维细胞增生,通过其信号传导途径合成胶原蛋白,形成肺纤维化。

肌成纤维细胞在矽肺发病中起着重要作用,其来源于肺内的成纤维细胞直接分化、上皮细胞转化与循环及骨髓源性细胞的分化。这些来源不同的肌成纤维细胞最终导致过多的细胞外基质沉积,主要包括 Ⅰ 型和 Ⅲ 型胶蛋白、纤维黏蛋白、弹性蛋白、黏多糖等。

矽尘颗粒、效应细胞、活性分子等之间相互作用,构成复杂的细胞-细胞分子网络,通过多种信号传导途径,激活胞内转录因子,调控胶原蛋白等的合成,最终形成肺纤维化。

矽肺发病机制十分复杂,尚未完全阐明,归纳如图 9-1。

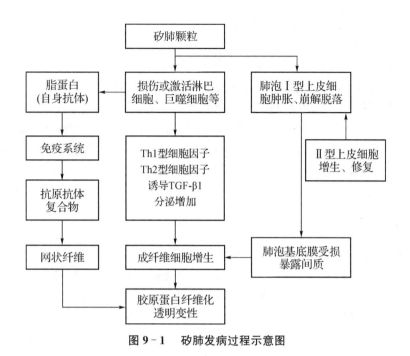

图 9-1 矽肺发病过程示意图

四、病理改变

矽肺病例尸体解剖可见肺体积增大,晚期肺体积缩小。肺呈黑灰或灰白,晚期病例的肺脏可呈花岗岩状;肺重量增加,入水下沉;肺表面可触及散在、孤立的砂粒状结节,融合团块处质硬似橡皮,肺组织弹性丧失;有广泛胸膜增厚和粘连。在肺门和支气管分叉处可见黑灰色肿大淋巴结,背景夹杂玉白色斑点或条纹。

矽肺的基本病理改变为矽结节形成和弥漫性间质纤维化,矽结节是矽肺特征性病理改变。矽肺病理改变分为结节型、弥漫性间质纤维化型、矽性蛋白沉积和团块型。

(一)结节型矽肺

长期吸入游离 SiO_2 含量较高的粉尘而引起的肺组织纤维化,典型病变为矽结节。肉眼观,矽结节稍隆起于肺表面呈半球状,在肺切面多见于胸膜下和肺组织内,直径为 $1\sim5$ mm 散在的结节。镜下可见不同发展阶段和类型的矽结节。早期矽结节胶原纤维细,而且排列疏松,间有大量的尘细胞和成纤维细胞。结节愈成熟,细胞成分愈少,胶原纤维愈粗大密集,终至胶原纤维发生透明性变,中心管腔受压,成为典型矽结节。典型矽结节是由多层同心圆排列的胶原纤维构成,其中心或偏侧为一闭塞的小血管或小支气管,横断面似葱头状。进一步发展,矽结节增多、增大、密度增高,进而融合形成团块状。

(二)弥漫性间质纤维化型矽肺

长期接触游离二氧化硅含量较低的粉尘,或虽吸入游离二氧化硅含量较高的粉尘,但吸入量较少时,矽肺进展缓慢,其病变多呈弥漫性间质纤维化型。病理特点为肺泡间隔、肺小叶间隔及呼吸性支气管和小血管周围纤维组织呈弥漫性增生,相互连接呈放射状、星芒状。这就是 X 线胸片下所见的"毛玻璃状"改变的病理基础。有时形成大块纤维化,其间夹杂粉尘粒子和尘细胞。

(三)矽性蛋白沉积型矽肺

又称急性矽肺,多见于短期内接触高浓度、高分散度的游离 SiO_2 粉尘的青年工人。其病理特征为肺泡内有大量蛋白分泌物(矽性蛋白),继而发生纤维化病变。

(四)团块型矽肺

上述类型矽肺进一步发展,病灶融合扩展而形成团块状病变。该型多见于两肺上叶后段和下叶背段。肉眼观,团块为黑或灰黑色、条索状、圆锥形或不规则形,界限清楚,质地坚硬;切面可见原结节的轮廓、薄壁空洞、索条状纤维束等病变。镜下除可见到结节型、弥漫性间质纤维化型病变以及胶原纤维增生和玻璃样变外,还可观察到被挤压的血管、神经及所造成的营养不良性坏死、薄壁空洞及钙化灶。萎缩的肺泡腔内充满尘细胞和粉尘,团块周围的肺泡组织出现代偿性肺气肿,贴近胸壁处可形成肺大泡,胸膜增厚,广泛粘连;有时合并结核感染,可形成矽肺结核病灶。

五、临床表现

(一)症状和体征

矽肺患者早期无明显症状,随病情进展,或有并发症时,可出现胸闷、气短、咳嗽、咳痰、心悸、胸痛等症状和体征,并逐渐加重和增多。当活动或病情加重时,呼吸困难可加重。患者并发慢性阻塞性支气管炎时可听到哮鸣音,合并感染可听到湿啰音,若有肺气肿,呈桶状胸,呼吸音降低。严重时,右心衰竭,呼吸困难,不能平卧。因肺脏具有很强的代偿功能,所以症状的多少和轻重与 X 线胸片改变并不一定呈平行关系。

(二)X 射线胸片表现

矽肺 X 射线胸片影像是肺组织矽肺病理形态在 X 射线胸片的反映,是"形"和"影"的关系,与肺组织纤维化的病变程度、肺内粉尘蓄积有一定相关,并非完全一致。X 射线胸片表现改变为 X 射线穿过病变组织和正常组织对 X 射线吸收率的变化,呈现发"白"的圆形或不规则形小阴影,是矽肺诊断的重要依据。肺门改变、肺气肿、肺纹理和胸膜变化,对矽肺的诊断也有重要参考价值。

1. 小阴影　在 X 射线胸片上,肺野内直径或宽度不超过 10 mm 的阴影。小阴影按其形态分为圆形和不规则形两类,以圆形小阴影为主。

(1)圆形小阴影　是矽肺最常见、最重要的一种 X 线影像,其病理基础以结节型矽肺为主,呈圆形或近似圆形,边缘整齐或不整齐,密度较高,中心浓实,直径小于 10 mm。按直径大小分成 p(<1.5 mm)、q(1.5~3.0 mm)和 r(3.0~10 mm)三种类型。圆形小阴影早期多分布于两肺中、下肺区,随病变的进展,数量增多,直径增大,密集度增高,可波及两肺上区。

(2)不规则形小阴影　多为接触游离 SiO_2 含量较低的粉尘所致,其病理基础是肺间质纤维化。由粗细、长短、形态不一的致密线条状阴影组成,可互不相连或杂乱无章地交织在一起,呈网状或蜂窝状。按其宽度可分为 s(<1.5 mm)、t(1.5~3.0 mm)和 u(3.0~10 mm)三种类型。早期多见于双肺中、下肺区,交织在肺纹理之间,当网影密集时,肺野呈"毛玻璃状"浑浊,可随着病变发展而逐渐波及两肺上区。

2. 大阴影　在 X 射线胸片上,肺野内直径或宽度大于 10 mm 的阴影,为晚期矽肺的重要 X 线表现,其病理基础是团块状纤维化。形状为长条形、不规则形、椭圆形或圆形,可由圆形小阴影或不规则形小阴影增多、增粗、靠拢、重叠而成;多在双肺中上区,逐渐融合成边缘较清楚、密度均匀一致的大阴影,形态多样,两肺对称呈"八"字形等,也可先在一侧出现。大阴影周围一般有肺气肿带的 X 线表现。小阴影和大阴影是矽肺 X 线诊断的主要依据。

3. 肺纹理和肺门改变 肺纹理改变出现较早,表现为肺纹理增多、增粗,甚至扭曲变形、紊乱断裂。早期肺门阴影扩大,密度增高,有时可见明显增大的淋巴结阴影,淋巴结包膜下因钙质沉着而呈"蛋壳样钙化"。晚期矽肺可因纤维组织的牵拉,使肺门上举或外移,X线胸片肺纹理呈"垂柳状"。由于肺气肿加重,肺纹理相对减少,肺门可呈现"残根状"改变。

4. 胸膜改变 胸膜粘连增厚,先在肺底部出现,以肋膈角变钝或消失最常见。晚期由于肺部纤维组织收缩和膈胸膜粘连,横膈可呈现"天幕状"影像。

5. 肺气肿 多数为弥漫性肺气肿,部分为局限性、灶周性肺气肿和泡性肺气肿,严重者可见肺大泡。

(三)肺功能改变

早期矽肺患者由于病变轻微,肺功能变化不明显。随着病变进展,肺组织纤维化进一步加重,肺弹性下降,肺活量和肺总量有一定程度减低。病变进一步发展至弥漫性结节性纤维化和并发肺气肿时,肺活量降低明显,最大通气量减少。当肺泡大量损害、毛细血管壁增厚时,可出现肺弥散功能障碍。

(四)并发症

矽肺常见并发症有肺结核、肺及支气管感染、自发性气胸及肺源性心脏病等。其中最常见、危害最大的是肺结核,且随矽肺病程的进展,并发率增加。矽肺一旦合并结核,可促使矽肺加速恶化,且结核难以控制,矽肺合并肺结核是患者死亡的最常见原因。

六、诊断

(一)诊断原则和方法

矽肺的诊断与鉴定工作应当按照《中华人民共和国职业病防治法》(2018 年 12 月 29 日第四次修正)、《职业病诊断与鉴定管理办法》(2013 年卫生部令第 91 号)和《职业性尘肺病的诊断》(GBZ 70—2015)进行,遵循科学、公正、及时、便民的原则。根据可靠的生产性矿物性粉尘接触史,以技术质量合格的 X 射线高千伏或数字化摄影(DR)后前位胸片表现为主要依据,结合工作场所职业卫生学、尘肺流行病学调查资料和职业健康监护资料,参考临床表现和实验室检查,排除其他类似肺部疾病后,对照尘肺病诊断标准片,方可诊断。

劳动者临床表现和实验室检查符合尘肺病的特征,没有证据否定其与接触粉尘之间必然联系的,应当诊断为尘肺病。

在诊断时应与肺癌、特发性肺间质纤维化、变态反应性肺泡炎、肺含铁血黄素沉着症、浸润型肺结核、急性或亚急性血行播散型肺结核等疾病进行鉴别诊断。

对于少数生前有较长时间接尘职业史,但未被诊断为尘肺者,依据本人遗愿或死后家属提出申请,进行尸体解剖。根据详细可靠的职业史,由具有尘肺病理诊断权的病理专业人员按照《职业性尘肺病的病理诊断》(GBZ 25—2014)提出尘肺病的病理诊断报告,参考受检者历次 X 线胸片、病历摘要、死亡日志,并排除其他原因可能导致的相似病理改变,方可作出尘肺病的病理诊断。该诊断可作为享受职业病待遇的依据。

(二)尘肺病诊断标准

2015 年,我国颁布了新修订的《职业性尘肺病的诊断》(GBZ 70—2015),从 2016 年 5 月 1 日起开始实施,诊断分期如下:

1. 尘肺壹期 有下列表现之一者:

（1）有总体密集度1级的小阴影，分布范围至少达2个肺区。

（2）接触石棉粉尘，有总体密集度1级的小阴影，分布范围只有1个肺区，同时出现胸膜斑。

（3）接触石棉粉尘，小阴影总体密集度为0，但至少有2个肺区小阴影密集度为0/1，同时出现胸膜斑。

2. 尘肺贰期　有下列表现之一者：

（1）有总体密集度2级的小阴影，分布范围超过4个肺区。

（2）有总体密集度3级的小阴影，分布范围达到4个肺区。

（3）接触石棉粉尘，有总体密集度1级的小阴影，分布范围超过4个肺区，同时出现胸膜斑并已累及部分心缘或膈面。

（4）接触石棉粉尘，有总体密集度2级的小阴影，分布范围达到4个肺区，同时出现胸膜斑并已累及部分心缘或膈面。

3. 尘肺叁期　有下列表现之一者：

（1）有大阴影出现，其长径≥20 mm，短径>10 mm。

（2）有总体密集度为3级的小阴影，分布范围超过4个肺区并有小阴影聚集。

（3）有总体密集度为3级的小阴影，分布范围超过4个肺区并有大阴影。

（4）接触石棉粉尘，有总体密集度3级的小阴影，分布范围超过4个肺区，同时单个或两侧多个胸膜斑长度之和超过单侧胸壁长度的二分之一或累及心缘使其部分显示蓬乱。

本标准适用于国家现行《职业病分类和目录》中所列的各种尘肺病的诊断，主要根据接触粉尘的性质及粉尘中游离 SiO_2 含量来判断为哪种类型的尘肺病。

表9-1　职业性尘肺病诊断分期简表

分期	阴影	总体密集度	小阴影分布范围	胸膜斑
壹期	小阴影	1级	至少达到2个肺区	—
壹期（石棉）	小阴影	1级	1个肺区	同时出现胸膜斑
	小阴影	0级	0/1至少2个肺区	同时出现胸膜斑
贰期	小阴影	2级	超过4个肺区	—
	小阴影	3级	达到4个肺区	—
贰期（石棉）	小阴影	1级	超过4个肺区	同时出现胸膜斑并已累及部分心缘或膈面
	小阴影	2级	达到4个肺区	
叁期	大阴影	—	长径≥20 mm，短径>10 mm	—
	小阴影	3级	超过4个肺区并有小阴影聚集	—
	小阴影	3级	超过4个肺区并有大阴影	—
叁期（石棉）	小阴影	3级	超过4个肺区	胸膜斑长度之和超过单侧胸壁长度1/2或累及心缘使其部分显示蓬乱

七、治疗与处理

(一) 治疗

至今为止,矽肺尚无根治方法,应采取综合治疗措施,治疗原则:尘肺病人应及时脱离粉尘作业,根据病情需要进行综合治疗。积极预防和治疗肺结核及其他并发症,减轻临床症状,延缓病情进展,延长病人寿命,提高生活质量。

1. 药物治疗 我国学者多年来研究了数种治疗矽肺的药物,在动物模型上具有一定的抑制胶原纤维增生等作用,临床试用中有某种程度上的减轻症状、延缓病情进展的疗效,目前临床上试用的药物有:①防己甲素;②克矽平(P_{204});③柠檬酸铝;④吡非尼酮(PFD)等,但这些药物有待进一步观察和评估。

2. 大容量肺灌洗 是目前治疗尘肺病的一种探索性方法,可以排出一定数量的沉积于肺泡内的粉尘、尘细胞、致纤维化因子以及呼吸道分泌物等,一定程度上缓解病人的临床症状,改善其肺功能,延缓尘肺病的进展。但大容量肺灌洗具有创伤性,术中及术后可发生并发症,远期疗效有待继续观察研究。因此,应该严格掌握大容量肺灌洗的适应证和禁忌证,权衡利弊。

3. 保健康复治疗 及时脱离接尘作业,定期复查、随访,积极预防肺结核、呼吸道感染等并发症的发生;加强营养,进行呼吸肌功能锻炼,提高机体抵抗力。养成良好的生活习惯,饮食、起居规律,提高家庭护理质量。

4. 对症治疗 通畅呼吸道,解痉、平喘;清除积痰(侧卧叩背、吸痰、湿化呼吸道、应用祛痰药);氧疗,根据实际情况可采用间断或持续低流量吸氧以纠正缺氧状态,改善肺通气功能。积极控制呼吸系统感染,防止并发症等。

5. 肺移植 近年来免疫抑制剂的研究进展为肺移植创造了条件,鉴于肺移植后生存收益的有限性,尘肺病是一种慢性病,在没有严重并发症的情况下,对生存寿命影响不大,故对尘肺病患者重点是做好健康管理和综合治疗。除个别特殊病例需认真评价手术适应证外,不建议推荐肺移植作为治疗尘肺病的选择。

(二) 职业病致残程度鉴定

尘肺患者确诊后,应依据其 X 射线诊断尘肺期别、肺功能损伤程度和低氧血症分级,进行职业病致残程度鉴定。按《劳动能力鉴定 职工工伤与职业病致残等级》(GB/T16180—2014),尘肺致残程度由重到轻依次为:

1. 一级 尘肺叁期伴肺功能重度损伤及(或)重度低氧血症[$PO_2 < 5.3$ kPa(40 mmHg)]。

2. 二级 具备下列情况之一者:①尘肺叁期伴肺功能中度损伤及(或)中度低氧血症;②尘肺贰期伴肺功能重度损伤及(或)重度低氧血症[$PO_2 < 5.3$ kPa(40 mmHg)];③尘肺叁期伴活动性肺结核;④职业性肺癌或胸膜间皮瘤。

3. 三级 具备下列情况之一者:①尘肺叁期;②尘肺贰期伴肺功能中度损伤及(或)中度低氧血症;③尘肺贰期合并活动性肺结核。

4. 四级 具备下列情况之一者:①尘肺贰期;②尘肺壹期伴肺功能中度损伤及(或)中度低氧血症;③尘肺壹期伴活动性肺结核。

5. 六级 尘肺壹期伴肺功能轻度损伤及(或)轻度低氧血症。

6. 七级 尘肺壹期,肺功能正常。

（三）患者安置原则

1. 尘肺一经确诊，不论其期别，应立即脱离接尘作业。

2. 伤残程度轻者（六级、七级）在调离接尘后，可安排在非接尘作业区从事劳动强度不大的工作。

3. 伤残程度中等者（四级），可安排在非接尘作业区做些力所能及的工作，或在医务人员指导下进行康复期活动。

4. 伤残程度严重者（一级、二级、三级），不承担任何工作，在医务人员指导下进行康复活动。

第三节　石棉肺

石棉属于硅酸盐，硅酸盐是由二氧化硅、金属氧化物和结晶水组成的矿物，按其来源分为天然硅酸盐和人造硅酸盐两种。天然硅酸盐广泛存在于自然界中，如石棉、云母、滑石等。人造硅酸盐多由石英、钙、镁、铝和其他碱类焙烧而成，如玻璃纤维和水泥等。硅酸盐有纤维状（如石棉）和非纤维状（如水泥、云母等）两类。纤维状是指纵横径之比 >3：1 的尘粒。直径 <3 μm、长度 ≥5 μm 的纤维称可吸入性纤维，直径 ≥3 μm、长度 ≥5 μm 的纤维称不可吸入性纤维。在生产环境中因长期吸入硅酸盐粉尘所致的尘肺，统称为硅酸盐尘肺。我国现行《职业病分类和目录》中列有石棉肺、滑石尘肺、云母尘肺和水泥尘肺。

石棉肺是在生产过程中长期吸入石棉粉尘所引起的以肺组织纤维化为主的疾病。其特点是两肺间质弥漫性纤维化，不出现或极少出现结节性损害，是硅酸盐尘肺中最常见、危害最严重的一种。

一、石棉的种类、主要接触作业及影响发病因素

石棉是一种具有纤维状结构的蛇纹石类和闪石类硅酸盐矿物的总称。此类矿物含有镁、铁、铝、钙、钠等氧化物和二氧化硅。蛇纹石类主要为温石棉，为银白色片状结构，呈中空的管状纤维丝，柔软可弯曲，适于纺织，使用量占全世界石棉产量的 95% 以上，主要产于加拿大、俄罗斯和中国；闪石类石棉纤维为链状结构，多粗糙且坚硬，包括青石棉、铁石棉、直闪石、透闪石和阳起石，以青石棉和铁石棉开采和使用量大，主要产于南非、芬兰和澳大利亚等地。

石棉具有抗拉力性强，不易断裂、耐酸碱、隔热和绝缘等良好性能，工业用途达三千余种。石棉纤维粗细随品种而异，其直径大小依次为直闪石 > 铁石棉 > 温石棉 > 青石棉。青石棉直径最小，易沉积于肺组织中，且穿透力强，因而致纤维化作用也最强，且出现病变早，形成石棉小体多。石棉不但可致肺组织纤维化引起石棉肺，而且是人类的确认致癌物，可引起肺癌及胸膜和腹膜间皮瘤。

接触石棉主要作业是采矿、加工和使用，如石棉的开采、选矿和运输；石棉加工厂的开包、扎棉、梳棉和纺织；建筑、造船等的保温材料、耐火材料制造；石棉制品的粉碎、切割、磨光及钻孔等生产过程均可产生大量的石棉粉尘。

石棉肺的发病工龄一般为 5～15 年，不足 5 年发病者较少见。影响石棉肺发病的主要因素包括：石棉种类、纤维直径和长度、石棉尘浓度、接尘时间（工龄）、接触者个体差异等。柔软而易弯曲的温石棉纤维易被阻留于细支气管上部气道并清除，直而硬的闪石类纤维，如青

石棉和铁石棉可穿透肺组织到达胸膜,导致胸膜疾病。粉尘中石棉纤维含量越高,接触时间越长,吸入肺内纤维越多,越易引起肺纤维化。少数工人脱离接触石棉粉尘后仍可发生石棉肺。此外,接触者个人习惯如吸烟等也与石棉肺发病有关。

二、发病机制

石棉肺的发病机制远较矽肺复杂,至今尚不清楚,据近年来的研究报道,将石棉肺的发病机制归纳为以下几个方面。

(一)纤维机械刺激学说

该学说认为石棉纤维具有纤维性、多丝结构和坚韧性等物理特性,不仅可机械损伤和穿透呼吸性细支气管和肺泡壁,侵入肺间质引起纤维化病变,而且可穿透脏层胸膜,进入胸腔引起胸膜病变,即胸膜斑、胸膜渗出及胸膜间皮瘤,如直而硬的青石棉、铁石棉纤维的致病性较强。

(二)细胞毒性作用

研究发现温石棉细胞毒性强于闪石类。当温石棉纤维与细胞膜接触后,其表面的镁离子及其正电荷与巨噬细胞膜性结构相互作用,致膜上的糖蛋白尤其是唾液酸基团丧失活性,形成离子通道,钾钠泵功能失调,细胞膜通透性增高及溶酶体酶释放,导致巨噬细胞肿胀、崩解。

(三)自由基介导损伤

石棉纤维可诱导刺激肺泡巨噬细胞产生活性氧自由基(ROS)、包括 H_2O_2、O_2 等,过量 ROS 引起生物膜氧化损伤,导致生物膜大分子不饱和脂肪酸过氧化,释放氧化物、细胞因素和生长因子等,继而促进成纤维细胞增殖和胶原蛋白沉积,最终导致肺组织纤维化。

三、病理改变

石棉肺的病理特点是肺间质弥漫性纤维化,可见石棉小体及胸膜肥厚和形成胸膜斑。

(一)肺间质弥漫性纤维化

是石棉肺的主要病理改变。石棉肺的纤维化病变自上而下逐渐加重,双肺下叶尤甚,在血管和支气管周围更为明显。随病变进展,两肺切面出现粗细不等的灰白色弥漫性纤维化条索和网架,为石棉肺的典型特征。晚期,肺间质纤维化更广泛而明显,肺组织陷于弥漫性纤维化。两肺明显缩小、变硬,切面呈现典型的弥漫性纤维化并出现蜂窝状改变。

(二)石棉小体

石棉纤维被巨噬细胞吞噬后,由一层含铁蛋白颗粒和酸性黏多糖包裹沉积于石棉纤维之上所形成。肺组织切片中可见长 $10\sim300~\mu m$、粗 $1\sim5~\mu m$ 的石棉小体,呈黄色或黄褐色,形似哑铃、鼓槌或串珠状,普鲁氏蓝染色时常呈阳性铁反应故又称含铁小体。石棉小体仅仅是吸入石棉的标志,其数量的多少与肺纤维化程度不一定平行。

(三)胸膜改变

包括胸膜斑、胸膜渗出和胸膜增厚,是石棉肺的另一病理特征。胸膜斑是指厚度>5 mm 的局限性胸膜增厚,是由玻璃样变的粗大胶原纤维束在胸膜脏层和(或)壁层局部形成纤维瘢痕斑块,以壁层多见。呈灰白或浅黄色,表面光滑,境界清楚,凸出于胸膜,状似胼胝体或软骨,可伴钙化。胸膜斑多见于两肺下后外侧和脊柱旁及膈肌的中心腱上。

四、临床表现

（一）症状和体征

自觉症状出现较矽肺早，主要是咳嗽和呼吸困难。咳嗽多为干咳或少许黏液性痰，伴支气管炎或支气管扩张时，咯痰量增多，痰中可查到石棉小体。呼吸困难起初出现于体力活动时，随病情加重而明显，晚期患者在静息时可出现气急。患者可有一时性局限性胸痛，若有持续性胸痛，首先要考虑的是肺癌或恶性胸膜间皮瘤。

石棉肺特征性的体征是双下肺区可闻及捻发音，随病情进展，捻发音可扩展至中、上肺区，由细小声变为粗糙声。晚期患者可出现杵状指（趾），并随着病变加重而明显，伴肺源性心脏病者，可有心肺功能不全症状和体征。

（二）肺功能改变

石棉肺患者肺功能改变出现较早，往往在 X 线胸片尚未显示石棉肺影像之前，肺活量即开始降低。随着病情进展，肺活量（VC）、用力肺活量（FVC）和肺总量（TLC）下降，残气量（RV）正常或略增加，而第一秒用力呼气容积/用力肺活量（FEV1/FVC）变化不明显，此特征为石棉肺典型肺功能改变。一氧化碳弥散量（DLCO）下降也是早期石棉肺肺功能损害的表现之一。

（三）X 线胸片表现

主要表现为不规则小阴影和胸膜改变。不规则小阴影是石棉肺 X 线表现的特征，也是石棉肺诊断分期的主要依据。早期多在两侧肺下区出现密集度较低的不规则小阴影，随病情进展，小阴影逐渐增粗、增多，呈网状并逐渐扩展到两中、上肺区。

胸膜改变主要包括胸膜斑、胸膜增厚和胸膜钙化。胸膜斑是指肺野内除肺尖部和肋膈角区以外出现的厚度大于 5 mm 的局限性胸膜增厚，或局限性钙化胸膜斑块，是我国石棉肺诊断分期的指标之一。多见于双下肺侧胸壁 6～10 肋间，也可发生于膈胸膜和心包膜。弥漫性胸膜增厚的 X 线影像呈不规则形阴影，以中、下肺区明显，有时可见点片或条状钙化影。晚期石棉肺可因纵隔胸膜增厚并与心包膜及肺组织纤维化交错重叠，致使心缘轮廓不清，甚至形成"蓬发状心影"，此影像是"叁期"石棉肺的主要诊断依据之一。

（四）并发症

晚期石棉肺患者并发呼吸道及肺部感染较矽肺多见，但合并肺结核较矽肺少，因反复感染，往往可致心力衰竭。肺癌和恶性间皮瘤是石棉肺的严重并发症。

五、诊断

石棉肺按照《职业性尘肺病的诊断》（GBZ 70—2015）进行诊断和分期。根据 X 线胸片小阴影的总体密集度及小阴影分布范围、胸膜斑等，将石棉肺病诊断分为壹期、贰期和叁期。

六、治疗与处理

处理原则与矽肺相同。目前尚无治疗石棉肺的有效方法，主要采用对症治疗，增强机体抵抗力，积极防治并发症。

七、预防

预防石棉肺及有关疾病的关键在于从源头上消除石棉粉尘的危害，近年来一些发达国家已禁止使用石棉,组织研制石棉代用品,发展中国家尽可能安全生产和使用温石棉。坚决贯彻执行国家有关石棉纤维粉尘危害的规定,对石棉作业工人要加强宣传教育,说服他们戒烟。

第四节　煤工尘肺

煤是主要能源和化工原料之一,可分为褐煤、烟煤和无烟煤。我国煤炭储藏量大,产量高,采煤工人的数量居全国各类粉尘作业工人之首。据调查,煤工尘肺占我国尘肺病总数的50％以上,是煤炭企业发病最严重、患病人数最多的职业病。

一、煤工尘肺的概念和分类

煤工尘肺(Coal Workers' Pneumoconiosis,CWP)是指煤矿工人长期吸入生产性粉尘所引起的尘肺的总称。在煤矿开采过程中由于工种不同,工人可接触矽尘、煤尘和煤矽尘,从而引起肺组织弥漫性纤维化,统称为煤工尘肺。煤工尘肺有三种类型:在岩石掘进工作面的凿岩工、装岩工、放炮工等,接触游离二氧化硅含量较高的岩石粉尘(游离二氧化硅含量在10％以上,多在30％～50％),所患尘肺为矽肺,发病工龄10～15年,病变进展快,危害严重,占煤工尘肺病人总数的20％～30％。采煤工作面的采煤工、选煤工、装卸工等主要接触单纯性煤尘(游离二氧化硅含量在5％以下),所患尘肺为煤肺,发病工龄多在20～30年以上,病情进展缓慢,危害较轻。由于煤矿工人工种不固定,既接触矽尘,又接触煤尘,所患尘肺兼有矽肺和煤肺的特征,称为煤矽肺,是我国煤工尘肺中最常见的类型。发病工龄多在15～20年,病情进展较快,危害较重。

煤工尘肺的发病情况因开采方式不同有很大差异。露天煤矿工人的尘肺患病率很低,井下开采工作面的粉尘浓度和分散度均高于露天煤矿,尘肺患病率和发病率均较高。我国地域广大,地层结构复杂,各地煤工尘肺患病率差异较大,在0.92％～24.1％之间,其中矽肺占11.4％,煤矽肺占87.6％,煤肺占1.0％。不同煤种的致病能力不同,由强到弱依次为:无烟煤、烟煤、褐煤。

二、煤矿粉尘接触机会

煤田勘探、煤矿建设和生产中的各工种,煤炭运输、加工和使用过程中均接触煤矿粉尘。煤田地质勘探过程中的钻孔、坑探、物探、采样分析等岗位,地下开采过程中的凿岩、爆破、装载、出矸推车、喷浆砌碹、掘进、采煤、运输、支柱、井下通风等岗位,露天开采的钻孔、爆破、挖掘、采装、运输等岗位以及洗煤厂的煤炭装卸、破碎、筛选、水洗、浮选、设备维护等岗位可接触不同类型的煤矿粉尘。煤球制造工、车站和码头煤炭装卸工也可接触煤尘。

三、发病机制

煤工尘肺的发病机制尚不清楚,现有研究提示其发生主要涉及三方面的病理生理过程:①粉尘在下呼吸道和肺泡聚集及激活免疫炎性细胞;②成纤维细胞增生;③胶原和细胞外基质合成增加。进入肺泡和肺间质的煤尘颗粒首先与巨噬细胞、肺泡液和肺泡上皮细胞发生直接作用,形成或通过刺激细胞产生反应性活性氧物质及释放某些免疫炎性细胞因子,细胞因子能直接作用于细胞或通过介导其他细胞因子的质和量变化传递一些信息。细胞因子间相互刺激或抑制,形成细胞因子作用网,导致淋巴细胞、中性粒细胞、嗜酸性粒细胞等在肺泡内和肺间质聚集,引起持续性炎性反应,导致成纤维细胞增生,胶原合成增加和肺组织纤维化。

煤矿粉尘导致肺组织纤维化的病变过程较复杂,涉及多种细胞及生物活性物质,表现有炎性反应、细胞与组织结构的损伤与修复、免疫反应、胶原增生与纤维化的形成,是多种因素相互作用与相互制约的结果。煤工尘肺的发病机制受到各国学者重视,寻找尘肺早期轻微损伤的敏感生物标志物,探索与尘肺易感性相关的基因多态性等,以进一步了解尘肺发病的本质,更有效地预防、诊断和治疗尘肺。

四、病理改变

煤工尘肺的病理改变随吸入的煤尘与矽尘的比例不同而有差异,除了凿岩工所患矽肺外,多属混合型,兼有间质性弥漫纤维化和结节型两者特征,主要有以下几种。

(一)煤斑

煤斑又称煤尘灶,是煤工尘肺最常见的原发性特征性病变,肉眼观察呈灶状,质软,色黑,直径2～5 mm,境界不清,多在肺小叶间隔和胸膜交角处,表现为网状或条索状。镜下观察煤斑是由很多的煤尘细胞灶和煤尘纤维灶组成。前者是由数量不等的煤尘及煤尘细胞聚集在肺泡、肺泡壁、细小支气管和血管周围形成,特别是在Ⅱ级呼吸性支气管的管壁及其周围肺泡最为常见。后者由煤尘细胞灶纤维化而形成,随着病灶的发展出现纤维化,早期以网状纤维为主,后期有少量的胶原纤维交织其中,形成煤尘纤维灶。

(二)灶周肺气肿

灶周肺气肿是煤工尘肺病理的又一特征。常见的有两种:一种是局限性肺气肿,见于煤尘纤维灶周围,为散在分布于煤斑旁的扩大气腔,与煤斑共存;另一种是小叶中心性肺气肿,在煤斑的中心或煤尘灶的周边,有扩张的气腔,居小叶中心,称小叶中心性肺气肿。主因煤尘和尘细胞在Ⅱ级呼吸性支气管周围堆积,使管壁平滑肌等结构受损,导致灶周肺气肿。如果病变进一步发展,向肺泡道、肺泡管及肺泡扩展,即波及全小叶形成全小叶肺气肿。

(三)煤矽结节

肉眼观察呈圆形或不规则形,直径为2～5 mm或稍大,质坚实,色黑。镜下可见两种煤矽结节:典型煤矽结节其中心部由旋涡样排列的胶原纤维构成,其间有明显煤尘沉着,周边有大量煤尘细胞、成纤维细胞、网状纤维和少量的胶原纤维,向四周延伸呈放射状;非典型煤矽结节无胶原纤维核心,胶原纤维束排列不规则,尘细胞分散于纤维束之间。

(四)弥漫性纤维化

在肺泡间隔、小叶间隔、细支气管周围、小血管和胸膜下,出现程度不同的纤维增生和间质细胞,并有尘细胞和煤尘沉着,间质增宽变厚,晚期形成粗细不等的条索和弥漫性纤维网架,肺间质纤维增生。

(五)大块纤维化

大块纤维化又称进行性块状纤维化(Progressive Massive Fibrosis,PMF),是煤工尘肺晚期的一种表现,为致密的黑色块状病变,多分布在两肺上部和后部,右肺多于左肺。病灶呈长梭形、不规则形,少数似圆形或类圆形,边界清楚。镜下观察分两种类型:一种为弥漫性纤维化,在大块纤维病灶中及病灶周围有很多煤尘和煤尘细胞,见不到结节改变。另一种为大块纤维病灶中可见到结节。有时在团块病灶中见到空洞形成,洞内积聚墨汁样物质,周围可见明显代偿性肺气肿。

另外,胸膜呈轻度到中等度增厚,肺门和支气管旁淋巴结多肿大,色黑质硬,在镜下还可见煤尘、煤尘细胞灶和煤矽结节。

五、临床表现

(一)症状、体征和肺功能改变

煤工尘肺早期一般无症状,当合并支气管或肺部感染及肺气肿时,出现气短、胸痛、胸闷、咳嗽、咳痰等症状及相应体征。秋冬季节及劳动强度较大时症状加重。煤工尘肺患者由于广泛的肺纤维化,呼吸道狭窄,尤其因肺气肿导致肺泡大量破坏,肺功能测试显示通气功能、弥散功能和毛细血管气体交换功能都有减退或障碍。

(二)X 线胸片表现

煤工尘肺 X 线胸片上主要表现为圆形小阴影、不规则形小阴影和大阴影,还可见到肺纹理和肺门阴影的改变。

1. 圆形小阴影　煤工尘肺 X 线胸片表现以圆形小阴影为主者多见,多为 p 型或 q 型阴影,其病理基础是矽结节、煤矽结节和煤尘纤维灶。圆形小阴影的形态、数量和大小往往与患者接触粉尘的性质和浓度有关。纯掘进工患者为典型矽肺表现;以掘进作业为主,接触含游离二氧化硅较多的混合性粉尘工人,以典型的小阴影居多;以采煤作业为主的工人,主要接触煤尘,并混有少量矽尘所患尘肺,胸片圆形小阴影多不太典型,边缘不整齐,呈星芒状,密集度低。圆形小阴影最早出现在右中肺区,其次为右下、左中肺区,两上及左下肺区出现得较晚。随着病变的进展,小阴影逐渐增多、增大、密集度增高,分布范围扩展,可布满全肺。

2. 不规则形小阴影　多呈网状或密集成蜂窝状,较圆形小阴影少见。煤尘灶、弥漫性肺间质纤维化、细支气管扩张、肺小叶中心性肺气肿是构成不规则形小阴影的病理基础。

3. 大阴影　是晚期矽肺和煤矽肺的重要 X 线表现,呈椭圆形、长梭形或不规则形,边缘清晰,周边肺气肿明显。胸片动态观察可见大阴影多是由小阴影增大、密集、融合而形成;也可由少量斑片、条索状阴影逐渐发展而成,周边肺气肿比较明显,多在两肺上、中肺区出现,左右对称。煤肺患者罕见大阴影。

煤工尘肺的肺气肿多为局限性、弥漫性和泡性肺气肿。泡性肺气肿表现为成堆小泡状阴影,直径为 1~5 mm,即所谓"白圈黑点"。晚期可见肺大泡。

此外,煤工尘肺可见到肺纹理增多、增粗、扭曲变形,肺门阴影增大、密度增高,还可见到淋巴结蛋壳样钙化或桑葚样钙化阴影,常可见到肋膈角闭锁及粘连。

六、诊断与治疗

煤工尘肺按《职业性尘肺病的诊断》(GBZ 70—2015)进行诊断和分期。治疗方法同矽肺。

第五节　其他尘肺

其他粉尘接触机会及所致尘肺临床表现等见表 9-2 所示。

表 9-2　其他常见粉尘及所致尘肺

尘肺名称	粉尘性质、用途、接触机会	临床表现	X线胸片表现
水泥尘肺	水泥是人工合成无定型硅酸盐。所用原料因种类不同而各异，主要是石灰石、黏土、页岩、铁粉、煤、矿渣、石膏、沸石等原料。由于水泥配料不同，粉尘中含有游离 SiO_2 量也各异。水泥原料粉尘引起的肺部病理改变属于混合性尘肺	发病工龄多在 8～34 年。主要症状为气短、咳嗽、咳痰，可出现鼻腔黏膜充血、鼻甲肥大、鼻黏膜萎缩等鼻炎表现。肺功能改变以阻塞性肺通气功能障碍为主，这种改变往往先于自觉症状和胸部 X 线所见	在两肺中、下野可见不规则形小阴影和细小的网影；或出现类圆形 p 类小阴影，较软、分散稀疏
滑石尘肺	滑石为常见的硅酸盐矿物，含有氧化铁、氧化锡、氧化钙和直闪石、透闪石等少量杂质。天然滑石呈片状、板状或致密块状。具有蜡样、珍珠样光泽，色白、粉红、灰白多种。具有耐热、耐水、不导电、吸附性好等性能。主要接触滑石粉尘作业有滑石矿开采、加工、运输、滑石粉加工、耐火材料、造纸、橡胶、医药、农药、雕刻等工业部门	发病工龄多为 8～34 年，平均 22 年。早期无任何症状，随病情进展可出现气短、胸闷、胸痛、咳嗽、咯痰等症状。可合并有慢性支气管炎和肺气肿征象	主要 X 线胸片表现与石棉肺相同，为不规则小阴影和胸膜改变。类圆形小阴影较石棉肺明显，晚期可融合成大阴影。胸膜增厚，左侧胸壁膈肌腱部和心包处可见滑石斑，但较石棉肺少而轻。滑石尘肺有时也可并发肺癌和胸膜间皮瘤。这可能与滑石中夹杂石棉类物质有关
云母尘肺	云母为天然铝硅酸盐，其晶体结构均含有硅氧层，纯云母含结晶型 SiO_2，但其矿床通常与花岗伟晶岩夹在石英和长石之间，故含有游离 SiO_2。种类繁多，成分复杂。具有耐酸、隔热、绝缘等性能，并易剥成薄片，广泛用于电器绝缘材料、无线电及国防工业	发病工龄，采矿工 11～38 年，平均 25 年；加工云母工 20 年以上。临床表现与其他硅酸盐尘肺相似，进展缓慢	以不规则小阴影（s 型）改变为主，可有少量类圆形小阴影。肺野似"毛玻璃样"改变，不清楚。肺门密度增高，胸膜改变不明显
尘肺	炭黑多以天然气、石油、沥青、焦炭为原料，经不完全燃烧和加热降解制取。含碳 90%～95%，含游离 SiO_2 0.5%～1.5%。粒径极小，易飞扬。主要用于橡胶、塑料、干电池、油墨、油漆等工业。炭黑厂的筛粉、包装工，电极厂配料、成型工和橡胶轮胎厂投料工可接触高浓度炭黑粉尘	发病工龄最短 15 年，最长 25 年以上，平均 24 年。症状轻微，进展缓慢，多不影响劳动能力。少量严重者可并发慢性支气管炎和肺心病	两肺中、下野可见肺纹理阴影增多，密度较低呈毛玻璃状。以类圆形 p 型小阴影最常见，有时还可见到不规则形小阴影。肺门阴影密度增大，偶见轻度肺气肿，胸膜粘连改变，少见大阴影
石墨尘肺	石墨分为天然和合成石墨两种，是具有金属光泽的结晶型碳，呈银灰或黑色。石墨中游离 SiO_2 的含量有很大差异，石墨矿多为 13.5%～25.9%；中碳石墨为 0.5%～5.0%；而合成石墨（高温石墨）中几乎不含游离 SiO_2。在石墨矿的开采、碎矿、筛粉和包装工序；以石墨为原料制造耐火砖、坩埚、电极、耐腐蚀管材以及用石墨作铸件涂料、原子反应堆减速剂等过程中均可接触高浓度石墨粉尘	发病工龄一般在 15～20 年。早期症状轻微，进展缓慢，当合并慢性支气管炎和肺气肿时，自觉症状和体征明显。肺功能有一定损害	早期两肺多在中、下肺野出现少量密度较低的类圆形（p 或 q）小阴影，肺纹理增多。如见到较粗大的 r 形阴影，可能与患者接触游离 SiO_2 量较多有关。肺门阴影的密度增高，少数患者有轻微肺气肿、胸膜增厚和肋膈角变钝改变

尘肺名称	粉尘性质、用途、接触机会	临床表现	X线胸片表现
铸工尘肺	铸造生产的铸件常分为铸钢、铸铁和铸有色合金件。铸钢的烧铸温度为1 500℃，砂型配料需要耐热性的石英砂（含游离 SiO_2 77%～98%）；铸铁温度为1 300℃，可用耐热性差些的天然砂（含游离 SiO_2 20%～85%）；铸有色金属温度为1 100℃以下，也多用天然砂并混有耐火黏土、石墨粉、焦炭粉等混合性材料。在铸造过程中，型砂粉碎、搅拌运输以及制砂型、打箱、清砂和清理铸件等工序均有粉尘产生	发病工龄，铸造工一般20～30 年；铸钢工最短10年左右。临床表现与矽肺类似，进展缓慢	两肺出现不规则小阴影，以中、下肺区较明显；随病情进展，多呈网状和蜂窝状。常伴有肺气肿。有时两肺中、下区出现类圆形阴影，密度低，极少见大阴影
陶工尘肺	陶瓷是把石英、黏土、长石、石膏等粉碎后，经配料、制坯、修坯、烧制等工艺过程制成的各种器皿或材料。作业场所粉尘多为硅酸盐和石英混合尘，其中游离 SiO_2 含量差异很大，有的可达40%以上。陶瓷工人按其接触粉尘性质不同，可患矽肺、硅酸盐肺或混合性尘肺	陶工尘肺平均发病工龄在25 年以上。早期有轻度咳嗽、咳痰，劳动时胸闷、气短，偶闻干湿啰音。易合并肺结核。肺功能有轻度损害，以阻塞性通气障碍为主	两肺多为不规则小阴影相互交织呈网状、蜂窝状，少数可见类圆形小阴影，间有肺气肿。肺门阴影扩大，密度增高，结构紊乱。随病情进展，小阴影数量增多，密度增高，在两肺中上区外带，有小阴影局部聚集，形成融合灶、团块大阴影。矽结节、淋巴结、胸膜均可见钙化，易见结核病灶
电焊工尘肺	电焊时所产生的烟、尘与使用的焊条成分有关。焊条药皮主要由大理石、萤石、石英、锰铁、矽铁、钛铁、云母、白云石、纯碱等所组成。在高温（2 000～6 000℃）作用下，药皮、焊丝、矿石及空气中水分发生复杂反应，生成氧化铁、二氧化硅、氧化锰、氟化物、臭氧和氮氧化物等烟尘或气溶胶，逸散在空气中	发病工龄多在15～20年，最短发病工龄为4年。胸闷、胸痛、咳嗽、咳痰、气短等。晚期肺功能有改变	早期以不规则小阴影为主，多分布于两肺中、下区。有时出现类圆形小阴影，分布广泛，密度小，随病情发展密集度逐渐增加；个别晚期病例出现大阴影
铝尘肺	铝是银白色轻金属，分布广泛，占地壳重量的7.45%。比重轻，强度大。金属铝粉可分为粒状和片状，含铝量达90%以上。金属铝及其合金用于航空、船舶、建筑材料、电器等工业。金属铝粉用于制造炸药、导火剂等。氧化铝是经电炉熔融（2 300℃）制得的聚晶体（白刚玉），含有微量 SiO_2，由于硬度高，可制成磨粉和磨具，用于各种机件磨削	发病工龄多在10～32年，平均24 年。患者有咳嗽、胸痛、气短和肺功能损害	两肺野中、下区可见较细的不规则形小阴影，呈网状或蜂窝状。也可见到 p 形圆形小阴影，密度较低，边缘不十分清晰，增多时可全肺分布，但无融合影出现。叁期患者在上、中肺野可见大阴影

第六节　尘肺病防治措施

尘肺病是我国最主要的职业病,不仅患者数多,而且危害大,是严重致劳动能力降低、致残和影响寿命的疾病,也是国家和企业赔偿的主要职业病。尘肺的发病是一个渐进和积累的过程,目前尚无有效的治疗手段,控制尘肺的关键在于预防。新中国成立 70 多年来,我国在防止粉尘危害和预防尘肺发生方面做了大量工作,结合国情总结出了行之有效的"革、水、密、风、护、管、查、教"八字方针。具体地说:①革,即改革生产工艺和革新生产设备,这是消除粉尘危害的根本途径;②水,即湿式作业,可防止粉尘飞扬,降低环境粉尘浓度;③密,将尘源密闭;④风,加强通风及抽风除尘;⑤护,即个人防护;⑥管,经常性地维护和管理工作;⑦教,加强宣传教育;⑧查,定期检测环境空气中粉尘浓度和接触者在岗期间健康检查。实际工作中,防治尘肺病的综合性控制措施可以用四句话概括,即"法律措施是保障,技术措施是根本和关键,个体防护是最后一道防线,健康监护是常规策略",其主要内容就是我国的"八字方针"。

一、法律措施

包括制定、颁布、实施控制粉尘危害的各项卫生标准和相关法律法规。

(一)严格立法

新中国成立以来为防止粉尘危害、保护工人健康,国家颁布了一系列政策、法令和条例,为控制粉尘危害和防治尘肺病提供了明确的法律依据。

1956 年国务院颁布了《关于防止厂、矿企业中的矽尘危害的决定》;1958 年卫生部(前)和劳动部等联合颁布了《工厂防止矽尘危害技术措施办法》《矿山防止矽尘危害技术措施暂行办法》;1987 年颁布了《中华人民共和国尘肺病防治条例》和修订过的《粉尘作业工人医疗预防措施实施办法》;1995 年实施了《中华人民共和国劳动法》;2002 年 5 月 1 日开始实施《中华人民共和国职业病防治法》及其修正版;2019 年国家卫健委等 10 部门联合制定了《尘肺病防治攻坚行动方案》等,为控制粉尘危害和防治尘肺病提供了明确的法律依据。

(二)制定作业场所粉尘职业接触限值

如 2019 年新修订的《工作场所有害因素职业接触限值第 1 部分 化学有害因素》(GBZ 2.1—2019)规定了 49 种生产性粉尘时间加权平均容许浓度(PC-TWA),其中 14 种制定了呼吸性粉尘的 PC-TWA。

(三)严格执法

加大执法力度及加强接尘作业的监督管理,是尘肺防治有关法律与法规得到落实的根本保证。各级人民政府、企业法人等都必须严格执行国家已制定的一系列法律法规,各级企业主管部门、疾病控制中心和职业病监督防治机构要加大执法力度,按期对企业和厂矿的生产环境进行经常性的卫生监测和监督,对粉尘浓度超标的厂矿企业应严格处理,促其限期整改,以确保厂矿企业作业场所内的粉尘浓度在容许浓度范围内,从根本上杜绝尘肺的发生。

二、技术措施

工程技术措施是消除或降低粉尘危害最根本措施。各行各业需根据其粉尘产生的特点,通过技术措施控制粉尘浓度。

（一）改革生产工艺和革新生产设备

改革生产工艺和革新生产设备是消除或减少粉尘危害的主要途径,如在铸造工艺中用石灰石代替石英砂,寻找石棉的替代品;用远距离操作、隔离室监控、计算机控制等措施避免劳动者接触粉尘等;风力运输、负压吸砂减少粉尘外逸。使生产过程实现机械化、连续化、自动化以减少尘源。

（二）湿式作业

湿式作业是一种经济易行的有效防尘措施,如石英磨粉或耐火材料碾磨,玻璃、搪瓷行业的配料过程均可采用湿式作业;井下爆破后冲洗岩帮;高压注水采煤等。

（三）密闭尘源和抽风除尘

对不能采取湿式作业的场所,在密闭尘源的基础上,用局部抽风方法使密闭系统内保持一定负压,避免粉尘外逸,抽出的含尘空气经过除尘装置净化后排入大气。

三、个人防护

个人防护是防止粉尘进入呼吸系统的最后一道防线,也是技术防尘措施的补救。

合理使用防尘口罩、送风式防尘头盔、防尘服等个体防护用品可有效防止粉尘的危害。

需要强调两点:第一,个体防护不是首选,是不得已而为之的补救手段,通过技术措施降低工作场所粉尘浓度才是首选。第二,棉纱、纱布口罩不得用作防尘口罩使用。主要是因为这类的口罩对粉尘的滤过效率很低,达不到保护劳动者的效果。

四、健康监护

法律依据为《职业健康监护技术规范》(GBZ 188—2014),主要包括:职业健康检查、离岗后健康检查、应急健康检查和职业健康监护档案管理等四个方面内容,职业健康检查包括上岗前、在岗期间、离岗时健康检查等。

上岗前健康检查为强制性,主要的目的是发现粉尘作业职业禁忌证,如患有活动性肺结核、慢性阻塞性肺病、慢性间质性肺病、伴肺功能损害者均不得从事粉尘作业。

在岗期间健康检查主要目的是尽早发现尘肺患者,使其尽快脱离粉尘作业和得到及时的观察治疗。

还要加强宣传教育,使企业的法人代表和劳动者都能正确认识粉尘的危害及防尘措施的有效性,以提高防尘的自觉性和主观能动性,自觉或相互监督对方做好防尘设备系统的维修管理和防尘管理制度的贯彻执行。

【案例 9-1 分析】

问题 1. 该患者诊断为何种尘肺病? 诊断的依据是什么?

分析思路:尘肺病的诊断主要依据《职业性尘肺病的诊断》(GBZ 70—2015)进行,本标准适用于国家颁布的《职业病分类和目录》中所列的各种尘肺病的诊断,即矽肺、煤工尘肺、石墨尘肺、炭黑尘肺、石棉肺等,主要根据接触粉尘的性质,粉尘中游离 SiO_2 含量来判断为哪种类型的尘肺病,患者接触的是石英尘,石英中游离 SiO_2 含量高达 90% 以上,诊断为职业性矽肺。

诊断依据:患者有石英接触史 18 年;有胸闷、气短、咳嗽加重 2 月等临床表现;高千伏 X 线胸片表现、肺功能检查结果及工作场所防尘效果不佳等。

问题 2. 举例说明哪些行业及工种工人易患该尘肺病。

分析思路:接触含有 10% 以上游离 SiO_2 的粉尘作业,即矽尘作业的工人易患矽肺。常见的矽尘作业:金属、煤炭等各种矿山采掘作业中的凿岩、掘进、爆破等;隧道工程;石英粉厂、玻璃厂、陶瓷厂、耐火材料厂生产过程中的原料的破碎、研磨、筛分、配料等工序;机械制造业铸造车间的原料粉碎、配料、砂型调制、清砂、喷砂等;珠宝和石器加工等。

(张美荣)

复习思考题

1. 什么是尘肺病? 尘肺病的诊断原则和分期标准有哪些?

2. 长期从事含有 10% 以上游离 SiO_2 的粉尘作业会导致什么后果? 其病理改变和主要 X 线胸片表现有哪些?

3. 影响矽肺发病的主要因素是什么?

知识拓展:尘肺病防治攻坚行动方案

为加强尘肺病预防控制,坚决遏制尘肺病高发势头,切实保障劳动者职业健康权益,国家卫生健康委等 10 部门联合印发《尘肺病防治攻坚行动方案》。该方案根据当前尘肺病防治工作中亟待解决的重要问题,提出了五项具体行动。

1. **粉尘危害专项治理行动**　组织开展粉尘危害专项调查,掌握用人单位粉尘危害基本信息及其地区、行业、岗位、人群分布情况,建立粉尘危害基础数据库;集中开展煤矿、非煤矿山、冶金等重点行业粉尘危害专项治理工作。

2. **尘肺病患者救治救助行动**　在接触粉尘危害劳动者集中的地区开展尘肺病主动监测,对已报告尘肺病患者进行调查,掌握其健康状况;利用工伤保险、基本医保、大病保险、医疗救助、生活帮扶等政策,做好尘肺病患者保障工作;实施工伤保险扩面行动,及时将相关用人单位纳入工伤保险统筹范围。

3. **职业健康监管执法行动**　重点加强地市、县两级监管执法力量和装备建设,强化业务培训;加强建设项目职业病防护设施"三同时"监督检查,强化源头控制;实施分类分级监管,加强对粉尘危害风险高的用人单位的监督检查,加大执法频次。

4. **用人单位主体责任落实行动**　督促企业履行主体责任,从人员配备、改进设备、个体防护、健康监护等方面加强源头控制和过程管理;以建设健康企业为载体,提升企业粉尘防治水平。

5. **防治技术能力提升行动**　整合现有各级职业病防治院所、疾控中心和医疗卫生机构的资源和力量,建立完善国家、省、地市、县四级技术支撑网络;按照"地市能诊断,县区能体检,镇街有康复站,村居有康复点"的目标,加强基层尘肺病诊治康复能力建设。

第十章　职业性物理因素及其健康危害

【案例 10 - 1】

患者王某某，男，47 岁，因双耳听力下降 8 年伴双耳耳鸣加重 2 年入院。

患者于 2002 年 5 月至今，一直在某面粉公司制粉车间，从事磨工工作。患者自述听力下降 8 年余，伴耳鸣，近 2 年加重，需配戴助听器对话。实验室检查：电测听双耳感音神经性聋，声阻抗为双耳的鼓室功能曲线正常。

现场职业卫生学调查发现，患者工作场所的噪声强度为 85～98 dB(A)，每天工作 8～10 小时，无任何个人防护。同一车间还有 6 名工友，有 2 名自述也出现耳聋但不严重，未引起注意，其余 4 名无明显耳聋的感觉。

问题：

1. 对该患者如何作出诊断？诊断的依据是什么？

2. 噪声对人体健康的损害有哪些？

3. 对其余 6 名工友如何处理？

随着工农业生产的发展，机械化生产设备的使用越来越多，其产生的物理因素对人体健康的影响越来越突出。生产环境中存在的物理性有害因素主要有异常气象条件、生产性噪声与振动、电离辐射和非电离辐射。物理因素除了激光是人工产生外，其他均为自然存在的因素，有些是人体生理功能所必需的外界条件，如强度低、作用时间短则对人体无害；但强度大、作用时间长则对机体产生不良影响。因此，物理性有害因素的预防措施不是消除或替代，而是采取措施将其控制在一定范围。

第一节　高温作业

一、生产环境中气象条件

生产环境的气象条件主要指气温、气湿、气流和热辐射。

（一）气温

生产环境中气温取决于大气温度、太阳辐射和生产过程中的热源、人体散热等,这些因素均可使气温上升。

（二）气湿

分绝对湿度和相对湿度,生产环境中的气湿常以相对湿度表示。相对湿度 80％以上称为高气湿,30％以下称为低气湿。

（三）气流

生产环境中的气流除受外环境风力影响外,主要与车间内的热源有关。热源使空气加热而上升,室外冷空气从厂房门窗和下部空隙进入室内,造成空气对流。室内外温差越大,产生的气流越大。

（四）热辐射

物体因本身的温度而以电磁辐射(主要是红外线和部分可见光的形式)向外散发能量称为热辐射。当周围物体表面温度超过人体体表温度时,周围物体向人体发射一定的热辐射,使人体受热。相反,人体体表温度高于周围物体表面温度时,人体向周围物体辐射而散热。生产场所中同一车间的不同地点、一日内不同时间,气象条件都可存在明显差异。

二、高温作业的概念和类型

（一）概念

高温作业是指在生产劳动过程中,有高气温或有强烈的热辐射或伴有高气湿相结合的异常作业条件、工作地点平均 WBGT 指数≥25 ℃的作业。

（二）高温作业的类型

按其气象条件的特点可分为以下三类:

1. 高温、强热辐射作业　如冶金行业的炼钢、炼焦、炼铁、轧钢和机械制造工业的铸造、锻造、热处理等车间;玻璃、陶瓷、搪瓷、砖瓦等工业窑炉车间;轮船和火力发电的锅炉间等。这些生产场所的气象特点是气温高、热辐射强度大,相对湿度较低,形成干热环境。

2. 高温、高湿作业　如印染、缫丝、造纸等工业中的液体加热或蒸煮车间;机械行业的酸洗、电镀以及屠宰车间、潮湿矿井等。其特点是高气温、高气湿,而热辐射强度不大,形成湿热环境。

3. 夏季露天作业　常见于夏季午间烈日下的田间农业劳动、建筑工地和室外搬运等。其特点是除高气温、太阳强热辐射外,劳动者还受被加热的地面和周围物体的二次热辐射作用。

三、高温作业对机体生理功能的影响

高温作业时,机体可出现一系列生理功能变化,其主要表现为体温调节、水盐代谢、循环系统、消化系统、泌尿系统和神经系统等的适应性调节及热适应。

（一）体温调节

高温作业者的体温调节受生产环境的气象条件和劳动强度的共同影响。在气象条件诸多因素中,气温和热辐射起主要作用。气温以对流方式作用于体表,经血循环使全身加热。热辐射则直接加热机体深部组织。体力劳动时,随劳动强度增加和时间延长,体内产热不断增加。这些内外环境的热负荷使人体获热,当机体中心血液温度增高时,在中枢神经系统

（下丘脑）调节下，可出现皮肤血管扩张，大量血液流向体表，使皮肤温度上升，通过对流、热辐射和汗液蒸发散热，同时产热会稍降低，维持正常体温。当环境温度高于皮肤温度（一般以平均皮肤温度 35 ℃为界）时，机体只能通过汗液蒸发散热，而湿热环境则又可降低蒸发散热的效率。若环境受热和机体产热明显超过散热时，机体则会产生热蓄积，体温可能上升。蓄热过量，超出体温调节能力则可因机体过热而发生中暑。

（二）水盐代谢

在高温环境下从事重体力劳动时，出汗量明显增加。有时一个工作日的出汗量可达 5～8 L。大量出汗造成水盐大量丢失，可致水盐代谢障碍，导致热痉挛的发生。机体出汗量取决于气温、气湿、热辐射和劳动强度，因此出汗量可作为高温作业者受热程度和劳动强度的综合指标。一般认为，一个工作日出汗量 6 L 为生理最高限度，失水不应超过体重的 1.5％。汗液主要成分是水，约占 99％，固体成分不到 1％。固体成分中大部分为氯化钠以及少量的氯化钾、尿素及水溶性维生素等。高温作业者大量出汗可造成盐的大量丢失，每日失盐量可达 20～25 g，而正常人每天摄取食盐为 10～20 g，故易出现体内缺盐。体内缺盐时尿中的盐含量明显减少，因此尿盐含量可作为判断体内是否缺盐的指标。在正常饮食条件下从事轻劳动的人，尿盐量为 10～15 g/24 h，如果尿盐含量降至 5 g/24 h 以下，则表示有缺盐的可能。所以高温作业人员补充水分的同时，尚应补充盐分。

（三）循环系统

高温环境下从事体力劳动时，机体大量出汗使血液浓缩，血黏稠度加大，且有效循环血量减少；为增加散热，皮肤血管扩张，末梢循环血量增加，使血液发生重新分配；为适应劳动需求，工作肌群也需足量的血液灌注。这些血液供求矛盾均可引起心跳加快和心排血量加大，使心肌负荷加重。老工人可出现心脏代偿性肥大。高温作业时，皮肤血管扩张，末梢阻力下降，血压降低，但体力劳动又可使血压上升。机体出现收缩压增高而舒张压相对稳定、脉压加大的表现。

（四）消化系统

高温作业时，由于出汗丢失大量水和盐，血容量减少，以及血液的重新分配，使消化道血液供应减少，导致胃液分泌减少，酸度降低，大量饮水又可造成胃液稀释，从而造成机体消化功能降低，胃肠道蠕动减慢，唾液分泌明显减少，出现消化不良、食欲不振，胃肠疾病增多，且工龄越长，患病率越高。

（五）泌尿系统

高温作业时机体大部分水分由汗腺排出，以及有效血容量减少，使肾血流量和肾小球滤过率下降，尿量减少，尿液大大浓缩，肾负荷加重，可发生肾功能不全，尿中出现蛋白、红细胞、管型等。

（六）神经系统

高温作业可使中枢神经系统出现抑制，表现为肌肉工作能力低下，动作的准确性和协调性、反应速度及注意力等下降，工作效率降低，易引发工伤事故。

（七）热适应

热适应是指人在热环境中工作一段时间后对热负荷产生适应的现象。一般在高温环境工作数周后，机体可产生热适应。从事同等强度的劳动，热适应者出汗量增加，汗液中无机盐含量减少 1/10；皮肤和中心体温先后降低；心率明显下降。研究发现热适应者可合成热休克蛋白（Heat Shock Protein，HSP），保护机体细胞免受高温损伤。热适应者对热的耐受能力增强,可提高劳动生产率,防止中暑的发生。但热适应有一定限度,超出适应限度则可引起生理功能的紊乱,甚至导致中暑。

四、中暑

中暑是在高温环境下机体因热平衡破坏和(或)水盐代谢紊乱等引起的一种以中枢神经系统和(或)心血管系统功能障碍为主要表现的急性热致疾病。环境温度高、湿度大、气流小、热辐射强、劳动强度大、劳动时间过长是中暑的主要致病因素。体弱、肥胖、睡眠不足、未产生热适应都易诱发中暑。

(一)发病机制与临床表现

中暑按发病机制可分为三种类型,即热射病、热痉挛、热衰竭。这种分类是相对的,临床上往往难以区分,常以单一类型出现,亦可多种类型并存,我国职业病名单中统称为中暑。

1. 热射病(包括日射病)　人体在高温环境下作业时,散热途径受阻,体内蓄热,体温调节机制紊乱所致。其临床特点是起病急骤,在高温环境中突然发病,体温高达 40 ℃以上,开始时大量出汗,随后出现"无汗",可伴有皮肤干热、意识障碍、嗜睡、脉搏快而无力、呼吸表浅等症状。严重时可出现昏迷、抽搐等,如抢救不及时,可因循环、呼吸衰竭而死亡。

2. 热痉挛　人体大量出汗造成钠、氯、钾等严重丢失,水和电解质平衡紊乱,引起神经肌肉产生自发性冲动,出现肌痉挛。其临床特点是明显肌肉痉挛伴收缩痛。肌痉挛好发于活动较多的四肢肌肉及腹肌,尤以腓肠肌为多见。痉挛常呈对称性、时而发作、时而缓解。患者意识清楚,体温一般正常。

3. 热衰竭　也称热晕厥、热虚脱,其发病机制尚不明确,多认为在高温环境下,由于散热需要,皮肤血流量增多,大量出汗引起有效循环血量减少,导致脑部暂时性供血不足而晕厥。其临床特点为起病迅速,主要表现为头昏、头痛、多汗、口渴、恶心、呕吐、面色苍白,继之可出现皮肤湿冷、血压下降、脉搏细弱、晕厥等。患者体温正常或稍高。一般不引起循环衰竭。

(二)职业性中暑的诊断

根据高温作业的职业史,出现以体温升高、肌痉挛、晕厥、低血压、少尿、意识障碍为主的临床表现,结合辅助检查结果,参考工作场所职业卫生学调查资料,综合分析,排除其他原因引起的类似疾病,根据《职业性中暑的诊断》(GBZ 41—2019)可做出诊断。

1. 中暑先兆　在高温环境工作一定时间后,出现头昏、头痛、乏力、口渴、多汗、心悸、注意力不集中、动作不协调等症状,体温正常或略有升高但不超过 38.0 ℃,可伴有面色潮红、皮肤灼热等,短时间休息后症状即可消失。

2. 热痉挛　在高温作业环境下从事体力劳动或体力活动,大量出汗后出现短暂、间歇发作的肌痉挛,伴有收缩痛,多见于四肢肌肉、咀嚼肌及腹肌,尤以腓肠肌为著,呈对称性,体温一般正常。

3. 热衰竭　在高温作业环境下从事体力劳动或体力活动,出现以血容量不足为特征的一组临床综合征,如多汗、皮肤湿冷、面色苍白、恶心、头晕、心率明显增加、低血压、少尿,体温常升高但不超过 40 ℃,可伴有眩晕、晕厥,部分患者早期仅出现体温升高。实验室检查可见血细胞比容增高、高钠血症、氮质血症。

4. 热射病(包括日射病)　在高温作业环境下从事体力劳动或体力活动,出现以体温明显升高及意识障碍为主的临床表现,表现为皮肤干热,无汗,体温高达 40 ℃及以上,谵妄、昏迷等;可伴有全身性癫痫样发作、横纹肌溶解、多器官功能障碍综合征。

（三）中暑的治疗

主要依据其发病机制和临床表现进行对症治疗,体温升高者应迅速降低体温。

1. 先兆中暑　立即脱离高温环境,到通风阴凉处休息、平卧。给予含盐清凉饮料及对症处理,并密切观察。

2. 热痉挛　纠正水与电解质紊乱及对症治疗。水和盐的补入量视病情而定。补液量24小时内控制在1 000～2 000 ml为宜,一般不超过3 000 ml。补液不宜过快,以免引发肺水肿和心功能不全。

3. 热衰竭　给予物理降温和(或)药物降温,并注意监测体温,纠正水电解质紊乱,扩充血容量、防止休克。

（1）物理降温:可用冷水浴或在头部、腋下及腹股沟等大血管区覆盖湿毛巾,再放置冰袋或用乙醇擦身,并用电扇吹风等。物理降温宜与药物降温同时进行,否则易引起皮肤血管收缩和肌肉震颤,反而影响机体散热。

（2）药物降温:首选氯丙嗪,其药理作用主要为影响体温调节中枢,使产热减少;扩张周围血管,加速散热;松弛肌肉,减少肌震颤;增强机体耐受缺氧能力等。

使用方法:氯丙嗪25～50 mg溶于500 ml生理盐水中静脉滴注,视病情于1～2小时内滴注完毕。病情危重者,可用氯丙嗪25 mg和异丙嗪25 mg溶于100～200 ml生理盐水中静脉滴注,10～20分钟滴注完毕。如2小时体温没有下降,可按上述方法重复给药一次。在药物降温过程中,应加强护理,密切观察体温、血压和心脏等情况,如发现血压下降或肛温降至38 ℃左右,应立即停止给药,以免发生体温过低而虚脱。

4. 热射病　快速降温,持续监测体温,保护重要脏器功能,呼吸循环支持,改善微循环,纠正凝血功能紊乱,对出现肝肾功能衰竭、横纹肌溶解等,早期予以血液净化治疗。

五、防暑降温措施

（一）高温作业卫生标准

我国《工作场所有害因素职业接触限值第2部分:物理因素》(GBZ 2.2—2007)中,以湿球黑球温度(WBGT指数)来综合评价人体接触作业环境热负荷,并考虑了劳动强度(表10-1)。

表10-1　工作场所不同体力劳动强度WBGT限值（℃）

接触时间率	体力劳动强度(强度指数)			
	Ⅰ（≤15）	Ⅱ（～20）	Ⅲ（～25）	Ⅳ（>25）
100%	30	28	26	25
75%	31	29	28	26
50%	32	30	29	28
25%	33	32	31	30

注:接触时间率:劳动者在一个工作日内实际接触高温作业的累计时间与8小时的比率。

本地区室外通风设计温度≥30 ℃的地区,WBGT指数限值增加1 ℃。

（二）技术措施

1. 合理设计工艺流程　科学合理地设计工艺流程,改进生产设备和操作方法,提高生产的机械化、自动化水平,减少工人接触高温作业的机会,是防暑降温的根本措施。

2. 合理布置热源　应将热源尽可能地设置在车间外;利用热压为主的自然通风车间,热源尽可能地布置在天窗下面;采用穿堂风为主的自然通风车间,热源应尽量布置在夏季主导风向的下风侧;工人操作岗位的设置应便于采取降温措施。

3. 隔热　隔热是防暑降温的一项重要措施,是降低热辐射的有效方法,分热绝缘和热屏挡两类。热绝缘是采用石棉、草灰、硅藻土、玻璃纤维等导热系数小的阻燃材料,将热源体外包裹,使热源通过对流和热辐射散发的热量减少。热屏挡利用水或导水屏挡、石棉屏挡进行隔热,可有效地降低热辐射强度,如瀑布水幕、循环水炉门等。

4. 通风降温　(1)自然通风:充分利用风压和热压,科学合理地设置车间的进、出风口,使自然通风发挥最大效能。对于热源集中或单一的车间,可在热源的上方设置排气罩,使受热的空气直接经排气管和风帽排出。(2)机械通风:在自然通风不能满足降温需求或生产上要求保持车间一定温湿度的情况下,可使用机械通风,如风扇、喷雾风扇、空气淋浴等。

(三)保健措施

1. 供应含盐饮料和补充营养　含盐饮料是高温作业工人补充水分和盐的最佳方法,补入量应与出汗所丢失的水、盐量相等。一般每人每日供水 3~5 L,盐 20 g 左右,如三餐膳食中已供盐 12~15 g,饮料中只需补盐 8~10 g。对于 8 小时工作日内出汗量小于 4 L 者,不一定需从饮料中补盐。饮料含盐量以 0.15%~0.2% 为宜,饮水应少量多次。高温作业者热能消耗较大,故热能供给应较一般作业人员增加 10%。蛋白质供给应增加到占总热量的 14%~15% 为宜。应适量补充水溶性维生素等。

2. 个人防护　高温作业的工作服应用耐热、导热系数小而透气性好的织物制成。工作服宜宽大而不影响操作。在热辐射强的环境工作,应穿白帆布或铝箔制的工作服。按不同作业要求,可戴工作帽、防护眼镜、手套、面罩、鞋盖、护腿等个人防护用品。

3. 加强医疗预防工作　对高温作业工人进行上岗前和入暑前的健康检查,凡有未控制的高血压、慢性肾炎、未控制的甲状腺功能亢进症、未控制的糖尿病、全身瘢痕面积≥20%以上(工伤标准的八级)、癫痫者均不宜从事高温作业。在高温季节,做好现场巡回医疗保健工作,大力开展防暑降温健康宣教活动。

(四)组织措施

我国防暑降温已有较成熟的经验,关键在于加强领导,改善管理,严格遵守国家有关高温作业卫生标准,搞好厂矿防暑降温工作。根据当地气候特点,适当调整夏季高温作业劳动和休息制度。尽可能缩短劳动持续时间,增加工间休息次数,延长工休,特别是午休时间等,这对预防中暑有重要意义。

第二节　异常气压

一、高气压

(一)高气压作业

1. 潜水作业　水下施工、打捞沉船或海底救护均需潜水作业。潜水员每下沉 10.3 m,压力增加 101.33 kPa(1 个大气压)。潜水员在水下工作,需穿特制潜水服,通过一条导管将压缩空气送入潜水服内,其压力等于从水面到潜水员作业点的绝对压。潜水员下潜和上升到水面时,需要不断调节压缩空气的阀门。

2. 潜函作业 指在地下水位以下潜函内进行的作业。如建桥墩时,将潜函逐渐下沉,到一定深度时需通入等于或大于水下压力的高压空气,以保证水不至于进入潜函内。

3. 其他 如临床上的加压治疗舱和高压氧舱、高气压科学研究舱的作业等。

(二)减压病

减压病为在高气压下工作一定时间后,在转向正常气压时,因减压过速所致的职业病。此时人体的组织和血液中产生气泡,致血液循环障碍和组织损伤。

1. 发病机制 人在高气压工作时,必须呼吸压力与该气压相等的高压空气才能正常呼吸。在高气压下,空气各成分的分压都相应升高,经过呼吸和血液循环,溶解入体内的量也相应增加。高压空气中,氧占的比例大不,溶解氧又可被组织所消耗,在一定分压范围内是安全的。二氧化碳所占比例极小,机体对它有灵敏的调节机制,通常在肺泡中可恒定在5.3 kPa水平,张力不致升高。唯有氮占的比例大(78%),在体内既不被机体利用,也不与体内其他成分结合,仅单纯以物理溶解状态溶于体液组织中。每深潜 10 m,可多溶解 1 L 氮。氮在脂肪中的溶解度比血液高 4 倍,因此多集中在脂肪和神经组织内。

如能正确执行减压操作规程,分段逐渐脱离高气压环境,则体内溶解的氮可由组织中缓慢释放而进入血液,经肺泡逐渐呼出,无不良影响。若减压过速或发生意外事故,外界压力下降幅度太大,体内溶解氮气体张力与外界气压的比率超过饱和安全系数,就无法继续溶解,在几秒至几分钟内迅速变成气泡,游离于组织和血液中。减压愈快,气泡产生愈快。在脂肪较少、血管分布较多的组织中,气泡多在血管内形成而造成栓塞,引起一系列症状。

2. 临床表现 急性减压病大多数在数小时内发病,减压后 1 小时内发病占 85%,6 小时内 99%,6 小时以后到 36 小时发病者仅占 1%。一般减压愈快,症状出现愈早,病情也愈重。

(1)皮肤:较早较多的症状为奇痒,搔之如隔靴搔痒,并有灼热感、蚁走感和出汗。主要由于气泡对皮下感觉神经末梢直接刺激所致。若皮下血管有气栓,可反射地引起局部血管痉挛与表皮微血管继发性扩张、充血及瘀血,可见发绀,呈大理石样斑纹。此外,尚可发生水肿或皮下气肿。

(2)肌肉、关节、骨骼系统:气泡形成于肌肉、关节、骨膜等处,可引起疼痛。关节痛为减压病常见症状,约占病例数的 90%。轻者出现酸痛,重者可呈跳动样、针刺样、撕裂样剧痛,迫使患者关节呈半屈曲状态,称"屈肢症"。骨质内气泡所致远期后果可产生减压性或无菌性骨坏死,好发于股骨和肱骨上端。

(3)神经系统:大多发生在供血差的脊髓,可产生截瘫、四肢感觉和运动功能障碍及直肠、膀胱功能麻痹等。若脑部受累,可发生头痛、感觉异常、运动失调、偏瘫。视觉和听觉系统受累,可产生眼球震颤、复视、失明、听力减退及内耳眩晕综合征等。

(4)循环呼吸系统:血循环中有大量气泡栓塞时,可引起心血管功能障碍如脉搏细数、血压下降、心前区紧压感、皮肤和黏膜发绀、四肢发凉。淋巴系统受累,可产生局部水肿。若有大量气泡在肺小动脉和毛细血管内,可引起肺梗死、肺水肿等,表现为剧咳、咯血、呼吸困难、发绀、胸痛等。

3. 诊断 根据我国《职业性减压病诊断标准》(GBZ 24—2017),其诊断及分期如下:

(1)急性减压病

1)轻度,皮肤表现如瘙痒、丘疹、大理石样斑纹、皮下出血、水肿等。

2)中度,主要发生于四肢大关节及其附近的肌肉骨关节的剧烈疼痛,表现为屈肢症;

3)重度,具有下列情况之一者,可伴有恶心、呕吐、上腹部绞痛及腹泻等:①神经系统:眩晕、站立或步行困难、偏瘫、截瘫、大小便障碍、一过性失明、突发性耳聋、前庭功能紊乱、昏迷等;②循环系统:心血管功能明显障碍,表现为脉搏细弱、血压下降、低血容量休克、猝死等;③呼吸系统:剧烈阵咳、咯血、气喘、胸骨后吸气痛或呼吸困难等。

(2)减压性骨坏死:主要根据双肩、双髋和(或)双膝关节及邻近长骨的影像学改变和临床表现分期。

1)壹期(早期,无关节塌陷),无明显临床症状或轻度关节疼痛,关节活动无明显障碍。股骨、肱骨和(或)胫骨影像学检查具有下列表现之一者:①X线检查:见局部的骨致密区、致密斑片影、条纹影或小囊变透亮区,后者坏死灶被硬化带包裹;②CT检查:见轮廓清晰的坏死灶或囊变透亮区;③MRI检查:T1加权像(T1WI)呈带状低信号、T2加权像(T2WI)包围骨坏死灶的低信号带内侧出现高信号带,呈双线征或囊变表现;T2WI抑脂示坏死灶周缘高信号带。

2)贰期(中期,关节塌陷前期),中度关节疼痛,关节活动轻度受限。具有下列表现之一者:①X线检查:股骨或肱骨头外轮廓中断,新月征阳性或出现大片骨髓钙化;②CT检查:关节软骨下骨折,新月形坏死区;③MRI检查:新月形坏死区,T1WI带状低信号,T2WI抑脂示骨髓水肿征象。

3)叁期(晚期,关节塌陷期),重度关节疼痛,关节活动明显受限,关节畸形。X线片示病变累及关节,肱骨或股骨头塌陷、变形,关节间隙变窄,髋臼或肩关节盂破坏或硬化,严重者出现骨关节炎表现。

4. 处理原则 对减压病的唯一根治手段是及时加压治疗以消除气泡。将患者送入特制的加压舱内,升高舱内气压到作业时的程度,停留一段时间,待患者症状消失后,再按规定逐渐减至常压,然后出舱。出舱后,应观察6～24小时。及时正确运用加压舱,急性减压病的治愈率可达90%以上,对减压性骨坏死也有一定疗效。此外,尚需辅以其他综合疗法如吸氧等。

5. 预防

(1)技术革新:建桥墩时,采用管柱钻孔法代替沉箱,使工人可在水面上工作而不必进入高压环境。

(2)遵守安全操作规程:暴露异常气压后,须遵照安全减压时间表逐步返回到正常气压状态,目前多采用阶段减压法。加强安全卫生教育,让工人了解发病的原因和预防方法。考虑到潜水作业的安全性,必须做到潜水技术保证、潜水供气保证和潜水医务保证,三者相互密切协调配合。潜水供气包括高压管路系统、装备的检查、维修、保养、配气等。

(3)保健措施:工作前防止过劳,严禁饮酒,加强营养。对潜水员应保证高热量、高蛋白、中等脂肪量饮食,并适当增加各种维生素,如维生素E有抑制血小板凝集作用。工作时注意防寒保暖,工作后喝热饮料,洗热水澡等。做好就业前全面的体格检查,包括肩、髋、膝关节及肱骨、股骨和胫骨的X线片检查,合格者才可参加工作;以后每年应做1次体格检查,并继续到停止高气压作业后3年止。

二、低气压

(一)高原作业

高空、高山与高原均属低气压环境。高山与高原是指海拔在3 000 m以上的地区,海拔越高,氧分压越低。低气压下进行的作业主要见于高原考察、地质勘探、登山、军事行动等。

飞行员短时间快速升到万米左右的高空,如果机舱密封不良或泄漏,气压在短时间内大幅度降低,可发生航空减压病。

（二）高原病

高原病是发生于高原低氧环境的一种特发性疾病,是由于人体对高原低气压性缺氧不适应,导致机体病理生理上一系列改变而引起的各种临床表现的总称。高原病分为急、慢性两大类,急性包括急性高山病、高原脑水肿、高原肺水肿,慢性包括高原红细胞增多症和高原心脏病。

1. 急性高原病　急性高原病包括急性高原反应（Acute Mountain Sickness,AMS）、高原性肺水肿（High Altitude Pulmonary Edema,HAPE）和高原性脑水肿（High Altitude Cerebral Edema,HACE）。

（1）急性高原反应:是最为常见的急性高原病,在进入高原后短期内发病（24 小时内）,临床上可出现多种症状,主要症状为头痛、失眠、呼吸困难、食欲缺乏和疲劳,其中头痛最为突出。常见体征为心率加快、呼吸深快、血压轻度异常、颜面和（或）四肢水肿,口唇发绀等。

（2）高原性肺水肿:迅速攀登超过海拔 3 000～4 000 m,可发生肺水肿,是一种以肺间质或肺泡水肿为特征的急性重症高原病,起病急,进展快,危害大,若救治不及时,可导致死亡。

（3）高原性脑水肿:发病急,一般在 4 000 m 以上,多为未经习服的登山者。发病率低,病情重,进展快,死亡率高。由于缺氧引起大脑血流和脑脊液压力升高,血管通透性增强,而产生脑水肿;缺氧又可直接损害大脑皮层,如脑细胞变性、灶性坏死等。故患者可出现一系列神经精神症状,如剧烈头痛、兴奋、失眠、恶心和呕吐,颅侧神经麻痹、瘫痪、幻觉、癫痫样发作、木僵和昏迷。

2. 慢性高山病　慢性高山病（Chronic Mountain Sickness,CMS）是指失去了对高海拔的适应而产生慢性肺源性心脏病并伴有神经系统症状。此类疾患由于肺泡过低通气所致,表现为发绀、红细胞过度生成、非常低的动脉氧饱和度、肺动脉高压及右心扩大。慢性缺氧所致的中枢性肺通气抑制,呼吸速率提高（潮气量减低）加重了肺泡过低通气。动脉血氧明显不足常见于睡眠中,这强烈地刺激了红细胞的生成。返回平原地区后可使许多异常情况减退甚至消失。

（三）高原病预防

1. 习服

（1）增强体质:强健的体魄是防病的基础,加强体育锻炼,增强体质不仅能增加体格的耐力,而且能增加机体对缺氧的耐受性,减少高原病的发生或减轻高原病的症状。

（2）适当控制登高速度与高度。

（3）加强营养:初入高原时,多食碳水化合物类食物,少食脂肪和蛋白质类食物,增加维生素的摄入,少食产气性食物,可有效预防急性高原病的发生或减轻高原病的症状。

（4）缺氧预适应:是指在缺氧条件下,机体器官系统为维持机体内环境相对恒定而发生的积极反应。反复低氧暴露可增加机体对缺氧的耐受能力。

2. 药物预防　药物预防急性高原病较简便易行,已报道的药物比较多,但得到证实有效的不多。最常用的西药有乙酰唑胺、呋塞米、地塞米松等,中药有人参、刺五加、党参、异叶青兰及红景天等;西药复方有高原康胶囊等。

3. 减少氧耗,增加氧供　降低体力劳动强度、保暖、防止上呼吸道感染、控制吸烟等可有效预防急性高原病的发生。必要时可增加氧供。

4. 排除高原禁忌证　高原禁忌证是高原病的重要诱因,包括心脑血管疾病、血液病、急慢性呼吸系统疾病、急慢性消化系统疾病和急慢性肾脏疾病炎症活动期等。这些疾患将加重身体缺氧程度,增加急慢性高原病的发病率,加重高原病的症状。

5. 定期进行健康检查　发现可疑症状和体征应予以追踪观察和治疗。

第三节　噪声

噪声是一种影响范围很广的职业性有害因素,在许多生产过程中都有接触机会。长期接触噪声可对人体健康产生不良影响,是社会公害之一。

一、基本概念

(一)声音与噪声

物体振动后,振动能在弹性介质中以波的形式向外传播,传到人耳引起的音响感觉称为声音。这种振动波称为声波。物体每秒钟振动的次数称为频率,单位为赫兹(Hz)。人耳能感受到的声波频率在 20~20 000 Hz,这一频率范围的振动波称为声频,低于 20 Hz 属次声,高于 20 000 Hz 属超声。卫生学上将使人感到厌烦或不需要的声音统称为噪声。噪声是声音的一种,具有声音的基本物理特征。

(二)生产性噪声

生产过程中产生的频率和强度没有规律,听起来令人厌烦的声音称为生产性噪声或工业噪声,按其来源可分为下面三种。

1. 机械性噪声　由于机械的撞击、摩擦、转动等产生的噪声,如织布机、球磨机、冲压机等产生的声音。

2. 流体动力性噪声　由于气体压力突然变化或流体流动所产生的声音,如空压机、汽笛等产生的声音。

3. 电磁性噪声　电机交变力相互作用产生的声音,如电动机、变压器发出的声音。

根据噪声强度随时间而出现的变化,生产性噪声可分为连续噪声和脉冲噪声。连续噪声按其声压波动是否大于 5 dB,又可分为稳态声和非稳态声。对于稳态噪声,可根据其频率组成特性分为低频(频率在 300 Hz 以下)、中频(频率在 300~800 Hz)和高频(频率在 800 Hz以上)噪声。不同的生产性噪声具有各自特殊的频谱,其中以宽频带、中高频噪声为多见(表10-2)。

表 10-2　某些噪声源的声级和频谱特性

噪声源	A 声级(dB)	频谱特性
晶体管装配	75 以下	低中频
上胶机、蒸发机	75	低频
针织机、挤塑机	80	高频、宽带
机床、制砖机	85	高频、宽带
梳棉、并条机、空压机、轧钢机	90	中高频、宽带

续表 10 - 2

噪声源	A 声级(dB)	频谱特性
细纱机、轮转印刷机	95	高频、宽带
织毛机、鼓风机	100	高频
有梭织布机、破碎机	105	高频
电锯、喷沙机	110	高频
振动筛、振捣台	115	高频、宽带
球磨机、加压制砖机	120	高频
风铲、铆钉机、锅炉排气放空	130	高频

接触噪声的作业种类甚多,主要有机械制造、矿山、建筑、建材、纺织、发动机制造与维修、运输等行业,就我国职业性噪声接触的强度和接触人数而言,以使用风动工具和纺织机械工种为甚。

(三) 声压级、响度级

声音的强度可用声强和声压来表示。单位时间内垂直于传播方向的单位面积上通过的声波能量称声强,单位为瓦/平方米(W/m^2)。声波在空气介质中传播时,使空气产生疏密变化,这种由于声波的传播而对空气介质产生的压力称为声压,以 P 表示,单位为帕(Pa),$1\ Pa=1\ N/m^2$。在实际工作中,测量声强比较困难,常采用测量声压的方法。

人耳对声音强弱的主观感觉量称为响度。响度的大小与声压和频率有关。对正常人耳刚能引起音响感觉的声压称为听阈声压或听阈。声压增大至对人耳开始产生疼痛感觉时称为痛阈声压或痛阈。1 000 Hz 纯音的听阈声压为 20 μPa,痛阈声压为 20 Pa。从听阈声压到痛阈声压的绝对值相差 1 000 000 倍,为便于计算,在声音强度测量中,使用对数级来表示其大小,即声压级(L_P),单位为分贝(dB)。声压级的计算公式如下:

$$L_p = 20\mathrm{Log}\ P/P_0 \quad dB$$

式中:L_P为声压级(dB);P为被测声压;P_0为基准声压(即 1 000 Hz 纯音听阈声压)。

从上述公式可看出,听阈和痛阈之间声压级相差 120 dB。普通谈话为 60 dB~70 dB,载重卡车行驶声音为 80~90 dB,球磨机的声压级为 120 dB 左右,喷气式飞机附近可达 140~150 dB 甚至更高。

人耳对声音的感觉不仅与强度有关,还与频率有关,即使声压级相同而频率不同时,人耳听到的音响感觉也不同。为使不同频率的声音产生的音响感觉能互相比较,则以 1 000 Hz 的标准声产生的音响感觉为基准,与之产生同样音响感觉声音的响度均以此标准音的声压级表示,称之为响度级,其单位为方(phon,1 phon≅

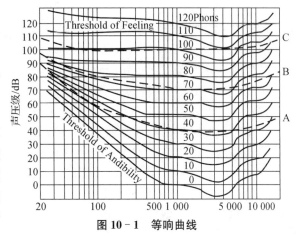

图 10 - 1　等响曲线
引自:邬堂春主编《职业卫生与职业医学》,2017

1 dB)。如频率为 100 Hz,强度为 50 dB 的声音,其响度与 1 000 Hz 标准音的 20 dB 声音相同,则前者的响度级为 20 方。响度级可由等响曲线图(图 10 - 1)中查得。从等响曲线也可看出,人耳对高频,特别是 2 000~5 000 Hz 声音敏感,对低频声不敏感。

（四）声级

为准确地评价噪声对人体的影响，测量噪声的声级计根据人耳的感音特性，使用了"A""B""C""D"四种频率计权网络（图 10-2）。A 计权网络模拟人耳对 40 方纯音的响应，对低频音有较大衰减，对高频音不衰减，符合人耳感音特性。而 C 计权网络模拟人耳对 100 方纯音的响应特点，所有频率声音几乎都不衰减，可视为总声级。B 计权网络介于 A 和 C 之间。D 计权网络为测量飞机噪声设置，对低频音有一定的衰减，对高频音有一定的增加。经频率计权网络滤波后所测得的声压级称

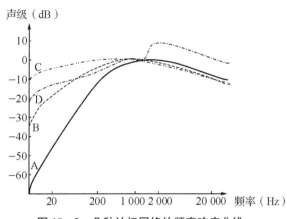

图 10-2　几种计权网络的频率响应曲线

为声级，分别以 dB(A)、dB(B)、dB(C)表示。其中 A 声级是由国际标准化组织(ISO)推荐用作噪声卫生学评价的指标。

二、噪声对人体的影响

噪声对人体的危害是全身性的，主要是对听觉系统的损害，也可对心血管系统、神经系统以及全身其他组织器官产生不良影响。这些影响在早期主要是生理性改变，长期接触较强噪声可引起病理性改变。

（一）听觉系统

短时间暴露于强烈噪声，感觉声音刺耳、不适，停止接触后，听觉器官的敏感性下降，听力检查听阈可提高 10～15 dB，脱离噪声环境后数分钟内即可恢复正常，这种现象称为听觉适应。听觉适应是一种生理保护现象。较长时间停留在强烈噪声环境中，听力可出现明显下降，听阈提高超过 15～30 dB，脱离噪声环境后，需数小时甚至数十小时听力才能恢复，此现象称为听觉疲劳。听觉疲劳多在十几小时内可以完全恢复，属于生理性疲劳，也称之为暂时性听阈位移（Temporary Threshold Shift，TTS）。随着接触噪声时间的延长，会出现前一次接触噪声引起的听力改变尚未完全恢复便再次接触噪声，听觉疲劳则逐渐加重，听力改变不能恢复而成为永久性听阈位移（Permanent Threshold Shift，PTS）。永久性听阈位移属不可逆的病理性改变。根据听力受损程度，永久性听阈位移可分为听力损失或听力损伤以及噪声聋。噪声聋是我国法定职业病。

噪声所致的永久性听阈位移早期常表现为高频听力下降，听力曲线在 3 000～6 000 Hz(多在 4 000 Hz)出现"V"形下陷（图 10-

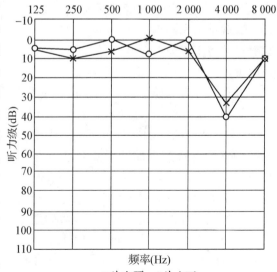

图 10-3　噪声性听力损伤（高频段凹陷）
引自：梁友信主编《劳动卫生与职业病学》，2000

3）。随着接触噪声时间的延长,病损程度加重,高频段听力下降明显,同时语言频段(500～2 000 Hz)听力也会受到影响,语言听力出现障碍,甚至出现噪声聋。

听力曲线在 3 000～6 000 Hz 出现高频听力下降是噪声引起听力损伤的早期特征性改变。其发生原因可能与耳蜗感受高频音的耳蜗基底部毛细胞较少,代偿能力较差;3 000～4 000 Hz 声波能在外耳道产生共振;耳蜗基底部在感受高频段处有一狭窄部,该处易受淋巴液振动的冲击,且血供较差等原因有关。

爆震性耳聋是强烈的爆炸所产生的振动波造成的听觉器官急性损伤,引起听力丧失。发生强烈爆炸时,听觉器官在强大的声压和冲击波气压的作用下,可出现鼓膜破裂,听骨链断裂或错位,内耳组织出血以及柯蒂器的毛细胞损伤。患者出现耳鸣、耳痛、眩晕、恶心、呕吐等症状,听力严重障碍或完全丧失。轻症可部分或大部分恢复,重症可致永久性耳聋。

根据我国《职业性噪声聋的诊断》(GBZ 49—2014),凡有连续 3 年以上职业性噪声接触史,出现渐近性听力下降、耳鸣等症状,纯音测听为感音性聋,结合职业健康监护资料和现场卫生学调查,进行综合分析,排除其他原因所致听觉损害,方可诊断。诊断分级如下:

符合双耳高频(3 000 Hz、4 000 Hz、6 000 Hz)平均听阈≥40 dB 者,根据较好耳语频(500 Hz、1 000 Hz、2 000 Hz)和高频 4 000 Hz 听阈加权值进行诊断和诊断分级,轻度噪声聋:26～40 dB(HL);中度噪声聋:41～55 dB(HL);重度噪声聋:≥56 dB(HL)。

噪声所致的听力损伤和噪声聋尚无有效的治疗方法。对急性听力损伤,应及时给予促进内耳血液循环和改善营养及代谢状况的药物;有鼓膜、中耳、内耳外伤的应防止感染并及时给予对症治疗。

(二)听觉外系统不良影响

噪声可引起头痛、头晕、心悸、睡眠障碍、全身乏力、记忆力减退和情绪不稳等一系列神经症状。在噪声作用下,心率可表现为加快或减慢,血压不稳,长期接触噪声者可以引起血压升高,心电图 ST 段或 T 波缺血性改变。消化系统可出现胃肠功能紊乱,食欲不振,胃紧张度降低,胃蠕动减慢,胃液分泌减少等。此外还可导致肾上腺皮质功能改变,免疫功能降低,脂质代谢紊乱以及女性功能紊乱等。

噪声还可影响工作效率,当噪声达 65 dB 以上,可干扰普通谈话,达 90 dB 时大声叫喊也不易听见。在噪声环境下工作,人的注意力不易集中,反应迟钝,且易烦躁,对工作效率,尤其是脑力劳动工作效率影响较大。在某些作业场所,噪声还可掩盖各种信号,易引发工伤事故。

三、影响噪声危害的因素

(一)噪声的强度和频谱特性

噪声强度大、频率高则危害大。现场调查表明,接触作业工人的耳鸣、耳聋、神经衰弱样症状检出率随接触噪声强度增大而升高。一般 80 dB 以下噪声所致的听力损失发生率较低,90 dB 以上则听力损失检出率逐渐升高,140 dB 的强噪声短期内即可造成永久性听力丧失。

(二)接触时间和接触方式

同样的噪声,接触时间越长对人体危害越大,噪声性耳聋检出率与工龄有密切关系。连续接触要比间断接触的危害大。因此缩短接触时间和安排工间休息有利于减轻噪声的危害。

（三）噪声的性质

脉冲噪声比稳态噪声的危害大。接触脉冲噪声的工人无论噪声聋、高血压及中枢神经系统调节功能失调等检出率均明显高于接触稳态噪声人群。

（四）个体敏感性与个体防护

对噪声敏感和机体健康状态不良，特别是有耳病者会加重噪声的危害程度。佩戴防声耳塞等可推迟或减轻噪声性听力损伤。

四、防止噪声危害的措施

（一）制定工业企业噪声卫生标准

要完全消除生产性噪声既不经济，也不可能。因此，制定合理的卫生标准，将噪声控制在一定范围之内，是防止噪声危害的重要措施之一。我国《工作场所有害因素职业接触限值第2部分：物理因素》（GBZ 2.2—2007）规定，每周工作5天，每天工作8小时，稳态噪声限值85 dB(A)，非稳态噪声等效声级的限值为85 dB(A)；每周工作5天，每天工作时间不等于8小时，需计算8小时等效声级，限值为85 dB(A)；每周工作不是5天，需计算40小时等效声级，限值为85 dB(A)。

（二）控制噪声源

通过技术手段改革工艺过程和生产设备，控制和消除噪声源是预防和控制噪声危害的根本措施。如采用无声的液压代替噪声高的锻压，以焊接代替铆接，加强设备维护检修，减少其运行中部件的撞击和摩擦，减低振动等。

（三）控制噪声的传播

采用吸声的多孔材料装饰在车间的内表面，如墙壁或屋顶，或在工作场所内悬挂吸声体，吸收辐射和反射的声能，以降低工作环境噪声强度。消声方法是控制流体动力性噪声的主要措施。如在风道、排气管口等部位安装各种消声器，以降低噪声传播。在某些情况下，使用一定的材料和装置如隔声罩、隔声墙、隔声门窗等，将噪声源封闭或将工人经常操作地点（如球磨机操作控制台）封闭成一个较小的隔声空间。

（四）个体防护

在生产环境噪声暂时得不到有效控制或需要在特殊高噪声环境工作时，使用个人防护用品是保护听觉器官的一项有效措施。最常用的是防声耳塞，隔声效果可达20～30 dB。此外还有耳罩、帽盔等，其隔声效果优于耳塞，耳罩隔声可达30～40 dB，但戴时不够方便，且成本较高。

（五）健康监护

定期对接触噪声工人进行听力检查可及时发现有高频听力损失者，并应采取措施防止听力继续下降。对参加噪声作业的工人应进行上岗前体检，凡有各种原因引起永久性感音神经性听力损失（500 Hz、1 000 Hz和2 000 Hz中任一频率的纯音气导听阈≥25 dB）、高频段3 000 Hz、4 000 Hz、6 000 Hz双耳平均听阈≥40 dB或任一耳传导性耳聋、平均语频听力损失≥41 dB者，不宜参加强噪声作业。噪声敏感者，应调离噪声作业岗位。

此外，应制定合理的作息时间，适当安排工间休息，休息时应离开噪声环境。

第四节　振动

一、基本概念

振动是指一个质点或物体在外力作用下沿直线或弧线围绕于一平衡位置的来回重复运动。振动物体离开平衡位置的最大距离称为振幅,其大小以 cm 表示。单位时间内完成的振动次数称为频率,单位为赫兹(Hz)。振动物体在单位时间内的速度变化值称为加速度,单位为 m/s^2。振动频率、加速度和振幅是影响振动危害的主要参数。频率相同的振动,其加速度和振幅愈大,危害性也愈大。

根据振动作用于人体的方式,分为全身振动和手传振动。全身振动是指工作地点或座椅的振动,人体足部或臀部接触振动,通过下肢或躯干传导至全身。有意义的频率范围为 2~100 Hz。手传振动又称局部振动或手臂振动,是指手部接触振动工具、机械或加工部件,振动通过手臂传导至全身。有意义的频率范围在 8~1 500 Hz 之间。

小强度、低频率的振动使机体神经系统和肌肉组织兴奋性增高和活动能力加强,是一种有利的刺激;但当振动频率增高,强度加大到一定程度时,则会对机体产生不良影响,甚至引起病损。

二、接触机会

生产中工人接触的振动源有:风动工具、电动工具、运输工具和农业机械。

(一)风动工具

凿岩机、风铲、铆钉机、气锤、砂型捣固机、雕刻机等。

(二)电动工具

电锯、电钻、电刨、砂轮机及油锯、抛光机等其他高速转动工具。

(三)运输工具

汽车、火车、船舶、飞机、摩托车等。

(四)农业机械

拖拉机、收割机、脱粒机等。

有的工种所受的振动以手传振动为主,有的以全身振动为主,有的同时受两种振动的作用。但在一般的生产过程中,最常见和危害性较大的是手传振动。

三、振动对人体的危害

(一)手传振动

手传振动对人体的不良影响是全身性的,可引起神经系统、心血管系统、骨骼-肌肉系统、听觉器官、免疫系统和内分泌系统等多方面改变。手传振动对神经系统的影响,常以上肢手臂末梢神经功能障碍为主要表现,如皮肤感觉迟钝,振动觉和痛觉减退,神经传导速度减慢,反应潜伏期延长等,手传振动还可致自主神经功能紊乱,出现血压、心率不稳,手多汗等。40~300 Hz 的振动可引起末梢毛细血管形态和张力发生改变,表现为血管收缩甚至痉挛,局部血流减少,血压上升,手部皮肤温度降低,重者手指遇冷变白;心电图可出现心动过缓、窦性心律不齐、T 波低平、房室传导阻滞等。肌肉骨骼系统可出现手部肌肉萎缩,多见于鱼际肌和指间肌,手握力和手指捏合力下降。40 Hz 以下大振幅冲击性振动可引起骨和关节改变,以指骨、掌骨、腕骨和肘关节多见,主要表现为脱钙、囊样变,骨皮质增生,骨岛形成,无菌性骨坏死以及骨关节变形等。振动和噪声共存时,可加重噪声对听力的损害。

手臂振动病是长期使用振动工具所引起的以末梢循环障碍为主的疾病,也可累及肢体神经和运动功能,属我国法定职业病。手臂振动病患者的主诉多为手部症状和类神经征,如手麻、手痛、手胀、手凉等,影响作业能力和日常活动。手臂振动病的典型表现为手指间歇性发白或发绀,即振动性白指(Vibration-induced White Finger, VWF),是诊断手臂振动病的主要依据。手指发白一般由指尖向近端发展,界限分明,色如白蜡,重者可累及多个手指甚至全手。发作过程为全身或局部受冷,手指冰冷,变为白色,持续几分钟,可转为发绀,伴有刺痛,然后手部发红、发胀,恢复常态。白指以中指多见,其次是无名指和示指,拇指一般不受累。

手臂振动病的诊断原则为根据一年以上连续从事手传振动作业的职业史,以手部末梢循环障碍、手臂神经功能障碍和(或)骨关节肌肉损伤为主的临床表现,结合末梢循环功能、神经-肌电图检查结果,参考作业环境的职业卫生学资料,综合分析,排除其他病因所致的类似疾病,依据我国《职业性手臂振动病的诊断》(GBZ 7—2014)可作出诊断及分期。

1. 轻度手臂振动病　出现手麻、手胀、手痛、手掌多汗、手臂无力、手指关节疼痛,可有手指关节肿胀、变形,痛觉、振动觉减退等症状体征,可有手部指端冷水复温试验复温时间延长或复温率降低,并具有下列表现之一者:

(1)白指发作未超出远端指节的范围;

(2)手部神经-肌电图检查提示神经传导速度减慢或远端潜伏期延长。

2. 中度手臂振动病　在轻度的基础上,具有下列表现之一者:

(1)白指发作累及手指的远端指节和中间指节;

(2)手部肌肉轻度萎缩,神经-肌电图检查提示周围神经源性损害。

3. 重度手臂振动病　在中度的基础上,具有下列表现之一者:

(1)白指发作累及多数手指的所有指节,甚至累及全手,严重者可出现指端坏疽;

(2)出现手部肌肉明显萎缩或手部出现“鹰爪样”畸形,并严重影响手部功能。

手臂振动病目前尚无特效疗法,可根据病情进行综合治疗。应用扩张血管及营养神经的药物、具活血通络作用的中药、物理疗法、运动疗法等综合治疗,必要时进行外科治疗。

(二)全身振动

全身振动一般为低频率、大振幅振动,普遍存在于人类生活工作环境,适宜振动有益身心健康。但在生产条件中,工人接触的强度大,时间长,可产生不良影响。

全身振动可影响人的舒适感,使人感觉不快,甚至难以忍受。大强度的全身振动可引起内脏移位,甚至造成机械性损伤。全身振动可使交感神经处于紧张状态,出现血压升高,心率加快,心排血量减少,心电图出现异常改变。全身振动可抑制机体胃肠蠕动和胃酸分泌,各种车辆驾驶员胃肠症状和疾病高发。坐姿接触全身振动(如驾驶拖拉机等)者脊柱肌肉劳损和椎骨退行性变、椎间盘脱出等高发。女性接触全身振动,可出现经期延长、经量过多和痛经以及子宫下垂、流产及异常分娩率上升。全身振动还可引起姿势平衡和空间定向障碍及注意力不集中等神经系统反应,影响工作效率,甚至造成工伤事故高发。

运动病亦称晕动病,是作业人员在车、船或飞机等交通工具上工作,由于颠簸、摇摆或旋转等不同方向的振动加速度反复过度刺激前庭器官所引起的一系列急性反应症状。患者有疲劳感、出冷汗、面色苍白等，继之出现眩晕、恶心、呕吐，甚至血压下降，视物模糊，频繁呕吐还可引起水电解质紊乱，甚至出现休克。

四、影响振动危害的因素

（一）频率与振幅

大振幅、低频率的振动主要引起内脏移位和前庭器官的兴奋；而小振幅、高频率的振动主要作用于神经末梢。同一频率的振动，振幅越大，对机体危害也越大。40～300 Hz 的高频率振动对末梢循环和神经功能损害明显。

（二）加速度

振动的加速度越大危害也越大，振动性白指的发生率越高。

（三）接触振动时间

接触振动时间和工龄越长，振动性白指的检出率越高，病情也越严重。

（四）体位和操作方式

人体对振动的敏感程度与体位有关。就全身振动而言，立姿对垂直振动敏感，卧位则对水平振动敏感。用肩、腹和下肢紧贴振动物体的操作，会使身体自然缓冲振动传导的作用降低，加大振动的危害性。工具的重量和被加工物体的硬度通过影响操作体位和肢体紧张度而影响振动的危害性大小。

（五）环境条件

寒冷季节或寒冷的工作环境可增加手臂振动病的发生率。寒冷是促使手臂振动病发病的重要致病条件之一。全身和局部受冷可诱发振动性白指的发生。

五、预防措施

控制振动危害的措施主要包括消除和减低振动、限制接触振动时间、改善寒冷等不良作业条件、进行健康查体、采取个体防护措施等。

（一）消除或减低振动源的振动

进行工艺改革，消除或减轻振动源的振动是控制振动危害的根本措施。如用水爆清砂代替风铲清砂，用液压、焊接工艺代替锻压、铆接工艺等。

（二）加强个体防护

如佩戴双层衬垫无指手套或泡沫塑料衬垫手套以减轻振动并保暖。在工作间隙用40～60 ℃热水浸手，有助于振动性白指的预防。

（三）预防保健及组织措施

1. 加强就业前和定期体检　其目的是发现职业禁忌证和早期发现健康损害。

2. 加强保暖　对接触振动工人应加强保暖措施，车间气温应不低于 16 ℃。

3. 振动卫生标准　我国《工作场所有害因素职业接触限值第 2 部分：物理因素》（GBZ 2.2—2007）规定，作业场所手传振动职业接触限值为 4 小时等能量频率计权加速度不得超过 5 m/s²，当振动工具的振动暂时达不到标准限值时，可按振动强度大小相应缩短日接振时间。

第五节 非电离辐射

非电离辐射与电离辐射均属于电磁辐射,电磁辐射是电磁波以能量的形式在空间向四周辐射传播。辐射能量大的电磁辐射,当其量子能量大于 12 eV 时,对生物体有电离作用,导致机体的严重损伤,称电离辐射。量子能量较低的电磁辐射,不足以引起生物体电离,称非电离辐射,如紫外线、可见光、红外线、射频辐射、激光等。

射频辐射是指频率在 100 kHz~300 GHz 的电磁辐射,也称无线电波,包括高频电磁场和微波。射频辐射的量子能量较小且波长较长,其波长范围为 1 mm~3 km(表 10-3)。

表 10-3 射频辐射波谱的划分

波段	高频电磁场				微 波		
频谱	长波	中波	短波	超短波	分米波	厘米波	毫米波
	低频	中频	高频	甚高频	特高频	超高频	极高频
	(LF)	(MF)	(HF)	(VHF)	(UHF)	(SHF)	(EHF)
波长	3 km~	1 km~	100 m~	10 m~	1m~	10 cm~	1 cm~1 mm
频率	100 kHz~	300 kHz~	3 MHz~	30 MHz~	300 MHz~	3 GHz~	30~300 GHz

在高频电流周围可发生交变电磁场。参考与辐射源的距离,可将辐射区域相对地划分为近区场和远区场,近区场又分为磁感应场和辐射场。在感应场中,电场强度(V/m)和磁场强度(A/m)不成一定比例关系,需分别测量。微波的强度常用功率密度表示,其单位为毫瓦/平方厘米(mW/cm^2)。

一、接触机会

(一)高频电磁场

1. 高频感应加热 如高频热处理、焊接、冶炼、热轧、表面淬火;半导体材料加工,使用频率在 300 kHz~3 MHz。

2. 高频介质加热 加热对象为不良导体,如塑料热合、高频胶合、粮食干燥与种子处理,纸张、布匹、皮革、棉纱及木材烘干、橡胶硫化等,使用频率在 1~100 MHz。

(二)微波的应用

雷达导航、探测、通信以及科学研究,使用频率一般为 3~300 GHz;微波加热则常用于食品加工、材料、纸张和药材干燥、杀虫、理疗、烹饪等,临床上的理疗也属于微波加热。微波加热设备国际上多采用 2 450 MHz 和 915 MHz 的固定频率,目的是防止干扰其他微波设备。

二、对人体的影响

目前有关射频辐射对机体的生物学效应及其机制尚不完全清楚,较为公认的有致热效应和非致热效应两种学说。致热效应是指射频辐射可促进机体的整体或者局部的温度上升,导致某些组织器官生理功能失调。非致热效应是指除了致热效应以外的其他生理影响。这些生物学效应也有着一定的规律,即随频率的增加和波长变短而递增,效应强度的顺序一般为微波>超短波>短波>中长波,其中微波波段中以厘米波危害最大。同时在功率密度相同时,脉冲波的作用大于连续波。

高频电磁场对人体健康的影响,主要表现为轻重不一的类神经症状,脱离作业症状可明显减轻。微波对健康的危害比高频电磁场大,除类神经症状外,严重时还可引起器官不可逆性损伤,如引起眼晶状体浑浊。

(一) 神经系统

临床表现多为非特异性的类神经征,并常伴发自主神经功能紊乱,如头疼、乏力、嗜睡、失眠、多梦、记忆力减退、手足多汗等。脑电图检查可呈现以抑制过程占优势的变化,如节律紊乱、双侧较多 Q 波等。脑血流图检查还可发现两侧波幅不对称及脑血管扩张。

(二) 心血管系统

临床特点以副交感反应为主的自主神经功能紊乱为其特征,表现为心动过缓、血压下降等。心电图检查可检出窦性心律不齐、心动过缓、右束支传导阻滞等改变。但大强度暴露后,可出现心动过速、血压偏高并上下波动等。主诉则常为心悸、心前区疼痛或压迫感。

(三) 眼睛

微波可加速晶状体的自然老化过程。长期接触高强度微波,在临床上可发现晶状体点状或者小片状浑浊,严重者可表现为白内障,有时也会发现视网膜改变。主要危害频率为1 000～3 000 MHz。

(四) 生殖系统

微波对生殖系统有着不良影响,可引起精子数减少和精子活动能力下降,但脱离接触数月后可以得到恢复。高频电磁场可以引起女工的月经周期紊乱。

三、防护措施

(一) 高频电磁场的防护

1. 屏蔽场源　可以采用金属薄板(或金属网、罩)包围高频电磁场的场源,以吸收和反射电磁波能量,并通过良好的接地装置,将吸收的场能转变为感应电流引入地下,因而接地装置极为重要,必须配套设置。

2. 距离防护　采用自动或半自动的远距离操作,尽可能远离辐射源,这是利用了电磁场强度与距离的平方成反比这一原理。如使用长柄作业工具、遥控操作等。

3. 执行国家卫生标准　我国《工作场所有害因素职业接触限值第 2 部分:物理因素》(GBZ2.2—2007)规定,作业场所超高频辐射(30～300 Hz)、每日 8 小时接触的容许限值:连续波为 0.05 mW/cm (14 V/m),脉冲波为 0.025 mW/cm (10 V/m);每日 4 小时接触的容许限值:连续波为 0.1 mW/cm (19 V/m),脉冲波为 0.05 mW/cm (14 V/m)。

(二) 微波的防护

1. 吸收微波辐射能　调试微波机时,须安装等效天线,以吸收微波能量。

2. 合理的工作位置　微波作业点应设置与辐射强度最小的部位,尽量避免在辐射流的正前方工作。

3. 个人防护　如微波防护服、防护帽、防护眼镜等。

4. 执行国家卫生标准　我国《工作场所有害因素职业接触限值第 2 部分:物理因素》(GBZ2.2—2007)规定微波辐射职业接触限值如表10‐4。

表 10-4 工作场所微波职业接触限值

	类型	日剂量 ($\mu W \cdot h/cm^2$)	8小时平均功率密度($\mu W/cm^2$)	非8小时平均功率密度($\mu W/cm^2$)	短时间接触功率密度(mW/cm^2)
全身辐射	连续微波	400	50	400/t	5
	脉冲微波	200	25	200/t	5
肢体局部辐射	连续微波或脉冲微波	4 000	500	4 000/t	5

第六节 电离辐射

凡能使受作用物质发生电离现象的辐射,称为电离辐射,如属于电磁波谱的 X 射线、γ 射线;而 α 射线、β 射线、中子、质子等属于离子型辐射。电离辐射来自自然界的宇宙射线及地壳岩石层的铀、钍、镭等,也可来自各种人工辐射源。

一、接触机会

(一)放射性矿物(包括天然放射性核素伴生或共生矿)的开采、冶炼和加工,以及核反应堆,核电站的建设、运转维护。直线加速器、γ 射线和 X 射线等医用和工农业生产用辐射源。

(二)放射性发光涂料、放射性诊断试剂等放射性核素的加工生产和使用。

二、常用电离辐射单位

(一)放射性活度

亦称放射性强度,国际单位制单位(SI 单位)专用名为贝可,符号 Bq,沿用的专用单位为居里(Ci)。$1Bq = 2.703 \times 10^{-11} Ci$。

(二)照射量

仅用于 X 射线或者 γ 射线,SI 单位为库伦/千克(C/kg),沿用的传统的专用单位为伦琴(R)。$1R = 2.58 \times 10^{-4} C/kg$。

(三)吸收剂量

衡量被照射介质吸收辐射能量程度的大小,适用于任何类型的电离辐射。SI 单位专用名为戈瑞(Gy),原使用单位为拉德(rad)。$1Gy = 100$ rad。

(四)剂量当量

为衡量不同类型电离辐射的生物效应剂量,将吸收剂量乘以若干修正系数,即为剂量当量。$H = D \times Q/N$。式中:D 为吸收剂量;Q 为不同辐射的品质因素,或称线质系数;N 为修正系数。其 SI 单位专用名为希沃特(Sv),原专用单位为雷姆(rem)。$1Sv = 100$ rem。

三、电离辐射对人体的危害

(一)辐射的损伤效应

电离辐射以外照射和内照射两种方式作用于人体。外照射的特点是辐射源和机体没有直接接触,只要脱离或远离辐射源,辐射作用即行停止,而内照射则是由放射性治疗等各种原因致使放射性核素进入机体,对机体产生相应的辐射效应。一般将电离辐射所致的放射性损伤效应分为随机效应和肯定效应。前者是指辐射损伤效应发生的概率和剂量大小有关,但损伤程度却和剂量无关,且不存在损伤效应的阈值水平,如致癌效应、遗传效应等。后者是指当辐射剂量超过一定强度或水平(阈值)时,损伤效应发生的概率将急剧增高,且损伤的严重程度也随剂量的加大而增高,如放射病、放射性白内障和放射性皮肤损伤,这在职业性急性辐射损伤中较为常见。

（二）放射病

放射病是指由一定剂量的电离辐射作用于人体所引起的全身放射性损伤,临床上分为急性放射病和慢性放射病。

1. 急性放射病　短时间内一次或多次受到大剂量照射所引起的全身性病变,多见于事故性照射、放射性治疗和核爆炸。其病程具有明显的时相性,相继出现初期、假愈期、极期和恢复期。根据损伤的器官及其临床表现特点,急性放射病可分为骨髓型、胃肠型和脑型。

急性放射病可根据明显的大剂量照射史,结合临床表现和实验室检查,按标准进行诊断。视损伤程度,采取消毒隔离、预防感染和出血,以及全身支持性治疗等综合治疗措施。

2. 慢性放射病　为较长时间内受到超限值剂量照射所引起的全身性损伤,多发生于防护条件差、长期从事放射工作人员。临床表现早期以神经衰弱综合征和自主神经功能紊乱为主,以后出现血液造血系统改变以及消化功能障碍、生育功能受损等。除全身性放射病外,还可表现为局部放射性皮肤损伤和放射性白内障。慢性放射病的诊断必须查明射线接触史和个人受照水平,综合分析体格检查结果,排除其他疾患,依据标准进行诊断。慢性放射病患者应及时脱离射线作业,积极治疗,定期随访(每两年一次)。

四、放射防护

辐射防护的目标是采取积极措施,将照射量控制在可接受的安全水平,防止对健康危害的肯定效应,并尽可能减少随机效应。

（一）执行辐射防护三原则

1. 任何照射必须具有正当理由。

2. 辐射防护实现最优化。

3. 遵守个人剂量当量限值的规定。

（二）外照射防护

必须具备有效的屏蔽设施,与辐射源保持一定的安全距离以及合理的工作时间。

（三）内照射防护

主要采取防止放射性核素经呼吸道、皮肤和消化道进入人体的一系列措施,同时应防止核素向空气、水体和土壤逸散。

【案例 10-1 分析】

问题 1. 对该患者如何作出诊断? 诊断的依据是什么?

分析思路:患者王某某,排除其他致聋原因,应诊断为职业性噪声聋。诊断依据为:有噪声接触史,在某面粉公司制粉车间从事磨工工作 12 年。临床表现:听力下降 8 年余,伴耳鸣,近 2 年加重,需配戴助听器对话。现场职业卫生学调查:工作场所的噪声强度为 85～98 dB(A),每天工作 8～10 小时,无任何个人防护。同一车间还有 6 名工友,有 2 名自述也出现耳聋。实验室检查:电测听双耳感音神经性聋,声阻抗为双耳的鼓室功能曲线正常。

问题 2. 噪声对人体健康的损害有哪些?

分析思路:噪声对人体的危害是全身性的,主要是对听觉系统的损害,也可对心血管系统、神经系统以及全身其他组织器官产生不良影响。噪声对听觉系统的影响早期常表现为高频听力下降,听力曲线在 3 000~6 000 Hz(多在 4 000 Hz)出现"V"形下陷。随着接触噪声时间延长,病损程度加重,高频段听力下降明显,同时语言频段(500~2 000 Hz)听力也会受到影响,语言听力出现障碍,甚至出现噪声聋。

　　问题 3. 对其余 6 名工友如何处理?

　　分析思路:对其余 6 名工友应按接触噪声作用工人健康监护的要求,进行职业健康查体,重点检查听觉系统可能出现的变化,以确定是否有高频听力损伤,甚至噪声性耳聋。

(张春芝)

复习思考题

1. 什么是高温作业,高温中暑的临床分型及主要表现是什么?
2. 噪声对听力影响的特点是什么?
3. 什么是手臂振动病? 其发病特点是什么?

知识拓展:"奋斗者"号载人潜水器克服异常气压完成万米深潜

　　厉害了,我的国!"两弹一星""蛟龙"入海、"神舟"飞天、"嫦娥"奔月……中国突破欧美封锁,靠的就是自主创新,靠的就是志向高远。

　　中国"奋斗者"号载人潜水器在马里亚纳海沟万米级海试,勇往直"潜",创造了世界载人深潜的新历史。这么厉害的"奋斗者"号是如何抵抗超过 110 兆帕的巨大压力,安全载人潜入万米深海呢?"奋斗者"号上采用了新型高强度钛合金做载人舱的外壳,不仅完美地扛住万米的压力,还大大减轻了自身的重量,扩大了舱内空间,潜航员可以更加舒适地在里面进行科考任务。"深海锂电池"能够在一万五千米海水压力下稳定供电,机械手可 360°转动,轻松完成水下布放、拾取等精准操作,可弃压载帮助完成下潜上浮。

　　"奋斗者"号建造的三大难点:材料、加工成型和焊接,是由三家大型的国有机构分别承担的。真正实现集中力量办大事、快速地创新、快速地实现产业化、快速地做出国之重器。

第十一章　职业性生物因素的健康危害

【案例 11-1】

患者李某,男,34 岁,2 月前无明显诱因出现发热,体温最高 39.8 ℃,伴乏力、头痛、眼痛、四肢肌肉酸痛、双侧髋关节、踝关节疼痛,但无关节红肿,无尿频、尿急等。入院查体:神志清,全身皮肤黏膜无异常,浅表淋巴结无肿大,咽无充血,扁桃体无肿大,心肺未闻及异常。肝肋下 2 cm,脾肋下 3 cm;双髋关节、骶髂关节、双踝关节无红肿、压痛,四肢肌力、肌张力正常,病理征未引出。血尿常规、肝功能及胸部 CT 未见异常改变。

问题:

1. 根据上述现有资料,你认为还需要补充哪些问诊内容?

2. 对于此类发热、关节痛、淋巴结肿大的病人,你考虑有哪些疾病可能?

进一步追问个人史和职业史,发现该患者为动物饲养员,近期曾接触流产奶牛和流产胎盘。考虑到可能为布鲁氏杆菌病,将患者转入职业病院进行进一步检查。

3. 如要证实该患者为布鲁氏杆菌病,还应进一步做哪些检查?

第一节　概述

生产原料和生产环境中存在的对职业人群健康有害的致病微生物、寄生虫及动植物、昆虫等及其所产生的生物活性物质统称为生物性有害因素。例如,附着于动物皮毛上的炭疽杆菌、布鲁氏杆菌、蜱媒森林脑炎病毒、支原体、衣原体、钩端螺旋体、孳生于霉变蔗渣和草尘上的真菌或真菌孢子之类致病微生物及其毒性产物;某些动物、植物产生的刺激性、毒性或变态反应性生物活性物质,如鳞片、粉末、毛发、粪便、毒性分泌物,酶或蛋白质和花粉等;禽畜血吸虫尾蚴、钩蚴、蚕丝、蚕蛹、蚕茧、桑毛虫、松毛虫等,种类繁多。它们对职业人群健康的损害,除引起法定职业性传染病,如炭疽、布鲁氏杆菌病、森林脑炎外,也是构成哮喘、外源性过敏性肺泡炎和职业性皮肤病等法定非传染性职业病的致病因素。除此之外,鼠疫、土拉菌病、口蹄疫、鸟疫、挤奶工结节、牧民狂犬病、钩端螺旋体病、寄生虫病(如牧民包囊虫病、绦虫病、矿工钩虫病)等也都为生物性有害因素所致。医务人员工作有关疾病中生物因素致疾病占 33.5%,可导致医务人员病毒性肝炎、肺结核、人类禽流感等。

随着工农业科学技术的进步和经济体制改革的深入,畜牧业、养殖业、食品加工业、酿造业以及第三产业将有更大发展,职业性和非职业性接触生物性有害因素的机会越来越多,接触人数将进一步增加。21 世纪是生命科学的时代,生物基因工程技术的发展在为人类创造巨大财富的同时,基因重组和基因突变可能产生新的生物致病源的潜在危害。基因产品对人类安全性问题也是值得关注的。因此,生物性有害因素对职业人群的健康损害不容忽视。

第二节　生物性有害因素所致职业性传染病

列入我国《职业病分类和目录》(国卫疾控发〔2013〕48 号)的生物性有害因素所致职业性传染病包括炭疽、森林脑炎和布鲁氏杆菌病、艾滋病(限于医疗卫生人员及人民警察)、莱姆病。

一、炭疽

炭疽是炭疽芽孢杆菌所致的一种人畜共患的急性传染病,属乙类传染病,其中肺炭疽按甲类传染病管理。职业性炭疽是劳动者在生产劳动及各种职业活动中,因接触患炭疽的牲畜或被炭疽芽孢杆菌污染的皮、毛、肉等而发生的炭疽,是法定职业病。我国坚持"预防为主"卫生工作方针,加强了对炭疽的防治研究和管理,采取了一系列有效防治措施,使我国炭疽发病率由 20 世纪 50 年代末的 0.576/100 000 降至 90 年代初的 0.175/100 000 万。总的说来,我国工业型炭疽已较少见,农业型炭疽则仍有地方性流行。人患炭疽病后免疫力一般不超过 1 年。

(一)接触炭疽机会

1. 食品制造业　牲畜检疫。
2. 纺织业　拣毛。
3. 皮革、毛皮及其制品业　坯皮准备。
4. 畜牧业　牧民、饲养员、兽医。
5. 动物园　饲养员、兽医。
6. 屠宰厂　直接工作人员、检疫人员。

(二)健康危害

炭疽芽孢及其细菌可经皮肤、呼吸道和消化道三途径进入人体,导致的炭疽病可分为五型。

1. 皮肤型　最常见,占 95% 以上,病变多见于面、颈、肩、手和脚等裸露部位皮肤。
2. 肺型　以呼吸系统症状为主。
3. 肠型　以急性胃肠炎或急腹症症状为主。
4. 脑膜型　以急性化脓性脑膜炎症状为主。
5. 败血型　多继发于肺型、肠型,伴有高热、头痛、出血、呕吐、毒血症、感染性休克或 DIC 等。

(三)控制措施

1. 隔离治疗,控制传染源　原则上炭疽病人从疑似诊断时起,即在诊断地点或家中就地隔离治疗,避免长距离转移病人。隔离治疗时间应至痂皮脱落或症状消失,分泌物及排泄物 5 日培养一次,连续两次阴性为止。

2. 确定感染来源,切断传播途径　病人被确诊患炭疽后,应尽力确定其感染来源,并加以适当的处理,以避免继续发生感染。①处死或隔离治疗病畜,严禁销售病畜肉、乳品和皮毛。②对炭疽病人和牲畜的排出物以及被污染的环境、毛皮、衣物或纺织品进行彻底的化学或物理消毒;低价值的污染物品应尽可能焚毁;病房终末消毒。

3. 保护易感者 高危人群接种无毒活菌苗。

4. 加强宣传教育。

二、森林脑炎病毒

森林脑炎,又名蜱传脑炎(Tick-Bone Encephalitis,TBE),其病原体为森林脑炎病毒,亦称森脑病毒。劳动者在森林地区从事职业活动中,因被蜱叮咬而感染的森林脑炎,即职业性森林脑炎。人类普遍易感,目前尚无特效疗法,病愈后可产生持久而牢固性免疫力。本病具有明显地区性和季节性。主要高发区为前苏联远东地区。我国黑龙江和吉林等省林区以及四川、河北、新疆、云南等地亦有报告。主要发生于春、夏季。

(一)接触机会

在疫区从事林业、勘探、捕猎、采药等职业人群,以及进驻林区的部队人员、旅游者有机会感染森脑病毒而发病。如伐木业的原木采伐和原木运输等;护业员;林产化学产品制造业的栲胶备料、松脂采割、松明采集、野生果品采摘、菌菇采摘等;野生中草药采集及狩猎人员。

(二)健康危害

森林脑炎病毒侵入机体后,主要广泛性损害中枢神经系统,根据病情分为普通型、轻型和重型。普通型病人大多起病急,1~2日内即达高峰,出现不同程度意识障碍,颈及肢体瘫痪和脑膜刺激征。轻型患者起病较缓慢。前驱期3~4日,有发热、头痛、全身酸痛等类感冒表现。随后出现中枢神经系统受损的症状和体征。重型患者突起高热或超高热、头痛、恶心、呕吐、意识障碍和脑膜刺激征,数小时内即可出现昏迷、抽搐等危象,常因呼吸衰竭而死亡。

(三)控制措施

加强卫生宣传,做好环境防护和个体防护。进入疫区的工作人员,可采取下列预防措施:

1. 接种森林脑炎疫苗。

2. 工作场所周围环境防护 清除路边杂草,减少来往人、兽受蜱侵袭的机会;加强防鼠、灭鼠、灭蜱工作。

3. 个体防护 将袖口、领口、裤脚等处扎紧,防止蜱叮刺。因为蜱攀附宿主后,先到处爬行2小时才叮刺,缓慢吸血,因此野外活动时,可每2小时互相检查一次,尤其注意颈、腋、腰、阴部,发现后立即杀灭。如果发现蜱已刺入皮肤,不可猛拉,以免蜱的刺器断在皮肤内。可用烟头烫蜱的尾部使之退出,也可用油类或乙醚滴于蜱体致死,然后轻轻摇动,缓缓拔出。

三、布鲁氏杆菌病

布鲁氏杆菌病,是布鲁氏杆菌所致的一种人畜共患的急性传染病,属乙类传染病,也是我国法定职业病。全年均可发病,有明显季节性,高峰期为春、夏两季。其原因可能与家畜的繁殖、授乳及接触病畜的机会等有关。人群对本病普遍易感。

(一)接触机会

病畜或死胎以及羊水、胎盘、产后阴道分泌物,病畜肌肉、内脏、乳汁中均含有大量病菌,处理不当对作业环境可造成严重污染。牧民、饲养工、挤奶工、屠宰工、肉品包装工、卫生检疫人员、兽医、家畜助产员等职业人群有较多机会接触。

（二）健康危害

本病可侵犯各种组织器官，故临床表现复杂多样。病程可分为急性期和慢性期。

1. 急性期　主要表现为发热、多汗和关节肌肉疼痛。发热常呈弛张热或波状热（5％～20％），亦可见不规则热或持续低热。

2. 慢性期　有继发于急性期者，也有起病即呈慢性者。以疲乏、关节肌肉疼痛、低热、失眠、全身不适为主要表现。亦可见慢性关节炎、神经炎及泌尿生殖系统等的慢性损害表现。

（三）控制措施

1. 控制传染源

（1）隔离治疗：对疫区内接触家畜及畜产品的人员进行血清学及皮肤过敏试验，查明人群感染情况，凡确诊的病人均应进行系统治疗。

（2）畜间检疫，宰杀病畜：用血清学方法对疫区内全部羊、牛和猪进行检疫，1个月后复检一次。凡检出阳性的家畜均应立即屠宰或隔离饲养。至少在1年内停止向外调运牛、羊、猪。引进的家畜亦应进行检疫，以防输入型布鲁氏杆菌病的发生。

2. 切断传播途径　被病畜及其排泄物、分泌物等污染的场地、用具、圈舍及尚未食用的奶制品均应进行消毒处理。严防含菌污水粪便污染食物、水源。禁止销售及食用病畜肉、乳。疫区皮毛需检疫合格方可出售。

3. 保护易感者　给疫区人群、畜群接种菌苗。经两次检疫呈阴性反应的家畜以及疫区周围村庄受危害的畜群，应连续3年以畜用菌苗进行免疫，每年免疫覆盖率不应低于90％。

4. 加强卫生宣传，提高自我预防保健意识　尤其牧民、饲养工、挤奶工、屠宰工、皮毛处理工等易感职业人群应加强个体防护，尽可能避免皮肤直接接触病畜及其污染物，严防赤手接羔助产；使用过的个体防护用品应严格消毒处理；与家畜或畜产品或布鲁氏杆菌培养物有密切接触后，如出现持续数日发热（包括低热）、多汗、肌肉和关节酸疼等类似感冒症状者应及时就医。

四、艾滋病（限于医疗卫生人员及人民警察）

艾滋病即获得性免疫缺陷综合征（Acquired Immunodeficiency Syndrome，AIDS），是有人类免疫缺陷病毒（Human Immunodeficiency Virus，HIV）感染后导致免疫缺陷综合征。医疗卫生人员和人民警察在从事人类免疫缺陷病毒感染者或艾滋病病人的防治和管理等活动中，有可能造成HIV意外感染，意外接触24小时内检测HIV抗体为阴性，随访期内HIV抗体阳转的接触者，为职业接触感染。美国疾病控制和预防中心资料显示，截至2000年底，美国医务人员中已有57人因职业暴露被确诊为感染了HIV。我国目前尚无针刺造成HIV感染的官方报道，但医护人员具备感染的危险性在日益增加，这点特别值得注意。警察在执法中，特别是查缉时难免要与患有艾滋病的违法犯罪嫌疑人接触，从而使艾滋病嫌疑人有机可乘，企图在与警察接触时故意传染艾滋病毒或以传染艾滋病毒进行威胁。

（一）接触机会

传染源为HIV病毒无症状携带者和艾滋病患者。

传播途径：①性接触传播；②血液传播，常接受输血和用血液制品者为高危人群，职业暴露常是被污染的手术器械、注射器、利器等刺伤，警察执法时被艾滋病嫌疑人咬伤或抓伤等造成血液传播;③母婴传播。

（二）健康危害

本病可并发一系列免疫缺陷症状,感染初期随着 CD4T 淋巴细胞减少和免疫力下降,2～4 周后出现低热、咽炎、淋巴结肿大皮疹等临床表现,数周后会好转,随时间推移,感染者免疫力继续下降,病情会继续快速加重,临床出现如机会性感染及肿瘤,严重者会导致死亡。

（三）控制措施

1. 应积极预防 HIV 职业暴露具体措施如下:

（1）应用防护设施,不可直接对体液接触。

（2）尽量避免应用锐器导致的损伤,合理处理锐利的设备。

（3）废弃物的合理处置。

2. 职业暴露后应做好以下局部处理:

（1）出血刺激:如果皮肤出现伤口,则在伤口旁边由近端位置逐渐进行挤压,最大限度挤出受损区域的污染血液,再次应用肥皂液以及流动水予以清洗,避免伤口的挤压。

（2）对皮肤或者黏膜进行清洗:应用肥皂泡沫以及流动水源对伤口进行清洗,如果黏膜暴露,则应用生理盐水进行冲洗。

（3）处理伤口:清洗受损伤口后,应用 75％的酒精或者 0.5％碘伏予以清理消毒后,包扎伤口。当前证实,HIV 职业暴露后应及时联合 2～3 种抗 HIV 药物,能够有效降低职业暴露后感染 HIV 可能性。HIV 职业暴露出现后,应马上抽取职业暴露患者的血样进行 HIV 抗体测定,以此排除是否存在继发 HIV 感染,如测定结果为阴性,则不管危险性评定后是否予以暴露后用药,均应该在暴露情况出现后的第六周、90 日和半年予以 HIV 抗体测定,以此确定是否存在 HIV 感染,采用预防用药。

五、莱姆病

莱姆病也称莱姆包柔体病,是由伯氏疏螺旋体感染,经硬蜱叮咬传播的自然疫源性人兽共患传染病,人群普遍易感,好发于 5～15 岁的儿童和 45～55 岁的成年人。我国莱姆病病原体以伽氏疏螺旋体为主,其次为阿弗西尼疏螺旋体和狭义伯氏疏螺旋体。本病具有明显地区性和季节性。我国主要集中在东北、西北、内蒙古和华北部分地区的林区。我国自 1986 年首次发现莱姆病以来,迄今已知 30 个省(直辖市、自治区)存在莱姆病,其中至少有 23 个省区人群中存在莱姆病的自然感染,如大兴安岭、小兴安岭、长白山、天山和阿尔泰山等林区人群莱姆病自然感染率在 10％以上,秦岭以南在 5％～10％之间,平原地区在 5％以下,全国每年约有上万例的新发病例。不同地区莱姆病的流行季节略有不同,在我国东北林区,莱姆病初发于 4 月末,6 月上、中旬达到高峰,8 月份以后仅见散在病例。

（一）接触机会

本病主要见于林业工人、山林地区居民、野外工作者及旅游者。

传播途径:①生物媒介传播,莱姆病主要通过硬蜱在动物宿主间和宿主动物与人之间传播。②排泄物传播,在动物间可通过粪便等排泄污染物相互感染,甚至可以传播给密切接触的人,但目前认为人与人之间不传播。③垂直传播,病原可经胎盘传给婴儿。④血液传播,莱姆病患者早期血液中存在伯氏疏螺旋体,经常规处理后仍有感染性,因而有输血传播的可能性。

（二）健康危害

莱姆病是一种全身感染性疾病,其临床表现常常涉及皮肤、关节、神经系统和心脏,经一段时间的潜伏期后进入临床期。潜伏期为1～180天不等。临床期:未经治疗的莱姆病患者,根据其临床表现,一般分为3期,即局部皮肤损害(皮损)期(Ⅰ期,常作为莱姆病的首发症状)、感染扩散期(Ⅱ期,可出现神经莱姆病或心脏损害等)和感染持续期(Ⅲ期,侵犯大关节等风湿症状)。各期症状多单独出现,但也有3期症状一起出现的病例。

（三）控制措施

1. 控制传染源

(1) 加强病人管理。

(2) 加强家畜的管理。

(3) 加强流行区啮齿动物的控制:啮齿动物尤其鼠类是莱姆病的重要保菌宿主,必须给予控制措施。

2. 切断传播途径

(1) 个人防护:进入疫区穿五禁防护服,凡经过有蜱林区或草地时,应疾步快行,尽量不逗留,预防蜱附着及叮咬。

(2) 加强屠宰场管理,实行严格的卫生监督。

(3) 环境治理:实施科学放牧,有计划地实行四季轮流放牧制度,可趋利避害。

(4) 药物防治:2%的马拉硫磷、4%的三溴磷等喷洒室内表面;室外场所可用氯丹、倍硫磷等进行地面喷洒。

3. 保护易感人群

(1) 增强抵御疾病的能力。

(2) 菌苗研制与应用:预防莱姆病最有效的措施是接种有效菌苗,人用菌苗仍处于研究阶段。

【案例 11-1 分析】

问题 1. 根据上述现有资料,你认为还需要补充哪些问诊内容?

分析思路:应补充问诊职业史,注意询问有无到过疫区、传染病接触史、动物昆虫叮咬、猫狗羊等动物接触史、食物毒物摄入、冶游史及诊疗经过。

问题 2. 对于此类发热、关节痛、淋巴结肿大的病人,你考虑有哪些疾病可能?

分析思路:发热、关节痛、淋巴结肿大的病人应考虑风湿性关节炎、结核性关节炎、败血症、疟疾、淋巴瘤、伤寒等疾病。

问题 3. 如要证实该患者为布鲁氏杆菌病,还应进一步做哪些检查?

分析思路:应进一步行免疫学检查及病原学检查。免疫学检查包括:平板凝集试验;试管凝集试验;补体结合试验;布病-人免疫球蛋白试验。有条件者建议进一步行病原学检查,血液、骨髓、关节液、脑脊液、尿液、淋巴组织等培养可分离到布鲁氏杆菌。

（张　华　宋平平）

复习思考题

1. 现阶段我国法定的职业性传染病有哪些?
2. 阐述布鲁氏杆菌病的临床特点。对感染者或易感人群应采取哪些控制措施?

知识拓展:布鲁氏杆菌病防治现状与对策

布鲁氏杆菌病是临床上相对较为常见的一种流行性疾病,当前的布鲁氏杆菌病的特点与 20 世纪五六十年代存在着显著的差异,不仅临床表现呈现出多样化的趋势而且原因不明的传播途径也显著增多。由于抗生素的滥用和基层医院对布鲁氏杆菌病患者的不规范化治疗等均导致了耐药菌的产生,加之许多患者对该病不重视,治疗不配合,使得治疗难度越来越大,因而布鲁氏杆菌病的防治措施应当以预防为主,即对易感人群以及畜类进行疫苗接种。目前常用布鲁氏菌疫苗主要有减毒活疫苗及突变株疫苗,突变株疫苗毒力较弱且不干扰临床检测。

习近平总书记在看望奋战在新型冠状病毒肺炎疫情一线的科研工作者时指出,人类同疾病较量最有力的武器就是科学技术,人类战胜大灾大疫离不开科学发展和技术创新。随着科技的进步,基因工程疫苗快速发展,研究者们利用布鲁氏杆菌制备出 DNA 疫苗、亚单位疫苗等多种新型疫苗,其安全性及有效性需进一步评价。

第十二章　职业性致癌因素与职业性肿瘤

学习要求

掌握：职业性肿瘤的概念和常见的职业性致癌因素及我国法定职业性肿瘤。

熟悉：职业性肿瘤的特征和诊断原则。

了解：职业性肿瘤的预防措施。

【案例 12 - 1】

患者吴某某,53 岁,因咳嗽 1 月入院,咳嗽、咳痰,咳白色黏痰,偶咳黄痰,无发热、胸痛、咯血,无乏力、盗汗。既往体健,吸烟史 40 年,平均 20 支/天。胸部 CT:左肺上叶后段见 1.9 cm×2.1 cm 大小结节影,边界清,形态不规则,有分叶及毛刺,相应小支气管不畅。纵隔内见小淋巴结影,双侧胸膜腔内未见明显异常密度影,心脏及大血管未见异常。

问题:

1. 根据上述现有资料,你认为还需要补充哪些辅助检查及问诊?

2. 对于此类病人,你考虑可能有哪些疾病可能?

进一步追问个人史和职业史,发现该患者为某石棉厂工人,主要从事织绳、织布工作,密切接触石棉纤维 27.5 年,脱离石棉环境 2 年后发病。考虑到可能为石棉所致肺癌,将患者转入职业病院进行进一步检查。

3. 如要证实该患者为石棉所致肺癌,还应进一步做哪些辅助检查?

在工作环境中长期接触职业性致癌因素,经过较长时间的潜伏期而引起的某种特定肿瘤,称职业性肿瘤或职业癌。职业性肿瘤一般都有特定的发生部位与特征,但在临床表现上与非职业性肿瘤并无显著不同,因此人类对职业性肿瘤的认识经历了比较漫长的过程,大致分为以下四个阶段:①1775 年,从英国 Pott 医生发现扫烟囱童工成年后多患阴囊癌开始,前后大约经历了 100 年。②1915 年日本科学家山极等用煤焦油在兔耳上成功诱发了皮肤癌,从此开始了职业性肿瘤的实验室研究。③20 世纪 30 年代,英国化学家 Kenneway 和 Cook 从沥青中分离提纯出致癌物 3,4-苯并芘。随后,研究人员通过流行病学调查和动物实验研究,提出化学致癌过程"两阶段学说"。④从第二次世界大战后至今,职业肿瘤的研究范围不断扩大。

据 WHO 报告,2008 年世界新发肿瘤病例 1 240 万例,死亡 760 万例。通常,职业性肿瘤占全部肿瘤的 2%～8%,全世界每年至少有 20 万人死于职业性肿瘤,以肺癌、恶性间皮瘤和膀胱癌最为常见。由于各国经济发展和科技水平等情况不同,所依据或制定的职业性肿瘤名单也有所不同。国际劳工组织(International Labor Organization,ILO)2010 版国际职业病名单中,明确规定的职业癌有 20 种。我国在调查研究的基础上,规定的职业性肿瘤有 12 种。

第一节　职业性致癌因素

职业性致癌因素是指与职业有关的，在一定条件下能引起肿瘤的致病因素。职业性肿瘤的病因必须是经过识别和确定的职业性致癌因素。根据 2016 年 6 月 IARC 公布的人类致癌物的名单，认定了与工农业生产有关的人类化学致癌物或生产过程有 40 多种，包括化学因素（例如：煤焦油、苯、石棉、砷等）、物理因素（例如：X 射线、氡、紫外线等）和生物因素（例如：幽门螺杆菌），其中最常见的是化学因素。ILO 国际职业病名单（2010 版）中，明确规定了 20 种职业性致癌因素所引起的肿瘤，这 20 种职业性致癌因素见表 12-1。

表 12-1　ILO 收录的职业性致癌因素

种类	致癌因素
生物因素	乙肝或丙肝病毒
物理因素	电离辐射
化学因素	混合物：煤焦油，煤焦油沥青或烟；焦油、沥青、矿物油、蒽或这些物质的化合物、产品或残留物；焦炉逸散物；木尘 单纯物质：石棉；联苯胺及其盐类；二氯甲醚；六价铬化合物；β 萘胺；氯乙烯；苯；苯或苯同系物的硝基和氨基衍生物；镍的化合物；砷及其化合物；铍及其化合物；镉及其化合物；毛沸石；乙烯氧化物

目前，根据流行病学研究和动物试验结果，职业性致癌物又可分为三类：

（1）确认致癌物：生产过程、流行病学调查及动物实验都有明确证据者，表明对人有致癌性的理化物质和生产过程，属于 I 类致癌物。

（2）可疑致癌物：有两种情况，一种是动物实验证据充分，但人群流行病学调查结果有限。另一种是动物致癌试验阳性，特别是与人类血缘相近的灵长类动物中致癌试验阳性，但缺少对人类致癌的流行病学证据，分别属于 IIA、IIB 类致癌物。

（3）潜在致癌物：动物试验已经获得阳性结果，而人群中尚无流行病学调查资料表明对人有致癌性，如铅、锌等，属于 III 类致癌物。

第二节　职业性肿瘤

一、职业性肿瘤的特征

（一）潜伏期长

从开始接触致癌因素到出现职业性肿瘤的间隔期，称为潜伏期。研究表明，肿瘤的发生发展受自身遗传因素和外界环境因素的双重作用。不同的致癌因素有不同的潜伏期，对人类而言，潜伏期最短 4~6 年，如放射线致白血病，但也不乏少数潜伏期非常短的，如苯所致的白血病，最短仅需 4 个月。潜伏期最长可达 40 年以上，如石棉诱发间皮瘤。大多数职业肿瘤的潜伏期较长，为 12~25 年。由于职业性接触程度一般都较强，所以职业性肿瘤发病潜伏期比非职业性同类肿瘤短，如芳香胺引起的泌尿系统肿瘤，发病年龄以 40~50 岁多见，较非职业性的早 10~15 年。

（二）具有剂量-反应关系

大多数毒物的毒性作用存在阈值或阈剂量，即超过这个剂量时才可引起健康损害，并以此作为制定安全接触剂量的依据。但是对职业性致癌因素来说，是否存在阈值尚有争论。目前主张有阈值者获较多支持，一些国家已据此规定了"尽可能低"的职业致癌物接触的"技术参考值"。但阈值问题并没有解决。

虽然职业致癌物阈值问题有争论，但大量研究证明，大多数致癌物都明显存在剂量-反应关系，即在暴露于致癌物的人群中，接触大剂量的要比接触小剂量的肿瘤发病率和死亡率都高，与接触总剂量有关（包括非职业接触）。动物实验和流行病学调查研究都支持这一研究结果。例如，接触二甲基氨基偶氮苯（奶油黄）30 mg/d，34 天诱发肝癌，接触总量为1 020 mg；若1 mg/d，700 天诱发肝癌，接触总量为700 mg。说明职业肿瘤发生存在剂量-反应关系，但也有例外，如石棉仅有小剂量的接触史就可致癌。

（三）大多有固定的靶部位

职业性肿瘤大多有固定的好发部位或范围，多在致癌因素作用最强烈、经常接触的部位发生。由于皮肤和肺是职业致癌物进入人体的主要途径和直接接触器官，故职业性肿瘤多见于呼吸系统和皮肤。有时也可能累及同一系统的邻近器官，如致肺癌的职业致癌物，可引发气管、咽喉、鼻腔或鼻窦的肿瘤；亦可发生在远隔部位，如皮肤接触芳香胺，芳香胺经肝转化生成活性代谢物可在尿中浓缩，并长时间与膀胱黏膜接触，导致膀胱癌；同一致癌物也可引起不同部位的肿瘤，如砷可诱发肺癌和皮肤癌。此外，还有少数致癌物引起广泛范围的肿瘤，如电离辐射可引起白血病、肺癌、皮肤癌、骨肉瘤等。

（四）常有特殊的病理类型

不同致癌因素引起的职业性肿瘤各有其一定的病理类型，例如铀和二氯甲醚引起的肺癌大部分为未分化小细胞癌；六价铬化合物多致鳞癌；家具木工和皮革制革工的鼻窦癌大部分为腺癌。一般认为，接触强致癌物及高浓度致癌物所致肿瘤多为未分化小细胞癌，反之则多为腺癌。但上述特点不是绝对的，如苯所致白血病的类型不一，且无一定规律，所以仅供与非职业性肿瘤作鉴别时参考。

（五）病因明确

一般肿瘤的外来病因大多不清，而职业性肿瘤病都有明确的致癌因素和接触史。如前所述的苯所致白血病；石棉、氯甲醚、双氯甲醚、砷及其化合物、六价铬化合物、焦炉逸散物、毛沸石所致肺癌；石棉、毛沸石所致间皮瘤；联苯胺、β-萘胺所致膀胱癌；氯乙烯所致肝血管肉瘤。若消除或控制这些职业性致癌因素后，相应的肿瘤发病率就会明显下降或不发生。

职业性肿瘤要在一定条件下才能发病。如不溶性的铬盐及镍盐，只有经肺吸入方能引起肿瘤，而将它们涂抹在皮肤或从口进入都没有致癌作用。此外，还与个人习惯有关，如接触石棉的吸烟者，肺癌发病率可以增加40~90倍。

二、我国法定职业性肿瘤及其诊断原则

随着经济发展，我国职业危害所致肿瘤呈严重态势。国家卫生计生委（前）、人力资源社会保障部、安全监管总局、全国总工会联合于2013年12月发布了新版《职业病分类和目录》，沿用至今。目录中规定的职业性肿瘤包括：①联苯胺所致膀胱癌；②石棉所致肺癌、间皮瘤；③苯所致白血病；④氯甲醚、双氯甲醚所致肺癌；⑤砷及其化合物所致肺癌、皮肤癌；⑥氯乙烯所致肝血管肉瘤；⑦焦炉逸散物所致肺癌；⑧六价铬化合物所致肺癌；⑨毛沸石所致肺癌、

胸膜间皮瘤;⑩煤焦油、煤焦油沥青、石油沥青所致皮肤癌;⑪β-萘胺所致膀胱癌。此外,还包括职业性放射性疾病中的放射性肿瘤(含矿工高氡暴露所致肺癌)。2014年我国共报告职业性肿瘤119例。其中苯所致白血病53例,焦炉逸散物所致肺癌28例,石棉所致肺癌、间皮瘤27例,六价铬化合物所致肺癌5例,联苯胺所致膀胱癌3例,氯甲醚和双氯甲醚所致肺癌、β-萘胺所致膀胱癌、砷及其化合物所致肺癌和皮肤癌各1例。

我国2017年颁布的《职业性肿瘤诊断标准》(GBZ94—2017)规定了职业性肿瘤的诊断原则以及各特定肿瘤的诊断依据。诊断原则:有明确的致癌物长期职业接触史,出现原发性肿瘤病变,结合实验室检测指标和现场职业卫生学调查,经综合分析,原发性肿瘤的发生符合工作场所致癌物的累计接触年限要求,肿瘤的发生部位与所接触致癌物的特定靶器官一致并符合职业性肿瘤发生、发展的潜隐期要求,方可诊断。我国法定职业性肿瘤的致癌物质、高危职业和诊断依据如表12-2所示。

表12-2　常见职业性肿瘤的致癌物质、存在行业和诊断依据

肿瘤类型	致癌物质	存在形式	存在行业	诊断依据
肺癌	石棉	石棉粉尘	石棉矿开采、防火织物、造船、造纸、建筑、地砖等	1. 石棉肺合并肺癌者,应诊断为石棉所致肺癌; 2. 不合并石棉肺的肺癌患者,在诊断时应同时满足以下三个条件:①原发性肺癌诊断明确;②有明确的石棉粉尘职业接触史,累计接触年限1年以上(含1年);③潜隐期15年以上(含15年)
	氯甲醚、双氯甲醚	氯甲醚、双氯甲醚蒸气	纺织、造纸、塑料、橡胶、实验室等甲醛、盐酸及水蒸气共存的工作场所	在诊断时应同时满足以下三个条件:①原发性肺癌诊断明确;②有明确的氯甲醚或双氯甲醚职业接触史,累计接触年限1年以上(含1年);③潜隐期4年以上(含4年)
	砷及其化合物	砷尘	矿物开采和熔炼、农药、羊毛纤维生产	在诊断时应同时满足以下三个条件:①原发性肺癌诊断明确;②有明确的砷及其化合物职业接触史,累计接触年限3年以上(含3年);③潜隐期6年以上(含6年)
	焦炉逸散物	焦炉逸散物气体、蒸气、粉尘	炼焦、炼钢、铸造溶化等	在诊断时应同时满足以下三个条件:①原发性肺癌诊断明确;②有明确的焦炉逸散物职业接触史,累计接触年限1年以上(含1年);③潜隐期10年以上(含10年)
	六价铬化合物	六价铬酸盐尘	铬酸盐制造、印染、皮革、木材防腐、化工	在诊断时应同时满足以下三个条件:①原发性肺癌诊断明确;②有明确的六价铬化合物职业接触史,累计接触年限1年以上(含1年);③潜隐期4年以上(含4年)
	毛沸石	毛沸石纤维粉尘	建材、环保、离子交换、催化裂化、日用轻工、石油化工、农牧业、造纸和塑料凳	在诊断时应同时满足以下三个条件:①原发性肺癌诊断明确;②有明确的毛沸石粉尘职业接触史,累计接触年限1年以上(含1年);③潜隐期10年以上(含10年)

续表 12 - 2

肿瘤类型	致癌物质	存在形式	存在行业	诊断依据
肝血管肉瘤	氯乙烯	氯乙烯蒸气	氯乙烯生产、化工	在诊断时应同时满足以下三个条件：①原发性肝血管肉瘤诊断明确；②有明确的氯乙烯单体职业接触史，累计接触年限 1 年以上（含 1 年）；③潜隐期 1 年以上（含 1 年）
膀胱癌	联苯胺	联苯胺粉尘	化工、染料、橡胶、塑料、印刷、电缆	在诊断时应同时满足以下三个条件：①原发性膀胱癌诊断明确；②有明确的联苯胺职业接触史，累计接触年限 1 年以上（含 1 年）；③潜隐期 10 年以上（含 10 年） 联苯胺接触人员所患肾盂、输尿管移行上皮细胞癌可参照本标准
	β-萘胺	β-萘胺	化工、染料、橡胶添加剂、颜料等制造业，部分电缆电线行业	在诊断时应同时满足以下三个条件：①原发性膀胱癌诊断明确；②有明确的 β-萘胺职业接触史，累计接触年限 1 年以上（含 1 年）；③潜隐期 10 年以上（含 10 年）
白血病	苯	苯蒸气	化工、制革、制鞋、橡胶、染料、树脂、油漆、农药、化肥、炸药	1. 慢性苯中毒病史者所患白血病，应诊断为苯所致白血病； 2. 无慢性苯中毒病史者所患白血病，在诊断时应同时满足以下三个条件：①白血病诊断明确；②有明确的过量苯职业接触史，累计接触年限 6 个月以上（含 6 个月）；③潜隐期 2 年以上（含 2 年）
间皮瘤	石棉	石棉粉尘	石棉矿开采、防火织物、造船、造纸、建筑、地砖等	石棉肺合并间皮瘤者，应诊断为石棉所致间皮瘤。不合并石棉肺的肺癌患者，在诊断时应同时满足以下三个条件：①间皮瘤诊断明确；②有明确的石棉粉尘职业接触史，累计接触年限 1 年以上；③潜隐期 15 年以上（含 15 年）
	毛沸石	毛沸石纤维粉尘	建材、环保、离子交换、催化裂化、日用轻工、石油化工、农牧业、造纸和塑料凳	在诊断时应同时满足以下三个条件：①胸膜间皮瘤诊断明确；②有明确的毛沸石粉尘职业接触史，累计接触年限 1 年以上（含 1 年）；③潜隐期 10 年以上（含 10 年）
皮肤癌	砷及其化合物	砷尘	矿物开采和熔炼、农药、羊毛纤维生产	1. 慢性砷中毒病史者所患皮肤癌应诊断为砷所致皮肤癌； 2. 无慢性砷中毒病史者所患皮肤癌在诊断时应同时满足以下三个条件：①原发性皮肤癌诊断明确；②有明确的砷及其化合物职业接触史，累计接触年限 5 年以上（含 5 年）；③潜隐期 5 年以上（含 5 年）
	煤焦油、煤焦油沥青、石油沥青	煤焦油、煤焦油沥青、石油沥青	化学药品和煤焦油产品的生产、焦炭的生产、煤气制备、铝生产、铸造、铺路和建造等	在诊断时应同时满足以下三个条件：①原发性皮肤癌诊断明确；②有明确的煤焦油、煤焦油沥青、石油沥青职业接触史，累计接触年限 6 个月以上（含 6 个月）；③潜隐期 15 年以上（含 15 年）

续表 12-2

肿瘤类型	致癌物质	存在形式	存在行业	诊断依据
放射性肿瘤*	电离辐射	电离辐射	采矿、医疗、航空、核工业、核试验	1. 受照后,经一定潜伏期后发生,并且得到临床确诊的原发性恶性肿瘤;根据患者性别、受照时年龄、发病潜伏期和受照剂量,计算所患恶性肿瘤起因于所受照射的病因概率(Probability of causation, PC); 2. 计算所得 95% 可信上限的 $PC \geqslant 50\%$ 者可判断为职业性放射性肿瘤

注:*包括白血病、食管癌、胃癌、乳腺癌、甲状腺癌、膀胱癌、骨和关节恶性肿瘤、肺癌、结肠癌等。

三、职业性肿瘤的预防原则

职业性肿瘤的预防应按三级预防策略进行。由于其病因明确,应以一级预防为重点,采取相应的措施消除病因或将其危险度控制在最低水平。总的来说,职业肿瘤的预防应包括以下五个方面。

(一)加强对职业性致癌因素的控制和管理

1. 发现病因　在临床医生和预防医师的共同努力下,通过流行病学调查,临床检查,提供线索,获得证据。对化学物质加强登记管理制度,建立筛检化学物致癌性的体系,在化学物质进入生产流通领域前预测其安全性。

2. 控制病因　对已经明确的致癌因素应尽可能消除或取代。对不能立即消除,也无法取代者应从工艺改革着手,提高机械化、密闭化、管道化,杜绝跑冒滴漏。

3. 定期监测　对环境中的致癌物浓度进行经常性定期监测,使其浓度或强度控制在国家规定的阈值以下,并尽可能降到最低。加强对生产企业的监督管理,对职业病危害严重的、不具备基本防护条件的,要限期整改,经整改后仍不合格的,应坚决予以关闭。

(二)建立健全健康监护制度

职业场所健康监护包括作业环境评价和医学监护。医学监护基本内容包括健康体检、健康档案的建立和应用、健康状况分析及劳动能力鉴定。皮肤、肺和膀胱是应重点检查的部位。

(三)加强宣传教育,保持身心健康

加强健康教育,提高自我防护意识及能力。

1. 努力减少接触各种致癌因素,处理致癌物时,应严防污染企业外环境。

2. 工作服应集中清洗、去除污染,禁止穿回家。

3. 许多致癌物与吸烟有协同作用,应在接触人群中开展戒烟宣传。

4. 提高自我保健意识加强职业健康促进教育,如操作规范、个人防护用品的正确使用、卫生习惯以及健康检查的重要性等。注意防止感染容易偶发肿瘤的疾病,如乙型肝炎、丙型肝炎、某些寄生虫病以及某些慢性炎症。

5. 合理膳食,宜低脂、高蛋白饮食。多食用富含维生素 A、C、E 以及硒和钼类化合物。多食用新鲜蔬菜水果,避免吃油炸、烟熏或霉烂食物。

6. 心理平衡,经常锻炼,提高自身免疫力,增强抗病能力。

（四）建立致癌危险性预测制度

致癌危险性预测,对加强预防为主、有效管理致癌因素,并为制定法规提供依据,均具有重要意义。危险性预测与流行病学调查和动物试验密切相关。

（五）搞好肿瘤化学预防

目前已选出维生素 A、维生素 C、维生素 E 以及硒和钼类化合物;β-胡萝卜素、异硫氰酸酯类、萜类化合物、酚类抗氧化剂等 54 种化合物为确切有效的肿瘤化学预防物,应积极宣传推广,将肿瘤化学预防应用于高危职业人群。

【案例 12-1 分析】

问题 1. 根据上述现有资料,你认为还需要补充哪些辅助检查及问诊?

分析思路:该病例应补充问诊:职业史及家族史,有无石棉、焦炉逸散物、毛沸石等职业危害因素暴露,家族中有无恶性肿瘤聚集病史及肺结核等传染病史。个人史注意询问近期有无体重减轻。辅助检查:应进一步完善肿瘤标志物、痰找结核杆菌、痰细胞学检查、支气管镜检查、肺穿刺活检等,有条件者可行正电子发射计算机断层显像(PET-CT)检查。

问题 2. 对于此类病人,你考虑可能有哪些疾病可能?

分析思路:该类患者考虑的疾病有①周围型肺癌:多见于 40 岁以上病人,痰带血较多见,痰中癌细胞阳性者达 40%～50%。X 线胸片肿瘤常呈分叶状,边缘不整齐,有小毛刺影及胸膜皱缩,生长较快。②肺结核:见于青年病人,病程较长,少见痰带血,痰中发现结核菌。影像学上多呈圆形,见于上叶尖或后段,体积较小,直径不超过 5 cm,边界光滑,密度不匀可见钙化。③肺部感染:常伴有发热、咳痰等感染症状,化验检查通常有白细胞升高,应用抗生素治疗有效。④肺部良性肿瘤:如结构瘤、软骨瘤、纤维瘤等都较少见,但都须与周围型肺癌相鉴别,良性肿瘤病程较长,临床上大多无症状,X 线摄片上常呈圆形块影,边缘整齐,没有毛刺,也不呈分叶状。

问题 3. 如要证实该患者为石棉所致肺癌,还应进一步做哪些辅助检查?

分析思路:如要证实该患者为石棉所致肺癌,首先应提供石棉作业相关职业史;确定患者的石棉累计暴露时间,潜隐期应在 15 年以上(含 15 年),通过病理学明确原发性肺癌的诊断。如患者此前已诊断职业性石棉肺,只需证实原发性肺癌的诊断。

（张 华 宋平平）

复习思考题

1. 职业性肿瘤的特征有哪些? 诊断原则是什么?

2. 我国法定职业性肿瘤有哪些? 其预防原则是什么?

知识拓展:寻找职业性肿瘤防治的基因"密码"

当前癌症流行正在中国蔓延,每 10 秒钟就有一人被确诊为癌症。2019 年国家卫健委印发的《健康中国行动——癌症防治实施方案》中特别提出要推进职业场所防癌抗癌工作。

职业性肿瘤的发生发展涉及基因-基因以及基因-环境的交互作用,比如,联苯胺是一种诱发膀胱癌的化学物质,研究发现 GSTM1、GSTT1 基因可能是膀胱癌的易感位点,其缺失基因型能够增加膀胱癌发生的危险性。对携带 GSTM1 缺失基因型的人群,不能通过改变其肿瘤易感的基因型来预防或治疗肿瘤,但可以根据其与环境因素交互作用的特点,指导携带 GSTM1 缺失基因的个体采取相应的控制措施避免或减少与环境危险因素的接触,从而达到有效预防肿瘤的目的。由于我们体内代谢酶的种类多、分布广、含量少、影响因素复杂,代谢酶基因标志物研究起来比较困难,但有着重要的意义和深远的影响。

第三篇　饮食因素与健康

食物是人类赖以生存的物质基础,可为机体供给能量及各种营养物质。营养是指人体摄取食物、消化、吸收和利用食物中的营养成分,以满足机体需要的必要的生物学过程。合理营养可维持机体正常的生理功能、促进生长发育、减少疾病、促进健康;营养不良可使营养缺乏病及慢性病如肥胖病、糖尿病及心脑血管疾病等发生的危险性增加。

第十三章　营养学基础

学习要求

掌握:营养素需要量的概念,膳食营养素参考摄入量的概念及各项指标的意义;必需氨基酸的概念及种类;食物蛋白质的营养价值评价指标;必需脂肪酸的概念及功能;膳食纤维的概念与生理功能;人体的能量消耗;钙、铁吸收的影响因素;维生素 A、维生素 B_1、维生素 B_2、维生素 C 的生理功能、缺乏症、营养状况评价和主要食物来源。

熟悉:营养素的种类及功能、宏量营养素和微量营养素;蛋白质的生理功能、缺乏与过多对健康的影响;脂类的生理功能、营养价值评价;碳水化合物的分类、生理功能;基础代谢及影响因素、身体活动能量消耗的影响因素、食物热效应及代谢当量的概念;锌、硒的主要功能,维生素 D、烟酸、叶酸生理功能及缺乏症。

了解:各类营养素的主要食物来源与参考摄入量。

第一节　概述

营养素是指存在于食物中的营养物质,即能够为机体提供能量、构成机体组织或具有调节功能的物质,包括蛋白质、脂类、碳水化合物、矿物质和维生素等。人体对蛋白质、脂类和碳水化合物需要量较大,每天的摄入量较多,称之为宏量营养素。宏量营养素在体内代谢过程中可以产生能量,因此又称为产能营养素。人体对维生素和矿物质(包括常量元素和微量元素)的需要量较小,称之为微量营养素。

一、营养素的功能

营养素的功能主要包括以下三个方面：
1. 供给机体能量　如蛋白质、脂类和碳水化合物均可产生能量。
2. 构成机体组织　除维生素外，其他营养素均可参与机体组织的构成。
3. 调节生理功能　蛋白质、维生素、矿物质均有此功能。

二、营养素需要量

营养素需要量是指机体为维持适宜的营养状况（即良好健康状态）在一定时期内平均每天获得的能量及营养素的最低量。个体对某种营养素的需要量因年龄、性别、生理状况及身体活动等多种因素的不同而不同。

根据对"良好健康状态"的认定标准，FAO 和 WHO 联合专家委员会提出了三个不同水平的营养素需要量，即基本需要量、储备需要量和预防出现明显临床缺乏病的需要量。基本需要量是指为预防临床可察知的功能损害所需要的营养素量。满足基本需要量，机体能够正常生长发育，不出现临床上的营养缺乏病，但体内营养素储备很少，短期膳食摄入不足即可造成缺乏；储备需要量是指维持营养素在体内有一定量的储备，以备机体在特殊情况下的需要；预防出现明显临床缺乏病的需要量，此需要量是比基本需要量更低的水平。我们通常使用的营养素需要量是指群体营养素需要量，是通过测定群体中个体需要量而获得的。

三、膳食营养素参考摄入量

膳食营养素参考摄入量（Dietary Reference Intakes，DRIs）是为了保证人体合理摄入营养素，避免缺乏和过量，在推荐膳食营养素供给量（Recommended Dietary Allowance，RDA）的基础上发展起来的每日平均膳食营养素摄入量的一组参考值。在我国，目前 DRIs 包括 7 项指标：平均需要量（Estimated Average Requirement，EAR）、推荐摄入量（Recommended Nutrient Intake，RNI）、适宜摄入量（Adequate Intake，AI）、可耐受最高摄入量（Tolerable Upper intake Level，UL）、宏量营养素可接受范围（Acceptable Macronutrient Distribution Ranges，AMDR）、预防非传染性慢性病的建议摄入量（Proposed Intakes for Preventing Non-communicable Chronic Diseases，PI-NCD，简称建议摄入量，PI）和特定建议值（Specific Proposed Levels，SPL）。

1. 平均需要量（EAR）　是指某一特定性别、年龄及生理状况群体中个体对某营养素需要量的平均值。当摄入量达到 EAR 时，只能满足群体中 50% 个体的需要，而不能满足另外 50% 个体对该营养素的需要。因此，EAR 不能作为膳食营养素摄入量的目标值。EAR 是制定 RNI 的基础，也可用于评价群体中摄入不足的发生率及个体摄入不足的可能性。如果已知某营养素的 EAR 和标准差（Standard Deviation，SD），则 RNI＝EAR＋2SD；若研究资料不充分，不能计算某营养素 EAR 的标准差时，一般设定 EAR 的变异系数为 10%，RNI＝EAR＋20%EAR。

2. 推荐摄入量（RNI）　是指可以满足某一特定性别、年龄及生理状况群体中绝大多数个体（97%～98%）需要量某营养素的摄入水平。RNI 是健康个体膳食营养素摄入量的目标。如果某个体的摄入量达到或超过了 RNI，可以认为该个体没有摄入不足的危险；但是，摄入量低于 RNI 时并不一定表明该个体未达到适宜营养状态。RNI 相当于传统使用的 RDA,目前,美国、加拿大、日本等国家仍继续沿用 RDA。RNI 的主要用途是作为个体每日营养素摄入量的目标值。长期按 RNI 水平摄入某种营养素,不仅能满足机体对该营养素的需要,还能维持组织中适当的储备及机体健康。

3. 适宜摄入量(AI)　是通过观察或实验获得的健康人群某种营养素的摄入量。当某种营养素的个体需要量的研究资料不足时而不能计算 EAR,无法推算 RNI 时,可用 AI 替代 RNI 作为个体某营养素摄入量的目标值,可以满足该群体中几乎所有个体对该营养素的需要。但 AI 不如 RNI 准确,可能稍高于 RNI。

4. 可耐受最高摄入量(UL)　是指平均每日某营养素摄入量的最高限量。对一般群体来说,摄入量达到 UL 水平对几乎所有个体都不产生健康危害,但并不表示摄入量达到 UL 水平对健康有益,一般来说,对于健康个体,大多数营养素的摄入量超过 RNI 或 AI 水平并不会对健康带来更多好处。因此,UL 不能作为个体营养素摄入量的目标值。

5. 宏量营养素可接受范围(AMDR)　是指脂肪、蛋白质和碳水化合物理想的摄入量范围。常用该营养素提供的能量占摄入总能量的百分比来表示,目前我国健康成人脂肪、蛋白质和碳水化合物的 AMDR 分别为 20%～30%、10%～15% 和 50%～65%。按此范围摄入,既能满足机体对这些营养素的需要,又能降低慢性病发生的危险性。

6. 预防非传染性慢性病的建议摄入量(PI)　是以非传染性慢性病(Non-communicable Chronic Diseases,NCD)的一级预防为目标,提出的必需营养素的每日摄入量。当 NCD 易感人群某些营养素的摄入量接近或达到 PI 时,可以降低他们发生 NCD 的风险。某些营养素的 PI 值可能高于 RNI 或 AI 值,如 VC、钾等,正常成人 VC 的 RNI 为 100 mg/d,PI 为 200 mg/d,钾的 AI 为 2 000 mg/d,PI 为 3 600 mg/d;有些营养素 PI 值也可能低于目前居民的实际摄入量,如钠的 PI 为 2 000 mg/d,但也高于其 AI 值 1 500 mg/d。

7. 特定建议值(SPL)　是专用于营养素以外的其他食物成分而建议的有利于人体健康的每日摄入量。如番茄红素 18 g/d,叶黄素 10g/d,大豆异黄酮 55 g/d。

第二节　能量和各类营养素

一、蛋白质

蛋白质是一切生命的物质基础,没有蛋白质就没有生命。蛋白质的基本构成单位是氨基酸,构成人体蛋白质的氨基酸有 20 种,其中有 9 种氨基酸人体不能合成或合成速度不能满足机体需要,必须从食物中直接获得,称为必需氨基酸,即亮氨酸、异亮氨酸、赖氨酸、蛋氨酸、苯丙氨酸、苏氨酸、色氨酸、缬氨酸和组氨酸。传统上认为组氨酸是婴儿的必需氨基酸,但 1985 年 FAO/WHO 提出组氨酸也是成人的必需氨基酸,并提出成人组氨酸的需要量为 8～12 mg/(kg·d)。非必需氨基酸是指人体可以自身合成,不一定必须从膳食提供的氨基酸,如丙氨酸、甘氨酸、谷氨酸等,但并非机体不需要。

(一)蛋白质的生理功能

蛋白质主要具有以下几方面的生理功能:

1. 构成人体细胞、组织和器官　蛋白质是构成人体任何细胞、组织和器官的重要成分,人体内蛋白质的含量约占体重的 16%。肌肉、心、肝、肾等器官含大量蛋白质;骨骼和牙齿含有大量的胶原蛋白;人体细胞中除水分外,蛋白质约占细胞内物质的80%。青少年、孕妇、乳母的生长发育,机体各种损伤的修复,以及成人体内细胞组织的更新,都需要蛋白质,因此,适量的蛋白质摄入有利于青少年的生长发育、健康成人体内蛋白质的更新和疾病的康复。

2. 构成多种生物活性物质　如酶、激素、血红蛋白、肌红蛋白以及免疫活性物质等,通过构成这些生物活性物质而发挥重要的生理功能。

3. 供给能量　蛋白质可以在体内被代谢分解产生能量。1 g 食物蛋白质在体内代谢约产生 16.7 kJ(4.0 kcal)的能量。

(二) 食物蛋白质的营养价值评价

食物蛋白质的营养价值主要从食物中蛋白质的含量、蛋白质消化率和蛋白质利用率三个方面进行。

1. 蛋白质含量　蛋白质的含量是评价食物蛋白质营养价值的基础。一般食物蛋白质含氮量为16%,故用凯氏定氮法测出食物氮含量后,再乘以蛋白质系数6.25(16%的倒数),即可算出食物蛋白质的含量。

2. 蛋白质消化率　蛋白质消化率是反映蛋白质被消化酶分解程度及分解后被吸收程度的指标。蛋白质的消化率用吸收的氮量占摄入总氮量的百分比来表示。吸收氮=摄入氮-(粪氮-粪代谢氮),粪代谢氮是指来自脱落的肠黏膜细胞、消化液和肠道微生物中的氮,可在受试者摄食无蛋白膳食时测得,一般为 0.9~1.2 g/d。如考虑粪代谢氮,测得的消化率为真消化率;如不考虑粪代谢氮,测得的消化率为表观消化率。

$$蛋白质真消化率(\%)=\frac{吸收氮}{摄入氮}\times100\%=\frac{摄入氮-(粪氮-粪代谢氮)}{摄入氮}\times100\%$$

$$蛋白质表观消化率(\%)=\frac{摄入氮-粪氮}{摄入氮}\times100\%$$

由于表观消化率比真消化率稍低,对蛋白质的消化作了较低的估计,具有较大的安全性,而且测定简便,因此一般多采用表观消化率。

食物蛋白质的消化率受蛋白质性质、构成、食物加工程度、烹调方法、食物中共存的影响吸收的因素以及机体蛋白质营养状况的影响。

3. 蛋白质利用率　衡量蛋白质利用率的常用指标有以下几个:

(1) 蛋白质的生物价(Biological Value,BV):蛋白质的生物价是反映食物蛋白质消化吸收后被机体利用程度的指标。生物价越高,表明其被机体利用程度越高。

$$蛋白质生物价(\%)=\frac{氮潴留量}{氮吸收量}\times100\%$$

$$氮潴留量=氮吸收量-(尿氮-尿内源氮)$$

$$氮吸收量=摄入氮-(粪氮-粪代谢氮)$$

尿内源氮是指机体完全不摄入氮时,尿中所含有的氮,主要来自组织蛋白的分解。食物蛋白质生物价的高低,主要取决于食物中必需氨基酸的含量和比值。食物蛋白质中各必需氨基酸的构成比例称为氨基酸模式,一般以该蛋白质中色氨酸含量为1,分别计算出其他必需氨基酸的相应比值。食物蛋白质的必需氨基酸模式与人体蛋白质氨基酸模式越接近,该食物蛋白质的生物学价值越高。常见食物蛋白质生物价,鸡蛋为 94%,牛奶为 85%,鱼为83%,牛肉为 76%,猪肉为 74%,大米为 74%,小麦为 67% 。

由于各种食物蛋白质必需氨基酸的含量和比值不同,可将富含某种必需氨基酸的食物与缺乏该种必需氨基酸的食物同时混合食用,使混合后的食物必需氨基酸相互补足,以提高混合食物蛋白质的利用率及营养价值,此种现象称为食物蛋白质的互补作用。因此,营养学上非常重视食物多样化。

(2) 蛋白质净利用率(Net Protein Utilization,NPU):是反映食物蛋白质在体内被利用情况的指标,是将蛋白质生物价与消化率结合起来评价食物蛋白质的营养价值。

$$蛋白质净利用率(\%)=生物价×消化率=\frac{氮潴留量}{氮摄入量}×100\%$$

(3) 蛋白质功效比值(Protein Efficiency Ratio, PER):是指用受试蛋白质喂养处于生长阶段的幼年动物(一般用刚断奶的雄性大白鼠),喂养 28 天,试验期间动物体重增加的克数与摄入受试蛋白质克数之比。该指标常用于婴幼儿食品蛋白质营养价值评价。

$$蛋白质功效比值=\frac{动物增加的体重(g)}{摄入食物蛋白质(g)}$$

(4) 氨基酸评分(Amino Acid Score,AAS):又叫蛋白质化学评分,是指食物蛋白质中的某种必需氨基酸和参考蛋白(或理想模式)中相应的必需氨基酸的比值。一般膳食蛋白质的 AAS 越高,其营养价值也就越高。

$$氨基酸评分=\frac{被测蛋白质每克蛋白质(或氮)中某种氨基酸量(mg)}{参考蛋白质每克蛋白质(或氮)中某种氨基酸量(mg)}×100\%$$

确定某种食物蛋白质氨基酸评分分两步:第一步计算被测蛋白质每种必需氨基酸的评分值;第二步是在计算结果中,找出最低的必需氨基酸(第一限制氨基酸)评分值,即为该蛋白质的氨基酸评分(表 13-1)。

表 13-1　几种食物蛋白质的氨基酸评分

食物	AAS
全鸡蛋	1.06
全牛奶	0.98
鱼	1.00
牛肉	1.00
大豆	0.63
精制面粉	0.34
大米	0.59

引自:孙长颢主编《营养与食品卫生学》(第八版),2018

(三) 蛋白质缺乏与过量

蛋白质缺乏在成人和儿童中都可发生,儿童更为常见,目前世界上大约有 500 万儿童患有蛋白质-能量营养不良(Protein-Energy Malnutrition, PEM)。PEM 有三种类型:一种称为 Kwashiorkor(又称水肿型),来自加纳语,指能量摄入基本满足而蛋白质摄入严重不足的儿童营养性疾病。此种类型最主要的特征为水肿,可出现腹部肿胀,生长发育迟缓,表情淡漠,沉默寡言,易激惹,皮肤损伤,头发变色、变脆和易脱落,脂肪肝,易感染等;另一种叫 Marasmus(又称消瘦型),指蛋白质和能量摄入均严重不足的儿童营养性疾病,患者明显消瘦,皮下脂肪消失,呈“皮包骨”外貌,皮肤弹性降低、已出现皱纹,表情淡漠,易感染;第三种类型为 Marasmic-kwashiorkor(又称混合型),兼具以上两种类型的表现。

蛋白质,尤其是动物性蛋白质摄入过多,对人体同样有害:(1)导致饱和脂肪酸和胆固醇摄入过多,增加心脑血管疾病发生的危险性;(2)加重肝肾负担;(3)蛋白质摄入过多可增加尿钙的排出,增加骨质疏松症发生的危险性;(4)蛋白质摄入过多,可产生过多的同型半胱氨酸,甚至出现高同型半胱氨酸血症,对心血管系统的健康造成危害;(5)还可能与某些癌症危险性增加有关,如结肠癌、乳腺癌和前列腺癌等。

(四)蛋白质的食物来源和参考摄入量

蛋白质的食物来源分为动物性和植物性两大类。植物性食物蛋白质含量较低,且质量较差,以半完全蛋白质为主;但豆类,尤其是大豆,蛋白质含量较高,可达35%~40%,而且质量较好,完全蛋白质(即优质蛋白质)含量较高。动物性食品蛋白质含量高且质量好,含有较多的完全蛋白质。一般而言,动物蛋白质的营养价值优于植物蛋白质,但动物性食品也含有较多的饱和脂肪酸和胆固醇,摄入过多对机体健康不利。为了保证膳食蛋白质的质量,一般要求动物蛋白质和大豆蛋白质以占膳食蛋白质总摄入量的30%~50%为宜。

蛋白质的摄入量,从理论上讲,成人每天摄入30 g蛋白质就可以满足零氮平衡,但从安全性和消化吸收等因素考虑,成人按0.8 g/(kg·d)摄入蛋白质为宜。由于我国以植物性食物为主,建议成人蛋白质推荐摄入量为1.16 g/(kg·d)。中国营养学会2013年修订的蛋白质推荐摄入量,成年男、女分别为65 g/d和55 g/d。不同人群蛋白质推荐摄入量有所不同,一般应占总能量的10%~15%。

二、脂类

脂类是人体的必需营养素之一,是一类具有重要生物学作用的有机化合物,包括脂肪和类脂。脂肪又称甘油三酯(TG),由1分子甘油和3分子脂肪酸通过酯键结合而成,是体内重要的储能和供能物质,约占体内脂类总量的95%;类脂主要包括磷脂和固醇类,约占体内脂类总量的5%,是生物膜及神经组织的重要组成成分。

(一)脂类的生理功能

1. 储存、提供能量　脂肪占正常成人体重的14%~19%,是构成机体成分的重要物质。脂肪是人体能量的重要来源,每1 g脂肪在体内氧化可产生37.6 kJ(9 kcal)的能量,脂肪是能量密度最高的产能营养素。当人体的能量摄入超过能量的消耗时,多余的能量即可转变成脂肪而储存在体内,当机体需要时即可以氧化供能。当人体处于饥饿状态时,首先动用体内储存的脂肪氧化供能,而非蛋白质。

2. 参与机体组织的构成　磷脂参与构成生物膜,如细胞膜、内质网膜、线粒体膜、微粒体膜及神经髓鞘膜等,可维护生物膜的正常结构和功能。

3. 提供脂溶性维生素并促进其吸收　脂肪是脂溶性维生素的重要载体,食物中脂溶性维生素常与脂肪共存,如动物肝脏脂肪中含有丰富的维生素 A 和维生素 D,植物油中含有丰富的维生素 E。膳食中脂肪摄入不足或脂类吸收不良时,可导致体内脂溶性维生素不足或缺乏。

4. 提供必需脂肪酸(Essential Fatty Acid,EFA)　必需脂肪酸是指人体不可缺少且自身不能合成,必须通过食物供给的多不饱和脂肪酸。目前认为,必需脂肪酸只有两种:n-6 系列的亚油酸(linoleic acid,LA,$C_{18:2}$,n-6)和 n-3 系列的 α-亚麻酸(α-linolenic acid,ALA,$C_{18:3}$,n-3)。亚油酸作为 n-6 系列脂肪酸的前体或母酸,在去饱和酶及碳链延长酶的作用下,在体内可转变为本系列的其他多不饱和脂肪酸,如 γ-亚麻酸(γ-linolenic acid,GLA,

$C_{18:3}$，n-6)和花生四烯酸(arachidonic acid，ARA，$C_{20:4}$，n-6)等；α-亚麻酸作为 n-3 系列脂肪酸的前体或母酸,在去饱和酶及碳链延长酶的作用下,在体内可转变为 n-3 系列的其他多不饱和脂肪酸,如二十碳五烯酸(eicosapentaenoic acid，EPA，$C_{20:5}$，n-3)和二十二碳六烯酸(docosahexaenoic acid，DHA，$C_{22:6}$，n-3)等。

必需脂肪酸在体内具有许多重要的生理功能:①参与磷脂的构成:磷脂是生物膜的重要组成成分。②参与类二十烷酸的合成:类二十烷酸包括前列腺素、前列环素、血栓素、白三烯等。类二十烷酸在体内具有许多重要的生理作用,如调节血压、血脂、血栓形成及机体对损伤、感染的免疫反应等。③参与胆固醇代谢:降低血清胆固醇,减少动脉粥样硬化发生的危险性。④氧化供能:一般认为,机体必需脂肪酸的摄入量每天应不少于总能量的 3％。

5. 其他　增加饱腹感、改善食物的感官性状、保温及润滑作用、节约蛋白质作用。脂肪组织具有内分泌作用。

(二)脂类的营养价值评价

膳食脂类的营养价值评价主要从消化率、必需脂肪酸的含量、各种脂肪酸的比例、脂溶性维生素的含量等方面进行。

1. 消化率　脂肪的消化率与其熔点及不饱和脂肪酸的含量有关,熔点越高,消化率越低;不饱和脂肪酸含量越高,消化率越高。一般植物油的消化率高于动物脂肪。

2. 必需脂肪酸的含量　必需脂肪酸的含量越高,营养价值越高。一般植物油中必需脂肪酸的含量高于动物脂肪。

3. 各种脂肪酸的比例　一般认为,膳食中饱和脂肪酸、单不饱和脂肪酸、多不饱和脂肪酸的适宜比例应为 1:1:1。

4. 脂溶性维生素的含量　脂溶性维生素含量越高,其营养价值越高。植物油中富含维生素 E,动物的脏器脂肪如肝脏富含维生素 A、维生素 D。

(三)脂类的食物来源及参考摄入量

人类膳食脂肪主要来源于动物的脂肪组织、肉类、坚果和植物种子。天然食物中含有多种脂肪酸,多以 TG 形式存在。动物脂肪含有较多的饱和脂肪酸(Saturated Fatty Acid，SFA)和一定数量的单不饱和脂肪酸(Monounsaturated Fatty Acid，MUFA),多不饱和脂肪酸(Polyunsaturated Fatty Acid，PUFA)含量较少;植物油一般含有较多的多不饱和脂肪酸和一定数量的单不饱和脂肪酸,饱和脂肪酸含量较少,但椰子油、棕榈油、可可油例外,含有很高的饱和脂肪酸。橄榄油、茶油中单不饱和脂肪酸(油酸)的含量较高。亚麻籽油、紫苏子油等含有较多的 α-亚麻酸。深海鱼、贝类水产品含有较多的 EPA和 DHA。

中国营养学会推荐成人脂肪摄入量应占总能量的适宜比例(即宏量营养素可接受范围,AMDR)为 20％～30％,饱和脂肪酸:单不饱和脂肪酸:多不饱和脂肪酸的适宜比例为 1:1:1,成人亚油酸的适宜摄入量(AI)为占总能量的 4％,AMDR 为占总能量的 2.5％～9.0％,α-亚麻酸的适宜摄入量(AI)为占总能量的 0.6％,AMDR 为占总能量的 0.5％～2.0％。我国目前暂未设定胆固醇摄入量的上限值。

三、碳水化合物

碳水化合物是由碳、氢、氧三种元素组成的有机化合物,是人类最主要的供能营养素之一。不同国家和地区人群中碳水化合物提供的能量占总能量的百分比有很大差别（40%~80%）。近年来，随着营养学学科的发展，人们对碳水化合物的认识逐渐深入。碳水化合物主要根据其化学结构进行分类，1998 年 FAO/WHO 专家委员会按照聚合度（DP）将碳水化合物分为糖、寡糖和多糖。2007 年 FAO/WHO 专家委员会维持了这个分类，并强调碳水化合物的化学分类是统一食品标签等计算的基础。膳食中主要碳水化合物的分类见表 13-2。

表 13-2　主要的膳食碳水化合物分类

分类（DP）	亚组	组成
糖（1~2）	单糖	葡萄糖、半乳糖、果糖
	双塘	蔗糖、乳糖、麦芽糖
	糖醇	山梨醇、甘露醇
寡糖（3~9）	异麦芽低聚糖	麦芽糊精
	其他寡糖	棉籽糖、水苏糖、低聚果糖
多糖（≥10）	淀粉	直链淀粉、支链淀粉、变性淀粉
	非淀粉多糖	纤维素、半纤维素、果胶、亲水胶质物

引自：FAO/WHO，2007

（一）碳水化合物的生理功能

1. 氧化供能　碳水化合物是人类最经济、最主要的能量来源，通常 50% 以上的膳食能量由碳水化合物提供。以葡萄糖为主要供能物质，每克葡萄糖在体内氧化可产生 16.8 kJ（4 kcal）的能量。碳水化合物在体内释放能量较快，是神经系统和心肌的主要能量来源。不能在小肠消化吸收的碳水化合物可在结肠发酵，产生 0~3 kcal/g（平均 2 kcal/g）的能量。

2. 构成机体组织　碳水化合物主要以糖脂、糖蛋白、蛋白多糖等形式参与机体许多组织的构成，发挥重要的生理功能。

3. 节约蛋白质作用　当碳水化合物摄入不足时，机体为了满足对葡萄糖的需要，则需要动用体内或膳食中的蛋白质，通过糖异生作用产生葡萄糖。充足的碳水化合物摄入则不需要动用过多的蛋白质氧化供能，故而可减少蛋白质的消耗，此即为碳水化合物的节约蛋白质作用。

4. 抗生酮作用　脂肪在体内的代谢需要碳水化合物的参与。脂肪代谢产生的乙酰基需要与碳水化合物代谢产生的草酰乙酸结合，才能进入三羧酸循环彻底氧化为二氧化碳和水，并产生能量。当碳水化合物摄入不足时，机体则需要氧化体内脂肪以提供能量，但由于缺少碳水化合物代谢产生的草酰乙酸，脂肪不能完全氧化，从而产生过量的酮体，导致酮血症。充足的碳水化合物摄入有防止过量酮体生成的作用，称为碳水化合物的抗生酮作用。

5. 解毒作用　碳水化合物经糖醛酸途径产生的葡萄糖醛酸是一种重要的结合解毒剂，可在肝脏与多种有害物质结合而起到解毒作用。

6. 提供膳食纤维　膳食纤维是指存在于植物性食物中的不能在人体小肠消化吸收，但可在结肠发酵并对人体具有健康效应的碳水化合物。主要包括非淀粉多糖（如纤维素、半纤维素、果胶、树胶等）、低聚糖和抗性淀粉等。膳食纤维具有许多重要的生理功能：①增加饱腹感:通过吸水膨胀,增加胃内容物的体积,增加饱腹感。②促进肠道蠕动,防止便秘:通过增加粪便量和体积,促进肠蠕动,防止便秘和肠道憩室病的发生以及减少有害物质对肠道及机体的作用。③降低血糖和血胆固醇:膳食纤维可减少小肠对碳水化合物的吸收,减少餐后血糖的升高;减少脂类物质的吸收,降低血脂和血胆固醇;肠道菌群发酵膳食纤维产生的丙酸具有抑制内源性胆固醇的合成作用。④促进肠道健康:肠道菌群发酵膳食纤维产生丁酸(盐)是结肠上皮细胞的主要能源物质,促进结肠上皮细胞的有氧氧化,降低肠腔氧含量、促进肠道厌氧菌增殖,调节肠道菌群平衡。⑤控制体重和减肥作用。⑥可能具有预防结肠直肠癌的作用。

(二)碳水化合物的食物来源及参考摄入量

碳水化合物主要来自谷类、薯类、豆类、蔬菜水果类等植物性食物。谷类和薯类是淀粉的主要来源;蔗糖、糖果、甜点、水果、含糖饮料和蜂蜜等是单、双糖的主要来源;谷类、薯类、蔬菜、水果含有丰富的膳食纤维;奶类及其制品是乳糖的唯一来源。应注重摄入不同种类的粮谷类,尤其应注重适当摄入全谷物,尽量减少精制糖等纯热能食物的摄入。

2013年中国营养学会提出了我国成人碳水化合物的 AMDR 为 50%～65%。膳食纤维的适宜摄入量为 25～30 g/d。添加糖≤50 g/d,最好不超过 25 g/d。

四、能量

能量是一切生物维持生命活动的基础。人体所需要的能量主要来自食物中的产能营养素,即碳水化合物、脂类和蛋白质。健康人应维持能量平衡,即能量的摄入量与消耗量相等。长期能量摄入不足,即能量的摄入量低于消耗量,将影响机体的正常生长发育及健康,出现消瘦,影响正常的工作和学习;长期能量的摄入量超过消耗量,可使体重增加,易引起肥胖、2型糖尿病及心脑血管疾病等。

(一)能量单位与能量系数

国际上通用的能量单位是焦耳(J)、千焦耳(kJ)和兆焦耳(MJ)。1 J 是指用 1 N 的力使 1 kg 的物体移动 1 m 所消耗的能量。营养学上常用卡(cal)和千卡(kcal)作为能量单位。1 kcal 是指在 1 个标准大气压下,1 L 纯净水由 15 ℃升高到 16 ℃时所需要的能量。两种单位的换算关系如下:

$$1 \text{ kcal} = 4.184 \text{ kJ} \quad 1 \text{ kJ} = 0.239 \text{ kcal}$$

每克碳水化合物、脂肪和蛋白质在体内氧化产生的能量值称为能量系数。碳水化合物、脂肪和蛋白质的能量系数分别是 16.8 kJ(4.0 kcal)、37.6 kJ(9.0 kcal)和 16.7 kJ(4.0 kcal)。

(二)人体的能量消耗

成人的能量消耗主要包括基础代谢、身体活动和食物热效应三方面。孕妇的能量消耗还包括用于胎儿及母体组织的生长发育,乳母还包括合成及分泌乳汁的能量消耗,婴幼儿、儿童、青少年还包括生长发育的能量需要。

1. 基础代谢 是指维持人体最基本生命活动所必需的能量消耗。FAO/WHO 对基础代谢的定义为:空腹 10～12 小时,良好的睡眠,清醒仰卧,恒温条件下(22～26 ℃),无任何身体活动和紧张的思维活动、全身肌肉松弛时的能量消耗。此能量消耗用于维持体温、心跳、呼吸、各器官组织和细胞的基本功能等生命活动的能量消耗。基础代谢是人体能量消耗的最主要部分,占人体总能量消耗的 60%～70%。

基础代谢的水平用基础代谢率(Basal Metabolic Rate，BMR)来表示，BMR是指人体在基础代谢状态下，每小时每千克体重(或每平方米体表面积)的能量消耗。BMR的表示单位为 $kJ/(m^2 \cdot h)$ 或 $kcal/(m^2 \cdot h)$。

不同个体基础代谢率有一定差异，影响人体基础代谢能量消耗的因素主要包括：①体质与体型：基础代谢能量消耗与体表面积的大小成正比，体表面积越大，基础代谢能量消耗越多；瘦体重越高，基础代谢能量消耗越多。②生理与病理状况：婴幼儿、儿童青少年、孕妇和乳母基础代谢能量消耗相对较高；甲状腺素、肾上腺素和去甲肾上腺素分泌增加时，发热、创伤及精神紧张时，基础代谢能量消耗增加。③生活及作业环境：寒冷、大量进食及体力活动过度时，基础代谢能量消耗增加；禁食、饥饿时，基础代谢能量消耗降低。

2. 身体活动　是指任何由于骨骼肌收缩而引起能量消耗的身体运动。身体活动能量消耗占人体总能量消耗的 15%～30%。影响身体活动能量消耗的因素包括：①身体活动的强度与时间：强度越大，持续时间越长，能量消耗越多。②体质与体重：肌肉越发达，体重越重，能量消耗越多。③工作熟练程度：工作越熟练，能量消耗越少。

身体活动强度是指单位时间内身体活动的能量消耗水平或对人体生理刺激的程度，分为绝对强度和相对强度。国际上通用的表示绝对强度的单位是代谢当量(Metabolic Equivalent，MET)，1MET 相当于能量消耗为 $1 kcal/(kg \cdot h)$ 或消耗 O_2 $3.5 ml/(kg \cdot min)$ 的活动强度。身体活动强度一般以 7～9 MET 为高强度身体活动，3～6 MET 为中等强度身体活动，1.1～2.9 MET 为低强度身体活动，10～11 MET 为极高强度身体活动。常见的身体活动强度和能量消耗见表 13-3。

表 13-3　常见身体活动强度和能量消耗

活动项目		代谢当量(MET)	千步当量数	能量消耗[kcal/(标准体重 · 10 min)]	
				男(66 kg)	女(56 kg)
家务活动	收拾餐桌(走动)，做饭	2.5	4.5	27.5	23.3
	手洗衣服	3.3	6.9	36.3	30.8
	扫地，拖地板，吸尘	3.5	7.5	38.5	32.7
步行	慢速(3 km/h)	2.5	4.5	27.5	23.3
	中速(5 km/h)	3.5	7.5	38.5	32.7
	快速(5.5～6 km/h)	4.0	9.0	44.0	37.3
跑步	走跑结合(慢跑少于 10 min)	6.0	15.0	66.0	56.0
	慢跑(一般)	7.0	18.0	77.0	65.3
球类	乒乓球	4.0	9.0	44.0	37.3
	篮球(一般)	6.0	15.0	66.0	56.0
	排球(一般)	3.0	6.0	33.0	28.0
	羽毛球(一般)	4.5	10.5	49.5	42.0
	网球(一般)	5.0	12.0	55.0	46.7
	保龄球	3.0	6.0	33.0	28.0

活动项目		代谢当量(MET)	千步当量数	能量消耗[kcal/(标准体重·10 min)]	
				男(66 kg)	女(56 kg)
游泳	爬泳(慢),自由泳,仰泳	8.0	21.0	88.0	74.7
	蛙泳(一般速度)	10.0	27.0	110.0	93.3
其他	俯卧撑,舞蹈(中速)	4.5	10.5	49.5	42.0
	健身操(轻或中等强度)	5.0	12.0	55.0	46.7
	太极拳	3.5	7.5	38.5	32.7
	跳绳中速(一般)	10.0	27.0	110.0	93.3

注:千步当量数:进行相应活动项目 1 小时相当的千步数。

引自:中国营养学会编著《中国居民膳食指南》,2016

3. 食物热效应(Thermic Effect of Food,TEF)　食物热效应又称为食物特殊动力作用(Specific Dynamic Action,SDA),是指人体在摄食过程中,对食物中的营养素进行消化、吸收、代谢、转化等所额外消耗的能量。不同产能营养素的食物热效应不同,一般碳水化合物的食物热效应为其本身产生能量的 5%～10%,脂肪为 0%～5%,蛋白质为 20%～30%。混合膳食 TEF 约相当于基础代谢的 10%。

4. 特殊生理阶段的能量消耗　指孕妇、乳母、婴幼儿、儿童、青少年等处于生长发育阶段,需要消耗更多的能量。

(三)能量的食物来源与参考摄入量

膳食能量主要来源于食物中的碳水化合物、脂肪和蛋白质,普遍存在于各类食物中。谷薯类含有丰富的碳水化合物,是我国居民最经济、最主要的能量来源。中国营养学会于 2013 年提出建议,三大产能营养素占总能量的适宜比例分别为:碳水化合物 50%～65%,脂肪 20%～30%,蛋白质 10%～15%。

能量的参考摄入量与其他营养素不同,不用推荐摄入量(RNI),而用能量需要量(Estimated Energy Requirement,EER)。EER 是指针对特定年龄、性别、身高、体重的健康个体或人群,保持能量平衡的平均膳食能量摄入量。健康人的膳食能量需要量见中国营养学会修订的《中国居民膳食营养素参考摄入量》(2013 版)。

正常成人为了维持体重的恒定,能量的摄入量(即能量需要量)应与能量消耗量平衡。常用体质指数(Body Mass Index,BMI)作为衡量成人体重是否正常的指标。

$$BMI＝体重/身高^2(kg/m^2)$$

中国标准:BMI 18.5～23.9 为正常,BMI<18.5 为消瘦,BMI≥24 为超重,BMI≥28 为肥胖。

五、矿物质

矿物质,是地壳中自然存在的化合物或天然元素,又称无机盐,是人体内无机物的总称。构成人体的元素有 60 多种,已发现有 20 种左右的元素为构成人体组织、维持生理功能、生化代谢所必需,是人体必需的营养素之一。这些生命必需元素中除碳、氢、氧、氮主要以有机物质形式存在外,其余均为无机盐。矿物质中,含量大于体重的 0.01%者称为常量元素或宏量元素,如钙、磷、钠、钾、氯、镁和硫等七种,人体对它的日需要量在 100 mg 以上。机体中含量小于 0.01%者但又为人体所必需,称为必需微量元素。目前认为的必需微量元素主要包括铜、钴、铬、铁、氟、碘、锰、钼、硒和锌等十种。

矿物质在体内的含量随年龄的增长而增加,但元素间比例变动不大。在体内的分布有其特殊性,如铁主要在红细胞,碘主要在甲状腺,钴主要在造血系统,钙、磷、镁主要在骨和牙齿中,锌主要在肌肉组织。

矿物质的生理功能主要有:①构成人体组织的重要成分,如骨骼和牙齿等硬组织,大部分是由钙、磷和镁组成,而软组织含钾较多。②在细胞内外液中与蛋白质一起调节细胞膜的通透性、控制水分、维持正常的渗透压和酸碱平衡(硫、磷、氯为酸性元素,钙、钠、钾、镁为碱性元素),维持神经肌肉兴奋性。③构成酶的成分或激活酶的活性,参与物质代谢。许多酶均含有微量元素,如碳酸酐酶含有锌,呼吸酶含有铁和铜,谷胱甘肽氧化酶含有硒。④构成激素或参与激素的作用,如甲状腺素含有碘,铬是葡萄糖耐量因子的重要组成成分,铜参与肾上腺类固醇的生成等。⑤参与核酸代谢,核酸需要铬、锰、钴、铜、锌等维持正常功能。

(一) 钙

钙是人体含量最多的无机元素,为 $1\,000 \sim 1\,200$ g,相当于体重的 $1.5\% \sim 2.0\%$,其中 99%集中在骨骼和牙齿中,其余的则以游离或结合形式存在于体液和软组织中(这部分钙统称混溶钙池),这两部分钙保持着动态平衡,对维持钙内环境稳定及调节生理功能有重要意义。

1. 生理功能 ①形成和维持骨骼、牙齿的结构及组成混溶钙池;②参与神经肌肉的应激过程;③促进体内三磷酸腺苷酶、琥珀酸脱氢酶、脂肪酶等的活性;④参与血凝过程、激素分泌、维持体液酸碱平衡以及细胞内胶质稳定性。

2. 吸收和利用 钙主要在胃、十二指肠、空肠和回肠中吸收,在成人肠道内仅吸收 $20\% \sim 30\%$,除年龄、性别和生理状况外,凡能降低肠道 pH 或增加钙溶解度的物质,均可促进钙的吸收;凡能与钙在肠道形成不可溶性复合物者均可干扰钙的吸收。钙与食物中的植酸、草酸和脂肪酸等阴离子形成不溶性钙盐,抑制钙的吸收;维生素 D、乳糖、某些氨基酸可促进钙的吸收。同时,钙的吸收还受机体需要量的影响。钙在体内的稳定性,主要受甲状旁腺素和降钙素与 $1,25\text{-}(OH)_2\text{-}D_3$ 的共同调节。钙的排泄主要通过肾脏与消化系统。

钙缺乏是一种最常见最普遍的病症,主要表现为骨骼的病变。儿童时期如长期摄钙不足,并伴随维生素 D 缺乏,可发生佝偻病。成年后,随着年龄增长,骨质逐渐丢失,尤其是妇女绝经后,由于雌激素减少,骨质丢失速度加快,易发生骨质疏松症。

3. 食物来源和参考摄入量 奶和奶制品(每 100 ml 鲜牛奶含钙 100 mg 左右)不仅含钙丰富,而且还含有能促进钙吸收的乳糖和氨基酸,是钙的最佳食物来源。可以连骨或壳吃的小鱼、小虾、豆类及豆类制品和一些硬果类含钙也较多。绿色蔬菜也是钙的较好来源,但有的品种如菠菜、竹笋等因含草酸较多对钙吸收有不利影响。中国居民膳食钙的参考摄入量见表 13-4。

表 13-4 常见矿物质每日参考摄入量*

年龄（岁）		钙 Ca RNI (mg)	磷 P RNI (mg)	镁 Mg RNI (mg)	铁 Fe RNI (mg)	碘 I RNI (μg)	锌 Zn RNI (mg)	硒 Se RNI (μg)	铜 Cu RNI (mg)	氟 F AI (mg)
0～		200(AI)	100(AI)	20(AI)	0.3(AI)	85(AI)	2.0(AI)	15(AI)	0.3(AI)	0.01
0.5～		250(AI)	180(AI)	65(AI)	10	115(AI)	3.5	20(AI)	0.3(AI)	0.23
1～		600	300	140	9	90	4.0	25	0.3	0.6
4～		800	350	160	10	90	5.5	30	0.4	0.7
7～		1 000	470	220	13	90	7.0	40	0.5	1
11～	男	1 200	640	300	15	110	10	55	0.7	1.3
	女	1 200	640	300	18	110	9.0	55	0.7	1.3
14～	男	1 000	710	320	16	120	12	60	0.8	1.5
	女	1 000	710	320	18	120	8.5	60	0.8	1.5
18～	男	800	720	330	12	120	12.5	60	0.8	1.5
	女	800	720	330	20	120	7.5	60	0.8	1.5
50～	男	1 000	720	330	12	120	12.5	60	0.8	1.5
	女	1 000	720	330	12	120	7.5	60	0.8	1.5
65～	男	1 000	700	320	12	120	12.5	60	0.8	1.5
	女	1 000	700	320	12	120	7.5	60	0.8	1.5
80～	男	1 000	670	310	12	120	12.5	60	0.8	1.5
	女	1 000	670	310	12	120	7.5	60	0.8	1.5
孕早期		800	720	350	12	230	9.5	65	0.9	1.5
孕中期		1 000	720	350	16	230	9.5	65	0.9	1.5
孕晚期		1 000	720	350	21	230	9.5	65	0.9	1.5
乳母		1 000	720	310	16	240	12	78	1.4	1.5

＊中凡表中数字缺如之处表示未制定该参考值

引自：中国营养学会编著《中国居民膳食营养素参考摄入量》(2013 版)

（二）铁

铁是人体必需微量元素中含量最多的一种，正常人体随年龄、性别、营养状况和健康状况等不同，体内含铁量有较大的差异。人体总量为 4～5 g，60％～75％存在于血红蛋白，3％存在于肌红蛋白，1％为含铁酶类（如细胞色素、细胞色素氧化酶、过氧化物酶与过氧化氢酶等），这些称为功能性铁；其余 25％左右的铁为储存铁，主要以铁蛋白和含铁血黄素的形式存在于肝、脾和骨髓中。

1. 生理功能　铁是构成血红蛋白与肌红蛋白、细胞色素及某些呼吸酶的成分，参与体内氧和二氧化碳的转运、交换和组织呼吸过程。铁还参与体内许多重要反应，如嘌呤与胶原合成、抗体产生、药物在肝脏解毒等。此外，铁可催化促进 β-胡萝卜素转化成为维生素 A。

2. 吸收和利用　膳食中的铁以血色素铁和非血色素铁两种形式存在。血色素铁主要以卟啉铁形式存在于动物性食品中,可直接被肠黏膜上皮细胞吸收;非血色素铁以 $Fe(OH)_3$ 络合物形式存在于植物性食品中,此种铁必须在胃酸作用下还原为二价铁才能被吸收。铁吸收的促进因素有维生素 C、含巯基氨基酸、胃酸等;抑制因素为膳食中的植酸、草酸、磷酸和碳酸等。铁的吸收率还受体内铁储存量、需要量的影响。如在生长发育期和怀孕期铁的吸收率较高,而体内铁储备丰富时吸收率则较低。一般正常人铁的吸收率为 10% 左右,女性高于男性。

膳食中铁缺乏在某些地区较为常见,尤其是儿童、青春期少女、孕妇及乳母,主要是由于摄入不足或需要量增加。铁缺乏可分为三个阶段:第一阶段为铁减少期(ID);第二阶段为缺铁性红细胞生成期(IDE);第三阶段为缺铁性贫血期(IDA)。缺铁性贫血被 WHO 列为全球性预防和控制的疾病之一。

虽然铁是人体必需的微量元素,但当摄入过量或误服过量的铁制剂时也可导致铁中毒。急性铁中毒多发生于儿童,表现为上腹不适,恶心呕吐,腹泻黑便甚至面部发紫、昏睡或烦躁,急性肠坏死或穿孔,严重者可导致休克和死亡。慢性铁中毒多发生于 45 岁以上中老年人群,因长期服用铁制剂或从食物中摄入的铁过多,使体内的铁量超过正常的 10~20 倍,可出现慢性铁中毒症状,主要表现为肝、脾有大量铁沉着。

3. 食物来源和参考摄入量　动物肝、血、瘦肉含有丰富的铁,如猪肝铁含量为 22.6 mg/100 g;豆类、海带、黑木耳、芝麻酱等也含有较多的铁。动物性食物中铁吸收率高于 10%;植物性铁吸收率小于 10%。中国居民膳食铁参考摄入量见表 13-4。

（三）碘

人体含碘 15~20 mg,其中 20% 存在于甲状腺。

1. 生理功能　碘主要参与甲状腺素的合成,缺乏时导致单纯性甲状腺肿,在甲状腺肿严重地区,可发生克汀病。

2. 吸收和利用　食物和饮水中的碘离子很容易被消化道吸收并转运至血浆。血浆正常含碘量为 4~8 μg/100 ml,其形式主要为蛋白质结合碘。被吸收的碘一部分被甲状腺摄取合成甲状腺素,从而发挥其生理功能。

3. 食物来源和参考摄入量　食物中碘的主要来源为海产品,如海鱼、海虾、海带、紫菜等。中国居民膳食碘的参考摄入量见表 13-4。

我国通过食盐加碘有效地预防了碘缺乏病。研究发现低碘和高碘都会引起甲状腺肿,因此为保证人体摄入适量碘元素,建议合理使用碘盐,不要滥用碘制品、加碘食品,如有必要补碘应在医生的指导下进行。

（四）锌

人体内含有锌 1.4~2.3 g,主要存在于肌肉、骨骼、皮肤。

1. 生理功能　锌是许多金属酶组成成分或酶的激活剂,目前已知有 200 多种含锌酶,如超氧化物歧化酶、果糖二磷酸酶、碱性磷酸酶、乳酸脱氢酶等;促进生长发育与组织再生;可维持生物膜的结构和功能;参与免疫功能,能直接影响胸腺细胞的增殖,维持细胞免疫的完整;促进食欲,通过参与构成唾液蛋白对味觉和食欲发生作用。

2. 吸收和利用　食物中的锌主要在小肠吸收,然后和血浆中白蛋白或运铁蛋白结合,随血液流入门脉循环,分布于各器官组织。吸收率受机体锌水平的影响,与锌铁比值有关,非血红素铁过多可抑制无机锌吸收,一般膳食锌吸收率在 $20\%\sim30\%$ 。食物中铜、钙、植酸、膳食纤维等因素可降低锌吸收;组氨酸、半胱氨酸有利于锌的吸收。人体长期锌缺乏表现为食欲缺乏、生长停滞、性成熟延迟、伤口不易愈合、免疫功能障碍以及异食癖等。

3. 食物来源和参考摄入量 动物性食品含锌量丰富,吸收率高。贝壳类海产品、红色肉类、动物内脏都是锌的极好来源,奶酪、燕麦、花生、大豆等也是锌的良好来源。一般蔬菜水果含锌较低。中国居民膳食锌参考摄入量见表 13-4。

(五)硒

硒在人体内总量为 $14\sim20$ mg,广泛分布于所有组织和器官中,肝、肾、胰、心、脾、牙釉质及指甲中含量较高。

1. 生理功能 硒是谷胱甘肽过氧化物酶(Glutathione Peroxidase,GSH-Px)的重要组成成分,GSH-Px 催化还原型谷胱甘肽成为氧化型,使有毒的过氧化物还原为无害的羟基化物,从而保护生物膜免受损害,维持细胞的正常功能;硒几乎存在于所有免疫细胞中,补充硒可以明显提高机体免疫能力;硒作为脱碘酶的成分调节甲状腺激素,影响机体代谢;硒还具有保护心血管、维护心肌健康的功能。硒缺乏是克山病的主要发病因素。克山病是一种以多发性灶状坏死为特征的心肌病。

2. 吸收和利用 十二指肠是硒吸收的主要部位。硒的吸收与其化学结构有关。硒蛋氨酸可完全吸收,而无机形式的硒因受到肠内因素的影响吸收变化较大。硒的吸收率常在 50% 以上,且不受硒营养状态的影响。

3. 食物来源和参考摄入量 动物性食品肝、肾、肉类及海产品是硒的良好来源。但食物中硒含量测定值变化很大,以鲜重计:内脏和海产品为 $40\sim150$ $\mu g/100$ g;鸡肉为 $10\sim40$ $\mu g/100$ g;谷物为 $10\sim80$ $\mu g/100$ g;奶制品为 $10\sim30$ $\mu g/100$ g;水果、蔬菜为 10 $\mu g/100$ g。影响植物性食物中硒含量的主要因素是其栽种土壤中硒含量和可被吸收利用量。中国居民膳食硒的参考摄入量见表 13-4。

六、维生素

(一)概述

维生素是维持机体正常生理功能及细胞内特异代谢反应所必需的一类微量低分子有机化合物。

1. 特点 维生素大都以本体或可被人体利用的前体形式存在于天然食物中,人体不能合成或合成很少,不能满足需要,必须从膳食中供给;在体内以辅酶和辅酶前体的形式参与代谢;维生素不构成机体组织,在体内不供能,只需少量即可满足需要;不少维生素具有几种结构相近、生物活性相同的化合物,如维生素 D_2 和维生素 D_3 等。

2. 分类 维生素种类很多,化学结构和功能也不同,按其溶解性将维生素分为脂溶性和水溶性两大类。

(1)脂溶性维生素:包括维生素 A、D、E、K,它们不溶于水,可溶于油脂或有机溶剂;在食物中常与脂类共存,在酸败的脂肪中容易被破坏;主要储存于肝脏中,其吸收与肠道中脂类密切相关。因其排泄率低,如摄入过多时可在体内尤其是肝脏中蓄积,引起中毒;如摄入过少,也可缓慢地出现缺乏症状。

(2)水溶性维生素:包括 B 族维生素(维生素 B_1、B_2、B_6,叶酸、B_{12}、烟酸、胆碱、泛酸、生物素等)和维生素 C。这类维生素溶于水,多数对光和热敏感,在紫外光照射或加热过度时易被破坏。摄入过多时,在满足了组织需要后,多余的将由尿排出,在体内仅有少量储存;如摄入过少,可很快出现缺乏症状。

3. 缺乏 导致维生素缺乏的主要原因有:①维生素摄入不足:可因社会、宗教、经济文化、自然灾害及饮食习惯等原因使食物摄入不能满足机体的需求;也可由于食物运输、加工、烹调、储存不当使维生素大量破坏或丢失。②吸收利用降低:胃肠功能降低或患有肝、胆疾病,膳食中脂肪过少或纤维素过多,使维生素吸收利用降低。③需要量相对增高:妊娠、哺乳期妇女,生长发育期儿童,疾病恢复期患者对维生素的需要量增多;特殊工作环境或生活环境人群维生素丢失量增加,对维生素的需要量相对增加。

(二) 维生素 A

1. 性质 维生素 A 是含有视黄醇结构,并具有其生物活性的一大类物质。即已经形成的维生素 A 和维生素 A 原。已经形成的维生素 A 有维生素 A_1 和维生素 A_2(脱氢视黄醇)两种存在形式;植物性食物来源的类胡萝卜素中有些可在体内转化为视黄醇、视黄醛,又称为维生素 A 原,主要有 α-胡萝卜素、β-胡萝卜素、γ-胡萝卜素和 β-隐黄素四种,以 β-胡萝卜素的活性最高。维生素 A 在体内有三种活性形式:视黄醇、视黄醛、视黄酸。为了能精确反映维生素 A 或胡萝卜素的量,多用视黄醇活性当量(RAE)表示。

膳食或食物中视黄醇活性当量(RAE)(μg)=全反式视黄醇(μg)+1/2 补充剂纯品全反式 β-胡萝卜素(μg)+1/12 膳食全反式 β-胡萝卜素(μg)+1/24 其他膳食维生素 A 原类胡萝卜素(μg)

过去对有维生素 A 生物活性物质的量通常用国际单位(IU)表示。1 000 IU 的维生素 A 相当于 300 μg 的全反式视黄醇,600 μg 全反式 β-胡萝卜素。

维生素 A 和胡萝卜素都对碱和热稳定,一般的烹调和罐头加工不易破坏,但对酸不稳定,而且很容易被氧化或受紫外线破坏。油脂在酸败过程中,其所含的维生素 A 会受到严重破坏;当食物中含有磷脂、维生素 E、维生素 C 或其他抗氧化剂时,视黄醇和胡萝卜素较为稳定。

2. 生理功能

(1) 维持正常视觉:维生素 A 能促进视觉细胞内感光物质的合成与再生,以维持正常视觉。视网膜中的杆状细胞含有视紫红质,对弱光敏感。视紫红质是视黄醛与带有赖氨酸残基的视蛋白相结合的复合物。如视网膜处有足量视黄醛积存,即可与蛋白相结合,形成视紫红质,在暗处迅速恢复对光的敏感性,在一定照度下的暗处能够看见物体,称为"暗适应"。

(2) 维持上皮生长与分化:维生素 A 对上皮的正常形成、发育及维持十分重要。细胞膜表面蛋白主要为糖蛋白。糖蛋白的合成需要脂类、糖作为中间体,其中脂类就含有视黄醇。当维生素 A 不足时,黏膜细胞中糖蛋白合成受阻,从而使黏膜上皮的正常结构改变,上皮组织发生鳞状角化。

(3) 促进生长和骨骼发育:维生素 A 有助于细胞的增殖与生长,是动物生长所必需。维生素 A 对生长的作用表现在两方面。一是促进上皮组织生长,维生素 A 缺乏时,幼儿可能出现生长不良;外科手术或创伤患者可能出现伤口愈合不良。二是促进骨骼生长,当维生素 A 不足或缺乏时,可使骨细胞数目减少,成骨细胞的功能失控,导致骨膜骨质过度增生,骨腔变小。

(4) 其他:近来研究发现,维生素 A 有抗癌、抗氧化、改善缺铁性贫血等作用。

3. 营养状况评价　评价人群维生素 A 的营养状况一般采用膳食调查、临床体检和血液生化检查。常用的检查指标有以下几个。

（1）血清维生素 A 水平：血清维生素 A 浓度的正常值为 1.05～3.15 $\mu mol/L$，0.35～0.70 $\mu mol/L$ 为边缘性维生素 A 缺乏，<0.35 mol/L 为维生素 A 缺乏。近年来的研究提示，眼结膜印迹细胞学（Conjunctival Impression Cytology，CIC）方法结合血清维生素 A 浓度测定可作为儿童和青少年亚临床维生素 A 缺乏的检测指标。

（2）视觉暗适应功能测定：适用于现场调查，用暗适应计测定。维生素 A 缺乏者，暗适应时间延长。但需注意眼部疾患或睡眠不足等也能降低暗适应能力。

（3）血浆视黄醇结合蛋白：近年来研究发现，血浆中视黄醇结合蛋白含量与视黄醇水平呈良好的相关关系，可较好地反映人体的维生素 A 营养水平。

4. 维生素 A 缺乏症临床表现

（1）暗适应能力下降、夜盲及干眼病：维生素 A 缺乏最早期表现是暗适应能力降低，严重时可致夜盲症。由于角膜、结膜上皮组织、泪腺等退行性变，可致角膜干燥、发炎、软化、溃疡、角质化等一系列变化，在球结膜上出现泡状银灰色斑点（Bitot 斑），角膜损伤严重者可导致失明。

（2）黏膜、上皮改变：上皮组织分化不良，表现为皮肤粗糙、干燥、鱼鳞状等角化变化，臂、腿、肩、下腹部皮肤尤为明显。口腔、消化道、呼吸道和泌尿生殖道的黏膜失去滋润、柔软性，使细菌易于侵入。儿童易发生反复呼吸道或消化道感染。

（3）生长发育受阻：尤见于儿童，首先影响骨骼发育，齿龈增生与角化，影响牙釉质细胞发育，使牙齿停止生长。

摄入大量的维生素 A 可引起急性、慢性中毒及致畸毒性，表现为恶心、呕吐、头痛、脱发、肝大、流产、出生缺陷等。

5. 来源与参考摄入量　动物性食物中的维生素 A 主要来源于动物肝脏、鱼肝油、蛋、奶及其制品，如鸡肝（10 414 μg RAE/100g）、猪肝（4 972 μg RAE/100 g）；植物性食物中的 β-胡萝卜素和其他维生素 A 原类胡萝卜素，主要存在于深绿色或红黄色蔬菜和水果中，如西兰花（1 202 μg RAE/100 g）、胡萝卜（487 μg RAE/100 g）。中国居民膳食维生素 A 参考摄入量见表 13-5。

表 13-5　脂溶性和水溶性维生素的推荐摄入量（RNIs）或适宜摄入量（AIs）

年龄	维生素 A	维生素 D	维生素 E	维生素 B_1	维生素 B_2	维生素 B_6	维生素 C	叶酸	烟酸
	RNI	RNI	AI	RNI	RNI	AI	RNI	RNI	RNI
（岁）	（μg RAE）	（μg）	（mg α-TE）	（mg）	（mg）	（mg）	（mg）	（μg DFE）	（mg NE）
0～	300 (AI)	10 (AI)	3	0.1 (AI)	0.4 (AI)	0.2 (AI)	40 (AI)	65 (AI)	2 (AI)
0.5～	350 (AI)	10 (AI)	4	0.3 (AI)	0.5 (AI)	0.4 (AI)	40 (AI)	100 (AI)	3 (AI)
1～	310	10	6	0.6	0.6	0.6	40	160	6
4～	360	10	7	0.8	0.7	0.7	50	190	8

续表 13－5

		维生素 A	维生素 D	维生素 E	维生素 B_1	维生素 B_2	维生素 B_6	维生素 C	叶酸	烟酸
7～	男	500	10	9	1.0	1.0	1.0	65	250	11
	女	500	10	9	1.0	1.0	1.0	65	250	10
11～	男	670	10	11	1.3	1.3	1.3	90	350	14
	女	630	10	11	1.1	1.1	1.3	100	350	12
14～	男	820	10	14	1.6	1.5	1.4	100	400	16
	女	620	10	14	1.3	1.2	1.4	100	400	13
18～	男	800	10	14	1.4	1.4	1.4	100	400	15
	女	700	10	14	1.2	1.2	1.4	100	400	12
50～	男	800	10	14	1.4	1.4	1.6	100	400	14
	女	700	10	14	1.2	1.2	1.6	100	400	12
65～	男	800	15	14	1.4	1.4	1.6	100	400	14
	女	700	15	14	1.4	1.2	1.6	100	400	11
80～	男	800	15	14	1.4	1.4	1.6	100	400	13
	女	700	15	14	1.4	1.4	1.6	100	400	10
孕早期		700	10	14	1.2	1.2	2.4	100	600	12
孕中期		770	10	14	1.4	1.4	2.4	115	600	12
孕晚期		770	10	14	1.5	1.5	2.4	115	600	12
乳母		1300	10	17	1.5	1.5	1.9	150	550	15

引自：中国营养学会编著《中国居民膳食营养素参考摄入量》(2013 版)

（三）维生素 D

1. **性质**　维生素 D 是具有钙化醇生物活性的一类化合物。以维生素 D_2（麦角钙化醇）及维生素 D_3（胆钙化醇）最为常见。前者由麦角中的麦角固醇经紫外光照射后产生，后者可由人体从食物摄入或由储存于皮下的 7-脱氢胆固醇经日光或紫外光照射产生。维生素 D 在热、碱性条件下稳定，光和酸可促使其异构化。

2. **生理功能**　维生素 D 促进小肠对钙的吸收及骨与牙齿的钙化；与甲状旁腺激素共同作用调节血钙，当血钙水平降低时，促使钙在肾小管重吸收，将钙从骨中动员出来，维持血钙在正常范围，这对正常骨骼的矿化、肌肉收缩、神经传导等都是必需的。另外，维生素 D 可降低癌症特别是乳腺癌和结直肠癌的发病风险。也发现维生素 D 缺乏会增加中枢神经系统疾病如阿尔茨海默氏症、帕金森氏症、精神分裂症、多发性硬化症等疾病的发病风险。研究也同时表明，维生素 D 参与慢性肝病的炎症和纤维化。维生素 D 还具有免疫调节功能，可改变机体对感染的反应。维生素 D 缺乏可引发自身免疫异常，而高剂量的 1,25-$(OH)_2$-D_3 可以预防自身免疫疾病。

3. **营养状况评价**　1,25-(OH)-D_3 是维生素 D 在血液中的主要存在形式。测定血浆 25-(OH)-D_3 水平可反映维生素 D 的营养状况。成人血浆 1,25-(OH)-D_3 的正常值为 20～150 nmol/L。

维生素 D 缺乏引起钙磷吸收减少，血钙降低，影响骨骼钙化，致骨质软化、变形。在婴幼儿时期发生佝偻病,表现为骨骼变软,易弯曲,畸形;在成年人时期发生骨质软化症和骨质疏松症,主要表现为骨软化,严重时骨质脱钙,骨质疏松,有自发性、多发性骨折。

4. 来源与参考摄入量 维生素 D 的来源包括日光照射与食物来源两方面。鱼肝油含丰富的维生素 D($212.5\ \mu g/100\ g$)。动物肝、蛋黄、海产品含量相对较高($1.25 \sim 2.5\ \mu g/100\ g$),一般的植物性食物和水果、干果类食物含维生素 D 极少。中国居民膳食维生素 D 参考摄入量详见表 13-5。

(四) 维生素 B_1

1. 性质 维生素 B_1 又名硫胺素,抗神经炎因子或抗脚气病因子。它由一个嘧啶、一个噻唑通过甲烯基连接而成,在光、热和碱性环境中易被破坏,铜离子加快破坏。在酸性溶液中比较稳定。维生素 B_1 在小肠中被吸收,然后在小肠黏膜和肝组织中进行磷酸化,形成硫胺素磷酸盐。成人体内有维生素 B_1 $25 \sim 30$ mg,主要存在于肌肉、心脏、肝脏、肾脏和脑细胞中,其中以肌肉中含量较高。

2. 生理功能 硫胺素的重要功能是以辅酶的方式参加糖代谢。维生素 B_1 在体内与两个磷酸基团化合,形成焦磷酸硫胺素(Thiamine Pyrophosphate,TPP)。TPP 是羧化酶和转羟乙醛酶的辅酶,又称羧化辅酶,可使丙酮酸和 α 酮酸进入三羧酸循环,是体内物质代谢和能量代谢的关键酶。此外,硫胺素在维持神经、肌肉特别是心肌的正常功能以及在维持正常食欲、胃肠蠕动和消化液分泌方面起着重要作用;该功能可能与 TPP 直接激活神经细胞的氯通道,控制神经传导的启动有关。

3. 营养状况评价

(1) 尿中硫胺素排出量:可以反映近期膳食维生素 B_1 摄入水平。①尿负荷试验:即口服 5 mg(儿童减半)维生素 B_1 后,收集 4 小时尿,测定尿中维生素 B_1 的排出量,4 小时内排出 200 μg 以上者为正常,$100 \sim 200\ \mu g$ 为不足,低于 100 μg 者为缺乏。②测定一次维生素 B_1 与肌酐含量,计算出维生素 B_1(μg)/肌酐(g)比值,以此来评价维生素 B_1 的营养状况:成人以<27 为缺乏,$27 \sim 65$ 为不足,$\geqslant 66$ 为正常。

(2) 红细胞转酮醇酶活力系数或 TPP 效应:血液中维生素 B_1 大多以 TPP 存在于红细胞内,以转酮醇酶的辅酶形式存在;测定血中红细胞转酮醇酶活力,或测定加与不加 TPP 的转酮醇酶活性变化情况,可以评价体内维生素 B_1 的营养状况。TPP 效应<15%为正常,$16\% \sim 25\%$ 为不足,>25%为缺乏。

人类长期摄入碾磨过度的精米、精面,缺乏其他杂粮和多种副食的补充;肝损害、酗酒、长期肾透析等都可能造成维生素 B_1 缺乏而引起脚气病。维生素 B_1 缺乏早期可有疲倦、头昏、食欲缺乏、便秘和工作能力下降等症状,严重者可出现典型的脚气病症状。脚气病包括以下几种类型:①干性脚气病:主要症状是多发性周围神经炎症状为主,表现为肢端麻痹或功能障碍。②湿性脚气病:以心血管功能障碍的症状为主,主要症状是充血性心力衰竭引起的水肿。③混合型脚气病:既有神经炎,又有心力衰竭和水肿。④婴儿脚气病:多发生于 $2 \sim 5$ 个月的婴儿,见于缺乏维生素 B_1 的乳母所喂养的婴儿,发病突然,病情急。以神经系统症状为主者称脑型,临床症状表现为精神萎靡、目光呆滞、抽搐和四肢活动减少。体检时无脑膜刺激征和病理征,部分患者膝腱反射、肌力和肌张力有异常改变。突发心力衰竭者称心型,初期食欲缺乏、呕吐、兴奋、心跳快、呼吸困难;晚期有发绀、水肿、心脏扩大、心力衰竭、强直性痉挛,常在症状出现 $1 \sim 2$ 天突然死亡。

4. 来源与参考摄入量 维生素 B_1 广泛存在于天然食物中,含量较高的有动物内脏(心、肝、肾）及瘦肉类（0.4～0.5 mg/100 g）、谷类、豆类、酵母、坚果等。谷类食物中，未精制的谷类食物含维生素 B_1 较丰富（0.3～0.4 mg/100 g），是我国居民维生素 B_1 的主要来源。蔬菜除鲜豆外含量相对较少。中国居民膳食维生素 B_1 参考摄入量见表 13-5。

（五）维生素 B_2

1. 性质　维生素 B_2 又名核黄素，由一个咯嗪环与一个核糖衍生的醇连接而成，呈黄棕色，水溶性较低，在酸性条件下稳定，碱性条件下不稳定，对光敏感，紫外光照射下易被破坏。

2. 生理功能　维生素 B_2 是体内多种氧化酶系统不可缺少的辅基部分，主要以黄素腺嘌呤二核苷酸（FAD）和黄素单核苷酸（FMN）的形式参与氧化还原反应与能量生成；作为谷胱甘肽还原酶的辅酶，参与维持体内还原性谷胱甘肽水平，与机体的抗氧化防御体系密切相关；激活维生素 B_6，参与色氨酸转变为尼克酸；参与叶酸转化成各种辅酶，由于这些辅酶是合成脱氧核糖核酸所必需的，所以核黄素间接地对细胞增殖及人体的生长起作用。

3. 营养状况评价

（1）尿中维生素 B_2 排出量：①尿负荷试验：给予维生素 B_2 5 mg，收集 4 小时尿测定维生素 B_2 含量，＜400 μg 为缺乏，400～799 μg 为不足，800～1 300 μg 为正常。②测定一次尿中维生素 B_2 与肌酐含量，计算出维生素 B_2（μg）/肌酐（g）比值，以此来评价维生素 B_2 的营养状况。成人以＜27 为缺乏，27～79 为不足，80～269 为正常。

（2）红细胞谷胱甘肽还原酶活力系数（EGRAC）：维生素 B_2 在体内的水平影响着 FAD 的生成量，FAD 又与谷胱甘肽还原酶活力有关。AC 值即加 FAD 后谷胱甘肽还原酶活力与不加 FAD 时谷胱甘肽还原酶活力的比值，AC 值＜1.2 判定为充裕，1.2～1.5 为正常，1.51～1.8 为不足，＞1.8 为缺乏。

维生素 B_2 的缺乏症称为"口腔生殖系综合征"，常表现为口角炎（口角湿白及裂）；唇炎（嘴唇干裂、肿胀、溃疡以及色素沉着）；舌炎（舌疼痛、肿胀、红斑及舌乳头萎缩）；脂溢性皮炎（多见于鼻翼两侧、眉间、腹股沟、阴囊等皮脂分泌旺盛部位）；眼球结膜充血，睑缘炎、角膜血管增生、畏光等。维生素 B_2 缺乏还会出现胎儿骨骼畸形、生长发育迟缓、贫血等。

4. 来源与参考摄入量　维生素 B_2 存在于动植物食品中，含量较高的有动物内脏、乳类、蛋类、鳝鱼、蘑菇等，豆类和各种绿叶蔬菜亦能提供一定量的维生素 B_2。中国居民膳食维生素 B_2 参考摄入量见表 13-5。

（六）维生素 PP

1. 性质　维生素 PP 又名尼克酸或烟酸，抗癞皮病因子，是吡啶 3 羧酸及其衍生物的总称，包括烟酸和烟酰胺等。其对酸、碱、光、热均稳定，溶于水和醇，一般烹调损失极小。

2. 生理功能　尼克酸在体内主要以辅酶Ⅰ（NAD）与辅酶Ⅱ（NADP）的形式作为脱氢酶的辅酶，参与呼吸链组成，在生物氧化还原反应中起电子载体或递氢体作用；以 NAD 形式参与蛋白质核糖基化作用，与 DNA 复制、修复和细胞分化有关；作为葡萄糖耐量因子的组成成分，促进胰岛素反应；大剂量烟酸具有降低血胆固醇、甘油三酯及 β 脂蛋白浓度和扩张血管的作用。大剂量烟酸常见的副作用是服用后面色潮红，可伴随皮肤瘙痒、头昏、心悸、气短和畏寒等。烟酸还有一些少见的严重的副作用，如引起和加重胃和十二指肠溃疡，增加血尿酸含量和导致关节疼痛。

3. 营养状况评价　尿中 N-甲基尼克酰胺（N-MN）排出量，口服 50 mg 烟酰胺，4 小时尿中排出量＜2.0 mg 为缺乏，2.0～2.9 mg 为不足，3.0～3.9 mg 为正常；也可以测定尿中 N-MN（μg）/肌酐（g）比值，成人以＜0.5 为缺乏，0.5～1.59 为不足，1.6～4.2 为正常。

尼克酸缺乏症主要见于以玉米为主食的地区。这是因为玉米中的尼克酸是结合型的，不能被人体吸收利用。尼克酸缺乏症又称癞皮病(pellagra)或"三 D"症，典型症状为皮炎、腹泻和痴呆。皮炎多呈对称性，分布于身体暴露和易受摩擦部位，表现多样化，有红肿、水疱、粗糙、脱屑、角化过度、色素沉着等。一般症状则包括失眠、抑郁、冷漠、消瘦、乏力、记忆力减退、耳鸣、眩晕等。尼克酸缺乏很可能伴有其他水溶性维生素或蛋白质和能量不足。

4. 来源与参考摄入量 尼克酸广泛存在于动植物性食物中，含量较高的食物有动物肝、肾、瘦肉、全谷、豆类等。玉米中的结合型尼克酸经过加碱处理可转变为游离型而被人体吸收。

因色氨酸在体内可转变为烟酸，所以膳食为人体提供的尼克酸应按当量计：

$$膳食尼克酸当量(DNE)(mg)＝尼克酸(mg)＋1/60 色氨酸(mg)$$

中国居民膳食尼克酸参考摄入量见表 13-5。

（七）叶酸

1. 性质 叶酸(Folic Acid, FA)又称蝶酰谷氨酸，属 B 族维生素，由蝶啶、对氨基苯甲酸和谷氨酸三种成分组成。食物中的叶酸要被还原为四氢叶酸才能被小肠吸收。叶酸微溶于水，其钠盐易于溶解。叶酸对热、光、酸性溶液均不稳定，在碱性或中性溶液中对热稳定。

2. 生理功能 叶酸的主要生理功能是作为一碳基团的供体，参与许多物质的合成代谢。参与嘌呤和胸腺嘧啶的合成，再进一步合成 DNA、RNA；参与氨基酸代谢，如通过蛋氨酸的代谢影响磷脂、肌酸、神经介质的合成；参与血红蛋白及甲基化合物如肾上腺素、胆碱等的合成。

3. 营养状况评价

（1）血清叶酸含量反映近期膳食叶酸的摄入情况。血清叶酸＜6.8 nmol/L(3 ng/ml)表明缺乏。

（2）红细胞叶酸含量反映机体内组织叶酸的储存状况。红细胞叶酸＜318 nmol/L(140 ng/ml)表明缺乏。

人体缺乏叶酸的典型症状为巨幼红细胞性贫血、舌炎和腹泻。孕妇早期缺乏叶酸可引起胎儿神经管畸形、孕妇先兆子痫、胎盘早剥等。

4. 来源与参考摄入量 叶酸广泛存在于各种动植物食品中。良好的食物来源为动物肝脏、肾脏、绿叶蔬菜、小麦胚芽、酵母、豆类、水果等。如叶酸含量为猪肝 236 μg /100 g，黄豆叶酸含量为 381 μg /100 g。中国居民膳食叶酸参考摄入量详见表 13-5。

（八）维生素 C

1. 性质 维生素 C 又名抗坏血酸，为一种含 6 碳的 α-酮基内酯的弱酸。其具有很强的还原性，遇氧、光和热极易氧化，在碱性环境、加热或与痕量铜、铁等金属离子共存时极易破坏，在酸性条件下稳定。在组织中以两种形式存在，即还原型抗坏血酸和脱氢型抗坏血酸（氧化性）。这两种形式可以通过氧化还原互变，因而都具有生理活性。

2. 生理功能 维生素 C 在体内具有多种生理功能，作为还原剂，在体内可使亚铁保持还原状态，增进其吸收、转移、储存和利用；促使双硫键(-S-S-)还原为巯基(-SH)，巯基在体内与其他抗氧化物质一起清除自由基；激活羟化酶，使脯氨酸和赖氨酸羟化形成胶原蛋白，维生素 C 不足将影响胶原合成，造成创伤愈合延迟，血管壁脆性增加；参与四氢叶酸的一碳单位转移和防止维生素 A、维生素 E 及不饱和脂肪酸的氧化，阻止体内的氧化损伤过程；与铅、汞、砷等重金属离子络合而减少其毒性作用；促进肝内胆固醇转变为能溶于水的胆酸盐而增加排出,降低血胆固醇含量;肾上腺皮质激素的合成与释放也需要维生素 C 的参与。

3. 营养状况评价

(1) 血浆维生素 C 含量:主要反映近期摄入情况,不表示体内储备水平。人体血浆维生素 C 饱和浓度为 56.8~79.5 μmol/L(10~14 mg/L),血浆维生素 C 浓度 4 mg/L 时为缺乏,2 mg/L 时可出现坏血病症状。

(2) 白细胞维生素 C 含量:该指标反映了维生素 C 的储备水平,1 140~1 700 μmol/L 为组织饱和;降至 114 μmol/L 时为不足。

(3) 负荷试验:口服维生素 C 500 mg,收集 4 小时内尿液,测定维生素 C 的排出总量,>10 mg 为正常,<3 mg 为缺乏。

维生素 C 缺乏症称为坏血病,主要表现为毛细血管脆性增加,牙龈肿胀、出血,四肢关节或皮下出血,伤口愈合不良等。严重者可出现贫血、心脏衰竭,甚至内出血而致突然死亡。

4. 食物来源与参考摄入量　维生素 C 主要来源于新鲜蔬菜和某些水果,其中含量较高的有柿子椒、番茄、各种深色叶菜、野菜及山楂、柑橘、青枣、猕猴桃、酸枣、刺梨等水果。蔬菜、水果保存的时间以及烹调方法等对维生素 C 有不同程度的破坏。动物性食物和牛奶等食品中维生素 C 含量很少。中国居民膳食维生素 C 的参考摄入量见表 13-5。

(庞道华　邹祖全)

复习思考题

1. 目前我国提出的膳食营养素参考摄入量主要包括哪几项指标? 各有什么意义?

2. 如何鉴定食物蛋白质的营养价值?

3. 必需脂肪酸有哪些生理功能?

4. 碳水化合物有哪些生理功能?

5. 人体能量消耗主要包括哪些方面?

6. 从营养学的角度,谈谈国家提倡的"反对食物浪费"有哪些意义。

7. 简述维生素 C 的主要功能。

8. 简述维生素 A 的主要功能。

9. 简述膳食中影响非血红素铁吸收的影响因素。

10. 简述钙的吸收影响因素及主要食物来源。

知识拓展(一):正确认识膳食胆固醇

在 2013 年中国营养学会修订的《中国居民膳食营养素参考摄入量(2013)》中,取消了原来的膳食胆固醇的摄入上限值(2000 年:胆固醇≤300 mg/d),美国和其他许多国家也先后取消了胆固醇的上限值。取消胆固醇的上限值并不意味着鼓励人们多摄入富含胆固醇的食物,而是说明根据目前的研究,膳食胆固醇问题还不是非常严重。有些研究发现:有些人膳食胆固醇超过了 300 mg/d,也并未发现对健康有明显危害,但仍需进一步研究。

胆固醇属于类脂,是生物膜的重要组成成分,也参与许多重要生物活性物质的合成,如胆汁、性激素、维生素 D 等。人体内的胆固醇有两个来源:一是体内合成,主要在肝脏合成,是体内胆固醇的主要来源;另一个来源是食物摄入,占体内合成胆固醇的 1/7~1/3。对胆固醇的体内合成影响最大的不是膳食胆固醇,而是膳食脂肪的混合物(尤其是饱和脂肪酸)和碳水化合物。因此,一般情况下,多数健康人对摄入少量的胆固醇无须过度恐惧,如每天吃一个全鸡蛋,但对于少部分对膳食胆固醇特别敏感的人群以及患有高胆固醇血症、糖尿病、冠心病等的人群仍需严格限制食物中胆固醇的摄入。

知识拓展(二):硒被确认为"人体必需微量元素"的由来

20 个世纪 50 年代,我国从东北到云南一带,出现了一种奇怪病。发病者起初咳嗽、胸闷、呼吸困难,继而全身水肿,心脏扩大,心功能不全和心力衰竭。由于这种病最初发生在黑龙江省的克山地区,因而被命名为克山病。为搞清楚克山病病因以便能对其进行有效防治,中国预防医学科学院的科学家们克服困难、深入克山病第一线进行现场调查和实验研究发现,克山病区的水土和粮食中硒的含量明显降低,病区人群的血硒水平明显偏低,于是提出克山病与缺硒有关的报告。预防医学科学院营养与食品卫生研究所的杨光圻教授经过八年(1982—1990 年)研究得出:人对硒的最低需要量(以预防克山病发生为界线)为 17 $\mu g/d$(全血硒约 0.05 $\mu g/ml$);硒的生理需要量(以硒的生物活性形式 GSH-Px 在血浆中达到恒定饱和为正常生理功能指标)为 40 $\mu g/d$(全血硒约 0.1 $\mu g/ml$);硒的界限中毒量(指甲变形)为 800 $\mu g/d$(全血硒约 1.0 $\mu g/ml$);推荐膳食硒供给量 50~250 $\mu g/L$(全血硒 0.1~0.4 $\mu g/ml$);膳食硒最高安全摄入量 400 $\mu g/d$(全血硒约 0.6 $\mu g/ml$)。这些详尽的研究数据,不仅有助于克山病预防,更是丰富了现代营养学的基础数据。自从硒被发现为"人体必需微量元素"后至今,学术界再未发现新的人体必需营养素。

第十四章　合理膳食

第一节　概述

一、合理膳食

合理膳食或平衡膳食是指能全面提供用膳者比例合适的能量和营养素的膳食，它是人体能获得全面而平衡营养的唯一途径。合理膳食应满足以下基本要求：

1. 食物本身应无毒害，不含有毒物质及致病微生物。
2. 能保证用膳者必需的能量和各种营养素，且营养素之间保持平衡。
3. 通过合理加工烹调，避免营养素损失，提高消化吸收率。
4. 食物要多样化，感官性状良好，并能满足饱腹感。
5. 合理的膳食制度和良好的饮食习惯。

二、食物营养价值的评价

评价一种食物营养的价值，主要从其所含能量和营养素的种类及数量、营养素的质量、烹调加工的影响等几个方面考虑。

（一）营养素的种类及含量

对某种食物进行营养价值评定时，应对该食物所含营养素的种类进行分析并确定其含量。一般来说，食物中所含营养素的种类和营养素的含量越接近人体需要，表示该食物的营养价值就越高。对营养素种类和含量的测定，可采用化学分析法、仪器分析法、微生物法、酶分析法等来测定食物中营养素种类和含量，但在实际工作中，常通过查阅食物成分表，计算食物中各种营养素的含量和它们之间的各种比值，初步评定食物的营养价值。

（二）营养素质量

营养素质量的优劣可体现在所含营养素被人体消化、吸收、利用的程度上，消化吸收率和利用率越高，其营养价值就越高。例如，动物性蛋白质的吸收、利用率比植物性蛋白质的吸收、利用率要高，因此，动物性蛋白质的营养价值要高于植物性蛋白质。

营养质量指数(Index of Nutritional Quality,INQ)是在营养素密度基础上提出来的,指营养素密度与能量密度之比。其含义是指某食物中某种营养素含量占参考摄入量的比(营养素密度)与该食物中所含能量占参考摄入量的比(能量密度)。公式如下:

$$INQ=\frac{某营养素密度}{能量密度}=\frac{某营养素含量/该营养素参与摄入量}{所含能量/能量参考摄入量}$$

INQ=1,表示食物的该营养素与能量供给能力达到平衡;INQ>1,表示食物该营养素的摄入量高于能量供给能力,营养价值高。INQ<1,表示此食物中该营养素的摄入量低于能量的供给能力,长期食用此种食物可能发生该营养素的不足或能量过剩,其营养价值低。

第二节 各类食物的营养特点

《中国居民膳食指南(2016)》将食物按其营养价值的不同可分为谷薯类、蔬菜和水果类、动物性食物、大豆类和坚果类、纯能量食物。每一类分别提供给人体不同的营养素。要达到合理营养的目的,必须了解各类食物的营养特点,以便进行合理搭配。

一、谷类、薯类和杂豆类

谷类包括稻米、麦子、玉米、小米和高粱等,薯类包括马铃薯、甘薯、芋头、山药和木薯,杂豆类为除大豆以外的其他豆类,如赤豆、绿豆、芸豆、豌豆和蚕豆等。中国居民的主食主要是大米和面粉,其他谷类和杂豆类统称杂粮。

(一)谷类

1. 蛋白质 谷类含蛋白质为7.5%~15%,谷类蛋白质为半完全蛋白质,必需氨基酸中赖氨酸含量低,为第一限制氨基酸,苏氨酸、色氨酸、苯丙氨酸及蛋氨酸也偏低。作为我国居民(尤其农村居民)蛋白质的重要来源,可采用强化限制氨基酸和蛋白质互补等方法,提高谷类蛋白营养价值,如用0.2%~0.3%赖氨酸强化大米、培育高赖氨酸玉米或将谷类与大豆按一定比例(大豆∶小麦=33∶67)混合食用,均可提高其蛋白质的生物学价值。

2. 脂肪 谷类脂肪含量低,一般为1%~4%(燕麦较高,达7%),其中70%以上为不饱和脂肪酸,主要集中在糊粉层和胚部。从玉米和小麦胚芽中提取的胚芽油含丰富的亚油酸和维生素 E,是老年人和心血管疾病患者的良好食用油。

3. 碳水化合物 碳水化合物是谷类的主要成分,含量达70%~80%,其中约90%为淀粉,另10%为可溶性糖(糊精、葡萄糖和果糖等),这些糖易被酵母菌发酵,在食品工业上有一定意义。淀粉分直链淀粉与支链淀粉两类,前者易老化形成难消化的抗性淀粉,后者易糊化、血糖生成指数高于直链淀粉。日常吃的粳米两者比例适中,籼米直链淀粉含量高,而糯米、糯玉米等几乎全为支链淀粉。另外,谷皮中膳食纤维含量丰富,但加工过精易损失,因此适量搭配一些粗粮、杂粮及全谷类食物有利于补充膳食纤维。

4. 矿物质 谷类含矿物质为1.5%~3%,主要在谷皮和糊粉层中,其中磷占50%以上,并多以植酸钙镁复盐形式存在,消化吸收差且同时干扰阳离子钙、铁、锌等的吸收利用。

5. 维生素 谷类是 B 族维生素泛酸、尼克酸和维生素 B_1 的主要来源,玉米和小麦胚芽中还含有较多的维生素 E。谷类含维生素 B_2 较少,玉米和小米含少量的胡萝卜素。另需注意,玉米中尼克酸为结合型,可通过加碱加工后转化为易吸收的游离型。

谷类(尤其一些杂粮)还含有多种对人体健康有益的植物化学物,主要分布在谷皮中,其中荞麦含有黄酮类化合物最多,黑米、黑麦等黑色谷物含有丰富的花色苷,黄玉米含有较多的玉米黄素。

谷类的维生素、矿物质和含赖氨酸较高的蛋白质主要存在于谷物表层和谷胚,因此受碾磨精度的影响较大(表14-1)。我国在20世纪50年代加工的标准米(九五米)和标准面(八五面)保留一部分皮层和米胚,矿物质和维生素含量亦较高,但是这些概念近年来已不再使用。目前我国居民膳食谷物中精白米面的比重大,全谷物越来越受到关注。所谓全谷物是指未经精细化加工或虽经碾磨/粉碎/压片等处理仍保留了完整谷粒所具备的胚乳、胚芽、麸皮及其天然营养成分的谷物。全谷物与精加工谷物相比,不仅保留了维生素、矿物质等营养成分,还富含膳食纤维,研究证实全谷物有助于降低糖尿病、肥胖、心血管疾病和结肠癌等发生风险。玉米糁、燕麦米、黑米、荞麦等粗杂粮均可成为全谷物的良好食物来源。提倡粗细搭配,将全谷物融入日常主食中,改良谷类加工,营养强化等措施有利于克服精白米面的营养缺陷,日常生活中注意不过度淘米、少油炸烹调以减少营养素损失,均有利于提高谷类营养价值。

表14-1 不同出粉率小麦粉的营养成分变化

出粉率 (%)	粗蛋白 (%)	粗脂肪 (%)	碳水化合物 (%)	粗纤维 (%)	灰分 (%)	B族维生素 (mg/100 g)	维生素 E (mg/100 g)
100	9.7	1.9	84.8	2.0	1.6	5.7	3.5
93	9.5	1.8	86.0	1.4	1.3	2.5	3.3
88	9.2	1.7	87.2	0.8	1.1	1.8	3.1
80	8.8	1.4	88.6	0.5	0.7	1.1	2.5
70	8.3	1.2	89.8	0.3	0.5	1.0	1.9
60	8.2	1.0	90.1	0.2	0.4	0.8	1.7

引自:丁卫平主编《小麦加工过程中的营养损失与面粉的强化》,2008

(二) 薯类

薯类包括马铃薯(土豆)、甘薯(山芋/红薯)、芋头、山药和木薯。薯类蛋白质、脂肪含量较低,碳水化合物含量约为25%,主要为淀粉,含一定量矿物质和维生素,如土豆中钾含量高,甘薯胡萝卜素含量比谷类高,薯类维生素C含量也普遍高于谷类,并且还含有丰富的膳食纤维和植物化学物(如土豆富含绿原酸、山药富含山药多糖等),可预防便秘。不宜选择油炸等方式烹饪薯类。

近30年来我国居民薯类消费量逐年减少,2010—2012年农村居民薯类摄入量下降幅度高于城市居民。虽然人们习惯将马铃薯、芋头、山药等当蔬菜食用,但是我国马铃薯的产量仅次于水稻、小麦、玉米,为第四大粮食作物,为保障粮食安全、增加食物结构多样性,自2015年起,我国农业部启动马铃薯主粮化战略。

(三) 杂豆类

杂豆类蛋白质、脂肪及碳水化合物含量分别为20%、1%及50%~60%,并含有一定量的矿物质与维生素,其营养素含量与大豆差别较大(蛋白质含量较低),更接近于谷类(碳水化合物含量较高)。因此,《中国居民膳食指南(2016)》将杂豆类归到谷薯类,建议作为主食的补充,可与谷类搭配提高膳食蛋白质营养价值,并且由于其常以整粒煮或粉碎等方式食用,具有类似全谷物的特殊营养学意义。

中国居民营养与健康状况监测调查显示,近30年(1982—2012年)来,尽管谷类食物仍是我国居民最主要的食物来源(54.2%)和能量来源(53.1%),但是消费量逐年减少。与1992年相比,2012年谷类供能比下降了20%,尤其大城市仅为40%左右,很多青年人基本不吃或吃很少的主食,与平衡膳食模式差距很大。实际上,谷类为主是平衡膳食的基础,是中国居民膳食能量和蛋白质的主要来源,粗加工谷物还是B族维生素和一些矿物质的重要来源。

二、大豆类及其制品

豆类中除了杂豆,还有一类为大豆,包括黄豆、黑豆及青豆,近30年来中国居民大豆及其制品的摄入量没有明显变化,远低于推荐量。实际上大豆类营养素组成齐全,含较多的生物活性物质,是人类健康不可缺少的重要食品。

(一)大豆的营养价值

1. 蛋白质 大豆含有35%～40%的蛋白质,是天然食物中含蛋白质最高的食品。大豆蛋白质的氨基酸模式较好,属于优质蛋白。虽然赖氨酸含量较多,但蛋氨酸含量较少,与谷类食物混合食用,可较好发挥蛋白质的互补作用。

2. 脂类 大豆脂肪含量在15%以上,脂肪组成以不饱和脂肪酸居多,其中油酸占32%～36%,亚油酸占51.7%～57.0%,亚麻酸2%～10%,此外还有1.64%左右的磷脂。由于大豆富含不饱和脂肪酸,所以是高血压、动脉粥样硬化等疾病患者的理想食物。

3. 碳水化合物 大豆含碳水化合物25%～30%,其中一半为人体不能消化吸收的寡糖(如棉籽糖和水苏糖),肠道细菌可将其发酵而引起腹胀,胃肠道功能不良者应选择去除了大部分寡糖的加工豆制品。

4. 维生素 大豆类含有胡萝卜素、维生素B_1、维生素B_2、烟酸、维生素E等,其含量相对于谷类而言,胡萝卜素含量和维生素E较高,但维生素B_1的含量较低,烟酸含量大豆类与其他豆类差别不大。

5. 矿物质 大豆中的矿物质含量在4%左右,包括钾、钠、钙、镁、铁、锌、硒等。与谷类比较,钙、钾、钠等的含量较高,但微量元素含量略低于谷类。大豆类中铁的含量较为丰富,每100 g可达7～8 mg,高于谷类中的3 mg左右。

生大豆含有蛋白酶抑制剂、植物红细胞凝集素等可引起人体中毒的成分,需要充分加热去除。另外,大豆含有大豆异黄酮、大豆皂苷和植物固醇等多种有益于人体健康的植物化学物,可降低骨质疏松和绝经期/绝经后女性乳腺癌的发病风险。

(二)豆制品的营养价值

大豆加工成豆制品可提高蛋白质的消化率。如整粒熟大豆的消化率为65%,加工成豆浆为85%,制成豆腐则高达92%～96%。用大豆做成的豆芽含有丰富的维生素C,在新鲜蔬菜、水果缺乏时,是良好的维生素C来源。另外,大豆发酵制成豆豉、豆腐乳、豆瓣酱等过程中因微生物作用可合成较多维生素B_2,同时寡糖被分解因而食用后不易引起胀气。

三、蔬菜、水果类

蔬菜、水果是我国居民膳食的重要组成部分,它所含的营养素正是其余几类食物所缺少的,因此,在维持膳食平衡上具有重要意义。人体需要的β-胡萝卜素、维生素C、叶酸、维生素B_2、膳食纤维以及无机盐钾、钠、钙、镁等主要从蔬菜、水果中获得。蔬菜、水果含蛋白质、脂肪很少,但品种丰富,并含有各种有机酸、芳香物质和色素等成分,有助于增进食欲、促进消化、使食品多样化;蔬菜、水果中富含多种植物化学物,其健康功效是近年来营养学界关注的热点。

1. 碳水化合物 蔬菜、水果所含的碳水化合物包括糖、淀粉、纤维素、半纤维素和果胶等。其所含种类和数量因食物的种类和品种不同而有很大的差别。

蔬菜中含淀粉较高的有各种薯类、芋头、慈姑及藕等;含糖较高的有南瓜、甜薯、胡萝卜等。水果含糖量较蔬菜多,其中仁果类(苹果、梨等)以果糖为主,浆果类(葡萄、草莓、猕猴桃等)以葡萄糖与果糖为主,核果类(桃、杏等)和柑橘类则含蔗糖较多。蔬菜与水果富含纤维素、半纤维素和果胶,是人类膳食纤维的重要来源。含果胶较多的水果,如草莓、苹果、山楂等,具有很强的凝胶力,加适量的糖和酸即可加工成果酱和果冻制品。

2. 矿物质 蔬菜、水果富含钙、镁、钾、钠、铁、铜等,是人体矿物质的主要来源,对维持机体的酸碱平衡很重要。

3. 维生素 新鲜蔬菜、水果是维生素 C、β-胡萝卜素、维生素 B_2 和叶酸的主要来源。一般新鲜的深绿色叶菜含维生素 C 丰富,深黄、深红或深绿色蔬菜含 β-胡萝卜素较高,一些野菜如苜蓿、枸杞菜、荠菜则富含维生素 B_2。总体来说,深色蔬菜比浅色蔬菜含有更丰富的维生素,叶菜的维生素含量一般高于根茎类。含维生素 C 丰富的水果有鲜枣、猕猴桃、山楂、刺梨等。

4. 其他 蔬菜、水果能量很低,并且富含多种植物化学物(尤其是深色的蔬菜),可降低心血管疾病和癌症等慢性疾病的发生风险。如绿叶蔬菜富含类胡萝卜素和皂苷,十字花科类蔬菜(甘蓝、花菜、卷心菜等)含异硫氰酸盐,葱蒜类(洋葱、大蒜、韭菜等)含硫化合物,食用菌类富含多糖,水果富含类胡萝卜素、花青素、黄酮类化合物和多酚类化合物等。

近 30 年来我国居民蔬菜摄入量有所减少、尚未达到推荐量,水果摄入量没有明显变化,远未达到推荐目标量。因此,应尽量养成餐餐有蔬菜(深色叶菜占蔬菜总量的一半)、天天吃水果的好习惯。对蔬菜水果进行合理加工烹调能减少维生素与矿物质的损失和破坏,如蔬菜加工应先洗后切、急火快炒、开汤下菜,以减少维生素 C 和矿物质的损失。对一些草酸含量高的蔬菜,如菠菜、苋菜、蕹菜、竹笋等,烹饪前在开水中焯一下,能去除部分草酸,利于钙、铁等矿物质的吸收。烹调好的蔬菜尽量现炒现吃,减少营养素损失同时也可避免亚硝酸盐含量增加。对于水果,应尽量摄入新鲜水果,不建议摄入维生素、膳食纤维损失较多且含糖量较高的果汁、果脯、干果及水果罐头。

四、动物性食物

畜禽肉和鱼主要提供优质蛋白质、脂肪、矿物质和维生素。这些营养素的分布因动物的种类、部位及肥瘦程度有很大差异。一般来说,肥、瘦、肥瘦混合的肉类中,蛋白质和脂肪的变动较大,内脏中矿物质、维生素及胆固醇含量较高。动物性食品经适当加工烹调,味道鲜美,容易消化,饱腹作用强,是营养价值较高的食物。

(一)畜禽肉类

畜肉类蛋白质含量为 10%～20%(牛羊肉＞猪肉),禽类为 16%～20%(鸡肉＞鹅肉＞鸭肉),这些蛋白质大部分氨基酸组成合理,能被人体充分吸收和利用,营养价值很高;而存在于皮肤、筋腱等结缔组织中的胶原蛋白和弹性蛋白,由于色氨酸、酪氨酸及蛋氨酸含量极少,生物学价值很低。畜肉类脂肪含量随部位不同差异较大,一般为 10%～36%(猪肉＞羊肉＞

牛肉),肥肉可高达90%,禽肉类脂肪含量为10%～20%(鸭、鹅肉＞鸡肉),畜肉类脂肪以饱和脂肪酸为主,内脏含有较多的胆固醇,禽肉类以单不饱和脂肪酸为主。畜禽肉碳水化合物含量很少,主要以糖原形式存在于肌肉和肝脏中;含矿物质为0.8%～1.2%,钙含量低,但铁、锌等含量高且吸收利用好。畜禽肉类含B族维生素丰富,内脏尤其肝脏则富含维生素A和维生素B_2。

畜禽肉类在水中炖煮时,溶于水中的含氮物质称为"含氮浸出物",主要包括核苷酸、嘌呤碱、肌酸、肌酐、氨基酸、肽类等,它们是肉汤中香气的主要成分,一般成年动物含量高于幼年动物,禽肉含量高于畜肉。

一般加工烹调对畜禽肉类的营养素影响不大,但在高温制作过程中,会损失较多的B族维生素。

(二) 鱼类

水产品主要包括鱼、虾、蟹、贝类。鱼类蛋白质含量一般为15%～25%,营养价值与肉类近似,其肌纤维细短,较肉类更易消化,更适合婴幼儿食用。鱼类含脂肪少,多数仅为1%～3%,其中80%为多不饱和脂肪酸。一些海鱼中所含的长链多不饱和脂肪酸,如二十碳五烯酸(EPA)和二十二碳六烯酸(DHA)具有降血脂、防治动脉粥样硬化的作用。鱼类碳水化合物含量很低,矿物质含量为1%～2%,钙含量高于肉类。虾皮中钙高达990 mg/100 g。鱼类含锌、铁、硒也较丰富,海水鱼类含碘丰富。鱼类也是维生素B_2的良好来源,但一些生鱼含维生素B_1酶,生吃鱼时可破坏维生素B_1,加热可破坏这种酶。鱼类肝脏是维生素A和维生素D的重要来源。

(三) 蛋类

蛋清和蛋黄分别占鸡蛋可食部分的57%和32%,各部分的主要营养组成见表14-2。

表14-2 蛋类各部分的主要营养素含量

营养成分	全蛋	蛋清	蛋黄
水分(g/100 g)	74.1	84.4	51.5
蛋白质(g/100 g)	13.3	11.6	15.2
脂类(g/100 g)	8.8	0.1	28.2
碳水化合物(g/100 g)	2.8	3.1	3.4
钙(mg/100 g)	56	9	112
铁(mg/100 g)	2.0	1.6	6.5
锌(mg/100 g)	1.10	0.02	3.79
硒(mg/100 g)	14.34	6.97	27.01
视黄醇当量(μg/100g)	234	—	438
硫胺(mg/100 g)	0.11	0.04	0.33
核黄(mg/100 g)	0.27	0.31	0.29
烟酸(mg/100 g)	0.2	0.2	0.1

引自:杨月欣、王光亚、潘兴昌主编《中国食物成分表》,2002

鸡蛋蛋白的必需氨基酸构成与人体接近,是人类食物中生物学价值最高的蛋白质,常被用作参考蛋白。但生蛋清中含有抗胰蛋白酶因子及抗生物素蛋白,因此必须熟食。蛋类矿物质钙、磷、铁等多集中在蛋黄,蛋黄中还含有一定量磷脂,虽然胆固醇较高(1 510 mg/100 g),但适量摄入鸡蛋(每周 3～4 个)对血清胆固醇水平影响甚微,对心血管病的发生也关系不大,因此不主张丢弃蛋黄食用。需注意的是蛋黄中卵黄高磷蛋白可与铁结合,使铁的生物利用率仅为 3％左右。

(四) 奶类

奶类蛋白质含量平均为 3.0％,消化吸收率高(87％～89％),必需氨基酸构成与人体接近,属优质蛋白质。乳脂肪含量为 3.0％～4.0％,呈较小的微粒分散在乳浆中,易消化吸收。乳脂中饱和脂肪酸占 50％以上,应注意过量摄入可能会对机体有不利影响。奶类所含碳水化合物为乳糖,约 4.6％。乳糖有促进钙吸收、调节胃酸、促进胃肠蠕动、有益于维护肠道正常菌群生长的作用。有些个体随年龄增长,肠道乳糖酶减少,进食含一定乳糖量的牛奶后会出现腹痛、腹胀和腹泻等症状,此称为乳糖不耐症。世界上完全没有乳糖不耐症的人仅占 30％左右。为了克服这种乳糖不耐受性,可选吃经发酵的乳制品,也有厂家将奶及奶制品中乳糖经乳糖酶分解后进行销售。奶类富含钙、磷、钾,但几乎不含铁,故婴儿喂养 4 个月后,应注意补充含铁高的食物。牛奶中维生素 A、维生素 D、维生素 C 和胡萝卜素含量随饲料改变而有不同,牛奶是 B 族维生素(尤其维生素 B_2)的良好来源,维生素 D 含量较低。

第三节 膳食摄入量的估计

膳食摄入量调查的目的在于了解一定时间内调查对象通过膳食所摄取的能量和各种营养素的数量与质量,对照膳食参考摄入量标准评定正常营养需要的满足程度,同时也可对烹调方法、膳食调配和有关卫生情况加以了解。膳食调查的结果可以作为指导调查对象进行营养改善和进行咨询等的重要依据,全国性的调查资料则是政府机构制定政策及决定项目所必需的。膳食调查方法的选择,取决于研究目的、调查对象、对测量方法精确性的要求、费用及覆盖的时间长短。常用的方法有:24 小时回顾法、3 日食物记录法、食物频率问卷法、查账法、称重法、化学分析法等。

一、膳食调查方法

(一) 24 小时回顾法

要求被调查者回顾过去 24 小时内摄入的所有食物(包括饮料)的种类和数量,据此对膳食营养进行估计评价。膳食回顾可通过面对面、电话或自动询问的方法进行。调查可以在家里、诊所或其他方便的地点进行。需时 15～40 分钟。

由于每个人的回忆、陈述以及对所吃食物定量的能力和意愿不同,调查者需接受训练来提出一些启发性的问题,以鼓励和帮助个体对饮食进行回顾。为帮助个体确定食物份额的大小,可准备一些标准体积的容器(或实物图像)来测量液体、半固体及碎块状食物的容积;固体食物可用不同形状(正方形、长方形、圆柱形等)及尺寸进行描述;定型包装食物可用食品标签上的重量或容积;各种饼或蛋糕则可记录整个食物的重量或尺寸以及所吃部分所占比例;肉类食物必须指出是生重还是熟重,带不带骨头,以及有没有皮或脂肪。

24 小时回顾法简便易行,但在食物数量上不够准确,而且被调查者也存在一天和另一天的食物有较大差异的情况。可能的话对同一个体多做几次调查,同时结合了解其饮食习惯,再加上调查者有足够的熟练与技巧，此法还是可靠的。24 小时回顾法适用于对家庭、个人、门诊或病房患者的调查。

（二）3 日食物记录法

由调查对象或代理人（例如，母亲为孩子作记录）从被调查之日起，对调查对象 3 天中进食的所有食物、饮料、食物补充剂的种类及其数量进行记录。食物的量可以通过称量法求得，也可以进行估计。为了减少估计量的误差，可以应用在 24 小时回顾法中帮助调查对象对食物进行定量的方法。

（三）食物频率问卷法

根据调查目的和当地习惯，列出经常食用食物的清单，每种食物后都有空格，让被调查者用符号打上自己的食用频率（从不吃或每月不到 1 次到每天 6 次或更多）和份额。调查期可从几天、1 周、1 个月或 3 个月到 1 年以上。在实际使用中，可分为定性、定量和半定量的食物频率问卷法。与 24 小时回顾法相比，此法可以了解长期的食物构成模式，并可用于大量的人群调查，能够找出饮食习惯与某些慢性疾病的关系；缺点是难以取得确切的食用数量，但如果调查者能根据研究目的和调查对象的特点对食物份额作出清楚说明，此法亦能算出营养素含量。

（四）查账法（或称记账法）

对建有伙食账目的集体食堂等单位，可查阅过去一定时间内各种食物的消费种类和数量，并根据同一时期的进餐人日数，粗略计算每人每日各种食物的消耗量，再按食物成分表计算这些食物所供给的能量和各种营养素的数量。此法简便、易行，节省人力，但不太准确。为了减少误差，可尽量延长查账的期限，如半月甚至更长。

（五）称重法

称重法是将被调查单位（或个人）调查期间每日每餐所消耗的各种食物量，烹调前的生重、烹调后的熟重和吃剩的熟重都进行称重记录的方法（表 14－3），同时对各餐的用餐人数进行统计，从而计算出每人每日各种食物的消耗量。然后计算出平均每人每日能量和各种营养素的摄入量。

表 14－3　食物消耗记录

食物名称		
调查前 积存量	熟重	
	折合生重	
5 日消耗 生重净量	1 日	
	⋮	
	5 日	
调查结束后 剩余量	熟重	
	折合生重	
实际消耗生重净量		

称重法适用于对单位、家庭和个人进行膳食调查，所得数据准确可靠，但较费时、费力。调查时间一般为 3～7 天。具体步骤如下：

（1）各种食物的实际消耗量（生重）：称量每餐所用食物的生重，烹调后称量出熟重，用餐结束后再称量出剩余食物的重量(熟重),然后计算出各种食物的实际消耗重量(熟重)。

$$实际消耗食物的熟重量＝烹调后熟食重量－熟食剩余量$$

根据烹调后食物重量计算生熟折合率(生熟比),即食物熟重/食物生重,最后根据生熟比计算出每种食物重量相当于生食物的重量。

$$食物的实际消耗量(生重)＝\frac{实际食物的熟重量}{生熟比}$$

(2)计算总人日数:记录每日每餐用餐人数,按(早餐总人数×1/5＋午餐总人数×2/5＋晚餐总人数×2/5)计算总人日数。

(3)计算平均每人每日各种食物的消耗量(生重)。

(4)计算平均每人每日能量和各种营养素的摄入量。

(六)化学分析法

将调查对象一日份的全部食品收集,进行实验室化学分析,测定其能量和各种营养素含量。化学分析法所得数据准确,但方法较复杂、工作量大,除非特殊需要精确测定,一般不用。

二、膳食调查结果计算

获得膳食调查资料后,根据调查对象的平均每人每日各种食物消耗量和食物成分数据,计算出膳食中能量和各种营养素摄入量,对照我国 DRIs 标准进行评价。包括:平均每人每日各种食物的消耗量;平均每人每日能量和各种营养素的摄入量;能量食物的来源分布;蛋白质的来源分布;脂肪的来源分布;膳食质量、膳食构成及膳食制度等是否合理;针对其膳食情况提出综合改善意见。

1. 平均每人每日各种食物的消耗量　以"中国居民平衡膳食宝塔"为依据,评价膳食模式。

2. 平均每人每日能量和各种营养素的摄入量　根据食物成分表计算出各种食物能量和各种营养素的含量,然后将各种食物能量或某种营养素含量相加即为平均每人每日能量和该种营养素的摄入量(表14-4)。

表 14-4　各种营养素摄入量计算表

类别	食物名称	重量(kg)	蛋白质(g)	脂肪(g)	糖类(g)	能量(kcal)	钙(mg)	磷(mg)	铁(mg)	视黄醇当量(μg)	维生素B₁(mg)	维生素B₂(mg)	尼克酸(mg)	维生素C(mg)
平均每人每日摄入量														
参考摄入量标准														

3. 平均每人每日能量和各种营养素参考摄入量标准　可从"参考摄入量标准"表中查出各组人群的 RNIs/AIs 标准,乘以该组人群的总人日数,即为该人群营养需要量的总和。将各组营养素需要量的总和相加除以总人日数,则得出平均参考摄入量标准。

4. 能量的食物来源　①能量的食物来源,按食物类别如粮食类、豆类、动物类等分别计算各类食物能量占总能量的百分比。②三大产能营养素所占能量比例即膳食中蛋白质、脂肪、碳水化合物所供能量占总能量的百分比。③计算早、中、晚三餐摄入能量分别占总能量的百分比。

5. 蛋白质来源分布　计算每日从粮食类、豆类、动物类等食物中蛋白质的摄入量分别占蛋白质总摄入量的百分比。

6. 脂肪来源分布　每日动物性脂肪和植物性脂肪摄入量,分别占脂肪总摄入量的百分比。

三、膳食调查结果评价

（一）应用 DRIs 评价个体摄入量

摄入量低于 EAR 时可以认为必须提高,因为摄入不足的概率超过 50%;通过很多天的观测,摄入量达到或超过 RNI 时,或虽是少数几天的观测但结果远高于 RNI 时可以认为摄入量是充足的。摄入量在 EAR 和 RNI 之间者要确定摄入量是否适宜相当困难,为了安全起见,还是应当进行改善。如果日常摄入量超过了 UL 就有可能对某些个体造成危害。有些营养素过量摄入的后果比较严重,有的后果甚至是不可逆的。所以摄入量一旦超过了 UL 一定要认真对待。

（二）应用 DRIs 评价群体摄入量

可以用切点法以 EAR 来评价群体膳食摄入情况。使用这种方法的条件是:营养素的摄入量和需要量之间没有相关;群体需要量的分布可以认为呈正态分布;摄入量的变异要大于需要量的变异。根据现有的知识,我们可以假定凡已制定了 EAR 和 RNI 的营养素都符合上述条件。

具体评价方法是:首先计数在观测人群中有多少个体的日常摄入量低于 EAR。根据切点法原理,人群中摄入低于 EAR 的个体比例就等于该人群摄入不足个体的比例。例如,某小学校调查 7~10 岁儿童 418 人,膳食锌摄入量平均为每日 10.2 mg,范围为每日 4.3~19.2 mg,其中 139 人的摄入量每日<9.7 mg(7~10 岁儿童的 EAR 值),占 33.2%;61 人的每日摄入量>13.5 mg(7~10 岁儿童的 RNI 值),占 14.6%;218 人的每日摄入量>9.7 mg但<13.5 mg,占 52.2%。那么,对于该人群锌营养状况就可以这样评价:该校 7~10 岁学生的锌摄入量偏低,有大约 33% 的学生摄入不足,应当积极改善;只有约 14% 的学生摄入量充足;其余约 52% 的学生摄入量处于不足和充足之间,可能也需要加以改善。

还可以用 AI 来评价群体膳食。当人群的平均摄入量或中位摄入量等于或大于该人群的营养素 AI 时,可以认为人群中发生摄入不足的概率很低。但当平均摄入量或中位摄入量在 AI 以下时,则不可能判断群体摄入不足的程度。RNI 不能用来对群体膳食摄入进行评估。

UL 用于评估摄入营养素过量而危害健康的风险。根据日常摄入量的分布来确定摄入量超过 UL 者所占的比例,日常摄入量超过 UL 的这一部分人可能面临健康风险。

第四节　中国居民膳食指南与平衡膳食宝塔

一、中国居民膳食指南

中国居民膳食指南是根据营养学原则结合国情制定的,是教育人民群众采用平衡膳食,以达到合理营养促进健康的指导性意见。1989 年首次发布后分别于 1997 年和 2007 年进行了修订,2015 年我国将推进健康中国建设上升为国家战略,2016 年 5 月,第 4 版《中国居民膳食指南(2016)》系列指导文件正式发布。这一版膳食指南以最新的科学研究成果为依据,以改善大众健康为目标,针对我国居民营养需要及膳食中存在的主要营养健康问题,引导食物合理消费、促进平衡膳食模式、提倡健康饮食新时尚。对于一般人群,提出 6 条核心推荐条目。

1. 食物多样,谷类为主。
2. 吃动平衡,健康体重。
3. 多吃蔬果、奶类、大豆。
4. 适量吃鱼、禽、蛋、瘦肉。
5. 少盐少油,控糖限酒。
6. 杜绝浪费,兴新食尚。

新修订的指南将原来的 10 条营养建议精简为 6 条,以食物为基础突出食物多样化,强调"平衡膳食"概念,明确多吃、少吃和限制的食物,降低了水果、动物性食品、大豆和盐的推荐日摄入量,取消了每日摄入膳食胆固醇的上限,升高了日饮水量推荐值,首次提及控制添加糖的摄入(每日不超过 50 g,最好控制在 25 g 以下),并首次建立食物标准份量和多样食谱来指导平衡膳食模式的实践和应用。该指南适用于 2 岁以上健康人群,覆盖的一般人群范围由原来的 6 岁改为 2 岁以上,明确 2 岁即应开始平衡膳食生活方式,强调了不同年龄段良好饮食习惯培养的重要性。此外,我国还针对孕妇乳母、婴幼儿、儿童、青少年、老年人和素食人群制定了"特定人群膳食指南",其中新增了对素食人群的膳食指导,体现和提高了全民营养健康教育和指导的覆盖率。

二、中国居民平衡膳食宝塔

中国居民平衡膳食宝塔(图 14-1)是根据《中国居民膳食指南(2016)》的核心内容和推荐,并结合中国居民的膳食结构特点设计的。它把平衡膳食的原则转化成各类食物的重量,并以直观的宝塔形式表现出来,便于群众理解和在日常生活中实行。宝塔共分五层,具体内容如下:

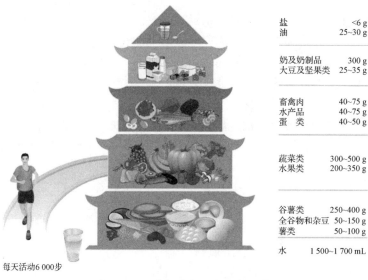

| 盐 | <6 g |
| 油 | 25~30 g |

| 奶及奶制品 | 300 g |
| 大豆及坚果类 | 25~35 g |

畜禽肉	40~75 g
水产品	40~75 g
蛋 类	40~50 g

| 蔬菜类 | 300~500 g |
| 水果类 | 200~350 g |

谷薯类	250~400 g
全谷物和杂豆	50~150 g
薯类	50~100 g

| 水 | 1 500~1 700 mL |

每天活动6 000步

图 14-1 中国居民平衡膳食宝塔

1. 底层　谷薯类,每天应吃谷、薯、杂豆类 250～400 g,其中全谷物(包括杂豆类)50～150 g,新鲜薯类 50～100 g。谷类是膳食中能量的主要来源,在农村也往往是膳食蛋白质的主要来源。多种谷类掺着吃比单吃一种好,建议谷薯类平均每天摄入 3 种以上,每周 5 种以上,特别是以玉米或高粱为主要食物时,应当更重视搭配一些其他谷类或豆类食物。另外需注意对于 2 岁以上人群就开始推荐食物多样、谷物为主的健康膳食模式,建议每天保证适量的全谷物和杂豆类(为全天谷物的 1/4～1/3)及薯类食物,并注意品种互换使主食也保证多样化。

2. 第二层　蔬菜和水果,按鲜重计算每天应吃 300～500 g 和 200～350 g。保证每餐食物中蔬菜约占 1/2,其中深绿色、红色、深黄色和紫色等深色蔬菜应占每日蔬菜总量的 1/2 以上。家长应帮助孩子从小养成每日吃多样水果的习惯,建议吃新鲜水果,果汁不能替代鲜果。要注意水果蔬菜不能相互替代,尤其对于儿童,不能只吃水果,不吃蔬菜。

3. 第三层　鱼、禽、肉、蛋类,按鲜重计算每天应吃 120～200 g(畜禽肉 40～75 g,水产品 40～75 g,蛋类 40～50 g)。肉类包含畜肉、禽肉及内脏,重量是按屠宰后的重量来计算,这类食物尤其是猪肉含脂肪较高,不应过多食用,应尽量选择瘦肉或禽肉。鱼、虾、蟹、贝等水产品含脂肪很低,有条件可以多吃一些以替代畜肉类。各种蛋类均含有较高的营养价值,不同颜色蛋壳的鸡蛋以及"土鸡蛋""洋鸡蛋"的营养素含量无实质差异,推荐每天吃一个约 50 g 的鸡蛋,蛋黄营养成分丰富,不建议丢弃。

4. 第四层　乳类、大豆和坚果。每天应吃相当于 300 g 鲜奶的奶类及奶制品和 25～35 g 的大豆和坚果制品。我国居民长期钙摄入不足,应鼓励尝试选择多种奶制品以补充优质的钙,儿童应从小养成饮用牛奶的习惯。有些人饮奶后有不同程度的胃肠道不适,可以试用酸奶或低乳糖奶及奶制品,也可通过少量多次饮用或与谷类食物同食等方法减轻症状。每周应轮换食用各类大豆及其制品,坚果虽有益但因能量高而应控制摄入量,建议每周 70 g,即每天约 10 g。

5. 第五层(塔尖)　烹调油和盐。每天烹调油不超过 25～30 g,食盐<6 g。家庭中培养清淡饮食习惯,可采用定量盐勺和带刻度油壶量化每日用盐用油。建议经常更换烹调油种类使其多样化,减少动物油摄入。限制食盐时可采用醋、番茄、香料等调和口味减少用盐,同时还需控制隐形高盐食品(一些零食、酱油、味精、腌制食品等)的摄入。

平衡膳食宝塔标明了在能量在 1 600～2 400 kcal 之间时,一段时间内成人每人每天各类食物摄入量的平均范围,它提出了一个营养上比较理想的膳食模式。它所建议的食物量,特别是奶类和大豆类食物的量可能与大多数当前的实际膳食还有一定的距离,对某些贫困地区来讲可能距离还很远,但为了改善居民的膳食营养状况,这是不可缺少的。应把它看作是一个奋斗目标,努力争取,逐步达到。

在应用平衡膳食宝塔时应注意以下几点:①确定你自己的食物需要,宝塔建议的食物摄入量适用于一般健康成人,应用时应根据个人能量需要确定适合自己的食物摄入量。另外,"宝塔"建议的食物推荐量是以原料生重可食部计算的,单位是 g/d,但实际应用时,一般是指一周中的平均摄入量。②应注意同类互换,尽量平均每人每天摄入 12 种以上、每周 25 种以上食物,调配丰富多彩多样化的膳食。③要合理分配三餐食量,一般早、晚各占 30%,午餐占 40%。④要因地制宜充分利用当地资源。⑤要尽量从小养成习惯,长期坚持。

另外,为了方便平衡膳食知识的传播和具体实践,还新增了中国居民平衡膳食餐盘和儿童平衡膳食算盘,帮助大众理解和操作。

(徐广飞　赵健亚)

复习思考题

1. 试述合理膳食的基本概念和基本要求。
2. 试述大豆类食品在人群营养中的意义。
3. 试述中国居民膳食指南（2016 版）核心推荐内容。

知识拓展："全民营养周"营养健康科普宣传教育活动

"全民营养周"（National Nutrition Week，NNW），由中国营养学会联合中国疾病预防控制中心营养与健康所、农业部食物与营养发展研究所、中国科学院上海生科院营养科学研究所作为发起及组织单位，决定自 2015 年起，每年 5 月的第三周为"全民营养周"。发起全民营养周旨在以科学界的名义号召和凝聚营养健康专业人员，汇集社会力量，在统一的时间、以统一的声音传播正确的知识，纠正误导，传播营养正能量。全民营养周以传播营养理念为己任，以实现健康中国为目标，是为宣传营养健康理念、提高居民营养健康状况而集中开展营养教育和知识传播的活动。

"全民营养周"在连续几年的科普宣传中，倡导民众学习营养知识、改善膳食行为、注意吃动平衡、合理预防疾病，活动日益发展壮大，已经成为营养健康科普工作中广受消费者和营养科技工作者欢迎的重大工程和"营养界科普峰会"，为提高全民营养科学素质和推进"健康中国"建设做出了重要的贡献。"全民营养周"受到全社会重视，反映出中国人营养健康理念的进步，也体现了党和国家对人民健康的高度关注与责任担当。2017 年 7 月，"全民营养周"作为"推动营养教育科普宣传常态化"的内容之一，列入《国民营养计划（2017—2030 年）》（国办发［2017］60 号），"全民营养周"上升为国家倡导的全民科普活动，成为新时代建设健康中国的重要内容。

第十五章　特殊人群的营养

　　特殊人群包括特定年龄与生理状态如孕妇、乳母、婴幼儿、学龄前儿童、儿童青少年以及老年人和特殊职业人群如高温、低温、接触有毒有害作业（如铅、汞等）人群。不同年龄、性别和生理状态人群以及特定职业人群，营养需要也不同，应在膳食上做必要的调整与补充，满足其营养需要，促进健康，预防营养相关性疾病的发生。

第一节　婴幼儿与儿童青少年营养

一、婴幼儿生长发育特点与营养需要

（一）生长发育特点

　　婴儿期是指从出生到 12 个月（即 0～1 岁），这一时期是人类出生后生长发育的第一高峰期。12 月龄时婴儿体重可达出生时的 3 倍，身高可达出生时的 1.5 倍。婴儿期的头 6 个月，脑细胞数目持续增加，至 6 个月龄时脑重增加至出生时的 2 倍（600～700 g），后 6 个月脑部发育以细胞体积增大及树突增多和延长为主，神经髓鞘形成并进一步发育，至 2 岁时，脑重达 900～1 000 g，接近成人脑重的 2/3。但婴儿消化器官幼稚，功能亦不完善。1～3 周岁为幼儿期，此期生长旺盛。体重每年增长约 2 kg，身高第二年增长 11～13 cm，第 3 年增长 8～9 cm，同时此期幼儿智力发育较快。对能量以及蛋白质、矿物质和维生素等各种营养素的需要量高于成人。

（二）能量与营养素需要

　　1. 能量　婴幼儿时期能量消耗包括基础代谢、食物特殊动力作用、身体活动消耗和生长发育所需。中国营养学会 DRIs（2013）推荐量：0～6 月龄婴儿能量 AI 为 0.38 MJ/（kg·d）[90 kal/（kg·d）]，7～12 月龄能量 AI 为 0.33 MJ/（kg·d）[80 kcal/（kg·d）]。1～3 岁各年龄段幼儿能量参考摄入量，参见 DRIs（2013）。

　　2. 蛋白质　在充足母乳喂养时，婴儿蛋白质需要量为 1.6～2.2 g/（kg·d），若以其他食物蛋白质供应，需要量还得适当增加。中国营养学会 DRIs（2013）推荐的蛋白质 AI 0～6 月龄为 9 g/d，7～12 月龄小儿 RNI 为 20 g/d，1～3 岁幼儿 RNI 为 25 g/d。

　　3. 脂类　脂类是婴幼儿能量和必需脂肪酸的重要来源。必需脂肪酸对婴儿神经系统的

发育较为重要,特别是长链多不饱和脂肪酸,如二十二碳六烯酸(DHA),对早产儿和采用人工喂养的婴儿,应注意选用强化必需脂肪酸的代乳品。婴幼儿必需脂肪酸缺乏可出现生长迟缓、湿疹等。中国营养学会推荐 6 月龄以内婴儿脂类能量 AI 占比为 48%,其中亚油酸占总能量的 7.3%,α-亚麻酸占总能量的 0.87%;7～12 个月婴儿脂类能量 AI 为 40%,其中亚油酸占总能量的 6.0%,α-亚麻酸占总能量的 0.66%;1～3 岁小儿脂类能量 AI 为 35%,其中亚油酸占总能量的 4.0%,α-亚麻酸为 0.60%;0～3 岁婴幼儿 DHA 的 AI 为 0.1 g/d,即 100 mg/d。

4. 碳水化合物　碳水化合物是婴儿主要的供能营养素,有助于完成脂肪的氧化和节约蛋白质作用,同时也是大脑能量的主要来源。1 岁以内婴儿,尤其 6 个月以内的婴儿,乳糖是主要的能源,适合胃肠道的消化吸收,2～3 岁幼儿乳糖酶活性逐渐降低。0～3 个月婴儿缺乏淀粉酶,4 个月以后淀粉酶活性逐渐增强,因此淀粉类辅食应在 6 个月后添加。中国营养学会 DRIs(2013)推荐碳水化合物摄入量,0～6 月龄为 65 g/d(AI),7～12 月龄为 80 g/d(AI),1 岁以上为 120 g/d(EAR)。

5. 矿物质　钙、磷等无机盐也是婴幼儿生长发育的重要成分,以保证骨骼的生长、牙齿的钙化。纯母乳喂养儿 0～6 个月一般不会引起明显的钙缺乏。中国营养学会 DRIs(2013)推荐婴儿钙的参考摄入量:0～6 个月婴儿每日 200 mg(AI);7～12 个月婴儿每日 250 mg(AI);1～3 岁小儿,每日 600 mg(RNI);建议 0～6 个月婴儿钙的 UL 为 1 000 mg/d,7 月龄～3 岁幼儿钙的 UL 为 1 500 mg/d。婴儿体内自出生虽有一定量来自母体的铁储备,但只能满足出生后 4～6 个月内生长发育的需要,母乳、牛奶均为贫铁食物,6 月龄～2 岁小儿最易发生缺铁性贫血,故应从 6 个月开始,注意从膳食中补充含铁丰富的食物。肝脏、瘦肉、强化铁的配方奶都是铁的良好来源。我国推荐 0～6 月龄婴儿铁摄入量为 0.3 mg/d(AI),7～12 月龄为 10 mg/d(RNI),1～3 岁婴幼儿为 9 mg/d(RNI)。

6. 维生素　维生素缺乏会影响婴儿的生长发育,特别是维生素 A、维生素 D 及 B 族维生素。如维生素 A 缺乏会影响婴儿体重生长,维生素 D 缺乏会导致佝偻病,婴幼儿可适当补充维生素 A 和维生素 D,并注意多晒太阳,但过量补充也会中毒。B 族维生素包括 B_1、B_2、B_6、B_{12} 以及叶酸等,参与机体各类物质代谢与多种生理功能,B 族维生素缺乏将影响婴幼儿生长发育。人工喂养儿与早产儿还应适当补充维生素 E 和维生素 C。

各种矿物质与维生素的参考摄入量,见中国营养学会 DRIs(2013)。

二、婴幼儿喂养与营养问题

(一)婴儿喂养

婴儿喂养可分为母乳喂养、人工喂养和混合喂养三种方式。

1. 母乳喂养　母乳喂养是婴儿最理想的喂养方式,可满足正常婴儿 4～6 个月内全部营养需要。母乳喂养具有许多优点:①母乳中含有婴儿生长发育所需要的各种营养素,且比例适宜,易于消化吸收,是婴儿最理想的食品。母乳的蛋白质主要为乳清蛋白,遇胃酸后形成的凝块较小,易为婴儿消化吸收。母乳蛋白质必需氨基酸比例恰当,牛磺酸含量丰富,有利于婴儿脑发育;母乳中含有丰富的必需脂肪酸,可以防止因必需脂肪酸缺乏引起的婴儿湿疹;特别是长链不饱和脂肪酸花生四烯酸和 DHA,以及卵磷脂和脑磷脂,对婴儿大脑及视网膜的正常发育较为重要;母乳中含有较多的乳糖,有利于钙、铁、锌吸收,对维护肠道正常菌群生长有益;母乳含钙丰富,且钙磷比例适宜,有助于保护婴幼儿发育未完善的肾功能。

②母乳中还含有丰富的非特异性免疫物质如分泌型免疫球蛋白 IgA、乳铁蛋白、溶菌酶及特异性免疫物质如抗体、补体和免疫细胞等。初乳是分娩后 7 天内分泌的乳汁,上述免疫物质的含量更高,因此一定要充分利用初乳。母乳中所含有的各种免疫物质可防止呼吸系统和消化系统感染的发生。有调查显示,母乳喂养的婴儿其呼吸系统和消化系统感染的发病率远低于人工喂养儿。③母乳喂养可促使母体脂肪消退,促进母体产后康复。④母乳喂养可增进母子之间的感情,有助于婴儿智力发育。⑤母乳喂养既经济又不易引起过敏。因此,应大力提倡母乳喂养,提高婴儿的母乳喂养率。有条件者可母乳喂养12～24 个月。此外,对0～6 个月婴儿最好纯母乳喂养,应顺应婴儿需要,每天可以喂奶 6～8 次以上。

2. 人工喂养与混合喂养　人工喂养是用牛乳或其他代乳品喂养婴儿。完全人工喂养最好选择婴儿配方奶粉。婴儿配方奶粉,也叫婴儿配方食品,是以婴幼儿营养需要和母乳成分研究资料为指导,用牛奶、羊奶、大豆蛋白为基础原料,经过一定配方设计和工艺而生产的配方食品,用于喂养不同生长发育阶段的健康婴儿。由于婴儿配方食品多为乳品,又称为婴儿配方乳或婴儿配方奶。虽然婴儿配方乳经过一定设计,比普通牛、羊乳更有优势,但只是一种婴儿食品,是不能纯母乳喂养时的无奈选择。配方乳不能与母乳媲美,也不能完美模拟母乳中独特的营养和生物活性成分体系,甚至是未知的成分,比如体验母亲不同膳食的味道以及喂养行为所带来的心理和智力体验。

混合喂养是采用母乳喂养和牛乳或其他代乳品喂养联合的方式喂养婴儿。原则是采用补授法,即先喂母乳,不足的以配方乳品补充。

3. 辅食添加　辅食是除母乳和/或配方奶以外的其他各种性状的食物。7～24 月龄婴幼儿除了可以继续母乳喂养外,还需要逐步添加辅食以满足生长发育对营养的需要。添加辅食一般应从 4～6 个月以后开始,根据具体情况灵活掌握。添加辅食的顺序为:先单一食物再混合食物,从富铁的泥糊状谷物开始,如谷类(婴儿营养米粉)、蔬菜汁(蔬菜泥)和水果汁(水果泥)到动物性食物(如蛋羹、鱼、禽、畜肉泥/松、肝泥等)。婴儿辅食添加原则为:由单一到混合、由少到多、由稀到稠循序渐进;逐渐增加辅食种类,由液体到泥糊状食物逐渐过渡到固体食物。同时避免调味过重,并密切观察婴儿的反应,在婴儿健康状态下进行。

(二)婴幼儿常见的营养问题

1. 营养缺乏病　婴幼儿可由于未能采用母乳喂养、母乳量不足、未能及时添加辅食、偏食、挑食以及感染等多种原因而发生营养缺乏病。婴幼儿常见的营养缺乏病有:佝偻病、蛋白质能量营养不良、缺铁性贫血、锌缺乏病以及维生素 A 缺乏病等。

2. 肥胖　肥胖已经成为现代社会中越来越受到人们关注的健康问题。肥胖的预防应从婴幼儿抓起。婴幼儿肥胖不仅会造成脂肪细胞体积的增大,而且会造成脂肪细胞数量的增加,易于发展为成年型肥胖,而且从婴幼儿发展来的肥胖其控制要比成年后形成的肥胖困难得多。婴幼儿肥胖的形成除与遗传因素有关外,还与妊娠时体重增加过多,出生后过度哺喂、进食量过多、喜食高能量食品、睡眠多、活动少等因素有关。现代社会电子用品非常普及,很多家长给婴幼儿手机等电子产品看动画、玩游戏等,观看屏幕时间过长,也加重了静态生活方式。

3. 偏食、挑食　偏食、挑食是一种不良的饮食行为,极易造成营养素缺乏。营养素缺乏又可加重偏食、挑食行为,形成恶性循环。一个良好饮食习惯和生活方式的形成与家庭环境密不可分。家长首先应给孩子做好表率,自己不偏食、不挑食;其次,应尽可能给孩子提供种类多样,色、香、味俱佳的食物。

2015 年,中国营养学会发布中国婴幼儿喂养指南,涵盖了 2 岁以内婴幼儿喂养要点。具体如下:

(1) 6 月龄内婴儿母乳喂养指南

① 产后尽早开奶,坚持新生儿第一口食物是母乳;

② 坚持 6 月龄内纯母乳喂养;

③ 顺应喂养,建立良好的生活规律;

④ 生后数日开始补充维生素 D,不需补充钙;

⑤ 婴儿配方奶粉是不能纯母乳喂养时无奈的选择;

⑥ 监测体格指标,保持健康生长。

(2) 7 月～24 月龄婴幼儿喂养指南

① 继续母乳喂养,满 6 月龄起添加辅食;

② 从富铁泥糊状食物开始,逐步添加达到食物多样;

③ 提倡顺应喂养,鼓励但不强迫进食;

④ 辅食不加调味品,尽量减少糖和盐的摄入;

⑤ 注重饮食卫生和进食安全;

⑥ 定期监测体格指标,追求健康生长。

三、儿童青少年的营养需要与膳食要求

儿童青少年的年龄跨度较大,包括学龄前儿童(3～6 岁)、学龄儿童(6～12 岁)和青少年(12～18 岁)。学龄前儿童生长发育仍较快,但 2～5 岁儿童膳食结构已经接近成人,饮食行为逐渐形成。学龄儿童体格发育仍在稳步进行,除了生殖器官外,包括脑等其他各系统逐渐接近成人水平,饮食接近成人。

中国营养学会发布的《中国学龄前儿童膳食指南(2017)》,结合我国学龄前儿童的营养和健康状况,从饮食、运动等方面更全面详细地为学龄前儿童(3～6 周岁前)提出了 5 条建议。

①规律就餐,自主进食不挑食,培养良好饮食习惯;

②每天饮奶,足量饮水,正确选择零食;

③食物应合理烹调,易于消化,少调料,少油炸;

④参与食物选择与制作,增进对食物的认知与喜爱;

⑤经常户外活动,保障健康生长。

中国营养学会在《中国居民膳食指南(2016)》中一般人群膳食指南的基础上,分析了我国学龄儿童的营养和健康状况,推出《中国学龄儿童膳食指南(2016)》,为学龄儿童提出了膳食与运动方面的建议:

①认识食物,学习烹饪,提高营养科学素养;

②三餐合理,规律进餐,培养健康饮食行为;

③合理选择零食,足量饮水,不喝含糖饮料;

④不偏食节食,不暴饮暴食,保持适宜体重增长;

⑤保证每天至少活动 60 分钟,增加户外活动时间。

青少年时期身体发育经历青春期的二次突增,性发育与心理发育逐渐成熟。充足的营养摄入可以保证其体格和智力的正常发育,为成人时期乃至一生的健康奠定良好的基础。

青春期女性的营养状况会影响下一代的健康,应特别予以关注。青少年合理膳食应遵循以下原则:

①多吃谷类,供给充足的能量;

②保证足量的鱼、禽、蛋、奶、豆类和新鲜蔬菜、水果的摄入;

③平衡膳食,鼓励参加体力活动,避免盲目节食。

第二节　孕妇与乳母营养

一、孕期的生理特点

妊娠是一个复杂的生理过程,孕妇在妊娠过程中发生一系列的生理变化。

1. 内分泌与代谢改变　妊娠期间,孕妇不仅基础代谢升高,合成代谢也增加。母体内分泌变化很大,目的是对营养素代谢进行调整,增加营养素的吸收或利用,以支持胎儿的发育,保证妊娠的成功。如母体卵巢及胎盘激素分泌增加(母体内雌激素、孕激素及胎盘雌激素、胎盘催乳激素)、孕期甲状腺素及其他激素水平(肾上腺皮质激素释放激素、胰岛素)的改变。

2. 消化系统功能改变　消化液分泌减少,胃肠蠕动减慢,孕早期常出现恶心、呕吐等妊娠反应。

3. 肾功能改变　妊娠期间,肾小球滤过功能增强,尿中可出现尿素、尿酸、肌酐、葡萄糖等小分子物质。

4. 血容量及血流动力学改变　妊娠期间,血浆总容量增加50%,红细胞仅增加20%,孕妇可出现生理性贫血。

5. 体重改变　整个妊娠过程平均增重12 kg。孕早期增重较少,中期以后明显增加,自孕中期开始,正常体重妇女每周增重以0.4 kg为宜,一般应在0.3~0.5 kg范围内。孕期体重增加过多或过少均不利,体重增加过多可使孕妇发生高血压、妊娠中毒症的机会增加,出现巨大儿的可能性也增大;而孕期体重增加过少可使胎儿宫内生长发育迟缓,并易出现早产儿。如以BMI作为指标,孕期不同BMI孕妇适宜的体重增加应有所不同,见表15-1。

表 15-1　中国妊娠期妇女体重增长范围和增重速率推荐值

孕前 BMI (kg・m^{-2})	总增重范围 kg	孕中晚期增重速率 (kg・w^{-1})
低体重(<18.5)	11.0~16.0	0.46(0.37~0.56)
正常体重(18.5~23.9)	8.0~14.0	0.37(0.26~0.48)
超重(24.0~27.9)	7.0~11.0	0.30(0.22~0.37)
肥胖(≥28.0)	<9	<0.30

注:孕早期增重应不超过2 kg。

引自:杨月欣,葛可佑主编《中国营养科学全书》(第2版),2019

二、孕期的营养需要

1. 能量　妊娠期间,由于胎儿生长发育、胎儿及母体组织增长以及蛋白质、脂肪的储存等,对能量的需要量增加。孕初期增加不明显,中期以后明显增加。中国营养学会DRIs

(2013)建议妊娠早期膳食能量需要量(EER)(轻身体活动水平)不增加,妊娠中、晚期应在非孕妇女 EER 基础上每天增加能量 1.26 MJ(300 kcal)、1.88 MJ(450 kcal)。

2. 蛋白质　孕期对蛋白质的需要量增加,主要用于满足胎儿、胎盘及母体组织的生长。我国 DRIs(2013)推荐妊娠早期不增加蛋白质,妊娠中期蛋白质在非孕妇女 RNI 基础上增加 15 g/d,妊娠晚期增加 30 g/d,并且要保证膳食中优质蛋白质至少占蛋白质总量的 1/3 以上。

3. 无机盐　妊娠期妇女对矿物质的需要量增加,容易缺乏的矿物质主要是钙、铁、锌、碘等。妊娠期母体对钙的需要量显著增加,轻度摄入不足时,母体骨钙将被动用以维持血钙浓度,满足胎儿对钙的需要量;严重缺钙时将导致胎儿骨骼、牙齿发育不良,并可发生先天性佝偻病,而孕妇也可发生小腿肌肉痉挛或手足抽搐,严重时导致骨质软化症。中国营养学会 DRIs(2013)建议:孕早期膳食钙 RNI 和正常人一样,为 800 mg/d,孕中晚期增加 200 mg/d,即 1 000 mg/d;UL 为 2 000 mg/d。因此孕期应增加富含钙的食物,必要时可以补充一些钙制剂。

孕期由于胎儿和胎盘组织迅速增长以及母体血容量扩张,对铁的需要量增加,其中 80% 以上是在孕后期。中国营养学会 DRIs(2013)建议:孕早期 RNI 为 20 mg/d,孕中期 24 mg/d,孕晚期 29 mg/d,UL 为 42mg/d。妊娠期妇女可多摄入动物肝脏、血、瘦肉等含铁丰富的食物,必要时可在医生指导下服用铁剂。锌有利于胎儿生长发育及预防先天性出生缺陷,故妊娠期应增加锌的摄入量。中国营养学会 DRIs(2013)建议妊娠期膳食锌 RNI 在非孕妇女基础上增加 2 mg/d,为 9.5 mg/d。孕妇碘缺乏可致胎儿甲状腺功能低下,从而引起以智力发育迟缓和生长发育迟缓为主要表现的呆小病。中国营养学会 DRIs(2013)建议妊娠期膳食碘 RNI 为 230 μg/d,UL 为 600 μg/d。

4. 维生素　维生素 A、维生素 D 为胎儿的正常生长发育所必需;孕早期叶酸缺乏是导致胎儿神经管畸形发生的重要原因之一。孕期女性对维生素 A、维生素 D、维生素 E、维生素 B_1、维生素 B_2、维生素 C 及叶酸的需要量增加。中国营养学会 DRIs(2013)建议妊娠期妇女叶酸的 RNI 在非孕妇女 400 μg DFE/d 的基础上增加为 600 μg DFE/d,UL 为 1 000 μg DFE/d。

三、孕期营养不良对胎儿及婴儿的影响

1. 早产儿及低出生体重儿(Low Birth Weight,LBW)增加　低出生体重是指新生儿出生体重小于 2 500 g,早产是造成低出生体重儿的重要原因之一。除此之外,由于母体营养不良而导致的胎儿宫内发育迟缓(Intrauterine Growth Retardation,IUGR)也是造成低出生体重儿的重要原因。

2. 围生期新生儿死亡率增加　调查资料表明,低出生体重儿的围生期死亡率明显高于正常出生体重儿。

3. 大脑发育受损　大脑的发育是在孕后期至出生后一年,最关键的时期是妊娠最后 3 个月至出生后 6 个月。孕妇营养不良对胎儿脑及神经系统发育影响的程度与脑组织发育阶段有密切关系。一般在出生后一年脑细胞数量不再增加而只是细胞体积增大,孕妇严重营养不良时,新生儿脑细胞的数量可有明显减少。

4. 先天畸形的发生率增加　孕早期缺乏锌和叶酸,胎儿可发生神经管畸形,其中尤以无脑儿和脊柱裂最为严重。研究表明,孕前 1 个月至孕后 3 个月,每天补充 400 μg 的叶酸可有

效地减少神经管畸形的发生。

5. 宫内发育迟缓与成年慢性病增加　研究发现孕中、晚期的营养不良可导致胎儿宫内发育迟缓,并与许多成年期的慢性病(如心血管疾病、血脂代谢异常及糖代谢异常)有关。

四、孕期营养不良对母体健康的影响

孕期营养不良,特别是蛋白质以及某些维生素的不足容易导致妊娠并发症,如流产、妊娠高血压、骨密度改变以及营养性贫血、营养不良性水肿等。

五、乳母的营养需要

乳母由于分泌乳汁,每天需要消耗一定数量的能量及各种营养素。乳母营养素摄入不足,一则影响乳汁分泌量,二则要动用母体的营养素储备,尽可能维持乳汁成分的恒定,以致造成乳母营养缺乏。产后第一周分泌的乳汁称为初乳,富含免疫球蛋白,特别是分泌型免疫球蛋白 A 和乳铁蛋白,乳糖和脂肪较少;产后第二周分泌的为过渡乳,乳糖和脂肪含量逐渐增多;第二周后分泌的乳汁为成熟乳,白色,富含蛋白质、乳糖、脂肪等多种营养素;正常泌乳量为 $700\sim800$ ml/d。因此,产后乳母必须供给充足的能量及各种营养素。

1. 能量　乳母每天通过分泌乳汁而损失较多的能量,因此应从膳食中予以补充。以每日泌乳 750 ml,每 100 ml 含能量 $280\sim320$ kJ,母体能量转化成乳汁能量为 80% 计算,则母体为分泌乳汁每天应增加能量 2 800 kJ(670 kcal)。考虑哺育婴儿操劳及乳母基础代谢增加,中国营养学会建议:乳母在产后 $1\sim6$ 个月每日需增加能量 2 090 kJ(500 kcal)。

2. 蛋白质　人乳含蛋白质约为 1.2 g/100 ml,每日泌乳量约为 750 ml,乳母每日损失蛋白质约为 9 g,膳食蛋白质转变为乳汁蛋白质的效率约为 70%,故由于分泌乳汁每天需消耗蛋白质 13 g。中国营养学会建议:乳母每日蛋白质的摄入量应增加 25 g。

3. 脂肪　膳食中脂肪的种类可影响乳汁中脂肪的成分,如摄入含多不饱和脂肪酸较多的食物时,乳汁中的多不饱和脂肪酸的含量也高。DRIs(2013)建议孕妇膳食中脂肪 AMDR 应占总能量的 $20\%\sim30\%$,其中饱和脂肪酸占总能量的比例应小于 10%,n-6、n-3 多不饱和脂肪酸占总能量的比例分别为 4.0%、0.6%,EPA＋DHA 的 AI 为 250 mg/d。

4. 钙　人乳中钙的含量比较恒定,每日从乳汁中排出的钙约 300 mg,当膳食钙摄入不足时,乳母则动员骨骼中的钙以维持乳汁中钙含量的恒定。因此,必须保证乳母充足的钙的摄入。中国营养学会 DRIs(2013)建议乳母钙的 RNI 在非孕基础上增加 200 mg,达到 1 000 mg/d,UL 为 2 000 mg/d。乳母除了尽量选择含钙丰富的食物外,还应适当补充钙剂。

5. 维生素　人乳中维生素的含量取决于膳食中维生素的摄入量及维生素的体内储存状况。维生素 A 可少量通过乳腺进入乳汁,因此,乳汁中维生素 A 的含量可随膳食中维生素 A 摄入量的增加而增加,但乳汁中维生素 A 含量的增加有一定限度,超过限度即不再增加;维生素 D 几乎不能通过乳腺分泌,乳汁中维生素 D 的含量很低;水溶性维生素均可通过乳腺分泌,乳汁中含量的高低随着膳食中摄入的多少而变化。乳母各种维生素的参考摄入量,见中国营养学会 DRIs(2013)。

六、哺乳对母亲健康的影响

(一)近期影响

1. 促进产后子宫恢复　由于哺乳过程中婴儿对乳头的不断吮吸,刺激母体催产素的分

泌而引起子宫收缩,有利于促进子宫恢复到孕前状态。

2. 哺乳可以促进母体乳房中的乳汁的排空　避免发生乳房肿胀和乳腺炎。

3. 延长恢复排卵的时间　母乳喂养能够延长分娩后至恢复排卵的时间,延迟生育。

（二）远期影响

1. 哺乳与肥胖　乳母在哺乳期分泌乳汁要消耗大量的能量,这将促使孕期所储存的脂肪被消耗,有利于乳母预防产后肥胖。

2. 哺乳与骨质疏松症　有研究表明哺乳期间母体钙的吸收率可能会有所增加,但仍有约 30 g 钙通过乳汁运送至婴儿,因此重新构建乳母的钙储存,有助于乳母骨质疏松症的风险预防。

3. 哺乳与乳腺癌　研究表明,哺乳可降低乳母以后发生乳腺癌和卵巢癌的危险性。

七、孕妇和乳母的膳食要求

1. 妊娠期膳食应随妇女生理变化和胎儿发育情况进行合理调配,孕早期注意饮食清淡,妊娠中晚期应保证供给充足的能量,增加鱼、肉、禽、蛋、奶、海产品和蔬菜、水果等的供给;保持健康生活方式,维持体重的适宜增长。

2. 乳母的营养也要注意能量充足和优质蛋白的供应,并注意多用炖、煮等烹饪方式,既增加营养,又促进乳汁分泌;注意食品安全,保持健康生活方式。

八、中国备孕妇女及孕期妇女膳食指南、哺乳期妇女膳食指南

孕期妇女膳食指南,是在一般人群膳食指南基础上提出的,中国营养学会特殊人群膳食指南(2016)的关键推荐如下:

1. 备孕妇女膳食指南　①调整孕前体重至适宜水平;② 吃含铁丰富的食物,选用碘盐,孕前三个月开始补充叶酸;③禁烟酒,保持健康生活方式。

2. 孕期妇女膳食指南　①补充叶酸,常吃含铁丰富的食物,选用碘盐;②孕吐严重者,可少量多餐,保证摄入含必要量碳水化合物的食物;③孕中晚期适量增加奶、鱼、禽、蛋、瘦肉的摄入;④适量进行身体活动,维持孕期适宜增重;⑤禁烟酒,愉快孕育新生命,积极准备母乳喂养。

3. 中国哺乳期妇女膳食指南　①增加富含优质蛋白质及维生素 A 的动物性食物和海产品,选用碘盐;②产褥期食物多样不过量,重视整个哺乳期营养;③愉悦心情,充足睡眠,促进乳汁分泌;④坚持哺乳,适度运动,逐步恢复适宜体重;⑤忌烟酒,避免喝浓茶和咖啡。

第三节　老年人营养

WHO 认为:60~74 岁为年轻老人,大于 75 岁为老人,大于 90 岁为长寿老人。我国将 60 岁以上人群称为老年人。国际上一般把 60 岁以上人口占总人口 10％以上,或 65 岁以上人口占总人口 7％以上定义为老龄化社会。2020 年我国第七次人口普查显示,60 岁及以上人口的比重已达到 18.70％,比 2010 年第六次人口普查上升了 5.44 个百分点;65 岁以上人口比重达到 13.50％,比 10 年前上升 4.63 个百分点。我国平均预期寿命 77 岁(男性平均 73.64 岁,女性平均 79.43 岁)。2020 年,我国 60 岁以上人口已达 2.6 亿,老龄人口呈现数量大和高龄化特点,人口老龄化趋势日渐明显。

随着年龄的增加,老年人各器官的功能减退,对营养素的消化、吸收降低,容易发生代谢紊乱,导致营养缺乏病和慢性非传染性疾病的危险性增加。合理饮食,对改善老年人的营养状况、增强抵抗力、预防疾病、延年益寿、提高生活质量具有重要作用。

一、老年人的生理代谢特点

1. 基础代谢降低　老年人基础代谢较中年人低 $10\%\sim15\%$。

2. 器官功能下降　老年人牙齿脱落,咀嚼能力降低,消化液分泌减少,消化功能降低,胃肠蠕动减慢,易出现便秘;肝肾功能亦不同程度地降低,糖耐量降低。

3. 体成分改变　老年人瘦体重减少;骨矿物质含量减少,骨密度降低。

4. 老年人免疫功能下降,体内氧化损伤加重。

二、老年人的营养需要

1. 能量　老年人由于基础代谢降低、体力活动减少,对能量的需要量相对减少,每日的能量摄入量应适当降低。能量的摄入量与消耗量应保持平衡,以能维持正常体重为宜,并与其生活模式相关。

2. 蛋白质、脂肪和碳水化合物　老年人分解代谢大于合成代谢,易出现负氮平衡,故应摄入充足的蛋白质,以每天每千克体重 $1.0\sim1.2$ g 为宜,蛋白质供能比以 $12\%\sim14\%$ 为宜。但是,老年人由于肝、肾功能降低,过多的蛋白质可加重肝、肾负担。因此,老年人蛋白质的摄入量应充足而质优,优质蛋白质应占 1/3 以上。老年人糖耐量降低,碳水化合物注意选择富含淀粉及膳食纤维的食物,控制富含蔗糖食品的摄入。脂肪的摄入不宜过多,脂肪供能以占总能量的 $20\%\sim30\%$ 为宜,且应以富含多不饱和脂肪酸的植物油为主,控制富含饱和脂肪酸和胆固醇(如蛋黄、脑、肝、肾、鱼子、奶油等)食物的摄入。

3. 维生素　维生素在调节代谢、延缓衰老方面有重要作用。维生素 C、维生素 E 及 β-胡萝卜素具有抗氧化作用;维生素 A 能促进免疫耐受性、加强淋巴器官增生及增强自身免疫活力;维生素 D 可促进正常粒细胞诱导分化、增强巨噬细胞及 T 细胞的作用,并可促进钙的吸收及骨质钙化。适当补充维生素 D 可以减慢骨质丢失速度、降低骨折发生率,因此,老年人每日膳食中应供给充足的维生素 D,亦可经常参加户外活动,多晒太阳,以促进皮肤中维生素 D 的形成;维生素 E 是一种重要的自由基清除剂,可以防止自由基对细胞膜中多不饱和脂肪酸的损伤。另外维生素 E 亦可防止低密度脂蛋白(Low Density Lipoprotein,LDL)的氧化,而 LDL 氧化是发生动脉粥样硬化的关键原因。B 族维生素也应充分摄入,包括维生素 B_1、维生素 B_2、维生素 B_6、维生素 B_{12} 以及叶酸等,对预防贫血、肿瘤和防止动脉硬化有益。

4. 无机盐　老年人应供给充足的钙、铁、硒、铬等。老年人钙的吸收率降低,骨质丢失增加,易引起骨质疏松,甚至出现骨折。充足的钙摄入可减少骨质丢失,对骨质疏松症及由其所引起的骨折有一定的预防作用;老年人对铁的吸收利用能力下降,造血机能减退,易出现缺铁性贫血,因此,老年人应供给充足的铁;硒是一种重要的抗氧化营养素,充足的硒摄入对于防止氧化应激对机体的损伤、延缓衰老具有一定的作用;充足的铬摄入有利于维持老年人正常糖代谢,改善葡萄糖耐量等。

三、老年人的膳食要求

1. 能量摄入应与消耗保持平衡,维持正常体重　老年人能量的摄入应根据个人的活动情况而定,活动量减少者应相应降低能量摄入。有些人退休后由于有充足的时间参加体育活动,活动量大于退休前,其能量摄入则未减少。衡量能量摄入是否适宜,最理想的方法是看是否能够维持正常体重,即 BMI 在 18.5～23.9。

2. 适当控制脂肪摄入 脂肪产能占总能量的 20%～30%,以植物油为主,少食动物脂肪,且饱和脂肪酸、单不饱和脂肪酸与多不饱和脂肪酸的比例控制应为 1:1:1。

3. 食物多样,粗细搭配 食物多样化对于老年人亦同等重要,能提供全面而丰富的营养,应注重优质蛋白质食品的摄入,同时亦应注重膳食纤维的摄入,以防止老年人常见的便秘。

4. 食物宜清淡、少油腻,并注意水分和微量营养素的适当补充。

5. 饮食规律,定时定量,不暴饮暴食,适当运动。

中国营养学会发布的《中国老年人膳食指南》(2016)推荐,老年人膳食应遵循以下原则:

(1) 少量多餐细软,预防营养缺乏;

(2) 主动足量饮水,积极户外活动;

(3) 延缓肌肉衰减,维持适宜体重;

(4) 摄入充足食物,鼓励陪伴进餐。

第四节 特殊职业人群的营养

一、高温环境人群的营养

高温环境是指气温超过 30 ℃,相对湿度超过 80% 的作业环境。如夏季户外作业、高温辐射作业或高温高湿作业等。在高温条件下,机体在代谢和生理方面将发生一系列变化。

(一)高温环境下机体代谢及生理变化

人体在高温环境下工作和生活时,高温可刺激体温调节中枢,体温调节中枢通过调节使机体大量出汗,以维持正常体温。人体汗液中 99% 以上为水分,0.3% 为无机盐,包括钠、钾、钙、镁、铁等,其中钠占了一半以上。高温环境下大量出汗时,可造成水分和无机盐的大量损失,应及时予以补充;否则,将引起水分和无机盐的大量丢失。当丢失量超过体重的 5% 时可使血液浓缩、体温升高,出现少汗、口干、头晕、心悸等中暑症状,严重者可发生热射病。

高温环境下大量出汗可造成水溶性维生素丢失,尤其是维生素 C。因此,应及时补充水溶性维生素;高温环境还可使可溶性氮(如尿素、氨、氨基酸、肌酸、肌酐、尿酸等)从汗液中丢失增加;此外,高温条件下蛋白质的分解加速,尿氮排出增加。因此,应适当补充蛋白质。高温也可使能量代谢增加。

高温环境可引起一些生理功能变化,主要有消化功能降低,食欲减退。食欲减退的原因除与消化液分泌减少有关外,还与高温刺激抑制摄食中枢以及大量出汗、口渴引起的摄水中枢兴奋而抑制摄食中枢有关。

(二)高温环境下的膳食指导原则与营养需要

为保护高温下作业者的健康,应注意合理调配膳食,增进食欲。主要应做到:合理搭配,精心烹调;注意补充矿物质和微量元素;及时补充水分和供给充足的维生素。

1. 水和无机盐 水分的补充以能补充出汗的水分丢失量为原则,过多补充并无益处,同时,也不要短时间内大量吃冷饮。水分的补充以少量多次为宜,以免影响食欲。无机盐的补充以食盐为主,可通过膳食补充,也可饮用含盐饮料。钾盐及其他无机盐可以通过食用含无机盐的蔬菜、水果和各种汤品来补充。

2. 水溶性维生素　维生素 C 的推荐摄入量为每日 150~200 mg,维生素 B_1 的每日推荐摄入量为 2.5~3 mg,维生素 B_2 的每日推荐摄入量为 2.5~3.5 mg,必要时可通过维生素制剂或强化食品以保证随汗丢失的维生素的补充。

3. 蛋白质和能量　高温环境下蛋白质的推荐摄入量应适当增加,但不宜过多,以免增加肾脏负担,一般以占总能量的 12%~15% 为宜,并应注意增加优质蛋白质的供给,使优质蛋白质占总蛋白质的 50% 左右;能量亦略增加 5%。

二、低温环境人群的营养

低温环境一般是指气温在 10 ℃ 以下的环境,一般分为低温生活环境和低温作业环境。低温环境亦可使人体生理和代谢发生变化,从而对营养有特殊的要求。

1. 能量　低温环境下机体受到寒冷刺激使甲状腺素分泌增加,导致基础代谢升高;低温下引起的寒战及由于寒冷穿衣过多增加身体的负担均可引起能量消耗增加。一般认为,低温环境下的能量供给应增加 5%~25%。

2. 蛋白质、脂肪和碳水化合物　低温情况下机体供能先是以碳水化合物为主,并逐渐转变为以脂肪蛋白质为主,这与低温条件下相关酶谱结构发生适应性改变有关。蛋白质的供给应适当增加,以占总能量的 13%~15% 为宜,并应注意增加含蛋氨酸及支链氨基酸较多的动物蛋白质的供给,动物蛋白质以占总蛋白质的 50% 为宜,因为蛋氨酸是甲基的供体,甲基可提高机体的耐寒能力;脂肪亦可增加对寒冷的耐受性,其推荐摄入量亦应适当增加,以占总能量的 35%~40% 为宜;碳水化合物的比例可稍微降低,但仍应为能量的主要来源,约占总能量的 50%。

3. 无机盐与维生素　低温环境下人体对维生素的需要量亦增加,特别是维生素 C。其他与能量代谢有关的营养素如维生素 B_1、维生素 B_2 和尼克酸的需要量亦增加。维生素 A 有助于增强机体的抗寒能力。寒冷地区易出现钙缺乏,因为寒冷地区除了膳食来源缺乏之外,阳光照射时间少亦是重要原因之一。因此,寒冷地区生活和工作的人群应增加维生素和含钙丰富的食品的摄入。

三、铅作业人群的营养

铅作业常见于冶金、蓄电池等行业。铅主要通过呼吸道和消化道进入人体,大多数经过肝微粒体混合功能氧化酶代谢,也可作用于神经、血液和消化系统引起急、慢性中毒。合理营养有助于减少铅的吸收、增加铅的排出和减少铅对机体的危害。铅作业人员的营养主要应注意以下几个方面:

1. 供给充足的维生素 C　对于铅作业人员来说,维生素 C 极为重要。维生素 C 主要通过以下几个方面的作用减少铅的危害。

(1) 维生素 C 可在肠道与铅结合生成难溶性的抗坏血酸铅而排出体外,减少铅在肠道的吸收。

(2) 维生素 C 的还原性可维持体内还原型谷胱甘肽水平,使其发挥对铅的解毒作用。

(3) 补充维生素 C 有助于缓解铅中毒时维生素 C 大量消耗引起的坏血病症状。一般认为,铅作业人员每天应供给 150~200 mg 的维生素 C。

2. 补充富有含硫氨基酸的优质蛋白质　含硫氨基酸的优质蛋白质是谷胱甘肽中胱氨酸的主要来源,对于维持血浆中还原型谷胱甘肽水平,发挥对铅的解毒作用有重要意义。铅作业人员蛋白质的供能比应占 14%～15%,优质蛋白质应占总蛋白质的 50% 为宜。

3. 补充叶酸等多种 B 族维生素　铅的主要毒作用靶点为神经系统与造血系统。因此,铅中毒的预防与治疗亦应重点保护神经系统及造血系统。维生素 B_{12}、叶酸可促进血红蛋白的合成和红细胞的生成,维生素 B_1、维生素 B_6、维生素 B_{12} 对于神经系统具有保护作用。

4. 保证充足的碳水化合物,同时适当限制脂肪的摄入　碳水化合物可提供解毒过程中需要的能量和结合反应需要的葡萄糖醛酸,提高机体对毒物的抵抗力。碳水化合物提供的能量可达 65%。膳食脂肪可增加铅的吸收,但应限制摄入量,一般脂肪的供能比不宜超过 25%。

（邵继红）

复习思考题

1. 儿童营养改善行动是《健康儿童行动计划(2018—2020 年)》的主要行动之一,简述婴幼儿常见的营养问题,并谈一下如何理解《中国学龄前儿童膳食指南(2017)》《中国学龄儿童膳食指南(2016)》以及青少年合理膳食应遵循的原则。

2. 简述婴幼儿喂养主要形式。试述母乳喂养的优点。

3. 简述孕期营养不良对胎儿及婴儿的影响。

知识拓展:母婴安全行动计划(2018—2020 年)和健康儿童行动计划(2018—2020 年)

为贯彻党的十九大精神,落实"健康中国 2030"规划纲要,切实保障母婴安全,促进儿童健康成长,国家卫生健康委员会制定了《母婴安全行动计划(2018—2020 年)》和《健康儿童行动计划(2018—2020 年)》。

(一)母婴安全行动计划(2018—2020 年)

1. 总体要求

以预防和减少孕产妇和婴儿死亡为核心,以落实母婴安全保障制度为重点,以提升医疗机构服务能力为抓手,以强化质量安全管理为保障,为群众提供安全、有效、便捷、温馨的妇幼健康服务,全力维护妇女儿童健康。

2. 行动目标

自 2018 至 2020 年,通过开展母婴安全行动,提升妇幼健康服务水平,降低孕产妇死亡率和婴儿死亡率,到 2020 年全国孕产妇死亡率下降到 18/10 万,全国婴儿死亡率下降到 7.5‰。

3. 主要行动内容

包括防范妊娠风险行动、危急重症救治行动、质量安全提升行动、专科能力建设行动、便民优质服务行动。

(二)健康儿童行动计划(2018—2020 年)

儿童健康是全民健康的基础,是经济社会可持续发展的重要保障。

1. 基本原则　坚持儿童优先,全面发展;坚持预防为主,防治结合;坚持问题导向,共建共享;坚持统筹协调,均衡发展;坚持道路自信,创新驱动。

2. 主要目标　到 2020 年,覆盖城乡的儿童健康服务体系进一步完善,儿童医疗保健服务能力不断提升,儿童健康水平得到提高。

3. 重点行动　儿童健康促进行动、新生儿安全行动、出生缺陷综合防治行动、儿童早期发展行动、儿童营养改善行动、儿童重点疾病防治行动、儿童医疗卫生服务改善行动、儿童健康科技创新行动。

第十六章　营养与疾病

> **学习要求**
>
> **掌握:**判断肥胖的标准与防治;心血管疾病、糖尿病的营养因素与膳食调控原则。
>
> **熟悉:**肥胖症的发病原因;膳食、营养与癌症之间的关系;防癌膳食建议。
>
> **了解:**肥胖对健康的危害;糖尿病的诊断标准、分型与危险因素。

近年来,随着我国经济社会的发展和居民健康意识的增强,居民营养状况稳步提高,但是慢性病防控工作仍存较大压力。根据《中国居民营养与慢性病状况报告(2020 年)》,我国城乡 18 岁及以上居民超重率和肥胖率分别为 34.3% 和 16.4%,6～17 岁、6 岁以下儿童青少年超重率、肥胖率分别达到 19% 和 10.4%;18 岁及以上居民高血压患病率为27.5%,糖尿病患病率为 11.9%,癌症发病率为 293.9/10 万,肺癌和乳腺癌分别位居男、女性发病首位。

第一节　营养与肥胖

【案例 16-1】

某营养咨询门诊接诊一患者,女,39 岁,身高 157 cm,体重 70 kg,腰围 86 cm,文秘工作;自述因怀孕生产期间体重增加近 20 kg,既往无其他疾病,拟将体重减到 55 kg 以下,并在 3个月内达到目标。

问题:

1. 可用哪些方法对这位女性的减肥措施进行评估? 通过评估,这位女士是否肥胖?

2. 针对该女士的情况,如何制定一份适合她的减肥计划?

肥胖是体内脂肪含量过多和/或分布异常,以致危害健康的一种慢性代谢性疾病。肥胖可分为:①遗传性肥胖,罕见,主要由于遗传物质变异(如染色体缺失、基因突变)引起的极度肥胖;②继发性肥胖,某些药物(如糖皮质激素)的使用或者某些疾病(如甲状腺功能减退症、皮质醇增多症等)引起的肥胖;③单纯性肥胖,最为常见,除去以上因素,单纯由于长期营养过剩,机体能量摄入超过能量消耗引起的肥胖,常表现为家族聚集倾向。

成人肥胖使多种慢性病,如 2 型糖尿病、心血管疾病、胆囊疾病、胃肠道肿瘤等的发病率增加。肥胖可引起儿童血脂、血压升高,心血管系统疾病风险升高,肺通气量降低,生长激素和性激素分泌异常,甚至可影响生长发育。肥胖还可对儿童和成人的心理产生一定的不良影响,如自卑、缺乏自信心,特别是儿童。

一、肥胖的判定标准

肥胖的判定方法有人体测量法、物理测量法和化学测量法三大类。此处仅介绍人体测量法。人体测量法主要是测量人体的身高、体重、胸围、腰围、臀围和皮褶厚度等。常用的评价方法有：身高标准体重法、皮褶厚度法和 BMI 法。

1. 身高标准体重法

WHO 推荐以肥胖度判断，判定标准：肥胖度 $10\%\sim20\%$ 为超重；$20\%\sim30\%$ 为轻度肥胖；$30\%\sim50\%$ 为中度肥胖；$\geqslant50\%$ 为重度肥胖。

$$肥胖度(\%)=[实际体重(kg)-身高标准体重(kg)]/身高标准体重(kg)$$

$$身高标准体重(kg)=身高(cm)-105$$

2. 皮褶厚度法　用皮褶厚度测量仪测量肩胛下和上臂肱三头肌肌腹处皮褶厚度，两者之和即为皮褶厚度。皮褶厚度一般不单独用来判定肥胖，常与身高标准体重法结合起来使用。

判定标准：肥胖度 $\geqslant20\%$，且两处皮褶厚度 $\geqslant80$ 百分位数，或其中一处皮褶厚度 $\geqslant95$ 百分位数为肥胖。

3. BMI 法　BMI 是近年来最为常用的肥胖判定指标，它能够较好地反映体脂的含量。我国成人 BMI：<18.5 为消瘦，$18.5\sim24$ 为正常，$\geqslant24$ 为超重，$\geqslant28$ 为肥胖。

二、肥胖的发病原因

肥胖的发生总的来说有两个方面的原因，即内因和外因。

（一）肥胖发生的内因

内因即引起肥胖发生的遗传学基础。在人类肥胖的发生过程中，遗传因素表现在两个方面：第一，遗传因素起决定作用。现已证实：第 15 号染色体有缺陷，可引起一种罕见的畸形肥胖。第二，遗传因素与环境因素相互作用。这种情况较多见，已发现与人类肥胖有关的基因有 20 余种，包括神经肽 Y、黑色素皮质激素、瘦素和解偶联蛋白（Uncoupling Protein，UCP）。关于遗传因素与环境因素的关系以及在肥胖发生中的作用大小，尚有许多争议。一般认为，遗传因素决定了人体对肥胖的易感性，而环境因素与遗传因素的共同作用决定人体最终是否肥胖。

（二）肥胖发生的外因

外因即环境因素，主要包括饮食因素、体力活动少和行为心理因素等。

1. 饮食因素　饮食因素是引起肥胖的重要环境因素，如生命早期（如 3 岁以内）过度喂养，膳食结构不合理，进食量过多，喜食高能量食物（富含脂肪食物、油炸食物），经常大量食用甜食，经常饮酒，吃零食过多，进食速度过快或贪食等。

2. 体力活动少　社会的发展、科技的进步给人们带来了越来越丰富的食物，还给人们创造了更加便利的交通、生活及工作条件，如汽车、电梯、电视、电脑以及工厂生产的自动化操作等，从而使人们的体力活动减少，能量消耗随之减少。

3. 行为心理因素　有调查表明，肥胖者日常多进食量较多、不喜欢活动。此种多食少动的行为有助于肥胖的形成。此外，有些人性格孤僻、内向、不善交际及不愿意参加社交活动；还有些人在事业、婚姻、爱情等方面受到挫折之后，对生活和前途失去信心，终日沉浸于"美酒佳肴"之中，久而久之亦可形成肥胖。现实生活中还存在"过劳肥"，即由于工作压力大、饮食不规律、睡眠不足，工作越繁忙的人越容易变胖。

三、肥胖的预防与治疗

导致肥胖的直接原因是能量的摄入和消耗的失平衡,控制肥胖需要综合利用合理膳食(减少能量摄入)、有氧锻炼(增加能量消耗)和改变生活方式(建立健康行为)三条途径,使身体稳定处于能量负平衡,促进脂肪分解。

(一) 预防

总的来说,肥胖的预防主要是针对不同的工作对象,包括三种预防措施,即普遍性预防、选择性预防和针对性预防。普遍性预防是针对总人群。选择性预防是针对肥胖高危人群,如 BMI≥24 的人群或有肥胖、2 型糖尿病、高血压等家族史的人群。针对性预防是针对已经肥胖的人群,目的在于预防体重的增加以及降低体重相关疾病的患病率。三种不同的预防措施的内容相似,对于一般成年人,做好健康宣传工作,让人们充分认识到肥胖的危害性;指导人们合理营养,去掉一些不良饮食习惯;鼓励人们多参加体育锻炼及增加日常生活中的活动量。根据《中国超重/肥胖医学营养治疗专家共识(2016 年版)》,为预防儿童肥胖,新生儿期尽可能采用母乳喂养,并适当延长母乳喂养时间;在儿童期应严格控制零食摄入,尤其是含糖类较高的零食以及碳酸饮料。

(二) 治疗

肥胖的治疗原则是达到能量负平衡,促进脂肪分解。常用以下方法:

1. 饮食控制　即通过控制每天的总能量的摄入,保持一定量的能量负平衡。一般来说,在控制体重之初,减少能量的摄入可能较为有效,但能量的摄入必须以保持人体能从事正常活动为原则,否则将对身体健康带来危害,以至于难以长期坚持。一般成人每天摄入能量控制在 4 180 kJ(1 000 kcal)左右,最低不能低于 3 344 kJ(800 kcal)。许多研究显示调整宏量营养素供能比,如适当降低碳水化合物、脂肪的供能比,增加蛋白质的供能比,有利于减重。高蛋白膳食中,蛋白质供能比为 20% 以上,或每千克体重至少在 1.5 g 以上。研究表明,选择蛋白质占总能量的 25%,脂肪占 20%～25%,碳水化合物占 50%～55% 的高蛋白膳食,6 个月后肥胖者比接受正常蛋白质饮食者体重下降更明显;高蛋白膳食体重反弹率更低。由于慢性肾病患者可能因高蛋白饮食而增加肾脏血流负荷,建议合并慢性肾病患者应慎重选择高蛋白饮食。控制碳水化合物中高升糖指数食物的摄入并适量增加膳食纤维的摄入量,以减少肥胖的加重。鼓励食用蔬菜和粗粮、新鲜水果;限制酒精的摄入。所有控制体重的策略均需对患者进行健康膳食习惯的教育。

《中国超重/肥胖医学营养治疗专家共识(2016 年版)》指出,对于单纯性肥胖以及合并高甘油三酯血症者、高胆固醇血症者采用高蛋白膳食较正常蛋白膳食更有利于减轻体重以及改善血脂情况,并有利于控制减重后体重的反弹。

青少年控制体重的首要目标是遏制体重过快增长,不能以影响生长发育为代价。研究表明,7 岁至青春期是预防肥胖症的良好时机,对有肥胖症倾向的儿童,应尽早发现原因及时采取措施。

2. 运动疗法　运动疗法常与膳食控制配合使用。采用运动疗法控制肥胖应注意以下几点:①应重视增加习惯性的日常活动,如步行或骑自行车上下班、购物、爬楼梯等。②活动强度以低、中度为宜,尤其应注重快步走、骑自行车、爬山、游泳及做健身操等,因为中等强度的运动,人体组织能够动员体内的脂肪降解,这样就真正减少了体内储存的脂肪。而且,中等强度的运动一般不会增加食欲,从而避免了运动后饥饿带来的过度进食。一般中等强度有氧运动时间应以 20～40 分钟为宜。要坚持每天运动才能有结果。一般不必选择高强度的体育活动。③应长期坚持,直至终身,否则,会出现体重反弹现象。

2013 年美国关于成年人肥胖管理指南推荐,增加有氧运动(如快走)至每周 150 分钟以上(每周 5 天,每天 30 分钟以上);推荐更高水平的身体活动(每周 200～300 分钟),以维持体重下降及防止减重后的体重反弹(长期,1 年以上)。

《中国超重/肥胖医学营养治疗专家共识(2016 年版)》指出,运动对减肥的影响取决于运动方式、强度、时间、频率和总量。推荐采用有氧运动结合抗阻运动的模式预防与治疗超重或肥胖;与单纯饮食或运动相比,饮食结合运动的减重效果更加显著;针对儿童肥胖,采用饮食结合运动短期和长期干预均能达到减重和代谢改善的效果;针对孕期体重管理,饮食或结合运动干预是有效的干预方式。对于计划怀孕的肥胖女性应减重以提高自然受孕或辅助生殖的成功率,且能够减低不良妊娠结局。肥胖孕妇应依据身高、体重、年龄、活动水平等进行个体化的膳食能量计划,以使体重适度增长。肥胖女性产后哺乳至少 6 个月有利于产后体重恢复,产后女性强化膳食及运动干预可以帮助恢复到孕前体重状态。

3. **药物疗法** 药物疗法只能作为膳食控制与运动治疗肥胖的辅助手段。可考虑在医师指导下采用药物治疗:①有饥饿感或明显的食欲亢进导致的肥胖;②存在相关的伴发疾病,如糖耐量减低、血脂异常和高血压;③存在其他并发症,如严重的关节炎、阻塞性呼吸睡眠暂停、反流性食管炎及腔隙综合征。目前用于治疗肥胖的药物主要分为作用于中枢神经系统影响食欲的药物及作用于胃肠系统减少吸收的药物两大类。由于长期使用药物治疗可能产生许多副作用,因此应慎重使用;对于儿童、孕妇和乳母应禁止使用。

4. **手术疗法** 对于非常严重的肥胖患者,且其他疗法效果均不佳时,可考虑采用手术疗法。如腹腔镜胃袖状切除术(Laparoscopic Sleeve Gastrectomy,LSG)、腹腔镜 Roux-en-Y 胃旁路术(Laparoscopic Roux-en-Y Gastric Bypass,LRYGB)、胆胰转流十二指肠转位术(Biliopancreatic Diversion with Duodenal Switch,BPD/DS)。其中以 LSG 和 LRYGB 最为广泛。关于手术指征,《中国超重/肥胖医学营养治疗专家共识(2016 年版)》给出了初步判断依据(图 16-1)。

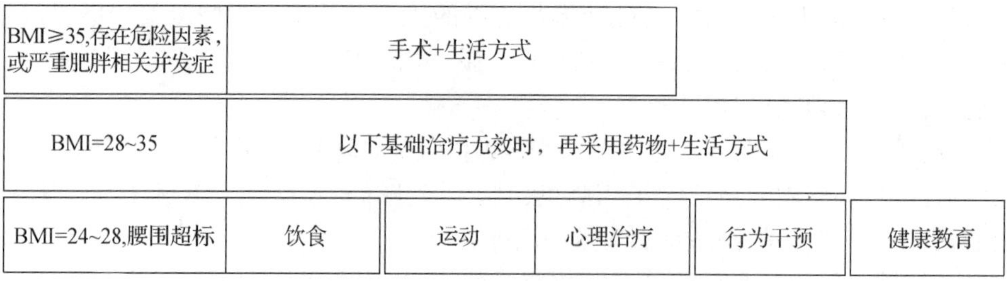

BMI≥35,存在危险因素,或严重肥胖相关并发症	手术+生活方式			
BMI=28~35	以下基础治疗无效时,再采用药物+生活方式			
BMI=24~28,腰围超标	饮食	运动	心理治疗	行为干预	健康教育

图 16-1 肥胖/超重者医学营养治疗的阶梯疗法

引自:中国医疗保健国际交流促进会营养与代谢管理分会,中国医师协会营养医师专业委员会,中国营养学会《中国超重/肥胖医学营养治疗专家共识(2016 年版)》。

《中国肥胖及 2 型糖尿病外科治疗指南(2019 年版)》则给出了更为详细的手术原则:对单纯肥胖患者,BMI≥37.5 kg/m²,建议积极手术;32.5 kg/m²≤BMI<37.5 kg/m²,经改变生活方式和内科治疗难以控制,且至少符合 2 项代谢综合征组分,或存在并发症,综合评估后可考虑手术;BMI<32.5 kg/m²,如果出现了肥胖引起的相关疾病,手术也是可以考虑的治

疗措施之一。

此外,中医的针刺疗法、推拿按摩法等也有一定作用。

【案例 6-1 分析】

问题 1. 案例中的这位女士为成年人,因此首先应按成年人肥胖的判定标准进行诊断。

方法一:BMI 法评估其体型。本案例中,该女士身高 157 cm,体重 70 kg,其 BMI＝70 kg/(1.57 m)^2＝28.4 kg/m^2。按 2013 年中国成人 BMI 判断标准判断,属于肥胖。

方法二:根据腰围判定。根据中国肥胖问题工作组推荐指标,该女士的腰围≥85 cm,判定为中心性肥胖。

问题 2. (1)膳食摄入:该女士计划将体重减轻至 55 kg,即需要减体重 15 kg,并拟在 3 个月内达到减重目标,每月减体重 5 kg。根据肥胖膳食治疗原则中“对能量的控制一定要循序渐进、逐步降低并适可而止”的要求,建议患者减缓减重的速度,在保证其健康的前提下逐步降低能量的摄入。因该女士没有其他慢性病,建议其每日减少能量 800 kcal 为宜。

第二节　营养与心血管疾病

【案例 16-2】

患者丁某某,男,35 岁,身高 170 cm,体重 64 kg。体检时发现空腹血清甘油三酯为 26.1 mmol/L(参考值为 0.46～2.25 mmol/L),血清胆固醇 8.2 mmol/L(参考值为 2.8～5.8 mmol/L),其他指标无异常。患者自诉既往体健,无不适感,希望通过饮食调整血脂水平。

问题:

1. 什么是动脉粥样硬化? 它与饮食有什么关系?

2. 请对该患者提出合理的膳食建议。

一、与心血管疾病有关的营养因素

心血管疾病是一组心脏和血管疾患的总称,包括:高血压、冠心病、脑血管疾病(卒中)、心力衰竭、风湿性心脏病、先天性心脏病和心肌病。心血管疾病是全球的头号死因,据 WHO 统计,2016 年约有 1 790 万人死于心血管疾病,占全球死亡总数的 31％,其中 85％死于心脏病和卒中,75％以上的心血管疾病死亡发生在低收入和中等收入国家。据《中国心血管健康与疾病报告(2019)》报道,在中国,心血管病现患人数约 3.3 亿,其中脑卒中 1 300 万,冠状动脉粥样硬化性心脏病(冠心病)1 100 万,肺源性心脏病 500 万,心力衰竭 890 万,风湿性心脏病 250 万,先天性心脏病 200 万,下肢动脉疾病 4 530 万,高血压 2.45 亿。目前,心血管病死亡在城乡居民总死亡原因中占比最高,农村为 45.91％,城市为 43.56％。心血管疾病的发病与营养关系极为密切,营养过剩(指能量和三大产能营养素过剩,维生素和矿物质等微量营养素摄入不足)使人体重增加,出现肥胖,心脏负担加重,心肌耗氧量增加,往往会导致高血脂,尤其是饱和脂肪酸增加,会促进血管壁粥样硬化。钾、钙、镁缺乏,则容易诱发心肌细胞变性、间质水肿,心肌肥厚,收缩无力。

(一) 脂类

研究表明,动脉硬化与膳食脂肪酸种类、胆固醇(TC)及甘油三酯(TG)及血浆脂蛋白类型密切相关。植物油中的多不饱和脂肪酸亚油酸能降低血中胆固醇含量,但它对 TG 的影响很小;亚麻酸和其他 n-3 系列不饱和脂肪酸降低血小板凝聚和血液凝固,有预防血栓形成的作用。

1. 脂肪酸　流行病学调查表明,膳食脂肪摄入总量,尤其是饱和脂肪酸(SFA)的摄入量与动脉粥样硬化的发病率呈正相关。

(1) 饱和脂肪酸:尤其是长链饱和脂肪酸如来自畜肉(尤其是肥肉)、禽肉、棕榈油和奶制品中的豆蔻酸($C_{14:0}$)、月桂酸($C_{12:0}$)和棕榈酸($C_{16:0}$)可升高甘油三酯(TG)、总胆固醇(TC)和低密度脂蛋白胆固醇(Low-Density Lipoprotein Cholesterol,LDL-C)。一般认为,饱和脂肪酸通过抑制低密度脂蛋白受体(Low-Density Lipoprotein Receptor,LDL-R)使血胆固醇水平升高,尤其是 LDL-C 水平升高。单不饱和脂肪酸可以降低 LDL-C,而不降低高密度脂蛋白胆固醇(High-Density Lipoprotein Cholesterol,HDL-C)。目前研究发现:n-3 系列的多不饱和脂肪酸,如 α-亚麻酸、EPA 和 DHA 具有明显降低 TG 的作用,主要与阻止 TG 掺入到肝脏极低密度脂蛋白颗粒有关。此外,EPA 和 DHA 可以降低血浆总胆固醇,增加 HDL-C。EPA 还具有较强的抗血小板凝集作用,能预防血栓的形成。但是,多不饱和脂肪酸过多也容易产生氧化应激,反而增加心血管疾病风险。

(2) 反式脂肪酸(TFAs):主要是不饱和脂肪酸(自然界中多为顺式)在食品加工过程中,经氢化而形成,天然食物如牛奶中少量存在。最近的研究表明,反式脂肪酸可升高 LDL-C,同时可降低 HDL-C。因此,目前已把反式脂肪酸列为升高胆固醇(指 LDL-C)的行列。目前我国人均日摄入 TFAs 仅 0.6 g,远低于欧美国家;但是还是推荐尽可能减少反式脂肪酸含量高的食品或者食品原料(如各种油炸油煎食品、反复煎炸的植物油)的摄入或使用,特别是对于心血管疾病患者或者心血管病的高危人群。

2. 胆固醇　人体内的胆固醇来源于两个方面,即外源性和内源性。外源性即膳食摄入约占 20%,其余来自肝脏的内源性合成,内源性合成为人体胆固醇的主要来源。胆固醇的内源性合成受外源性胆固醇的影响,即摄入的外源性胆固醇可反馈性地抑制肝脏胆固醇合成的限速酶——羟甲基戊二酸单酰辅酶 A 还原酶(HMG-CoA 还原酶),即机体对血浆胆固醇水平具有自身调节作用。但是,这种调节作用是有限的。

一般认为,增加膳食胆固醇摄入可使血胆固醇浓度升高,从而增加心血管疾病发病危险。但是,目前关于膳食胆固醇与血清胆固醇之间的关系尚不明确,故而近年来美国等国家先后取消了膳食胆固醇的摄入限值,我国 2016 年发布的膳食指南也取消了胆固醇每日摄入量的限制。但是,对于本身存在糖代谢或者脂代谢异常的人来说,适当控制膳食胆固醇的摄入量仍然是必要的。

3. 磷脂　磷脂可使胆固醇转化成胆固醇酯。实验证明,大豆卵磷脂对降低血胆固醇和防止动脉粥样硬化有一定效果。

(二) 能量与碳水化合物

膳食能量摄入长期超过能量消耗,可引起肥胖及血 TG 水平的升高,而肥胖、高 TG 血症均为冠心病、高血压等心血管疾病的重要危险因素;膳食中碳水化合物摄入过多,特别是蔗糖摄入过高亦可引起肥胖及高 TG 血症;而膳食纤维,尤其是可溶性膳食纤维在消化道中能与胆汁酸盐结合,使得更多的胆固醇转化成胆汁酸盐排出体外,可降低血浆总胆固醇水平,其中主要降低 LDL-C。

(三) 蛋白质

有报告显示,植物蛋白质中的大豆蛋白有明显的降血脂作用。当以大豆蛋白替代膳食中的动物蛋白时,可降低 LDL 水平。一些氨基酸,如蛋氨酸能引起血浆同型半胱氨酸升高,是动脉硬化的独立危险因子;而牛磺酸则能减少氧自由基,提高还原型谷胱甘肽,有利于膜稳定,同时降低肝脏胆固醇合成。

(四)维生素

维生素 E 具有抗氧化作用,可防止不饱和脂肪酸过氧化对心血管系统的损伤;维生素 E 亦可降低血浆 LDL-C,升高 HDL-C。维生素 C 也是一种重要的抗氧化剂,可捕捉自由基,防止不饱和脂肪酸的脂质过氧化反应;维生素 C 还参与胆固醇代谢形成胆酸,降低血胆固醇。此外,维生素 B_6、叶酸、维生素 B_{12} 缺乏,可使血浆同型半胱氨酸浓度增加,而高同型半胱氨酸血症是心血管疾病的危险因素之一。

(五)无机盐

钙、镁、铬、钾、硒等对心血管系统具有保护作用。钙可促进饱和脂肪酸的排出,降低胆固醇、LDL 和载脂蛋白 β,在防止动脉粥样硬化(AS)和高血压发病中起重要作用。镁具有降胆固醇、增加冠脉血流和保护心肌细胞结构、功能的作用;还可以调节血管弹性,影响血压。流行病学研究显示,增加含镁食物,有利于降低血压。铬是糖耐量因子的组成成分,具有提高胰岛素敏感性,降低血糖的作用;铬缺乏可引起糖代谢和脂类代谢的紊乱,增加糖尿病和动脉粥样硬化的危险性。硒是体内抗氧化酶——GSH-Px 的核心成分,GSH-Px 使体内形成的过氧化物迅速分解,减少自由基对机体组织的损伤,保护心肌细胞。缺硒,过氧化物质就可破坏心肌细胞和血管内皮细胞,导致心肌发生线粒体损害,缺硒还可使心肌球蛋白的合成受损,心脏功能下降,心脏的收缩和舒张幅度降低。缺硒也可减少前列腺素的合成,促进血小板的聚集和血管收缩,增加动脉粥样硬化的危险性。研究发现,摄入富硒食物的人群心血管病发病风险降低。

钠的摄入量与高血压直接相关。钠摄入过多可影响肾素-血管紧张素-醛固酮系统,使血压升高,促使心血管疾病的发生。前瞻性研究显示,尿钠排出量与急性冠心病呈正相关。从小限制钠的摄入有助于成年血压保持低水平。人群研究发现钾摄入量与卒中呈负相关,提示钾对血压和血管有保护作用。建议重视蔬菜和水果的摄入以保证钾的足量摄入。

(六)膳食纤维和植物化学物

膳食纤维具有降低血 TC、LDL-C 的作用。存在于植物油脂和植物性食物中的植物甾醇可抑制胆固醇的吸收,降低血清 TC 尤其是 LDL-C。通过天然食物摄入的类胡萝卜素等抗氧化性植物化学物对心血管具有保护作用。

二、膳食调控原则

2020 年,中华预防医学会、中华预防医学会心脏病预防与控制专业委员会、中华医学会糖尿病学分会、中华预防医学会卒中预防与控制专业委员会、中华医学会健康管理学分会、中华预防医学会慢性病预防与控制分会、中国医疗保健国际交流促进会高血压分会以及中国社区卫生协会基于中国人群的研究证据,制定出《中国健康生活方式预防心血管代谢疾病指南》。本指南主要基于中国人群的研究证据,针对膳食与饮料、身体活动、吸烟饮酒等方面提出建议,旨在促进我国居民采取健康的生活方式,预防心血管代谢疾病,推动"健康中国"行动的实施。

(一)膳食建议

1. 谷薯类 谷薯类食物含有丰富的碳水化合物、矿物质、B 族维生素、膳食纤维等。增加全谷物的摄入有利于降低 2 型糖尿病以及心血管病发病和死亡风险。建议一般成年人每天摄入谷薯类 250～400 g,其中包括全谷物和杂豆类 50～150 g,薯类 50～100 g。建议每餐有谷类,烹调时"粗细搭配",如大米与糙米、杂粮(小米、玉米和燕麦等)及杂豆(红小豆、绿豆和芸豆等)搭配食用。

2. 蔬菜与水果　蔬菜与水果具有保护心血管的作用,增加蔬菜和水果摄入,可降低成年人高血压、脑卒中及主要心血管病发病风险,还有助于绝经早期妇女降低 LDL-C 水平。建议一般成年人每天摄入 300～500 g 新鲜蔬菜(深色蔬菜应占一半)和 200～350 g 新鲜水果,果汁不能代替鲜果。

3. 鱼类和禽畜肉类　食用鱼类有助于预防心血管病,建议成年人鱼类摄入每周 300～525 g,采用煮、蒸等非油炸烹调方法,减少营养素的丢失;每天摄入畜禽肉类 40～75 g,红肉(如猪、牛、羊肉类)摄入量不宜过多。

4. 蛋类　鸡蛋富含优质蛋白质、维生素和矿物质,但胆固醇含量也较高。建议一般成年人每周摄入鸡蛋 3～6 个。对高胆固醇血症和心血管病高危人群,建议每天膳食胆固醇摄入小于 300 mg(约 1 个鸡蛋黄)。

5. 大豆及坚果类　大豆中富含蛋白质、膳食纤维、钾、钙等营养素。食用豆制品和坚果有助于降低心血管病发病风险和全因死亡风险。目前建议每周适量食用坚果 50～70 g。

6. 奶类及乳制品　奶类等乳制品种类多样,是膳食钙和蛋白质的重要来源。每天饮用牛奶可降低心血管病发病和死亡风险。建议可以摄入不同种类的奶制品,合每天 150～300 g 的液态奶。

7. 茶、含糖饮料和咖啡　长期保持饮茶习惯有助于预防心血管病,糖尿病发病风险降低 20%。但是,长期饮浓茶会影响铁的吸收,睡前饮浓茶可能造成兴奋而影响睡眠。建议一般成年人适量饮茶,每月茶叶消耗量为 50～250 g,绿茶为佳,不喝或少喝含糖饮料。建议饮用咖啡与进餐时间最好相隔半小时以上,以免影响食物中的钙、铁、维生素 B_6 的吸收。

8. 钠盐　限制钠盐摄入不仅可以预防高血压,也有助于降低心血管病发病和死亡风险。日常生活中应注意烹饪时少放盐或其他富含钠的调料(如酱油、味精、鱼露等),并控制餐桌上的用盐量,养成清淡饮食的习惯。既往我国多个专业学会指南均推荐人均每天食盐摄入量不高于 5 g,与 WHO 的推荐标准一致。

9. 辣椒素及辣膳食　辣椒富含维生素 C,也含有较高的 B 族维生素、β-胡萝卜素以及钙、铁等矿物质,其活性成分为辣椒素。辣膳食有助于增加盐味觉,减少摄盐量,降低血压,降低心血管病和全因死亡风险。

10. 复合维生素及脂肪酸　建议一般人群通过膳食多样化来摄入维生素、矿物质,不建议单独服用膳食补充剂;孕妇等特殊人群服用膳食补充剂前要咨询医生。推荐一般成年人多食用富含不饱和脂肪酸的食物,如鱼、菜籽油、橄榄油等。食用油摄入每天不超过 20 g(约 2 瓷勺),应选择多品种食用油并经常调换,而心血管病高风险的个体需控制总脂肪摄入量。

(二)戒烟

1. 吸烟是心血管代谢疾病的独立危险因素并且效应较强,推荐避免吸入任何形式的烟草。

2. 对吸烟者反复提供戒烟建议,帮助其戒烟。

3. 避免被动吸烟。

4. 避免主动或被动吸入电子烟。

（三）限制饮酒

1. 对于饮酒者应限制每天酒精摄入量,成年男性<25 g,成年女性<15 g;酒精摄入量每周≤100 g。肝肾功能不良、高血压、心房颤动、怀孕者不应饮酒。

2. 对于糖尿病患者不推荐饮酒,若饮酒应警惕酒精可能引发的低血糖,避免空腹饮酒。

3. 不建议不饮酒者通过少量饮酒预防心血管病。

4. 饮酒与心血管病之间的关系复杂,适量饮酒可以降低缺血性心脏病发生风险。但是,饮酒过量会增加脑卒中、心房颤动和心力衰竭发生风险。考虑到饮酒引起的综合健康风险可能大于潜在的心血管健康获益,因此不建议不饮酒者通过少量饮酒预防心血管病。

【案例 16 - 2 分析】

问题 1. 请同学总结动脉粥样硬化的定义及其与饮食的关系。因该患者血脂异常情况严重,建议采用膳食疗法,并服用他汀类药物进行治疗。

问题 2. 该患者的 BMI 为 22.14,属于正常体型,无须减少总能量,但应避免进食过多含饱和脂肪高的食物,如肥肉、奶油、椰子油等,增加不饱和脂肪酸的摄入,限制纯糖类的摄入。多选富含纤维素的粗粮、蔬菜,适当选用富含优质蛋白质的鱼虾、豆类及其制品等,烹调尽可能少用油,饮食宜清淡。另外,应注意改变生活方式:少撸串、多锻炼、多饮茶、少饮酒。

第三节　营养与糖尿病

【案例 16 - 3】

患者王某某,女,51 岁,身高为 155 cm,体重为 48 kg,今年 7 月,因口干多饮消瘦 2 个月在医院就诊,当时测得空腹血糖 10.1 mmol/L,诊断为"2 型糖尿病",初始口服二甲双胍降糖,因血糖控制不理想加用胰岛素注射。近 1 周来自觉口干、多饮加重,时常心慌,出冷汗,严重时两手发抖,两眼发黑,看东西模糊不清,自测空腹血糖 3.5 mmol/L。患者精神尚可,胃纳可,睡眠尚可,否认肝炎、结核或其他传染病病史,否认过敏史、手术史。

实验室检查结果:血常规、红细胞沉降率、C 反应蛋白正常;凝血酶原时间、活化部分凝血活酶时间正常;尿常规正常;大便常规正常;肝功能:白蛋白 28 g/L,其余指标在正常范围;血脂正常;肾功能正常;电解质正常;空腹血糖 7.6 mmol/L,餐后 2 小时血糖 10.5 mmol/L。

问题:

1. 根据以上主诉和病情判断,患者可能出现了什么问题?

2. 该患者在饮食中应注意哪些问题?

糖尿病(Diabetes Mellitus,DM)是由于体内胰岛素分泌绝对或相对不足而引起碳水化合物、脂肪和蛋白质等代谢紊乱的一种疾病。患者主要以高血糖为共同标志,以多饮、多食、多尿、体重减少,即"三多一少"为主要临床症状,且容易并发心、肾、脑、眼等器官病变,从而引起严重的后果,甚至残疾、死亡。

一、糖尿病的诊断标准与分型

《中国 2 型糖尿病防治指南(2017 版)》指出我国糖尿病的诊断标准是:①典型的症状和体征＋任意一次血糖值≥11.1 mmol/L(200 mg/dl);②空腹血糖(FPG)≥7.0 mmol/L(126 mg/dl);③葡萄糖耐量试验(OGTT),成人空腹口服 75 g 葡萄糖 2 小时后血糖值≥

11.1 mmol/L。符合其中任意两种情况可确诊糖尿病。糖尿病前期是介于正常血糖与糖尿病之间的一种状态，判断标准是：6.1 mmol/L≤空腹血糖值＜7.0 mmol/L 或 7.8 mmol/L≤餐后 2 小时血糖值＜11.1 mmol/L。

糖尿病可分为 1 型糖尿病、2 型糖尿病、妊娠期糖尿病及其他类型糖尿病等。1 型糖尿病因胰岛 B 细胞破坏，胰岛素绝对缺乏所致。此型多发生于儿童青少年时期，多有家族史，症状多较重，占糖尿病总患者数的 5%～10%，依赖于胰岛素治疗。2 型糖尿病以胰岛素抵抗（Insulin Resistance，IR）为主伴胰岛素相对缺乏或胰岛素分泌缺陷，是最常见的一种类型，约占全世界糖尿病患者总数的 90%，在我国约占 95%。此型多发于中老年，一般 45 岁以后发病，常与遗传、个人体质（肥胖等）、体力活动少等因素有关。症状一般较轻，不一定依赖胰岛素治疗，如能早期发现尽早采取措施，可在相当长的时间内不出现严重的并发症。妊娠糖尿病一般在妊娠后发生，大部分病人分娩后血糖可恢复正常，仍有一部分患者分娩后可发展为糖尿病，妊娠糖尿病对胎儿的生长发育有不良影响。其他型糖尿病主要由感染、药物及化学制剂引起。

二、糖尿病的危险因素

我国目前糖尿病的发病呈增高和低龄化趋势。《中国 2 型糖尿病防治指南（2017 版）》指出，我国糖尿病流行特点为：①以 2 型糖尿病为主，1 型糖尿病及其他类型糖尿病少见；② 2013 年全国调查中 2 型糖尿病患病率为 10.4%，男性高于女性。③经济发达地区的糖尿病患病率明显高于不发达地区，城市高于农村。④未诊断糖尿病比例较高。2013 年全国调查中，未诊断的糖尿病患者占总数的 63%。⑤肥胖和超重人群糖尿病患病率显著增加，肥胖人群糖尿病患病率升高了 2 倍。2013 年按 BMI 分层显示，BMI＜25 者糖尿病患病率为 7.8%，25≤BMI＜30 者患病率为 15.4%，BMI≥30 者患病率为 21.2%。

糖尿病的危险因素也是多方面的，主要包括遗传因素、环境因素和自身的生理病理因素等。

（一）遗传因素

2 型糖尿病的遗传易感性存在着种族差异。《中国 2 型糖尿病防治指南（2017 版）》指出，与高加索人比较，在调整性别、年龄和 BMI 后，亚裔人糖尿病的风险增加 60%。在发达国家及地区居住的华人糖尿病的患病率显著高于高加索人。目前全球已经定位超过 100 个 2 型糖尿病易感位点，其中 30% 在中国人群中已得到验证。

（二）环境因素

环境因素包括饮食因素和社会环境因素。饮食因素主要与高脂肪、高能量膳食有关，而膳食纤维、维生素、矿物质摄入过少。社会环境因素包括不良生活方式，如吸烟、过度饮酒以及由于生活节奏加快，竞争激烈，应激增加和体力活动量减少等。

（三）生理病理因素

年龄增大、妊娠、感染、高血压、高血脂、肥胖等均可使糖尿病的患病率增加。大多数 2 型糖尿病患者伴有肥胖，肥胖者糖尿病的发病率远远高于正常体重者。

三、糖尿病的饮食调控原则

我国学者提出了以饮食治疗、运动治疗、教育与心理治疗、药物治疗和病情监测为内容的糖尿病"五套马车"综合治疗原则，其中饮食治疗对糖尿病的控制最为重要。

饮食调控是糖尿病最基本、最有效的治疗方法。通过合理的饮食调控,轻型糖尿病可以不需使用药物;较重者在使用药物治疗的同时,亦必须长期坚持饮食治疗。糖尿病饮食疗法的目的是:达到并维持理想的血糖水平,降低糖化血红蛋白(HbA1c)水平;减少心血管疾病的危险因素,包括控制血脂异常和高血压。

1. 合理控制总能量 合理控制总能量摄入是糖尿病饮食调控的首要原则。能量的摄入以能达到或维持理想体重为宜。超重或肥胖的糖尿病患者,应减轻体重,以 3～6 个月减轻体重的 5%～10% 为宜。一般情况下,每日摄入能量在 7 524～8 778 kJ (1 800～2 100 kcal),肥胖的糖尿病患者宜减少到 5 016～7 524 kJ (1 200～1 800 kcal),不推荐患者长期接受极低能量(<800 kcal/d)的营养治疗。此外,应配合适当的体力活动以增加能量消耗。消瘦者应通过合理的营养计划达到并长期维持理想体重。

表 16-1 成年糖尿病病人每日能量供给量[kJ(kcal)/kg]

体型	卧床	轻体力劳动	中体力劳动	重体力劳动
消瘦	105～125(25～30)	146(35)	167(40)	188～209(45～50)
正常	84～105(20～25)	125(30)	146(35)	167(40)
肥胖	63(15)	84～105(20～25)	125(30)	146(35)

2. 选用合适的碳水化合物 碳水化合物的数量、质量是血糖控制的关键环节。一般认为,碳水化合物以占总能量的 45%～60% 为宜,相当于主食 300～400 g,尽量多选低升糖指数食物以利于血糖控制,如多选用荞麦、燕麦、莜麦、玉米等粗杂粮,适当控制蔗糖、果糖的摄入,不喝含糖饮料。定时定量进餐,尽量保持碳水化合物均匀分配。控制添加糖的摄入,不喝含糖饮料。

3. 增加膳食纤维的摄入 全谷物、豆类、蔬菜、水果为膳食纤维的良好来源。建议糖尿病患者达到膳食纤维每日推荐摄入量,即 10～14 g/1 000 kcal。

4. 控制脂肪和胆固醇的摄入 脂肪供能占总能量的比例一般为 20%～30%,饱和脂肪酸摄入量不超过总能量的 7%,单不饱和脂肪酸供能可达到脂肪供能的 10%～20%,多不饱和脂肪酸摄入量不超过总能量的 10%,适当增加 n-3 脂肪酸的摄入比例。控制膳食中胆固醇的过多摄入。

5. 蛋白质 成年患者按 1～1.2 g/kg(理想体重)摄入,肾功能正常的糖尿病患者蛋白质的摄入量可占总能量的 15%～20%,其中至少有 1/3 来自优质蛋白质,如乳、蛋、瘦肉及大豆制品。对合并肾脏病变者,增加蛋白质摄入时应慎重,推荐蛋白摄入量约 0.8 g/(kg·d)。对于确诊合并营养不良的糖尿病足病患者,应给予 1.0～2.0 g/(kg·d)蛋白质,充分重视优质蛋白质供应,并特异性补充对创面预后有益的谷氨酰胺及精氨酸。

6. 充足的维生素和无机盐 糖尿病患者容易缺乏 B 族维生素、维生素 C、维生素 D 以及铬、锌、硒、镁、铁、锰等多种微量营养素,可适当增加 B 族维生素及维生素 C 的摄入量,宜多吃些新鲜蔬菜;铬、锰、锌有利于脂质代谢,对改善糖尿病患者脂质代谢紊乱有益。长期服用二甲双胍者应预防维生素 B_{12} 缺乏。不建议长期大量补充维生素 E、维生素 C 及胡萝卜素等具有抗氧化作用的制剂,其长期安全性仍待验证。

7. 合理膳食模式 合理膳食可以降低 2 型糖尿病风险 20%。合理膳食模式指以谷类食物为主,高膳食纤维摄入、低盐低糖低脂肪摄入的多样化膳食模式。

四、糖尿病的运动疗法

运动疗法在 2 型糖尿病患者的综合管理中占重要地位。规律运动有助于控制血糖,减少心血管危险因素,减轻体重,提升幸福感,而且对糖尿病高危人群一级预防效果显著。根据《中国 2 型糖尿病防治指南(2017 版)》,规律运动 8 周以上可将 2 型糖尿病患者 HbA1c 降低 0.66%;坚持规律运动 12~14 年的糖尿病患者病死率显著降低。指南推荐:成年 2 型糖尿病患者每周至少 150 分钟中等强度有氧运动;成年 2 型糖尿病患者应增加日常身体活动,减少坐姿时间;血糖控制极差且伴有急性并发症或严重慢性并发症时,慎重运动治疗。

五、糖尿病的手术疗法

与强化生活方式干预和降糖药物治疗相比,手术能更有效地减轻体重和改善血糖,同时可使血脂、血压等代谢指标得到全面控制。2016 年,代谢手术首次被国际糖尿病组织纳入 2 型糖尿病的临床治疗路径,《中国肥胖及 2 型糖尿病外科治疗指南(2019 版)》针对 2 型糖尿病患者给出的建议如下:

(一)糖尿病代谢手术适应证

1. T2DM 病人仍存有一定的胰岛素分泌功能。

2. BMI≥32.5,建议积极手术;27.5≤BMI<32.5,推荐手术;25≤BMI<27.5,经改变生活方式和药物治疗难以控制血糖,且至少符合 2 项代谢综合征组分,或存在并发症,慎重开展手术。

3. 对于 25≤BMI<27.5 的病人,男性腰围≥90 cm、女性腰围≥85 cm 及参考影像学检查提示中心型肥胖,经多学科会诊广泛征询意见后可酌情提高手术推荐等级。

4. 建议手术年龄为 16~65 岁。对于年龄<16 岁的病人,须经营养科及发育儿科等多学科讨论,综合评估手术可行性及风险,充分告知及知情同意后谨慎开展,不建议广泛推广;对于年龄>65 岁的病人应积极考虑其健康状况、合并疾病及治疗情况,进行多学科讨论,充分评估心肺功能及手术耐受能力,知情同意后谨慎实施手术。

(二)糖尿病代谢手术后的饮食管理与营养治疗

1. 饮食管理　根据胃肠外科手术规范,术后 1~5 天开始酌量给予清流食。之后,给予低糖、低脂、无咖啡因半流质和软质食物,逐步添加固体食物,直至恢复正常进食。建议病人在进食正餐时应充分咀嚼食物后再吞咽。

2. 营养治疗原则　①每日需摄入足够蛋白,建议为 60~80 g/d,每天应针对性补充蛋白质,最多为 1.5 g/kg。②尽量减少碳水化合物与脂肪的摄入。③长期补充足量的多种维生素与微量元素。建议在术后早期(3 个月内)以口服咀嚼或液体形式予以补充,补充量须满足个体化需求,定期随访监测微量元素水平。④每日摄入足够水分,建议≥2 000 ml。

六、孕期糖尿病管理

鉴于妊娠糖尿病的近期和远期危害,《中国 2 型糖尿病防治指南(2017 版)》推荐:所有糖尿病患者应计划妊娠。孕前评价糖尿病控制状态及慢性并发症的情况;建议糖尿病患者 HbA1c<6.5% 时计划妊娠,以减少先天异常的风险;所有未被诊断糖尿病的孕妇于孕 24~28 周行一步法 75g OGTT 筛查;推荐自我血糖监测(空腹和餐后),根据个体情况调整监测频率及时点,以实现血糖控制及预防低血糖风险。生活方式改变是孕期糖尿病治疗的基础,

如果不能达到治疗目标,应该加用药物治疗;怀孕时首选药物是胰岛素,所有口服药物均缺乏长期安全性的数据。妊娠期间的饮食原则为既能保证孕妇和胎儿能量需要,又能维持血糖在正常范围,而且不发生饥饿性酮症。尽可能选择低升糖指数的碳水化合物。应实行少量多餐制,每日分 5～6 餐。鼓励孕期运动,包括有氧运动及阻力运动,每次运动时间小于 45 分钟。

七、儿童和青少年 2 型糖尿病

儿童和青少年糖尿病,以往认为主要为 1 型糖尿病,但是目前我国儿童 1 型和 2 型糖尿病患病情况均呈升高趋势,而且儿童糖尿病有时难于鉴别是 1 型还是 2 型,有时还可能与 MODY 等特殊类型糖尿病混淆。与成人 2 型糖尿病不同的是,儿童的胰岛 B 细胞功能衰减的速度更快,更早出现糖尿病并发症。所以,综合防治至关重要。

治疗总体目标是:通过饮食控制和体育锻炼取得和维持标准体重,使血糖处于正常水平,同时改善高血压、高血脂、非酒精性脂肪肝等代谢紊乱,防止及延缓慢性并发症的发生。血糖控制目标是空腹血糖<7.0 mmol/L,HbA1c 尽可能控制在 6.5% 以下。

饮食治疗以维持标准体重、纠正已发生的代谢紊乱和减轻胰岛 B 细胞的负担为原则。6～12 岁儿童为 900～1 200 kcal/d,13～18 岁则在 1 200 kcal/d 以上。推荐每日碳水化合物供能比为 45%～60%,脂肪的摄入为 25%～30% 为宜,蛋白质摄入量占总能量的 15%～20%。

运动方式和运动量的选择应该个体化,根据性别、年龄、体型、体力、运动习惯和爱好制订适当的运动方案。运动方式可以是有氧运动、力量锻炼或柔韧性训练,包括快走、慢跑、跳绳、游泳、杠铃、沙袋等。每天坚持锻炼至少 30 分钟,每周至少 150 分钟。

【案例 16-3 分析】

问题 1. 正常成人空腹血糖为 3.9～6.1 mmol/L,低于 3.5 mmol/L 为低血糖。糖尿病病人容易出现低血糖,使用胰岛素的病人最常见。导致低血糖的原因有胰岛素过量、口服降糖药物过量、膳食过少或运动突然增多未及时进食等。主要症状是心慌、出汗、头晕、饥饿、烦躁、手抖、全身无力,严重时可致神志不清、精神抑郁、全身抽搐,甚至昏迷等。

问题 2. 患者日常饮食应注意以下几个方面:

(1) 主食要定量,注意粗细搭配,尽量选择低 GI 主食,其中 1/3 由全谷物、杂豆类提供。

(2) 多吃蔬菜,每日不宜低于 500 g,其中应含有一半以上的深色蔬菜;水果要适量,选择低 GI 的水果。

(3) 鱼类和禽类要常吃,红肉类应适量食用,鸡蛋的摄入每日不应超过 1 个,同时要限制烟熏、烘烤、腌制等加工肉类制品的摄入。

(4) 每日摄入 250～300 ml 液态奶或相当量的奶制品,每日可摄入大豆及坚果类 30～50 g。

(5) 烹调时注意限盐限油,食盐用量每日不宜超过 6 g,每日烹调油使用量宜控制在 30 g 以内。

(6) 足量饮用白开水,也可适量饮用淡茶或咖啡,不宜饮酒。

(7) 每日应定时定量进餐,注意调整进餐顺序,养成先吃蔬菜、再吃荤菜、最后吃主食的习惯,这有利于糖尿病患者餐后血糖的控制。

第四节　膳食、营养与癌症

癌症是目前最为严重的威胁人类健康的一类疾病,是全球第二大死因,2015年导致880万人死亡。近二十年来,我国经济发展加快,特别是城市地区,膳食组成也出现了明显的变化,城市恶性肿瘤死亡率也有相应改变。肺癌、肝癌死亡率上升幅度最明显,其次是结肠直肠癌、肛门癌、白血病和乳腺癌;死亡率下降最大的是宫颈癌,其次是食管癌、鼻咽癌和胃癌。癌症发病率升高的原因复杂,如老龄化、吸烟、环境污染和室内小气候污染、食物污染与饮食结构不合理以及诊断水平的提高等。此外,一些慢性感染也是癌症的危险因素,例如幽门螺杆菌、人乳头瘤病毒、乙肝病毒和丙肝病毒等致病性感染。癌症死亡率高,但目前仍缺乏有效的治疗方法,因此,癌症的预防显得尤为重要。WHO指出,目前30%～50%的癌症可以得到预防。人类癌症的70%～80%与饮食、生活方式因素有关。因此,提倡健康的饮食、生活方式将对癌症的预防产生重大意义。

一、食物与癌

食物是人类赖以生存的物质基础。在食物中,既存在着各种保护因素,又存在一些有害因素。食物对机体的影响取决于各种因素综合作用的结果。

(一)蔬菜、水果与癌症

蔬菜、水果对于癌症的抑制作用是研究得最多、也是最被认可的。蔬菜和水果含能量不高,却能提供丰富的膳食纤维、维生素、矿物质和多种生物活性物质。现有的资料证明,蔬菜与水果多的膳食模式能减少口腔与咽、食管、肺和胃等癌症危险性的证据是充分的。此外,还可能预防喉、胰腺、乳腺和膀胱等癌症。蔬菜、水果对于癌症的抑制作用主要通过以下方面:蔬菜、水果中含有抗氧化物质,如维生素C、维生素E、β-胡萝卜素与其他类胡萝卜素及生物类黄酮等,可以防止机体的氧化性损伤;维生素C与维生素E还可抑制亚硝胺的合成;蔬菜、水果中含有较多的膳食纤维,可减少结肠癌的发生;蔬菜中所含的叶酸对于癌症的预防亦起一定的作用,叶酸是一碳单位的主要来源,而一碳单位可减少DNA低甲基化和染色体断裂;此外,十字花科蔬菜(如甘蓝、菜花、圆白菜等)中所含的吲哚类化合物——异硫氰酸盐亦可抑制癌症的发生。

(二)动物性食品与癌

有调查显示,红肉(主要指牛肉、羊肉、猪肉等)的摄入量与结肠癌的发生率有相关性。膳食中牛羊肉和猪肉过多时,很可能增加结肠癌、直肠癌的危险性,可能增加胰腺癌、乳腺癌、前列腺癌和肾癌的危险性。

(三)其他食物与癌

茶叶尤其是绿茶的抗癌作用已在许多动物试验中证实;饮酒可增加患某些癌症的危险性。

(四)食品加工对癌症危险性的影响

1. 化学污染　在食物和饮料中发现的化学污染物很多:化肥中的硝酸盐,各种杀虫剂和除草剂,畜牧水产养殖业用农药及生长素等残留物,重金属铅、砷和镉,多氯联苯,二噁英等环境污染物。其中有些已经实验证实具有致突变和致癌作用,还有些已由IRAC公布对人可能有致癌作用。

2. 微生物污染　粮食及其制品保存不当的情况（高温、潮湿和通风不良）下，很容易受到曲霉、青霉和镰刀菌属产生的多种毒素污染。其中，黄曲霉毒素可使原发性肝癌发病率增高。

3. 食盐腌制　传统食品常用腌制方法保存，腌制品中所含食盐量大且可能含有少量致癌物亚硝胺类物质，可以增加食管癌、胃癌、鼻咽癌发病的危险性。

4. 熏鱼、熏肉制品　经过烟熏或火烤的食品，常被致癌的苯并（a）芘等多环芳烃类污染，若多吃这些食物，可增加胃癌发病的危险性。

二、防癌膳食建议

通过切实可行的合理膳食措施和健康生活方式，可望使全球的癌症发病率减少 30%～40%，世界癌症研究基金会和美国癌症研究所专家小组（The World Cancer Research Fund and The American Institute for Cancer Research Institute，WCRF/AICR）在 2017 年发布的《食物、营养、身体活动和癌症预防》（第 3 版）中，提出预防癌症的十大建议，包括以下内容：

1. 保持健康体重，避免成年后体重增加。

2. 积极参加体力活动，日常生活中养成积极参加体力活动的习惯，多走少坐。

3. 吃富含全谷物、蔬菜、水果和豆类的食物，每天从食物中摄入不低于 30 g 的膳食纤维，每天摄入非淀粉类蔬菜和水果不低于 400 g。

4. 限制摄入"快餐"和其他富含脂肪、淀粉或糖的加工食品。

5. 限制食用红肉和加工肉制品，每周食用红肉的量不超过 350～500 g。

6. 限制含糖饮料的摄入量，多喝水和不含糖的饮料。

7. 限制饮酒，为了预防癌症，最好不要饮酒。

8. 不使用补充剂来预防癌症，尽量通过膳食满足营养需求。

9. 坚持母乳喂养，纯母乳喂养至 6 个月，6 个月后添加辅食后继续母乳喂养至 2 岁或以上。

10. 在癌症确诊之后，如果有可能，也请遵循上述建议。

2017 年，国家卫生健康委员会发布了《恶性肿瘤患者膳食指导》（行业标准编号 WS/T559—2017），该标准规定了成人恶性肿瘤患者膳食指导原则、能量和营养素推荐摄入量、食物选择。该标准适用于对在抗肿瘤治疗期和康复期的恶性肿瘤患者（尤指携瘤患者）进行膳食指导。指导原则如下：

1. 合理膳食，适当运动。

2. 保持适宜的、相对稳定的体重。

3. 食物的选择应多样化。

4. 适当摄入蛋白质多的食物。

5. 多吃蔬菜、水果和其他植物性食物。

6. 多吃富含矿物质和维生素的食物。

7. 限制精制糖摄入。

8. 肿瘤患者抗肿瘤治疗期和康复期膳食摄入不足，在经膳食指导仍不能满足目标需要量时，建议给予肠内、肠外营养支持治疗。

（张晓宏　何灿霞）

复习思考题

1. 试述儿童糖尿病患者应如何进行饮食管理。
2. 试述肥胖判定的国际和国内标准。
3. 试述肥胖/超重者医学营养治疗的阶梯疗法。
4. 试述糖尿病患者应如何制作主食。
5. 试述糖尿病患者应如何科学运动。
6. 试述如何综合控制妊娠糖尿病。
7. 试述恶性肿瘤患者膳食指导原则。

知识拓展(一):轻断食模式

轻断食,也称间歇式断食即5∶2模式,1周内5天正常进食,其他2天(非连续)则摄取平常的1/4能量(女性约500 kcal/d,男性600 kcal/d)的饮食模式。《中国超重/肥胖医学营养治疗专家共识(2016版)》推荐轻断食模式有益于体重控制和代谢改善(推荐级别为B级);在体重控制的同时,可通过代谢和炎性反应改善,间接增加体重控制获益;同时增强糖尿病、心脑血管疾病及其他慢性疾病的治疗获益(推荐级别为B级)。

知识拓展(二):生酮饮食

生酮饮食是一种极低碳水化合物-高脂-适量蛋白质的膳食模式。古希腊医师 Hippocrates 用饥饿疗法治疗癫痫,该方法在圣经中也有记载;1921年美国医生 Wilder 发表文章《The effects of ketonemia on the course of epilepsy》首次指出禁食对癫痫的治疗作用依赖于酮症的发生,并在第二篇文章《High fat diets in epilepsy》中首次报道生酮饮食治疗3例癫痫患者。生酮饮食在20世纪20~30年代得到广泛运用,随着1938年抗癫痫药物苯妥英钠的问世,医生和研究者的重点转向发现新的抗癫痫药物,生酮饮食疗法逐渐被公众忘却。1993年,好莱坞导演吉姆·亚伯拉罕的儿子查理被诊断为药物难治性癫痫,在生酮饮食的治疗下,查理的病情得到了很好的控制。吉姆1994年创立"查理基金会",1997年拍摄生酮饮食电影《不要伤害我的小孩》。在"查理基金会"的支持下,国际抗癫痫联盟饮食疗法专家组2009年发布首个《国际生酮饮食专家共识指南》,2018年《国际生酮饮食专家共识指南》修订版中首次明确生酮饮食的适应证,如对于 Angelman 综合征、Dravet 综合征、FIRES 生酮饮食应及早提供使用。2019年《生酮饮食治疗儿童癫痫性脑病循证指南》指出临床诊断为癫痫性脑病的患儿,通常在2种或2种以上抗癫痫药物治疗失败后可以考虑生酮饮食治疗。目前,越来越多的临床医师和科研人员开始探索生酮饮食在自闭症、阿尔兹海默症、偏头痛、脑肿瘤的运用,但是尚处于基础研究阶段。

知识拓展(三):《中国居民营养与慢性病状况报告(2020年)》

2015—2019年中国居民慢性病与营养监测,由国家卫生健康委组织中国疾病预防控制中心、国家癌症中心、国家心血管病中心联合开展,覆盖全国31个省(区、市)近6亿人口,现场调查人数超过60万。2020年发布《中国居民营养与慢性病状况报告(2020年)》,报告结果显示,我国居民膳食能量和宏量营养素摄入充足,优质蛋白摄入不断增加。成人平均身高继续增长,儿童青少年生长发育水平持续改善,6岁以下儿童生长迟缓率、低体重率均已实现2020年国家规划目标,农村儿童生长迟缓问题已经得到根本改善。居民贫血问题持续改善,成人、6~17岁儿童青少年、孕妇的贫血率均有不同程度的下降。重大慢性病过早死亡率逐年下降,心脑血管疾病、癌症、慢性呼吸系统疾病和糖尿病四类重大慢性病导致的过早死亡率降幅达10.8%,提前实现2020年国家规划目标。面对当前仍然严峻的慢性病防控形势,党中央、国务院将实施慢性病综合防控战略纳入《"健康中国2030"规划纲要》,将合理膳食和重大慢病防治纳入健康中国行动,进一步聚焦当前国民面临的主要营养和慢性病问题,从政府、社会、个人(家庭)3个层面协同推进,实现全民健康。

(资料来源:https://www.cnsoc.org/othernews/422021201.html)

第十七章　临床营养治疗

【案例 17-1】

患者郑某某，男，72 岁，因"上腹间歇性隐痛、进食后饱胀 2 个月"入院。患者 2 月前上腹部疼痛无明显节律性，但夜间疼痛较重，并向左侧季肋部放射，与进食和体位无关。无明显恶心、呕吐、反酸、黑便。自认为是胃病，口服中草药和"胃必治"可缓解症状。近期症状有所加重，外院胃镜发现胃巨大溃疡并考虑"胃癌"，遂来本院就诊。发病以来，精神尚可，睡眠尚可，体重近 2 月减轻 5 kg。

既往史：平素体健，否认高血压，否认冠心病，否认糖尿病，否认肝炎，否认结核病，无"伤寒、痢疾"等传染病病史，无手术史，无输血史，未发现过敏史。否认心理、精神疾病史。

查体：身高 170 cm，体重 58 kg，体温 35.8℃，脉搏 85 次/min，呼吸 20 次/min，血压 135/90 mmHg。心肺检查无异常。腹软，上腹部偏左侧压痛，无反跳痛和肌紧张，偶见胃型、振水音，未扪及包块，腹部移动性浊音阴性。

辅助检查：血常规红细胞 2.98×10^{12}/L，血红蛋白 85 g/L，白细胞 9.0×10^9/L，中性粒细胞百分比 75%，血小板 399×10^9/L。大便潜血试验（++）。肝肾功能、血电解质、血糖未见异常；乙肝病毒标志物无异常。胃镜检查：胃窦巨大溃疡，内镜下黏膜活检送病理学检查示（胃窦）黏膜慢性炎症，发现少量肿瘤细胞。

临床诊断：Borrman Ⅲ型胃癌，拟手术切除。

问题：该患者如何进行营养筛查与营养评估？

临床营养治疗是根据疾病病理生理特点，按不同的疾病制定符合其特征的饮食治疗方案和特定的营养配方，以达到纠正营养缺乏，增强机体抵抗力，促进疾病好转和痊愈的目的。早在 20 世纪 70 年代，美国的营养工作者曾对医院的患者进行营养调查，发现其营养不良率在 45% 以上，这严重影响着临床疗效和疾病的转归。此后，随着对医院患者营养评价方法的研究及对危重患者营养支持方法的开展，发达国家住院患者的营养缺乏症已降低到 20%～25%。与此同时，住院患者的死亡率降低，治愈率与周转率提高，取得了很大的社会效益与经济效益。因此，营养支持疗法成为近代医学科学的四大成就之一。目前，营养治疗已成为临床治疗不可分割的重要组成部分。

第一节　患者营养风险筛查与营养状况评价

营养风险筛查是一个在全部患者中快速识别有营养不良风险患者的过程,该工作一般由办理入院手续的护士实施。对患者进行营养状况评价则需要在大量临床资料中收集营养相关资料,如一般状况、饮食情况、人体测量、营养缺乏病体格检查以及实验室生化检查等,在此基础上对病人的营养状况(营养良好或营养不良)进行分类,并评估营养不良的程度,以判断患者的预后、指导临床治疗以及营养支持措施的制定。同时,通过对患者营养状态的定期监测,可以评价营养支持治疗的效果,调整临床治疗与营养支持方案,争取患者早日康复。

一、NRS 2002 营养风险筛查

NRS 2002 由丹麦、瑞士及欧洲肠外肠内营养学会(European Society for Parenteral and Enternal Nutrion,ESPEN)制定,中华医学会肠外肠内营养学(Chinese Society for Parenteral and Enternal Nutrion,CSPEN)2005 年起在中国推荐使用。其适用对象为一般成年住院患者。具体步骤包括:①初步营养风险筛查,要求回答 4 个问题,BMI 是否小于 $18.5\ kg/m^2$? 过去 3 个月是否体重下降? 过去 1 周是否摄食减少? 是否有严重疾病? ②最终筛查,对上述问题有任何一个是肯定回答者进行最终筛查,具体内容包括疾病严重程度评分、营养状态及年龄评分三项,总分≥3 提示营养风险存在。营养风险存在说明需要制定营养支持计划,但并不是实施营养支持的指征。是否需要营养支持应该进行进一步的营养评估。表 17 - 1 列出了 NRS 2002 评价方法的内容与标准。

表 17 - 1　NRS 2002 的主要内容和评定标准

营养状态的削弱程度			疾病的严重程度(应激代谢)		
营养状态正常	无	评分(0)	营养需求正常	无	评分(0)
3 个月内体重丢失>5 % 或前 1 周的进食为正常需要的 50 %~75 %	轻度	评分(1)	髋部骨折、慢性疾病出现新的并发症、COPD、长期透析、糖尿病、肿瘤	轻度	评分(1)
2 个月内体重丢失>5 % 或 BMI 为 18.5~20.5 并伴全身情况受损,或前 1 周的进食为正常需要的 25%~50%	中度	评分(2)	大型腹部外科手术、脑卒中、重度肺炎、恶性血液病	中度	评分(2)
1 个月内体重丢失>5 %(或 3 个月内体重丢失>15 %)或 BMI<18.5 并全身情况受损,或前 1 周的进食为正常需要的 0 %~25 %	重度	评分(3)	严重头部损伤、骨髓移植、APACHE 评分>10 的危重患者	重度	评分(3)

总分计算
1. 根据营养状态的削弱程度(选择最严重的数值作为评分的基础)和疾病的严重程度(应激代谢会增加营养需求)进行评分;
2. 将 2 项评分相加(总分);
3. 若患者年龄≥70 岁,总分再加 1 分

按年龄校正后的总分≥3 分,表明患者存在营养风险。

二、营养状况评价

（一）病史

询问患者的病史时,应注意下列问题:①近期体重有无显著变化;②胃肠道功能是否正常;③有无影响食欲与食物消化、吸收、利用的药物服用史;④有无偏食习惯和食物过敏史。如有上述任何一种情况存在时,应注意营养状态异常发生的可能性。

（二）膳食史

患者入院前的膳食情况可以用 24 小时回顾法进行,但在入院前食物摄入已经不正常的患者,此法会出现偏差,应以一贯的膳食史和习惯作为补充。患者入院后,可用 3 日记录法详细记录患者各种食物摄入量,或用 24 小时回顾法进行经常性的估量。

（三）人体测量指标

1. 体重、身高　这是反映人体营养状况最基础的测量数据。当营养状况有变化时,体重在短时间内即有相应改变;但身高的变化需较长时间才出现。

身高、体重常用不同区域范围内同一人群的均值作为评价参考值,参考值以年龄为组别,也称年龄别体重、年龄别身高。标准体重又称为理想体重,是指在此身高范围内死亡率最低的人的体重。我国成年人常用 Broca 改良公式:标准体重(kg)=身高(cm)-105 或平田公式:标准体重(kg)=[身高(cm)-105]×0.9。

临床称量患者体重后可通过计算理想体重百分率(%)与近期体重改变率(%)来评定营养状况。计算公式与评价标准(表 17-2)如下:

$$理想体重百分率(\%)=\frac{实际体重}{理想体重}\times100$$

理想体重百分率 80%~90% 为轻度营养不良;60%~80% 为中度营养不良;<60% 为重度营养不良。

$$近期体重改变率(\%)=\frac{通常体重-实测体重}{通常体重}\times100$$

表 17-2　近期体重改变率对体重损失的评定

时间	中度体重损失(%)	重度体重损失(%)
1 周	1~2	>2
1 个月	5	>5
3 个月	7.5	>7.5
6 个月	10	>10

引自:于康主编《临床营养师速查手册》,2001

除上述评定方法外,以体重与身高测量数据也可计算各种体格指数来辅助评价营养状况,常用的有 Z 评分、Kaup 指数、Queteler 指数(即 BMI)和 Rohrer 指数等。

$$Z\ 评分=\frac{儿童测量(身高或体重)数据-标准(身高或体重)中位数}{该年龄标准(身高或体重)的标准差}$$

适用于学龄前儿童。Z 评分法评价儿童生长发育的指标有三个:即年龄别身高(HAZ)、年龄别体重(WAZ)和身高别体重(WHZ)。WAZ<-2 代表低体重;HAZ<-2 代表生长迟缓;WHZ<-2 代表消瘦,WHZ>2 代表肥胖。

$$\text{Kaup 指数} = \frac{\text{实测体重(kg)}}{\left[\text{实测身长(cm)}\right]^2} \times 10^4$$

适用于学龄前儿童。Kaup 指数>22 为肥胖;19~22 为优良;15~19 为正常;13~15 为轻度消瘦;10~13 中度消瘦;<10 为重度消瘦。

$$\text{Queteler 指数(或 BMI)} = \frac{\text{实测体重(kg)}}{\left[\text{实测身高(m)}\right]^2}$$

适用于成年人。正常值为 18.5~23.9;<18.5 为消瘦;24.0~27.9 为超重;≥28.0 为肥胖。

$$\text{Rohrer 指数} = \frac{\text{实测体重(kg)}}{\left[\text{实测身高(cm)}\right]^3} \times 10^7$$

适用于学龄以后各年龄组。正常值为 140~109;<92 为严重消瘦;92~109 为消瘦;140~156 为肥胖;>156 为严重肥胖。

临床要注意的是:相对于慢性体重丢失,若急性体重损失达原体重的 30% 时,病人极易出现死亡。此外,在测定体重时还需注意水肿、腹水、巨大肿瘤或器官肥大、利尿剂和水钠潴留等因素对体重损失的掩盖。

2. 皮褶厚度 皮褶厚度包括皮肤和皮下脂肪,皮下脂肪约占全身脂肪总量的一半,并与体脂总量的消耗和贮备量呈正相关,所以测定皮褶厚度可以推算体脂的变化,间接反映能量的营养状况。常用测量部位为三头肌、肩胛下、脐旁三个部位,测量位置分别在左肩峰至尺骨鹰嘴连线中点上方 1~2 cm 处、左肩胛骨下角下方 2 cm 处及距脐左方 1 cm 处。成年人三头肌皮褶厚度正常参考值:男 8.4 mm(中国),女 15.3 mm(日本)。相当于正常参考值的 90% 以上者为正常,介于 80%~90% 之间为轻度营养不良,介于 60%~80% 之间为中度营养不良,小于 60% 者为重度营养不良。

3. 上臂围(Arm Circumference,AC) 上臂围指上臂中点的围长,包括皮下脂肪和上臂肌肉,是反映能量和蛋白质营养状况的指标之一。评价方法与皮褶厚度的评价方法类同。

4. 上臂肌围(Arm Muscle Circumference,AMC) 上臂肌围是反映体内蛋白质储存情况的简便指标,可以代表骨骼肌和体细胞群的营养状况。它与血清白蛋白含量密切相关(若受试者的血清白蛋白低于 28 g/L 时,约 87% 的人上臂肌围也减少),故能够反映营养状况的好转或恶化。

$$\text{上臂肌围(cm)} = \text{上臂围(cm)} - 3.14 \times \text{三头肌皮褶厚度(cm)}$$

成年人正常参考值:男 24.8 cm,女 21.0 cm。评价方法与皮褶厚度的评价方法类同。

(四)临床体格检查

临床体格检查主要是通过全面的体格检查,发现受检者因营养失调而产生的临床症状与体征。营养缺乏的发生是一个渐进过程,其严重程度与所缺乏营养素的种类、数量和持续时间有关。营养缺乏病的产生一般都要经过体内营养素储存量减少、组织含量下降及生理功能低下,最后发展为出现相应的营养缺乏病症状与体征这一系列过程。要注意的是,营养缺乏病的临床症状与体征常常是非典型性的,检查时应注意进行鉴别。检查时,应认真细致地逐项进行检查,并做好记录。与营养素缺乏有关的临床体征见表 17-3。

表 17－3　营养素缺乏症的表现与意义

部位	症状或体征	可能意义
全身	消瘦或水肿,发育不良	能量、蛋白质、维生素 B_1、锌等缺乏
	贫血	蛋白质、铁、叶酸、维生素 B_{12} 等缺乏
头发	失去光泽,稀少	蛋白质、维生素 A 缺乏
面部	鼻唇窝脂溢性皮炎	维生素 B_2 缺乏
眼	角膜干燥,夜盲,Bitot 氏斑	维生素 A 缺乏
	角膜周围充血	维生素 B_2 缺乏
	睑缘炎,畏光	维生素 A 、维生素 B_2 缺乏
唇	口唇炎,口角炎,口角裂	维生素 B_2、尼克酸缺乏
口腔	舌炎,舌猩红,舌肉红,地图舌	维生素 B_2、尼克酸缺乏
	舌水肿(牙咬痕可见)	尼克酸缺乏
	牙龈炎,牙龈出血	维生素 C 缺乏
皮肤	毛囊角化	维生素 A 缺乏
	皮肤炎(红斑摩擦疹)	尼克酸等缺乏
	溢脂性皮炎	维生素 B_2 缺乏
	皮下出血	维生素 C、维生素 K 缺乏
骨骼	鸡胸,串珠胸,O 形腿,X 形腿,骨质软化	维生素 D 缺乏
神经系统	多发性周围神经炎,肌肉无力,四肢末端蚁行感,腓肠肌痛	维生素 B_1 缺乏
	精神错乱	维生素 B_1、尼克酸缺乏
循环系统	水肿,右心肥大	维生素 B_1、蛋白质缺乏
生殖系统	阴囊炎,阴唇炎	维生素 B_2 缺乏
其他	甲状腺肿	碘缺乏

（五）临床生化检查

临床生化检查主要是通过测定人体体液（如血液）或排泄物（如尿液）中营养素的量、与营养素代谢有关的代谢产物或酶的活性变化等,来判断人体营养水平,对营养素缺乏病的早期发现、早期诊断与预防都具有重要意义。

1. 蛋白质营养状况生化检查

（1）血浆蛋白：血浆蛋白是反映蛋白质能量营养不良（Protein-Energy Malnutrition, PEM）的敏感指标。由于疾病应激、肝脏合成减少、氨基酸供应不足以及体内蛋白的亏损等都可影响血浆蛋白的浓度。住院患者在应激情况下,分解代谢亢进,如不能进食,仅用 5％葡萄糖生理盐水维持,短时间内即可出现血浆蛋白浓度降低。其中半衰期较长的血浆蛋白（如白蛋白和运铁蛋白）可反映人体内蛋白质的亏损,而半衰期短、代谢量少的前白蛋白和视黄醇结合蛋白则更敏锐地反映膳食中蛋白质的摄取情况。患者肝肾功能异常也会导致血浆蛋白含量改变,此时需对测定数值作具体分析。

（2）肌酐-身高指数（Creatinine Height Index，CHI）：在肾功能正常时，肌酐-身高指数是测定肌蛋白消耗量的一项生化指标。正常情况下健康成人 24 小时肌酐排出量约为 23 mg/(kg·bw)（男）和 18 mg/(kg·bw)（女）。

$$肌酐\text{-}身高指数 = \frac{被试者24小时尿中肌酐排出量(mg)}{相同身高健康人24小时尿中肌酐排出量(mg)} \times 100$$

评定标准：患者的肌酐-身高指数与健康成人对比，90%～110%为营养状况正常，80%～90%为轻度营养不良，60%～80%为中度营养不良，低于60%为重度营养不良。

（3）尿羟脯氨酸指数：羟脯氨酸是胶原代谢产物，儿童营养不良和体内蛋白质亏损者，尿中羟脯氨酸排出量减少。因而可用尿羟脯氨酸指数作为评定儿童蛋白质营养状况的生化指标。

$$尿羟脯氨酸指数 = \frac{尿羟脯氨酸(\mu mol/ml) \times 体重(kg)}{尿肌酐(\mu mol/ml)}$$

评定标准（3个月～10岁儿童）：尿羟脯氨酸指数大于2.0为正常；1.0～2.0为不足；小于1.0为缺乏。

（4）氮平衡（nitrogen balance）：氮平衡＝摄入氮－排出氮。因疾病、创伤或手术的影响造成大量含氮成分流失而又未得到足够的补充，这是负氮平衡的重要原因。因医院化验室一般不进行定氮测定，临床可用下式计算氮平衡：

$$氮平衡 = \frac{24小时蛋白质摄入量(g)}{6.25} - [24小时尿素氮(g) + 3.5(g)]$$

式中：24小时蛋白质摄入量(g)/6.25为氮的摄入量，一般以每100 g蛋白质含16 g氮计算，但如患者输入的是氨基酸溶液，则应以产品含氮量和输液总量进行计算；[24小时尿素氮(g) + 3.5(g)]相当于氮的排出量，其中3.5 g为日必然丢失氮值，作为常数计算，包括尿中的尿酸、肌酐及少量氨基酸以及粪便和皮肤排泄的氮量。

2. 维生素与微量元素的生化检查　见表 17-4。

表 17-4　维生素与微量元素的常用生化检查项目

被检营养素	基本方法	辅助方法
视黄醇	相对剂量反应	血浆视黄醇及胡萝卜素
维生素 B_1	红细胞转酮酶活性	尿及血浆维生素 B_1
维生素 B_2	红细胞（或全血）谷胱甘肽还原酶活性	尿及血浆维生素 B_2
尼克酸	尿中 N-甲基烟酸酰胺 尿中 N-甲基-2-吡啶酮-5-羧酸	全血 NADP 浓度
叶酸	血清及红细胞叶酸水平，血片观察红细胞	尿 FIGLU 排出量（组氨酸负荷）
维生素 C	白细胞维生素 C 含量	尿维生素 C
维生素 D	血中 25-(OH)-D_3 水平	血浆碱性磷酸酶活性
维生素 E	血浆维生素 E	—
铁	血红蛋白、血浆铁蛋白	红细胞游离原卟啉
硒	血清/血浆硒浓度	谷胱甘肽氧化酶活性
锌	血清/血浆锌浓度	发锌浓度、血细胞锌浓度
碘	血浆 T_3、T_4	甲状腺症状

3. 机体免疫功能检测 细胞免疫功能是近年来临床上用于评价内脏蛋白质的一个新的指标,可间接评定机体的营养状况,但属非特异性指标,需注意其他因素的影响。

(1)淋巴细胞总数:淋巴细胞一般占细胞总数的 $20\%\sim40\%$。患者营养不良、应激反应使其分解代谢增高或不能进食仅靠输注葡萄糖生理盐水维持,都会使淋巴细胞的生成减少。

$$淋巴细胞总数/L＝白细胞计数\times 淋巴细胞所占比例$$

评定标准:

正常　　　　　　淋巴细胞 $1.7\times10^9/L$

轻度营养不良　　淋巴细胞$(1.2\sim1.7)\times10^9/L$

中度营养不良　　淋巴细胞$(0.8\sim1.2)\times10^9/L$

重度营养不良　　淋巴细胞$<0.8\times10^9/L$

(2)皮肤迟发型过敏试验(Skin Delayed Hyersensitivity,SDH):常用的致敏剂有流行性腮腺炎病毒、白色念珠菌、链激酶、链球菌 DNA 酶等。皮内注射后 $24\sim48$ 小时测量红肿硬结大小,若斑块硬结直径均>5 mm 为免疫功能正常;仅一个结节直径大于 5 mm 为细胞免疫力弱,或提示可能存在中至重度营养不良。

(六)综合营养评价

上文已对评定营养状况的参数进行了全面阐述,不难看出,这些参数是从不同的侧面反映患者营养状况的,均有一定的局限性,临床实际应用时应综合测定,全面考虑。表 17‑5 给出了营养不良的综合评价方法。

表 17‑5　营养不良的综合评价

参数	轻度营养不良	中度营养不良	重度营养不良
体重	下降 10 %～20 %	下降 20 %～40 %	下降>40 %
上臂肌围	>80 %	60 %～80 %	<60 %
三头肌皮褶厚度	>80 %	60 %～80 %	<60 %
血清白蛋白(g/L)	30～35	21～30	<21
血清转铁蛋白(g/L)	1.50～1.75	1.00～1.50	<1.00
肌酐‑身高指数	80 %～90 %	60 %～80 %	<60 %
淋巴细胞总数	$(1.2\sim1.7)\times10^9/L$	$(0.8\sim1.2)\times10^9/L$	$<0.8\times10^9/L$
皮肤迟发性过敏反应	硬结<5 mm	无反应	无反应
皮肤氮平衡(g/24 小时)	$-5\sim-10^*$	$-10\sim-15^*$	$<-15^*$

注:＊表示轻、中、重度负氮平衡。

(七)主观综合评估

主观综合评估(Subjective Globe Assessment,SGA)是美国肠外肠内营养学会(American Society for Parenteral and Enteral Nutrion,ASPEN)推荐的临床营养状况的评估工具,其结果是发现营养不良,并对其进行分类,是目前临床营养状况评估的"金标准"。其评估的内容包括详细的病史与身体评估的参数。病史主要强调五方面的内容:①体重改变;②进食改变;③现存的消化道症状;④活动能力改变;⑤患者疾病状态下的代谢需求。身体评估也包括五个方面:①皮下脂肪的丢失;②肌肉的消耗;③踝部水肿;④骶部水肿;⑤腹水。表 17‑6 列出了 SGA 营养评价方法的内容和评定标准。

表 17-6　SGA 的主要内容和评定标准*

指标*	A 级	B 级	C 级
近期(2 周)体重改变	无或升高	减少<5 %	减少>5 %
饮食改变	无	减少	不进食/低能量流食
胃肠道症状(持续 2 周)	无或食欲不减	轻微恶心、呕吐	严重恶心、呕吐
活动能力改变	无或减退	能下床走动	卧床
应激反应	无或低度	中度	高度
肌肉消耗	无	轻度	重度
三头肌皮褶厚度	正常	轻度减少	重度减少
踝部水肿	无	轻度	重度

注：*表示 8 项指标中，至少 5 项属于 C 级或 B 级者，可分别被定为重或中度营养不良。
引自：于康主编《临床营养师速查手册》，2001

（八）病人主观综合评估

病人主观综合评估（Patient-Generated Subjective Globe Assessment，PG-SGA）是由 Ottery 在 1994 年提出，在 SGA 基础上发展而成的，专门为肿瘤患者设计的评估方法，包括定量评估及定性评估两种。内容包括患者自我评估部分及医务人员评估部分共 7 个方面。患者自我评估部分（4 个）：体重、摄食情况、症状、活动和身体功能；医务人员评估部分（3 个）：疾病与营养需求的关系、代谢方面的需要、体格检查。定量评估是将 7 个方面的得分相加，算出最后积分。定性评估则将肿瘤患者的营养状况分为 A（营养良好）、B（可疑或中度营养不良）、C（重度营养不良）三个等级。定性评估与定量评估有密切关系，A（营养良好）相当于 0~1 分，B（可疑或中度营养不良）相当于 2~8 分，C（重度营养不良）≥9 分。

【案例 17-1 分析】

问题：该患者如何进行营养筛查与营养评估？

分析思路：营养风险筛查工具 2002（NRS 2002）操作简便，循证医学证据充分，被多项指南和专家共识推荐为包括胃癌在内的住院肿瘤患者最合适的营养风险筛查方法。该患者营养筛查评分 4 分，需进一步进行营养评估。主观整体营养状况评估量表（PG-SGA）是专门为肿瘤患者设计的营养状况评估量表，目前在胃癌患者的营养状况评估中已广泛应用。我们选择 PG-SGA 量表对该患者进行营养评估定性为 C 级，可诊断重度营养不良。营养评估应该在抗肿瘤治疗过程中定期重复进行，以监测营养治疗疗效，必要时调整营养治疗方案。在胃癌患者中，营养评估的间隔时间在抗肿瘤治疗期间通常为 1~2 周，治疗结束后稳定期为 1~3 个月。

第二节　医院膳食

医院膳食包括基本膳食、治疗膳食和试验膳食等，根据病人疾病特点和治疗目的加以选择。

一、基本膳食

根据膳食的质地、形态等，基本膳食可分为普食、软食、半流质和流质四种，各类膳食特点及配制要点见表 17 - 7。

表 17 - 7　医院基本膳食及配制要点

种类	适用范围	配制要点	用法
普食	病情轻,无发热,无消化道疾病和疾病恢复期及不必限制饮食者	采用易消化无刺激性的食物,避免油炸、油煎等烹调方式	每日 3 餐,总能量 6.7~10.0 MJ
软食	消化不良、低热、咀嚼不便和术后恢复期患者	与普食基本相同,以粗纤维少的食物为主,注意补充维生素	每日 3 餐,总能量 6.7~10.0 MJ
半流质	发热、体弱、消化道疾患、咀嚼不便,手术后和消化不良等患者	采用易消化无刺激性的食物,同时限制膳食纤维及胀气食物,注意补充维生素	每日 5~6 餐,每日总能量 6.3~8.4 MJ
流质	高热、吞咽困难、大手术前后和急性消化道疾病等病情严重的患者	采用无刺激的液状食物,如乳类、豆浆、米汤、果汁等,因提供的热量及营养素不足,故不宜长期使用	每日 6~7 餐,每次 200~300 ml,每日总能量在 5.0~5.9 MJ

二、治疗膳食

根据患者个体不同的生理病理状况,调整膳食的营养成分和质地而采用的治疗膳食,不但可满足其对营养素的需要,而且可以达到治疗疾病和促进健康的目的。治疗膳食的种类繁多,表 17 - 8 列出了常见的几种。

表 17 - 8　几种常见的治疗膳食和饮食原则

种类	适用范围	饮食原则
高能量膳食	甲亢、高热、烧伤、产妇、需增加体重者和恢复期病人	在基本膳食的基础上加餐 2~3 次,如牛奶、鸡蛋、蛋糕等高能量食物。总能量供给视病情而定,一般患者以每日增加 1.25 MJ 为宜
高蛋白膳食	营养不良、严重贫血、烧伤、肾病综合征、大手术前后及癌症晚期等病人	在基本膳食基础上增加含蛋白质丰富的食物,如肉类、鱼类、蛋类、乳类等。蛋白质供给为 1.5~2 g/kg,但总量一般不超过 120 g
低蛋白膳食	限制蛋白质摄入者,如急性肾炎、尿毒症、肝昏迷等	应多补充蔬菜和含碳水化合物高的食物,维持正常能量,每日蛋白质摄入量限制在 40 g 以下
低脂肪膳食	肝胆疾病、高脂血症、动脉硬化、肥胖和脂肪泻病人	以植物油代替动物油,不用油煎及含脂高的食物。根据病情从轻到重,每日脂肪摄入可分别限制在 50 g、40 g 和 20 g 以下
限盐膳食	心脏病、肾病(急、慢性肾炎)、肝硬化(有腹水)、高血压、水肿等需限制食盐的病人	忌用各种含盐高的腌制食品。视病情从轻到重,分别采用低盐饮食(全日供钠在 2 000 mg 左右,相当于 2~4 g 食盐或酱油 10~20 ml)、无盐膳食(全日供钠在 1 000 mg 左右,禁用食盐和酱油)和无盐饮食(全日供钠在 500 mg 左右,禁用含钠高的食物)
少渣膳食	腹泻、肠炎、肠道肿瘤、咽部及消化道手术后、伤寒、痢疾和痔瘘等病人	尽量减少富含膳食纤维的食物,脂肪含量也不宜过多,少量多餐,长期使用需注意维生素和矿物质的补充

三、试验膳食

试验膳食是指在临床诊断或治疗中,短暂调整患者的膳食内容,以配合和辅助临床诊断或观察疗效的膳食,常见的如表 17-9 所示。

表 17-9　几种常见的试验膳食

种类	适用范围	膳食要点
胆囊造影检查膳食	协助胆囊造影术检查胆囊和胆管病变	术前一天,午餐进食高脂膳食,膳食脂肪含量不低于 50 g,食物如油煎蛋、肥肉、全脂牛乳、奶油等,晚餐进食无脂高碳水化合物的少渣膳食,避免刺激胆汁分泌。晚餐后进食造影剂(碘番酸),每分钟 0.5 g,共 3 g,后直至造影术前禁食
肌酐试验膳食	检测内生肌酐清除率、测定肌酐系数	试验期为 3 天,前 2 天为准备期,最后 1 天为试验期,每天均进食低蛋白膳食,每日蛋白总量限制在 40 g 内,可选用牛奶、鸡蛋和豆制品,主食限制在 300 g 内,若饥饿感显著可补充以蔬菜水果等低蛋白的食物,留置最后 1 天 24 小时的尿液做肌酐测定
葡萄糖耐量试验膳食	辅助诊断糖尿病	试验前一天晚餐后禁食(8 小时以上),不喝咖啡和茶。试验当日卧床休息,清晨空腹抽血,同时留尿样,随后给予葡萄糖 100 g(或 1.75 g/kg,成人)溶于 300～400 ml 水中服下,然后分别在服后 30 分钟、60 分钟、120 分钟和 180 分钟各抽血 1 次,同时留尿样,测定血糖和尿糖
潜血试验膳食	协助诊断消化道出血	试验期为 3 天,前 2 天为准备期,最后 1 天检查粪便潜血,3 天均禁食含铁丰富的食物,如动物血、肉类、肝及蛋黄等,采用含铁低的牛奶、蛋清、豆制品、大白菜等。留取最后 1 天粪便做潜血试验

第三节　营养支持疗法

【案例 17-2】

患者,女,58 岁,因腹痛、腹泻伴呕吐 8 小时入院。既往体健,查体:体温 36.6℃ 脉搏 84 次/min,呼吸 17 次/min,血压 95/65 mmHg,神清,痛苦面容,身高 168 cm,体重 55 kg,两肺呼吸音清,未闻及啰音,心音有力,律齐,未闻及杂音,腹平,下腹部压痛,无反跳痛,肠鸣音减弱。四肢、关节活动正常。白细胞 11.5×10^9/L,红细胞 3.9×10^{12}/L,ALT 23U/L, AST 11 U/L,白蛋白 45 g/L,总胆红素 2.8 mmol/L,腹平片示不全肠梗阻。患者入院诊断为不全肠梗阻,予禁饮食,胃肠减压,维持水电解质平衡、抗感染等治疗。入院后第二天出现腹痛加重,下腹部压痛、反跳痛(十),肠鸣音消失,立即行剖腹探查,行坏死肠段切除术,剩余小肠 60 cm。目前诊断为小肠大面积坏死,粘连性肠梗阻,短肠综合征。术后给予肠外营养治疗 1 个月。胃肠道症状好转,腹泻 5～6 次/天。

问题:

1. 患者目前情况选择何种营养治疗?

2. 如何从肠外营养过渡至肠内营养?

临床营养治疗是现代临床治疗的重要组成部分。所谓营养支持,一般是指对疾病过程中伴有原发性或继发性营养不良的患者,通过有效的营养治疗,以提高其抗病和耐受能力,纠正异常的代谢状态,促进疾病的好转或痊愈。

体重减轻是判定是否实行营养支持治疗的最实用指标。如果体重减轻未达到病前的5%,估计患者营养不良不到1周时间,营养的补充不是非常急迫;但体重减轻大于10%,则是营养缺乏会波及病情的一个重要信号,这种状态就需要一种明确的营养支持。

一般营养支持的选择步骤见图17-1。营养支持的常用途径为口服、管饲及静脉营养。

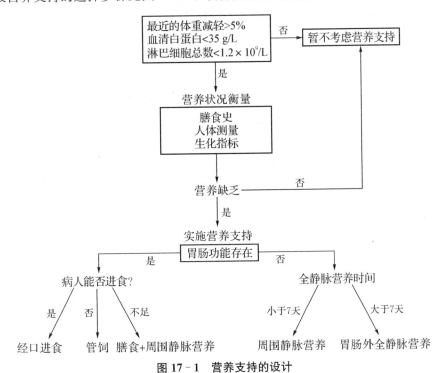

图 17-1　营养支持的设计

一、肠内营养

肠内营养(Enteral Nutrition,EN)也称管饲营养,它是运用特定的饲管,将液状的营养物质输送到胃肠道,为机体提供营养的方式。这是一条最符合生理的营养途径。它有许多优点:①营养物质经门静脉系统吸收输送至肝脏,有利于内脏蛋白质合成和代谢调节;②可改善和维持肠道黏膜结构和功能的完整性,从而有效地防止肠道细菌易位的发生;③符合生理状态,对循环干扰较少,而静脉营养使内脏血流和心排血量增加,因而对代谢营养物质所需的能量增加;④在摄入相同能量、相同氮的情况下,肠内营养治疗病人的体重及氮潴留程度均优于全静脉营养;⑤肠内营养对技术、设备要求低,应用方便,费用低廉。

(一)肠内营养的适应证和禁忌证

管饲取决于患者小肠是否具有吸收功能及肠道是否能耐受肠内营养制剂,所以当病人因原发疾病不能或不愿经口进食足够营养物质时,可考虑采用。应用管饲的指征有:

1. 神经精神疾病　意识障碍或昏迷、神经性厌食等。

2. 口、咽喉、食管疾病　吞咽和咀嚼困难者。

3. 胃肠道疾病　急性胰腺炎、肠道炎症性疾病、短肠综合征、肠道手术前准备等。

4. 烧伤　重度烧伤或食管烧伤者恢复期。

5. 放疗和化疗的辅助治疗。

6. 肝、肾功能衰竭。

完全性机械性肠梗阻、持续性麻痹性肠梗阻、胃肠道出血、严重腹腔感染、短肠综合征早期、急性胰腺炎急性期、严重的腹泻及吸收不良、胃肠道上部瘘或慢速滴入也会使漏出增加、明显的肺部疾患可能因饲管而引起窒息者、3 个月内的婴儿等都不宜用管饲。

（二）管饲途径

管饲途径主要取决于病人胃肠道解剖的连续性、功能的完整性、管饲营养实施的预计时间、有无误吸可能等因素。常用的途径有鼻胃管、鼻-十二指肠管、鼻-空肠管、胃瘘管、十二指肠瘘管和空肠瘘管等多种,临床上应用最多的是鼻胃管和空肠瘘管。鼻胃管输注的优点在于胃的容积大,对营养液的渗透压不敏感,适用于胃肠道连续性完整的病人,缺点是有反流与误吸的危险。空肠瘘管输注的优点在于可避免反流与误吸,可同时实行胃肠减压,因此尤其适用于十二指肠或胰腺疾病患者以及需要长期营养支持的病人。

（三）肠内营养制剂

肠内营养制剂可根据组成分为非要素制剂、要素制剂、组件制剂;按治疗用途可分为营养均衡型和特殊治疗型,如婴儿用制剂、肝功能衰竭用制剂、肾功能衰竭用制剂、肺疾患用制剂、创伤用制剂、先天性氨基酸代谢缺陷症用制剂等。

1. **非要素制剂**　非要素制剂以整蛋白或蛋白水解物为氮源,渗透压接近等渗（300～450 mOsm/L）,口感较好,适合口服和管饲,使用方便,耐受性强,适用于胃肠道功能较好的患者。主要包括:

（1）混合奶:是一种不平衡的高营养饮食,将乳、蛋、糖、油、盐按一定比例组成的营养液,包括普通混合奶（蛋白质占总能量 15%～20%;脂肪占总能量 30%）和高能量高蛋白混合奶（蛋白质 90～100 g,脂肪 100 g,碳水化合物 300 g,总能量 10.46 MJ）。

（2）匀浆制剂:是用天然食物经煮熟、磨碎、过滤和消毒后按一定比例配制成的营养液,包括商品匀浆制剂和自制匀浆制剂两类。

（3）以整蛋白或蛋白质水解物为氮源的制剂:多以乳类、乳蛋白或大豆分离蛋白为氮源,包括含乳糖类（氮源为全乳、脱脂乳或酪蛋白）和不含乳糖类（氮源为可溶性酪蛋白盐、大豆蛋白分离物或鸡蛋清固体）。

2. **要素制剂**　要素制剂是一种营养素齐全、不需要消化或稍加消化即可吸收的少渣营养剂。一般以氨基酸或游离氨基酸和短肽为氮源,以葡萄糖、蔗糖或糊精为能量来源,又称化学组成明确制剂（Chemically Defined Diet,CDD）,有着营养全面、容易吸收、成分明确、不含乳糖、不含残渣、刺激性小、应用途径广等优点。

3. **组件制剂**　组件制剂也称不完全营养制剂,是以某种或某类营养素为主的肠内营养制剂。在使用上可对完全制剂进行补充或强化,以弥补完全制剂在适应个体差异方面的不足;也可采用两种或多种组件制剂构成组件配方,以适合患者的特殊要求。组件制剂包括蛋白质组件、脂肪组件、碳水化合物组件、维生素组件和矿物质组件。

（四）肠内营养并发症

肠内营养支持是一种安全有效的营养治疗方式,并发症相对较少,且较易处理,但若处理不当会给患者增加痛苦,影响治疗效果。管饲并发症概括起来有以下几个方面。

1. **机械并发症**　喂养管放置不当,引起鼻咽、食管、胃损伤,吸入性肺炎,喂养管周围感染和瘘,喂养管脱出、堵塞、拔除困难,反流性食管炎、溃疡、狭窄以及气胸等。

2. **胃肠道并发症**　恶心、呕吐、腹泻、腹胀、便秘等。

3. 代谢并发症　高血糖症、非酮性高渗性高血糖、低血糖症、高碳酸血症、电解质紊乱、再进食综合征、药物吸收和代谢异常及肝功能异常等。

（五）肠内营养支持注意事项

1. 选用质地柔软、口径细的喂养管，严格执行插管的操作程序和原则，减少机械性损伤的发生。

2. 管饲溶液应于当日配制，置冰箱（0～4℃）冷藏，24 小时后废弃配制。配制时应严格无菌操作，加入 0.036 ％山梨酸钾溶液，以抑制微生物的生长。

3. 每次喂饲前，先抽回胃残留量，以确定喂养管位置正确，食物的温度以 37～40 ℃为佳。

4. 每日总体积约 2 000 ml，可分 8～10 次投给，每次 200～250 ml，每次持续 30～60 分钟；也可通过重力或输液泵连续 12～16 小时输注，滴速为每小时 75～200 ml。

5. 鼻饲时，应将患者头部及颈部抬高 30°，灌注后 1 小时左右再放平，以免在吸气时将灌入的食物倒吸入肺部造成窒息；鼻饲后，以 30 ml 左右的温水冲洗管子，以防堵塞。

二、肠外营养

当病人胃肠道存在功能障碍或无法经胃肠获取所需营养时，需通过肠外途径（静脉）补充，即肠外营养（Parenteral Nutrition，PN）或静脉营养。胃肠营养按治疗目的可分为完全肠外营养和部分补充肠外营养，按输注途径可分为周围静脉营养（Peripheral Parenteral Nutrition，PPN）和中心静脉营养（Total Parenteral Nutrition，TPN）。采用肠外营养时，营养物质不通过肠道直接进入肝脏等组织器官，使胃肠道失去反应和调节，因而肠外营养比肠内营养具有更复杂的技术要求。

（一）肠外营养适应证

1. 危重症患者　不能或不耐受肠内营养时。

2. 不能经口或者胃肠道摄入的患者　口腔和头颈部疾病、脑卒中、颅脑损伤、重症胰腺炎、严重腹腔感染等。

3. 胃肠道吸收功能障碍　①短肠综合征：广泛小肠切除 70 ％～80 ％；②小肠疾病：肠免疫系统疾病、肠缺血、多发肠瘘；③放射性肠炎；④严重腹泻、顽固性呕吐＞7 天。

4. 高分解代谢状态或营养需求增加　大面积烧伤、严重复合伤、严重感染、恶性肿瘤和厌食症等。

（二）肠外营养禁忌证

1. 胃肠道功能正常、适应肠内营养或 5 天内可恢复胃肠功能者。

2. 不可治愈、无存活希望、临终或不可逆昏迷病人。

3. 水电解质或酸碱平衡紊乱。

4. 血流动力学不稳定。

（三）肠外营养液的组成

临床上对经静脉输入的液体有特殊的技术要求，如需稳定性好、无热源性等，因此静脉营养液一般都按成分制成单体溶液，为使用方便而制成的混合营养液，必须无脂肪聚合集结、无电解质沉淀，且需在短时间内使用完毕。

1. 葡萄糖注射液　葡萄糖是人体的主要供能物质，在配方中常应用高浓度的葡萄糖作为能量来源，补充 100 g/d 可起到节省蛋白质的作用。静脉营养配方中常需用 25％～50％浓度的葡萄糖溶液。所需能量根据患者体重、消耗量、创伤及感染程度而定，一般占总能量的

60%～70%,每日提供葡萄糖 3～3.5 g/(kg·d),这些溶液渗透压很高,只能经中心静脉途径输注,若经周围静脉容易导致血栓性静脉炎。输注速度也不宜过快,否则可发生高血糖、糖尿及高渗性脱水。此外超量补充葡萄糖,多余的糖可能转化为脂肪而沉积在肝脏内,引起脂肪变性。对于血糖控制不稳或糖尿病患者,可降至 2～3 g/(kg·d),输注时还需加用外源性胰岛素,一般用量为 8～10 g 糖加 1 个单位的胰岛素。

2. 脂肪乳剂 静脉营养中所应用的脂肪是以大豆油、椰子油、橄榄油或鱼油为原料,经卵磷脂乳化制成的脂肪乳剂。临床上常用的脂肪乳剂有 10%、20% 和 30%,在静脉输注时需注意调节速度,太快可能出现急性反应如发热、畏寒、心悸、呕吐等。通常 10% 的脂肪乳溶液在输入最初 15～30 分钟内,输入速度不要超过 1 ml/min,半小时后可逐渐加快,成人每日用量为 1～2 g/(kg·d),不宜超过 3g/(kg·d),常与葡萄糖联合使用,提供总能量 30%～50%。尽管脂肪乳剂具有能量密度大、等渗、呼吸商小等优点,但对于脂肪代谢紊乱、动脉硬化、肝硬化、血小板减少等患者应慎用。

3. 氨基酸溶液 包括必需氨基酸与某些非必需氨基酸。复方氨基酸全部为 L 氨基酸,根据临床需要,以不同模式配制而成,补充氨基酸必须为主要氨基酸的成分与总含氮量,其供给量一般为 1～1.5 g/(kg·d)。另外,还有疾病专用型氨基酸注射液,如高支链氨基酸、必需氨基酸、谷氨酰胺双肽注射液等,临床选用时应根据患者的营养状况和具体病情来合理选择。

4. 水与电解质溶液 静脉营养的液体需要量基本上是 1 ml/kcal,成人以每天 3 000 ml 左右为宜。电解质在无额外丢失的情况下,钠、镁、钙等按生理需要量补给即可,常用的静脉营养电解质溶液有 10% 氯化钠、10% 氯化钾、10% 葡萄糖酸钙、25% 硫酸镁及有机磷制剂等。

5. 维生素与微量元素 静脉营养时,维生素和微量元素一般按生理需要量提供。目前国内已有相关商品化的水溶性、脂溶性维生素和微量元素静脉用制剂,可根据患者自身情况加以选择。但需注意的是,研究发现应用静脉营养患者可出现骨质软化症伴高钙血症,停止补充维生素 D 后可使症状缓解,提示长期输注含维生素 D 的静脉营养液可使代谢性骨病加重,因此建议家庭肠外营养患者不必补充维生素 D,鼓励患者多晒太阳增加内源性维生素 D。

(四)肠外营养输注途径

选择合适的输注途径取决于病人的血管穿刺史、静脉解剖条件、凝血状态、预期使用静脉营养的时间、护理环境(住院与否)以及原发疾病的性质等因素。住院病人最常选择短暂周围静脉或中心静脉穿刺插管;非住院环境的长期治疗病人,以经周围静脉或中心静脉置管或植入皮下的输液管最为常用。

1. 经周围静脉的肠外营养途径

(1)适应证:①短期静脉营养(<2 周)、营养液渗透压低于 850 mOsm/L H_2O,pH>5.2者;②中心静脉置管禁忌或不可行者。

(2)优缺点:该方法简便易行,可避免中心置管相关并发症(机械、感染),且容易早期发现静脉炎的发生。缺点是输液系统渗透压不能过高,需反复穿刺,易发生静脉炎,不宜长期使用。

2. 经中心静脉的肠外营养途径

(1)适应证:短期静脉营养(≥2 周)、营养液渗透压高于 850 mOsm/L H_2O 者。

(2)置管途径:经颈内静脉、锁骨下静脉或上肢的外周静脉达上腔静脉。

(3)优缺点:经锁骨下静脉置管易于活动和护理,主要并发症是气胸。经颈内静脉置管使转颈活动和贴敷料受限,局部血肿、动脉损伤及置管感染并发症稍多。经外周静脉至中心静脉置管(Peripherally Inserted Central Venous Catheters,PICC):贵要静脉较头静脉宽、易置入。可避免气胸等严重并发症,但增加了血栓性静脉炎和插管错位发生率及操作难度。一般不宜采用颈外静脉及股静脉,前者置管错位率高,后者的感染并发症高。

3. 经中心静脉置管皮下埋置导管输液(Catherter-Port) 适应证与经中心静脉相同,但需长期静脉营养治疗者。

采用商品化植入式静脉输液,主要由注射座和静脉导管系统组成,注射座经手术埋入皮下,经导管系统连接上腔静脉,长期静脉营养患者可经此途径进行营养支持,显著减少感染及外周静脉损伤的发生,是近年来新出现的一种输注方式,费用相对昂贵。

(五)输注方法

1. "全营养混合液(Total Nutrition Admixture,TNA)"方式 TNA 或全合一(All-in-one)或"3 L 袋",是指将每天所需的所有营养物质,包括葡萄糖、氨基酸、脂肪乳剂、水、电解质、微量元素和维生素,在无菌条件下混合置入由聚合材料制成的输注袋(3 L 袋,通常成人每天体液摄入量约 3 L),然后输注,是近年来最为常用的方式。其优点在于简化输液过程、增加节氮效果、降低与静脉营养有关的并发症。在配制过程中需注意:混合顺序非常重要,在终混前氨基酸可被加到脂肪乳剂中或葡萄糖溶液中,以保证氨基酸对乳剂的保护作用,避免因 pH 改变和电解质的存在而影响其稳定性。当氨基酸与葡萄糖混合后,需确认无沉淀后再加入脂肪乳剂。钙剂和磷酸盐应分别加在不同的溶液中稀释,以免发生沉淀。电解质不应直接加入脂肪乳剂中,因为阳离子可中和脂肪微粒上磷脂的负电荷,使水油分层,一般控制一价阳离子浓度<150 mmol/L,镁离子浓度<3.4 mmol/L,钙离子浓度<1.7 mmol/L。避免将药物加入混合液,除非已有资料支持。配制过程中需严格无菌操作,尽可能现配现用,暂不输注时,可保存于 4 ℃冰箱内。

2. 单瓶输注 单瓶输注的方式临床上现已很少使用,在输注时需注意:氨基酸与非蛋白质能量液体应合理间隔输注;输注高渗葡萄糖溶液后应以含葡萄糖的等渗溶液过渡,以防止低血糖。水溶性维生素加入葡萄糖或氨基酸溶液输注时,应用避光罩。

(六)静脉营养的监测

静脉营养实施过程中应对各项生化指标(表 17-10)进行严密监测,以评价和判断患者每天的需要量和应用效果,并避免并发症的发生。

表 17-10 应用静脉营养时的监测项目

	监测指标	病情不稳定	病情稳定
血液:	常规	2 次/周	1 次/周
	血糖	1~2 次/天	1~2 次/周
	钠、钾、氯	1~2 次/天	1~2 次/周
	钙、镁、磷	2~3 次/周	1 次/周
	肾功能	1~2 次/周	1 次/周
	白蛋白	1 次/周	1 次/周
	前白蛋白	1 次/周	1 次/周
	胆固醇	1 次/周	1 次/周
	甘油三酯	1~2 次/周	1 次/周
	肝功能	1~2 次/周	1 次/周
	C 反应蛋白	必要时	必要时
尿:	常规	必要时	必要时
引流液:	电解质和含氮量	必要时	必要时

引自:杨月欣、葛可佑主编《中国营养科学全书》(第 2 版),2019

(七)肠外营养的并发症

肠外营养实施过程中,有可能引起气胸、血胸、动脉瘤、静脉与神经的损伤等导管并发症,或并发全身感染,或出现代谢性酸中毒、电解质紊乱和糖代谢紊乱等。应熟练掌握操作技术,严格按照操作规程操作,并经常性地进行细菌培养和代谢监测,上述并发症是可以预防的。

【案例 17-2 分析】

问题 1. 患者目前情况选择何种营养治疗?

分析思路:患者目前胃肠道症状好转,应根据患者病情及胃肠道耐受情况,逐渐增加肠内营养用量并减少肠外营养用量,直至肠内营养可完全满足患者营养需要。

问题 2. 患者如何从肠外营养过渡至肠内营养?

分析思路:对患者不能骤然地停用肠外营养治疗。肠内营养可采用低浓度、缓速输注要素肠内营养制剂或非要素肠内营养制剂,肠内营养制剂要遵循剂量由少到多、浓度由稀到稠、速度由慢到快的原则,逐渐增加能量和蛋白质的量。观察患者胃肠道耐受情况,以后逐渐增加肠内量而降低肠外量,直至肠内营养能满足代谢需要时,才能停用肠外营养。

(徐广飞　仇梁林)

复习思考题

1. 举例说明 NRS 2002 在临床病人营养风险筛查中的应用。

2. 试述临床患者综合营养评价方法。

3. 试述肠内营养主要并发症及其预防措施。

4. 试述肠外营养禁忌证。

知识拓展:人工全静脉营养的奇迹——"无肠女"周绮思的故事

《健康报》2016 年 7 月 5 日以"'无肠女'遗体捐赠医学事业"为题报道,我国首例依靠人工全静脉营养维持生命的"无肠女"周绮思,近日走完 58 年人生。周绮思的最后心愿是捐献遗体用于医学事业。在周绮思家人的支持下,她的愿望已经实现。1986 年 2 月 14 日,已有 7 个月身孕的周绮思腹内突然莫名绞痛,到医院后被诊断是早产送进待产室。次日上午检查发现胎儿已夭折,周绮思依然剧痛不止,被送往复旦大学附属中山医院普外科急救。复旦大学附属中山医院吴肇光教授回忆,手术时发现,因为耽误时间太久,患者的肠子基本全部坏死,最终只能把坏死的部分切掉。吴肇光团队大胆提出采用全静脉营养支持来延续周绮思的生命。医生将周绮思的十二指肠与大肠接通,并在其胸部置导管连接静脉,营养液便从这里流进体内维持生命。1992 年 4 月 8 日,周绮思剖宫产下一名 2020 克的女婴。周绮思是世界上依靠人工全静脉营养存活时间最长的"无肠女"的纪录保持者。

(资料来源:http://szb.jkb.com.cn/jkbpaper/html/2016-07/05/content_157488.htm)

第十八章 常见食品卫生问题

学习要求

掌握：食品污染、食品污染物的概念，食品添加剂的概念，黄曲霉毒素 B_1、N-亚硝基化合物的预防措施。

熟悉：食品污染物的分类；黄曲霉毒素 B_1、多环芳族化合物的毒性及其对健康的危害；N-亚硝基化合物在体内的形成及其对健康的危害。

了解：多环芳族化合物的种类及其污染食品的途径；食品添加剂的分类与管理。

食品污染是指食品从种植、养殖到生产、加工、储存、运输、销售、烹调直至上餐桌整个过程中，都有可能会受到外环境中有害因素的污染，以致卫生质量降低，对人体造成不同程度的危害，如急、慢性中毒甚至可引起致突变、致畸、致癌等严重的健康损害。

凡不是有意加入食品中，而是在生产、制造、处理、加工、填充、包装、运输和贮藏等过程中带入食品的任何物质都称为污染物。食品污染物按其性质可分为：①生物性污染，如微生物、寄生虫和昆虫的污染，其中以细菌、真菌及其毒素的微生物污染最常见、最严重；②化学性污染，涉及范围较广，来源种类多，主要包括农药、有害金属、多环芳族化合物、N-亚硝基化合物、酒中甲醇；③物理性污染，主要包括食物的杂物污染以及放射性污染等。

本章将重点讨论黄曲霉毒素 B_1、N-亚硝基化合物及多环芳族化合物对食品的污染及其对健康的危害。

第一节 黄曲霉毒素

一、黄曲霉毒素的种类及理化性质

黄曲霉毒素（Aflatoxin, AF）是一类结构相似（其基本结构都含有二氢呋喃和香豆素）的化合物的总称，共 20 多种，均为黄曲霉和寄生曲霉的代谢产物，具有极强的毒性和致癌性。AF 在水中溶解度很低，几乎不溶于水，能溶于油脂、甲醇、丙酮、氯仿等多种有机溶剂，但不溶于石油醚、己烷和乙醚。AF 极耐热，一般的加工烹调的温度破坏很少，加热至 280 ℃才发生裂解，毒性被破坏。在中性及酸性溶液中也很稳定，在 pH 1～3 的强酸溶液中稍有分解，但在 pH 9～10 的强碱中，AF 的内酯环被破坏，形成溶于水的香豆素钠盐而失去毒性。

根据 AF 在紫外线下荧光的颜色及其结构，分别将其命名为 B_1、B_2、G_1、G_2、M_1、M_2 等，B_1、B_2 呈蓝色，G_1 呈绿色，G_2 呈绿蓝色，M_1 呈蓝紫色，M_2 呈紫色。AF 的毒性与其结构有关，凡二呋喃环末端有双键者毒性较强并有致癌性，如 AFB_1、AFG_1 和 AFM_1。其毒性顺序如下：$B_1 > M_1 > G_1 > B_2 > M_2$。在天然污染的食品中以 AFB_1 最多见，而且毒性与致癌性最强，故在食品卫生监测中以 AFB_1 作为检测指标。

除菌株种类影响产毒能力和产毒量外，黄曲霉和寄生曲霉生长繁殖产毒的温度范围是$12 \sim 42 \ ^\circ\mathrm{C}$，最佳产毒温度为$25 \sim 33 \ ^\circ\mathrm{C}$，最适水分活度为$0.93 \sim 0.98$。黄曲霉产毒具有迟滞现象，即黄曲霉在水分为$18.5\%$的玉米、稻谷、小麦上生长时，第3天开始产生AF，第10天产毒量达到最高峰，以后逐渐减少。我国长江流域及长江以南的广大高温高湿地区AF污染严重，北方各省污染较轻，只有个别样品受到污染。各类食品中，AF主要污染粮油及其制品，其中以玉米、花生和棉籽油污染最为严重，其次是稻谷、小麦、大麦和豆类。奶牛进食AFB_1污染的饲料后其牛乳中排出AFB_1的羟基化代谢产物AFM_1，在牛乳及其制品中含量相对稳定。

二、黄曲霉毒素的毒性

AF对肝脏有特殊的亲和性，具有较强的肝脏毒性并有致癌作用。其毒性具体分为以下几类。

（一）急性毒性

AF是剧毒物质，它对小鼠的急性经口毒性为氰化钾的10倍，对鱼、鸡、鸭、大鼠、豚鼠、兔、猫、狗、猪、牛、猴及人均有强烈毒性。急性毒性最敏感的动物是鸭雏和幼龄的鲑鱼。AF具有较强的肝脏毒性，多数敏感动物在摄入毒素后的3天内死亡，解剖结果发现其出现肝细胞坏死、胆管上皮增生、肝脂肪浸润及肝出血等急性病变。国内外曾发生过多起人类AF急性中毒甚至死亡的事件，其中最严重的一起为1974年印度两个邦中有200个村庄因食用霉变玉米而暴发的AF中毒性肝炎，397人发病，106人死亡。中毒症状以黄疸为主，兼有呕吐、厌食和发烧，重者出现腹水、下肢水肿、肝脾增大，死亡很快，尸解发现肝脏有广泛肝胆管增生及胆汁淤积。

（二）慢性毒性

AF少量持续摄入主要引起动物生长障碍，肝脏出现亚急性或慢性损伤，肝功能降低，肝实质细胞坏死、变性，胆管上皮增生、形成结节，出现肝硬化。其他症状表现为：体重减轻、生长发育缓慢、食物利用率下降、母畜不孕或产仔少等不良反应。另外，AF还可使肝脏脂肪含量升高，肝糖原降低，血浆白蛋白降低，白蛋白与球蛋白比值下降，肝脏维生素A含量减少等。

（三）致癌性

长期少量摄入AF，在鱼类、禽类、大鼠及猴等多种动物身上均能诱发实验性肝癌，其中以大白鼠最为敏感。AF诱发肝癌的能力比二甲基亚硝胺大75倍，是目前公认的最强的化学致癌物。除了主要致动物肝癌外，AF亦可诱发肾癌、胃癌、结肠癌及乳腺、卵巢、小肠等部位肿瘤。

一些亚非国家及我国的肝癌流行病学调查资料均证实，人群膳食中AF水平与原发性肝癌的发病率呈正相关。AF对不同种属（特别是灵长类动物）均有很强致肝癌作用的实验证据也支持这一观点。最近的研究还表明，在原发性肝癌的发病机制中，AF的暴露水平较乙型肝炎病毒的感染和流行更为重要。

三、防霉去毒措施

（一）食物防霉

食物防霉是预防食品被AF污染的最根本措施。霉菌的生长繁殖需要一定的气温、气湿、粮食含水量及氧气。首先要防虫、防倒伏,在收获时要及时排除霉变的玉米棒。收获后,防霉的主要措施是控制食品的水分,必须迅速将水分含量降至安全水分以下。一般粮粒含水量在13%以下,玉米在12.5%以下,花生在8%以下,霉菌不容易繁殖。此外,粮食保藏时除氧充氮(或二氧化碳),效果亦可。粮食入仓后,要保持粮库内干燥,注意通风。

(二)去除毒素

去毒当前实际应用的有以下几种。

1. 挑除霉粒 适用于花生仁及玉米粒,去毒效果较好。

2. 碾轧加工 适用于受污染大米,因毒素主要存在于米糠及大米表层。

3. 加水搓洗、加碱或用高压锅煮饭 适用家庭中大米去毒。

4. 加碱破坏毒素 适用于食用油,去毒效果较好。碱炼本是精制食油的方法,故便于推广,其主要原理是,AF与氢氧化钠反应,其结构中的内酯环被破坏形成香豆素钠盐,后者溶于水,故加碱后再水洗可去除毒素,但此反应具有可逆性,故水洗液应妥善处理。

5. 物理去除 使用活性白陶土或者活性炭等吸附剂去除植物油中的毒素。

6. 紫外光照射 AF在紫外光照射下不稳定,对液体食品(如植物油)效果较好,对固体食品效果不明显。

7. 氨气处理 用于谷物和饲料中,可除去98%~100%的AF,且可增加粮食中的含氮量,同时不破坏赖氨酸。

(三)制定食品中 AF 限量标准

在我国,主要是限定 AFB_1 的含量:玉米、花生油、花生及其制品不得超过 20 $\mu g/kg$,大米、其他食用油不得超过 10 $\mu g/kg$,其他粮食、豆类、发酵食品不得超过 5 $\mu g/kg$。我国还规定,乳、乳制品及特殊膳食用食品中 AFM_1 含量不得超过 0.5 $\mu g/kg$。

第二节 N-亚硝基化合物

N-亚硝基化合物(N-nitroso Compounds,NOCs)是一类致癌性和毒性均很强的化合物。研究发现300多种亚硝基化合物中有90%具有致癌性。人类的食管癌、肝癌、鼻咽癌及膀胱癌等可能与之有关。NOCs暴露源广泛,人类可经职业、饮食、化妆品的使用和吸烟等多种外源性途径暴露NOCs,也可由人体内的胺类化学物经亚硝化反应形成内源性NOCs。

一、N-亚硝基化合物的分类、结构与理化性质

N-亚硝基化合物包括 N-亚硝胺及 N-亚硝酰胺两大类。

(一)N-亚硝胺

N-亚硝胺的基本结构为 NR_1R_2NO,R_1、R_2 可以是烷基或环烷基,也可以是芳香环或杂环化合物。R_1 及 R_2 相同者,称为对称性亚硝胺,如 N-二甲基亚硝胺,N-二乙基亚硝胺;R_1 及 R_2 不同者,称为非对称性亚硝胺,如 N-甲基乙基亚硝胺。低相对分子质量的 N-亚硝胺(如二甲基亚硝胺)在常温下为黄色油状液体,高相对分子质量的亚硝胺多为固体。二甲基亚硝胺可溶于水和有机溶剂,其他亚硝胺仅能溶于有机溶剂。N-亚硝胺在中性和碱性环境下较稳定,在通常条件下不易发生水解,但在特殊条件下也可发生水解、加成、转亚硝基、氧化还原和光化学反应等,继而形成生物毒性更大的中间代谢产物或者被降解。N-亚硝胺相对稳定,进入体内后,主要经肝微粒体细胞色素 P450 的代谢活化,生成烷基偶氮羟基化合物才有致突变

性、致癌性,为间接致癌物。

(二) N-亚硝酰胺

N-亚硝酰胺的基本结构为 NR_1R_2CONO,R_1 为烷基或芳基,R_2 也可以是 NH_2、NHR、NR_2 或 RO 基团。N-亚硝酰胺化学性质活泼,在酸性或碱性溶液中均不稳定。在酸性条件下可分解相应的酰胺和亚硝酸,在碱性条件下可迅速分解为重氮烷。N-亚硝酰胺不稳定,能够在作用部位直接降解成重氮化合物,与 DNA 发挥其直接致突变和致癌作用,为直接致癌物。

二、N-亚硝基化合物的食物污染来源

(一) N-亚硝基化合物的前体物

环境和食品中的 N-亚硝基化合物是由亚硝酸盐和胺类在一定条件下合成的,这种反应成为亚硝基化反应。N-亚硝基化合物的前体包括硝酸盐、亚硝酸盐和胺类物质。

1. 植物性食品中的硝酸盐和亚硝酸盐　硝酸盐和亚硝酸盐广泛地存在于人类生存的环境中。硝酸盐主要存在于某些蔬菜(如菠菜、莴苣、油菜、芹菜、白菜及生菜)中,主要从土壤中吸收硝酸盐。新鲜蔬菜中的亚硝酸盐含量远低于硝酸盐含量。但是新鲜蔬菜在室温下存放过久或在腌制过后,硝酸盐可被大量还原为亚硝酸盐,亚硝酸盐含量明显增高。

2. 动物性食品中的硝酸盐和亚硝酸盐　硝酸盐和亚硝酸盐常作为食品添加剂(发色剂)用于肉类食品的加工,一是亚硝酸盐能抑制多种腐败菌和致病菌的生长,从而达到防腐的目的,二是亚硝酸分解产生的 NO 可与肌红蛋白结合,形成亚硝基肌红蛋白而特有的红色,从而改善食品的感官性状。食品中 N-亚硝基化合物含量以鱼类食品最高,一般干腌鱼制品每千克可达数微克甚至数百微克。

3. 环境和食品中的胺类　蛋白质、氨基酸和磷脂作为食品的天然成分,都可以是胺和酰胺的前体物。肉、鱼等动物性食品在腌制、烘烤等加工处理过程中,可产生较多的胺类化合物,且胺类化合物中,以仲胺合成 N-亚硝基化合物的能力最强。

(二) 食品中的 N-亚硝基化合物

胺类物质主要存在于鱼、肉、酒及食物调料中。pH 3～3.5 的酸性环境及含有硝酸盐还原酶的细菌能增加 N-亚硝基化合物的合成。鱼和肉类制品中的亚硝胺主要是吡咯烷亚硝胺和二甲基亚硝胺。

(三) N-亚硝胺的体内合成

N-亚硝胺合成的最适宜条件为 pH<3,硫氰酸盐能催化 N-亚硝基化合物的合成。现已证实,在哺乳动物和人的胃、肠和膀胱中,亚硝酸盐与仲胺或叔胺都能进行 N-亚硝基化合物的合成。人体内主要合成 N-亚硝基化合物的部位是胃,胃酸分泌过少或有硫氰酸盐等催化剂存在时,可促进 N-亚硝基化合物的形成。有细菌感染的肠道、膀胱内,也可以有 N-亚硝基化合物的形成。维生素 C、维生素 E 及酚类等能抑制亚硝胺的合成。

三、N-亚硝基化合物的毒性

(一) 急性毒性

N-亚硝基化合物的急性毒性各异。肝脏是主要的靶器官,另有骨髓和淋巴系统的损伤。

(二) 致癌作用

N-亚硝基化合物可诱发大鼠、小鼠、地鼠、猪、狗、猴、鸟类、鱼等动物的不同组织器官发生肿瘤,以肝癌、食管癌、胃癌、肠癌较多见。不同种类 N-亚硝基化合物的致癌机制不完全相

同。亚硝胺类需经体内活化,形成重氮烷类,烷化物与 DNA 结合而导致癌变;亚硝酰胺类则不需经体内代谢活化,直接与组织中的水反应生成重氮烷类而具致癌性。由于各器官对不同 N-亚硝基化合物的活化程度不同,所以对各器官的致癌性也不同。N-亚硝基化合物的致癌作用迅速,一次性冲击量或多次、长期少量接触均可产生肿瘤。多种途径的摄入如呼吸道摄入、消化道摄入、皮下肌肉注射,甚至皮肤接触都可诱发肿瘤。

流行病学调查发现人类的某些癌症具有明显的地区性分布,且与饮食习惯及食物中 N-亚硝基化合物含量有关。目前认为 N-亚硝基化合物很可能是人类某些癌症(胃癌、食管癌、肝癌等)的重要病因。研究表明,人类胃癌的病因可能与环境中硝酸盐和亚硝酸盐的含量,特别是饮水中的硝酸盐含量有关。

(三)致畸作用

N-亚硝酰胺对动物有一定的致畸作用,亚硝胺的致畸作用较弱。

(四)致突变作用

N-亚硝基化合物的致突变性强弱与其致癌性强弱无明显相关性。N-亚硝酰胺能引起细菌、真菌、果蝇和哺乳类动物细胞发生突变。

四、N-亚硝基化合物危害的预防

1. 防止食物被微生物污染　防止食物霉变以及其他微生物污染尽量低温下贮存肉、鱼、贝、蔬菜,是重要的预防措施。

2. 改进食品加工工艺　控制食品加工中硝酸盐及亚硝酸盐的使用量,以减少亚硝基化合物前体的量,在加工工艺可行的情况下,尽量使用硝酸盐及亚硝酸盐的替代品。

3. 施用钼肥　有利于降低蔬菜中硝酸盐和亚硝酸盐的含量。

4. 阻断亚硝化反应　提高维生素 C、维生素 E、酚类化合物的摄入量,以阻断体内 N-亚硝基化合物的形成。

5. 制定食品中允许量标准并加强监测　严格执行卫生标准,我国现行的食品安全国家标准(GB 2762‐2017)规定,肉及肉制品中 N-二甲基亚硝胺≤3 μg/kg,水产动物及其制品中 N-二甲基亚硝胺≤4 μg/kg。

第三节　多环芳族化合物

多环芳族化合物是一类非常重要的环境污染物和化学致癌物,包括多环芳烃(Polycyclic Aromatic Hydrocarbons,PAH)与杂环胺(Heterocyclic Amines,HCA)等。目前已鉴定的多环芳族化合物有 200 余种,其致癌力不等。

一、多环芳烃

(一)结构和理化性质

PAH 的生成与有机物在高温缺氧条件下的不完全燃烧有关。不完全燃烧产生很多的烃自由基,后者在高温下,经过一系列复杂的聚合过程,形成各种 PAH。PAH 存在于煤炭、汽油、木柴、焦油等燃料的不完全燃烧产物中。PAH 的基本结构是两个以上苯环稠合在一起的,环的数目与致癌性有关,3 个以下或 7 个以上苯环的 PAH 尚未出现致癌性,4～7 个苯环的具有致癌性,其中最重要并常见的是含 5 个苯环的苯并(a)芘[Benzo(a) Pyrene,B(a)P]。

（二）食物的污染来源

PAH 对食品的污染,多与不适当的食品加工或包装等有关,主要来源有下面四种。

1. 食品烹调过程受污染　如熏烤食品时,燃料不完全燃烧及滴于火上的食物脂肪的热聚合反应均能形成 PAH。另外,食物炭化时,脂肪发生热聚合反应,也产生 B(a)P。如烤焦的鱼皮,B(a)P 可高达 53.6~70 μg/kg。

2. 食品加工过程受污染　如用于食品机械的机油及用于油脂提取的有机溶剂,可能因纯度不足而含 PAH,通过加工过程污染食品。另外,有些农民将粮食晒在铺有沥青的马路上,沥青中的 B(a)P 可由此污染粮食。

3. 食品包装材料污染食品　油墨及不纯的液体石蜡均含 PAH。如用含不纯石蜡油制成的蜡纸包装食品,或用带有未干油墨的包装纸包装食品时,均可造成食品污染。

4. 通过环境污染食品　一些粮食作物、蔬菜和水果可因大气、水和土壤含有 PAH 而受到污染。

（三）毒性

1. 急性毒性　中等或低毒性。

2. 致突变作用　B(a)P 是间接致突变物,它在 Ames 试验及其他细菌突变试验、细菌 DNA 修复、噬菌体诱发果蝇突变、姊妹染色单体交换、染色体畸变、哺乳类细胞培养点突变及哺乳类动物精子畸变等实验中皆呈阳性反应。人组织培养中也发现其有组织毒性作用。

3. 致癌作用　B(a)P 对各种动物的多种器官均能诱发肿瘤。如给予小鼠一次 0.2 mg/kg 即可诱发前胃肿瘤,并有剂量反应关系;每天经口给予大鼠 2.5 mg 可诱发食管及胃乳头状瘤。此外,B(a)P 还可致地鼠、豚鼠、兔、鸭及猴等动物肿瘤。对小鼠和兔还可经胎盘,使子代发生肿瘤。人群流行病学研究表明,食品中 B(a)P 含量与胃癌等多种肿瘤的发生有一定关系。

（四）预防措施

1. 减少 PAH 对食品的污染　改进熏烤食品工艺,可用冷熏液处理,避免用明火熏烤;用食用油代替机用润滑油、用纯净的油脂浸出剂及不在马路上晒粮食,可减少加工过程的污染;用除去 PAH 的石蜡纸包装食品,避免油墨未干时就包装食品,能减少包装过程对食品的污染;加强环境监控,可减少 PAH 对环境及食品的污染。

2. 去毒　用活性炭吸附或用日光、紫外线照射可使 PAH 含量降低。活性炭是从油脂中去除 B(a)P 的优良吸附剂。在浸出法生产的菜油中加入 0.3%~0.5%活性炭,在 90 ℃下搅拌 30 分钟,并在 140 ℃、93.1 kPa 真空条件下处理 4 小时,其所含 B(a)P 即可去除 89%~95%。

3. 制定食品中限量标准　我国现行的食品安全标准(GB 2762 - 2017)中关于 B(a)P 限量标准的规定:粮食和熏烤肉≤5 μg/kg,植物油≤10 μg/kg。

二、杂环胺（HCA）

（一）结构和理化性质

HCA 类化合物可分为氨基咪唑氮杂芳烃(Amino Imidazoazaarenes,AIAs)和氨基咔啉两类。AIAs 类基团咪唑环的 α 位上有一氨基,在体内转化为 N-羟基化合物而具有致癌性和致突变活性。

（二）食物的污染来源

AIAs 类由肌酸、肌酐、某些氨基酸和糖形成。因肉和鱼富含肌酸,在高温烹调下可形成

HCA。烹调温度比烹调时间更重要,在 200 ℃油炸温度下,HCA 主要在前 5 分钟形成,在 5~10 分钟形成减慢,更长的烹调时间则不再增加。食物中的水分可抑制 HCA 的形成,因此,烧、烤、煎、炸等直接与火接触或与灼热的金属表面接触的烹调方法由于可使水分很快丧失且温度较高,产生 HCA 远远多于炖、煮、煨和微波炉烹调等温度较低、水分较多的烹调方法。如从烤牛肉中检出的 HCA 为 31 μg/kg,用微波炉预加热肉类可去除大部分肌酸而使生成的 HCA 减少。

(三)毒性

1. 致突变作用　Ames 试验表明 HCA 在 S9 代谢活化系统中有较强的致突变性,其中 TA98 比 TA100 更敏感,从而提示 HCA 是移码突变物。除诱导细菌基因突变外,还可经 S9 活化系统诱导哺乳动物细胞的 DNA 损害,包括基因突变、染色体畸变、DNA 断裂、DNA 修复合成和癌基因活化。但 HCA 在哺乳动物体系中致突变性较细菌体系弱。

2. 致癌作用　长期喂饲 HCA 后对小鼠、大鼠和猴的不同器官均有致癌性。一般 HCA 引起雄性大鼠结肠癌,雌性大鼠乳腺癌,而小鼠淋巴腺瘤较多。大多数 HCA 致癌的主要靶器官为肝脏。

(四)预防措施

1. 选择合理的烹调加工方法　炸肉前将生肉用微波炉短暂预热可大大降低油炸肉的致突变活性和 HCA 的含量。一般情况下,尽量避免油炸鱼与肉类。选择用烤箱烘烤食物,避免用明火直接烧烤鱼与肉类。

2. 增加蔬菜、水果的摄入量　膳食纤维有吸附 HCA 化合物并降低其生物活性的作用。某些蔬菜、水果中的一些成分又有抑制 HCA 化合物致突变性的作用。

3. 加强监测,尽快制定食品中允许含量标准。

第四节　食品添加剂

我国 2015 年 5 月实施的《食品安全国家标准 食品添加剂使用标准》(GB 2760 - 2014)中对食品添加剂的定义是:为改善食品品质和色、香、味以及为防腐和加工工艺的需要,加入食品中的化学合成或者天然物质。食品用香料、胶基糖果中基础剂物质、食品工业用加工助剂也包括在内。与 GB 2760 - 2011 不同的是,GB 2760 - 2014 将食品营养强化剂和胶基糖果中基础剂物质及其配料名单调整由其他相关标准进行规定。

一、食品添加剂的分类

食品添加剂可按其来源、功能等进行分类。依其来源可分为天然食品添加剂和人工化学合成食品添加剂两大类。前者主要由动、植物提取制得,也有一些来自微生物的代谢产物或矿物质;后者则是通过化学合成的方法获得,其中可分为一般化学合成与人工合成的天然等同物,如天然等同香料、天然等同色素。依功能对食品添加剂进行分类比较实用,目前我国允许使用并制定有国家标准(GB 2760 - 2014)的食品添加剂包括酸度调节剂、抗氧化剂、漂白剂、着色剂、护色剂、酶制剂、增味剂、防腐剂、甜味剂等 22 类,其中包含食品用香料和食品工业用加工助剂。

二、食品添加剂的毒性

食品添加剂不是食品,而是因食品生产加工的需要而加入的食品以外的物质,其中有些物质存在一定的毒性。例如防腐剂硼酸可引起消化道障碍,恶心、呕吐、腹痛、血压下降等;β-萘胺可致肾损害和致癌;奶油黄有强致癌性;漂白剂中甲醛次硫酸钠可产生甲醛、亚硫酸等有毒物质。这些物质已严禁添加于食品中。有些化学合成添加剂,虽毒性不大,但长期摄入也可能对人体健康有损害,故必须依食品安全国家标准《食品添加剂使用标准》(GB 2760 - 2014)对食品添加剂的生产、经营和使用进行严格的卫生监督管理。

三、食品添加剂的使用原则

我国食品添加剂的使用必须符合《食品安全国家标准 食品添加剂使用标准》(GB 2760 - 2014)、《复配食品添加剂通则》(GB 26687 - 2011)、《食品安全法》或国家卫生行政部门规定的品种及其使用范围和使用量。食品添加剂使用的基本要求包括:不应对人体产生任何健康危害;不应掩盖食品腐败变质;不应掩盖食品本身或加工过程中的质量缺陷或以掺杂、掺假、伪造为目的而使用食品添加剂;在达到预期效果的前提下尽可能降低在食品中的使用量。可使用食品添加剂的情况包括:保持或提高食品本身的营养价值;作为某些特殊膳食食用食品的必要配料或成分;提高食品的质量和稳定性,改进其感官特性;便于食品的生产、加工、包装、运输或者贮藏。

四、主要的食品添加剂

1. 抗氧化剂　抗氧化剂是指能防止或延缓油脂或食品成分氧化分解、变质、提高食品稳定性的物质,可以延长食品的贮存期、货架期。食品中因含有大量脂肪容易氧化酸败,因此,常使用抗氧化剂来延缓或防止油脂及富含脂肪食品的氧化酸败。目前常用的抗氧化剂包括:丁基羟基茴香醚(BHA)、二丁基羟基甲苯(BHT)、没食子酸丙酯(PG)、特丁基对苯二酚(TBHQ)和硫代二丙酸二月桂酯(DLTP)。

2. 护色剂　护色剂又称发色剂,是指能够与肉及肉制品中呈色物质作用,使之在食品加工、保藏等过程中不致分解、破坏,呈现良好色泽的物质。我国允许使用的护色剂有硝酸钠(钾)、亚硝酸钠(钾)、葡萄糖酸亚铁、D-异抗坏血酸及其钠盐等。

3. 防腐剂　防腐剂是指防止食品腐败变质、延长食品储存期的物质。我国允许使用的防腐剂有苯甲酸及其钠盐、山梨酸及其钾盐、脱氢乙酸及其钠盐、丙酸及其钠盐、钙盐、单辛酸甘油酯等 30 种。防腐剂大多是人工合成的,超标准使用会对人体造成一定的损害。

4. 甜味剂　甜味剂是指赋予食品甜味的物质,是世界各地使用最多的一类食品添加剂。理想甜味剂应具有以下特点:安全性好,味觉良好,稳定性好,水溶性好,价格低廉。按照来源不同,甜味剂可分为天然甜味剂和人工合成甜味剂。天然甜味剂包括糖醇类(如 D-甘露糖醇、麦芽糖醇、乳糖醇、山梨糖醇、赤藓糖醇和木糖醇)和非糖醇类(甜菊糖苷和罗汉果糖苷);人工合成甜味剂包括磺胺类(糖精钠)、二肽类(阿斯巴甜)、蔗糖衍生物(三氯蔗糖)。

5. 着色剂　着色剂是使食品赋予色泽和改善色泽的物质。这类物质本身具有色泽,故又称为色素,包括天然色素(辣椒红、姜黄素、红曲红、紫胶红、番茄红素等)和合成色素(苋菜红、柠檬黄、靛蓝等)。

五、食品添加剂的卫生管理

1. 制定和执行食品添加剂使用标准和法规　1973 年,我国成立"食品添加剂卫生标准科研协作组",开始有组织、有计划地对食品添加剂的使用和生产进行严格管理。1977 年,前卫生部制定了最早的《食品添加剂使用卫生标准》(GB n50 - 77),1981 年正式颁布了《食品添加剂使用卫生标准》(GB 2760 - 1981),其中包括了食品添加剂的种类、名称、使用范围、最大使用量以及保证标准贯彻执行的《食品添加剂卫生管理办法》。1986 年和 1996 年对标准进行两次修订,采用了《食品添加剂分类和代码》及《食品用香料分类与编码》的分类及代码、编码,并增加了美国香味料和萃取物制造者协会编号,按英文字母顺序排列。2007 年、2011 年和 2014 年又先后进行 3 次修订,现行的《食品安全国家标准 食品添加剂使用标准》(GB 2760 - 2014),修改了食品添加剂带入原则,调整了部分食品添加剂的使用规定,修改了部分食品用香料、香精及食品工业用加工助剂使用规定。将食品营养强化剂和胶基糖果中基础剂物质及其配料名单调整由其他相关标准进行规定。

2. 食品添加剂新种类的管理　未列入食品安全国家标准的、未列入卫生部公告允许使用的和扩大使用范围或者用量的食品添加剂新品种,应按《食品添加剂新品种管理办法》和《食品添加剂新品种申报与受理规定》的审批程序经批准后才能生产使用。

3. 食品添加剂生产经营和使用的管理　《中华人民共和国食品安全法》(2015 年 10 月 1 日实施)、《食品安全法实施条例》(2019 年 12 月 1 日实施)及《食品生产许可管理办法》均规定,食品添加剂的生产要在具备符合条件的场所、设备、管理人员、技术人员及管理制度前提下,向县级以上市场监管部门申领食品生产许可证(标注食品添加剂),有效期 5 年。食品添加剂经营者应当在取得营业执照后 30 个工作日内向所在地县级人民政府市场监管部门备案。食品添加剂的使用品种及其范围、使用量需严格遵循 GB 2760 - 2014 标准规定。如果要扩大食品添加剂使用范围、使用量,或者进口未列在 GB 2760 - 2014 标准上的添加剂品种时,生产经营者应向国家卫生行政部门提出申请,并同时提供相关资料,国家卫生行政部门组织专家审议并批准后方能使用或经营。

(徐广飞　杨丹婷)

复习思考题

1. 简述黄曲霉毒素的产毒特点及防霉去毒措施。
2. 简述 N-亚硝基化合物的食物污染来源及预防。
3. 简述多环芳烃的食物污染来源。
4. 列举几种常用的食品添加剂。

知识拓展:我国食品安全法律法规发展历程

在我国,国家高度重视食品安全。为保证食品安全,保障公众身体健康和生命安全,1953 年颁布了《清凉饮食物管理暂行办法》,是新中国成立后我国第一个食品卫生法规,扭转了因冷饮不卫生引起食物中毒和肠道疾病暴发的状况。1982 年颁布了《中华人民共和国食品卫生法(试行)》,是我国食品卫生方面颁布的第一部法律。1995 年正式通过《食品卫生法》,标志着我国食品卫生管理工作进入法制化、规范化新阶段。2013 年启动修订《食品安全法》。2015 年 4 月 24 日,新修订的《中华人民共和国食品安全法》经第十二届全国人大常委会第十四次会议审议通过,自 2015 年 10 月 1 日起正式施行。新的《食品安全法》贯彻了中央四个"最严"的要求,按照最严谨的标准、最严格的监管、最严厉的处罚、最严肃的问责,加大了对各类违法违规行为的惩处力度,充分体现了以人为本、重典治乱、源头治理。2018 年 12 月 29 日对《中华人民共和国食品安全法》进行修正。2019 年 12 月 1 日,被称作史上最严的《中华人民共和国食品安全法实施条例》(以下简称《条例》)修订版正式施行。《条例》在处罚、问责、监管、标准四个方面都体现了最严格的立法宗旨,并要求在食品产地,生产加工过程、销售、贮存、运输、消费等食品安全的各个环节都严格落实"四个最严"要求。食品安全法律的不断完善,体现了国家对人民生命健康的高度重视,有利于我国食品工业的健康发展,有利于进一步加强我国的食品安全监管能力建设。

第十九章　食源性疾病

【案例 19 - 1】

　　2011 年 9 月 19 日上午 10 时许,某市一学校校医室陆续接到由老师带来或自行到校医室就诊的学生多人,经询问情况,约 13 名学生出现腹痛、恶心、呕吐等症状。

　　事情背景:该学校共有 26 个班,学生总数 1 230 人,食堂仅提供课间餐,就餐时间为上午 9:00,当天就餐人数为 1 062 人,学生就餐场所为各班教室;出现症状的学生均集中在两个班级。该两个班学生共有学生 88 名,两个班分设在不同楼层。初步判定病例数为 13 名。患者主要症状为呕吐,多为 2～5 次,少数出现腹痛、腹泻、发热、头晕、头痛,无视力模糊、手脚麻痹等症状,无危重病例。当日课间餐食品为三鲜汤、炒饭。

　　流行病学调查:(1)中毒病人的流行病学调查以及课间餐、饮用水等采样。(2)食谱调查。(3)食品的加工、销售过程调查:9 月 19 日课间餐炒饭所用的米饭为 9 月 18 日晚蒸煮后用塑料盆盛装后放置食堂就餐大厅内的就餐台上存放,至 9 月 19 日早上 7 时加入火腿、青豆、玉米,分锅炒制(不一定每锅都出现问题),于 8 时制作完成 。(4)实验室检查:患病学生粪便、呕吐物未检出致病菌,学生用饭盒、留样食品炒饭中细菌培养检测出蜡样芽孢杆菌。

　　问题:

　　1. 该群体事件是否应怀疑为食物中毒? 应如何处置?

　　2. 试分析该起食物中毒的主要原因。

第一节　概述

一、食源性疾病的概念

　　《中华人民共和国食品安全法》(2015)对食源性疾病的定义为:食品中致病因素进入人体引起的感染性、中毒性等疾病,包括食物中毒。有研究认为,"食源性疾病"是由传统的"食物中毒"一词发展而来,实际上两者指的是同一类疾病,即由食物传播引起的各种疾病。近年来人们已开始逐渐使用科学的"食源性疾病"这一术语取代古老的和传统上俗称的"食物中毒",这反映了人类对于食物传播引起的一类疾病的长期的从感性到理性的认识过程。

二、食源性疾病的特征

1. 在食源性疾病暴发或传播流行过程中，食物是携带和传播病原物质的媒介。
2. 引起食源性疾病的病原物质是食物中所含有的各种致病因子。
3. 临床特征为急性、亚急性中毒或感染。

三、食物中毒

（一）食物中毒的概念

食物中毒是指摄入了含有生物性、化学性有毒有害物质的食品或把有毒、有害物质当作食品摄入后所出现的非传染性（不属传染病）急性、亚急性疾病。食物中毒是食源性疾病中最常见的疾病，既不包括因暴饮暴食而引起的急性胃肠炎、食源性肠道传染病（如伤寒）和寄生虫病（如旋毛虫），也不包括因一次大量或长期少量多次摄入某些有毒、有害物质而引起的以慢性损害为主要特征（如致癌、致畸、致突变）的疾病。

（二）食物中毒的特征

1. 发病潜伏期短，来势急剧，呈暴发性　短时间内可能有多数人发病，病程急剧，很快形成高峰。

2. 所有中毒病人临床表现基本相似　最常见的是胃肠道症状，如恶心、呕吐、腹痛、腹泻等，病程较短。

3. 发病与食物有关　中毒病人在相近的时间内都食用过同样的食物，未食用者不中毒。停止食用该食物后发病很快停止。

4. 易集体发病，但一般无人与人之间的直接传染　发病曲线在突然上升之后呈突然下降的趋势，无传染病流行时的余波。

（三）食物中毒的分类

食物中毒按病原分为下面四类。

1. 细菌性食物中毒　指因摄入被致病菌或其毒素污染的食物引起的急性或亚急性疾病。细菌性食物中毒在食物中毒中最常见，发病率高但病死率低，有明显季节性。常见细菌性食物中毒包括沙门菌属、副溶血性弧菌、变形杆菌、金黄色葡萄球菌、致病性大肠埃希菌、肉毒杆菌等引起的食物中毒。

2. 真菌及其毒素食物中毒　指食用被真菌及其毒素污染的食物而引起的食物中毒。发病的季节性及地区性均较明显。如赤霉病麦食物中毒，多见于南方夏粮收获时的多雨季节；霉变甘蔗食物中毒多见于北方春季。

3. 有毒动植物食物中毒　主要是指有些动植物本身所含的天然有毒成分引起的中毒，如河豚含河豚毒素；有些贝类在摄入了有毒藻类后可含有石房蛤毒素；苦杏仁及有些果仁中含有氰苷；马铃薯存放不当后产生龙葵素；毒蕈含有毒肽类、毒蝇碱等有毒成分；甚至日常食用的四季豆、黄花菜，也含有某些天然有毒成分，如果加工处理和烹调不当，也可引起食物中毒。

4. 化学性食物中毒　指误食了被有毒有害化学物质污染的食品引起的食物中毒，误食了被误认为是食品及食品添加剂或营养强化剂的有毒、有害化学物质引起的食物中毒，如砷、汞、铅等重金属，亚硝酸盐及农药等食物中毒。

我国食物中毒的统计资料表明，由微生物（细菌、真菌及其毒素）引起的食物中毒最常见,其次为化学性食物中毒。细菌性食物中毒集中发生在二、三季度。肉毒梭菌食物中毒主要发生在西北的新疆、青海等地。沿海地区是副溶血性弧菌食物中毒的多发地。

第二节　常见细菌性食物中毒

一、沙门氏菌食物中毒

（一）病原学

沙门氏菌属为革兰氏阴性杆菌,目前至少有 67 种 O 抗原和 2 500 多种血清型,引起食物中毒最常见的为鼠伤寒沙门菌、猪霍乱沙门氏菌、肠炎沙门氏菌、鸭沙门氏菌等。该菌属不耐热,100 ℃时立即死亡,65 ℃经 15～20 分钟、60 ℃保持 30 分钟可被杀灭。在水、肉类和乳类食品中能生存数周至数月,在 20～30 ℃条件下迅速繁殖,可被氯、石炭酸、升汞等杀灭。

（二）引起中毒的食品

多由动物性食品引起,特别是畜肉类及其制品,其次为禽肉、蛋类、奶类及其制品。沙门菌不分解蛋白质,故被该菌污染的食品多数没有感官的变化而容易被忽视。沙门菌属食物中毒全年皆可发生,但主要发生在夏、秋季。

畜、禽肉类的沙门氏菌主要来自生前感染。通常畜、禽类动物的肠内大量带菌,当动物疲劳、衰弱时,肠道所带细菌可进入血液而致全身感染,使尸肉和内脏大量带菌。用被污染的蛋类或奶类制成的食品常含有沙门菌。带菌的畜、禽从宰杀到烹调加工的各个环节,可污染水、容器、炊具或其他食物,造成生食与熟食的交叉污染,称为宰后污染,这是引起这类细菌性食物中毒的主要原因。

（三）中毒机制

大多数沙门氏菌食物中毒是沙门氏菌活菌对肠黏膜的侵袭导致的感染型中毒。目前,至少可以肯定某些沙门氏菌如鼠伤寒沙门氏菌、肠炎沙门氏菌除引起感染中毒外,所产生的肠毒素在导致食物中毒中亦起重要作用。大量沙门氏菌进入机体后,可在肠道内繁殖,并通过淋巴系统进入血液,引起全身感染。同时,沙门氏菌也可在肠系膜淋巴结和网状内皮系统中被破坏而放出内毒素,内毒素是一种脂多糖类。此外,沙门氏菌亦可产生外毒素,称沙门氏菌肠毒素。大量沙门氏菌作用于胃肠道,可使胃肠道黏膜发炎、水肿、充血和出血,体温升高,而内毒素及外毒素可使 Na^+、Cl^-、H_2O 在消化道潴留而致腹泻。

（四）临床表现

潜伏期数小时至 2 天,一般为 12～36 小时。主要症状为恶心、呕吐、腹痛、腹泻。大便为黄绿色水样便,可带脓血和黏液。多数患者体温可达 38～39 ℃。重者出现寒战、惊厥、抽搐、昏迷等。病程 3～5 天,大多数患者预后良好。

除上述肠胃炎型外,还可以表现为类霍乱型、类伤寒型、类感冒型等。

二、大肠埃希氏菌食物中毒

（一）病原学

埃希氏菌属俗称大肠杆菌属,是一组革兰染色阴性杆菌,埃希氏菌属中大肠埃希氏菌(E. coli)最为重要,如大肠杆菌 $O_{157}：H_7$、$O_{111}：B_4$、$O_{55}：B_5$、$O_{26}：B_6$、$O_{87}：B_7$、$O_{124}：B_{17}$ 等。其中大肠杆菌 $O_{157}：H_7$ 已被证实可通过其释放的定居因子黏附于人类肠壁细胞,并释放志贺样毒素、不耐热或耐热肠毒素以及肠溶血素,引起人类肠出血性腹泻及肠外感染、溶血性尿毒综合征等。

大肠埃希氏菌为人类和动物的正常菌群,多不致病。60 ℃加热 15～20 分钟可杀灭大多数菌株。不耐热性肠毒素 60 ℃加热 1 分钟即破坏;耐热性肠毒素 100 ℃加热 30 分钟尚不被破坏。目前已知的致病性大肠埃希氏菌包括肠产毒性大肠埃希氏菌、肠侵袭性大肠埃希氏菌、肠致病性大肠埃希氏菌、肠出血性大肠埃希氏菌及肠黏附(聚集)型大肠埃希氏菌五种。

(二)引起中毒的食品

引起大肠埃希氏菌食物中毒的食品与沙门氏菌相同,即多由动物性食品引起,特别是畜肉类及其制品,其次为禽肉、蛋类、奶类及其制品。该菌属食物中毒全年皆可发生,但主要发生在夏、秋季。

(三)中毒机制与临床表现

不同的致病性埃希氏菌有不同的致病机制,也导致不同的临床表现。

1. 肠产毒性大肠埃希氏菌　与霍乱弧菌相似,能产生引起强烈腹泻的肠毒素,出现霍乱样的急性胃肠炎症状(米汤样便),肠毒素有不耐热(60 ℃,30 分钟破坏)及耐热(100 ℃,30 分钟破坏)两类。潜伏期 6～72 小时,一般 10～15 小时。临床症状为水样或米汤样腹泻、腹痛、恶心,发热 38～40 ℃。易患人群主要为婴幼儿和旅游者。

2. 肠出血性大肠埃希氏菌　为毒素型中毒,主要有志贺样肠毒素,部分菌如 O_{157}∶H_7 还可产生肠溶血毒素。主要表现为突发性剧烈腹痛、腹泻,先水便后血便,甚至全为血水。亦可有低热或不发热、呕吐。严重者可出现溶血性尿毒症、血小板减少性紫癜等。该菌主要感染 5 岁以下儿童及老人。病程 10 天左右,病死率 3%～5%。

3. 肠侵袭性大肠埃希氏菌　为活菌及其内毒素感染型中毒。病变酷似志贺菌感染,临床上出现痢疾样症状。该菌主要侵犯较大儿童和成人。

4. 致病性大肠埃希菌　为活菌感染型中毒。临床上表现为水样腹泻、腹痛,易患人群为幼儿和儿童。

5. 肠黏附(聚集)型大肠埃希氏菌　不侵袭细胞,为毒素型中毒,主要为肠集聚耐热毒素及大肠埃希氏菌的 α-溶血素。常引起婴儿持续性腹泻、脱水,偶有血便。

三、副溶血性弧菌食物中毒

(一)病原学

副溶血性弧菌是一种嗜盐性细菌,存在于近岸海水、海底沉积物和鱼、贝类等海产品中。该菌革兰氏染色阴性,在含盐 3%～3.5%的培养基或食物中生长良好,最适温度范围为 30～37 ℃,最适 pH 为 7.5～8.5。该菌不耐热,56 ℃加热 5 分钟或 90 ℃加热 1 分钟,或 1%食醋处理 5 分钟、稀释一倍的食醋处理 1 分钟均可将其杀灭。副溶血性弧菌在淡水中生存不超过 2 天,但海水中能生存近 50 天。对常用消毒剂抵抗力很弱。

(二)引起中毒的食品

主要是海产食品和盐渍食品,如海产鱼、虾、蟹、贝以及咸菜或凉拌菜等。在夏、秋季时,沿海一带的海产品带菌率可高达 90%。生食或盐腌海产品是引起这类食物中毒的主要原因。

(三)中毒机制

主要为大量副溶血性弧菌的活菌侵入肠道所致。副溶血性弧菌在胃肠道繁殖,侵入肠上皮细胞,引起上皮细胞及黏膜下组织病变。另外,副溶血性弧菌可产生肠毒素及耐热性溶血毒素。肠毒素是一种蛋白质,相对分子质量45 000;溶血毒素具有心脏毒性,对其他组织亦有毒,并可引起黏血便样腹泻和肝功能障碍。从该菌培养液中可分离出一种非耐热因子,可引起水样便。

（四）临床表现

潜伏期2～32小时,多为11～18小时。主要症状为上腹部阵发性绞痛,继而腹泻,每日5～10次。粪便一般为水样或糊状,少数有黏液或黏血样便,约15%的患者出现洗肉水样血水便。但是,很少有里急后重。部分患者发冷、发热。重症者出现脱水,少数有意识不清、血压下降、循环障碍等。病程1～3天,一般预后良好。

四、金黄色葡萄球菌食物中毒

（一）病原学

金黄色葡萄球菌食物中毒是因摄入被金黄色葡萄球菌肠毒素污染的食物所引起。葡萄球菌为革兰阳性兼性厌氧菌,在31～37 ℃、pH 7.4、水分较多、基质中蛋白质及淀粉含量丰富时最易繁殖,并产生大量肠毒素。肠毒素是一组耐热的单链蛋白质,已知有A、B、C_1、C_2、C_3、D、E、F等八个血清型。A型毒力最强,引起的食物中毒较多。肠毒素耐热性强,100 ℃加热30分钟仍能保持部分活性。破坏食品中的肠毒素需100 ℃加热食物2小时。

（二）引起中毒的食品

主要为奶与奶制品、剩米饭、油煎荷包蛋、糯米凉糕、肉制品等。

葡萄球菌广泛分布于空气、土壤、水、健康人的皮肤及鼻咽部。患有葡萄球菌化脓性皮炎或上呼吸道感染者带菌率更高。通过患者的接触可使食品污染。被污染的食品在37 ℃存放时最易产生肠毒素。

（三）中毒机制

肠毒素刺激迷走神经和交感神经,经腹腔丛到达呕吐中枢,引起呕吐。

（四）临床表现

潜伏期1～6小时,多为2～4小时。主要症状为恶心,剧烈而频繁地呕吐,呕吐物中常有胆汁、黏液和血,同时伴有上腹部剧烈疼痛。腹泻为水样便,体温一般正常。病程短,预后一般良好。

五、肉毒梭菌食物中毒

（一）病原学

肉毒梭状芽孢杆菌为厌氧性革兰阳性杆菌,其芽孢对热的抵抗力很强,须经高压蒸汽121 ℃、30分钟,或干热180 ℃、5～15分钟,或湿热100℃、5小时,方能杀灭芽孢。该菌存在于土壤、淤泥、尘土和动物粪便中,鱼贝类中亦有检出。18～30 ℃能生长并产生肉毒毒素。现已发现有A、B、C_α、C_β、D、E、F、G共八型毒素,其中A、B、E及F型对人有致病力。我国发生的肉毒毒素中毒大部分为A型所致,少数为B型和E型。肉毒毒素不耐热,各型毒素在75～85 ℃加热30分钟或100 ℃加热1分钟均可完全破坏。

（二）引起中毒的食品

引起肉毒梭菌中毒的食品,因饮食习惯和膳食组成的不同而有差别。我国多为家庭自制的豆、谷类发酵制品,如豆酱、豆豉、臭豆腐、面酱等;美国多为家庭自制的蔬菜、水果罐头;

欧洲各国多为火腿、腊肠及其他肉类制品;日本多为鱼、鱼子制品。

(三)中毒机制

肉毒梭菌食物中毒由其产生的神经毒素所引起。肉毒毒素主要作用于颅脑神经核、神经肌肉接点和自主神经末梢,抑制神经末梢乙酰胆碱的释放,使神经冲动的传递受阻,导致肌肉麻痹和瘫痪。重症病例可见脑神经核及脊髓前角产生退行性变,脑及脑膜充血、水肿及血栓形成。

(四)临床表现

潜伏期6小时至半个月,一般12～48小时。早期全身疲倦无力、头晕、头痛、食欲不振、走路不稳等,少数有胃肠炎症状。典型症状为视力模糊、眼睑下垂、复视、斜视、眼球震颤。继之咽部肌肉麻痹,造成咀嚼与吞咽困难,并可有声音嘶哑、语言障碍、颈肌无力、头下垂等。因呼吸肌麻痹可出现呼吸困难,或呼吸衰竭而死亡。在得不到抗毒素治疗的情况下,病死率为30%～70%。近年来,国内广泛采用多价抗肉毒毒素血清治疗,病死率已降至10%以下。患者经治疗可于4～10天后恢复,一般无后遗症。

六、其他细菌、真菌毒素及霉变食物中毒

其他常见细菌、真菌毒素及霉变食物中毒的特征和防治要点见表19-1。

表19-1 其他常见细菌、真菌毒素及霉变食物中毒

病名	有毒成分	潜伏期	临床特点	治疗	预防要点
变形杆菌食物中毒	活菌	12～16小时	恶心、呕吐、发热、头晕、头痛,脐周边阵发性剧烈腹痛(绞痛)、腹泻水样便,常伴有黏液、恶臭,一日数次至十余次。体温多在39℃以下,预后良好	对症处理	动物性食品引起,控制污染,低温存放,彻底灭菌(55℃,1小时)
李斯特氏菌食物中毒	活菌及溶血素O	2～6周	发热、败血症、脑膜炎、心内膜炎。孕妇可出现流产、死胎,幸存婴儿易患脑膜炎、智力缺陷或死亡。病死率20%～50%	对症与支持治疗,可用抗生素	乳制品、肉制品、蔬菜水果等勿在冰箱长时间保存。食前60℃彻底加热,10分钟
蜡样芽孢杆菌食物中毒	肠毒素,包括腹泻毒素与呕吐毒素	呕吐型0.5～6小时,腹泻型8～16小时	恶心、呕吐、头晕、腹痛,呕吐型少数有腹泻,但腹泻型次数多,体温不高,预后良好	对症处理,重症可用抗生素	含淀粉多的食品易引起中毒,对剩饭、灌肠等应防止污染,食前100℃加热20～60分钟
产气荚膜梭菌食物中毒	活菌及肠毒素	8～24小时	腹痛、水样腹泻并有大量气体产生。少有呕吐和发热,预后好	对症处理	动物性食品引起,控制污染,低温存放,彻底灭菌(100℃,4小时)
小肠结肠炎耶尔森菌食物中毒	活菌及耐热肠毒素	3～7天	腹痛、腹泻、发热(38～39.5℃)。可引起结肠炎、阑尾炎及败血症	对症处理,重症可用抗生素	该菌为低温菌(4℃时可生长繁殖并产生毒素),除防止污染外,对冷藏食品应注意

病名	有毒成分	潜伏期	临床特点	治疗	预防要点
椰毒假单胞菌酵米面亚种食物中毒	外毒素：米酵菌酸和毒黄素	5～9小时	初为胃肠道症状，恶心呕吐，伴腹胀、腹痛及腹泻。随后出现脑、肝、肾等多脏器的损伤。病死率30%～50%	催吐、洗胃、灌肠等对症治疗。无特效抗毒素	劝告有制作、食用酵米面的人改变饮食习惯，不制作食用酵米面或现做现吃，不储存，更不能带湿存放
赤霉病麦食物中毒	雪腐镰刀菌烯醇、镰刀菌烯酮-X、T2毒素	10分钟～5小时	轻者仅头昏、腹胀，重者眩晕、头痛、恶心、呕吐、全身乏力，少数伴有腹痛、腹泻、流涎、颜面潮红。个别重症有呼吸、血压波动，四肢酸软、步态不稳，形似醉酒	对症治疗	防霉（控制粮食水分在11%～13%）；减少病麦粒（比重分离、稀释、碾磨去皮）；去除毒素（发酵制醋或酱油）
霉变甘蔗中毒	3-硝基丙酸	10分钟～48小时	初为胃肠道症状，恶心、呕吐、腹痛、腹泻，随后出现神经系统症状，头晕、头痛、复视，轻者恢复，重者眼球侧向凝视、四肢强直、手呈鸡爪状、口唇面部发绀、口吐白沫、昏迷。出现后遗症及病死率50%	对症及支持治疗	禁止出售、食用霉变甘蔗

七、细菌性食物中毒的诊断原则

1. 有明显的发病季节　多见于夏、秋季，肉毒毒素中毒则多见于蔬菜供应淡季。

2. 往往为同时用餐者一起发病，中毒者有相似的饮食习惯。

3. 找到引起中毒的食品，并查明引起中毒的具体原因。

4. 符合该食物中毒的临床特征。

5. 有细菌及毒素检测结果证明　对可疑食物、患者的呕吐物及粪便进行细菌培养、分离并鉴定菌型，且做血清凝集试验。沙门菌氏属可用酶标记抗体法检测，免疫荧光法可直接检出肉毒梭状芽孢杆菌。毒素可用血清检测法或生物检测法鉴定，或用酶标免疫吸附法检测。肉毒毒素可用小鼠毒素中和试验或酶标免疫吸附法检测。

6. 进行动物毒性试验　如疑为金黄色葡萄球菌肠毒素中毒时，可取细菌培养液或肠毒素提取液喂养猫，观察有无呕吐反应；疑为肉毒毒素中毒时，可将毒素提取液注入小白鼠腹腔，观察其有无症状出现。

八、细菌性食物中毒治疗原则

1. 迅速排出毒物　对潜伏期较短的患者可催吐、洗胃以促使毒物排出；对肉毒毒素中毒的早期病例可用清水或用1∶4 000高锰酸钾洗胃。

2. 对症治疗　治疗腹痛、腹泻，纠正酸中毒及补液，抢救循环及呼吸衰竭。

3. 特殊治疗　一般细菌性食物中毒者可用抗生素，但葡萄球菌中毒时慎用。肉毒毒素中毒患者应尽早使用多价（A型、B型与E型）或单价抗毒血清，并可试用盐酸胍，以促进神经末梢释放乙酰胆碱。

九、细菌性食物中毒预防原则

1. 防止细菌污染　加强食品卫生监督。应重点做好防止动物性食品受到细菌污染的工作,包括防止动物生前与宰后污染;在食品存放时要生、熟分开,加工食品的用具及容器也应生、熟分开;另外,应定期对食品从业人员进行健康检查,肠道传染病患者及带菌者应及时调换工作。

2. 控制细菌繁殖及产毒　低温储存食品是控制细菌繁殖及产毒的重要措施。因此,在食品加工、运输及储藏时应配置冷藏设备,并注意对熟食应尽可能缩短储存时间。

3. 食品在食用前彻底加热以杀灭病原菌　对沙门菌属、副溶血性弧菌属、大肠埃希菌属及变形杆菌属食物中毒来说,加热杀死病原菌是防止食物中毒的重要措施。为彻底杀灭食品中的这些细菌与毒素,应使食品深部达到一定温度,并持续一定时间。

第三节　常见非细菌性食物中毒

由致病菌以外的有害因素引起的食物中毒统称为非细菌性食物中毒。非细菌性食物中毒按其病原分为有毒动物、有毒植物、化学物质等引起的食物中毒。与细菌性食物中毒相比,非细菌性食物中毒一般潜伏期较短,消化道症状不如细菌性食物中毒明显,但神经系统症状较明显,病死率较高,预后较差。

一、河豚中毒

河豚又名鲀,鱼体为长椭圆形或纺锤形,头扁而口小,眼睛内陷半露眼球,上下唇各有两个牙齿形状似人牙,腹部呈白色,背面呈黑黄色有花纹(花纹因种类而异),皮肤表面光滑无鳞。河豚味道鲜美但含有剧毒物质,品种有百种以上,我国产河豚 40 多种,引起中毒的主要有条纹东方鲀、豹纹东方鲀、弓斑东方鲀、星点东方鲀等。河豚主要生活在海水中,但在清明节前后多由海中逆游至入海口河中产卵。因此,我国沿海及长江下游为其主要产区。

(一)毒性

河豚体内的有毒成分为河豚毒素。其所含毒素的量因雌雄、鱼体部位和季节不同而异,毒素含量以肝脏、卵巢最多,其次为肾脏、血液、眼、鳃和皮,新鲜洗净鱼肉一般不含毒素,但如鱼死后较久,毒素可从内脏渗入肌肉中。有的品种,如豹纹东方鲀、星点东方鲀、虫纹东方鲀、月腹刺鲀的鱼肉亦有毒素。每年春季 2～5 月为河豚的生殖产卵期,此时含毒素最多,因此春季易发生中毒。

河豚毒素是一种毒性极强的、相对分子量低、非蛋白类神经毒素,微溶于水,易溶于稀醋酸,在 pH 3～6 的酸性环境中较稳定,在 pH>7 的碱性环境中易被破坏。对光和热等极为稳定,煮沸、盐腌、日晒均不被破坏,100 ℃加热 7 小时,200 ℃以上加热 10 分钟才被破坏。它对小鼠的急性经口毒性比氰化钠强 1 000 倍以上。

(二)中毒机制

河豚毒素能抑制神经细胞对钠离子的通透性,从而阻断神经冲动的传导,使神经呈麻痹状态。初为感觉神经麻痹,继而运动神经麻痹,同时,引起外周血管扩张,使血压急剧下降,其呼吸抑制作用是对延髓的直接作用。河豚毒素极易从胃肠道吸收,亦可从口腔黏膜吸收。因此,重症患者可于发病后 30 分钟内死亡。

（三）临床表现

河豚中毒的特点为：发病急速而剧烈，潜伏期短，一般为 10 分钟至 3 小时，发病初期有颜面潮红、头痛，继而出现剧烈恶心、呕吐、腹痛、腹泻等胃肠道症状，然后感觉神经麻痹，口唇、舌、指端麻木及刺痛，感觉减退，继而运动神经麻痹，手、臂肌肉无力，抬手困难，腿部肌肉无力致运动失调，步态蹒跚，身体摇摆，舌头发硬，语言不清，甚至全身麻痹瘫痪。严重者呼吸困难、血压下降、昏迷，最后可死于呼吸循环衰竭。可于 5 小时内死亡，病死率 50% 左右。

（四）治疗

一旦发生河豚中毒，必须迅速进行抢救，以催吐、洗胃和泻下为主，配合对症治疗。目前尚无特效解毒剂。肌肉麻痹可用士的宁，每次 2～3 mg，肌肉或皮下注射。亦可试用亚硫酸钠或 L-半胱氨酸盐酸盐解毒。

（五）预防

预防河豚中毒应从渔业产销上严加控制，同时也应向广大群众反复深入宣传有关基本知识。

1. 餐饮服务单位应严格执行国家有关规定，除国家明令允许有条件加工经营的品种之外，不得扩大范围采购、加工河豚。

2. 采购人员应学会识别河豚，防止海杂鱼中混入河豚。

二、毒蕈中毒

蕈类亦称蘑菇，属真菌植物。我国可食蕈有 300 多种，毒蕈有 100 余种，其中含剧毒可致人死亡的有 10 多种，分别为褐鳞环柄菇、肉褐鳞环柄菇、毒伞、白毒伞、鳞柄白毒伞、秋生盔孢伞、鹿花菌、包脚黑褶菇、毒粉褶菌、残托斑毒伞等。毒蕈中毒多发生于气温高、雨量多的夏、秋季节，多为个人采摘误食引起。

（一）有毒成分及中毒类型

由于生长条件不同，不同地区发现的毒蕈种类也不同，且大小形状不一，所含毒素亦不一样。毒蕈的有毒成分十分复杂，一种毒蕈可以含有多种毒素，有时多种毒蕈同含一种毒素。因此，毒蕈中毒程度与毒蕈种类、进食量、加工方法及个体差异等有关。根据所含的毒素及中毒的临床表现，可将毒蕈中毒分为下面五种类型。

1. 胃肠炎型　引起此型中毒的为黑伞蕈属和乳菇属的某些菌种。有毒成分可能为刺激胃肠道的类树脂物质。中毒的潜伏期为 0.5～6 小时，主要为胃肠炎症状，开始多为恶心，继而剧烈呕吐、腹泻（多为水样便），腹痛多为上腹部中心阵发性或绞痛。病程短，一般预后良好。

2. 神经精神型　导致此型中毒的毒蕈含有引起神经精神症状的毒素，这种毒素主要包括毒蝇碱、蜡子树酸、光盖伞素及幻觉原等。中毒潜伏期为 10 分钟 至 2 小时，主要表现为副交感神经兴奋症状，如大量出汗、流涎、流泪、瞳孔缩小、脉缓等，尚有部分胃肠道症状。重患者出现谵妄、精神错乱、幻视、幻听、狂笑、动作不稳等。此型中毒用阿托品类药物及时治疗，可迅速缓解症状。病程 1～2 天，死亡率低。

3. 溶血型　此型中毒由鹿花蕈引起，有毒成分为鹿花蕈素，属甲基联胺化合物，有强烈的溶血作用，此毒素具有挥发性，对碱不稳定，可溶于热水，烹调时如弃去汤汁可去除大部分毒素。中毒潜伏期 6～12 小时，发病开始以恶心、呕吐、腹泻等胃肠道症状为主，3～4 天后出现黄疸、肝脾肿大，少数人出现血尿，严重时可引起死亡。给予肾上腺皮质激素治疗可很快控制病情。病程 2～6 天，一般死亡率不高。

4. 脏器损害型　此型中毒最严重，病死率可高达 50％～60％，甚至 90％。有毒成分主要为毒肽类及毒伞肽类，存在于毒伞属蕈（如毒伞、白毒伞、鳞柄白毒伞）、褐鳞小伞蕈及秋生盔孢伞蕈中。此类毒素为剧毒，对人致死量约为 0.1 mg/kg，可使体内大部分器官发生细胞变性，属原浆毒。含有此毒素的鲜蘑菇 50 g（相当干蘑 5 g）即可使成人致死。此型中毒潜伏期为 10～24 小时，临床表现十分复杂，一般分五期：①肠胃炎期：患者出现恶心、呕吐、脐周痛、腹泻等，多在 1～2 天后缓解。②假愈期：肠胃炎症状缓解后，患者暂无症状，或仅有乏力、食欲减退等。而实际上毒肽已进入内脏，肝损害已开始。轻病例肝损害不严重，由此进入恢复期。③脏器损害期：严重病例在发病后 2～3 天出现肝、肾、脑、心等实质性脏器损害，以肝损害最严重，肝大、黄疸，严重者肝坏死，甚至肝昏迷，侵犯肾脏可发生少尿、无尿或血尿，出现尿毒症，肾衰竭。④精神症状期：患者可出现烦躁不安、表情淡漠、思睡，继而惊厥、昏迷，甚至死亡。有些患者在胃肠炎期后立即出现烦躁、惊厥、昏迷，无肝大、黄疸，属于中毒性脑病。⑤恢复期：经及时治疗后的患者在 2～3 周后进入恢复期，各项症状逐渐好转并痊愈。

5. 类光过敏型　误食后出现类似日光性皮炎症状，颜面部出现肿胀、疼痛，特别是嘴唇肿胀外翻，有些有指尖疼痛、指甲根部出血等。

（二）治疗

应及时采取催吐、洗胃、导泻、灌肠等措施，以清除肠内毒素并大量输液以排出毒素。另外，对各型毒蕈中毒，还应根据不同症状和毒素进行特殊治疗，如毒伞型引起的神经精神型可用阿托品，溶血型用肾上腺皮质激素，脏器损害型用巯基解毒药（二巯丁二钠或二巯基丙磺酸钠）解毒，并用保肝疗法及其他对症措施。

（三）预防措施

预防毒蕈中毒最根本的办法是切勿采摘不认识的蘑菇食用，无识别毒蕈经验者，不自采蘑菇。

三、亚硝酸盐食物中毒

亚硝酸盐食物中毒近年来时有发生，主要是由于误将亚硝酸盐当作食盐而引起。另外，摄入含大量硝酸盐、亚硝酸盐的蔬菜亦可致食物中毒。

（一）中毒机制与临床表现

亚硝酸盐经消化道被迅速吸收入血，作用于血红蛋白，使其氧化成高铁血红蛋白而失去输送氧的功能，造成组织缺氧，产生一系列相应的中毒症状。亚硝酸盐的中毒剂量为 0.3～0.5 g，致死量为 1～3 g。亚硝酸盐中毒发病急速，潜伏期为 1～3 小时。轻者表现为头晕、头痛、乏力、胸闷、恶心、呕吐，口唇、耳郭、指（趾）甲轻度发绀，血中高铁血红蛋白含量在 10％～30％。重者眼结膜、面部及全身皮肤发绀，心律快，嗜睡或烦躁不安，呼吸困难，血中高铁血红蛋白含量往往超过 50％。严重者昏迷、惊厥、大小便失禁，可因呼吸衰竭导致死亡。

（二）治疗

迅速催吐、洗胃和导泻，以促使毒物尽快排出。轻度中毒可口服维生素 C 500 mg，一日 3 次，或静脉注射维生素 C 0.5～1.0 g，每日 2 次。症状可迅速消除。重度中毒者应及时应用特效解毒剂美蓝（亚甲蓝）。美蓝用量为 1～2 mg/kg，以 25％～50％葡萄糖液 20 ml 稀释后，静脉缓慢注射，1 小时后如症状不见好转可重复注射 1 次。大剂量维生素 C 可直接将高铁血红蛋白还原,故美蓝、维生素 C、葡萄糖三者合用效果较好。

（三）预防

1. 勿食存放过久的变质蔬菜;吃剩的熟蔬菜也不可在高温下存放较长时间再食用;腌制的蔬菜至少需 15 天以上再食用。

2. 肉制品中硝酸盐、亚硝酸盐的用量严格执行国家食品安全标准的限量规定。

3. 苦井水勿用于煮粥,尤其勿存放过夜。

4. 2012 年国家食品药品监督管理总局印发《关于加强餐饮服务环节禁用亚硝酸盐监管工作的通知》〔食药监办食(2012)90 号,要求餐饮服务单位禁止采购、禁止贮存、禁止使用食品添加剂亚硝酸盐(亚硝酸钠、亚硝酸钾)〕。

四、甲醇中毒

（一）中毒机制与临床表现

甲醇又名木醇或木酒精,为无色、易挥发、易燃液体,略有酒精气味。人类常因误服含甲醇的酒或饮料而引起急性中毒。

甲醇在体内经醇脱氢酶作用氧化成甲醛,并再氧化成甲酸。甲醇在体内能抑制某些氧化酶系统,抑制糖的需氧分解,造成乳酸和其他有机酸积聚,再加上甲酸的蓄积,引起人体代谢性酸中毒。甲醇主要作用于神经系统,具有明显的麻醉作用,可引起脑水肿。对视神经和视网膜有特殊的选择作用,易引起视神经萎缩,导致双目失明。以前认为毒性作用主要为甲醛所致,甲醛抑制视网膜的氧化磷酸化过程,使膜内不能合成 ATP,细胞发生变性,最后引起视神经萎缩。近年研究表明,甲醛很快代谢成甲酸,急性中毒引起的代谢性酸中毒和眼部损害,主要与甲酸含量相关。

甲醇中毒潜伏期多为 8～36 小时,轻者表现为头痛、恶心、呕吐和视力模糊;严重者出现呼吸困难、嗜睡、意识丧失、瞳孔散大、昏迷,最后可因呼吸衰竭而死亡,经抢救康复者几乎无例外地遗留不同程度的视力障碍。

一次摄入 5 ml 甲醇即可引起急性中毒,40％甲醇 10 ml 可致失明,40％甲醇 30 ml 是人的最小致死量。

（二）治疗

迅速催吐、洗胃和导泻,以促使毒物尽快排出。中毒严重者应及早进行血液透析或腹膜透析,以减轻中毒症状,挽救患者生命,减少后遗症。血液透析疗法的指征为:①血液甲醇>15.6 mmol/L 或甲酸>4.34 mmol/L;②严重代谢性酸中毒;③视力严重障碍或视盘视网膜水肿。

国外有报道,可用乙醇或乙醇脱氢酶抑制剂 4-甲基吡唑作为甲醇中毒的解毒剂。解毒剂可阻止甲醇氧化,促进甲醇排出。

另外,应注意纠正患者的酸中毒,积极防治脑水肿,并进行其他对症治疗。

（三）预防

酒中甲醇来自原料中的果胶,用过熟或腐烂的水果、甘薯、甘薯皮、土豆等制作的酒,其甲醇含量往往较高。预防甲醇中毒的最好措施是加强酒类卫生管理,严格执行酒中甲醇限量的食品安全标准。我国规定,粮谷类为原料的白酒甲醇含量应≤0.6 g/L,以薯干及代用品为原料的甲醇应≤2.0 g/L。

五、其他常见非细菌性食物中毒

其他常见非细菌性食物中毒的特征和防治要点见表 19-2。

表 19-2 其他常见非细菌性食物中毒的特征和防治要点

病名	有毒成分	潜伏期	临床特点	治疗	预防要点
麻痹性贝类中毒	石房蛤毒素,来自膝沟藻类	数分钟~20分钟	唇、舌、手指麻木,四肢末梢、颈部麻痹,共济失调,呼吸肌麻痹。病死率5%~18%	对症治疗	防止海洋污染及赤潮形成,禁食毒贝
鱼类所致组胺中毒	鱼体中组氨酸在变形杆菌作用下形成组胺	数分钟~3小时	皮肤潮红、头晕、头痛、心悸、胸闷、血压下降、荨麻疹或哮喘等	给予抗组胺药物如苯海拉明等	产组胺较多之鱼如鲐巴鱼、鲭鱼等有青皮红肉的特点,应防止它们变质,吃时加醋或去汤可减少组胺摄入
动物(狗、海豹、鲨鱼)肝脏中毒	大量维生素A	0.5~12小时	恶心、呕吐、腹痛、腹部不适,皮肤潮红,继之可脱皮	对症治疗	不过量摄入可能含有大量维生素A的动物肝脏
甲状腺组织中毒	猪、牛、羊甲状腺素	2~24小时	头昏、头痛、乏力、心悸、多汗,四肢肌肉痛,重者狂躁、幻觉、昏迷、抽搐等	对症治疗	屠宰时要认真剔净甲状腺组织
木薯、含氰苷果仁中毒	苦杏仁苷分解产生氢氰酸	0.5~5小时	食量少者表现为一般胃肠道症状,大量进食出现口中苦涩、流涎、呕吐、心悸、呼吸困难、青紫,可窒息死亡	立即洗胃,有呼吸障碍者进行人工呼吸,并给予特效解毒剂	苦杏仁、桃仁、枇杷仁均含有氰苷,应教育儿童勿食。食用时必须充分加热、浸泡
鲜黄花菜中毒	秋水仙碱	0.5~4小时	恶心、呕吐、腹痛、腹泻、头昏、头痛、口渴、喉干	洗胃及对症治疗	吃干制的黄花菜无毒。新鲜的要水泡去汁,并煮熟、煮透
四季豆中毒	皂素、植物凝血素	1~13小时	恶心、呕吐、腹泻、头晕,四肢麻木,伴有中性白细胞增多,预后良好	对症治疗	充分煮熟后才能食用
发芽马铃薯中毒	龙葵素	0.5~4小时	喉咙瘙痒及烧灼感,胃肠炎,重症有溶血性黄疸,可因呼吸、循环麻痹死亡	对症治疗	吃发芽马铃薯要挖去芽及芽眼,去皮水浸,炒时加醋,发芽很多或内部变绿者禁食
白果中毒	银杏酸、银杏酚	1~12小时	除胃肠炎外,常出现头痛、恐惧感、抽搐、惊厥,重者意识丧失,1~2日内死亡	洗胃、灌肠及对症治疗	不吃生白果或变质白果,好白果应加水煮熟或炒熟食用,且不宜多吃,儿童尤应注意
有毒蜂蜜中毒	各种有毒花粉	1~5天	头晕、疲倦、肢体麻木、发烧、心悸、肝大、腰痛、血尿,可因呼吸循环衰竭死亡	对症治疗,重点保护心、肾	蜂蜜应经检验合格方能售卖,不吃有异味的蜂蜜

(徐广飞 诸葛祥凯)

【案例 19－1 分析】

问题 1. 该群体事件是否应怀疑为食物中毒？应如何处置？

分析思路:患者集中发病时间为当日 10 时～12 时之间,最早发病时间是 10 时 15 分。首先应进行与食物中毒有关疾病的鉴别诊断。

(1) 是否为传染病(胃肠型感冒)？

早上到校时晨检该校两个班学生未见异常,传染病可以暂时排除。

(2) 是否为因暴饮暴食而引起的胃肠炎？

经询问学生无暴饮暴食史,此项也可暂时排除。

(3) 是否为饮用水出问题？

学校供桶装饮用水,但不是每个学生都喝。饮水问题也可暂时排除。

(4) 学生共同进食史:课间餐。

根据食物中毒的流行病学特征初步判断,有很大可能为食物中毒事情。

问题 2. 试分析该起食物中毒的主要原因。

分析思路:(1) 米饭加工后存放条件不当。(2) 课间餐炒饭所用的米饭为 9 月 18 日晚蒸煮后用塑料盆盛装后放置食堂就餐大厅内的就餐台上存放,违反了《餐饮服务食品安全操作规范》(国食药监发〔2018〕第 12 号)8.1.3 项:"在烹饪后至食用前需要较长时间(超过 2 小时)存放的高危易腐食品,应在高于 60 ℃或低于 8 ℃的条件下存放。在 8～60 ℃条件下存放超过 2 小时,且未发生感官性状变化的,应按本规范要求再加热后方可供餐。"一旦后续加热炒制不充分,易发生安全风险。

蜡样芽孢杆菌中毒食品主要为剩米饭、粉、甜酒酿、剩菜、甜点心及乳、肉类食品。中毒多因食品在食用前保存温度较高和放置时间过长,中毒季节以夏季、秋季为多。蜡样芽孢杆菌在 15 ℃以下繁殖慢,剩饭、剩菜应放在低温处保存。

复习思考题

1. 试述食物中毒的概念及流行病学特征。

2. 试述细菌性食物中毒的预防原则。

3. 试述亚硝酸盐中毒的机制、临床表现、急救治疗措施和预防原则。

知识拓展:黑龙江鸡东县"酸汤子"食物中毒事件

2020 年 10 月 19 日晚,国家卫生健康委微信公众号"健康中国"发布消息称,10 月 5 日黑龙江鸡东县发生一起因家庭聚餐食用酸汤子引发的食物中毒事件,9 人食用后全部死亡。现已查明致病食物是被致病菌污染的酸汤子。

北方酸汤子是用玉米水磨发酵后做的一种粗面条样的酵米面食品。夏秋季节制作发酵米面制品容易被椰毒假单胞菌污染,该菌能产生致命的米酵菌酸,高温煮沸不能破坏毒性,中毒后没有特效救治药物,病死率达 50％以上。北方的臭碴子、酸汤子、格格豆,南方的发酵后制作的汤圆、吊浆粑、河粉等最容易致病。2010 年至今,全国已发生此类中毒 14 起,84 人中毒,37 人死亡。

酵米面中毒的主要原因是使用了发霉变质的原料,虽然通过挑选新鲜无霉变原料,勤换水能够减少被致病菌污染的机会,但为保证生命安全,最好的预防措施是不制作、不食用酵米面类食品。

第四篇　医学统计方法

第二十章　医学统计学概论

第一节　医学统计学的意义及基本概念

一、医学统计学的意义

医学实践活动中有许多现象表现为数量特征，如某药治疗某病患者后的痊愈人数，某年某地20岁正常男子的身高测得值，某地正常成年男子的红细胞数等，这些数量结果大小不确定但确是有规律可循的。如某病患者接受某药治疗后其结果可表现为痊愈或未愈，尽管治疗前不能准确预知其疗效，但可以通过许许多多同病患者的不完全相同的治疗结果求出该药的治愈率大小。又譬如20岁正常男子身高测得值可高可低，但大多数身高值在172～175 cm，身高值特别小或特别大的很少，这种从不确定的数量现象中找出其内在的规律性，需要借助于一种手段，这个手段就是统计学。

统计学是研究数据的收集、整理、分析的一门科学。它的原理几乎应用到自然科学和社会科学的各个领域，也相应地产生了许多应用性分支，医学统计学就是其中之一。它是以医学理论为指导，借助于统计学的原理和方法，研究医学现象中数据的收集、整理、分析的一门应用性学科。

合理的统计分析能够帮助我们揭示事物或现象发生和发展的规律，阐明我们所关心的问题，如哪些因素对人群健康状况影响较大，某种疾病的可疑病因是什么，哪些指标可以用来筛选高危人群或早期诊断疾病，哪种治疗方法的有效率高，哪些是保护和促进人群健康的因素，等等。医学统计学中分析资料的统计方法很多，本篇着重讨论常用的医学统计方法。

医学统计方法在医学统计工作过程中有着广泛应用。医学统计工作一般分为四个步骤，即设计、收集资料、整理资料和分析资料。这四个步骤是相互联系、不可分割的。

（一）设计

设计就是对试验或实验全过程进行计划和安排。由于医学实践及其科研活动的对象往往是病人或生物,受影响因素较多,比较复杂,因此事先必须对所研究问题全过程有一个周密的计划和安排,使工作做到事半功倍。设计质量直接关系到研究结果的优劣。按内容划分,设计可分为两部分:专业设计与统计设计。专业设计是确定研究方向和研究内容,使研究具有先进性和实用性;而统计设计是使研究具有科学性,创造一致的对比条件,控制误差,减少偏倚,节省人力、物力与财力,保证研究的可重复性和研究结果的可靠性。这两部分内容在计划书中不是割裂开来的,而是有机地结合在一起。

（二）收集资料

收集资料就是通过试验或其他途径获取数据的过程。一般有如下三个途径。

1. 实验或专题调查　按照研究目的安排实验或调查,所收集的一般是既往不存在的第一手资料。

2. 经常性工作记录　如门诊和住院病历、体格检查记录、卫生监测记录等,这些记录获取容易,能够弥补目前无法获得的信息。

3. 统计报表　如法定传染病报表、职业病报表、医院工作报表等,可从各级卫生行政部门处获取。

无论何种途径获得的数据均要求完整、准确、及时。

（三）整理资料

整理资料就是纯化数据,使其系统化、条理化,便于进一步计算和分析。资料整理时首先应对资料进行核对和检查,这个过程比较繁杂,却十分重要。试想一下,如果数据有较多的错误,那么统计出来的结果必定是歪曲事实的。审查无误后确定分组的指标,以便整理后的资料能反映数据客观规律和内在联系,并能提供将采用的统计分析方法所要求的形式。分组有质量分组和数量分组两种。前者是将观察单位按其属性或类别(如性别、职业、病种等)分组;后者是将观察单位按数量大小(如年龄大小、血压高低等)分组。实际工作中两种分组经常结合使用,如先按性别分组,再进行不同性别下的年龄分组。根据分组要求设计整理表,用手工或计算机汇总资料。

（四）分析资料

分析资料就是计算一些指标来描述或揭示事物内部的联系和规律性。常用的分析资料方法有:统计描述与统计推断。统计描述是指用统计表、统计图和统计指标等方法对资料的数量特征与分布规律进行描述;统计推断主要是指如何由部分数据(样本)信息来推断全体数据(总体)信息,常用的有参数估计和假设检验。

二、医学统计学中的几个基本概念

（一）同质与变异

同质就是指研究对象具有相同的特征。如研究某地正常成年男性身高平均水平,要求研究对象为未患有影响生长发育疾病的成年男性,这些对象为同质个体。因此,同质是一个范畴,是纳入和排除对象的标准。对不同质个体的分析是没有意义的。

变异就是具有相同特征的个体之间的差异,换句话说具备相同特征的个体对同一影响因素的反应也是不完全相同的,同为某地正常成年男子,其身高测得值彼此也是不完全相同的。由于医学研究对象多为生物体,因此变异是客观存在的,统计学就是立足于同质研究变异,变异是统计学的生命线,没有变异就没有统计学。

(二)总体与样本

总体就是根据研究目的确定的同质观察对象某种观察值的集合。如欲研究某地正常 20 岁男子身高的平均水平,该研究总体为该地所有正常 20 岁男子身高测得值。总体内包含的个体若能数得清,则称这样的总体为有限总体;反之,若总体中的个体不可数,如某药治疗高血压患者,假想的总体应为所有服该药的高血压患者的血压值,而实际上高血压患者究竟有多少是说不清的,因而这样的总体称为无限总体,医学上研究的总体大多数为无限总体。

由于总体往往比较大甚至为无限总体,因此对总体中的个体逐一研究是不现实的,常常要从总体中随机抽取部分观察单位进行研究,这部分具有代表性的观察单位就组成了样本。

对样本进行研究的目的是由样本信息推论总体,因此样本的代表性十分重要。

(三)参数与统计量

描述总体数量特征的统计指标叫参数,统计学中参数常用希腊字母表示,如 μ 为总体均数,σ 为总体标准差,π 表示总体率等。统计量则是描述样本数量特征的统计指标,常用拉丁字母表示,如 $\bar{x}$ 为样本均数,s 为样本标准差,p 表示样本率等。

(四)频率与概率

医学研究的现象大多为随机现象,如某药治疗某病患者其可能的结果是痊愈、好转、无效和死亡。现有一名某病患者,在治疗前是无法预知其疗效的,这种不确定的结果称为随机事件。随机事件并非无规律可循,若我们治疗 200 例同类型病人,痊愈 150 例,则治愈率为 $150/200＝0.75$,称为样本频率,若继续增加治疗例数,则会发现频率逐渐趋于一个稳定值,概率论中将这一理论值称为概率,它是描述随机事件发生可能性大小的度量,常用 P 值表示。实际工作中常用观察单位较多时的频率作为概率的估计值。

概率的取值在 0～1 之间,当其取值为 1 时,该事件肯定发生,称为必然事件;当其取值为 0 时,该事件肯定不发生,称为不可能事件。医学统计学中常将 $P \leqslant 0.05$ 或 $P \leqslant 0.01$ 定义为小概率事件。小概率事件虽然也可能发生,但在一次试验或抽样中可认为不会发生,并根据这一原理进行统计推断。

第二节　统计资料的类型

在医学研究中,常常将研究指标称为变量,并将指标的取值称为变量值,如高血压患者治疗前后血压的改变量、X 线检查结果的正异常、某药治疗某病的疗效分级等。统计资料类型就是根据变量的取值类型进行划分的,一般分为两类。

一、数值变量资料

每个观察单位某项指标的结果是以数值形式表示,该数值大小大多可通过仪器等测量手段测得,一般有计量单位,这种变量称为数值变量,这类资料称为数值变量资料,或定量资料、计量资料。医学上这类资料较多见,如血压、身高、体重、红细胞计数和生育孩子数目等。

二、分类变量资料

统计上常将研究对象按某个属性或类别分组并求得各属性或类别下的单位数,这种互不相容的类别或属性称为分类变量。如性别、X 线检查结果的正异常、疗效的等级等。这些变量的取值称为分类变量资料或分类资料。

　　根据分类变量取值是否有顺序又将分类变量分为两类。

　　1. 无序分类变量　有二分类和多分类之分。二分类是指观察结果只有二类且互相对立,如男与女、阳性与阴性、生存与死亡等。多分类是观察结果为多个且为互不相容的类别,如血型 A、B、O、AB 等,由上述二分类或多分类变量测得值组成的资料又称为计数资料。

　　2. 有序分类变量　医学上常有这样一些检测结果如疗效的痊愈、好转、无效、恶化,大便潜血试验-、+、++、+++等。这些结果表现为属性类别,但各类又有程度上的差别,给人以"半定量"的概念,因此,又将这类资料称为半定量资料或等级资料。

　　根据研究目的和资料的特点,上述资料在一定条件下可以相互转化,如血压的测得值原为数值变量资料,若分为高血压与非高血压,则资料就为计数资料;若分为正常、可疑和高血压,则该资料又为等级资料;有时又可将分类资料数量化,如受教育程度可用 1,2,3,4,5,…表示,这时可按数值变量资料处理。

（黄水平）

思考题

　　1. 医学研究中常用的统计资料类型有哪些?

　　2. 现有 100 份调查数据,指标有性别、年龄(岁)、身高(cm)、血型和肝大程度,请问它们分别属何种类型的资料?

知识拓展:统计学科的来源

　　"统计"一词,英语为 statistics,用作复数名词时,意思是统计资料,作单数名词时,指的是统计学。一般来说,统计这个词包括三个含义:统计工作、统计资料和统计学。这三者之间存在着密切的联系,统计资料是统计工作的成果,统计学来源于统计工作。原始的统计工作即人们收集数据的原始形态,已经有几千年的历史,而它作为一门科学,还是从 17 世纪开始的。英语中统计学家和统计员是同一个单词(statistician),但统计学并不是直接产生于统计工作的经验总结。每一门科学都有其建立、发展和客观条件,统计科学则是统计工作经验、社会经济理论、计量经济方法融合、提炼、发展而来的一种边缘性学科。

第二十一章　数值变量资料的统计分析

第一节　数值变量资料的统计描述

一、集中趋势指标

　　资料的分布类型不同，统计描述的指标也不同，因此在对资料描述之前首先要弄清资料的分布类型，可通过对原始资料制作频数分布表或分布图来了解。

（一）数值变量资料的频数分布

1. 频数分布表的制作步骤　下面以例 21-1 的数据说明频数分布表的制作步骤。

例 21-1　某地某年 140 名 20 岁正常男子的身高资料如表 21-1，试编制频数分布表。

表 21-1　某地某年 140 名 20 岁正常男子的身高值（cm）

176.8	175.0	173.5	172.2	171.3	169.1	168.2	162.9	178.0	180.9
176.7	174.8	173.4	172.1	171.2	169.1	168.1	160.8	178.1	181.0
176.7	174.7	173.4	172.1	171.1	169.1	168.1	176.8	178.2	181.3
176.6	174.6	173.4	172.1	170.8	169.0	168.0	177.0	178.6	181.4
176.4	174.7	173.2	172.0	170.7	169.0	167.9	177.1	178.7	181.9
175.8	174.5	173.0	172.0	170.6	168.8	167.6	177.1	178.8	182.0
176.3	174.3	173.0	172.0	170.5	168.9	167.5	177.2	179.2	183.0
175.8	173.9	172.9	172.0	170.4	168.8	166.3	177.3	179.2	183.5
175.8	173.8	172.5	171.9	170.2	168.7	166.7	177.4	179.2	182.4
175.8	173.8	172.5	171.8	170.0	168.7	165.5	177.4	179.5	184.9
175.8	173.8	172.3	171.8	170.0	168.6	165.1	177.6	179.8	186.0
175.4	173.8	172.4	171.6	169.6	168.5	165.1	177.8	180.5	187.0
175.3	173.7	172.3	171.5	169.5	168.4	163.6	177.8	180.8	185.4
175.2	173.6	172.2	171.4	169.2	168.3	163.2	178.0	180.8	188.5

（1）计算极差或全距：找出观察值中的最大值和最小值，二者之差为极差或全距，常用 R 表示。本例中最大值为 188.5cm，最小值为 160.8cm，故本例全距 $R=188.5-160.8=27.7$（cm）。

（2）决定组数、组距和组段：根据观察值例数决定组数，一般取 8～15 组。观察值例数较多时，组数也取多一点，反之亦然。尽量保证所取的组数能反映资料的分布特征，避免出现频数空白的组段。组距常用 i 表示，$i=\dfrac{R}{\text{组数}}$。本例组数取 10，则组距 $i=\dfrac{27.7}{10}=2.77$（cm），为了制表的简便，组距常取整数或一位小数，故 $i≈3$（cm）。组段的确定首先要了解组段的含义，对于连续性资料，一个组段的含义是包括组段的下限而不含组段的上限。因此，第一个组段的下限可以略小于或等于最小值，最后一个组段的上限要略大于最大值。本例第一组段的下限取 160 cm，以下组段依次加上组距 3 cm，见表 21-2 的第（1）栏。

（3）列表划记并写出频数（f）划分组段后，将原始数据用划记法得各个组段的频数（f），见表 21-2 的第（2）、（3）栏。

表 21-2 某地某年 140 名 20 岁正常男子身高值的频数分布表

身高(cm) (1)	划记 (2)	频数(f) (3)
160～	丁	2
163～	正	5
166～	正 正 正 下	18
169～	正 正 正 正 正	25
172～	正 正 正 正 正 正 正	35
175～	正 正 正 正 正 一	26
178～	正 正 正 一	16
181～	正 下	8
184～	下	3
187～190	丁	2
合计		140

2. 频数分布图 将身高值的组段作为横轴，以相应的频数作为纵轴，画出如图 21-1 的频数分布图即直方图，以每个直条的面积代表各组段的频数。通过对频数分布表 21-2 或频数分布图 21-1 的观察，可以直观地看出资料的分布有两个重要的特征：其一为集中趋势，身高的测量值虽然高低不等，但向中间集中，中等身材（172～175 cm）的人数最多；其二为离散趋势，即随着身高测量值逐渐变大或变小，人数越来越少，向两端分散。但要精确地描述这

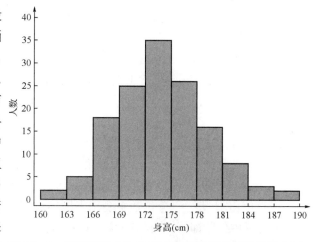

图 21-1 某年某地 140 名 20 岁正常男子身高值的直方图

两个特征,需用集中趋势和离散趋势指标。

3. 频数分布的类型 从图 21-1 可以看出,图形中间的直条最高(高峰在中央),两边对称(或基本对称)地逐渐减少,统计学上称之为正态分布或近似正态分布。若高峰位于左侧,被称为正偏态分布,如某种疾病的潜伏期的分布;若高峰位于右侧,被称为负偏态分布,如某种慢性病的年龄分布。分布的类型不同,统计描述时所选择的统计指标也不同。

(二)集中趋势指标

集中趋势指标也叫平均数,是一组用于描述数值变量资料平均水平(或集中趋势)的指标。根据资料的分布类型不同统计上常用算术均数、几何均数及中位数这三种平均数。

1. 算术均数 算术均数也简称为均数。总体均数用希腊字母 μ 表示,样本均数用 $\bar{x}$ 表示。适用条件是资料呈正态分布或近似正态分布。计算公式为:

$$\bar{x} = \frac{\sum x_i}{n} = \frac{x_1 + x_2 + \cdots + x_n}{n} \qquad (21-1)$$

公式中,$\sum$ 为求和的符号,x_i 为各观察值,n 为例数。

例 21-2 某地 10 名 19 岁正常女大学生的体重(kg)为 48,50,52,53,53,55,58,58,59,62,求平均体重。

$$\bar{x} = \frac{48+50+52+53+53+55+58+58+59+62}{10} = 54.8(\text{kg})$$

例 21-3 对例 21-1 的资料计算其平均身高值。

$$\bar{x} = \frac{24\ 340.2}{140} = 173.86(\text{cm})$$

2. 几何均数 几何均数用 G 表示,适用条件是资料呈倍数关系或对数正态分布。计算公式为:

$$G = \sqrt[n]{x_1 x_2 \cdots x_n} = \lg^{-1}\left(\frac{\sum \lg x_i}{n}\right) \qquad (21-2)$$

例 21-4 有 8 人的血清滴度为:1∶2,1∶4,1∶8,1∶16,1∶32,1∶64,1∶128,1∶256,求其平均滴度。

将各滴度的倒数代入公式(21-2)得:

$$G = \sqrt[8]{2 \times 4 \times 8 \times 16 \times 32 \times 64 \times 128 \times 256}$$

$$G = \lg^{-1}\left(\frac{\lg 2 + \lg 4 + \lg 8 + \lg 16 + \lg 32 + \lg 64 + \lg 128 + \lg 256}{8}\right) = 22.62$$

血清的平均滴度为 1∶23。

计算几何均数时应注意:①变量值中不能有 0,因为 0 不能取对数。②同一组变量值不能同时有正、负值。③若变量值全为负值,可在计算时将负号除去,算出结果后再冠以负号。

3. 中位数和百分位数 中位数简记为 M,是把一组观察值按大小顺序排列,位置居中的那个数值。百分位数简记为 P_x,读作第 x 百分位数,是将一组观察值从小到大排列后,分成 100 等份,第 x 等份处的变量值即为 P_x,全部观察值中,有 $x\%$ 的观察值比 P_x 小,有 $(100-x)\%$ 观察值比 P_x 大。百分位数主要用来描述数据特定位置,其重要用途是确定医学参考值范围。可见中位数即第 50 百分位数,用 P_{50} 表示。

百分位数适用的条件是:偏态分布资料,分布类型未知的资料,有极端值的资料,一端或两端无确定数值的资料。

计算方法有：

(1) 直接法：适用于例数不太多的资料。将 n 个变量值从小到大排列，当 n 为奇数时，位置居中的那个数值就是 M；当 n 为偶数时，位置居中的两个数值的平均数就是 M，公式为：

$$m=\begin{cases} x_{(\frac{n+1}{2})} & \text{当 } n \text{ 为奇数时} \\ \dfrac{x_{\frac{n}{2}}+x_{(\frac{n}{2}+1)}}{2} & \text{当 } n \text{ 为偶数时} \end{cases} \tag{21-3}$$

例 21-5 某地 7 人伤寒患者的潜伏期(天)为：2,3,5,8,9,10,16，求其平均潜伏期。

本例数据已从小到大排列，$n=7$ 为奇数，则中位数为：

$$M=x_{(\frac{7+1}{2})}=x_4=8(\text{天})$$

例 21-6 某地 10 名杆菌痢疾治愈者的住院天数如下：9,5,4,7,7,12,20,24,21,>50，求其平均住院天数。

先将观察值从小到大排列为：4,5,7,7,9,12,20,21,24,>50，$n=10$ 为偶数，则中位数为：

$$M=[x_{\frac{n}{2}}+x_{(\frac{n}{2}+1)}]/2=[x_5+x_6]/2=[9+12]/2=10.5(\text{天})$$

(2) 频数表法：当变量值个数较多时，先编制频数表，然后按公式(21-4)计算中位数，按公式(21-5)计算百分位数，其中公式(21-4)是公式(21-5)的特例。

$$M=L+\frac{i}{f_M}\left(\frac{n}{2}-\sum f_L\right) \tag{21-4}$$

$$P_x=L+\frac{i}{f_x}(nx\%-\sum f_L) \tag{21-5}$$

式中，L 为中位数或百分位数所在组段的下限，i 为中位数或百分位数所在组段的组距，f_M，f_x 分别为中位数和百分位数所在组段的频数，$\sum f_L$ 为中位数或百分位数前一组段的累积频数。因此，计算中位数或百分位数时关键是找出中位数或百分位数所在的组段，可由频数表计算累计频数或累计频率，累计频数略大于 $\frac{n}{2}$ 或累计频率略大于 50% 的组段即中位数所在组段；累计频数略大于 $nx\%$ 或累计频率略大于 $x\%$ 的组段即为百分位数 P_x 所在的组段。具体步骤见例 21-7。

例 21-7 某地 205 名伤寒患者的潜伏期资料如表 21-3，试求平均潜伏期和潜伏期的 P_{25}，P_{75}。

表 21-3 某地 205 人伤寒患者的潜伏期

潜伏期(天)(1)	人数(2)	累计频数(3)	累计频率(%)(4)	
2~	26	26	12.7	
4~	29	55	26.7	P_{25}
6~	42	97	43.3	
8~	50	147	71.7	M

续表 21－3

潜伏期(天) (1)	人数 (2)	累计频数 (3)	累计频率(%) (4)	
10～	48	195	95.1	P_{75}
12～	4	199	97.1	
14～	2	201	98.0	
16～	2	203	99.0	
18～	1	204	99.5	
20～22	1	205	100.0	

先计算累计频数或累计频率,见表 21－3 的第(3)栏与第(4)栏,从而找到中位数、P_{25} 及 P_{75} 的组段为 8～10、4～6 及 10～12,将相应的数值代入式(21－4)与式(21－5)得:

$$M=8+\frac{2}{50}\times\left(\frac{205}{2}-97\right)=8.22(天)$$

$$P_{25}=4+\frac{2}{29}\times(205\times25\%-26)=5.74\ (天)$$

$$P_{75}=10+\frac{2}{48}\times(205\times75\%-147)=10.28(天)$$

本例平均潜伏期为 8.22 天,有 25% 的病人潜伏期在 5.74 天以下,有 75% 的病人潜伏期在 10.28 天以下。

应用中位数和百分位数注意事项:①中位数和百分位数的计算对资料没有特殊要求,所有资料均可计算中位数和百分位数。一般情况下,在例数较多时,分布在中间的百分位数较稳定,靠近两端的百分位数,仅在样本含量足够大时才趋于稳定,所以当样本含量较少时不宜用靠近两端的百分位数来估计频数分布范围。②中位数只受位置居中的变量值影响,与两端的极端值无关,因此在抗极端值的影响方面,中位数比均数具有较好的稳定性,但不如均数精确。③百分位数常用于描述偏态分布资料离散趋势,如 $P_{75}-P_{25}$ 称为四分位数间距,还可用于确定偏态分布资料的正常值范围。

二、离散趋势指标

对数值变量资料的特征描述仅用集中趋势指标还不够,还需用另一个描述变量间变异的离散趋势指标,这一点可从例 21－8 看出。

例 21－8 有三组同性别、同年龄儿童的体重(kg)如下:

甲组	26	28	30	32	34	$\bar{x}=30$ kg
乙组	24	27	30	33	36	$\bar{x}=30$ kg
丙组	26	29	30	31	34	$\bar{x}=30$ kg

从集中趋势来分析,因三组均数相同,故三组儿童的体重没有差别,然而这三组数据的分布特征却各不相同,就是说各组的 5 个数据参差不齐的程度(即变异)是不一样的。因而仅用均数来描述这组资料显然不够全面,而必须考虑变量之间的离散程度。常用的离散程度指标有:极差、四分位数间距、方差、标准差及变异系数。

(一)极差

极差亦称全距,简记为 R,是一组变量值中最大值与最小值之差。反映变量分布的范围,

极差越大,说明变量间的变异大;反之,说明变异小。如例 21-8:

$$R_甲 = 34 - 26 = 8(\text{kg})$$
$$R_乙 = 36 - 24 = 12(\text{kg})$$
$$R_丙 = 34 - 26 = 8(\text{kg})$$

甲组、丙组的极差小,乙组的极差大,说明甲组、丙组的体重比乙组集中。但甲组与丙组的极差相同,而变量的分布却不同这反映了用极差表示变异的缺点。①不灵敏:仅反映最大值与最小值之间的差异,当组内其他数据变动时,极差仍然不变。②不稳定:当样本例数增加时,获得过大或过小变量值的可能性增大,因而极差可能变大。故极差虽然简单明了,但不是一个描述变异的理想指标。

(二)四分位数间距

四分位数是两个特定的百分位数,即 P_{25}、P_{75},P_{25} 称为下四分位数,记为 Q_L,P_{75} 称为上四分位数,记为 Q_u。四分位数间距简记为 Q。

$$Q = Q_u - Q_L = P_{75} - P_{25} \tag{21-6}$$

四分位数间距是一组变量中中间 50% 变量间的极差,因此比极差 R 要稳定,但仍未考虑到每个观察值的变异度。它常用于描述偏态分布资料的变散程度。

例 21-9　仍以例 21-7 的资料为例,计算潜伏期的四分位数间距。

将例 21-7 的 P_{25}、P_{75} 代入式(21-6)得:

$$Q = 10.28 - 5.74 = 4.54(\text{天})$$

(三)方差和标准差

极差和四分位数间距只利用了个别百分位数,因而出现了极差或四分位数间距相同,但变量值有分布不同的缺点,我们必须考虑全部变量值的离散程度。就总体而言,应考虑每个变量值 x 与总体均数 μ 之差,称为离均差。由于 $(x-\mu)$ 有正有负,显然,$\sum(x-\mu)=0$ 即离均差总和为 0,这样不能反映变异程度,故将离均差平方后再相加,即 $\sum(x-\mu)^2$ 称为离均差平方和(SS),但 $\sum(x-\mu)^2$ 的大小,除与变异程度有关外,还与变量值的个数 N 有关,因此可取离均差平方和的均数,这就是总体方差(也叫均方),用 σ^2 表示,即:

$$\sigma^2 = \frac{\sum(x-\mu)^2}{N} \tag{21-7}$$

因方差单位是原度量单位(如 cm,kg 等)的平方,为了恢复成原单位,所以又将方差开平方,这就是总体标准差。

$$\sigma = \sqrt{\frac{\sum(x-\mu)^2}{N}} \tag{21-8}$$

然而在实际工作中常常得到的是样本资料,总体均数 μ 往往未知,只能用样本均数 $\bar{x}$ 作为 μ 的估计值,因此可用 $(x-\bar{x})^2$ 代替 $(x-\mu)^2$,用样本例数 n 代替 N。但直接代入式(21-8)算得的结果总比总体标准差低(有偏估计)。英国统计学家 W. S. Gosset 提出用 $n-1$ 代替 n 代入式(21-8)即得样本标准差 s 的计算公式(21-9),式中 $n-1$ 为自由度,记为 ν,s^2 即样本方差。

$$s = \sqrt{\frac{\sum(x-\bar{x})^2}{n-1}} \quad 或 \quad s = \sqrt{\frac{\sum x^2 - \frac{(\sum x)^2}{n}}{n-1}} \tag{21-9}$$

例 21-10 仍以例 21-8 为资料,计算三组资料的标准差。

$$s_{甲}=\sqrt{\frac{4\ 540-\frac{(150)^2}{5}}{5-1}}=3.162\ 3(kg),同理得:$$

$$s_{乙}=4.743\ 4(kg)$$

$$s_{丙}=2.915\ 5(kg)$$

$s_{甲}>s_{丙}$,即甲组的变异大于丙组,从而克服了极差的缺点,精确地区分出三组变异的大小。

例 21-11 仍以例 21-1 为资料计算身高值的标准差。

$$s=\sqrt{\frac{4\ 235\ 477.4-\frac{(24\ 340.2)^2}{140}}{140-1}}=5.18(cm)$$

方差和标准差的意义都可以说明正态分布或近似正态分布资料的变异程度。算出的数值越大,说明变异程度越大,反之亦然。因此标准差有以下用途:①表示变量值的离散程度,在均数相近和度量单位相同的条件下,标准差大表示变量值的离散程度大,均数对这组变量的代表性越差;反之标准差小,表示变量值的离散程度小,均数的代表性也好。②结合均数可以描述服从正态或近似正态分布资料的分布特征,计算参考值范围。③计算变异系数和标准误。

(四) 变异系数

变异系数简记为 CV,它是一个相对变异指标,可适用于比较度量衡单位不同或均数相差悬殊的多组资料的变异程度。其公式为:

$$CV=\frac{s}{\overline{x}}\times100\% \tag{21-10}$$

例 21-12 某地 20 名 19 岁女大学生,其身高均数为 158.9 cm,标准差为 5.3 cm;体重均数为 55.2 kg,标准差为 6 kg。试比较身高和体重的变异何者为大。

$$CV_{身高}=\frac{5.3}{158.9}\times100\%=3.3\%$$

$$CV_{体重}=\frac{6}{55.2}\times100\%=10.9\%$$

身高的单位为 cm,体重的单位为 kg,变异系数的比较去除了单位的影响。由此可见,该地 19 岁女大学生体重的变异大于身高的变异。

例 21-13 某地两个不同年龄儿童组段的身高均数与标准差,1~2 月儿童的身高均值为 56.3 cm,标准差为 2.1 cm,5~5.5 岁儿童组的身高均值为 107.8 cm,标准差为 3.3 cm,试比较这两个年龄组段的变异大小。

$$CV_{1~2月}=\frac{2.1}{56.3}\times100\%=3.7\%$$

$$CV_{5~5.5岁}=\frac{3.3}{107.8}\times100\%=3.1\%$$

两组的单位均为 cm,但均数相差悬殊。由此可见,1~2 月儿童组的身高变异大于 5~5.5 岁儿童组。

三、正态分布

正态分布又称高斯分布,是统计学中最重要的连续型分布之一,也是医学研究中常见的资料分布,是统计学原理的基础,许多统计方法都依赖于正态分布。

(一) 正态分布的概念

正态分布是以均数为中心,呈现中间高,两头逐渐降低,并完全对称的连续型频数分布。因其曲线呈钟形,人们又经常称之为钟形曲线。从前面图 21 - 1 可以设想,若将变量值的数目不断增加,分组数不断变多,组距不断分细,图中直条将逐渐变窄,就会越来越呈现出中间高,两边逐渐降低,并完全对称的特点[见图 21 - 2(a)、(b)、(c)],其顶端则逐渐接近于一条光滑的曲线[如图 21 - 2(d)],近似于数学上的正态分布曲线,用 $N(\mu,\sigma^2)$ 表示。图中横轴为变量 x 值,纵轴为变量 x 值的频率 $f(x)$。

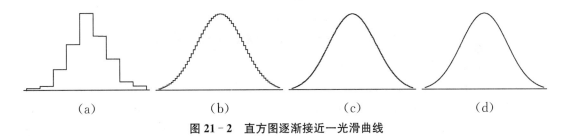

$$(a) \qquad (b) \qquad (c) \qquad (d)$$

图 21 - 2　直方图逐渐接近一光滑曲线

(二) 正态分布的特征

1. 正态分布只有一个高峰,高峰位置在 $x=\mu$ 处,$f(x)$ 取得最大值。

2. 正态分布有两个参数,μ 决定正态分布的位置,故叫位置参数(见图 21 - 3)。σ 决定正态分布的形状,故叫形状参数,σ 越大,表示数据越分散,曲线越"矮胖";σ 越小,表示数据越集中,曲线越"瘦高"(见图 21 - 4)。

3. 任何正态分布 $N(\mu,\sigma^2)$ 经过 $u=\dfrac{x-\mu}{\sigma}$ 变换后成为标准正态分布,或称 Z 变换。用 $N(0,1)$ 表示(见图 21 - 5)。

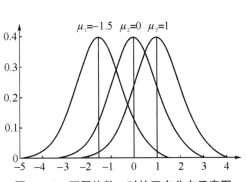

图 21 - 3　不同均数 μ 时的正态分布示意图

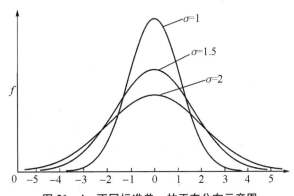

图 21 - 4　不同标准差 σ 的正态分布示意图

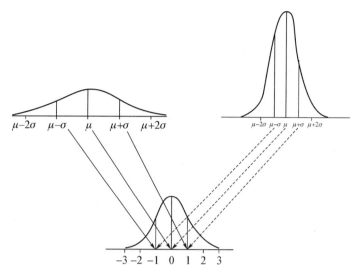

图 21‑5 一般正态分布变成标准正态分布示意图

（三）正态分布曲线下面积的分布规律

欲求横轴上正态曲线下一定区间的面积,可通过积分来实现,通过计算发现正态曲线下面积分布有一定规律。将正态分布曲线下与横轴之间的整个面积定义为 1 或 100%,则以 μ 为中心,以 σ 为单位,在横轴均数 μ 左右两侧分别截取不同倍数的标准差,得到正态曲线与横轴上一定区间所夹的面积占总面积的比例,用以估计该区间的变量值例数占总例数的百分数,或变量值落在此区间内的概率(见图 21‑6)。

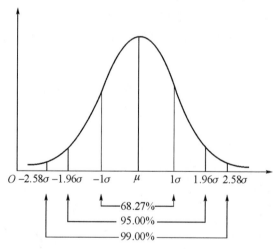

图 21‑6 正态曲线下面积的分布规律

例如:$\mu \pm 1\sigma$ 范围内的面积占正态曲线下总面积的 68.27%;$\mu \pm 1.96\sigma$ 范围内的面积占正态曲线下总面积的 95.00%;$\mu \pm 2.58\sigma$ 范围内的面积占正态曲线下总面积的 99.00%。

在实际工作中,总体均数 μ 和总体标准差 σ 往往不易知道,而只能由样本进行估计。如果资料呈正态分布或近似正态分布,并且样本例数足够大(至少 100 例以上),则可以用样本均数 $\bar{x}$ 作为总体均数 μ 的估计值,用样本标准差 s 作为总体标准差 σ 的估计值,并有相近似的分布规律。

例 21‑14 仍以例 21‑1 中 140 名 20 岁正常成年男子的身高资料为例。试分别求 $\bar{x} \pm$

$1.00s, \bar{x} \pm 1.96s, \bar{x} \pm 2.58s$ 范围内实际频数与实际频率,说明与理论百分数是否相近。

表 21-4　140 名 20 岁正常成年男子身高的实际分布与理论分布比较

$\bar{x} \pm s$		身高范围(cm)	实际分布		理论分布
			人数	百分数(%)	(%)
$\bar{x} \pm 1.00s$	$173.86 \pm 1.00 \times 5.18$	$168.68 \sim 179.04$	98	70.00	68.27
$\bar{x} \pm 1.96s$	$173.86 \pm 1.96 \times 5.18$	$163.71 \sim 184.01$	131	93.57	95.00
$\bar{x} \pm 2.58s$	$173.86 \pm 2.58 \times 5.18$	$160.50 \sim 187.22$	138	98.57	99.00

表 21-4 中,实际分布的人数是由表 21-1 中 140 名 20 岁正常成年男子身高实测值统计的,如 140 名成年男子的实测身高值在 168.68~179.04 cm 范围者 98 人,占总人数的 98/140×100%=70%。由表 21-4 可见,本资料的实际分布与理论分布是很接近的,即 20 岁正常成年男子身高值的分布可认为是正态分布。

要想知道正态分布曲线下任意范围内的面积分布规律,只需查本书后"附表 4-1 标准正态分布曲线下的面积",若定义标准正态分布曲线下两侧尾部面积的合计为 α(常为小概率值),每一侧尾部面积为 $\frac{\alpha}{2}$,所对应横轴上的 u 值为 u_α,常称作 u_α 界值且定为正值(见图 21-7)。

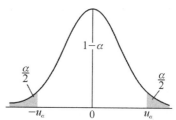

图 21-7　标准正态曲线的 u_α 界值示意图

则 $-u_\alpha \sim u_\alpha$ 范围内的面积占标准正态曲线下总面积为 $1-\alpha$,对应于一般的正态分布曲线有 $\mu - u_\alpha \sigma \sim \mu + u_\alpha \sigma$ 范围内的面积占正态曲线下总面积为 $1-\alpha$。样本资料同样有 $\bar{x} \pm u_\alpha s$ 近似范围。因此,若想了解任意范围内的面积分布规律只需查附表 4-1 的 u_α 值,注意附表 4-1 只给出一侧尾部的面积,要求双侧尾部面积只需将查得值乘以 2,则 $-u \sim u$ 范围内的面积为 1-双侧尾部的面积。

例 21-15　若求标准正态分布下 $-2 \sim 2$ 范围内的面积规律,由附表 4-1,查得 $u=-2$ 时的左侧尾部面积为 0.022 8,则 $-2 \sim 2$ 范围内的面积为 $1-0.022\,8 \times 2 = 0.954\,4$,即 $-2 \sim 2$ 范围内侧面积占标准正态曲线下总面积的 95.44%。

四、参考值范围的估计

(一) 概念

参考值范围又称正常值范围,是指大多数或绝大多数正常人的解剖、生理、生化等各项指标观察值的波动范围。由于这些观察值因人、因时而异,故不能将某个人某时的观察值作为正常值,而必须确定一个波动范围。如一般以 $4.5 \sim 5.5 \times 10^{12}/L$ 作为正常成年男子红细胞数的正常值范围。这里所谓"正常人"并不是指任何器官、组织的形态与功能都正常的人,而是指符合特定健康水平的人,绝对健康是不存在的。例如在制定同年龄、同性别儿童身高值的正常值范围时,色盲儿童也应看作"正常人"。参考值范围在临床诊断方面可用于划分正常或异常。

(二) 基本步骤

1. 选定足够数量的正常人为研究对象　正常值范围的计算一般是由样本数据决定的,当样本数据过少时,其计算结果的代表性较差,因此计算正常值范围一般需要抽取足够大的样本含量。

2. 控制检测误差　正常值的变异是正常生理变异与检测误差的总和。若检测误差过大,将使正常值范围过宽,影响临床诊断的准确度。因此在检测过程中,测量的方法、仪器、试剂、精密度、操作熟练程度都要统一,将检测误差控制在一定的范围内。

3. 判断是否分组　当要确定参考值范围的变量在性别、年龄等因素间的差别明显并有临床意义时,应分组计算参考值范围,否则不应分组。如肺活量这一变量在男、女性别间差别较大,因此应该分男、女两组分别计算参考值范围。而白细胞总数在男女间差别不大,则不分男、女计算参考值范围。考察组间是否有差别,最简单的方法是从各组变量值的频数分布表或分布图直接比较各组分布范围、高峰位置等是否基本一致,也可以通过后述的假设检验来考察。

4. 选择单双侧范围　确定参考值范围是单侧还是双侧,由专业知识来决定。若该变量值在临床上过大或过小都属异常,则取双侧参考值范围;若该变量值在临床上仅过大或仅过小为异常时,则取单侧参考值范围。例如血红蛋白、血压值等过大或过小都可能是某种疾病的表现,应确定双侧参考值范围,而肺活量、尿铅等仅过小或仅过大为异常,应确定单侧参考值范围。

5. 选择适当的百分数　参考值范围指绝大多数正常人的测定值所在的范围,这里的"绝大多数"习惯上指 80%、90%、95% 或 99%。确定正常值时,最常用的是 95%。制定某些医学参考值范围时,选择合适的百分界值,应根据研究目的、指标的性质、正常人与病人的分布特征等综合考虑。一般情况下某一变量值的正常人与病人的分布会或多或少交叉重叠(见图 21-8)。因此,无论选择什么样的百分界值,都有把正常人误判为病人即误诊,把病人误判为正常人即漏诊,而且误诊率减少了,漏诊率就增多,反之亦然。一般来说,应当使误诊率与漏诊率都尽可能地降低。若主要目的是降低误诊率,可以提高百分界限,常取 95% 或 99%;反之,若主要目的是降低漏诊率,则取较低的百分界限,常取 80% 或 90%。

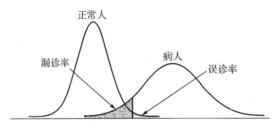

图 21-8　正常人与病人的数据分布重叠示意图

(三) 计算方法

根据资料的分布不同,使用不同的计算方法。若资料服从正态分布、近似正态分布或经变量变换能转换为正态分布,最常用的是正态分布法;若资料不符合正态分布法的条件,则用百分位数法。

1. 正态分布法　本法利用正态分布曲线下的面积规律,用下列公式计算 $1-\alpha$ 参考值范围:

$$双侧:\bar{x} \pm u_a s \tag{21-11}$$

$$单侧:<\bar{x} + u_a s \tag{21-12}$$

$$>\bar{x} - u_a s \tag{21-13}$$

式中，u_α 为标准正态分布的 u 界值。可通过查附表 4-1 获得，为了方便起见，把上面常用的几个百分界值的 u_α 列成表 21-5。

表 21-5　标准正态分布的 u 界值表

百分比(%)	单侧	双侧
80	0.842 4	1.281 6
90	1.281 6	1.644 9
95	1.644 9	1.960 0
99	2.326 3	2.575 8

例 21-16　仍以例 21-1 中 140 名 20 岁正常成年男子的身高资料为例，试估计该地 20 岁正常成年男子身高的 95% 参考值范围。

由前面算得：$\bar{x}=173.86$ cm，$s=5.18$ cm，本例应算双侧参考值范围。由公式(21-11)得：

下限：$\bar{x}-1.96s=173.86-1.96\times5.18=163.71$(cm)

上限：$\bar{x}+1.96s=173.86+1.96\times5.18=184.01$(cm)

故该地 20 岁正常成年男子身高的 95% 参考值范围为：163.71～184.01cm。

若资料服从对数正态分布，则只需将原变量 x 作对数变换即 $y=\lg x$，用正态分布法算出 y 的参考值范围，再对 y 的参考值范围的上、下限作反对数变换即得 x 的参考值范围。

2. 百分位数法　利用百分位数来计算参考值范围。常用的 95% 参考值范围的公式为：

$$双侧：P_{2.5}～P_{97.5} \tag{21-14}$$
$$单侧：>P_5 或 <P_{95} \tag{21-15}$$

例 21-17　测得某地 200 名正常成人血铅含量如表 21-6 所示，试估计该地正常成人血铅的 95% 正常值范围。

表 21-6　200 名正常成人血铅含量的分布

血铅含量(μg/100g)	人数	累计频数	累计频率(%)
0～5	6	6	3.0
5～10	48	54	27.0
10～15	43	97	48.5
15～20	36	133	66.5
20～25	28	161	80.5
25～30	13	174	87.0
30～35	14	188	94.0
35～40	4	192	96.0
40～45	4	196	98.0
45～50	1	197	98.5
50～55	2	199	99.5
55～60	0	199	99.5
60～65	1	200	100.0

从分布表可以看出本例资料服从正偏态分布,不宜用正态分布法,应用百分位数法,同时从指标的性质可知血铅含量过高属异常,故按公式(21-15)计算单侧参考值范围。

$$P_{95} = 35 + \frac{5}{4} \times (95\% \times 200 - 188) = 37.5 (\mu g/100 g)$$

即该地正常成人血铅含量不应超过 37.5 μg/100 g。

第二节　数值变量资料的统计推断

在医疗卫生实践和医学研究中,往往难以对所要研究的总体进行全部观察,通常从总体中随机抽取样本进行观察,然后由样本的信息去推断总体,这种研究方法叫作抽样研究方法。由样本的信息去推断总体的信息,叫作统计推断。统计推断包括两个内容:一是由样本统计量估计总体参数,所用的方法为参数估计;二是由两个或多个样本的信息对他们的总体参数是否有差别进行推断,所用的方法为假设检验。下面分别介绍这两种推断。在介绍推断之前首先要了解两个预备概念:均数的抽样误差和 t 分布的概念。

一、均数的抽样误差

(一)概念

若我们想对某地 20 岁正常男子的身高均数进行了解,在该地随机抽取 140 名,测得其平均身高为 173.86 cm,如果再从该地随机抽取 140 名,其平均身高未必仍等于 173.86 cm,也不一定恰好等于该地 20 岁正常男子身高的总体均数。这种由于总体中个体差异的存在,在抽样过程中产生的样本均数与总体均数之间的差异或样本均数之间的差异,称为抽样误差。

(二)大小

在同一总体中相同样本含量的样本,其样本均数与总体均数的差别有大有小,有正有负,有的甚至为 0。因此,我们不能用某一样本均数与总体均数的差值作为衡量抽样误差的大小,而是将所有相同样本含量的样本均数与总体均数之间的平均差(平均变异)作为抽样误差大小的指标。由下面两个数理统计的定理可知,这种平均变异正好是样本均数的标准差,为了区别于变量值的标准差,我们把样本均数的标准差称为均数的标准误。

数理统计两个定理:

(1) 从正态总体中随机抽取含量为 n 的样本,样本均数也服从正态分布(例 21-18);即使是从偏态分布总体中抽样,当 n 足够大时,样本均数也近似服从正态分布。

(2) 从均数为 μ、标准差为 σ 的正态总体中抽取例数为 n 的样本,样本均数的总体均数仍为原总体均数 μ,但是标准差为 $\sigma_{\bar{x}}$,即均数的标准差。可按式(21-16)计算:

$$\sigma_{\bar{x}} = \frac{\sigma}{\sqrt{n}} \tag{21-16}$$

例 21-18 若我们将例 21-1 中的 140 名 20 岁正常成年男子的身高值看成总体,由前可知 $\mu = 173.86$ cm, $\sigma = 5.18$ cm。现从该总体中抽取 $n = 10$ 的 100 个样本,可得 100 个样本均数,其频数分布见表 21-7。

表 21－7　100 个样本均数的频数分布

组段(cm)	169～	170～	171～	172～	173～	174～	175～	176～	177～178
频数	2	4	9	21	23	20	14	4	3

由上表可计算样本均数的均数为 173.63 cm,样本均数的标准差为 1.69 cm。而由式 (21－16)计算样本均数的标准差为:

$$\sigma_{\bar{x}}=\frac{5.18}{\sqrt{10}}=1.64(cm)$$

由此可见,由表 21－7 计算所得的结果与 μ、$\sigma_{\bar{x}}$ 很接近。但在实际的抽样研究中,σ 常常未知,而通常采用一个样本的标准差作为 σ 的估计值。因此,实际研究中常用 $s_{\bar{x}}$ 作为 $\sigma_{\bar{x}}$ 的估计值,计算公式见式(21－17)。

$$s_{\bar{x}}=\frac{s}{\sqrt{n}} \tag{21－17}$$

（三）性质

抽样误差产生的原因是总体中存在个体差异,产生的条件是抽样,而总体中的个体差异是无法避免的,因此,只要作抽样研究就必定存在抽样误差,即抽样误差有不可避免的性质。但由公式(21－17)可见,可以通过保证总体的同质性及增大样本例数来缩小抽样误差。

（四）用途

1. 衡量样本均数的可靠性。抽样误差越小,样本均数与总体均数的差异程度越小。因此,用样本均数估计(推断)总体均数越可靠,反之亦然。

2. 估计总体均数的置信区间。

3. 均数的假设检验。

二、t 分布

（一）t 分布的概念

若变量 x 服从 $N(\mu,\sigma^2)$ 的正态分布,则对 x 作 $=\frac{x-\mu}{\sigma}$ 变量变换后 Z 服从 $N(0,1)$ 的标准正态分布。若从正态分布 $N(\mu,\sigma^2)$ 总体中随机抽取 n 个样本,由数理统计定理可知,其样本均数 $\bar{x}$ 将服从 $N(\mu,\sigma_{\bar{x}}^2)$ 的正态分布,若对其作 $Z=\frac{x-\mu}{\sigma_{\bar{x}}}$ 的变量变换后,Z 仍服从 N $(0,1)$ 的标准正态分布。但在实际工作中 $\sigma_{\bar{x}}$ 往往未知,是用 $s_{\bar{x}}$ 来估计,这时对正态变量 $\bar{x}$ 采用的不是 Z 变换,而是 t 变换,即:

$$t=\frac{\bar{x}-\mu}{s_{\bar{x}}}=\frac{\bar{x}-\mu}{\frac{s}{\sqrt{n}}} \tag{21－18}$$

其结果不再是 Z 分布,而将它称为自由度为 $n-1$ 的 t 分布(见图 21－9)。

（二）t 分布的特征

1. t 分布是单峰分布,以 0 为中心,左

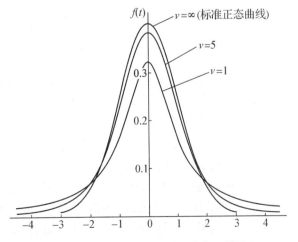

图 21－9　不同自由度时的 t 分布示意图

右对称(见图 21-9)。

2. t 分布是一簇曲线,自由度($\nu=\nu-1$)决定其形状,ν 越小,曲线越"扁平";ν 越大,曲线越"瘦高"。当 $\nu\to\infty$ 时,t 分布的极限分布就是标准正态分布,故标准正态分布是 t 分布的特例。

(三) t 分布曲线下的面积规律

与正态分布类似,同样将某条 t 分布曲线与横轴所包含的面积定义为 1。在横轴上 0 的左右截取一个范围,同样可以得到范围内所夹的面积与总面积的比值以及范围外所夹的面积与总面积的比值,也即 t 值落在范围内与范围外的概率。我们将范围外的面积称为尾部面积,并定义为 α,则范围内为 $1-\alpha$。由于自由度的不同,t 分布曲线不同,故在讲 t 分布曲线下的面积规律时,先规定自由度 ν 的大小。因此,将自由度为 ν,尾部面积为 α 所对应横轴上的 t 值记为 $t_{\alpha,\nu}$。由于 t 分布是对称的,可将 $t_{\alpha,\nu}$ 规定为正值,并称为 t 界值。由附表 4-2 查得,与双尾概率相对应的 t 界值用 $t_{\alpha/2,\nu}$ 表示。当 $t_{\alpha,\nu}$ 确定后可知 t 分布曲线下的面积规律为(见图21-10):

双侧:$P(t\leqslant-t_{\frac{\alpha}{2},\nu})+P(t\geqslant t_{\frac{\alpha}{2},\nu})=\alpha$

则 $P(-t_{\frac{\alpha}{2},\nu}<t<t_{\frac{\alpha}{2},\nu})=1-\alpha$

单侧:$P(t\leqslant-t_{\alpha,\nu})=\alpha$ 或 $P(t\geqslant t_{\alpha,\nu})=\alpha$

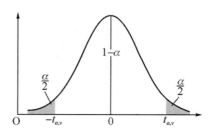

图 21-10 t 分布曲线下的面积分布

例 21-19 若 $\nu=19,\alpha=0.05$,则查附表 4-2 得:双侧 $t_{0.05/2,19}=2.093$,单侧 $t_{0.05,19}=1.729$

双侧的面积规律为:$P(t\leqslant-2.093)+P(t\geqslant2.093)=0.05$,即 $P(-2.093<t<2.093)=95\%$

单侧的面积规律为:$P(t\leqslant-1.729)=0.05$ 或 $P(t\geqslant1.729)=0.05$

三、总体均数的区间估计

区间估计是统计推断的重要内容,目的是对总体均数进行估计。因为抽样研究方法一般只知道样本均数。由样本均数(样本统计量)估计总体均数(总体参数)的方法,称为参数估计。其估计方法有两种:

1. **点估计** 如用样本均数 $\bar{x}$ 估计总体均数 μ,用样本标准差 s 估计总体标准差 σ,也就是用样本统计量直接作为总体参数的估计值。这种方法简单易行,但未考虑抽样误差,而抽样误差是不可避免的,因此抽的样本不同,可以对总体参数作出不同的点估计。

2. **区间估计** 是指按预先给定的概率(可信度),计算出一个区间,使它能够包含未知的总体参数。其概率(可信度)用 $1-\alpha$ 表示,由此估计的区间称为 $1-\alpha$ 可信区间。由 t 分布曲线下面积规律可得总体均数 μ 的 $1-\alpha$ 可信区间为:

$$\overline{x} \pm t_{\alpha, \nu} s_{\overline{x}} \qquad\qquad (21-19)$$

α 常取小概率 0.05 或 0.01,故 $1-\alpha$ 可信区间常为 95% 或 99% 可信区间。

例 21-20　随机抽取某地 10 名 20 岁正常女大学生的体重均数 $\overline{x}$ 为 54.80 kg,标准差 s 为 4.39 kg,试估计该地所有 20 岁正常女大学生平均体重的 95% 及 99% 可信区间。

本例自由度 $\nu = 10-1 = 9$,查附表 4-2 得 $t_{0.05/2,9} = 2.262$, $t_{0.01/2,9} = 3.25$,代入公式(20-19)得:

95% 可信区间为:

$$\left(54.8 - 2.262 \times \frac{4.39}{\sqrt{10}}, 54.8 + 2.262 \times \frac{4.39}{\sqrt{10}}\right) = (51.66, 57.94) \text{kg}$$

99% 可信区间为:

$$\left(54.8 - 3.25 \times \frac{4.39}{\sqrt{10}}, 54.8 + 3.25 \times \frac{4.39}{\sqrt{10}}\right) = (50.29, 59.31) \text{kg}$$

该地所有 20 岁正常女大学生平均体重的 95% 可信区间为 51.66~57.94 kg,99% 可信区间为 50.29~59.31 kg。对可信区间的理解应注意下列三个方面:

(1) 可信区间的含义:如 95% 可信区间是指理论上从总体中抽取 100 个同样含量的样本,可算得 100 个可信区间,平均有 95 个可信区间包括总体均数,只有 5 个不包括总体均数。而 5% 是个小概率事件,一次抽样或实验可以认为不会发生。因此,在实际应用中就认为总体均数在算得的可信区间内。

(2) 可信区间的两个要素:一是准确度即可信度 $1-\alpha$,$1-\alpha$ 越大可信度就越大,因此 99% 可信度比 95% 大;二是精密度即区间的长度($2t_{\alpha, \nu} s_{\overline{x}}$),区间的长度越小越精密,因此,95% 的精密度高于 99%(见例 21-20)。在样本例数确定的情况下,二者是矛盾的,需要兼顾准确度和精密度,一般情况下常取 95% 可信区间。在可信度确定的情况下,提高精密度的方法是扩大样本例数(会同时减少 $t_{\alpha, \nu}$ 和 $s_{\overline{x}}$)。

(3) 正确区分可信区间与参考值范围的含义:当样本含量较大时,95% 与 99% 可信区间为:$\overline{x} \pm 1.96 s_{\overline{x}}$,$\overline{x} \pm 2.58 s_{\overline{x}}$,这与前面介绍的 95% 与 99% 参考值范围($\overline{x} \pm 1.96 s$,$\overline{x} \pm 2.58 s$)只有一字之差,但在意义与方法上完全不同。参考值范围用来估计个体值的波动范围,而可信区间用来估计总体参数。

四、假设检验的基本思想与步骤

假设检验是统计推断的又一重要内容。下面通过例 21-21 介绍假设检验的基本思想与步骤。

例 21-21　测得某地 10 名男性矽肺患者的血红蛋白均数为 125.6 g/L,标准差为 16.6 g/L。已知健康成年男性的血红蛋白均数为 140.2 g/L,试问该地男性矽肺患者的血红蛋白含量与健康成年男性是否不同?

(一)基本思想

这里该地 10 名男性矽肺患者的血红蛋白的样本均数($\overline{x}$)与已知健康成年男性的血红蛋白的总体均数(μ_0)不同,这个差异($\overline{x} - \mu_0$)应考虑由下述两种可能引起:一是仅仅由于抽样误差引起,即该样本来自已知健康成年男性的总体;二是该样本所来自的总体确实与已知健康成年男性的总体均数不同。设该地所有男性矽肺患者的血红蛋白均数为 μ,则上述两种可能可描述为:

$$\bar{x}-\mu_0 \Rightarrow \begin{cases} \mu=\mu_0 & \text{仅由抽样误差引起} \\ \mu\neq\mu_0 & \text{由本质差别引起(矽肺疾病)} \end{cases}$$

如何判断到底是哪种可能引起的呢？可通过假设检验来完成。假设检验的基本思想与步骤类似于数学上的反证法。反证法的思路和步骤是：对证明的目的进行假设→根据已知条件进行推导→若与某个已知条件有矛盾，则拒绝假设，否则接受假设。而假设检验是推断，因此，假设检验的思想与步骤是：对推断的目的进行假设→由样本信息进行推断→若理论与实际出现矛盾时拒绝假设，反之接受假设。

（二）基本步骤

1. 建立假设和确定检验水准　建立无效假设 H_0 与备择假设 H_1。

$H_0: \mu=\mu_0=140.2$；

$H_1: \mu\neq\mu_0$ 双侧检验　[$H_1: \mu>\mu_0$ 或 $\mu<\mu_0$，单侧检验]。

是双侧检验还是单侧检验，根据专业知识来定。如果 μ 除等于 μ_0 外，还可能大于 μ_0 也可能小于 μ_0，则取双侧检验；如果 μ 除等于 μ_0 外，只可能大于 μ_0，而不可能小于 μ_0（或相反）时，取单侧检验。本例取双侧检验。确定检验水准，常取小概率值，$\alpha=0.05$ 或 0.01。

2. 选定检验方法和计算检验统计量　不同的资料，不同的推断目的，选用不同的检验方法，用不同的公式计算检验统计量。本例是计量资料，在 H_0 成立的前提下，$t=\dfrac{|\bar{x}-\mu_0|}{s_{\bar{x}}}$ 满足 t 分布，故用 t 检验。其检验统计量计算公式为：

$$t=\frac{|\bar{x}-\mu_0|}{s_{\bar{x}}}=\frac{|12.56-14.02|}{1.66/\sqrt{10}}=2.77 \qquad (21-20)$$

3. 确定 P 值，作出推断结论　P 值是指理论上若从 H_0 所规定的总体中进行多次重复随机抽样，获得等于或大于现有样本检验统计量的概率。对本例就是若理论上在假设 H_0 成立的条件下，继续随机抽取 $n=10$ 例的样本，由公式（21-20）计算检验统计量 t 值，我们要确定的 P 值（指所有绝对值大于等于 2.77 的 t 值）的概率，它正好是自由度为 9 的 t 分布的两个尾部面积和（见图 21-11）。

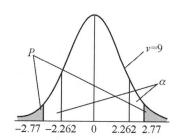

图 21-11　由 t 分布确定 P 值的示意图

P 值可通过查附表 4-2 的 $t_{\alpha,\nu}$ 界值来确定，如 $t \geqslant t_{\alpha,\nu}$，则 $P \leqslant \alpha$，结论按 α 水准拒绝 H_0，接受 H_1；相反如 $t<t_{\alpha,\nu}$，$P>\alpha$，结论按 α 水准不拒绝 H_0。本例 $t_{0.05,9}=2.262$，$t>t_{0.05,9}$，$P<0.05$。其含义为：若 H_0 成立，理论上从中抽取 $n=10$ 的样本所计算的 t 值大于或等于 2.77 的可能性小于 0.05，即为小概率事件，实际一次抽样可认为不发生，而实际恰恰抽到了一个 $t=2.77$ 的样本。因此理论与实际出现了矛盾，所以拒绝 H_0 假设。故按 $\alpha=0.05$ 的水准，拒绝 H_0，接受 H_1，差异有统计学意义，可认为该地矽肺患者的血红蛋白含量与健康成人不同。

五、t 检验

t 检验用于两组数值变量资料之间的假设检验，其应用条件为：样本来自正态分布总体，在作两个样本均数比较时，要求两样本相应的总体方差相等。其种类有：单样本资料 t 检验，配对资料 t 检验及成组资料 t 检验。下面分别以实例介绍。

（一）单样本资料 t 检验

单样本资料 t 检验即样本均数与总体均数比较的 t 检验,已知样本均数 $\bar{x}$（代表未知总体均数 μ）与已知总体均数 μ_0。一般为理论值、标准差或经过大量观察所得的稳定值的比较。其检验统计量公式为(21-20),具体步骤见例 21-21。

（二）配对资料 t 检验

配对设计有两种情况。①自身配对:同一受试对象处理前后的比较或同一标本用两种方法检验的结果。②异体配对:将条件相近的受试对象配成对,并分别给予两种处理。其目的是推断某种处理因素有无作用或两种处理有无差别。在作 t 检验时,先求出各对差值 d 的均数 $\bar{d}$,若某种处理因素无作用或两种处理无差别时,d 的总体均数 $\mu_d=0$。故检验的目的是推断 $\bar{d}$ 是否来自 $\mu_d=0$ 的总体。由公式(21-20)得配对资料 t 检验的统计量公式:

$$t=\frac{\bar{d}-\mu_d}{s_{\bar{d}}}=\frac{\bar{d}-0}{s_d/\sqrt{n}}=\frac{\bar{d}}{s_d/\sqrt{n}} \tag{21-21}$$

例 21-22　12 例肺癌患者手术前后的血清 CYFRA21-1 的变化情况见表 21-8,试问手术前后的血清 CYFRA21-1 有无变化?

表 21-8　肺癌患者手术前后的血清 CYFRA21-1 的变化情况

患者编号 (1)	术前 (2)	术后 (3)	差值 d (4)=(2)-(3)	d^2 (5)
1	6.27	2.69	3.58	12.8164
2	4.46	2.52	1.94	3.7636
3	3.19	2.23	0.96	0.9216
4	9.94	1.45	8.49	72.0801
5	4.74	2.54	2.20	4.8400
6	8.26	1.41	6.85	46.9225
7	4.64	1.72	2.92	8.5264
8	7.84	2.37	5.47	29.8116
9	10.10	3.02	7.08	50.1264
10	10.71	2.57	8.14	66.2596
11	9.31	2.43	6.88	47.3344
12	8.82	1.92	6.90	47.6100
合计			61.41	391.1219

1. 建立检验假设,确定检验水准

$H_0:\mu_d=0$,即术前和术后的测定结果相同;

$H_1:\mu_d\neq0$,即术前和术后的测定结果不同。

$\alpha=0.05$

2. 计算检验统计量 t 值　由表 21-8 合计行及公式(21-21)得:

$$\bar{d} = \frac{61.41}{12} = 5.1175$$

$$s_d = \sqrt{\frac{\sum d^2 - \dfrac{\left(\sum d\right)^2}{n}}{n-1}} = \sqrt{\frac{391.1219 - \dfrac{(61.41)^2}{12}}{12-1}} = 2.6433$$

$$t = \frac{\bar{d}}{\dfrac{s_d}{\sqrt{n}}} = \frac{5.1175}{2.6433/\sqrt{12}} = 6.7066$$

3. 确定 P 值，作出推断结论　自由度 $\nu = n-1 = 12-1 = 11$，查附表 $4-2$ t 界值表，双侧时 $t_{0.05,11} = 2.201$，$t_{0.01,11} = 3.106$，现 $t > t_{0.01,11}$，$P < 0.01$，故按 $\alpha = 0.05$ 水准，拒绝 H_0，接受 H_1，差别有统计学意义。可认为肺癌患者手术前后的血清 CYFRA21-1 有变化，术后的血清 CYFRA21-1 有所降低。

（三）成组资料 t 检验

成组资料 t 检验即两样本比较的 t 检验，目的是推断两个样本所代表的两总体均数 μ_1 和 μ_2 是否相等。其检验统计量的公式为：

$$t = \frac{|\bar{x}_1 - \bar{x}_2|}{s_{(\bar{x}_1 - \bar{x}_2)}} \tag{21-22}$$

式中，$s_{(\bar{x}_1 - \bar{x}_2)}$ 为两样本均数之差的标准误，可按公式（21-23）计算：

$$s_{(\bar{x}_1 - \bar{x}_2)} = \sqrt{s_c^2 \left(\frac{1}{n_1} + \frac{1}{n_2}\right)} \tag{21-23}$$

式中，s_c^2 为两样本合并方差，可按公式（4-24）计算：

$$s_c^2 = \frac{(n_1-1)s_1^2 + (n_2-1)s_2^2}{n_1 + n_2 - 2} \tag{21-24}$$

式中 s_1^2，s_2^2 分别为两个样本的方差。

例 21-23　分别测得 15 名健康人和 13 名Ⅲ期肺气肿病人痰中 α_1 抗胰蛋白酶含量如表 $21-9$ 所示，问健康人和Ⅲ期肺气肿病人 α_1 抗胰蛋白酶含量是否不同？

表 21-9　健康人和Ⅲ期肺气肿病人 α_1 抗胰蛋白酶含量（g/L）

健康人	2.7	2.2	4.1	4.3	2.6	1.9	1.7	0.6	1.9	1.3	1.5	1.7	1.3	1.3	1.9
Ⅲ期肺气肿病人	3.6	3.4	3.7	5.4	3.6	6.8	4.7	2.9	4.8	5.6	4.1	3.3	4.3		

1. 建立检验假设，确定检验水准

$H_0: \mu_1 = \mu_2$，健康人和Ⅲ期肺气肿病人 α_1 抗胰蛋白酶含量相同；

$H_1: \mu_1 \neq \mu_2$，健康人和Ⅲ期肺气肿病人 α_1 抗胰蛋白酶含量不同。

$\alpha = 0.05$。

2. 计算检验统计量 t 值

$$n_1 = 15, \bar{x}_1 = \frac{\sum x_1}{n_1} = \frac{31}{15} = 2.0667, s_1^2 = 1.0295$$

$$n_2 = 13, \bar{x}_2 = \frac{\sum x_2}{n_2} = \frac{56.2}{13} = 4.3231, s_2^2 = 1.2253$$

按式（21-24）得：$s_c^2 = \dfrac{(15-1) \times 1.0295 + (13-1) \times 1.2253}{15+13-2} = 1.1199$

按式(21-23)得:$s_{(\bar{x}_1-\bar{x}_2)}=\sqrt{1.119\ 9\times\left(\dfrac{1}{15}+\dfrac{1}{13}\right)}=0.401\ 0$

按式(21-22)得:$t=\dfrac{|2.066\ 7-4.323\ 1|}{0.401\ 0}=5.626\ 9$

3. 确定 P 值,作出推断结论　自由度 $\nu=n_1+n_2-2=15+13-2=26$,查附表 4-2 得 $t_{0.05/2,26}=2.056$,现 $t>t_{0.05/2,26}$,$P<0.05$,按 $\alpha=0.05$ 水准,拒绝 H_0,接受 H_1,差别有统计学意义。可认为健康人和Ⅲ期肺气肿病人 α_1 抗胰蛋白酶含量不同。Ⅲ期肺气肿病人 α_1 抗胰蛋白酶含量高于健康人。

六、方差分析

t 检验只限于两组均数的比较,而实际工作中常常要比较两组以上的均数,这时 t 检验就不能适用,需用下面介绍的方差分析。由前可知方差是离均差平方和被自由度平均,又称均方(MS),是反映变量变异度大小的指标,故方差分析又称变异数分析,是 1928 年由英国统计学家 R. A Fisher 首先提出的一种统计方法,因此,方差分析亦称 F 检验。

(一)方差分析的基本思想

方差分析的基本思想是把全部观察值之间的变异(总变异),按设计和需要分解成两个或多个部分,通过对这些变异的比较作出相应的统计学判断。下面通过例 21-24 来说明。

例 21-24　某职业病防治所对 28 名石棉矿工中的石棉肺患者、可疑患者和非患者进行了用力肺活量(L)测定,数据见表 21-10,问三组石棉矿工的用力肺活量有无差别?

表 21-10　三组石棉矿工的用力肺活量值(L)

	石棉肺患者	可疑患者	非患者	
	1.8	2.3	2.9	
	1.4	2.1	3.2	
	1.5	2.6	2.7	
	2.1	2.5	2.8	
	1.7	2.3	3.0	
	1.9	2.1	3.4	
	1.8	2.4	3.3	
	2.0	2.4	3.2	
	2.1	—	3.5	
	1.9	—	3.4	$\sum x$
$\sum x_i$	18.20	18.70	31.40	68.3
$\sum x_i^2$	33.62	43.93	99.28	176.8
n_i	10	8	10	28
$\bar{x}_i$	1.82	2.34	3.14	2.44
s_i	0.23	0.18	0.28	

对于表 21-10 的三组数据,可将变异分为三种。

1. 总变异($SS_总$) 表 21-10 中的 28 个数据大小不一,它的差异为总变异。其大小可用各观测值 x 与其总均数 $\bar{x}$ 的离均差平方和来表示,即 $SS_总 = \sum(x-\bar{x})^2$,显然 $SS_总$ 的大小与总的自由度 $\nu = N-1$ 有关。

2. 组间变异($SS_{组间}$) 三组石棉矿工的用力肺活量的平均水平 $\bar{x_i}$ 也不等,这种变异称为组间变异。产生这种差异的原因可能是处理因素(是否患石棉肺)对实验效应的影响,当然也包括随机误差。其大小可用各组均数 $\bar{x_i}$ 与总均数 $\bar{x}$ 的离均差平方和表示,即 $SS_{组间} = \sum n_i (\bar{x_i} - \bar{x})^2$,同样组间变异还与组间自由度 $\nu = k-1$(k 为组数)有关。因此,组间均方 $MS_{组间} = \dfrac{SS_{组间}}{k-1}$。

3. 组内变异($SS_{组内}$) 同一组内石棉矿工的用力肺活量也并不一致,这种变异称为组内变异,产生这种变异的原因是随机误差(包括矿工的个体差异和其他随机因素的干扰),其大小可用每一组内的各个变量值 x_i 与该组均数 $\bar{x_i}$ 的离均差平方和表示,即 $SS_{组内} = \sum\sum(x_i - \bar{x_i})^2$。它的大小也与组内自由度 $[\nu_{组内} = N-k$(其中 $N = \sum n_i)]$ 有关。因此,组内均方为 $MS_{组内} = \dfrac{SS_{组内}}{N-k}$。

上例是完全随机设计的资料,根据其设计的特点,将总变异分为组间变异(处理)与组内变异(误差)两部分。根据方差的可加性的特点,三种变异之间有如下的关系:

$$SS_总 = SS_{组间} + SS_{组内}, \nu_总 = \nu_{组间} + \nu_{组内}$$

若矿工是否患石棉肺不影响用力肺活量,则造成 $MS_{组间}$ 的原因只有随机误差,同 $MS_{组内}$ 一样,理论上组间变异与组内变异应该相等,这时若计算组间均方与组内均方的比值:

$$F = \frac{MS_{组间}}{MS_{组内}} \tag{21-25}$$

理论上 F 值应等于 1,但由于抽样误差的存在,F 值通常接近于 1,不会正好等于 1;相反,若矿工是否患石棉肺影响用力肺活量,则 $MS_{组间}$ 将明显大于 $MS_{组内}$,F 值明显大于 1。要大到多少才有统计意义呢?可通过查附表 4-3 F 界值表查得 $F_{\alpha(\nu_1, \nu_2)}$ 界值,其中 ν_1, ν_2 分别为 F 值中分子与分母所对应的自由度,若 $F \geqslant F_{\alpha(\nu_1, \nu_2)}$,则 $P \leqslant \alpha$,反之亦然。按 P 值大小作出统计结论。

(二)完全随机设计资料的方差分析

完全随机设计资料的方差分析也称单因素方差分析。研究的处理因素只有一个,如例 21-24 只研究石棉矿工是否患石棉肺。因此,它是完全随机设计三样本均数的资料。现以该例说明此类方差分析的步骤:

1. 建立假设,确定水准

$H_0: \mu_1 = \mu_2 = \mu_3$;

$H_1: \mu_1, \mu_2, \mu_3$ 不等或不全相等。

$\alpha = 0.05$

2. 计算检验统计量 F 值 为了便于计算,将完全随机设计资料的方差分析计算公式列成表 21-11:

表 21-11 完全随机设计资料的方差分析计算公式

变异来源	离均差平方和 SS	自由度 ν	均方 MS	F
总变异	$\sum x^2 - C$	$N-1$		
组间（处理组间）	$\sum \dfrac{(\sum x_i)^2}{n_i} - C$	$k-1$	$\dfrac{SS_{组间}}{\nu_{组间}}$	$\dfrac{MS_{组间}}{MS_{组内}}$
组内（误差）	$SS_{总} - SS_{组间}$	$N-k$	$\dfrac{SS_{组内}}{\nu_{组内}}$	

其中 $C = \dfrac{(\sum x)^2}{N}$

由表 21-10 下半部的初步计算及表 21-11 中的公式得：

$$C = \frac{(\sum x)^2}{N} = \frac{(68.3)^2}{28} = 166.603\ 2$$

$$SS_{总} = \sum x^2 - C = 176.8 - 166.603\ 2 = 10.196\ 8$$

$$SS_{组间} = \sum \frac{(\sum x_i)^2}{n_i} - C = \frac{18.20^2}{10} + \frac{18.70^2}{8} + \frac{31.40^2}{10} - 166.603\ 2 = 8.828\ 1$$

$$SS_{组内} = SS_{总} - SS_{组间} = 10.196\ 8 - 8.828\ 1 = 1.368\ 7$$

$$\nu_{总} = N - 1 = 28 - 1 = 27$$

$$\nu_{组间} = k - 1 = 3 - 1 = 2$$

$$\nu_{组内} = \nu_{总} - \nu_{组间} = 27 - 2 = 25$$

$$MS_{组间} = \frac{SS_{组间}}{\nu_{组间}} = \frac{8.828\ 1}{2} = 4.414\ 1$$

$$MS_{组内} = \frac{SS_{组内}}{\nu_{组内}} = \frac{1.368\ 7}{25} = 0.054\ 7$$

$$F = \frac{MS_{组间}}{MS_{组内}} = \frac{4.414\ 1}{0.054\ 7} = 80.696\ 5$$

将上述结果列于表 21-12：

表 21-12 例 21-24 的方差分析表

变异来源	SS	ν	MS	F	P
总变异	10.1968	27			
组间	8.8281	2	4.4141	80.696 5	<0.01
组内（误差）	1.3687	25	0.054 7		

3. 确定 P 值，作出推断结论　以 $\nu_1(\nu_{组间}) = 2$，$\nu_2(\nu_{组内}) = 25$，查附表 4-3 得 $F_{0.05,(2,25)} = 3.39$，$F_{0.01,(2,25)} = 5.57$，现 $F > F_{0.01,(2,25)}$，$P < 0.01$，故按 $\alpha = 0.05$ 水准，拒绝 H_0，接受 H_1，差别有统计学意义。故可认为三组石棉矿工用力肺活量的总体均数不等或不全等。

以上结论只能得出三组对应的总体均数，总的来说是有差别的（至少有两个均数之间是有差别的），若要了解到底哪些组间有差别，需要进一步作两两比较。

（三）配伍组设计资料的方差分析

配伍组设计也称随机区组设计，是配对试验的扩展，可同时设计两个因素，首先按影响实验结果的非处理因素(例如年龄、性别、病情等)将受试对象配成区组,再将区组内的受试对象随机分配到处理因素的各个水平,故亦称两因素方差分析。下面通过例21-25具体介绍该方法。

例21-25 某医生为评价四种方法对男性患者在牙科手术后疼痛减轻的效果,将32例受试者分配到8个区组,区组根据疼痛的程度定义,每个区组中的4个受试者随机地接受一种止痛方法。试问四种方法止痛效果是否相同?

表21-13　四种方法止疼后疼痛得分

疼痛水平	A	B	C	D	$\sum_i x_{ij}$	$\bar{x}_j$
1	0.0	0.5	0.6	1.2		
2	0.3	0.6	0.7	1.3		
3	0.4	0.8	0.8	1.6		
4	0.4	0.7	0.9	1.5		
5	0.6	1.0	1.5	1.9		
6	0.9	1.4	1.6	2.3		
7	1.0	1.8	1.7	2.1		
8	1.2	1.7	1.6	2.4		
$\sum_j x_{ij}$	4.80	8.50	9.40	14.30	$37.00\left(\sum x\right)$	
$\sum_j x_{ij}^2$	4.02	10.83	12.56	27.01	$54.42\left(\sum x^2\right)$	
$\bar{x}_i$	0.60	1.06	1.18	1.79		

本例主要研究四种方法对男性患者在牙科手术后疼痛减轻的效果,因此四种止痛方法是研究的处理因素,把四种止痛方法的$\bar{x}_j$之间的变异称为处理组间变异($SS_{处理}$),把不同疼痛水平患者(配伍组间)经不同止痛方法止痛后的得分均数($\bar{x}_j$)间存在的变异称为配伍组间变异($SS_{配伍}$),这种差异影响了处理因素的分析,是个干扰因素,在分析时要排除它。这样在配伍组设计的方差分析中,按设计和需要可将总变异分为三个部分,并有以下等式:

$$SS_{总}＝SS_{处理}＋SS_{配伍}＋SS_{误差}, \nu_{总}＝\nu_{处理}＋\nu_{配伍}＋\nu_{误差}$$

由于从总变异中分离出了配伍组间变异,排除了干扰因素的影响,使误差减少,从而提高了检验效率,其分析步骤如下:

1. 建立假设,确定水准。

处理因素:H_0:四种止痛方法处理后的疼痛得分总体均数相等($\mu_1＝\mu_2＝\mu_3＝\mu_4$);

　　　　　H_1:四种止痛方法处理后的疼痛得分总体均数不等或不全相等。

区组因素:H_0:8个疼痛水平患者经不同止痛方法处理后的得分相等;

　　　　　H_1:8个疼痛水平患者经不同止痛方法处理后的得分不等或不全等。

$\alpha＝0.05$。

2. 计算检验统计量F值　类似于表21-11,配伍组设计资料的方差分析计算公式如表21-14:

表 21 - 14　配伍组设计资料的方差分析计算公式

变异来源	离均差平方和 SS	自由度 ν	均方 MS	F
总变异	$\sum x^2 - C$	$N-1$		
处理间	$\sum_i \dfrac{\left(\sum_j x_{ij}\right)^2}{b} - C$	$k-1$	$\dfrac{SS_{处理}}{\nu_{处理}}$	$\dfrac{MS_{处理}}{MS_{误差}}$
区组间	$\sum_j \dfrac{\left(\sum_i x_{ij}\right)^2}{k} - C$	$b-1$	$\dfrac{SS_{配伍}}{\nu_{配伍}}$	$\dfrac{MS_{配伍}}{MS_{误差}}$
误差	$SS_{总} - SS_{处理} - SS_{配伍}$	$\nu_{总} - \nu_{处理} - \nu_{配伍}$	$\dfrac{SS_{误差}}{\nu_{误差}}$	

表中 b 为配伍组数,其余符号意义同表 21 - 11。

可将表 21 - 13 的数据分别代入表 21 - 14 的计算公式得:

$$C = \frac{\left(\sum x\right)^2}{N} = \frac{(37)^2}{32} = 42.781\ 3$$

$$SS_{总} = \sum x^2 - C = 54.42 - 42.781 = 11.638\ 7$$

$$SS_{处理} = \sum_i \frac{\left(\sum_j x_{ij}\right)^2}{b} - C = \frac{4.8^2 + 8.5^2 + 9.4^2 + 14.3^2}{8} - 42.781\ 3 = 5.736\ 2$$

$$SS_{区组} = \sum_j \frac{\left(\sum_i x_{ij}\right)^2}{k} - C = \frac{2.3^2 + 2.9^2 + 3.6^2 + 3.5^2 + 5.0^2 + 6.2^2 + 6.6^2 + 6.9^2}{4} -$$
$$42.781\ 3 = 5.5987$$

$$SS_{误差} = SS_{总} - SS_{处理} - SS_{区组} = 11.638\ 7 - 5.736\ 2 - 5.598\ 7 = 0.303\ 8$$

$$\nu_{总} = N - 1 = 32 - 1 = 31$$

$$\nu_{处理} = k - 1 = 4 - 1 = 3$$

$$\nu_{区组} = b - 1 = 8 - 1 = 7$$

$$\nu_{误差} = \nu_{总} - \nu_{处理} - \nu_{区组} = 31 - 3 - 7 = 21$$

$$MS_{处理} = \frac{SS_{处理}}{\nu_{处理}} = \frac{5.736\ 2}{3} = 1.912\ 1$$

$$MS_{区组} = \frac{SS_{区组}}{\nu_{区组}} = \frac{5.598\ 7}{7} = 0.0799\ 8$$

$$MS_{误差} = \frac{SS_{误差}}{\nu_{误差}} = \frac{0.303\ 8}{21} = 0.014\ 5$$

$$F_{处理} = \frac{MS_{处理}}{MS_{误差}} = \frac{1.912\ 1}{0.014\ 5} = 131.869\ 0$$

$$F_{区组} = \frac{MS_{区组}}{MS_{误差}} = \frac{0.799\ 8}{0.014\ 5} = 55.158\ 6$$

将上述结果列于表 21 - 15:

表 21-15　例 21-25 的方差分析表

变异来源	SS	ν	MS	F	P
总变异	11.6387	31			
处理	5.7362	3	1.9121	131.8690	<0.01
区组	5.5987	7	0.7998	55.1586	>0.05
误差	0.3038	21	0.0145		

3. 确定 P 值,作出推断结论　查附表 4-3 得 $F_{0.01,(3,21)}=4.87$,$F_{0.01(7,21)}=3.64$,今 $F_{处理}>F_{0.01,(3,21)}$,$P<0.01$,而 $F_{区组}<F_{0.01(7,21)}$,$P<0.01$,故按 $\alpha=0.05$ 水准,对于处理组间,拒绝 H_0,接受 H_1,差别有统计学意义,可认为在四种止痛方法处理后的疼痛得分总体均数不等或不全等;对于区组间,也拒绝 H_0,接受 H_1,差别有统计学意义,可认为 8 个疼痛水平患者经不同止痛方法处理后的得分总体均数不等或不全等。

同前,若想要知道到底哪两个点上的尿白蛋白含量有差别,需作两两比较的假设检验。

（四）多个样本间两两比较

当方差分析得出多个均数间总的有差别时,若需进一步了解到底哪两个均数间有差别,可用多个样本均数间的两两比较,又称多重比较。多重比较的方法有多种,这里介绍常用的 q 检验(又称 Student-Newman-Keuls 法,简记为 SNK 法)。下面通过例 21-26 介绍其检验步骤。

例 21-26　对例 21-24 资料作两两比较。

1. 建立假设 ,确定检验水准

$H_0:\mu_A=\mu_B$　每次比较时两个总体均数相等;

$H_1:\mu_A\neq\mu_B$　每次比较时两个总体均数不等;

$\alpha=0.05$。

2. 计算检验统计量 q 值

$$q=\frac{\bar{x}_A-\bar{x}_B}{\sqrt{\frac{MS_{误差}}{2}\left(\frac{1}{n_A}+\frac{1}{n_B}\right)}} \tag{21-26}$$

式中,$\bar{x}_A$、$\bar{x}_B$ 为要比较组的均数,$MS_{误差}$ 为方差分析表中的误差项,n_A,n_B 为要对比组的例数。为了确定查表时所用的 a 值,在计算 q 值之前先将样本均数从大到小重新排列,并编上组次:

组次	1	2	3
均数	3.14	2.34	1.82
组别	非患者	可疑患者	石棉肺患者

列出两两比较计算表如表 21-16。

表 21-16　三个样本均数两两比较的 q 检验

对比组 A 与 B (1)	两均数之差 $\bar{x}_A-\bar{x}_B$ (2)	组数 a (3)	q 值 (4)	q 界值 $\alpha=0.05$	q 界值 $\alpha=0.01$ (5)	P (6)
1 与 3	1.32	3	17.85	3.49	4.45	<0.01
1 与 2	0.80	2	10.20	2.89	3.89	<0.01
2 与 3	0.52	2	6.63	2.89	3.89	<0.01

表中第(1)栏为对比组,本例比较的次数为 3。

第(3)栏 a 为 A，B 两对比组所包含的组数，如 1 与 3 比，包含了 1，2，3 三组，故 $a=3$，余类推。

第(4)栏为按式(21-26)计算的 q 值，如 1 与 3 比时，由表 21-12 知 $MS_{误差}=0.054\,7$，则：

$$q=\frac{\bar{x}_1-\bar{x}_3}{\sqrt{\frac{MS_{误差}}{2}\left(\frac{1}{n_1}+\frac{1}{n_3}\right)}}=\frac{3.14-1.82}{\sqrt{\frac{0.054\,7}{2}\left(\frac{1}{10}+\frac{1}{10}\right)}}=17.85，余类推。$$

3. 确定 P 值，得出结论　表 21-16 第(5)栏由附表 4-4 q 界值表查出 $q_{\alpha(\nu_{误差},a)}$，本例 $\nu_{误差}=25$，a 由表第(3)栏可知。如要查 $q_{0.05(25,3)}$ 值，因附表 4-4 中 $\nu=25$ 没有，故查其相近值 $\nu=30$，则 $q_{0.05(30,3)}=3.49$，余类推。比较第(4)栏与第(5)栏得第(6)栏。按 $\alpha=0.05$ 水准，1 与 3，1 与 2，2 与 3 的分析结果都拒绝 H_0，接受 H_1，差别有统计学意义。可认为三组石棉矿工的用力肺活量均有差别。

七、假设检验时应注意的问题

1. 假设检验的结论不能绝对化　由于假设检验所作的结论都是推断而不是证明，因此不能百分之百正确，有可能犯错误。如当 $P\leqslant\alpha$ 时，结论为拒绝 H_0，有可能拒绝了事实上成立的 H_0，我们把这种错误称为 I 型错误，其最大的概率为 α；当 $P>\alpha$ 时，结论为接受 H_0，有可能接受了事实上不成立的 H_0，我们把这种错误称为 II 型错误，其最大的概率为 β，β 的大小很难确切估计。当样本例数固定时，α 与 β 成反比。因此在实际工作中应权衡两类错误中哪一个重要以选择检验水准 α 的大小。

2. 注意各种检验的适用条件　前面介绍的 t 检验、F 检验及 q 检验都有其适用条件，都要求样本来自正态总体，且各样本所来自的总体方差相等。这两个条件是否满足可用正态性检验和方差齐性检验进行推断，请参看有关统计学书籍。t 检验只适用于两样本均数的比较，而 F 检验可适用于两样本及多样本均数的比较。在两样本均数比较时，它们之间的关系是：$t=\sqrt{F}$。对于多个样本均数的两两比较只能用 q 检验，若用了 t 检验会人为地增加 I 型错误概率。如有 4 个样本均数，可以比较 $C=\dfrac{4!}{2!\,(4-2)!}=6$ 次，若每次比较的 I 型错误为 $\alpha=0.05$，则每次不犯 I 型错误的概率为 $(1-0.05)$，那么 6 次不犯 I 型错误的概率为 $(1-0.05)^6$，这时至少犯一次 I 型错误的概率为 $1-(1-0.05)^6=0.264\,9$，比 q 检验的 I 型错误概率 0.05 大多了。

3. 正确选择单、双侧检验　选择单侧还是双侧检验，应事先根据专业知识和问题的要求在设计时就确定，不能在计算出检验统计量后才确定。对同一资料检验时，有可能双侧检验得出无差别而单侧检验得出有差别的结论。这是因为单侧检验比双侧检验更易得到有差别的结论。因此，在报告结论时，应列出检验统计量、单侧还是双侧检验、检验水准及 P 值的确切范围，然后结合专业作出结论。

（金英良）

复习思考题

1. 某地随机抽取 110 名正常成年男子的红细胞计数值如表 21-17 所示。

表 21-17　某地 110 名正常成年男子的红细胞计数值(10^{12}/L)

5.12	4.87	4.31	5.13	5.12	5.28	4.89	5.04	4.66	4.97	4.68
4.91	4.28	4.89	5.03	4.33	4.17	4.68	4.45	4.94	5.22	4.52
4.21	4.13	5.79	4.78	5.09	4.56	5.45	3.95	6.10	4.53	5.19
4.68	4.58	4.91	5.86	4.85	5.27	5.46	4.40	4.86	4.83	3.70
4.92	5.25	4.46	4.41	3.84	3.86	4.32	4.31	4.13	4.11	5.51
4.44	5.17	5.33	4.90	5.25	4.24	3.52	3.77	5.31	3.29	4.64
5.13	4.68	4.02	4.49	5.39	5.14	4.58	4.16	4.84	4.18	4.92
5.14	4.28	4.09	5.26	5.36	4.78	6.18	4.58	4.20	4.13	4.93
3.73	4.37	4.79	5.69	4.58	4.56	5.48	5.35	5.21	4.06	4.90
5.09	4.43	5.46	4.75	4.64	5.53	4.32	5.27	4.05	3.42	3.92

(1) 编制频数分布表并画出直方图。

(2) 计算均数 $\bar{x}$ 和中位数，并说明选用哪一个指标描述集中趋势更适合。

(3) 计算 95% 参考值范围和可信区间，并说明二者范围有何区别。

(4) 已知一般正常成年男子的红细胞均数为 4.84×10^{12}/L，问该地正常成年男子的红细胞均数与一般正常成年男子的红细胞均数有无差别，请做假设检验。

2. 现得一批迁延性及慢性肝炎患者相关抗原(HAA)滴度为 1:1 的 3 例，1:2 的 4 例，1:4 的 2 例，1:8 的 1 例，1:16 的 3 例，1:32 的 3 例，试计算其平均滴度。

3. 随机抽取某地 240 名正常居民的发汞值，如表 21-18 所示。请根据频数表描述结果选择适合的集中趋势指标和变异趋势指标，并计算 95% 参考值范围。

表 21-18　某地 240 名正常居民的发汞值(μmol/kg)

组段	频数
1~	22
3~	65
5~	60
7~	48
9~	18
11~	16
13~	6
15~	2
17~	1
19~21	2

4. 将 26 名受试者随机平均分成两组，接受降胆固醇试验。甲组是特殊饮食组，乙组是药物处理组。受试者在试验前后各测量一次血清胆固醇(mmol/L)，数据如表 21-19 所示。

表 21-19 两组受试者在试验前后的血清胆固醇(mmol/L)

	甲组			乙组	
受试者	试验前	试验后	受试者	试验前	试验后
1	6.11	6.00	1	6.90	6.93
2	6.81	6.83	2	6.40	6.35
3	6.48	6.49	3	6.48	6.41
4	7.59	7.28	4	7.00	7.10
5	6.42	6.30	5	6.53	6.41
6	9.17	8.42	6	6.70	6.68
7	7.33	7.00	7	9.10	9.05
8	6.94	6.58	8	7.31	6.83
9	7.67	7.22	9	6.96	6.91
10	8.15	6.57	10	6.81	6.73
11	6.60	6.17	11	8.16	7.65
12	6.94	6.64	12	6.98	6.52
13	7.32	7.22	13	8.14	7.67

(1) 试分别判断甲组和乙组是否有效。

(2) 试判断两组降胆固醇措施是否有差别。

5. 用二氧化硅 50 mg 对 18 只大鼠染尘后随机平均分成三组,观察其不同时期全肺湿重的变化,数据如表 21-20 所示。试比较染尘后 1 个月、3 个月、6 个月的全肺湿重有无变化?

表 21-20 二氧化硅 50 mg 染尘后 3 个时期大鼠全肺湿重(g)

1 个月	3 个月	6 个月
3.6	4.2	5.1
3.3	3.4	4.4
4.3	4.4	3.6
4.1	4.4	5.0
4.2	4.7	5.1
3.3	4.2	4.7

6. 某研究者采用随机区组设计方法,比较三种抗癌药物对小白鼠肿瘤的抑瘤效果,将 15 只肿瘤小白鼠按体重大小配成 5 个区组,每个区组 3 只小白鼠随机接受三种抗癌药物,问三种不同药物的抑瘤效果有无差别?

表 21-21 三种不同药物作用后小白鼠瘤重(g)

患者编号	A 药物	B 药物	C 药物
1	0.85	0.62	0.52
2	0.74	0.55	0.23
3	0.45	0.35	0.25
4	0.63	0.22	0.22
5	0.42	0.35	0.25

7. 描述一组正态分布资料的变异程度,以＿＿＿＿＿指标较好。

    A. 极差(R)   B. 标准差(s)   C. 变异系数(CV)

    D. 四分位数间距(Q)   E. 方差

8. 均数与标准差的关系是＿＿＿＿＿。   （　　）

    A. $\bar{x}$越大，s越小   B. $\bar{x}$越大，s越大

    C. s越大，$\bar{x}$的代表性越好   D. s越小，$\bar{x}$的代表性越好   E. $\bar{x}$与s无关系

9. 比较一组人群的身高(cm)与体重(kg)两组数据的变异度大小宜采用＿＿＿＿＿。   （　　）

    A. 极差(R)   B. 标准差(s)   C. 变异系数(CV)

    D. 方差(s^2)   E. 四分位数间距

10. 正态分布曲线下,横轴上从$-\infty \sim \mu - 1.96\sigma$的面积为＿＿＿＿＿。   （　　）

    A. 95%   B. 97.5%   C. 2.5%

    D. 5%   E. 1%

11. 如要计算正常成人血铅含量的95%参考值范围可用＿＿＿＿＿公式计算。

    A. $\bar{x} \pm 1.96s$ B. $\bar{x} + 1.64s$ C. $<P_{95}$

    D. $>P_5$ E. $P_{2.5} \sim P_{97.5}$

12. 产生抽样误差的根本原因是＿＿＿＿＿。   （　　）

    A. 抽样   B. 总体中存在个体差异   C. 样本中不存在个体差异

    D. 样本中存在个体差异   E. 例数过少

13. 在同一总体中随机抽取多个样本,用样本均数估计总体均数的95%可信区间,则估计精密高的样本是＿＿＿＿＿。   （　　）

    A. 均数大的样本   B. 均数小的样本   C. 样本例数小的样本

    D. 样本例数大的样本   E. 均数和样本例数均小的样本

14. 在作两样本比较的t检验时,P值越小:＿＿＿＿＿。   （　　）

    A. 两总体均数差别越大   B. 两样本均数差别越大

    C. 越有理由认为两总体均数不同

    D. 越有理由认为两样本均数不同

    E. Ⅱ型误差越小

15. 在完全随机设计的方差分析中,必然有＿＿＿＿＿。   （　　）

    A. $SS_{组间} < SS_{组内}$ B. $MS_{组内} < MS_{组间}$ C. $SS_{总} = SS_{组间} + SS_{组内}$

    D. $\nu_{总} = \nu_{组间} + \nu_{组内}$ E. 以上都不对

16. 多组均数间的两两比较,若用t检验会＿＿＿＿＿。   （　　）

    A. 扩大Ⅰ型错误   B. 扩大Ⅱ型错误   C. 缩小Ⅰ型错误

    D. 缩小Ⅱ型错误   E. 两者都缩小

17. 简述正态分布的面积分布规律。

18. 95%的医学参考值范围和95%的可信区间有何不同?

19. 简述方差分析的基本思想。

20. 假设检验中P值的含义是什么?

知识拓展(一):定量资料描述的唯物辩证法

    定量资料的统计学描述指标是贯穿唯物辩证法其他规律和范畴的中心线索,是理解事物内在规律的"钥匙"。数据分布规律是客观的,往往不以人的意志为转移,既不能被创造,也不能被消灭。研究者在数据规律面前可以发挥主观能动性,在认识和把握规律的基础上,改造客观世界。统计学中的假设检验就如同事物具有两面性,需要同时从一类错误和二类错误两个方面同时考虑问题,由样本推断总体,寻找事物发展最优的解决方案。单因素方差分析的基本思想是将总变异分解为组间变异和组内变异,如同解决实际问题时需要抓住事物的主要矛盾和次要矛盾。

知识拓展（二）：方差分析及两两比较应用实践

1. 方差分析的应用条件与 t 检验一样，其中最重要的条件是方差齐性，可以通过软件来实现。两样本的齐性检验用 Levene 法，多样本齐性检验采用 Bartlett 法，在 SPSS 软件中选择 Homogeneity of variance test 选项即可。如果方差不齐，可尝试采用变量变换方法使其达到齐性，或选用秩和检验。

2. 在 SPSS 软件中多重比较方法常见的有两种：一种适用于探索性研究的两两比较，常选用 SNK 法；另一种适用于证实性研究，多个处理组和对照组比较，选用 Dunnett 法。

第二十二章　分类变量资料的统计分析

学习要求

　　掌握:率、构成比、相对比的概念及应用相对数时的注意事项;率的抽样误差和总体率的可信区间;四格表及配对四格表资料 χ^2 检验的应用条件。

　　熟悉:常用相对数的计算;行×列表资料的 χ^2 检验。

　　了解:率的标准化法;单样本资料的 u 检验。

第一节　分类变量资料的统计描述

一、常用的相对数指标

　　分类变量的统计描述常常用相对数来表示。调查或实验研究中清点分类变量资料得到的数据被称为绝对数。绝对数是研究客观事物或现象本质的基本信息,但不便于相互比较和寻找事物间的联系。因此,往往根据研究目的计算相应的相对数指标,以便对资料进行统计分析。比如甲地人口 10 000 人,流感发病 300 人,这些都是绝对数,反映该地流感发病的绝对水平。而 300/10 000 就是一个相对数,说明一定时间内流感发病的严重程度。常用的相对数指标有率、构成比和相对比。

(一)率

　　率又称频率指标,表示在一定条件下某事物或现象发生的频繁程度或强度。总体率用希腊字母 π 表示,样本率用拉丁字母 p 表示。计算公式为:

$$率 = \frac{实际发生某现象的例数}{可能发生该现象的总数} \times K \tag{22-1}$$

式中:K 为比例基数,常取 100%,1000‰,10 000/万,100 000/10 万等。

　　原则上要求计算结果至少保留 1~2 位整数或根据习惯用法而定。

　　例 22-1　某年某地儿童传染病的发病情况如表 22-1 所示。

表 22-1　某年某地儿童传染病的发病情况

年龄组	人口数	发患者数	发病率(‰)	构成比(%)
1~5	2 540	286	112.60	50.44
5~10	4 367	175	40.07	30.86
10~12	13 178	106	8.04	18.70
合计	20 085	567	28.23	100.00

　　$1\sim5$ 组儿童传染病发病率 $= \dfrac{286}{254\ 0} \times 1\ 000‰ = 112.60‰$

$$5\sim10\text{ 组儿童传染病发病率}=\frac{175}{436\ 7}\times1\ 000‰=40.07‰$$

$$10\sim12\text{ 组儿童传染病发病率}=\frac{106}{13\ 178}\times1\ 000‰=8.04‰$$

(二) 构成比

构成比又称构成指标,表示事物内部各组成部分所占的比重或分布。计算公式为:

$$\text{构成比}=\frac{\text{事物内部某一构成部分的个体数}}{\text{事物内部各构成部分的个体数之和}}\times100\% \tag{22-2}$$

如例 22-1,1~5 组儿童传染病发患者数占总发病患者数的构成比$=\frac{286}{567}\times100\%=$ 50.44%,同理可计算出 5~10、10~12 组儿童传染病发病患者数占总发病患者数的构成比分别为 30.86% 和 18.70%。

由此可见构成比有两个特点:①各部分的构成比之和等于 100%;②事物内部某一部分的构成比发生变化时,其他部分的构成比也相应地发生改变。

(三) 相对比

相对比是两个有关指标之比,说明一个指标是另一个指标的几倍或百分之几。两个指标可以性质相同也可以性质不同。计算公式为:

$$\text{相对比}=\frac{\text{甲指标}}{\text{乙指标}}(\text{或}\times100\%) \tag{22-3}$$

甲、乙两指标可以是相对数、绝对数或平均数等。习惯上,如分子大于分母,计算结果用倍数表示;如分子小于分母,计算结果用百分数表示。

例如,某年某地城市新生儿死亡率为 4.68‰,农村新生儿死亡率为 15.34‰,计算相对比为$\frac{4.68‰}{15.34‰}=0.305\ 1$,表示城市新生儿死亡率为农村的 30.50%。反之,农村新生儿死亡率为城市的 3.28 倍$\left(\frac{15.34‰}{4.68‰}=3.28\right)$。

二、应用相对数时应注意的问题

(一) 计算相对数时,分母不宜太小

例数过少,计算所得的相对数稳定性差,受偶然性影响易产生较大的误差。一般来说,例数较少时,用绝对数表示为好。例如,用某药治疗某病患者 2 例,全部治愈,即报道治愈率为 100%,显然这个治愈率不可靠,不但难以反映事物真相,还会给人们造成错觉。这时最好直接用绝对数表示,即治疗 2 例,2 例痊愈。如果必须用率表示,要同时列出率的可信区间。只有在观察例数足够多时,相对数才比较稳定,才能正确反映真实情况。但在动物试验中,经周密的设计,严格控制实验条件,即使每组动物例数较少,也可以计算反应率、死亡率等。

(二) 资料分析时不能以构成比代替率

率和构成比是两个完全不同的概念。构成比只能说明事物内部各组成部分所占的比重或分布,率说明某现象发生的频率或强度。临床上常见的错误就是以构成比代替率说明问题。表 22-2 是某地肿瘤的普查资料,不能认为 50~ 年龄组人群的肿瘤患病率最高,38.5% 是构成比,表示 50~ 年龄组肿瘤患者数占总肿瘤患者数的比例。从患病率来看,年龄越大,肿瘤患病率越高。

表 22 - 2　某地居民年龄组别肿瘤患病情况统计

年龄组(岁)	人口数	肿瘤患者数	构成比(%)	患病率(1/10 万)
<30	633 000	19	1.3	3.0
30~	570 000	171	11.4	30.0
40~	374 000	486	32.6	129.9
50~	143 000	574	38.5	401.4
60~	30 250	242	16.2	800.0
总计	1 750 250	1 492	100.0	85.2

(三) 正确计算总率

总率指合计率或平均率。观察单位数不等的几个率的平均率不等于这几个率的算术平均值,应该分别将分子和分母合计,求平均率。如表 22 - 2,各年龄组的平均患病率应为:

$$\frac{1\ 492}{1\ 750\ 250}\times\frac{10\ 万}{10\ 万}=85.2/10\ 万$$

(四) 相对数的比较应注意资料的可比性

所谓可比性,是指除了要对比的因素不同以外,其他可能影响对比结果的因素要尽可能相同或相近。比如,不同级别的医院病死率不能比较,原因就是不同级别的医院其患者病情轻重的构成是不同的。通常要注意以下两点:

1. 观察对象同质、研究方法相同、观察时间相等及地区、周围环境、风俗习惯等相同或相近。

2. 观察对象内部构成是否相同。当两个或多个总率进行比较时,要注意其内部构成是否相同,若内部构成(如年龄、性别)有明显差别,则不能直接比较总率,只能按年龄别、性别分别比较或计算出标准化率再进行比较。

(五) 样本率或构成比的比较应做假设检验

样本率或构成比与样本均数一样也存在着抽样误差,不能仅凭表面数值大小下结论,进行比较时应假设检验。

三、率的标准化法

(一) 率的标准化法的基本思想

率的标准化法是在一个指定的标准构成条件下,对两总率比较的方法。当比较两总率时,如果内部构成不相同,则不能直接比较两个总率,可用率的标准化法进行调整,采用统一标准调整后的率称为标准化率或调整率。

例 22 - 2　甲、乙两医院某病手术后的 5 年生存率的比较如表 22 - 3 所示。

表 22 - 3　甲、乙两医院某病手术后的 5 年生存率

淋巴结转移	甲医院			乙医院		
	病例数	生存数	生存率(%)	病例数	生存数	生存率(%)
有	800	480	60.00	200	110	55.00
无	250	200	80.00	800	600	75.00
合计	1 050	680	64.76	1 000	710	71.00

从资料中可以看出,无论是否有淋巴结转移,甲医院的术后 5 年生存率都比乙医院的高,

但总率比较,反而是甲医院的低于乙医院的,这显然是不正确的。什么原因导致出现这种情况呢?通过专业知识分析,术后5年生存率与有无淋巴结转移有关,有转移的生存率低,无转移的生存率高。甲医院主要是有淋巴结转移的病例数多,导致其总率下降。两医院有无淋巴结转移的病例构成不同,所以不能直接比较两个总率,要用率的标准化法求出标准化率再进行比较。标准化法的基本思想,就是采用统一的标准构成,以消除混杂因素的影响,使算得的标准化率有可比性。对于发病率、患病率、治愈率、死亡率的比较,混杂因素常常是性别、年龄、病情的严重程度、病程的长短等。率的标准化思想也适用于均数的标准化,如比较两组患者的平均治愈天数,也应该考虑到年龄、病型、病情、病程的影响,对这些内部构成调整后再作比较。

(二)标准化率的计算

1. 选定标准 进行标准化率计算时,首先是选定一个"标准",如标准人口数或标准人口构成比等。选定标准的原则是选择有代表性的、较稳定的、数量较大的人群作共同标准。因此,可有以下几种选择:

(1)以全世界的、全国的、全省的、本地区的或本单位历年累计的数据作标准。

(2)以两组资料的内部构成之和作标准。

(3)以两组资料中例数较大组资料的内部构成作标准。

2. 选择方法 常用的计算标准化率的方法有直接法和间接法。当已知各组的生存率(或患病率、死亡率、发病率)时,可选用直接法。例22-2甲、乙两医院有无淋巴结转移的生存率都已知,就可选用直接法。若不知道各组的生存率,仅知道各组的观察单位数和总的生存率,则选择间接法。本书只介绍直接法。

3. 计算标准化率 标准化率的计算公式为:

$$已知标准组人口数时 \quad p' = \frac{\sum(N_i p_i)}{N} \tag{22-4}$$

$$已知标准组人口构成比时 \quad p' = \sum\left(\frac{N_i}{N}\right)p_i \tag{22-5}$$

式中:N表示标准组总人口数;N_i表示标准组中各年龄组人口数;p_i表示各年龄组的率。

如要求例22-2的标准化率,可以甲、乙两医院有无淋巴结转移的病例数之和作为标准人口数,再根据原生存率,计算预期生存人数,预期生存人数之和除以总标准人口数,就是标准化率。经标准化后,甲医院某病手术后的5年生存率高于乙医院。

表22-4 甲、乙两医院某病标准化5年生存率计算表

淋巴结转移	标准人口数	甲医院		乙医院	
		原生存率(%)	预期生存人数	原生存率(%)	预期生存人数
有	1 000	60	600	55	550
无	1 050	80	840	75	788
合计	2 050		1 440		1 338

$$甲医院标准化5年生存率 = \frac{1\ 440}{2\ 050} \times 100\% = 70.24\%$$

$$乙医院标准化5年生存率 = \frac{1\ 338}{2\ 050} \times 100\% = 65.27\%$$

甲医院某病手术后的 5 年生存率大于乙医院的 5 年生存率。

如以标准人口构成比为标准的话，计算如表 22－5 所示。

表 22－5　甲、乙两医院某病标准化 5 年生存率计算表

淋巴结转移	标准人口构成比	甲医院		乙医院	
		原生存率(%)	分配生存率(%)	原生存率(%)	分配生存率(%)
有	0.487 8	60	29.268	55	26.829
无	0.512 2	80	40.976	75	38.415
合计	1		70.244		65.244

分配生存率之和就是标准化率。

甲医院标准化 5 年生存率＝70.244％

乙医院标准化 5 年生存率＝65.244％

甲医院某病手术后的 5 年生存率大于乙医院的 5 年生存率。

（三）应用标准化率应注意的事项

1. 同一资料用不同方法或不同标准进行标准化，所得数据不同，但对比分析的结论一致。

2. 标准化率只表明相互比较资料之间的相对水平，不反映某时某地的实际水平。

3. 样本标准化率同样存在着抽样误差，若要进行比较，应假设检验后再下结论。

第二节　分类变量资料的统计推断

一、率的抽样误差与标准误

与均数一样，率也存在着抽样误差。由抽样造成的样本率和总体率之间或样本率与样本率之间的差别叫率的抽样误差。率的标准误是衡量率的抽样误差大小的指标。其计算公式为：

$$\sigma_p = \sqrt{\frac{\pi(1-\pi)}{n}} \qquad (22-6)$$

式中：σ_p 为率的标准误，π 为总体率，n 为样本含量。实际工作中由于总体率 π 常常未知，通常用样本率 p 来估计，可计算率的标准误的估计值 s_p，其公式为：

$$s_p = \sqrt{\frac{p(1-p)}{n}} \qquad (22-7)$$

例 22－3　某医师用某中草药治疗慢性肝炎，治疗 300 例，治愈 100 例，计算其标准误。

$$n = 300 \qquad p = \frac{100}{300} \times 100\% = 33.33\%$$

$$s_p = \sqrt{\frac{p(1-p)}{n}} = \sqrt{\frac{0.333\ 3(1-0.333\ 3)}{300}} = 0.027\ 2 = 2.72\%$$

率的标准误越小，表示率的抽样误差越小，用样本率估计总体率的可靠性越大；反之亦然。

二、总体率的可信区间估计

与总体均数的估计相同,总体率的估计也有点值估计和区间估计,点值估计就是直接把样本率看作总体率。区间估计则是按一定的概率来估计总体率所在的范围。根据样本例数 n 和样本率 P 的大小不同,可选用以下两种方法。

(一)正态近似法

当样本含量 n 足够大,样本率 p 和 $1-p$ 均不太小,如 $np \geqslant 5$ 和 $n(1-p) \geqslant 5$ 时,样本率的分布近似正态分布,可根据正态分布的规律估计总体率的可信区间,公式为:

$$\text{总体率}(\pi)95\%\text{的可信区间}: p \pm 1.96\, s_p \tag{22-8}$$

$$\text{总体率}(\pi)99\%\text{的可信区间}: p \pm 2.58\, s_p \tag{22-9}$$

例 22-4　求例 22-3 中草药治疗慢性肝炎治愈率 95% 的可信区间。

95% 可信区间:$0.333\,3 \pm 1.96 \times 0.027\,2 = 0.280\,0 \sim 0.386\,6$(即 28.00%～38.66%)

(二)查表法

当 n 较小,如 $n \leqslant 50$,特别 p 是接近于 0 或 1 时,按二项分布原理估计总体率的可信区间。因其计算较复杂,统计学家已经编制了总体率可信区间估计用表(见本书后附表 4-5),读者可根据样本含量 n 和 X 值查出总体率的可信区间。

例 22-5　某医院医生用某种方法治疗 20 名牛皮癣患者,8 人有效,求该方法治疗有效率的 95% 可信区间。

查附表 4-5,百分率的可信区间,在 $n=20$ 和 $X=8$ 的交叉点处上下界值分别为 19 和 64。即该方法治疗有效率的 95% 的可信区间为 19%～64%。

三、单样本的 u 检验

当样本含量 n 足够大、样本率 p 和 $1-p$ 均不接近于零,且 np 与 $n(1-p) \geqslant 5$ 的前提下,样本率的分布近似于正态分布。因此,样本率和总体率之间的假设检验可用 u 检验。样本率与总体率比较的目的是推断样本所属的总体率 π 与已知总体率 π_0(一般为理论值、标准值或经大量观察得到的稳定值)是否相同。公式为:

$$u = \frac{|p - \pi_0|}{\sigma p} = \frac{|p - \pi_0|}{\sqrt{\dfrac{\pi_0(1-\pi_0)}{n}}} \tag{22-10}$$

例 22-6　已知我国成人乙肝病毒表面抗原平均阳性率为 10%,现随机抽查某地区 120 名成人的血清,其中 36 人为阳性。问该地区成人乙肝病毒表面抗原阳性率是否高于全国平均水平?

检验步骤如下:

1. 建立检验假设,确定检验水准

$H_0 : \pi = \pi_0 = 0.1$;

$H_1 : \pi > \pi_0$。

单侧 $\alpha = 0.05$。

2. 计算统计量 u 值

$n=120$　$p = \dfrac{36}{120} = 0.3$　$\pi_0 = 0.1$　代入公式(22-10):

$$u = \frac{|p - \pi_0|}{\sigma_p} = \frac{|p - \pi_0|}{\sqrt{\dfrac{\pi_0(1-\pi_0)}{n}}} = \frac{|0.3-0.1|}{\sqrt{\dfrac{0.1 \times (1-0.1)}{120}}} = 7.3$$

3. 确定概率 P 值，作出推断结论

单侧 $u_{0.05} = 1.64$，单侧 $u_{0.01} = 2.326$，$7.3 > 2.326$。

故 $P < 0.01$，按 $\alpha = 0.05$ 的水准，拒绝 H_0，接受 H_1，差别有统计学意义。可以认为该地区成人乙肝病毒表面抗原阳性率高于全国平均水平。

四、χ^2 检验

χ^2 检验（卡方检验）是用途非常广泛的一种假设检验方法。可用于两个或多个率（或构成比）之间的比较，属性变量的关联分析及频数分布的拟合优度检验等。本节仅介绍两个和多个率或构成比比较的 χ^2 检验。

（一）四格表资料的 χ^2 检验

通过例 22-7 来说明 χ^2 检验的基本思想和四格表资料的 χ^2 检验。

例 22-7 某医院用两种方法治疗某种疾病，治疗效果见表 22-6 所示，问两种方法治疗该病的疗效有无不同？

表 22-6　两种方法治疗某病的疗效比较

组别	有效人数	无效人数	合计	有效率(%)
甲法	48(40)	52(60)	100	48.0
乙法	40(48)	80(72)	120	33.3
合计	88	132	220	40.0

表 22-6 内只有 4 个数据：

48	52
40	80

这 4 个数据是这个表的基本数据，其他数据都是从这 4 个数据推算出来的，这种资料称为四格表资料。

1. χ^2 检验的基本思想　χ^2 检验的基本思想可通过 χ^2 检验的基本公式(22-11)来理解。

$$\chi^2 = \sum \frac{(A - T)^2}{T} \tag{22-11}$$

式中：A 为实际频数，即四格表的四个基本数据；

T 为理论频数，它是根据无效假设 H_0 推算出来的。

例 22-7 要作两个率的比较，我们先假设两种方法治疗的有效率相同，即 $H_0: \pi_1 = \pi_2$ 都约等于合计的有效率 40.0%（即 88/220）。按照这样一个有效率，甲方法治疗 100 人理论上的有效人数是 $100 \times 40.0\% = 40$，乙方法治疗 120 人理论上的有效人数是 $120 \times 40.0\% = 48$；同理，合计的无效率是 132/220 = 60.0%，仿此可以计算出两种方法理论上治疗无效的人数分别是 60 和 72。理论频数的计算公式为：

$$T_{RC} = \frac{n_R n_C}{n} \tag{22-12}$$

式中：T_{RC}表示第R行第C列的理论频数；n_R为第R行的合计数；n_C为第C列的合计数；n为总例数。

如表 22-6 所示，第一行第一列的理论频数为：

$$T_{11} = \frac{100 \times 88}{220} = 40$$

仿此可求得：

$T_{12} = 60, T_{21} = 48, T_{22} = 72$

在四格表中，各行各列的理论频数之和等于合计数，所以用公式（22-12）求得任一格的理论频数之后，其余三个格子的理论频数均可用减法求得。如前已算得 $T_{11} = 40$，则 $T_{12} = 100 - 40 = 60, T_{21} = 88 - 40 = 48, T_{22} = 120 - 48 = 72$。

从式（22-11）可看出，χ^2值反映了实际频数和理论频数的吻合程度。如无效假设 H_0 成立，两样本率的差别仅由抽样误差所致，实际频数与理论频数相差不应该很大，那么 χ^2 值也不会很大；反之，如果 H_0 不成立，两样本率的差别不仅是由抽样误差所致，而且是由于两样本来自不同的总体所致，此时，实际频数与理论频数相差大，χ^2 值也大。但是 χ^2 值的大小除与 A 和 T 的差值大小有关外，还和格子数（严格地说是自由度）的多少有关。因为各格的 $\frac{\sum (A - T)^2}{T}$ 都是正值，故格子数愈多，χ^2 值也愈大。只有考虑了自由度的影响，χ^2 值才能正确反映实际频数 A 和理论频数的吻合程度。吻合程度好，χ^2 值小，两样本率不同仅由抽样误差造成的可能性就大；反之，吻合程度差，χ^2 值大，两样本率不同由本质不同所造成的可能性就大。χ^2 检验的自由度为：

$$\nu = (\text{行数} - 1) \times (\text{列数} - 1) \tag{22-13}$$

四格表由 2 行 2 列组成，故 $\nu = (2-1) \times (2-1) = 1$。

χ^2 检验时要根据自由度查 χ^2 界值表（附表 4-6），确定概率 P 值，作出推断结论。若 $\chi^2 \geq \chi^2_{\alpha,\nu}$，则 $P \leq \alpha$，拒绝 H_0，接受 H_1，差别有统计学意义；若 $\chi^2 < \chi^2_{\alpha,\nu}$，则 $p > \alpha$，不拒绝 H_0，差别无统计学意义。

2. χ^2 检验的步骤　以例 22-7 为例，步骤如下：

（1）建立检验假设，确定检验水准

$H_0 : \pi_1 = \pi_2$，即两种方法治疗的有效率相同；

$H_1 : \pi_1 \neq \pi_2$，即两种方法治疗的有效率不相同。

$\alpha = 0.05$。

（2）计算统计量 χ^2 值

按式（22-12）：$T_{11} = \frac{100 \times 88}{220} = 40$，则 $T_{12} = 60, T_{21} = 48, T_{22} = 72$。

按式（22-11）：

$$\chi^2 = \sum \frac{(A - T)^2}{T} = \frac{(48 - 40)^2}{40} + \frac{(52 - 60)^2}{60} + \frac{(40 - 48)^2}{48} + \frac{(80 - 72)^2}{72} = 4.89$$

（3）确定概率 p 值，作出推断结论

$$\nu = (2-1) \times (2-1) = 1$$

查 χ^2 界值表，$\chi^2_{0.05,1} = 3.84$，本例 $\chi^2 = 4.89 > 3.84$，故 $p < 0.05$。

按 $\alpha = 0.05$ 的水准，拒绝 H_0，接受 H_1，差别有统计学意义。可认为甲、乙两种方法治疗

该病的疗效是不同的,甲法治疗效果优于乙法。

3. 四格表资料 χ^2 检验的专用公式　为方便起见,将四格表的四个实际频数命名为:

a	b
c	d

此时,行合计记作 $(a+b)$ 和 $(c+d)$,列合计记作 $(a+c)$ 和 $(b+d)$,总例数 $n=a+b+c+d$,计算 χ^2 值的公式为:

$$\chi^2 = \frac{(ad-bc)^2 n}{(a+b)(c+d)(a+c)(b+d)} \tag{22-14}$$

公式(22-14)省去了计算理论频数的步骤,简化了计算。仍以例 22-7 为例:

$$\chi^2 = \frac{(48 \times 80 - 52 \times 40)^2 \times 220}{100 \times 120 \times 88 \times 132} = 4.89$$

计算结果与公式(22-11)计算结果相同。

4. 四格表资料 χ^2 检验的校正公式　统计量 χ^2 值的计算公式是基于连续性分布的理论推导出来的, χ^2 界值表也是根据这种连续性分布理论计算出来的。但分类变量资料是非连续性的,由此计算出的 χ^2 值仅是 χ^2 分布的一种近似。在样本例数较大且所有格子的理论频数都大于 5 时,这种近似效果很好。但在样本例数较小或出现理论频数小于 5 时,算出的 χ^2 值可能偏大,求出的概率 P 值可能偏小,此时应对 χ^2 值作连续性校正。 χ^2 检验的基本公式、四格表资料的专用公式的校正公式分别为:

$$\chi^2 = \sum \frac{(|A-T|-0.5)^2}{T} \tag{22-15}$$

$$\chi^2 = \frac{\left(|ad-bc| - \frac{n}{2}\right)^2 n}{(a+b)(c+d)(a+c)(b+d)} \tag{22-16}$$

连续性校正主要针对四格表资料,一般认为:

(1) $n \geq 40$ 且所有格子 $T \geq 5$,不需要校正。

(2) $n \geq 40$ 但出现 $1 \leq T < 5$,用校正公式(22-15)或公式(22-16),或用确切概率法直接计算概率。

(3) $n < 40$ 或有 $T < 1$,用确切概率法直接计算概率。

例 22-8　某医师用甲、乙两种药物治疗小儿肺炎,资料见表 22-7,试问两种药物治疗有无差别?

表 22-7　甲、乙两种药物治疗小儿肺炎疗效比较

药物	治愈人数	未愈人数	合计人数	治愈率(%)
甲药	25	6	31	80.65
乙药	36	3	39	92.31
合计	61	9	70	87.14

(1) 建立检验假设,确定检验水准

$H_0 : \pi_1 = \pi_2$,即两种药物的疗效相同;

$H_1 : \pi_1 \neq \pi_2$,即两种药物的疗效不同。

$\alpha = 0.05$。

（2）计算统计量 χ^2 值

$$T_{12} = \frac{31 \times 9}{70} = 3.99 < 5$$

$n = 70 > 40$

用校正公式计算 χ^2 值：

$$\chi^2 = \frac{\left(|25 \times 3 - 6 \times 36| - \frac{70}{2} \right)^2 \times 70}{31 \times 39 \times 61 \times 9} = 1.185$$

（3）确定概率 P 值，作出推断结论

$$\nu = 1$$

查 χ^2 界值表，$\chi^2_{0.05,1} = 3.84$，本例 $\chi^2 = 1.185 < 3.84$，故 $P > 0.05$。

按 $\alpha = 0.05$ 的水准，不拒绝 H_0，差别无统计学意义。尚不能认为甲、乙两种药物治疗小儿肺炎的疗效是不同的。

（二）行×列表资料的 χ^2 检验

上面述及的四格表资料的 χ^2 检验，行数及列数都为 2，亦称 2×2 表。当行数或列数大于 2 时，统称行×列表或 $R \times C$ 表。行×列表资料的 χ^2 检验用于多个样本率的比较或样本构成比的比较。

1. 行×列表资料 χ^2 检验的专用公式　行×列表资料 χ^2 检验的基本思想仍可用 χ^2 检验的基本公式（22-11）说明。为计算简便，常用行×列表资料 χ^2 检验的专用公式（22-17）计算 χ^2 值，公式（22-11）与公式（22-17）完全等价。行×列表资料 χ^2 检验的专用公式为：

$$\chi^2 = n \left(\sum \frac{A^2}{n_R n_C} - 1 \right) \tag{22-17}$$

$$\nu = （行数 - 1）（列数 - 1）$$

式中：n 为总例数；A 为每个格子的实际频数，n_R 和 n_C 分别为与 A 对应的行的合计数和列的合计数。

（1）多个样本率比较的 χ^2 检验

例 22-9　某医生用三种方法治疗慢性乙肝 323 例，观察结果如表 22-8 所示，问三种方法治疗的有效率有无差别？

表 22-8　三种方法治疗慢性乙肝疗效比较

疗法	有效人数	无效人数	合计数	有效率(%)
西药	74	28	102	72.55
中药	65	30	95	68.42
中西药结合	107	19	126	84.92
合计	246	77	323	76.16

检验步骤如下：

①建立检验假设，确定检验水准

$H_0 : \pi_1 = \pi_2 = \pi_3$，即三种方法治疗的疗效相同；

$H_1 : \pi_1 、 \pi_2 、 \pi_3$ 不等或不全相等，即三种方法治疗的疗效不同或不全相同。

$\alpha = 0.05$。

②计算统计量 χ^2 值

代入公式(22-17)：

$$\chi^2 = n\left(\sum \frac{A^2}{n_R n_C} - 1\right)$$

$$= 323 \times \left(\frac{74^2}{246 \times 102} + \frac{28^2}{102 \times 77} + \frac{65^2}{95 \times 246} + \frac{30^2}{95 \times 77} + \frac{107^2}{126 \times 246} + \frac{19^2}{126 \times 77} - 1\right) = 9.19$$

③确定概率 P 值，作出推断结论

$$\nu = (行数-1) \times (列数-1) = (3-1) \times (2-1) = 2$$

查 χ^2 界值表，$\chi^2_{0.05,2} = 5.99$，本例 $\chi^2 = 9.19 > 5.99$，故 $P < 0.05$。

按 $\alpha = 0.05$ 的水准，拒绝 H_0，接受 H_1，差别有统计学意义。可认为三种方法治疗慢性乙肝的疗效不同或不全相同。

（2）样本构成比比较的 χ^2 检验

例 22-10　某医院研究急性白血病患者与慢性白血病患者的血型构成情况，数据资料如表 22-9 所示，问急、慢性白血病患者的总体血型构成是否相同？

表 22-9　急、慢性白血病患者血型构成情况（例）

类型	A	B	O	AB	合计
急性白血病	58	49	59	18	184
慢性白血病	43	27	33	8	111
合计	101	76	92	26	295

检验步骤如下：

（1）建立检验假设，确定检验水准

H_0：急、慢性白血病患者的血型构成相同；

H_1：急、慢性白血病患者的血型构成不相同。

$\alpha = 0.05$。

（2）计算统计量 χ^2 值

代入公式(22-17)：

$$\chi^2 = n\left(\sum \frac{A^2}{n_R n_C} - 1\right) = 295 \times \left(\frac{58^2}{101 \times 184} + \frac{49^2}{76 \times 184} + \cdots + \frac{8^2}{26 \times 111} - 1\right) = 1.84$$

（3）确定概率 P 值，作出推断结论

$$\nu = (行数-1) \times (列数-1) = (2-1) \times (4-1) = 3$$

查 χ^2 界值表，$\chi^2_{0.05,3} = 7.81$，本例 $\chi^2 = 1.84 < 7.81$，故 $P > 0.05$。

按 $\alpha = 0.05$ 的水准，不拒绝 H_0，差别无统计学意义。尚不能认为急、慢性白血病患者的总体血型构成不相同。

2. 行×列表资料 χ^2 检验的注意事项

（1）行×列表资料的 χ^2 检验，要求不宜有 1/5 以上格子的理论频数小于 5，或有一个格子的理论频数小于 1，否则将导致分析的偏性。如果出现上述情况，一般有以下处理方法：

1）最好是增加样本含量，使得理论频数增大，符合 χ^2 检验的条件。

2）将太小理论频数所在行（或列）的实际频数与性质相近的邻行（或邻列）合并，使重新计算的理论频数增大。

3）删去理论频数太小的行和列。后两种方法可能损失信息并带来一些偏性，不宜作常规方法使用。

4）采用确切概率法（可由 SAS、SPSS 软件实现）。

（2）对多个样本率（或构成比）的比较，经 χ^2 检验后，结论为拒绝无效假设，只能认为各总体率（或总体构成比）之间总的来说有差别，但不能说明它们彼此之间或某两者之间有差别。若要分析它们彼此之间或某两者之间是否有差别，要用 χ^2 分割法继续进行 χ^2 检验。

下面以例 22 - 9 来说明 χ^2 分割法。

从原始资料的初步分析判断，西药组和中药组治疗的有效率比较接近，可先进行这两个组有效率差别的 χ^2 检验。如果这两组的差别无统计学意义，则可将这两组资料合并，然后再与中西药结合组比较。如果这两组差别有统计学意义，则应再进行西药组与中西药结合组的 χ^2 检验。

第一步，西药组和中药组的 χ^2 检验（表 22 - 10）：

表 22 - 10　西药组和中药组治疗慢性乙肝的疗效比较

疗法	有效人数	无效人数	合计人数	有效率(%)
西药	74	28	102	72.55
中药	65	30	95	68.42
合计	139	58	197	70.56

经 χ^2 检验，得到 $\chi^2=0.40$，$\chi^2<3.84$，$P>0.05$，差别无统计学意义。

第二步，将西药组与中药组的实际频数合并后再与中西药结合组进行 χ^2 检验（表 22 - 11）：

表 22 - 11　合并组与中西药结合组治疗慢性乙肝的疗效比较

疗法	有效人数	无效人数	合计人数	有效率(%)
西药＋中药	139	58	197	70.56
中西药结合	107	19	126	84.92
合计	246	77	323	76.16

经 χ^2 检验，得 $\chi^2=8.73>3.84$，差别有统计学意义。

根据分析结果，我们可以得到如下结论：西药组和中药组治疗慢性乙肝的疗效相同。它们都与中西药结合治疗慢性乙肝的疗效有差别，中西药结合治疗慢性乙肝的疗效最好。

如何判断 χ^2 分割是否正确呢？可根据以下两点：

分割的 χ^2 值之和与原来的 χ^2 值接近；分割的自由度之和等于原来的自由度。

（三）配对四格表资料的 χ^2 检验

配对分类变量资料和前面讲过的配对数值变量资料，从配对设计上来说是一样的，都是把两种处理分别施于条件相似的两个受试对象，或先后施于同一受试对象，逐次记录试验的结果，若结果为数值变量数据，就是配对数值变量资料；若结果为分类变量数据，就是配对分类变量资料。

例 22 - 11　用两种方法检查已确诊的乳腺癌患者 120 名，检查结果的原始记录如表 22 - 12所示，问两种方法的检查结果是否有差别？

表 22-12 甲、乙两种方法的检查结果

患者序号	甲方法	乙方法
1	+	−
2	+	+
3	−	−
4	−	+
⋮	⋮	⋮
120	+	+

显然,我们可以将上述记录结果归结为四种形式的检查结果,而后统计各种形式的人数,结果见表 22-13 所示。

表 22-13 配对分类资料的归类

甲方法	乙方法	人数
+	+	42
+	−	30
−	+	18
−	−	30

可进一步转化成表 22-14 的形式:

表 22-14 两种方法检出乳腺癌的结果比较

甲方法	乙方法		合计
	+	−	
+	42(a)	30(b)	72
−	18(c)	30(d)	48
合计	60	60	120

表 22-14 中的检查结果有四种情况:两种方法检查结果都为阳性的例数 a,两种方法检查结果都为阴性的例数 d,这是两种方法检查结果相同的部分,即甲+、乙+和甲−、乙−。甲种方法检查结果阳性而乙种方法检查结果阴性的例数为 b,甲种方法检查结果阴性而乙种方法检查结果阳性的例数为 c,这是两种方法检查不同的部分,即甲+、乙−和甲−、乙+。显然,分析两种方法的检查结果有无不同,我们只需考虑结果不同部分的差异。即只考虑 b 和 c 两个格子的数值,因 a 和 d 两个格子提供的数据无法回答该问题。若两种方法的检查结果一致,则总体中 b 和 c 两个格子的数值应相等,即总体的 $b=c$(b 和 c 表示总体中与 b、c 对应的数据),但是由于抽样误差的影响可能使样本中的 $b \neq c$,因此应进行差别的假设检验,看样本中 b、c 的差别仅由抽样误差所致的可能性有多大,可按公式(22-18)或公式(22-19)计算 χ^2 值。

$$\chi^2 = \frac{(b-c)^2}{b+c} \tag{22-18}$$

$$\nu=1$$

公式(22-18)的应用条件是$b+c \geqslant 40$。

若$b+c < 40$,需按公式(22-19)计算校正的χ^2值:

$$\chi^2 = \frac{(|b-c|-1)^2}{b+c} \tag{22-19}$$

$$\nu=1$$

例22-11资料的χ^2检验步骤如下:

(1) 建立检验假设,确定检验水准

H_0:两种方法的检出率相同;

H_1:两种方法的检出率不相同。

$\alpha=0.05$。

(2) 计算统计量χ^2值

本例$b=30,c=18,b+c=48 > 40$,故按公式(22-18)计算:

$$\chi^2 = \frac{(b-c)^2}{b+c} = \frac{(30-18)^2}{30+18} = 3$$

(3) 确定概率P值,作出推断结论

$\chi^2_{0.05,1}=3.84$,$\chi^2 < 3.84$,$P > 0.05$。

在$\alpha=0.05$水准上,不拒绝H_0,差别无统计学意义。尚不能认为两种方法的检出结果有差别。

(肖立顺)

复习思考题

1. 某药厂新近研制治疗高血压的新型药物,经352例高血压患者临床验证,显效率达65%,试估计总体率的95%与99%可信区间。

2. 某地甲、乙两医院某病治愈率(%)情况比较如表22-15所示,请得出正确结论。

表 22-15 某地甲、乙两医院某病的治愈情况比较

类型	甲医院			乙医院		
	患者数	治愈例数	治愈率(%)	患者数	治愈例数	治愈率(%)
普通型	300	180	60	100	65	65
重型	100	40	40	300	135	45
暴发型	100	20	20	100	25	25
合计	500	240	48	500	225	45

3. 为了解某地寄生虫感染情况,随机抽查男性200人,感染40人;随机抽查女性150人,感染20人,问该地男性感染率是否高于女性?

4. 某医师用两种方法治疗脑血管栓塞,结果见表22-16所示。问两种方法的疗效是否相同?

表 22－16　两种方法治疗脑血管栓塞效果比较

疗法	有效人数	无效人数	合计人数	有效率(%)
甲疗法	25	6	31	80.65
乙疗法	29	3	32	90.63
合计	54	9	63	85.71

5. 某研究人员调查喂养方式与婴儿腹泻的关系,结果见表 22－17 所示。问不同喂养方式的婴儿腹泻发生率有无不同?

表 22－17　不同喂养方式的婴儿腹泻发生率比较

喂养方式	例数	腹泻例数	腹泻发生率(%)
母乳喂养	348	23	6.61
混合喂养	106	22	20.75
人工喂养	41	12	29.27
合计	495	57	11.52

6. 甲、乙两医院合作进行鼻咽癌研究,资料见表 22－18 所示,试比较两医院鼻咽癌患者的病理组织学分类构成有无不同?

表 22－18　两医院鼻咽癌患者病理组织学分类构成

医院	淋巴上皮癌例数	未分化癌例数	鳞癌例数	其他例数	合计
甲	74	7	18	20	119
乙	90	21	25	62	198
合计	164	28	43	82	317

7. 有 50 份痰液标本,每份分别接种在甲、乙两种培养基中,观察结核杆菌的生长情况,结果如表 22－19 所示,试比较两种培养基的效果有无不同?

表 22－19　两种结核杆菌培养基的培养效果比较

甲培养基	乙培养基		合计
	＋	－	
＋	23(a)	12(b)	35
－	7(c)	8(d)	15
合计	30	20	50

8. 反映某一事件发生强度的指标应选用_____。
   A. 构成比　　　　　B. 相对比　　　　　C. 率
   D. 绝对数　　　　　E. 标化率

9. 某医院的资料,计算了各种疾病所占的比例,该指标为_____。
   A. 构成比　　　　　B. 发病率　　　　　C. 相对比
   D. 标准化发病率　　E. 以上都不是

10. 计算某地某年流感发病率,其分母应为_____。

    A. 该地体检人数　　　　　　B. 该地年平均人口数　　　　C. 该地平均患者人数

    D. 该地年平均就诊人数　　　E. 以上都不是

11. 率的标准化法的主要目的是_____。

    A. 消除内部构成的差异,使率具有更好的可比性　　　B. 使率能够在任意两组资料间对比

    C. 把率变成实际水平　　　　　　　　　　　　　　D. 使大的率变小,小的率变大

    E. 以上都不是

12. 经调查得知,甲、乙两地的冠心病死亡率为 40/10 万,按年龄构成标化后,甲地冠心病标化死亡率为 45/10 万,乙地为 38/10 万,因此可以认为_____。

    A. 甲地年龄别人口构成比乙地年轻　　　　　B. 乙地年龄别人口构成比甲地年轻

    C. 甲地冠心病的诊断较甲地准确　　　　　　D. 乙地冠心病的诊断较乙地准确

    E. 甲地年轻人患冠心病较乙地多

13. 某医生用甲、乙两种药物治疗两组相同疾病患者,其中甲组收治的患者是乙组的 10 倍,若两组治愈率相同,比较两总体治愈率的可信区间,则_____。

    A. 甲组较乙组的准确　　　　　　　　　　　B. 甲组较乙组的精密

    C. 乙组较甲组的准确　　　　　　　　　　　D. 乙组较甲组的精密

    E. 甲、乙两组的可信区间无可比性

14. 两样本率比较的 χ^2 检验,以下错误的一项是_____。

    A. 若 $1<T<5$ 而 $n>40$ 需计算校正的 χ^2 值　　　B. 若 $n<40$ 需计算确切概率值

    C. χ^2 值的自由度为 1　　　　　　　　　　　　　D. $n\geqslant40,T\geqslant5$ 不需要校正

    E. 校正 χ^2 值使拒绝 H_0 的可能增大

15. 用两种方法治疗某种疾病,甲种方法治疗 18 人,15 人治愈;乙种方法治疗 14 人,10 人治愈,比较两种方法的治疗效果应该用_____。

    A. $\sum \dfrac{(A-T)^2}{T}$　　　　　　　　　　　B. $\sum \dfrac{(|A-T|-0.5)^2}{T}$

    C. $\sum \dfrac{(|A-T|-1)^2}{T}$　　　　　　　　　D. $\dfrac{(|b-c|-1)^2}{b+c}$

    F. 确切概率法

16. 四个样本率作比较,其中一个格子的理论频数大于 1 小于 5,其余的都大于 5,则_____。

    A. 只能作校正的 χ^2 检验　　　　　　　　　B. 不能作 χ^2 检验

    C. 先进行适当的合并　　　　　　　　　　　D. 只能用确切概率法

    E. 直接作 χ^2 检验

17. 四个样本率比较的 χ^2 检验,若 $\chi^2>\chi^2_{0.05,3}$,则结论为_____。

    A. 各总体率均不相同　　　　　　　　　　　B. 各样本率均不相同

    C. 各总体率不同或不全相同　　　　　　　　D. 各样本率不同或不全相同

    E. 以上都不是

18. 常用的相对数指标有哪些? 各有什么用途?

19. 简述应用相对数时的注意事项。

20. 什么是率的标准化法? 什么情况下要进行率的标准化?

21. χ^2 检验的基本思想是什么?

22. 四格表资料 χ^2 检验各公式的应用条件是什么?

23. 行×列表资料 χ^2 检验的注意事项是什么?

知识拓展：卡尔·皮尔逊（Karl Pearson，1857—1936）简介

卡尔·皮尔逊（Karl Pearson，1857—1936），英国数学家、数理统计学家、生物统计学家。他一生研究兴趣广泛，涉猎领域极多，是名副其实的历史学家、科学哲学家、伦理学家、人类学家，也是精力充沛的社会活动家、自由思想者，亦是教师、编辑、作家，是一位百科全书式的学者。1879 年他从剑桥大学数学系毕业，1884 年进入伦敦大学教授数学与力学直至退休。19 世纪 70 年代，卡尔·皮尔逊在德国学习期间，倾心于马克思的学说，为了表达对马克思的崇敬之情，他将自己名字 Carl 改为 Karl。19 世纪 80 年代，皮尔逊出版了《科学的法则》（*The Grammar of Science*）一书，这本书被认为是关于科学和数学性质最伟大的著作之一。卡尔·皮尔逊最大的成就在现代统计学领域，被誉为现代统计学科创立者与奠基者，样本、直方图、极差、标准差、协方差、成分分析、拟合优度检验等众多统计学基本概念与方法均是由他提出的。

第二十三章 秩和检验

第一节 秩和检验的概念

在前面所讨论的方法中，如总体均数的区间估计、两个或多个均数的比较等，常有一个关于变量总体分布的前提。如 t 检验和方差分析都要求变量服从正态分布，即假设样本所来自的总体分布具有某个已知的函数形式，而其中参数是未知的，统计分析的目的就是对这些未知参数进行估计或检验。这类方法称为参数统计，所用的假设检验称为参数检验。但在许多实际问题中总体分布的函数形式往往不知道，或者知道得很少，例如只知道总体分布是连续型的或离散型的。这时参数统计方法就不大适用了，而需要借助于另一种不依赖总体分布的具体形式，也不对参数进行估计或检验的统计方法，称为非参数统计，其检验方法就是非参数检验，它检验的是样本所属总体的分布或分布位置，而不是参数。本章介绍的秩和检验就是非参数检验方法的一种。

所谓秩和检验就是通过秩次的排列求出秩和，从而对总体的分布或分布位置进行假设检验的方法。这里的秩次是指将观察值按某种顺序排列后所作 $1,2,3,4,\cdots,n$ 等的一种编码。而秩和就是按一定的要求，所求的各组秩次之和。

秩和检验的主要优点是：①适用范围广，因为秩和检验不受总体分布的限制，可用于任意分布的资料，尤其适用于有序分类资料；分布明显偏态、分布不明、不规则或方差不齐的数值变量资料。②搜集资料方便，由于秩和检验在搜集资料时可用"等级"或"符号"来评定观察结果，因而搜集资料十分方便。

秩和检验的主要缺点是：对适宜用参数方法的资料，若用秩和检验处理，因没有充分利用资料提供的信息，而效率降低。如对于适用于 t 检验及方差分析的资料，若用秩和检验，导致检验功能下降。即当无效假设 H_0 不成立时，秩和检验不如 t 检验及方差分析能较灵敏地拒绝 H_0，即犯第 Ⅱ 类错误的概率要比 t 检验及方差分析大。本章介绍的一些秩和检验，其效率是相应参数检验的 95%。

第二节 配对资料符号秩和检验

配对资料符号秩和检验也称两个相关样本资料的符号秩和检验（Wilcoxon 配对法），主要用于配对数值变量资料的比较。

一、方法与步骤

例 23 - 1　用过硫酸铵分光光度法和示波极谱法测定水中锰的含量（mg/L），见表 23 - 1 第（2）、（3）栏，问两法所得结果有无差别？

表 23 - 1　两种方法测得水中锰的含量（mg/L）

样本号 （1）	极谱法 （2）	分光光度法 （3）	差值 （4）＝（2）－（3）	秩次 （5）
1	0.47	0.49	−0.02	−5.5
2	0.33	0.32	0.01	1.0
3	0.34	0.32	0.02	5.5
4	0.32	0.32	0.00	—
5	0.16	0.14	0.02	5.5
6	0.16	0.15	0.01	2.0
7	0.09	0.07	0.02	5.5
8	0.24	0.37	−0.13	−8
9	0.67	0.66	0.01	3

1. 建立检验假设

H_0：两种方法所测值的总体分布位置相同（差值的总体中位数 $M_d = 0$）；

H_1：两种方法所测值的总体分布位置不同（$M_d \neq 0$）。

$\alpha = 0.05$。

2. 求检验统计量 T 值　先求出各对数据的差值见表 23 - 1 第（4）栏，依差值的绝对值从小到大编秩，再根据差值的正、负给秩次冠以正负号，如表 23 - 1 第（5）栏。编秩时如遇差值等于 0，舍去不计，用以检验的有效对子数 n 相应减少，本例有效对子数 $n = 8$。遇有差值的绝对值相等，符号不同，则取其平均秩次。如表 23 - 1 第（4）栏中差值绝对值等于 0.02 的有 4 个，它们位次是 4，5，6，7，其平均秩次为（4＋5＋6＋7）/4＝5.5。

分别求出正、负秩次之和，正秩和以 T_+ 表示，负秩和的绝对值以 T_- 表示。$T_+ = 22.5$，$T_- = 13.5$，其和为 36。T_+ 及 T_- 的和等于 $n(n+1)/2 = 8 \times (8+1)/2 = 36$。可见 T_+、T_- 计算无误。任取 T_+（或 T_-）作检验统计量 T，本例取 $T = 13.5$。

3. 确定 P 值和作出推断结论　当 $n \leqslant 50$ 时，查附表 4 - 7 的 T 界值表。查表时，若 T 在 T_α 上、下界值范围外，则 $P < \alpha$；若 T 在 T_α 上、下界值范围内，则 $P > \alpha$。注意：当统计量 T 值恰等于附表 4 - 7 中的界值时，其确切概率值常小于表中的概率值，即 $P < \alpha$。本例 $n = 8$，$T = 13.5$；查附表 4 - 7，得 T 在双侧界值范围内，$P > 0.05$。按双侧 $\alpha = 0.05$ 水准，不拒绝 H_0，差别无统计学意义，故尚不能认为两法测定水中锰含量有差别。

当 $n > 50$，超出附表 4 - 7 的范围，可用正态近似法即 u 检验，按式（23 - 1）计算 u 值：

$$u = \frac{\mid T - n(n+1)/4 \mid - 0.5}{\sqrt{n(n+1)(2n+1)/24 \sum (t_j^3 - t_j)/48}} \tag{23-1}$$

分子中 0.5 是连续性校正数,因为 T 值是不连续的而 u 分布是连续的,这种校正一般影响甚微,常可省去;分母中的 $\sum(t_j^3 - t_j)/48$ 是由相同绝对值的差值(不包括 0)所造成的相同秩次的校正数(如无相同秩次,本项可省去不作计算),t_j 为第 $j(j=1,2,\cdots)$ 个相同秩次的个数,如有相同秩次 3.5,3.5,6,6,6,6,10,10,10,则 $\sum(t_j^3 - t_j)/48 = [(2^3 - 2) + (4^3 - 4) + (3^3 - 3)]/48 = 1.875$。

二、本法的基本思想

若两组处理的效应相同,则每对变量的差值的总体分布是以 0 为对称的,这时差值总体中位数为 0。说明若 H_0 成立,则样本的正、负秩和应相近,同时 T 值也不能太大或太小。即不能超出附表 23-1 中按 α 水准所列的界值范围。否则,拒绝 H_0。

第三节　两组比较的秩和检验

两组比较的秩和检验亦称两个独立样本资料的秩和检验(Wilcoxon 两样本比较法),适用于两组数值变量资料和两组有序分类变量资料的比较。下面结合实例加以介绍。

一、方法与步骤

例 23-2　测得铅作业与非铅作业工人的血铅值（μmol/L）见表 23-2 所示,问两组工人的血铅值有无差别?

表 23-2　两组工人的血铅值（μmol/L）

铅作业组 (1)	秩次 (2)	非铅作业组 (3)	秩次 (4)
0.82	9.0	0.24	1
0.87	10.5	0.24	2
0.97	12	0.29	3
1.21	14	0.33	4
1.64	15	0.44	5
2.08	16	0.58	6
2.13	17	0.63	7
		0.72	8
		0.87	10.5
		1.01	13
$n_1 = 7$	$T_1 = 93.5$	$n_2 = 10$	$T_2 = 59.5$

1. 建立检验假设

H_0:铅作业工人和非铅作业工人血铅值总体分布的位置相同;

H_1:铅作业工人和非铅作业工人血铅值总体分布的位置不同。

$\alpha = 0.05$

2. 求检验统计量 T 值　将两组数据分别由小到大排列,然后统一编秩。编秩时如遇有原始数据相同时,可分两种情况处理:①相同数据在同一组,如非铅作业组第 1,2 两个数据皆是 0.24,其秩次按位置的顺序记为 1,2。②相同数据分在两组,如铅作业和非铅作业组各有一个 0.87,应编秩次 10,11,均取其平均秩次 $(10+11)/2=10.5$。

分别求两组秩和,以样本含量较小者为 n_1,其秩和为统计量 T。若 $n_1=n_2$,可取任一组的秩和为 T。本例 $n_1=7$,$n_2=10$,则 $T=93.5$。

3. 确定 P 值和作出推断结论　由 n_1,n_2-n_1 查附表 4-8,若 T 值在界值 T_α 范围内,则 $P>\alpha$;若 T 值在界值 T_α 外,或恰好等于下界值(或上界值),则 $P\leqslant\alpha$。本例 $n_1=7$,$n_2-n_1=3$,$T=93.5$,查附表 4-8 得双侧 $P<0.05$,按 $\alpha=0.05$ 水准,拒绝 H_0,接受 H_1,差别有统计学意义。故可以认为铅作业工人与非铅作业工人的血铅值不同。由于编秩次采用由小到大,因此,平均秩次大的其血铅值高,平均秩次小的其血铅值低。铅作业组的平均秩次为 $93.5/7=13.36$,非铅作业组的平均秩次为 $59.5/10=5.95$,所以,可以认为铅作业工人比非铅作业工人的血铅值高。

如果 n_1 或 n_2-n_1 超出附表 4-8 的范围,可用正态近似法即 u 检验,按式(23-2)计算 u 值。

$$u=\frac{|T-n_1(N+1)/2|-0.5}{\sqrt{n_1 n_2(N+1)/12}} \tag{23-2}$$

式中:$N=n_1+n_2$,0.5 为连续性校正数。式(23-2)是在无相同秩次,即无相同观察值的情况下使用,在相同秩次不多时可得近似值。

当相同秩次较多时,尤其在有序分类资料中,常采用频数表作秩和检验,以各组段的平均秩次代表该组段的所有观察值。故按(23-2)式计算的 u 偏小,须按(23-3)式校正。

$$u_c=\frac{u}{\sqrt{c}} \tag{23-3}$$

式中:$c=1-\sum(t_j^3-t_j)/(N^3-N)$,$t_j$ 为第 j 个相同秩次的个数。

例 23-3　用甲、乙两种方法治疗小儿多动症,疗效见表 23-3 第(1)、(2)两栏,问甲、乙两方法的疗效是否相同?

表 23-3　两种方法治疗小儿多动症的疗效

疗效	甲法	乙法	合计	秩次范围	平均秩次	秩和	
						甲法	乙法
(1)	(2)	(3)	(4)=(2)+(3)	(5)	(6)	(7)=(2)×(6)	(8)=(3)×(6)
控制	120	200	320	1~320	160.5	19 260	32 100
显效	25	50	75	321~395	358.0	8 950	17 900
好转	40	40	80	396~475	435.5	17 420	17 420
无效	15	10	25	476~500	488.0	7 320	4 880
合计	200	300	500	—	—	52 950	72 300

1. 建立检验假设

H_0:两种方法的总体疗效分布相同;

H_1:两种方法的总体疗效分布不同。

$\alpha = 0.05$

2. 求检验统计量 u 值　由于本例为有序分类资料,为对两组数值进行编秩,需先计算各等级的合计人数,见第(4)栏,再确定各等级的合计例数在两组所有数值中所处的秩次,即秩次范围。如疗效为"控制"者共 320 人,其秩次范围 1~320,这 320 人属同一等级,不能分高低,故一律以其平均秩次 $(1+320)/2 = 160.5$ 代表,仿此得(5)、(6)栏。

再求秩和,分别将第(6)栏乘以(2)、(3)栏人数,相加即得两组各自的秩和,见第(7)、(8)栏,因 $n_1 = 200$, $T = 52\,950$。此例 $n_1 = 200$, $n_2 = 300$, $n_2 - n_1 = 100$,已超过附表 4-8 所列范围,可由公式(23-2)求 u 值。又由于此资料的相同秩次很多,须按式(23-3)作校正。

$$u = \frac{\left| 52\,950 - 1/2 \times 200 \times (500+1) \right| - 0.5}{\sqrt{200 \times 300 \times (500+1)/12}} = 1.800\,4$$

$$c = 1 - \frac{\sum (t_j^3 - t_j)}{N^3 - N} = 1 - \frac{(320^3 - 320) + (75^3 - 75) + (80^3 - 80) + (25^3 - 25)}{500^3 - 500} = 0.7303$$

$$u_c = \frac{1.800\,4}{\sqrt{0.730\,3}} = 2.106\,8$$

3. 确定 P 值和作出推断结论　$u_c > 1.96$, $P < 0.05$,按 $\alpha = 0.05$ 水准拒绝 H_0,接受 H_1,差别有统计学意义。故可以认为两种方法的疗效不同。由于编秩次由好到差,平均秩次低的疗效好,平均秩次高的疗效差,甲法疗效的平均秩次为 $52\,950/200 = 264.75$,乙法疗效的平均秩次为 $723\,000/300 = 241$,所以,可以认为乙法的疗效优于甲法。

本例也可用第八章中 $R \times c$ 表 χ^2 检验,但在 χ^2 检验中,各级的秩序任意排列所得 χ^2 值相同,因而判断结果相同。但各级别有强弱之分,不能任意排列,只能从强到弱或从弱到强。因此,χ^2 检验没有考虑等级的强弱信息,而秩和检验考虑了这点,说明秩和检验更适合于单向有序分类资料。

二、本法的基本思想

如果 H_0 成立,则当 n_1 与 n_2 确定后,样本含量为 n_1 的样本的秩和 T 值与其平均秩和 $n_1(N+1)/2$ 应相差不大;若相差悬殊,超出了附表 4-8 中按 α 水准所列的范围,说明随机抽得现有样本统计量 T 值的概率 P 小于 α,因而在 α 水准上拒绝 H_0。

第四节　多组比较的秩和检验

在第二十一章里我们介绍过完全随机设计资料的方差分析法。这里介绍一种与之对应的非参数统计方法——H 检验(Kruskal-Wallis 法),此法也称多个独立样本资料的秩和检验。适用于有序分类资料及不宜用参数检验(F 检验)的数值变量资料。方法步骤见例 23-4。

例 23-4　表 23-4 为三期矽肺病人的血清黏蛋白含量(mg/100 ml),试比较三期矽肺病人的血清黏蛋白含量间有无差别。

表 23-4　三期矽肺病人的血清粘黏白含量(mg/100 ml)

Ⅰ期 (1)	秩次 (2)	Ⅱ期 (3)	秩次 (4)	Ⅲ期 (5)	秩次 (6)
80.44	7.5	101.14	19	77.11	6
60.63	1	100.67	18	178.42	24
65.45	2	113.52	22	83.53	9
69.73	3	88.06	10	92.58	12
80.44	7.5	93.47	13	107.10	21
95.20	15	95.10	14	103.91	20
74.97	4.5	74.97	4.5	89.01	11
96.39	16	118.98	23	97.58	17
R_i	56.5		123.5		120
n_i	8		8		8

1. 建立检验假设

H_0：三期矽肺病人的血清黏蛋白含量的总体分布位置相同；

H_1：三期矽肺病人的血清黏蛋白含量的总体分布位置不同或不全相同。

$\alpha = 0.05$

2. 计算检验统计量 H 值　先将三组观察值分别由小到大排列,统一编秩,见表23-4第(2)、(4)、(6)栏;遇有相同观察值时,取其平均秩次。如第(1)栏有两个 80.44,均取原秩次 7及 8 的平均秩次 7.5。再求出各组秩和,记为 R_i,下标 i 表示组序($i=1,2,3$)。

按式(23-4)计算统计量 H 值：

$$H = \frac{12}{N(N+1)} \sum \frac{R_i^2}{n_i} - 3(N+1) \tag{23-4}$$

式中：n_i 为各组例数,$N = \sum n_i$ 为总例数。

本例：

$$H = \frac{12}{24 \times (24+1)} \left[\frac{56.5^2}{8} + \frac{123.5^2}{8} + \frac{120.0^2}{8} \right] - 3 \times (24+1) = 7.111\,3$$

3. 确定 P 值和作出推断结论　若组数 $k=3$,每组例数 $n_i \leqslant 5$,可查附表 4-9,H 界值表得出 P 值。若 $k>3$,最小样本例数不小于 5,则 H 近似服从 $\nu = k-1$ 的 χ^2 分布。本例 $k=3$,$n_i > 5$,$\nu = k-1 = 3-1 = 2$,查附表 4-6 χ^2 界值表,得 $P < 0.05$。按 $\alpha = 0.05$ 水准拒绝 H_0,接受 H_1,差别有统计学意义。可认为三期矽肺病人的血清黏蛋白含量的总体分布位置不同或不全相同。

当各样本相同秩次较多时,由式(23-4)计算所得的 H 值偏小,此时应按式(23-5)作 H 值的校正。

$$H_c = \frac{H}{c} \tag{23-5}$$

$$c = 1 - \frac{\sum (t_j^3 - t_j)}{N^3 - N}$$

例 23-5　某医生用三种方剂治疗某妇科病,疗效如表 23-5,问三种方剂的疗效有无差别？

表 23-5　三种方剂的疗效比较

疗效 (1)	糖衣片 (2)	黄酮片 (3)	复方组 (4)	合计 (5)	秩次范围 (6)	平均秩次 (7)
无效	48	5	13	66	1~66	33.5
好转	184	16	36	236	67~302	184.5
显效	77	18	11	106	303~408	355.5
控制	52	19	17	88	409~496	452.5
R_i	86 459.5	18 116	18 680.5			
n_i	361	58	77			

1. 建立检验假设

H_0：三种方剂疗效分级的总体分布相同；

H_1：三种方剂疗效分级的总体分布不同或不全同。

$\alpha = 0.05$

2. 求检验统计量 H　为了对三组有序分类资料进行统一编秩，需计算各等级的合计数，见表 23-5 第(5)栏，再决定各等级的合计例数在所有数值中所处的秩次范围，如第(6)栏所示。由于同一等级的数据为相同的数值，故应计算平均秩次如第(7)栏。

再求秩和 R_i。如第(2)栏下部的 R_1 是用第(2)栏各等级的频数与第(7)栏平均秩次相乘再求和，即 $R_1 = 48 \times 33.5 + 184 \times 184.5 + 77 \times 355.5 + 52 \times 452.5 = 86\ 459.5$，仿此得表 23-5 下部 R_i 行。按(23-4)式计算 H 值。

$$H = \frac{12}{496 \times (496+1)} \times \left[\frac{86\ 459.5^2}{361} + \frac{18\ 116^2}{58} + \frac{18\ 680.5^2}{77} \right] - 3 \times (496+1) = 13.062\ 3$$

按式(23-5)计算 H_c 值：

$$1 - \frac{\sum (t_j^3 - t_j)}{N^3 - N} = 1 - \frac{(66^3 - 66) + (236^3 - 236) + (106^3 - 106) + (88^3 - 88)}{496^3 - 496} = 0.874\ 6$$

$$H_c = \frac{H}{1 - \frac{\sum (t_j^3 - t_j)}{N^3 - N}} = \frac{13.062\ 3}{0.874\ 6} = 14.935\ 4$$

3. 确定 P 值和作出推断结论　本例处理组数 $k = 3$，n_i 均大于 5，已超出附表 4-9 的范围，故按 $\nu = k - 1 = 3 - 1 = 2$，查附表 4-6 χ^2 界值表，得 $P < 0.005$。按 $\alpha = 0.05$ 水准拒绝 H_0，接受 H_1，差别有统计学意义。故可认为三种方剂的疗效有差别。

第五节　多组间两两比较的秩和检验

当多个样本比较的秩和检验拒绝 H_0，认为各总体分布位置不同或不全相同时，常需进一步作两两比较，以推断哪两个总体分布位置不同，或哪两个总体分布位置相同。如上节例 23-5，可进一步推断三种方剂疗效分级的总体分布是否两两都不同。为此需进行组间的多重比较。方法及步骤见例 23-6。

例 23-6　对例 23-5 资料作三个样本间的两两比较。

1. 建立检验假设

H_0:任两种方剂疗效分级的总体分布相同;

H_1:任两种方剂疗效分级的总体分布不同。

$\alpha = 0.05$

2. 求检验统计量 u 值

$$u = \frac{|\bar{R}_A - \bar{R}_B|}{\sqrt{\dfrac{n(n+1)}{12}\left(\dfrac{1}{n_A} + \dfrac{1}{n_B}\right)}} \tag{23-6}$$

若 R_A 及 R_B 为两两对比组中任何两个对比组 A 及 B 的秩和,n_A 及 n_B 为相应的样本含量,则上式中 $\bar{R}_A$ 及 $\bar{R}_B$ 为相应的平均秩和,$\bar{R}_A = \dfrac{R_A}{n_A}$,$\bar{R}_B = \dfrac{R_B}{n_B}$,$n$ 为各处理组的总例数,分母为 $\bar{R}_A - \bar{R}_B$ 的标准差。本例 $k=3$,共有 3 个两两对比组,按表 23-5 下部资料求得各样本的平均秩次为:$\bar{R}_1 = \dfrac{86\,459.5}{361} = 239.5$,$\bar{R}_2 = \dfrac{18\,116}{58} = 312.3$,$\bar{R}_3 = \dfrac{18\,680.5}{77} = 242.6$。

表 23-6　三个样本间两两比较的秩和检验

对比组 A 与 B (1)	样本 n_A (2)	含量 n_B (3)	平均秩次之差 $\|\bar{R}_A - \bar{R}_B\|$ (4)	u (5)	P (6)
第 1 组与第 2 组	361	58	72.8	3.59	<0.05
第 1 组与第 3 组	361	77	3.1	0.17	>0.05
第 2 组与第 3 组	58	77	69.7	2.80	<0.05

表中第(5)栏 u 值按式(23-6)计算,本例 $n=496$,故第 1 组与第 2 组比较时,

$$u = \frac{72.8}{\sqrt{\dfrac{496 \times (496+1)}{12}\left(\dfrac{1}{361} + \dfrac{1}{58}\right)}} = 3.59$$

3. 确定 P 值和作出统计推断　由于统计量 u 近似服从标准正态分布,确定 P 值时只需查标准正态分布界值表(见附表 4-1),查表时检验水准作如下调整:若总共进行 c 次两两比较,则双侧检验查 $u_{\frac{\alpha}{2c}}$ 界值,单侧检验查 $u_{\frac{\alpha}{c}}$ 界值,本例 $c=3$,双侧检验,则查 $u_{\frac{0.05}{2 \times 3}} = u_{0.008\,3}$。由附表 4-1 查得 $u_{0.008\,3} = 2.39$,当所求得 $u \geq 2.39$ 时,$P \leq 0.05$;反之,$P > 0.05$。由表 23-6 第(5)栏得(6)栏 P 值。按 $\alpha = 0.05$ 水准,除第 1 组与第 3 组间比较接受 H_0 外,其余均拒绝 H_0,接受 H_1,差别有统计学意义。说明黄酮片的疗效分布不同于糖衣片及复方组,进一步可认为用黄酮片治疗某妇科病疗效较好。

(赵华硕)

复习思考题

1. 用火焰原子吸收法与消化测磷法测定 15 种样品中植酸的含量,结果见表 23-7 所示。问两种方法的效果是否一样?

表 23 - 7　两种方法测定 15 种样品中植酸的含量(%)

样品号	火焰原子吸收法	消化测磷法
1	3.22	3.14
2	2.12	2.12
3	8.24	8.29
4	9.19	9.21
5	8.11	8.03
6	14.98	14.94
7	58.16	58.29
8	19.04	18.87
9	14.98	14.58
10	36.35	36.21
11	1.13	1.14
12	4.38	4.52
13	8.20	8.09
14	10.26	10.16
15	7.76	7.98

　　2. 某实验室观察局部温热治疗小鼠移植性肿瘤的疗效,以生存日数作为观察指标,实验结果见表 23 - 8,问局部温热有无疗效?

表 23 - 8　两组小鼠发癌后生存日数

实验组	对照组
10	2
12	3
15	4
15	5
16	6
17	7
18	8
20	9
23	10
90 以上	11
	12
	13

　　3. 在婴儿及孕妇家庭吸烟行为干预研究中,调查了两社区对"吸烟有害健康"的了解情况,数据见表

23-9所示。问两组对"吸烟有害健康"的了解程度是否一样?

表 23-9　两社区对"吸烟有害健康"的了解情况　　单位:

组别	不知道	无害	轻度有害	中度有害	重度有害
对照组	3	7	27	18	48
干预组	1	4	17	22	58

4. 40 只小鼠随机平均分成四组,观察摘除垂体后分别给予不同剂量的肾上腺皮质激素时小鼠的生存时间(天),资料如表 23-10 所示。试检验不同激素水平对摘除垂体小鼠的生存时间有无影响。

表 23-10　给予不同剂量的肾上腺皮质激素时小鼠的生存时间(天)

(1)(不给激素)	(2)	(3)	(4)
1	3	4	7
2	1	3	13
2	5	4	6
2	15	3	5
2	3	5	2
3	2	4	12
3	7	6	8
3	4	5	12
4	8	4	20
5	14	5	19

5. 用苦参、赛庚啶和二组联治疗慢性麻疹患者,结果如表 23-11 所示。问三种药物治疗慢性麻疹患者的疗效有无差别?

表 23-11　三组慢性麻疹患者疗效的观察结果

组别	治愈数	显效数	有效数	无效数	合计数
苦参	21	38	16	25	100
赛庚啶	25	38	17	20	100
二组联	36	39	18	7	100

6. 以下检验方法除_____外,其余均属非参数法。　　　　　　　　　　　　　(　　)

    A. t 检验　　　　　　B. H 检验　　　　　　C. T 检验　　　　　　D. χ^2 检验

7. 两组样本(计量资料)比较,用秩和检验的条件为_____。　　　　　　　　(　　)

    A. 两组样本必须是接近正态分布

    B. 两组样本必须方差齐性

    C. 两组样本不接近正态分布才能作秩和检验

    D. 无上述各种条件

8. 应用克矽平治疗矽肺患者 10 人,测得治疗前后的血红蛋白含量(差值都不等于0),现用符号秩和检验法,正负秩次和计算_____不正确。　　　　　　　　　　　　　　(　　)

    A. 负秩和 12.5,正秩和 42.5　　　　　　B. 负秩和 18.5,正秩和 36.5

    C. 负秩和 14.5,正秩和 40.5　　　　　　D. 负秩和 10.0,正秩和 15.0

9. 符合 t 检验条件的数值变量资料如果采用秩和检验则_____。　　　　　　（　　）

    A. 第一类错误增大　　　　　　　　　B. 第二类错误增大

    C. 第一类错误减小　　　　　　　　　D. 第二类错误减小

10. 下列_____不是非参数统计的优点。　　　　　　　　　　　　　　　　（　　）

    A. 不受总体分布的限定

    B. 适用于有序分类资料

    C. 在已知总体分布时检验效能高于参数检验

    D. 适用于未知分布型资料

11. 当样本含量较小的资料要比较多组均数差异是否有统计意义时,但又不了解其是否来自正态总体,可用_____。　　　　　　　　　　　　　　　　　　　　　　　　　　（　　）

    A. t 检验　　　　　　B. F 检验　　　　　　C. 秩和检验　　　　　　D. B、C 都对

12. 配对计量资料,差值分布不接近正态分布,最宜用_____。　　　　　　　（　　）

    A. 配对资料 t 检验　　B. t 检验　　　　C. χ^2 检验　　　　D. 配对符号秩和检验

13. 参数检验与非参数检验的区别何在?

14. 秩和检验适用于哪些情况?

15. 两样本比较的秩和检验,当 $n_1 > 20, n_2 - n_1 > 10$ 时采用 u 检验,这时检验是属于参数检验还是非参数检验? 为什么?

16. 有序分类资料可作哪些检验? 有何区别?

17. 某实验室分别用两种方法对 36 件样品测定大肠菌指数,得表 23 - 12 所示资料,作 t 检验($t = 1.546, P > 0.05$),认为两法效能一致,你对此有何意见?

表 23 - 12　用两法测定 36 件水源水样品的结果

大肠菌指数	DY-2 法（样品数）	发酵法（样品数）
950	0	1
2 300	6	3
9 400	3	0
23 000	24	5
23 800	3	27
合计	36	36
均数	18 483.33	21 262.5

知识拓展:威尔柯克松

    威尔柯克松是美国统计学家,生于爱尔兰的克克,卒于美国佛罗里达的塔拉哈西。1917 年获宾夕法尼亚军事学院学士学位,1921 年获密歇根大学化学硕士学位,1924 年获康奈尔大学物理化学博士学位。1925—1941 年在博伊斯·汤普逊研究所从事植物和杀虫剂等研究;1941—1943 年在拉文纳军械设备控制实验室工作;1943—1957 年任职于美国氰胺公司,并于 1957 年退休;1957—1960 年任职于斯坦福研究实验室;1960 年到佛罗里达州立大学从事研究与教学工作,直至去世。威尔科克孙在统计学方面的主要贡献是:统计、秩检验、多重比较、序列秩、析因设计和生物测定法等。1945 年,他引入了双序测试。此工作曾导致了非参数统计,激励了非参数方法的广泛发展。这种统计方法的引入极大地影响了应用统计学在社会科学领域的应用。他是非参数序列方法的开创者,并领导发展了不少序列秩方法。1964 年,在与他人合作出版的《某些快速近似统计法》小册子中,阐述了多重比较法的性质等,为广泛传播非参数多重比较法起了重要作用。他还与人合作导出了分数析因设计。另外,他在化学的杀真菌剂反应、植物生长、杀虫剂研究等方面也有成就。他是戈登化学与化工统计研究会议的领袖人物,并曾任其主席。

第二十四章　直线相关与回归

学习要求

掌握：直性相关和回归的概念及应用条件；等级相关的概念

熟悉：相关系数 r、回归系数 b 和截距 a 的计算以及假设检验、等级相关的应用

了解：直线相关和回归分析的用途及应用注意事项

前面几章我们讨论了连续性变量的一些统计分析方法，它们研究的是对一个观察指标的分析。但在医学研究中，常常也要研究两个或两个以上变量的关系。如人的身高与体重、体温与脉搏、年龄和血压、药物剂量与疗效等。相关和回归就是研究这种定量关系的统计方法，属于两个或两个以上变量的分析范畴。

变量与变量之间的关系，可以分成两种类型，一种是确定性关系，一种是非确定性关系。在确定性关系中已知一个变量的值可以精确求得另一个变量的值。如：圆的面积与半径的关系：$S=\pi r^2$，已知半径就能准确计算圆的面积，这种关系在数学中称为函数关系。

但是，在医学和生物学现象中，不少变量间虽然存在一定关系，但这种关系是非确定性的。如成年人的体重随身高的增长而增高，一般而言，身高越高体重就越大；但是，即使同一身高的人，其体重亦有高有低，不尽相同。因而，这种关系具有随机性，不能用一个确定的函数加以描述。我们所能做的只能是在大量的试验和观察中，寻找隐藏在上述随机性后面的统计规律性，以表达变量间的协同变化或依存关系。

如果仅仅研究变量间相互关系的密切程度和变化趋势，并用适当的统计指标表达，这就是相关分析。如果要把变量间数量上依存关系用函数形式近似表示出来，用一个或多个变量来推测另一变量的估计值及波动范围，这就是回归分析。依据变量间的关系可将相关与回归分为线性（直线）与非线性（曲线）。依据变量的个数可分为一元（两个变量）与多元（多个变量）相关和回归。当然依照资料是否服从正态分布，我们也要选择不同的相关假设检验方法。当资料来自正态分布时，一般选择 Pearson 积差相关分析，对不服从正态分布的资料则多是采用等级相关来分析两个变量间相关的程度。

第一节　直线相关

一、直线相关的概念

当所研究的两个事物或现象之间，既存在着密切的数量关系，又不像函数关系那样，能以一个变量的数值精确地求出另一个变量的数值，我们将这类变量之间的关系称为相关关系。直线相关分析关心的是两个变量间是否有协同变化的关系、变化的趋势、变化的密切程

度和方向。

例 24-1　现有 15 例已给予某药治疗的糖尿病患者其血糖水平(mu/L)及胰岛素水平(mmol/L)关系如表 24-1 所示,试作直线相关分析。

表 24-1　15 例糖尿病患者经某药治疗后的血糖水平及胰岛素水平值

编号	胰岛素水平 x (mmol/L)	血糖水平 y (mu/L)	编号	胰岛素水平 x (mmol/L)	血糖水平 y (mu/L)
1	11	12.0	9	12	11.8
2	22	9.9	10	15	11.9
3	25	7.9	11	10	12.2
4	15	11.8	12	20	8.3
5	12	12.1	13	14	11.7
6	24	7.8	14	16	11.2
7	17	9.4	15	19	10.2
8	18	10.8			

按各组 x、y 实测值绘制散点图(图 24-1),可见糖尿病患者其血糖水平(mu/L)及胰岛素水平(mmol/L)有线性关系。

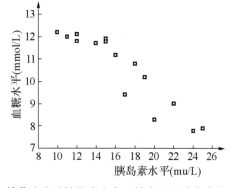

图 24-1　某药治疗后糖尿病患者血糖水平及胰岛素水平的散点图

从例 24-1 资料的散点图上可看出,当 x 变量(胰岛素水平)增大时,y 变量(血糖水平)也相应地减小,并且这种变化呈线性趋势,也就是说 x 与 y 变量间有直线相关关系。直线相关又称简单相关。根据其表现形态又可分为正相关和负相关。例 24-1 资料中 x 与 y 的变化方向相反,称为负相关。

将两变量在直角坐标系中作散点图,横轴变量记为 x,纵轴变量记为 y,如图 24-2 所示。图 24-2(a)中,两变量的散点呈椭圆形分布,变化趋势同向,为正相关;图 24-2(b)中,两变量的散点在一条直线上,即 x 与 y 有函数关系,为完全正相关;图 24-2(c)表示两变量的变化趋势反向,为负相关;图 24-2(d)中两变量的散点亦在一条直线上,但趋势反向,为完全负相关;图 24-2(e)中散点呈圆形分布,无趋势,故 x 和 y 无相关关系;图 24-2(f)中散点分布平行于 x 轴,表示 x 增加或减少时,y 的取值范围并没有变化,故 x 和 y 无相关关系;图 24-2(g)中散点呈很规则的抛物线形,表示 x 和 y 间有非线性的相关关系,但相应的 $r=0$,这是因为,r 仅表示线性关系;图 24-2(h)中散点分布平行于 y 轴,表示 y 增加或减少时,x 的取值范围并没有变化,故 x 和 y 无相关关系。因此,当 $r=0$ 时,表示 x 与 y 之间无关或无直线相关。

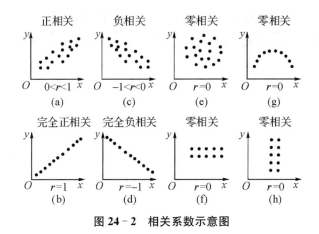

图 24-2 相关系数示意图

二、相关系数的计算与检验

(一)相关系数的意义

相关系数又称为 Pearson 积差相关系数,以符号 r 表示。它是说明两个变量间线性相关的密切程度和方向的一个统计指标。计算公式为:

$$r = \frac{\sum (x-\bar{x})(y-\bar{y})}{\sqrt{\sum (x-\bar{x})^2 \sum (y-\bar{y})^2}} = \frac{l_{xy}}{\sqrt{l_{xx}l_{yy}}} \qquad (24-1)$$

$$l_{xx} = \sum (x-\bar{x})^2 = \sum x^2 - \frac{\left(\sum x\right)^2}{n} \qquad (24-2)$$

$$l_{yy} = \sum (y-\bar{y})^2 = \sum y^2 - \frac{\left(\sum y\right)^2}{n} \qquad (24-3)$$

$$l_{xy} = \sum (x-\bar{x})(y-\bar{y}) = \sum xy - \frac{\left(\sum x\right)\left(\sum y\right)}{n} \qquad (24-4)$$

相关系数没有单位,其值为 $-1 \leqslant r \leqslant 1$。相关系数为正,说明变量 x 和 y 之间为正相关,即变量 x 和 y 的变化趋势是同向的;r 值为负,说明变量 x 和 y 之间为负相关,即变量 x 和 y 之间呈反方向变化;r 的绝对值等于 1,为完全相关;$r = 0$,x 和 y 之间无线性关系。相关系数愈接近 +1 或 -1,说明两变量间的直线关系愈密切。相关系数愈接近于 0,直线关系愈不密切。

(二)计算相关系数

对 15 例已给予某药治疗的糖尿病患者测量其血糖水平(mu/L)及胰岛素水平(mmol/L),试分析血糖水平与胰岛素水平间有无直线相关关系(相关数据见表 24-2)。

表 24-2　回归方程的计算表

编号	胰岛素水平 x (mmol/L)	血糖水平 y (mu/L)	x^2	y^2	xy
1	11	12.0	121	144.00	132.0
2	22	9.9	484	98.01	217.8
3	25	7.9	625	62.41	197.5
4	15	11.8	225	139.24	177.0
5	12	12.1	144	146.41	145.2
6	24	7.8	567	60.84	187.2
7	17	9.4	289	88.36	159.8
8	18	10.8	324	116.64	194.4
9	12	11.8	144	139.24	141.6
10	15	11.9	225	141.61	178.5
11	10	12.2	100	148.84	122.0
12	20	8.3	400	68.89	166.0
13	14	11.7	196	136.89	163.8
14	16	11.2	256	125.44	179.2
15	19	10.2	361	104.04	193.8
合计	250 $\sum x$	159 $\sum y$	4 470 $\sum x^2$	1 720.86 $\sum y^2$	2 555.8 $\sum xy$

$$\bar{x} = \frac{\sum x}{n} = \frac{250}{15} = 16.67$$

$$\bar{y} = \frac{\sum y}{n} = \frac{159}{15} = 10.60$$

$$l_{xx} = \sum (x - \bar{x})^2 = \sum x^2 - \frac{\left(\sum x\right)^2}{n} = 4\ 470 - \frac{(250)^2}{15} = 303.33$$

$$l_{yy} = \sum (y - \bar{y})^2 = \sum y^2 - \frac{\left(\sum y\right)^2}{n} = 1\ 720.86 - \frac{(159)^2}{15} = 35.46$$

$$l_{xy} = \sum (x - \bar{x})(y - \bar{y}) = \sum xy - \frac{\left(\sum x\right)\left(\sum y\right)}{n} = 2\ 555.8 - \frac{(250 \times 159)}{15} = -94.20$$

代入公式(24-1)得：

$$r = \frac{-94.2}{\sqrt{303.333\ 3 \times 35.46}} = -0.908\ 3$$

（三）相关系数的假设检验

　　上面所求得的相关系数 r 是样本相关系数，它是总体相关系数 ρ 的估计值。和其他统计量一样，根据样本资料计算出来的相关系数也有抽样误差。在 $\rho = 0$ 的总体中随机抽样，由于抽样误差的影响，所得 r 值常不等于零。因此，在计算得到相关系数后，还不能根据 $|r|$ 的大

小对 x、y 间是否有相关关系作判断,而接着应进行 r 是否来自 $\rho=0$ 的假设检验。相关系数的假设检验可用 t 检验,其计算统计量 t_r 值的公式为:

$$t_r=\frac{|r-0|}{\sqrt{\dfrac{1-r^2}{n-2}}},\nu=n-2 \tag{24-5}$$

在本例中,将 $r=-0.908\ 3$,$n=15$,代入公式,得:

$$t_r=\frac{|-0.908\ 3-0|}{\sqrt{\dfrac{1-(-0.908\ 3)^2}{15-2}}}=7.828\ 8$$

查 t 界值表,得 $P<0.01$,故可认为血糖水平与胰岛素水平呈负相关。

相关系数的假设检验亦可按 $\nu=n-2$,直接查相关系数 r 界值表(附表 4-10),当 $|r|<r_{\alpha(\nu)}$ 时,$P>\alpha$;当 $|r|\geqslant r_{\alpha(\nu)}$ 时,$P\leqslant\alpha$。本例 $r=-0.908\ 3$,按 $\nu=n-2=10-2=8$,查 r 界值表,$r_{0.01(13)}=0.641$,因 $|r|>r_{0.01(13)}$,故 $P<0.01$。

第二节 直线回归

一、直线回归的概念

上述相关分析两个变量之间通过相关系数的假设检验存在统计学意义,只是说明两个变量之间有线性关系及关系的密切程度。而直线回归则是分析两个变量(其中至少有一个是随机变量)间线性依存关系的一种统计分析方法。通常把一个变量称为自变量,用 x 表示;另一个变量称为应变量,用 y 表示。直线回归分析在于找出两个变量有依存关系的直线方程,以确定一条能代表这些数据关系的、最接近各实测点的直线,使各实测点与该线的纵向距离的平方和为最小,我们称之为直线回归方程。直线回归是回归分析中最基本、最简单的一种,故又称简单回归。

二、回归方程的建立与检验

直线回归方程的一般表达式为:

$$\hat{y}=a+bx \tag{24-6}$$

式中:x 为自变量,$\hat{y}$ 为应变量 y 的估计值(亦称回归值)。a、b 是决定回归直线的两个参数。a 是回归直线在 y 轴上的截距,即 $x=0$ 时的 $\hat{y}$ 值;b 为回归系数,即直线的斜率。$b>0$,表示直线从左下方走向右上方,即 y 随 x 的增大而增大;$b<0$,表示直线从左上方走向右下方,即 y 随 x 的增大而减小;$b=0$,表示回归直线与 x 轴平行,或随 x 改变无增减变化,即 x 与 y 无直线关系。

求回归方程的关键是要求 a 和 b 的值,根据数学上的最小二乘法原理,使各实测值 y 与回归直线上对应的估计值 $\hat{y}$ 之差的平方和 $\sum(y-\hat{y})^2$ 为最小,可导出 a、b 的最小二乘法估计如下:

$$b=\frac{\sum(x-\bar{x})(y-\bar{y})}{\sum(x-\bar{x})^2}=\frac{l_{xy}}{l_{xx}} \tag{24-7}$$

$$a=\bar{y}-b\bar{x} \tag{24-8}$$

例 24－2　现仍用例 24－1 的资料,按公式(24－7)和公式(24－8)求回归系数 b 及截距 a。

$$b=\frac{l_{xy}}{l_{xx}}=\frac{-94.20}{303.33}=-0.310\ 5$$

$$a=\bar{y}-b\bar{x}=10.60-(-0.310\ 5)\times16.67=15.776\ 0$$

由此,可列出直线回归方程:

$$\hat{y}=15.776\ 0-0.310\ 5x$$

三、绘制回归直线

在自变量 x 的实测范围内任取相距较远且易读的两个 x 值,代入直线回归方程求得两点 P_1 $(x_1,\hat{y}_1)$ 和 $P_2(x_1,\hat{y}_2)$,过这两点作直线即为所求回归直线。本例取 $x_1=12$,得 $\hat{y}_1=12.0$;$x_2=20$,得 $\hat{y}_2=9.6$。所得直线见图 24－3。因为回归直线是依据样本资料所建,所以作回归线一般不宜超过样本的自变量取值范围,在样本的自变量取值范围外,两个变量间的关系是否还是直线关系尚不清楚,应该避免直线外延。例如,本例回归方程所取 x 值应不超过 25 mmol/L。

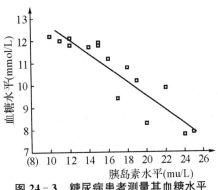

图 24－3 糖尿病患者测量其血糖水平与胰岛素水平的关系

四、回归系数的假设检验

以上所求得的回归系数 b 是样本回归系数,同其他统计量一样也会存在抽样误差,需作假设检验,检验其是否从回归系数为零的总体($\beta=0$)中间随机抽取的。即检验 b 与 0 的差别是否有统计学意义。如果差别有统计学意义,说明 β 不为零,可认为 x、y 间有直线回归存在。回归系数的检验可用 t 检验或 F 检验。

在进行假设检验之前,我们先对应变量 y 的离均差平方和 l_{yy} 作出分析。

绘制应变量 y 的平方和划分示意图(图 24－4),图中 P 点的纵坐标被回归直线与均数 $\bar{y}$ 截成三个线段。

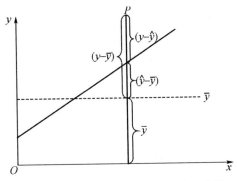

图 24－4 应变量 y 的平方和划分示意图

第一段 $(y-\hat{y})$,表示 P 点与回归直线的纵向距离,即实测值 y 与 $\hat{y}$ 之差,称为剩余或残差。

第二段$(\hat{y}-\bar{y})$,即估计值$\hat{y}$与均数$\bar{y}$之差,它与回归系数的大小有关。$|b|$越大,$(\hat{y}-\bar{y})$差值越大,反之亦然。

第三段$\bar{y}$是应变量y的均数。

上述三线段的代数和为:$y=\bar{y}+(\hat{y}-\bar{y})+(y-\hat{y})$

即,$y-\bar{y}=(\hat{y}-\bar{y})+(y-\hat{y})$

这里的P点是散点图中任取的一点,将全部点都按上述处理,并将等式两边平方后再求和,则有:$\sum(y-\bar{y})^2=\sum(\hat{y}-\bar{y})^2+\sum(y-\hat{y})^2$

上述关系用符号表示:$SS_{总}=SS_{回}+SS_{剩}$ (24-9)

式中:$SS_{总}=\sum(y-\bar{y})^2$,为y的离均差平方和l_{yy},又称总平方和;$SS_{回}$即$\sum(\hat{y}-\bar{y})^2$,为回归平方和,它是反映在y的总变异中由于x与y的直线关系而使y变异减小的部分,也就是在总平方和中可以用x解释的部分。$SS_{回}$越大,说明回归效果越好;$SS_{剩}$即$\sum(y-\hat{y})^2$,为剩余平方和,它反映x对y的线性影响之外的一切因素对y变异的作用,也就是在总平方和中无法用x解释的部分。在散点图中,各实测点离回归直线越近,$\sum(y-\hat{y})^2$也就越小,说明直线回归的估计误差越小。

上述三个平方和,各有其相应的自由度v,并有如下关系:

$$v_{总}=v_{回}+v_{剩}$$
$$v_{总}=n-1, v_{回}=1, v_{剩}=n-2 \tag{24-10}$$

式中:n为样本例数。

$SS_{总}$(即l_{YY})的计算前已叙述,$SS_{回}$和$SS_{剩}$的计算如下:

$$SS_{回}=b\sum(x-\bar{x})(y-\bar{y})=bl_{xy} \tag{24-11}$$
$$SS_{剩}=SS_{总}-SS_{回}$$

(一)t检验

1. 检验假设

H_0:总体回归系数$\beta=0$,即糖尿病患者其血糖水平与胰岛素水平无回归关系;

H_1:总体回归系数$\beta\neq0$,即糖尿病患者其血糖水平与胰岛素水平有回归关系。

$\alpha=0.05$。

2. 计算t值

$$t_b=\frac{|b-0|}{S_b} \tag{24-12}$$

式中:S_b为样本回归系数的标准误:

$$S_b=\frac{S_{y\cdot x}}{\sqrt{l_{xx}}} \tag{24-13}$$

$S_{y\cdot x}$为剩余标准差,亦称标准估计误差。

$$S_{y\cdot x}=\sqrt{\frac{\sum(y-\hat{y})^2}{n-2}} \tag{24-14}$$

$\sum(y-\hat{y})^2$为残差平方和。

$$\sum(y-\hat{y})^2=l_{yy}-\frac{l_{xy}^2}{l_{xx}} \tag{24-15}$$

本例：$\sum (y - \hat{y})^2 = l_{yy} - \dfrac{l_{xy}^2}{l_{xx}} = 33.46 - \dfrac{(-94.2)^2}{303.33} = 4.205\ 9$

$S_{y \cdot x} = \sqrt{\dfrac{\sum (y - \hat{y})^2}{n - 2}} = \sqrt{\dfrac{4.205\ 9}{15 - 2}} = 0.568\ 8$

$S_b = \dfrac{S_{y \cdot x}}{\sqrt{l_{xx}}} = \dfrac{0.568\ 8}{\sqrt{303.33}} = 0.032\ 6$

$t_b = \dfrac{|b - 0|}{S_b} = \dfrac{|-0.310\ 5|}{0.032\ 6} = 9.524\ 5$

$\upsilon = 15 - 2 = 13$

3. 查 t 界值表，判断 p 值　$t_{0.001(13)} = 4.221$，$t_b > t_{0.001(13)}$，$p < 0.001$，按 $\alpha = 0.05$ 水准，拒绝 H_0，接受 H_1，可以认为糖尿病患者其血糖水平与胰岛素水平之间存在直线回归关系，即所拟合的样本直线回归方程有意义。

（二）方差分析

回归的假设检验还可以用方差分析，且了解此方差分析方法，将有助于理解多元回归及多元逐步回归。这里方差分析的基本思想是：将 $SS_总$ 分解为 $SS_回$ 与 $SS_剩$ 两部分，然后按公式（24-16）计算检验统计量 F 值。

$$F = \dfrac{SS_回 / \nu_回}{SS_剩 / \nu_剩} = \dfrac{MS_回}{MS_剩}$$

$$\upsilon_回 = 1, \upsilon_剩 = n - 2 \qquad\qquad (24 - 16)$$

H_0、H_1、α 同上。

将有关数值列成方差分析表，如表 24-3 所示。

表 24-3　方差分析表

变异来源	SS	υ	MS	F
总变异	35.46	14		
回归	29.249 1	1	29.249 1	61.216 2
剩余	6.210 9	13	0.477 8	

以 $\upsilon_1 = 1$，$\upsilon_2 = 13$，查 F 界值表，得 $P < 0.001$，按 $\alpha = 0.05$ 水准，拒绝 H_0，接受 H_1，认为糖尿病患者其血糖水平与胰岛素水平之间存在直线回归关系，即所拟合的样本直线回归方程有意义，结论同 t 检验。实际上，$t_r = t_b = \sqrt{F}$，即在直线相关与回归分析中，相关系数的 t 检验、回归系数的 t 检验以及回归方程的方差分析是等价的。

三、回归方程的应用

1. 描述两变量间的依存关系　通过回归系数的假设检验，若认为两变量间存在着直线回归关系，则可用直线回归方程 $\hat{y} = a + bx$ 来描述两变量间的依存关系。如由例 24-1 算得的回归方程 $\hat{y} = 15.776 - 0.310\ 5x$ 就是糖尿病患者血糖水平与胰岛素水平依存变化的定量表达式。

2. 利用回归方程进行预测　这是回归方程的一个重要的应用。所谓预测就是把预报因子（自变量 x）代入回归方程对预报量（应变量 y）进行估计，其波动范围可按求 y 值容许区间的方法计算。

例 24-3　某地卫生防疫站根据 10 年来乙脑发病率(1/10 万,预报量 y)与相应前一年 7 月份日照时间(小时,预报因子 x)建立回归方程,将乙脑发病率作平方根反正弦变换,即 $y=\sin^{-1}\sqrt{y}$,求得回归方程 $\hat{y}=-1.197+0.006\,8x$,$S_{y\cdot x}=0.0223$,$\bar{x}=237.43$,$l_{xx}=5\,690$,$n=10$。已知 1990 年 7 月份日照时间 $x=260$ 小时,估计 1991 年该地的乙脑发病率(设 $\alpha=0.05$)。

y 值的 $1-\alpha$ 容许区间可按下式计算:

$[\hat{y}-t_{\alpha(n-2)}S_y,\hat{y}+t_{\alpha(n-2)}S_y]$,可简写成

$$\hat{y}\pm t_{(n-2)}S_y \tag{24-17}$$

$$S_y=S_{y\cdot x}\sqrt{1+\frac{1}{n}+\frac{(x-\bar{x})^2}{\sum(x-\bar{x})^2}} \tag{24-18}$$

本例中,$S_y=0.022\,3\sqrt{1+\dfrac{1}{10}+\dfrac{(260-237.43)^2}{5\,690}}=0.024\,3$

按 $\alpha=0.05$,$v=10-2=8$,查 t 界值表得 $t_{0.05(8)}=2.306$,又 $\hat{y}=-1.197+0.006\,8\times260=0.571$,按公式(24-17),95% 容许区间为:

$(0.571-2.306\times0.024\,3,0.571+2.306\times0.024\,3)=(0.515\,0,0.627\,0)$,取原函数 $y=(\sin y)^2$,得 95% 容许区间为 $(0.000\,080\,8,0.000\,119\,7)$。

故可预测该地 1991 年乙脑发病率有 95% 的可能在 8.08/10 万～11.97/10 万之间。

3. 利用回归方程进行统计控制　统计控制是利用回归方程进行逆估计,如果要求应变量 y 在一定范围内波动,可以通过控制自变量 x 的取值来实现。

例 24-4　某医师以 15 例糖尿病病人研究血糖水平(mmol/L)与胰岛素(mu/L)的关系,建立了血糖(y)与胰岛素(x)的回归方程为 $\hat{y}=15.776\,0-0.310\,5x$,剩余标准差 $S_{y\cdot x}=0.568\,8$。现欲使某糖尿病病人的血糖保持在正常范围上限 6.72 mmol/L 附近,问应将患者血中的胰岛素控制在什么水平上?

取 95% 的控制水准,按公式(24-17),以 $S_{y\cdot x}$ 代替 S_y,将 6.72 作为单侧预测区间的 95% 的上限,则有:

$$6.72=\hat{y}+t_{0.05(13)}S_{y\cdot x}$$

已知 $S_{y\cdot x}=0.568\,8$,查 t 界值表得:单侧 $t_{0.05(13)}=1.771$,则

$$6.72=(15.776\,0-0.310\,5x)+1.771\times0.568\,8$$

解方程得 $x=32.41$。即只要把胰岛素水平控制在 32.41 mu/L 以上,就有 95% 可能使血糖不超过正常范围上限 6.72 mmol/L。

第三节　等级相关

一、等级相关的概念

等级资料的直线相关分析称等级相关,这是一种非参数的统计方法。适用于下列情况:①不服从双变量正态分布而不宜作积差相关分析的资料;②总体数据的分布类型未知的资料;③原始数据是用等级资料表示的资料。等级相关的分析方法有多种,最常用的为 Spearman 法。

Spearman 等级相关(C. Spearman,1904)的基本思想是:分别对两个观察指标的观察值 x 和 y 作秩变换,用秩次 R_x 和 R_y 表示,样本等级相关系数用 r_s 表示,总体等级相关系数用 ρ_s 表示。

r_s 的计算公式为:

$$r_s = \frac{\sum (R_x - \bar{R}_x)(R_y - \bar{R}_y)}{\sqrt{\sum (R_x - \bar{R}_x)^2 \sum (R_y - \bar{R}_y)^2}}$$

$$= \frac{\sum R_x R_y - (\sum R_x)(\sum R_y)/n}{\sqrt{[\sum R_x^2 - (\sum R_x)^2/n][\sum R_y^2 - (\sum R_y)^2/n]}} \qquad (24-19)$$

式中:R_x 和 R_y 分别表示 x、y 的秩次,n 为对子数。

样本等级相关系数用 r_s 也是总体等级相关系数 ρ_s 的估计值。r_s 介于 -1 和 1 之间,r_s 为正表示正相关,r_s 为负表示负相关,r_s 等于零为零相关。

二、等级相关系数的计算与检验

例 24-5　在肝癌病因研究中,调查了 10 个地区肝癌死亡率(1/10 万)与食物中黄曲霉毒素 B_1 相对含量(以最高含量为 10),资料如表 24-4 所示,试用等级相关检验它们之间的关系。

表 24-4　肝癌死亡率与黄曲霉毒素 B_1 相对含量

地区编号	黄曲霉毒素 B_1 相对含量		肝癌死亡率(1/10 万)		R_x^2	R_y^2	$R_x R_y$
	x	R_x(秩次)	y	R_y(秩次)			
1	0.7	1	21.5	3	1	9	3
2	1.0	2	18.9	2	4	4	4
3	1.7	3	14.4	1	9	1	3
4	3.7	4	46.5	7	16	49	28
5	4.0	5	27.3	4	25	16	20
6	5.1	6	64.6	9	36	81	54
7	5.5	7	46.3	6	49	36	42
8	5.7	8	34.2	5	64	25	40
9	5.9	9	77.6	10	81	100	90
10	10.0	10	55.1	8	100	64	80
合计		55		55	385	385	364

1. 建立检验假设

H_0:总体的相关系数 $\rho_s = 0$;

H_1:总体的相关系数 $\rho_s \neq 0$。

$\alpha = 0.05$

$$r_s = \frac{\sum R_x R_y - (\sum R_x)(\sum R_y)/n}{\sqrt{[\sum R_x^2 - (\sum R_x)^2/n][\sum R_y^2 - (\sum R_y)^2/n]}} = \frac{364 - \dfrac{55 \times 55}{10}}{\sqrt{\left(385 - \dfrac{55^2}{10}\right)\left(385 - \dfrac{55^2}{10}\right)}} = 0.745$$

2. 关于等级相关系数的检验

(1) 当 $n \leqslant 50$ 时,用查表法,利用样本含量 n 查等级相关系数 r_s 界值表(附表 4-11)。

本例 $r_s = 0.745$,查 r_s 界值表 $r_{s(0.01,10)} = 0.745$,$r_{s(0.05,10)} = 0.648$,$r_{s(0.01,10)} > r_s > r_{s(0.05,10)}$,$0.01 < p < 0.05$,按 $\alpha = 0.05$,说明肝癌死亡率与黄曲霉毒素 B_1 相对含量间存在高度正相关,即肝癌死亡率随食物中黄曲霉毒素含量的增加而升高。

(2) 当 $n > 50$ 时,可按公式(10-20)计算统计量 t 值,作 t 检验。

$$t = \frac{|r_s|}{\sqrt{(1-r_s^2)/(n-2)}}, \nu = n-2 \qquad (24-20)$$

第四节　直线相关与回归应用时的注意问题

一、直线相关与回归的区别与联系

(一)区别

1. 在资料要求上　回归只要求应变量 y 作为随机变量且服从正态分布,如果 x 可以精确测量和严格控制,此种回归属于 I 型回归;如果 x 和 y 需要相互推断,则要求 x、y 都为随机变量且要服从正态分布,此资料类型属于 II 型回归。

2. 在应用上　相关分析用于说明两变量间的相互关系,描述两变量 x、y 相互之间呈线性关系的密切程度和方向;回归分析用于说明两变量间的依存关系,可以用一个变量的数值推算另一个变量的数值。

(二)联系

1. 正负符号　在同一资料中,计算 r 与 b 值的符号应该相同。

2. 假设检验　在同一资料中,r 与 b 值的假设检验的统计量 t 值相等,即 $t_r = t_b$。

3. r 与 b 换算关系　$b = r\sqrt{l_{x \cdot y}/l_{y \cdot x}}$。在 II 型回归中:$r = \sqrt{b_{xy} b_{yx}}$

4. 用回归解释相关　相关系数 r 的平方称为决定系数,也称为相关指数。公式为:

$r^2 = \dfrac{l_{xy}^2}{l_{xx} l_{yy}} = \dfrac{l_{xy}^2/l_{xx}}{l_{yy}} = \dfrac{SS_{回}}{SS_{总}}$,其值在 0～1 之间。决定系数表示 y 的变异中可由 x 解释的部分占总变异的比例。因此 r^2 越接近于 1,说明应用相关分析的意义越大,即贡献越大;相反的意义亦成立。

二、应用直线相关与回归时的注意事项

1. 对相关分析的作用要正确理解　相关分析只是以相关系数来描述两个变量间直线关系的密切程度和方向,并不能阐明两事物或现象间存在联系的本质;即使存在相关关系,也并不能证明是因果关系(相关关系中有的是因果关系,有的不是因果关系)。要证明两事物间的内在联系,必须凭借专业知识从理论上加以阐明。但是,当事物间的内在联系尚未被认识时,相关分析可根据它们的数量关系给理论研究提供线索。

2. 相关和回归都是分析两变量间关系的统计方法　相关表示相互关系,回归表示依存关系。与相关分析一样,回归分析前也必须先作散点图,以判断两变量间的关系是否为线性趋势,有无离群点等。

3. 积差和法相关与等级相关的应用范围是不同的　积差和法相关计算相关系数 r 适用

于正态资料;等级相关可用于难以判定其总体究竟属何种分布的资料,因而应用范围较广。一般来说,能用积差和法相关计算的资料不应用等级相关计算。因此,资料明显呈偏态分布或者原始资料只能用等级划分或难以判定资料属何种分布的,才宜按等级相关处理。

4. 回归系数的统计学意义 不能仅根据回归系数假设检验之 P 值判断回归效果的优劣,因 P 值除与回归系数的大小有关外,还与样本量有关。对于判断大样本回归系数的统计学意义尤其要谨慎。要想说明回归的贡献大小,需用决定系数 r^2 作定量的度量。

5. 回归方程的使用范围 为自变量 x 原观察数据的范围且不能随意外推,因为我们并不知道在这些观察值的范围之外,两变量间是否也存在同样的直线关系。

(曾 平)

复习思考题

1. 10名20岁男青年的身高与前臂长度如表24-5所示。

表 24-5 10名20岁男青年的身高与膀臂长度

身高(cm,x)	170	173	160	155	173	188	178	183	180	165
膀臂(cm,y)	47	42	44	41	47	50	47	46	49	43

(1) 计算相关系数。

(2) 如有相关,则用回归方程来描述其关系并绘制回归线。

2. 某地中小学生近视眼底改变资料如表24-6所示,试分析不同年级与视力不良程度的关系。

表 24-6 某地中小学生近视眼底改变资料

年级	视力不良程度			合计
	轻	中	重	
小学生	20	43	33	96
初中生	30	62	62	154
高中生	37	51	62	150
合计	87	156	157	400

3. 简述相关与回归的联系与区别。

4. 应用直线回归和相关分析应注意哪些问题?

5. 举例说明如何用直线回归方程进行预测和控制?

6. 某资料的 x 与 y 的相关系数 $r=0.8$,查 r 界值表,得 $p>0.05$,可否认为 x 与 y 有较密切的相关关系?

7. 某人喜得贵子,庭前种一棵小树,每月测子高与树高,数月后积累了一批子高与树高的数据。用直线相关分析,其结论:子高与树高具有相关性。请加以评述。

8. 求得 $r=0.85$,可认为_____。　　　　　　( )

　A. 两变量一定相关　　　　　　　B. 两变量关系非常密切

　C. 两变量关系不密切　　　　　　D. 两变量无任何关系

　E. 两变量的关系尚无法确定

9. 在直线回归分析中,$|b|$ 值越大_____。　　　( )

　A. 所绘散点越靠近回归线　　　　B. 所绘散点越远离回归线

C. 回归线对 x 轴越平坦　　　　　　　D. 回归线越陡

E. 回归线在 y 轴上的截距越大

10. 在分析相关系数时,应注意_____。　　　　　　　　　　　　　　（　　）

A. 根据 r 值可直接判断相关的密切程度

B. 根据 r 值可直接判断相关的方向

C. 若 $r > 0.5$,即可认为两变量存在直线相关

D. r 值经显著性检验后才能确定有无直线关系

E. 若 $|r| > 0.75$,即可认为存在高度相关关系

11. 相关系数 r 的假设检验,其自由度为_____。　　　　　　　　（　　）

A. n　　　　　　　B. $n-1$　　　　　　C. $n-2$　　　　　　D. $2n-1$

E. $2n$

12. $\hat{y} = 7 + 2x$ 是 $1 \sim 7$ 岁儿童以年龄(岁)估计体重(公斤)的回归方程,若体重以市斤为单位,则此方程

_____。　　　　　　　　　　　　　　　　　　　　　　　　（　　）

A. 截距改变　　　　　B. 回归系数改变　　　　C. 截距和回归系数均改变

D. 截距和回归系数均不改变　　　　E. 无法确定

13. 相关系数和回归系数的关系是_____。　　　　　　　　　　　　（　　）

A. $|r|$ 越大, $|b|$ 越大　　　　　　　　B. $|r|$ 越大, $|b|$ 越小

C. $r^2 = b^2$　　　　　　　　　　　　　D. $r^2 = b_{xy}b_{yx}$

E. r 与 b 之间毫无关系

14. 根据样本资料算得相关系数 r,经 t 检验, $P < 0.01$,则:_____。　　（　　）

A. 两变量有高度相关　　　　　　　　B. r 来自有显著相关的总体

C. r 来自总体相关系数不为 0 的总体　　　　D. r 来自总体相关系数大于 0 的总体

E. r 来自总体相关系数小于 0 的总体

知识拓展:注意区分相关与因果的关系

我们在观察某些现象时,如果发现某个对象的变化总是与另一个对象的变化同步,那么可以说这两者是相关的;然而,有相关性的两个事物不一定是因果关系;也即存在直线相关并不意味着因果,还可能意味着伴随关系或虚假相关。因此,实际中我们在探究相关和因果的时候需要深入分析内在的机制和联系,动态和唯物地分析。

第二十五章　实验设计

学习要求

掌握：实验设计的意义、基本要素和原则；完全随机设计和配对设计

熟悉：医学研究的基本过程

了解：随机区组设计、交叉设计

第一节　实验设计的意义

一、医学研究的基本过程

医学研究是在专业理论的指导下，围绕人类的疾病与健康状况，对尚未研究或尚未深入研究的现象进行探讨，旨在揭示事物的内部联系与客观规律。它是促进医疗卫生事业发展的重要途径，现已成为医学工作者必不可少的工作内容。

医学研究通常是以研究课题的形式来具体展开的，研究课题是为解决学科专业问题，形成具有具体目标、具体设计和实施方案的科学研究的最基本单元。一项课题研究计划的制订是其必不可少的重要环节之一，它要求研究人员具有丰富的专业知识和统计学知识。一项研究成功与否，关键在于是否能够为了达到研究目的而设计出合理的研究方案。合理的研究方案制订过程大致可分为以下六个阶段(图 25－1)：

①结合实际问题，查阅并评价文献资料，提出研究假说

↓

②根据研究假说，明确具体研究目标

↓

③制订研究设计方案和技术路线

↓

④实施研究计划

↓

⑤整理、分析研究结果

↓

⑥解释研究结果，评价科学假设，发表研究结果

图 25－1　研究方案制订的基本过程

医学研究设计由专业设计与统计设计两个部分组成。在研究设计阶段对整个研究工作进行仔细推敲和斟酌，事先考虑到在研究设计、组织实施和资料处理过程中可能发生的一切问题是一项严谨科研工作的出发点。由于研究设计阶段的缺陷无法在研究实施阶段弥补，

作为一名医学科研工作者,必须掌握好医学研究的设计要点。专业设计是从专业领域角度出发,考虑科研选题、研究对象、拟研究因素和技术方法等;统计学设计则是从统计学的基本原则、原理和技术角度进行考量,主要是对资料的收集、整理与分析进行科学设计。研究设计是影响研究成功与否最关键的一环,研究设计是提高研究质量的重要保证,因此,研究人员必须具备一定的研究设计知识。

二、实验设计的意义

一般将医学研究根据是否对研究对象施加人为干预措施分为观察性研究和实验性研究两类。如调查某地 35 岁居民的平均血压,研究人员仅仅测量该地所有 35 岁居民的血压值,但是没有施加任何人为干预措施,只是客观地进行观察、记录和分析。实验性研究则是将人为干预措施施加给研究对象,追踪观察人为干预措施的实验效应。例如,欲评价某新药治疗糖尿病的效果,可将从多家医院募集的糖尿病患者随机地分为实验组和对照组,实验组患者服用欲评价的新药,对照组患者服用临床上常用的降血糖药,随访观察一段时间后,对比两组糖尿病患者的血糖达标率或血糖差值,此属实验性研究。因此,根据研究性质的不同,研究设计也分调查设计和实验设计,两者既有区别又有联系。本章主要介绍实验设计的有关内容。

在科学研究中,通过严格地控制实验条件,正确地估算样本量,合理地安排各种实验因素,用较少的人力、物力、财力和时间,最大限度地获得丰富而可靠的资料,称之为实验设计。一份良好的研究设计,应该是专业设计和统计设计的有机结合。专业设计保证了研究课题的先进性和实用性,而统计设计则保证了研究课题设计的科学性、经济性和可重复性。必须强调的是,没有良好的研究设计,就得不到准确可靠的结果,也无法科学地检验研究假说,任何设计阶段的缺陷都无法在实施阶段得以弥补。

一般将以动物作为研究对象的实验,称为动物实验;将以器官、组织、细胞、血清等生物标本作为研究对象的实验,称为基础实验;将以人群作为研究对象的实验,称为试验。当以人群作为研究对象开展实验时,因为无法像动物实验和基础实验那样严格地控制实验条件,所以是试着做实验,称之为试验。通常根据干预措施类型、研究对象属性和施加干预措施的基本单位不同,将试验分为临床试验、现场试验和社区干预试验。无论是动物实验、基础实验,还是以人群作为研究对象的试验,其基本原理和步骤都有共同之处,但是试验是以人为研究对象的,人除了有自然属性之外,还有社会属性,具有思想,存在社会与心理活动,不可能严格地控制实验条件。因此,在开展试验时,研究者更要缜密地设计,采取相应的措施控制误差,以保证研究准确、可靠。

第二节 实验研究的基本要素

实验研究的基本要素包括处理因素、受试对象和实验效应,三者缺一不可。如何科学、合理地选择三个要素是实验设计的关键问题。因此研究设计时,首先需要明确这三个要素,然后据此制订具体的研究计划。

一、处理因素

（一）处理因素

在实验研究中,处理因素是根据研究目的人为地施加给受试对象的因素。例如,欲评价某新药治疗高血压的效果,将患者随机分为两组后,一组给予新药,另一组给予常规药,追踪观察两组患者的血压改变情况,该研究中的处理因素为药物,且为单因素试验。如果欲评价药物联合体育锻炼控制血压的效果,则属于两因素试验。在一次实验研究中,处理因素安排不宜过多,否则组数和样本量的要求都会较大,而且误差控制也较难。

（二）处理因素的水平

处理因素的不同数量等级或不同状态叫作水平。例如,临床试验中药物的不同剂量,就是药物的不同水平。处理因素可以按照其大小、等级、类型等划分为不同水平,如不同药物浓度、不同放射剂量、不同温度、不同给药途径。根据处理因素及其水平的多少,可以将实验研究分为单因素单水平、单因素多水平、多因素单水平、多因素多水平四类。

（三）处理因素的标准化

在整个实验过程中施加于受试对象的处理因素始终保持不变,应在研究设计方案中作详尽的规定,具体来说包括处理因素的施加方式、频次、强度、持续时间等。如药物,需明确规定给药途径(静脉、皮下注射或肌肉注射)、给药时间、给药剂量和频次、累计给药时间等。

（四）非处理因素

在实验研究中,实验效应除了受研究所关注的处理因素影响之外,往往还会受到一些非处理因素(又称干扰因素或混杂因素)的影响。因而,在实验研究中需要采取相应措施对非处理因素所产生的干扰予以控制,一是通过采用随机化分组的方法使得非处理因素在实验组和对照组均衡可比,另外在资料分析阶段可以通过均衡性检验判定随机分组是否实现了组间可比,若不可比,则可考虑运用统计学手段来分析非处理因素对研究结果的影响,常用的分析方法有分层分析和多因素分析。

二、受试对象

受试对象是根据研究目的确定的接受处理因素的基本单位,也称为研究对象。通常根据受试对象类型的不同将实验研究分为动物实验、基础实验和试验。

为了确保受试对象的同质性和代表性,在选择受试对象时需要制定严格的纳入标准和排除标准,在制定上述标准时需重点考虑以下几点:①代表性,满足要求的所有受试对象就是研究总体,而实际参与实验研究的对象就构成了样本,只有样本具有代表性时,研究结果才有普遍性和推广价值;②对处理因素敏感或有效,如医学上要研究呕吐现象,一般采用猫作为实验对象,因为猫对呕吐反应最敏感,且其呕吐机制等方面与人类最接近;③受益或至少无害,符合医学伦理要求,如一般开展药物临床试验时将老年人、儿童、孕妇、拟妊娠者排除;④可行性,因实验研究需要追踪观察受试对象的实验效应,涉及随访,因而应考虑便于随访者;⑤依从性,实验研究中的依从性是指受试对象服从实验安排并配合到底。为了提高依从性,应向受试对象进行宣传教育,解释研究目的和意义,尽量简化处理因素,实验周期不宜过长。

三、实验效应

实验效应是指受试对象接受处理因素后所出现的效应或反应,通常由观察指标来度量,亦称效应指标或结局变量。效应指标的选择需要根据研究目的来确定,能够确切反映处理因素的效应。根据研究的主要目的和次要目的,效应指标分为主要效应指标和次要效应指标,一项研究通常仅确定 1~2 个主要效应指标和多个次要效应指标。效应指标的选择事关研究成败,一般在选择效应指标时需要重点考虑以下几点:

1. 效应指标有主观效应指标和客观效应指标之分,应尽量选择客观效应指标。主观效应指标是受试对象的主观感受、陈述或观察者的主观判断结果,常常与受试对象和观察者的既往经验有关,并易受受试对象和观察者心理因素的影响。例如,在一项研究评价镇痛药疗效的临床试验中,需要患者根据主观感受进行评价。客观效应指标通常基于仪器设备测量获得结果,具有较好的真实性和可靠性。

2. 效应指标应首选定量变量,后选有序分类变量,最后选择无序分类变量。

3. 效应指标选定后,其测量方法应精密度高、准确性好、特异性强、敏感性好。在临床上还要强调无损害性、是否经济、速度快慢、操作是否方便等。

第三节　实验设计的基本原则

实验设计的主要目的是减小或避免系统误差,控制随机误差,准确地评价处理因素的实验效应。因此,针对误差产生的原因,在实验设计时须遵循对照、随机和重复三个基本原则。

一、对照原则

(一)必要性

在实验研究中,实验效应除了受处理因素影响外,还会受到一些其他因素的影响。设立对照的目的是为了进行比较,有比较才可以进行鉴别和区分。

1. 排除自然发展的影响　一些有自愈倾向、季节性或周期性波动的疾病,如果没有对照,实验效应可能是疾病自然发展的结果,也就无法说明处理因素的实验效应。例如,普通感冒即使不进行任何干预,可能一周左右即可自愈,如果不设立对照来说明某药物治疗普通感冒的疗效就无法说明到底是药物的作用还是疾病自然转归的结果。

2. 排除非处理因素的干扰　在实验研究中,除了研究所关注的处理因素会影响实验效应之外,还有许多已知与未知的非处理因素会影响实验效应,如受试对象的生物学特征和临床特征等(如年龄、性别、体重、种族、遗传因素、营养和免疫状态、精神心理状态、病程、病情严重程度和分期等)会从不同方向上影响试验效应,如年轻患者的治疗反应可能较年老患者好。此外,在以人作为受试对象的临床试验中,实验效应还会受到安慰剂效应和霍桑效应的影响。安慰剂效应是指有些受试对象由于依赖医药而表现出的一种正向心理效应,而这种心理效应甚至会影响生理效应。霍桑效应是指受试对象由于知道自己被关注后所出现的行为和言语表达改变。

合理的对照还要求对照组与实验组的样本含量尽可能相等或接近,这样实验的效率最高,在科学研究中给对照组只安排几例的做法是不可取的。为保证对照的合理实施,在设计对照组的过程中应考虑以下几方面的均衡:实验条件要一致,并自始至终贯穿在实验过程,包括实验的环境和仪器设备条件等诸方面;研究者或操作者对各组的观察、操作要求应一致,最好是同一人员;实验的时间和顺序应一致,比较各组的实验时间和顺序应同时进行或随机交叉进行,不能先做一组,后做另一组。

（二）对照类型

实验研究中常用的对照类型包括以下几种：

1. 空白对照 对照组不施加任何处理因素，常见于动物实验和基础实验。

2. 实验对照 对照组不接受处理因素，但接受某种与处理因素有关的实验因素。例如，欲评价加铁酱油控制缺铁性贫血的效果，实验组食用加铁酱油，对照组食用不加铁的普通酱油。实验组和对照组都食用酱油，但区别在于酱油中是否加铁（处理因素），食用酱油是与处理因素有关的实验因素。

3. 标准对照或阳性对照 以现行最有效或临床上最常用的药物或治疗方法作为对照，据此判断新药或新疗法是否优于现行药物或疗法。由于符合伦理要求，标准对照是临床试验最常用的对照类型。

4. 安慰剂对照或阴性对照 安慰剂通常由淀粉、乳糖和生理盐水等制成，不含任何具有药理活性的物质，在使用安慰剂时需要注意，安慰剂的外观、剂型应与试验药物相同，且对人体无害，以便施行盲法。另外，安慰剂对照应当在疾病尚无有效治疗药物或者使用安慰剂对病人的病情或预后基本没有不良影响的情况下考虑使用。

5. 交叉对照 一种特殊的对照类型，按照事先设计好的实验顺序，在实验的不同阶段分别对受试对象给予不同的处理因素，然后对比分析处理因素的实验效应。不同阶段的间隔时间取决于疾病的症状或药物残留效应的长短。例如为评价某新药治疗冠心病心绞痛的疗效，将一批冠心病心绞痛患者随机地分为甲、乙两组，甲组患者在两个试验阶段分别接受新药和安慰剂治疗，乙组患者在两个试验阶段分别接受安慰剂和新药治疗。交叉对照的显著特点是同一受试对象在不同实验阶段先后接受不同处理，不同组别的受试对象接受处理的顺序不同，因而可以同时实现自身前后比较和组间平行比较，也可以观察处理因素使用先后顺序对实验效应的影响。由于观察涉及不同阶段，交叉对照不适用于具有自愈倾向或病程较短的疾病研究。

6. 互相对照 在一次实验研究中，同时研究几种处理因素，设计的时候不专门设立对照，在分析资料时，各组之间互相比较、互为对照，从而比较不同处理因素的实验效应。

7. 自身对照 比较受试对象接受处理因素前后的效应指标以判断处理因素的实验效应，此属自身前后对照。比较同一受试对象的不同部位接受处理因素后的实验效应，如眼科用药时以左眼、右眼作为试验和对照，此属自身平行对照。

二、随机原则

在实验研究中，随机是指受试对象的选择及其分组应当遵循的原则。在选择受试对象时，随机抽样是指总体中的每一个个体都有相等的概率被抽中，目的是为了确保样本的代表性，进而保证研究结果可以由样本外推到总体，减小或避免选择偏倚。常用的随机抽样方法包括简单随机抽样、系统抽样、分层抽样、整群抽样和多阶段抽样。随机分组是指受试对象被分配到各个处理组的概率相等，不受受试对象和研究者的主观心理因素影响，目的在于保证不同处理组间的非处理因素分布均衡可比，提高组间可比性，减小或避免混杂偏倚。常用的随机分组方法包括完全随机分组、配对随机分组、区组随机分组和分层随机分组。

常用的随机化工具有硬币、骰子、随机数字表和计算机随机数发生器等，其中随机数字表的使用参见"常用实验设计类型"一节。

三、重复原则

在实际工作中,绝大多数实验研究都属于抽样研究,抽样误差难以避免,一次研究所获得结果和结论常常不能说明问题,为了避免偶然性,有必要进行重复验证。重复是指在相同实验条件下进行多次实验,包括整个实验的重复、部分受试对象的重复和同一受试对象的重复观察三种情况,是消除或减小非处理因素影响的一个重要手段。重复程度主要表现为样本量的大小和重复数的多少。只要是抽样研究,无论何种设计,都要考虑估算样本量。样本量小时,抽样误差大,研究结果不可靠,样本量估计总体参数的精度差,检验差异时把握度低。样本量大时,投入的人力、物力、财力和时间等成本因素也会增加,而且样本量大时无法将工作做到细致,影响研究质量。合适的样本量是指在保证一定估计精度和检验功效的前提下,所需要的最小受试对象数量,换句话说,就是用相对较小的样本获得相对精确的估计。

第四节 常用实验设计类型

一、完全随机设计

(一)基本概念

完全随机设计是医学研究中最为常用的一种实验设计类型,又称简单随机设计。它是将受试对象按照完全随机分组的方法分配到各个处理组中,进行实验并观察实验效应。

(二)分组方法

例 25 - 1 设有 15 名患者,试运用随机数字表将他们随机地分为甲、乙、丙三组。

1. 首先,对患者按照入院顺序将其编号为 1,2,…,15(表 25 - 1 第 1 行)。

2. 然后,从随机数字表选择随机数字分配给受试对象。选择随机数字时,随机数字的位数应当与样本量位数一致,如本例应取 2 位随机数字。从随机数字表的任何一行或一列中的某个数字开始按行或列依次选择 15 个 2 位数的随机数字,若后面出现与前面相同的随机数字则弃去。例如,从附表 4 - 13 第 10 行第 1 个数字开始,按行依次读取 15 个 2 位随机数,若后面出现与前面相同的随机数字则弃去(表 25 - 1 第 2 行)。

3. 最后,将随机数字从小到大排序,将排序序号为 1~5 者分配到 A 组,序号为 6~10 者分配到 B 组,序号为 11~15 者分配到 C 组(表 25 - 1 第 4 行)。

表 25 - 1　15 名患者随机化分组情况

患者编号	1	2	3	4	5	6	7	8	9	10	11	12	13	14	15
随机数字	3	2	6	1	13	8	14	0	9	11	5	4	10	7	12
归组	A	A	B	A	C	B	C	A	B	C	B	A	C	B	C

最后各组内患者的编号为

A 组: 1　2　4　8　12

B 组: 3　6　9　11　14

C 组: 5　7　10　13　15

（三）统计分析

若效应指标是定量资料,则组间比较采用 t 检验、方差分析或秩和检验;若效应指标是定性资料,则组间比较采用 χ^2 检验;若效应指标是等级资料,则组间比较采用秩和检验。各组样本量可以相同,也可以不同,但以各组样本量相等时统计效率最高。

（四）优缺点

该设计类型简单、灵活、易于实施,统计分析也较简单,样本含量的估算较简单。如果某个受试对象发生意外,信息损失小于其他设计,对数据的处理影响不大。由于该设计类型未考虑非处理因素的干扰,单纯靠随机化的方法来平衡非处理因素在比较组之间的分布,缺乏有效的控制,因而实验误差往往偏高,精确度较低,所以该设计类型一般只适用于受试对象同质性较好的情况,而当受试对象的变异较大时,不提倡使用该设计方法。

二、配对设计

（一）基本概念

在配对设计研究中,首先将受试对象根据影响实验效应的主要非处理因素配成对子,然后采用随机化分组方法将同一个对子内的受试对象分配到不同处理组中。配对的目的是保证非处理因素在不同处理组之间的均衡,以达到减小实验误差之目的。

（二）常见配对设计

1. 基本的配对设计　动物实验中,常将同种属、同窝别、同性别动物配成对子,再用随机化的方法将每对中的动物分配到不同处理组;临床试验中,常将性别相同,年龄、病情、分期相近的两个患者配成对子,再用随机化的方法将每对中的患者分配到不同处理组。

2. 扩展的配对设计

（1）将受试对象接受处理前的效应值作为对照值,处理后的效应值作为实验值,观察一定样本含量的受试对象,此属自身配对设计（自身前后对照）,在时间上作了扩展。该设计不适用于慢性反复发作的疾病、自限性疾病等。如高血压患者使用降压药前后的血压变化,但两次测量时间不能相隔太久,否则可能由于时间因素的影响而不符合配对的定义。

（2）同一受试对象的两侧器官或组织分别实施不同的处理因素,观察其实验效应,此属自身配对设计（自身平行对照）,在空间上作了扩展。该设计适用于临床上的局部作用研究,如皮肤过敏试验、扩瞳药等。

（3）同一份标本一分为二,分别用两种不同的检测方法测量某一指标,然后比较两种检测方法的测量结果,此属自身配对设计,在概念上作了扩展。如结核患者痰培养,同一患者的痰可用甲、乙两种方法来培养。

（三）分组方法

例 25-2　欲比较甲、乙两种药物治疗高血压的效果,现将 16 名高血压患者按性别相同,体重、年龄相近等要求配成 8 对,试进行配对随机分组。

1. 首先,对 16 名高血压患者进行编号,将第一对高血压患者中的第一个编为 1.1,第二个编为 1.2,依次类推（表 25-2 第 1 行）。

2. 然后,从随机数字表的任何一行或一列中的某个数字开始按行或列依次选择 8 个 1 位数的随机数字,若后面出现与前面相同的随机数字则弃去。例如,从附表 4-13 第 8 行第 1 个数字开始,按行依次读取 8 个 1 位数的随机数字,若后面出现与前面相同的随机数字则弃去（表 25-2 第 2 行）。

3. 最后，遇奇数取甲乙顺序，遇偶数取乙甲顺序（表 25 - 2 第 3 行）。

表 25 - 2　8 对高血压患者配对分组结果

对象编号	1.1	1.2	2.1	2.2	3.1	3.2	4.1	4.2	5.1	5.2	6.1	6.2	7.1	7.2	8.1	8.2
随机数字	1		2		0		3		7		4		5		6	
归组	甲	乙	乙	甲	乙	甲	甲	乙	甲	乙	乙	甲	甲	乙	乙	甲

这样两组对象的分配情况如下：

甲组：1.1　2.2　3.2　4.1　5.1　6.2　7.1　8.2

乙组：1.2　2.1　3.1　4.2　5.2　6.1　7.2　8.1

（四）统计分析

若效应指标是定量资料，采用配对资料 t 检验或配对符号秩和检验等；若效应指标是定性资料，采用配对 χ^2 检验；若效应指标是等级资料，采用秩和检验。

（五）优缺点

配对设计可以减小实验误差，提高实验精度。在实际工作中，配对条件不能过多、过严，否则将受试对象配成对子的难度较大。

三、随机区组设计

（一）基本概念

随机区组设计又称配伍设计，首先是在农业试验中提出来的，认为小麦的产量不仅受其品种（处理）的影响，还受田块（block，区组）的影响。因此，将每个田块再分成几个单元，每个单元所接受的处理（即不同品种的小麦）是随机的，这样的设计既可分析处理的作用，也可分析田块的影响，提高了试验效率。应用到医学领域的实验研究，可将特征相似的受试对象（同性别，年龄、病情程度相近等）按处理水平的多少（比如是 k 个）归为一个区组（block），然后运用完全随机分组的方法将同一区组内的受试对象分配到不同处理组。该设计类型是配对设计的扩展，当 k 为 2 时，该设计类型就是配对设计。

（二）分组方法

例 25 - 3　欲比较同一药物不同剂量水平（低剂量、中剂量和高剂量）的实验效应差异，以 15 只动物作为受试对象，考虑到动物的窝别、体重和月龄可能影响实验效应，将窝别、体重和月龄作为区组因素，试进行区组随机分组。

1. 首先，将窝别、体重和月龄相近的 3 只动物配成一个区组，据此可将 15 只动物分为 5 个区组。

2. 然后，从随机数字表的任何一行或一列中的某个数字开始按行或列依次选择 15 个 2 位数的随机数字，若后面出现与前面相同的随机数字则弃去。例如，从附表 4 - 13 第 3 行第 1 个数字开始，按行依次读取 15 个 2 位数的随机数字，若后面出现与前面相同的随机数字则弃去（表 25 - 3 第 2 行）。

3. 最后，将同一个区组内的随机数字从小到大排序，规定最小者入甲组，中间者入乙组，最大者入丙组（表 25 - 3 第 3 行）。

表25-3 24只动物区组内随机化分配情况

动物编号	1	2	3	4	5	6	7	8	9	10	11	12
随机数字	2	1	4	3	3	2	4	1	3	2	1	4
归组	B	A	D	C	C	B	D	A	C	B	A	D
动物编号	13	14	15	16	17	18	19	20	21	22	23	24
随机数字	3	2	1	4	4	3	2	1	3	1	2	4
归组	C	B	A	D	D	C	B	A	C	A	B	D

四组的动物编号分别为
A组:2 8 11 15 20 22
B组:1 6 10 14 19 23
C组:4 5 9 13 18 21
D组:3 7 12 16 17 24

(三)统计分析

若效应指标是定量资料,采用两因素方差分析或多个相关样本资料的秩和检验;若效应指标是等级资料,采用 Friedman 秩和检验(参阅其他统计学专著)。

(四)优缺点

随机区组设计因为均衡性好,可以提高实验效率,统计分析也较简易。在统计分析时有一个假定,即区组与处理之间无交互作用,故不能分析交互作用。该设计类型的主要缺点是,一个区组内的受试对象发生意外,整个区组只好放弃或者不得已而采取缺项估计。

四、交叉设计

(一)基本概念

交叉设计是按照事先设计好的实验顺序,在实验的不同阶段分别对受试对象施加不同的处理因素,然后对比分析处理因素的实验效应。因处理因素先后作用于同一个受试对象,并且在各对受试对象之间交叉出现,故称为交叉设计。这种设计综合了自身比较和组间比较两种方法,设计效率较高。

(二)分组方法

例 25-4 欲比较甲、乙两种药物治疗高血压的效果,以 20 例高血压患者作为受试对象,试用交叉设计的方法比较其疗效。

将 20 例高血压患者随机地分为 A 组和 B 组(方法同例 25-1)。A 组患者第一阶段和第二阶段分别接受甲药和乙药处理,B 组患者第一阶段和第二阶段分别接受乙药和甲药处理,每一阶段结束后检测相关效应指标,两阶段实验之间间隔 6 个两种药物的最长半衰期(图25-2)。

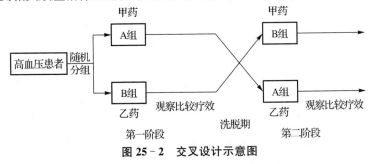

图25-2 交叉设计示意图

运用交叉设计时,要充分考虑到处理因素的实验效应不能有剩余,因此不同实验阶段之间的间隔时间(亦称洗脱期)要足够长,以保证受试对象不同阶段开始时条件基本一致。如果处理因素是药物,洗脱期一般为药物的 6～8 个半衰期。

(三) 统计分析

若效应指标是定量资料,两阶段交叉设计可采用三因素方差分析或多个相关样本资料的秩和检验(参阅其他统计学专著)等,得到处理间、阶段间及个体间的结果分析。若效应指标是定性资料时,可采用配对 χ^2 检验。

(四) 优缺点

交叉设计兼有自身比较和组间比较的优点,同一受试对象先后交叉接受两种处理因素,可减少一半的样本量,同时可排除受试对象非处理因素、实验顺序的影响,实验效率高。资料分析时可得到处理间、阶段间及个体间的比较结果,可综合分析处理因素的有效性。但该设计实施周期较长,且设计的前提是受试对象先后条件一致,因而只适用于受试对象状态比较恒定而样本来源较少的研究,如慢性病患者的对症治疗药物的疗效观察,不适用于有自愈倾向和病程较短的疾病。

(岑 晗)

复习思考题

1. 实验研究的基本要素包括_____。　　　　　　　　　　　　　　　　　　　(　)
   A. 处理因素、受试对象、实验效应　　　　B. 处理因素、受试对象、随机分组
   C. 随机、对照、盲法　　　　　　　　　　D. 处理因素、干扰因素、受试对象
2. 实验设计的基本原则包括_____。　　　　　　　　　　　　　　　　　　　(　)
   A. 随机、盲法、重复　　　　　　　　　　B. 随机、对照、重复
   C. 随机、对照、盲法　　　　　　　　　　D. 随机、重复、均衡
3. 实验研究和观察研究的根本区别在于_____。　　　　　　　　　　　　　　(　)
   A. 是否设立对照　　　　　　　　　　　　B. 是否对受试对象施加人为干预措施
   C. 受试对象的类型　　　　　　　　　　　D. 是否进行随机抽样
4. 某课题组欲评价某新药治疗消化性溃疡的疗效,共纳入 100 例患者,共观察到 80 例患者有效,认为该药有效率为 80%。该研究有何主要缺陷?　　　　　　　　　　　　(　)
   A. 未设立对照　　　　　　　　　　　　　B. 未施行盲法
   C. 未估算样本量　　　　　　　　　　　　D. 没有缺陷
5. 在实验设计中,随机化分组的目的是为了_____。　　　　　　　　　　　　(　)
   A. 保证各处理组均衡可比　　　　　　　　B. 减小或避免信息偏倚
   C. 提高样本的代表性　　　　　　　　　　D. 设立对照
6. 在实验设计中,设立的对照的目的是什么?常用的对照类型有哪些?
7. 在实验设计中,重复的目的是什么?
8. 欲评价某新药 A 治疗缺铁性贫血的疗效是否优于 B 药,在对缺铁性贫血患者进行分组时,将中度贫血患者分入实验组,重度贫血患者分入对照组,结果发现 A 药疗效优于 B 药。该研究是否存在缺陷?为什么?
9. 某课题组欲评价某新药治疗类风湿关节炎的疗效是否优于氨甲蝶呤(临床上推荐使用的起始治疗药物),以住院的初诊患者作为受试对象,基于患者的入组顺序来进行分组。该研究使用了何种类型的对照?分组方法是否合适?常用的随机分组方法有哪些?

10. 某课题组欲采用随机区组设计评价 A、B、C 三种药物单独治疗某疾病的疗效,区组因素包括性别、年龄和病情,现有 30 例符合要求的患者,请考虑如何将其进行随机分组。

知识扩展(一):新冠肺炎疫苗临床试验

从 2019 年 12 月湖北武汉陆续出现不明原因的肺炎病例到现在,新型冠状病毒肺炎(简称"新冠肺炎")疫情席卷全球,抗击疫情成为全球人类共同的战役。自疫情发生以来,争分夺秒研发战疫终极武器——疫苗并通过开展高水平临床试验科学地评价疫苗的疗效与安全性事关全球抗疫格局。

Ⅰ期临床主要是安全性的指标的观察;Ⅱ期临床是免疫原性和安全性指标的观察;Ⅲ期临床主要是在流行的人群及流行的区域中,观察疫苗是否能够防止人感染。完成Ⅲ期临床是疫苗最终研发成功最为关键的要素。

从全球第一个"新冠肺炎"疫苗获批开展Ⅰ、Ⅱ期临床试验,到全球第一个启动Ⅲ期临床试验,再到第一个"新冠肺炎"疫苗附条件上市,我国的"新冠肺炎"疫苗研发始终处于全球第一方阵。2020 年 12 月 31 日举行的国务院联防联控机制发布会宣布国药集团中国生物的新冠病毒灭活疫苗已获国家药监局批准附条件上市,同时宣布"新冠肺炎"疫苗全民免费,彰显了中国政府"人民至上、人民健康至上"的理念。习近平总书记始终强调中国主张"让中国疫苗成为全球公共产品",充分体现了中国言必信、行必果的大国担当,以及与全球一道团结抗疫的坚定决心,是对人类命运共同体理念的生动诠释和积极实践。

知识扩展(二):其他常用实验设计

1. 析因设计　　对两个或两个以上因素的各水平所有组合都进行实验的多因素实验设计方法。这种设计方法既可以分析各处理因素的主效应,又可以分析处理因素之间的交互作用,是一种具有全面性、均衡性的高效率设计方法。通过对析因设计的数据分析,可以获得:①各处理因素不同水平的效应大小;②各处理因素之间的交互作用;③通过比较各处理因素各水平之间的组合,找出最佳组合。析因设计是一个各处理因素水平完备的设计,但如果考虑的处理因素过多,则处理组数很多,工作量较大,因此设计时处理因素与水平数尽可能少而精,如果必须考虑多个处理因素多个水平时,建议选择正交设计等方法。

2. 正交设计　　通过正交表和交互作用表,合理地安排各处理因素,并对结果分析获得信息的多因素多水平实验设计方法。这种设计方法保留了析因设计的优点,同时避免了析因设计工作量繁重的弊端。正交设计既可以分析各处理因素的主效应,找出各处理因素最佳水平的最佳组合,又可以分析处理因素之间的交互作用性质,已广泛应用于医学研究各个领域。正交表是正交设计的专用工具,每个表还配有相应的交互作用表。将因素和交互作用合理地安排在正交表的表头是正交设计的关键,具体步骤详见相关论著。

第二十六章　统计表与统计图

　　统计表与统计图是统计描述的重要工具，是从事医疗卫生工作者必须掌握的基本技能。

第一节　统计表

　　统计表是用表格的形式表达所要分析对象的数据特征、统计分析的结果或研究事物之间的关联，是统计描述和结果解释的基本手段。统计表种类繁多，有收集资料的观察表、整理资料的汇总表和统计计算用的统计分析表。本节主要介绍统计分析表的结构及要求。

一、基本结构

　　统计表由标题、标目、数字、线条和备注五部分组成（图26-1）。

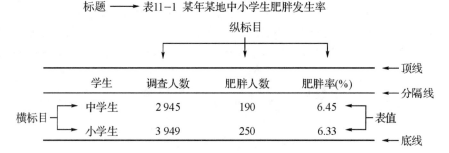

图 26-1　统计表的基本结构

二、内容与要求

（一）标题

　　标题位于表的上方，包括表的序号与标题。表的序号一般用阿拉伯数字表示；标题概括了表的主要内容，包括分组标志和统计指标。分组标志常为处理因素、观察对象、方法等的分类，如表中学生分为中学生和小学生，统计指标为肥胖发生率，必要时交代时间、地点。

（二）标目

　　标目有横标目和纵标目之分。横标目常常是分组标志，位于表的左侧，是表中的主语，如图26-1中的"中学生"和"小学生"。若分组标志只有一个时，称为简单表；若分组标志多于一个，如表26-1中除了分为中学生与小学生外，还按男女性别进行分组，则称复合表或组合表。两个标志可并列排放或将另一个放在纵标目的上方(表 26 - 1)。纵标目常为统计指标或计算这一指标的相关数据。总标目是对横标目和纵标目内容的概括,如图 26 - 1 和表 26 - 1 中的"学生"即为横标目的总标目,纵标目的总标目在必要时才设置。制表时确定纵、横标目最为关键。

表 26 - 1 某年某地不同性别中小学生肥胖发生率

学生	男			女		
	调查人数	肥胖人数	肥胖率(%)	调查人数	肥胖人数	肥胖率(%)
中学生	2 032	100	4.92	913	90	9.85
小学生	2 018	127	6.29	1 931	123	6.37

(三)数字

一律用阿拉伯数字;数字小数点上下要对齐,无小数点时可以为左对齐或右对齐;一般无数字用"—"表示;暂缺用"…"表示;0 为确切值。

(四)线条

统计表主要是突出数字,因而线条不宜过多,一般有顶线、底线和 1~2 条分隔线,即所谓的三线表、四线表。

(五)备注

有时表内数字要进行注解,一般放在表的下方,表内数字用 * 、十、♯、△等符号标注。一张统计表的备注不宜太多。

第二节 统计图

统计图是利用点的位置、线段的升降、直条的高低、面积的大小来表示数据资料和指标,更加形象直观地反映统计量的大小及变化趋势,便于分析比较及理解记忆。统计图往往与统计表相结合以弥补各自的不足。

医学上常用的基本统计图形有条图、百分条图、百分圆图、线图、半对数线图、直方图、散点图和统计地图。

一、制图的基本要求

1. 根据研究目的和资料的性质选择合适的图形。

2. 需要一个标题以简明扼要地说明图的内容,其要求同统计表的标题,一般列在图的下方中央。

3. 纵横轴一般均有标目,且有单位,表示纵轴和横轴数字刻度的意义,纵轴与横轴等长或稍短(一般要求 5∶7)。

4. 同一坐标内相互比较的事物放在一起,用不同颜色或图案加以区分,并附图例说明。图例即对图中不同颜色或图案代表的指标进行注释。

5. 尺度 横轴自左至右,纵轴自下而上,纵轴一般从 0 开始(半对数图与散点图例外)。

二、统计图的种类及绘制

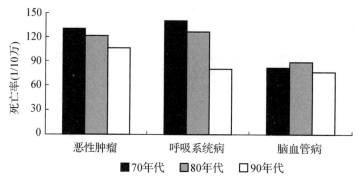

图 26-2　某地 70 年代、80 年代和 90 年代三种疾病死亡率的比较

（一）条图

条图用等宽的直条长短表示相互独立的事物某项指标的数值大小。条图有单式直条图和复式直条图两种。如图 26-2，该图属于复式直条图，三个年代为一组，每组中有三个直条分别表示恶性肿瘤、呼吸系统病与脑血管病的死亡率。条图的纵轴必须从 0 开始，等间距分点，各直条等宽。为了便于比较，一般将被比较的指标按从大到小顺序排列。

（二）构成图

构成图有圆图与百分条图两种，表示事物各组成部分在整体中所占的比重。圆图见图 26-3。绘图时以圆的面积为 100%，各构成比乘以圆心角 3.6 度，自某刻度（如 12 点或 9 点）起顺时针方向，从大到小依次进行，若有两组相同资料进行比较，可将等大的两个圆并列排放，顺序相同，进行比较。百分条图是将直条全长作为 100%，将各构成比按由大到小顺序排列（图 26-4）。

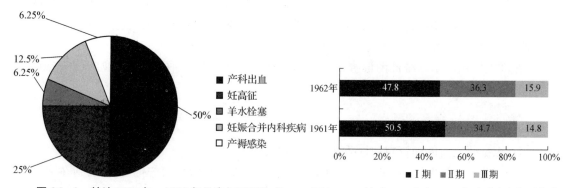

图 26-3　某地 2005 年—2008 年孕产妇死因构成　　图 26-4　某矿 1961 年和 1962 年矽肺患者期别构成

（三）线图

线图是用线段的升降来表示某指标在时间上的发展变化趋势或某现象随另一现象变化的情况。线图根据纵横轴的刻度又可分为普通线图和半对数线图。普通线图的纵横轴均为算术刻度，表示统计指标变化幅度，如图 26-5 表示 9 年来结核病死亡率的下降幅度大于白喉。而半对数线图的坐标中有一个坐标是对数刻度（图 26-6），表示 9 年来尽管两病的死亡率均呈下降趋势，但白喉的下降速率或比例高于结核病。由此可见两图的功用是不完全相同的。

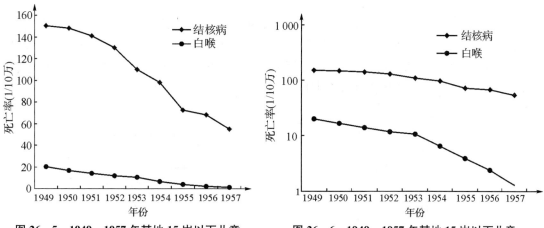

图 26-5 1949—1957 年某地 15 岁以下儿童
结核病与白喉死亡率(1/10 万)

图 26-6 1949—1957 年某地 15 岁以下儿童
结核病与白喉死亡率(1/10 万)

（四）直方图

用矩形的面积表示各组段的频数或频率大小,用来表示资料的频数分布状况。应注意,纵轴的刻度必须从"0"开始,如图 26-7 所示。

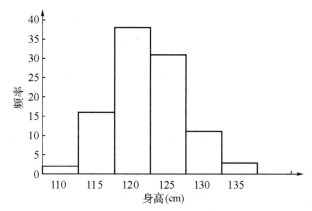

图 26-7 101 位 7 岁儿童的身高

（五）散点图

用点的密集程度和方向表示两变量之间的联系,如图 26-8 所示。

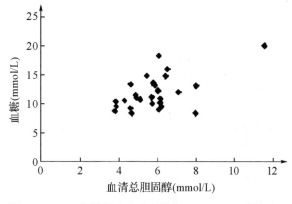

图 26-8 27 名糖尿病人的血糖与血清总胆固醇的关系

上述介绍的几种图形是统计图的几种基本图形,实际工作中根据研究目的和资料特点可将上述图形进行演化。如图 26-9 所示为箱式图,它将五个统计量,即中位数(中间横线)、P_{75}(箱子顶端)、P_{25}(箱子底端)、最大值(箱子外上端)和最小值(箱子外下端)用图形的方式显示出来,便于直观分析。可见,箱子越长,说明数据的离散程度越大,图 26-9 中可疑患者的 P_{25} 与最小值相等,故没有显示箱子外下端。

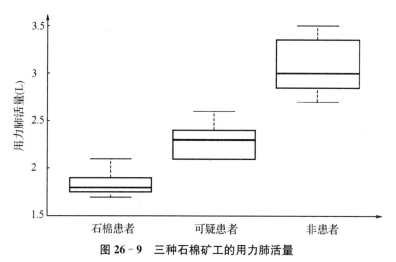

图 26-9　三种石棉矿工的用力肺活量

(廖　奇)

复习思考题

1. 请将下列数据编制成合格的统计分析表。

表 26-2　不同消毒液消毒脐带的效果考察

项目 试验组 庆大霉素 (8 万单位/10 ml)	苯扎溴铵 (0.1%)	生理盐水冲洗 服四环素 3 天	对照组 生理盐水 冲洗
总例数	30	30	30	30
感染例数	1	3	5	8
百分比(%)	3.3	10	16.7	26.7

2. 根据表 26-3、表 26-4 和表 26-5、表 26-6 统计资料试作统计图。

表 26-3　两个民族 A、B、O、AB 血型构成

民族	A 型	B 型	O 型	AB 型	合计
维吾尔族	442	483	416	172	1 513
回族	369	384	487	115	1 355
合计	811	867	903	287	2 868

表 26－4　痢疾杆菌药敏试验结果

制菌药物	试验株数	敏感度百分比(%)				
		高敏	中敏	轻敏	不敏	合计
老鹳草煎剂	243	48.5	30.4	16.1	5.0	100
丹贞合剂	250	53.2	36.4	10.4	—	100
呋喃唑酮	250	20.8	49.2	26.8	3.2	100

表 26－5　某部队 1977 年各月传染病发病人次

月份	1	2	3	4	5	6	7	8	9	10	11	12	合计
传染病发病人次	3	4	7	14	9	14	17	104	58	12	5	2	249

表 26－6　224 例胸膜炎病人的年龄分配

病人年龄	各组人数占全部病人的百分比(%)
11～	4.1
16～	13.5
21～	44.6
31～	27.1
41～	8.9
51～	1.8
合计	100.0

扩展知识:其他常用统计图简介

　　统计图除了常见的几种类型外,还有高低图、面积图、统计地图等。高低图是用多个垂直线段表示数值区域的统计图,可以是一组数据的范围(最大值—最小值),95%的置信区间(下限—上限),±1.96·SD(低值—均值—高值)等,如股票每天价格的波动范围。面积图类似折线图,只是将折线下的区域涂上颜色,不同组的数据采用不同的颜色,强调数据随时间的变化过程,如某工厂在不同地区随时间变化的销售额。不过,在二维的面积图中,不同组的数据画在一起,后面绘制的数据若有数值比前面小,将会被隐藏。统计地图主要是基于地图,利用颜色的深浅、填充的疏密程度或其他图表表示不同区域的各统计指标之间同一性和差异性的图形,常用于人口、工业、农业等各种社会经济部门,如中国各省份的人口密度情况、世界各国疟原虫感染率分布情况等。

附录一　预防医学实习指导

实习一　公共场所空气中甲醛含量的测定

（酚试剂分光光度法）

一、目的和要求

1. 掌握空气中甲醛的测定方法。
2. 熟悉空气中甲醛含量的卫生学意义。

二、内容和步骤

（一）原理

空气中的甲醛与酚试剂反应生成嗪,嗪在酸性溶液中被高铁离子氧化形成蓝绿色化合物,比色定量。

（二）试剂

本法中所用水均为重蒸馏水或去离子交换水;所用的试剂纯度为分析纯。

1. 吸收液原液(1.0 g/L)　称量 0.10 g 酚试剂[$C_6H_4SN(CH_3)C:NNH_2 \cdot HCl$,简称MBTH],加水溶解,置于 100 ml 棕色容量瓶中,加水至刻度。放冰箱中保存,可稳定 3 天。

2. 吸收液　量取吸收原液 5.0 ml,稀释至 100 ml,即为吸收液。采样时,临用现配。

3. 硫酸铁铵溶液(10 g/L)　称量 1.0 g 硫酸铁铵,用 0.1 mol/L 盐酸溶解,并稀释至100 ml。

4. 碘溶液(0.100 0 mol/L)　称量 40 g 碘化钾,溶于 25 ml 水中,加入 12.7 g 碘。待碘完全溶解后,用水定容至 1 000 ml。移入棕色瓶中,暗处贮存。

5. 氢氧化钠溶液(40 g/L)　称量 40 g 氢氧化钠,溶于水中,并稀释至 1 000 ml。

6. 硫酸溶液(0.5 mol/L)　取 28 ml 浓硫酸缓慢加入水中,冷却后,稀释至 1 000 ml。

7. 硫代硫酸钠标准溶液(0.100 0 mol/L)　称取 25 g $Na_2S_2O_3 \cdot 5H_2O$ 溶于新煮沸冷却后的水中,加入 0.2 g 碳酸钠,并稀释至 1 000 ml,贮于棕色瓶中,如浑浊应过滤。放置 1 周后用下述方法标定。

8. 碘酸钾标准液(0.1 mol/L)　准确称取经 105℃ 干燥 2 小时的碘酸钾 3.566 8 g,放入小烧杯内,加入水溶解后移入 1 000 ml 容量瓶中,反复冲洗小烧杯并将洗液转入容量瓶中,加水定容至刻度,摇匀。

标定方法:精确量取 25.00 ml 0.1 mol/L 碘酸钾标准液于 250 ml 碘量瓶中,加入 75 ml新煮沸冷却后的水,加 3 g 碘化钾,10 ml 冰醋酸,摇匀后,暗处旋转 3 分钟。用硫代硫酸钠标准液滴定至淡黄色,加 1 ml 5 g/L 的淀粉,呈蓝色,再继续滴定至蓝色刚刚褪去即为终点。记录所用硫代硫酸钠标液的体积 V(ml)。硫代硫酸钠溶液的浓度可用下式计算:

$$硫代硫酸钠溶液的浓度(mol/L)=\frac{0.1\times25.00}{V}$$

9. 淀粉溶液(5 g/L)　将0.5 g可溶性淀粉,用少量水调成糊状后,再加入100 ml沸水,并煮沸2～3分钟至溶液透明。冷却后,加入0.1 g水杨酸或0.4 g氯化锌保存。

10. 甲醛标准贮备溶液:取2.8 ml含量为36%～38%甲醛溶液,放入1 L容量瓶中,加水稀释至刻度。此溶液1 ml约相当于1 mg甲醛。其准确浓度用下述碘量法标定。

甲醛标准贮备溶液的标定:精确量取20.00 ml待标定的甲醛标准贮备溶液,置于250 ml碘量瓶中。加入20 ml 0.100 0 mol/L碘溶液和15 ml 40 g/L氢氧化钠溶液,放置15分钟,加入20 ml 0.5 mol/L硫酸溶液,再放置15分钟,用0.1 mol/L硫代硫酸钠溶液滴定,至溶液呈现淡黄色时,加入1 ml (5 g/L)淀粉溶液继续滴定至恰使蓝色褪去为止,记录所用硫代硫酸钠溶液体积(V_2,ml)。同时用水作试剂空白滴定,记录空白滴定所用硫代硫酸钠标准溶液的体积(V_1,ml)。重复上述滴定,两次误差应小于0.05 ml,否则重新标定。

甲醛溶液的浓度用公式(1)计算:

$$甲醛溶液浓度(mg/ml)=(V_2-V_1)\times c\times15/20 \tag{实1-1}$$

式中:V_1为试剂空白消耗[$c(Na_2S_2O_3)=0.1$ mol/L]硫代硫酸钠溶液的体积,ml;

V_2为甲醛标准贮备溶液消耗[$c(Na_2S_2O_3)=0.1$ mol/L]硫代硫酸钠溶液的体积,ml;

c为硫代硫酸钠溶液的准确摩尔浓度,mol/L。

11. 甲醛标准溶液　临用时,将甲醛标准贮备溶液用水稀释成1.0 ml含10 μg甲醛。立即再取此溶液10.0 ml,加入100 ml容量瓶中,加入5 ml吸收原液,用水定容至100 ml,此液1.0 ml含1.0 μg甲醛,放置30分钟后,用于配制标准色列管。此标准溶液可稳定24小时。

（三）仪器和设备

1. 10 ml 大型气泡吸收管　出气口内径为1 mm,出气口至管底距离等于或小于5 mm。

2. 恒流采样器　流量范围0～1 L/min。流量稳定可调,恒流误差小于5%。采样前和采样后用皂膜流量计校准采样系列流量,误差小于5%。

3. 10 ml 具塞比色管。

4. 分光光度计。

5. 空盒气压计。

（四）采样

1. 采样点设置　室内面积不足50 m²设1个采样点,50～200 m²设2个采样点,200 m²以上设3～5个采样点;室内1个采样点设置在中央,2个采样点设置在室内对称点上,3个采样点设置在室内对角线四等分的3个点上,5个采样点按梅花形布点,其他按均匀布点设置;测定点距地面高度为1～1.5 m,距离墙壁不小于0.5 m;采样点应避开通风口、通风道等。

2. 用一个内装5 ml吸收液的大型气泡吸收管,以0.5 L/min流量,采气10 L。并记录采样点的温度和大气压力。采样后样品在室温下应在24小时内分析。

（五）分析步骤

1. 标准曲线的绘制　取10 ml具塞比色管,用甲醛标准溶液按实表1-1制备标准系列。

实表 1-1　甲醛标准溶液配置表

管号	0	1	2	3	4	5	6	7	8
标准溶液(ml)	0	0.1	0.2	0.4	0.6	0.8	1.0	1.5	2.0
吸收液(ml)	5.0	4.9	4.8	4.6	4.4	4.2	4.0	3.5	3.0
甲醛含量(μg)	0	0.1	0.2	0.4	0.6	0.8	1.0	1.5	2.0

向各管中加入 0.4 ml 硫酸铁铵溶液,摇匀,放置 15 分钟。用 1 cm 比色皿,在波长 630 nm 下,以水参比,测定各管溶液的吸光度。以甲醛含量为横坐标,吸光度为纵坐标,绘制曲线,计算回归斜率,以斜率倒数作为样品测定的计算因子 B_s(μg/吸光度)。

2. 样品测定　采样后,将样品溶液全部转入比色管中,用少量吸收液洗吸收管,合并使总体积为 5 ml。按绘制标准曲线的操作步骤测定吸光度(A);在每批样品测定的同时,用 5 ml 未采样的吸收液作试剂空白,测定试剂空白的吸光度(A_0)。

(六) 结果计算

1. 将采样体积按公式(实 1-2)换算成标准状态下采样体积

$$V_0 = V_t \left(\frac{T_0}{273+t} \right) \left(\frac{P}{P_0} \right) \qquad (实 1-2)$$

式中:V_0 为标准状态下的采样体积(L);

　　V_t 为采样体积(L)[采样流量(L/min)×采样时间(min)];

　　t 为采样点的气温;

　　T_0 为标准状态下的绝对温度 273 K;

　　p 为采样点的大气压力(kPa);

　　p_0 为标准状态下的大气压力(101 kPa)。

2. 空气中甲醛浓度按公式(实 1-3)计算

$$c = (A - A_0) \frac{B_s}{V_0} \qquad (实 1-3)$$

式中:c 为空气中甲醛浓度(mg/m^3);

　　A 为样品溶液的吸光度;

　　A_0 为空白溶液的吸光度;

　　B_s 为计算因子(μg/吸光度);

　　V_0 为换算成标准状态下的采样体积,L。

(七) 测量范围、干扰和排除

1. 测量范围　用 5 ml 样品溶液,本法最低检测甲醛质量为 0.056 μg;采样体积为 10 L 时,可测浓度范围为 0.01～0.15 mg/m^3。

2. 灵敏度　本法灵敏度为 2.8 μg/吸光度。

3. 干扰及排除　当与二氧化硫共存时,使测定结果偏低。因此对二氧化硫干扰不可忽视,可将气样先通过硫酸锰滤纸过滤器予以排除。

4. 当甲醛含量为 0.1 μg/5 ml,0.6 μg/5 ml,1.5 μg/5 ml 时,重复测定的变异系数为 5%,5%,3%;当甲醛含量为 0.4 μg/5 ml～1.0 μg/5 ml 时,样品加标回收率为 93%～101%。

(李晓东)

实习二 漂白粉中有效氯含量以及水中余氯量和需氯量的测定

一、实习目的

1. 掌握漂白粉中有效氯测定的原理和方法。
2. 熟悉水的需氯量和余氯的测定方法。
3. 能够根据水的需氯量和水量,计算出应加漂白粉的量。

二、实习内容

(一)漂白粉有效氯含量测定(碘量法)

1. 原理 漂白粉在酸性溶液中能氧化碘化钾析出碘,再用硫代硫酸钠滴定所析出的碘,即可算出漂白粉中的有效氯含量。

$$2KI + 2HCl + Ca(ClO)Cl \longrightarrow CaCl_2 + 2KCl + H_2O + I_2$$
$$I_2 + 2Na_2S_2O_3 \longrightarrow Na_2S_4O_6 + 2NaI$$

2. 主要器材和试剂

(1) 器材 250 ml 碘量瓶;100 ml 容量瓶;100 ml 量筒;200 ml 烧杯;10 ml 移液管;5 ml、1 ml 吸管;碱性滴定管 50 ml;滴管。

(2) 试剂 漂白粉片;0.7%硫代硫酸钠;1%淀粉液;碘化钾;1:3 稀盐酸。

3. 操作步骤

(1) 制取 1%漂白粉悬浮液:称取 1 g 漂白粉片,用蒸馏水定容到 100 ml。

(2) 取 250 ml 碘量瓶,加入 50 ml 蒸馏水、5 ml 1:3 的稀盐酸、约 200 mg KI,振荡均匀。

(3) 用移液管吸取 1%漂白粉悬浮液 10 ml,放入上述碘量瓶内。此时瓶内溶液立刻呈棕色,振荡均匀后,避光静置 5 分钟后滴定。

(4) 自滴定管加入 0.7% $Na_2S_2O_3$ 标准液,不断振荡,直至出现淡黄色,然后加入 1 ml 淀粉溶液,此时溶液呈蓝色。

(5) 继续滴加 0.7% $Na_2S_2O_3$ 标准液至蓝色刚褪去为止,记录 $Na_2S_2O_3$ 标准液用量。

(6) 结果:滴定所消耗的 $Na_2S_2O_3$ 的毫升数,即为该漂白粉中有效氯的百分含量。

$$漂白粉有效氯(\%) = \frac{V_1 \times T}{\frac{1\,000}{100} \times V_2} \times 100$$

式中:V_1 为滴定时所用硫代硫酸钠标准液(ml);

V_2 为 1%漂白粉悬浊液(ml);

T 为 1 ml 硫代硫酸钠标准液相当于有效氯的量。

(二)水的需氯量测定

1. 原理 取一定体积的水样数份,分别加入不同量的已知浓度的漂白粉稀释液,半小时后用邻联甲苯胺比色法测定余氯,取其余氯为 0.3 mg/L 的水样,计算水的需氯量。

2. 器材和试剂

(1) 器材:200 ml 烧杯 5 只;100 ml 量筒;5 ml、1 ml 吸管;10 ml 比色管 5 个;玻棒。

(2) 试剂:甲土立丁;余氯标准系列。

3. 操作步骤

(1) 配制 0.01‰漂白粉溶液:量取 1‰漂白粉悬浮液 1 ml,加蒸馏水定容至 100 ml。

(2) 将 5 个烧杯依次编号,向杯中各加入 100 ml 水样。

(3) 吸取 0.01‰漂白粉溶液 0.5 ml,1.0 ml,1.5 ml,2.0 ml,2.5 ml,分别依次加入以上各杯中。此时各杯中所含漂白粉量分别为 0.5 mg/L,1.0 mg/L,1.5 mg/L,2.0 mg/L,2.5 mg/L。用玻棒搅拌均匀,静置半小时后测余氯。

(4) 取 5 支 10 ml 比色管,分别加入 5 滴甲土立丁,将上述各杯中的水样分别移到比色管至 2/3 体积,摇匀后与标准比较。

余氯在 0.3 mg/L 左右的一杯中的漂白粉加入量,即为消毒水样所需漂白粉的加入量(mg/L)。

(5) 计算结果

水样需氯量(mg/L)=该水样漂白粉的加入量(mg/L)×有效氯百分含量−0.3 mg/L

例如:第 5 杯所呈现的余氯相当于 0.3 mg/L,该水样的漂白粉加入量为 2.5 mg/L;如果漂白粉有效氯含量为 30%,则该水样的需氯量为:需氯量=2.5×30%−0.3=0.45(mg/L)

(三) 余氯测定(邻联甲苯胺比色法)

1. 原理　水中余氯与邻联甲苯胺(甲土立丁)作用产生黄色的联苯醌化合物,根据其颜色的深浅进行比色定量。

2. 器材和试剂

余氯标准比色系列;5 支 10 ml 比色管;吸管。

0.1%邻联甲苯胺(甲土立丁)溶液:称取甲土立丁 1 g 于研钵中,加入 5 ml 3∶7 盐酸调成糊状,稀释成 1 000 ml,存于棕色瓶中,在阴暗处保存半年左右也可使用。

3. 操作步骤　加 0.5 ml(3～5 滴)甲土立丁溶液于 10 ml 比色管中,加水样至 10 ml 刻度处,混匀。静置数分钟后与余氯标准系列进行比较,测出水样中余氯含量(mg/L),或按实表 2-1 估计水样中余氯的含量。

实表 2-1　余氯含量估计表

估计余氯量(mg/L)	呈色	氯嗅程度
0.3	淡黄色	刚能嗅出氯臭
0.5	黄色	容易嗅出氯臭
0.7～1.0	深黄色	明显嗅出氯臭
2.0 以上	棕黄色	强刺激味

4. 注意事项

(1) 水样温度在 15～20 ℃时显色最好。如水温较低,可适当加温再比色。

(2) 如产生淡蓝绿色,可能由于水样碱度过高,可加入 1∶2 的稀盐酸 1 ml 再比色。

三、思考问题

1. 饮用水消毒的方法有哪些? 最常用的是哪种?

2. 饮用水的氯化消毒原理及其影响效果的因素和优缺点有哪些?

(吴秋云)

实习三　环境污染案例讨论

一、目的要求

（一）熟悉环境污染案例的调查分析方法。

（二）了解环境污染所致公害事件的危害性及防治。

二、【案例】水俣病事件

（一）**案例1**：水俣湾位于日本九州岛西侧不知火海东岸。水俣市是以新日本氮肥厂为中心建立起来的市镇，人口大约10万。

1956年4月，一名5岁11个月的女孩被送到水俣工厂附属医院就诊，其主要症状为脑障碍：步态不稳，语言不清，谵语等。在以后的5周内，病儿的妹妹和近邻中的四人也出现了同样的症状。1956年5月1日，该院院长向水俣市卫生当局做了报告，说"发生了一种不能确诊的中枢神经系统疾病的流行"。因这些人的症状和当地猫发生的"舞蹈病"症状相似，又因病因不明，故当地人称这为"猫舞蹈病"或"奇病"。

经过工厂附属医院、市卫生当局、市医院及当地医师会的调查，发现儿童及成年人中都有病例发生，初步调查共发现了30例患者，其中一部分自1953年就已发病并多数住在渔村。过去对这些患者的诊断不一，有的被诊断为乙型脑炎，有的被诊断为酒精中毒、梅毒、先天性运动失调及其他。因患者发病时期正赶上各种传染病流行期，且呈地方性和聚集性，故判定为一种传染病并采取了相应的措施。

【问题讨论】

1. 你认为水俣湾附近发生的这些病例可能是什么原因引起的？为什么？

2. 为什么当时会判定在人群中流行的病为传染病？

3. 要找出引起本事件的原因，应做哪些调查？请设计一个调查方案。

（二）**案例2**：1956年8月熊本大学医学部成立水俣病研究组，对流行原因进行了调查。他们发现早在1950年，在这一水域就曾发现异常现象：鱼类漂浮海面，贝类经常腐烂，一些海藻枯萎。1952年发现乌鸦和某些海鸟在飞翔中突然坠入海中。有时章鱼和乌贼漂浮于海面，呈半死状态，以至儿童可直接用手捕捞。到1953年，发现猫、猪、狗等家畜中出现发狂致死的现象。特别引人注目的是当地居民称为"舞蹈病"的猫，即猫的步态犹如酒醉，大量流涎，突然痉挛发作或疯狂兜圈，或东蹿西跳，有时又昏倒不起。到1957—1958年，因这样病死的猫很多，致使水俣湾附近地区的猫几近绝迹。但是，水俣湾中的鱼类，大部分仍能继续生存，渔民照样捕鱼，居民仍然以鱼为主要食品。

流行病学调查后，专家们认为该地区的疾病不是传染性疾病，而是因长期食用水俣湾中鱼、贝类后引起的一种重金属中毒，毒物可能来自化工厂排出的废水。进一步调查发现，当时工厂废水中含有多种重金属，如锰、钛、砷、汞、硒、铜和铅等。尽管研究人员在环境和尸体中检出了大量的锰、硒、钛，但以猫进行实验时却不能引起与"奇病"相同的症状。虽然研究组未能找到原因物质，但他们在1957年的研究中发现，由其他地区移来放到水俣湾中的鱼类,很快蓄积了大量的毒物,用这些鱼喂猫时,也引起了水俣病的症状,即受试猫每日三次,每次喂以捕自水俣湾中的小鱼 40 条,每次总量为 10 g。经过 51 天(平均),全部受试猫出现了症状。由其他地区送来的猫,喂以水俣湾的鱼、贝类后,在 32～65 天内也全部发病。

【问题讨论】

1. 该次中毒事件是否为环境污染?什么是环境污染?当时未采取任何措施会造成哪些影响?

2. 研究组进行的实验研究为什么能证明水俣湾水域受到了严重污染?要充分证实这个问题还应做哪些研究工作?

3. 请从本例说明食物链在生物富集中的作用。

(三)**案例 3**:1958 年 9 月,熊本大学武内教授发现水俣病患者的临床表现和病理表现与职业性甲基汞中毒的症状非常吻合。因此,研究组开始用甲基汞进行实验,结果投给甲基汞的猫出现了与吃水俣湾的鱼、贝类后发病的猫完全相同的症状。与此同时,研究组进行了第一次环境汞的调查。结果表明,水俣湾的汞污染特别严重,在工厂废水排出口附近底质中含汞量达 2.010×10^{-6},随着与排水口距离的增加,含汞量也逐渐减少。水俣湾内鱼、贝类的含汞量也很高,贝类含汞量在 11.4×10^{-6}～39.0×10^{-6} 之间,牡蛎含汞量为 5.61×10^{-6},蟹为 35.7×10^{-6}。当地自然发生的病猫和投给甲基汞的实验性病猫的含汞量为:肝 37×10^{-6}～145.5×10^{-6}(对照组为 0.9×10^{-6}～3.6×10^{-6});肾 12.2×10^{-6}～36.1×10^{-6}(对照组 0.09×10^{-6}～0.82×10^{-6});脑 8.05×10^{-6}～$\times 10^{-6}$(对照组 0.05×10^{-6}～0.13×10^{-6});毛发 21.5×10^{-6}～70×10^{-6}(对照组 0.51×10^{-6}～2.12×10^{-6})。

23 名水俣病死者脏器中含汞量也很高。1960 年调查发现患者的发汞值高达 96.8×10^{-6}～705×10^{-6}。停止吃鱼后,发汞量逐渐下降,健康者中发汞高达 100×10^{-6}～191×10^{-6}。1960 年 9 月内田教授从一个引起水俣病的贝类体中提取出了甲基汞。

【问题讨论】

1. 研究组的环境汞调查说明了什么?水俣病的病因是什么?理由是什么?

2. 通过什么方法可以发现机体接触了汞或甲基汞?如发现某地居民发汞值明显高于正常范围最高限值,我们要查出原因,应进行哪些工作?

(四)**案例 4**:尽管做了大量的调查,但由于未采取实际防治措施,病例仍不断出现。另一方面,氮肥公司却反驳说,在生产流程工艺中根本不使用甲基汞,只使用无机汞,所以拒绝承认该工厂是污染来源。1962 年末,熊本大学的入鹿山博士在实验室中发现了一瓶该厂乙醛生产过程中形成的渣浆,并从中测出了氯化甲基汞。这个发现确凿无疑地证实,用作催化剂的无机汞是在乙醛生产过程中转化为甲基汞,然后排入水俣湾中。

1962 年底,官方承认的水俣病患者为 121 人,其中死亡 46 人。进一步调查发现,患者家属中 84% 的人具有和水俣病有关的某些症状,55% 的人在日常生活中存在着某些精神和神经系统方面的障碍。对污染最严重的水俣地区进行的调查结果表明:居民中 28% 出现感觉障碍;24% 协调障碍;12% 言语障碍;29% 听力障碍;13% 视野缩小;10% 有震颤以及其他神经症状。调查还发现了一些出现率较高、过去却不认为是与本病有关的神经症状,如肌肉萎缩、癫痫性发作、四肢痛等。这些被认为是甲基汞中毒的慢性类型。

截至 1974 年 12 月,已正式承认的患者为 798 名,其中死亡 107 人,另外,还有 2 800 人左右已提出申请,等待承认。

【问题讨论】

1. 为什么氮肥公司拒绝承认是污染源? 如何去证实?

2. 为什么说水俣病是历史上发生的公害病之一? 今后如何防止类似公害事件的发生?

(吴秋云)

实习四　职业中毒案例分析

一、目的和要求

1. 掌握职业病的诊断及处理原则。

2. 熟悉现场职业卫生学调查的方法与要求。

二、内容

【案例一】

第一部分:

某农用车生产企业喷漆工王某,男,26 岁,工龄 3 年,因"乏力、面色苍白、活动后心悸 3 个月"于某年 5 月 24 日到某社区医院就诊,经检查血常规,白细胞 $2.4 \times 10^9/L$,中性粒细胞 $1.1 \times 10^9/L$,血红蛋白 65 g/L,血小板 $30 \times 10^9/L$,社区医师认为病情较重,建议转上级医院进一步检查。患者于 5 月 25 日到当地某三级甲等综合医院血液病科就诊,骨髓检查诊断为再生障碍性贫血,收入院治疗。主治医生经仔细询问病史,怀疑该病员的疾病与职业有关,并询问了同工种工人的健康状况。

问题:

1. 引起职业性血液系统损害的最常见的化学毒物是什么? 哪些工种的作业工人接触该化学毒物?

2. 患者所患疾病是否与职业有关? 如何证实或排除这种关系?

第二部分:

患者 2 名同工种同事获悉工友住院,也来医院就诊,经过系统检查确诊为再生障碍性贫血和白细胞减少症,入院后血液科主治医生立即请职业病科医生会诊,协助诊治。

问题:

1. 作为职业卫生与职业病专业人员,如何正确进行上述疾病职业病的诊断?

2. 作为职业病医师,你如何获得现场职业卫生学有关资料? 企业如果不配合怎么办?

第三部分:

职业病医生迅速将上述情况报告给当地卫生行政部门,当地政府和企业领导非常重视,卫生行政部门立即进行了现场职业卫生学调查,同时企业领导组织同车间所有作业工人进行了健康体检。初步筛查血常规三系中有一项或多项异常者31人。

问题:

1. 职业卫生工作中如何做到三级预防? 企业领导组织工人体检属哪一级预防? 患者住

院诊治属于哪一级预防?

2. 职业病医生迅速将上述情况报告给当地卫生行政部门的意义是什么?

第四部分:

现场职业卫生学调查结果如下:

1. 该企业喷漆车间生产流程为:成型农用车入车间喷漆线→稀料调漆、喷漆→晾干→农用车出车间→入库。

整个车间长 50 m,宽 20 m,高 6 m,总面积 1 000 m²。双排喷漆操作线,有 6 个排风扇,2 个正常运转,4 个损坏。平时门窗关闭。稀料含苯 30%,每日消耗苯 40 kg。经检测苯的 8 小时时间加权平均浓度为卫生标准(6 mg/m³)的 15 倍。作业工人已经发放防毒面具,但是作业时佩戴感觉不适,作业效率较不戴时低,所以工人基本不戴。另外,作业工人实行绩效工资,根据工作量计算奖金,任务重时加班现象普遍。

2. 经职业病诊断确诊为职业性慢性苯中毒患者共 34 例,其中职业性慢性重度苯中毒 5 例。

问题:

1. 简述职业性苯中毒的诊断与分级标准。

2. 分析上述情况发生的原因,如何避免再次发生中毒事件?

第五部分:

1. 对该厂的职业卫生与职业医学服务情况调查结果如下:

该企业为一中外合资企业,于三年前投产,投产前已向卫生行政部门申报,并验收通过。接触苯作业工人均要进行上岗前职业健康检查,身体健康无职业禁忌证者录用。由于是合资企业,享受一些当地的优惠政策,因此职业卫生监督并不到位。企业虽然也对职工进行了职业卫生宣传教育,但是对于具体措施是否落实并不重视。为了追求产量,一些防护措施如通风、防毒面具等只是为了应付检查。

2. 对该厂接触苯作业工人无定期体检制度,上述作业工人入职后没有进行健康体检。因此,没有早期发现中毒患者,致使患者带病作业,加重了病情。

3. 事故发生后由职业病科医师对全厂职工进行体格检查,治疗中毒患者,并进行随访。

问题:

1. 作为一名职业卫生医师,你认为企业对于职业健康防护问题在哪些方面需要进一步改进和加强?

2. 粗略估算一下本次中毒事故所造成的损失,包括经济损失和患者的精神伤害,进一步掌握加强职业卫生三级预防的重要意义。

【案例二】

第一部分:

某造纸企业员工李某及同事 5 人,于 5 月某日上午 9 时开始清理纸浆污水池。李某下池后瞬间昏迷倒在池中,同事张某、王某下池救助,数分钟后也失去意识。其余 2 名同事穿戴好防毒面具及服装后下池将 3 人救出,急送至当地医院。入院检查 3 人均处于深昏迷状态,肺部闻及湿啰音,心音低钝。主治医生在抢救病人的同时迅速将上述事件向当地卫生行政部门报告。

问题：

1. 根据患者职业史、作业环境和临床表现，你考虑患者昏迷的原因是什么？

2. 主治医生为什么要对上述情况及时向当地卫生行政部门进行报告？报告的具体要求是什么？

第二部分：

当地卫生行政部门接到报告后，迅速派出专家赴现场调查采样。该污水池位于企业厂房后边，长 20 m，宽 15 m，深 3 m，污水污泥约 1 m。污水池有水泥板覆盖，在池的一角有 1.5 m² 左右的入口，下有铁梯至池底。池中空气污浊，有明显的臭鸡蛋味，企业分管领导承认工人作业前未按规定进行有效的通风处理。现场采样检测结果池内空气中含有高浓度的硫化氢。

问题：

1. 从上述事件看，职业卫生现场调查的意义是什么？

2. 根据现场调查结果，你认为该企业在本次事故中存在主要的安全隐患是什么？如何改进并避免此类事故的再次发生？

第三部分：

主管医生迅速组织职业病科等相关科室医生进行了会诊，根据现场职业卫生学调查结果、临床表现和辅助检查等综合分析，临床诊断确诊为急性硫化氢中毒。积极给予氧疗、防治脑水肿和肺水肿、糖皮质激素、能量合剂、营养支持等综合治疗，病人病情趋于稳定。

问题：

1. 硫化氢中毒的发病机制是什么？

2. 硫化氢中毒的主要临床表现和抢救措施有哪些？

第四部分：

上述 3 名患者经过积极救治，病情逐渐好转，2 人痊愈，1 人因缺氧时间较长，呈植物人状态存活。3 名患者的职业病诊断均为：职业性急性重度硫化氢中毒。上述事件发生后，企业领导非常重视，一方面对患者进行积极救治，另一方面积极配合卫生行政部门的调查，对于企业存在的安全隐患进行系统的排查和整改，此后再未发生中毒事件。

问题：

1. 结合上述病例，说明职业病诊断的正确程序。

2. 除了硫化氢中毒以外，其他常见的窒息性气体中毒还有哪些？如何进行鉴别诊断？

（宋平平）

实习五　尘肺读片

一、目的和要求

1. 掌握尘肺病的诊断原则。

2. 熟悉尘肺病 X 线诊断分期标准。

二、内容和步骤

(一)诊断原则及分期

尘肺病的诊断应按照国家《职业性尘肺病的诊断》(GBZ70－2015)进行。

1. 诊断原则　根据可靠的生产性矿物性粉尘接触史,以技术质量合格的 X 射线高千伏或数字化摄影(DR)后前位胸片表现为主要依据,结合工作场所职业卫生学、尘肺流行病学调查资料和职业健康监护资料,参考临床表现和实验室检查,排除其他肺部类似疾病后,对照尘肺病诊断标准片,方可诊断。

劳动者临床表现和实验室检查符合尘肺病的特征,没有证据否定其与接触粉尘之间必然联系的,应当诊断为尘肺病。

《职业性尘肺病的诊断》适用于国家颁布的《职业病分类和目录》中所列的各种尘肺病的诊断,即矽肺、煤工尘肺、石墨尘肺、炭黑尘肺、石棉肺、滑石尘肺、云母尘肺、水泥尘肺、陶工尘肺、铝尘肺、电焊工尘肺和铸工尘肺以及根据《职业性尘肺病的诊断》和《职业性尘肺病的病理诊断》可诊断的其他尘肺。

2. 诊断分期

(1)壹期尘肺　有下列表现之一者:

①有总体密集度 1 级的小阴影,分布范围至少达 2 个肺区;

②接触石棉粉尘,有总体密集度 1 级的小阴影,分布范围只有 1 个肺区,同时出现胸膜斑;

③接触石棉粉尘,小阴影总体密集度为 0,但至少有 2 个肺区小阴影密集度为 0/1,同时出现胸膜斑。

(2)贰期尘肺:有下列表现之一者:

①有总体密集度 2 级的小阴影,分布范围超过 4 个肺区;

②有总体密集度 3 级的小阴影,分布范围达到 4 个肺区;

③接触石棉粉尘,有总体密集度 1 级的小阴影,分布范围超过 4 个肺区,同时出现胸膜斑并已累及部分心缘和膈面;

④接触石棉粉尘,有总体密集度 2 级的小阴影,分布范围达到 4 个肺区,同时出现胸膜斑并已累及部分心缘和膈面。

(3)叁期尘肺　有下列表现之一者:

①有大阴影出现,其长径不小于 20 mm,短径不小于 10 mm;

②有总体密集度 3 级的小阴影,分布范围超过 4 个肺区并有小阴影聚集;

③有总体密集度 3 级的小阴影,分布范围超过 4 个肺区并有大阴影;

④接触石棉粉尘,有总体密集度 3 级的小阴影,分布范围超过 4 个肺区,同时单个或两侧多个胸膜斑长度之和超过单侧胸壁长度的二分之一或累及心缘使其部分显示蓬乱。

(二)胸片质量

1. 基本要求　必须包括两侧肺尖和肋膈角,胸锁关节基本对称,肩胛骨阴影不与肺野重叠;片号、日期及其他标志应分别置于两肩上方,排列整齐,清晰可见,不与肺野重叠;照片无伪影、漏光、污染、划痕、水渍及体外物影像。

2. 解剖标志　两侧肺纹理清晰、边缘锐利,并延伸到肺野外带;心缘及横膈面成像锐利;

两侧侧胸壁从肺尖至肋膈角显示良好；气管、隆突及两侧主支气管轮廓可见，并可显示胸椎轮廓；心后区肺纹理可以显示；右侧膈顶一般位于第十后肋水平。

3. 光密度　上中肺野最高密度应在 1.45～1.75 之间；高千伏胸片膈下光密度小于 0.28，DR 胸片膈下光密度小于 0.30；直接曝光区光密度大于 2.50。

4. 胸片质量分级

一级片(优片)：完全符号胸片质量要求。

二级片(良片)：不完全符合胸片质量要求，但尚未降到三级片。

三级片(差片)：有下列情况之一者为三级片，不能用于尘肺初诊。

(1) 不完全符合胸片质量基本要求，影响诊断的缺陷区域面积之和在半个肺区至 1 个肺区之间。

(2) 两侧肺纹理不够清晰锐利，或局部肺纹理模糊，影响诊断的缺陷区域面积之和在半个肺区至 1 个肺区之间。

(3) 两侧肺尖至肋膈角的侧胸壁显示不佳，气管轮廓模糊，心后区肺纹理难以辨认。

(4) 吸气不足，右侧膈顶位于第八后肋及以上水平。

(5) 照片偏黑，上中肺区最高光密度在 1.85～1.90 之间；或照片偏白，上中肺区最高光密度在 1.30～1.40 之间；或灰雾度偏高，膈下光密度在 0.40～0.50 之间；或直接曝光区光密度在 2.20～2.30 之间。

四级片(废片)：胸片质量达不到三级片者为四级片，不能用于尘肺诊断。

X 线胸片质量分为一、二、三、四 4 个等级，尘肺病初次诊断时胸片质量必须达到一级或二级片，复诊可以用三级片。

（三）**读片方法**

1. 肺区划分方法

在 X 射线胸片上，将肺尖至膈顶的垂直距离等分为三，用等分点的水平线把左右肺野各分为上、中、下 3 个肺区，左右共 6 个肺区。

2. 小阴影　在 X 射线胸片上，肺野内直径或宽度不超过 10 mm 的阴影。

(1) 形态和大小：小阴影按其形态分为圆形和不规则形两类，按其大小各分为三种；小阴影的形态及大小以标准片所示为准。

①圆形小阴影以字母 p、q、r 表示：

p：直径最大不超过 1.5 mm；

q：直径大于 1.5 mm，不超过 3 mm；

r：直径大于 3 mm，不超过 10 mm。

②不规则形小阴影以字母 s、t、u 表示：

s：宽度最大不超过 1.5 mm；

t：宽度大于 1.5 mm，不超过 3 mm；

u：宽度大于 3 mm，不超过 10 mm。

③判定及记录方法：小阴影的形态及大小的判定以相应标准片所示为准。

阅读胸片时应记录小阴影的形态和大小。胸片上的小阴影几乎全部为同一形态和大小时，将其字母符号分别写在斜线的上面和下面，例如：p/p，s/s 等；胸片上出现两种以上形态和大小的小阴影时，将主要的小阴影的字母符号写在斜线上面，次要的且有相当数量的另一种写在斜线下面,例如:p/q,s/p,q/t 等。

(2) 密集度:指一定范围内小阴影的数量。小阴影密集度的判定应以标准片为准。读片时应首先判定各肺区的密集度,然后确定全肺的总体密集度。

①四大级分级

密集度可简单地划分为四级:

0 级:无小阴影或甚少,不足 1 级的下限;

1 级:有一定量的小阴影;

2 级:有多量的小阴影;

3 级:有很多量的小阴影。

②十二小级分级

小阴影密集度是一个连续的由少到多的渐变过程,为客观地反映这种改变,在四大级的基础上再把每级划分为三小级,即 0/－,0/0,0/1 为 0 级;1/0,1/1,1/2 为 1 级;2/1,2/2,2/3 为 2 级;3/2,3/3,3/＋为 3 级,目的在于提供更多的信息,更细致地反映病变情况,进行流行病学研究和医学监护。

③判定及记录方法

判定原则:小阴影密集度的判定应以相应的标准片为依据,文字部分只起说明作用。

肺区密集度判定:在小阴影形态判定的基础上,对照相应形态的密集度组合标准片判定各肺区小阴影密集度,以 12 小级分级表示。若小阴影密集度与标准片基本相同,可分别记录为 1/1,2/2,3/3。若小阴影密集度和标准片比较,认为较高一级或较低一级也应认真考虑,则同时记录下来,例如 2/1 或 2/3,前者含义是密集度属 2 级,但 1 级也要考虑;后者含义是密集度属 2 级,但 3 级也要考虑。

判定肺区密集度的原则是小阴影分布范围至少占该区面积的 $\frac{2}{3}$。

总体密集度判定:是指全肺内密集度最高肺区的密集度,是在对小阴影密集度分肺区判定的基础上对全肺小阴影密集度的一个总体判定,以四大级分级表示。

分布范围判定:小阴影分布范围是指出现有密集度 1 级及以上小阴影的肺区数。

3. 大阴影　在 X 射线胸片上,肺野内直径或宽度大于 10 mm 的阴影。

4. 小阴影聚集　在 X 射线胸片上,肺野内出现局部小阴影明显增多聚集成簇的状态,但尚未形成大阴影。

5. 胸膜斑　在 X 射线胸片上,肺野内除肺尖部和肋膈角区以外出现的厚度大于 5 mm 的局限性胸膜增厚,或局限性钙化胸膜斑块。一般由于长期接触石棉粉尘而引起。

6. 附加符号

(1) bu　肺大泡

(2) ca　肺癌和胸膜间皮瘤

(3) cn　小阴影钙化

(4) cp　肺心病

(5) cv　空洞

(6) ef　胸腔积液

(7) em　肺气肿

(8) es　淋巴结蛋壳样钙化

(9) ho　蜂窝肺

(10) pc　胸膜钙化

(11) pt　胸膜增厚

(12) px　气胸

(13) rp　类风湿性尘肺

(14) tb　活动性肺结核

实表 5-1　胸片读片记录表

单位＿＿＿＿＿＿＿＿＿　　姓名＿＿＿＿＿＿＿＿＿　　性别(男　女)

读片日期					
累计工龄					
摄片日期					
片号					
胸片质量					
小阴影	形态大小				
	总体密集度				
	范围				
小阴影聚集					
大阴影	小于右上肺区				
	大于右上肺区				
胸膜病变	局部增厚				
	弥漫增厚				
	胸膜钙化				
	心缘蓬乱				
附加符号					
诊断					
读片人签字					

(张美荣)

实习六　食谱编制

将每日各餐主、副食的品种、数量及烹调方法列成表,即称为食谱。

一、目的和意义

1. 编制食谱是为了把食物结构、膳食指南等要求,纳入一日三餐,使居民能按需要摄入足够的能量和各种营养素。对营养性疾病患者来说,给其编制食谱则是一种基本的治疗措施。

2. 通过食谱编制,可指导炊管人员有计划地管理膳食,并充分利用食物中营养素之间的相互影响和互补作用,用有限度的经费来取得最佳的营养效果,以逐步提高人体的营养水平。

3. 根据参考摄入量及平衡膳食宝塔将各类食物按日编入食谱,并合理地分配到各餐次中,以达到平衡膳食的基本要求。一般食谱制订至少是 1 周食谱,以便在一定时间内取得食物的协调。

二、食谱编制的主要原则

1. 根据用膳者的生理特点和参考摄入量要求,应满足其对能量及各营养素的需要,并选择适宜的各种食物,尽可能包括各类食物在内,组成平衡膳食。

2. 各营养素间比例合适(蛋白质 10%～15%,脂肪 20%～25%,碳水化合物 55%～65%);三餐能量分配合理(早:午:晚为 30%:40%:30%)。

3. 食物的搭配要合理。注意成酸性食物与成碱性食物的搭配以及主食与副食、杂粮与精粮、荤与素等食物的平衡搭配。

4. 食品应安全无害,符合国家食品卫生标准。

5. 充分考虑用膳者的经济情况、饮食习惯、当地不同季节的食物供应及价格情况、食堂的设备条件和厨师的烹饪技术等来进行膳食调配。注意减少烹调加工对营养素的损失,并尽量做到食物品种丰富多样,如:主食有米面,有干有稀;副食有菜有汤,荤素兼备;食品的色、香、味、型俱佳。1 周内的食谱尽量不重复,且每 1～2 周更换一次食谱。

三、食谱编制的步骤和方法

计算法与食物交换份法结合使用,下面以男大学生(成年男子中等体力活动)为例:

1. 参照 DRIs,按用膳者的年龄、性别、劳动强度等确定一日三餐中的总能量和各营养素摄入量。

如成年男子中等体力活动者的参考摄入量如下:能量 11.29 kJ(2 700 kcal),蛋白质 80 g(其中优质蛋白>1/3),脂肪 50～60 g,碳水化合物 450～500 g,钙 800 mg,铁 15 mg,锌 15.5 mg,硒 50 μg,碘 150 μg,维生素 A 800 μg RE,维生素 D 5 μg,维生素 B_1 1.4 mg,维生素 B_2 1.4 mg,烟酸 14 mg,维生素 C 100 mg 等。

2. 计算碳水化合物、蛋白质、脂肪推荐摄入量。

本例产能营养素供能比定为蛋白质 12%,脂肪 27%,碳水化合物 62%。

$$蛋白质 = 2700 \times 12\% \div 4 = 81(g)$$
$$脂\quad肪 = 2700 \times 25\% \div 9 = 75(g)$$
$$碳水化合物 = 2700 \times 62\% \div 4 = 420(g)$$

3. 参照中国居民平衡膳食宝塔建议,先确定大学生中等体力活动每天应有牛奶、鸡蛋、蔬菜、水果的用量,如实表 6-1 所示。

实表 6-1　食物用量计算(g)

食物	用量	蛋白质	脂肪	碳水化合物
牛奶	200	$200 \times 3.2\%^* = 6$	$200 \times 3.5\%^* = 7$	$200 \times 4.6\%^* = 9$
鸡蛋	60	$60 \times 87\%^\triangle \times 12.7\%^* = 7$	$60 \times 87\%^\triangle \times 9\%^* = 5$	
蔬菜类	500			$500 \times 93\%^\triangle \times 3.2\%^* = 15$
水果类	200			$200 \times 75\%^\triangle \times 13\%^* = 20$ $\underline{420-(9+15+20)}$ $=376$
谷薯类	$376 \div 76\%$ $= \boxed{494}$	$500 \times 8\%^* = 40$ $81-(6+7+40)=28$	$500 \times 1.5\%^* = 7$	

续实表 6-1

食物	用量	蛋白质	脂　肪	碳水化合物
瘦肉类	28÷18%=$\boxed{155}$		155×20%*=31	
			$\dfrac{75-(7+5+7+31)}{=25}$	
食油	25÷100%=$\boxed{25}$			

注：＊为查"食物成分表"所得的营养素含量；△为可食部。

4. 计算主食用量　用每天碳水化合物摄入总量(420 g)减去以上常用食物中碳水化合物量，得谷薯类用量(376 g)，再除以谷薯类碳水化合物含量(76%)得谷薯类用量(494 g)，为方便起见，选择主食用量为 500 g。

5. 计算肉类、油脂用量　计算方法同 4(实表 6-1)。

6. 由实表 6-1 可知，男大学生中等体力活动一天应摄入的主、副食用量为谷薯类 500 g、蔬菜类 500 g、水果类 200 g、牛奶 200 g、鸡蛋 60 g、肉类 150 g、植物油 25 g。按照食物交换表(实表 6-3 至实表 6-7)选择具体主、副食品种及用量，按早、中、晚分别 1/5、2/5、2/5 的比例将主、副食分配到一日三餐中去，并确定烹调方法，配成 1 日食谱，见实表 6-2 所示。

7. 编排一周食谱　一日食谱确定以后，按"同类互换，多种多样"的原则，制定出一周食谱，并列成表。同类食物等值交换份表见实表 6-3 至实表 6-7。

8. 调整食谱　对照食物成分表，计算出一周食谱的能量及各种营养素的含量，并与参考摄入量进行比较，如果大致相符(能量相差±10%以内，其他营养素相差±20%以内)，可认为该食谱合乎要求，否则要增减或更换食品的种类或数量，直至符合要求。

实表 6-2　男大学生一日食谱

餐别	饭菜名称	原料名称及数量(g)
早餐	肉包子	面粉 120
		肥瘦猪肉 30
	牛奶	200
	白糖	10
	五香蛋	鸡蛋 60
		调料适量
午餐	米饭	大米 150
	韭黄炒肉丝	瘦猪肉 50
		韭黄 150
		菜油 15
	白菜汤	白菜 50
		调料适量
零食		饼干 50
		芦柑 200

续表 6 - 2

餐别	饭菜名称	原料名称及数量(g)
晚餐	米饭	大米 200
	炒青菜	青菜 200
	鸭血豆腐紫菜汤	豆腐 50
		鸭血 50
		紫菜 10
		调料适量
		菜油 10

本日能量 11.00 MJ(2 629 kcal),蛋白质 86.2 g(动物蛋白＋豆类蛋白 31.3%),脂肪 62 g,碳水化合物 430 g(产能比例分别为 13.1%、21.5%和 65.4%),钙 1 018 mg,铁 38.8 mg,锌 14.2 mg,维生素 A 2 179 μg RE,维生素 E 13 mg,维生素 B_1 1.5 mg,维生素 B_2 1.6 mg,烟酸 20.2 mg,维生素 C 198 mg。

实表 6 - 3　谷类和薯类食物交换份表

食物	重量(g)
面粉	50
大米	50
玉米面	50
小米	50
高粱米	50
挂面	50
面包	75
干粉丝(皮、条)	40
土豆(食部)	250
凉粉	750

实表 6 - 4　豆类食物交换份表

食物	重量(g)
豆浆	125
豆腐(南)	70
豆腐(北)	42
油豆腐	20
豆腐干	25
熏干	25
腐竹	5
千张	14
豆腐皮	10
豆腐丝	25

实表 6 - 5　蔬菜、水果类食物交换份表

食物(食部)	重量(g)
大白菜、油菜、圆白菜、韭菜、菠菜等	500～750
芹菜、莴苣、雪里蕻(鲜)、空心菜等	500～750
西葫芦、西红柿、茄子、苦瓜、冬瓜、南瓜等	500～750
菜花、绿豆芽、茭白、蘑菇(鲜)等	500～750
柿子椒	350
鲜豇豆	250
鲜豌豆	100
倭瓜	350
胡萝卜	200
萝卜	350
蒜苗	200
水浸海带	350
李子、葡萄、香蕉、苹果、桃、橙子、橘子等	200～250

实表 6-6 动物性食物交换份表

食物(食部)	重量(g)
瘦猪肉	50
瘦羊肉	50
瘦牛肉	50
鸡蛋(500g 约 8 个)	1 个
禽	50
肥瘦猪肉	25
肥瘦羊肉	25
肥瘦牛肉	25
鱼虾	50
酸奶	200
牛奶	250
牛奶粉	30

实表 6-7 纯能量食物食物交换份表

食物	重量(g)
菜籽油	5
豆油、花生油、绵籽油、芝麻油	5
牛油、羊油、猪油(未炼)	5

(徐广飞)

实习七 食物中毒案例分析

一、目的要求

1. 掌握食物中毒的概念、临床表现、诊断及治疗处理原则。
2. 熟悉食物中毒的调查处理方法及案例分析方法。

二、内容

【案例一】

2013 年 7 月 20 日上午,某市一家医院门诊收治了数十名症状相似的病人,病人均有恶心、呕吐、腹痛、腹泻、发热等症状。

1. 如果你是该医院的门诊医生,在接到第一例病人时,你会考虑哪些疾病? 一个上午接到如此多的症状相似的病人,你如何考虑?

2. 如果怀疑食物中毒,应如何处理?

根据病人的主诉,所有病人都有食用过某农贸市场出售的熟猪头肉的情况,有的在 7 月 19 日午餐,有的在 7 月 19 日晚餐。买回家后均未经加热而直接食用,且家人中未食猪头肉者未发病。根据以上情况,该医生初步怀疑为食物中毒,并立即向市场监督管理部门报告。

3. 如何进行现场调查和采样工作?

疾病预防控制中心在接到市场监督管理部门有关食物中毒的报告后,迅速准备,立即奔赴现场,在医护人员的协助下,进一步了解有关情况,让患者填写了"进餐情况调查表",并协助医务人员妥善处理病人,采集病人的吐泻物及血尿样品。此外,还对该农贸市场的熟猪头肉出售商贩进行了现场检查和采样,并对猪头肉的加工制作场所进行了检查和采样。现场检查情况:该商贩熟肉出售场所无防蝇、防尘设施,且附近卫生状况较差,苍蝇乱飞,尘土飞扬。加工制作场所卫生状况更差,刀、菜板、桶等器具污秽不堪,而且生熟不分。实验室检查结果:细菌总数和大肠菌群严重超标;从病人的吐泻物中分离出了大量的变形杆菌。

4. 这是一起什么样的食物中毒?

5. 为了防止此类中毒事件的发生,今后应做好哪些方面的工作?

6. 应如何处理该熟肉制售商贩?

【案例二】

某市市场监督管理部门于 2016 年 8 月 6 日上午 9 时,接到某医院食物中毒报告,有关人员立即赶到医院,发现情况如下:该医院在 8 月 5 日夜间共收治了 70 例疑似食物中毒病人,所有病人均为某大学同级同学,5 日中午在某酒店聚会,晚上陆续发病,症状以腹部阵发性绞痛、腹泻为主,水样便,部分为血水样便。

1. 根据以上情况,你是否怀疑食物中毒? 为什么?

2. 你认为最可能的餐次是哪一餐? 为什么?

市场监督管理人员经过详细的调查询问,初步认定 5 日的午餐是本次食物中毒的致病餐次。进一步调查发现,发病者多数为男同学,女同学很少发病,原因是女同学发现凉拌海带有异味,大多都不愿吃该菜,而男同学则不在乎,而且,老板最后还专门为每个餐桌免费送了一份凉拌海带。调查还发现,所有食用者均发病,而未使用者无一发病。

3. 你认为中毒食品可能是什么? 作为中毒食品有哪些特点?

临床症状调查:80% 的病人潜伏期为 6~10 小时,85% 的病人主要临床症状为上腹阵发性绞痛,随后腹泻,每天 5~10 次不等,多为水样便,仅少数为洗肉水样便,个别有黏液或黏血便,但无里急后重。多数病人有恶心、呕吐,体温稍高。

4. 你认为可能是哪种类型的食物中毒? 为什么?

5. 为明确诊断,应进一步做哪些工作?

6. 通过本案例,你认为食物中毒的调查处理主要应包括哪几个步骤?

(徐广飞)

实习八　SPSS Statistics 概述及统计分析方法的选择

一、目的和要求

1. 学会从 U 盘上安装 IBM SPSS Statistics。

2. 初步熟悉 IBM SPSS Statistics 的界面。

3. 学会将数据录为 IBM SPSS Statistics 的数据文件。

4. 熟悉统计分析方法的选择。

二、内容和步骤

(一) IBM SPSS Statistics 的安装、启动及退出

1. 启动 Windows 操作系统。

2. 将 IBM SPSS Statistics 的 U 盘插入电脑。

3. 在"我的电脑"中点击 IBM SPSS Statistics 所在盘符,找到"setup. exe"文件,双击,即可启动 IBM SPSS Statistics 安装程序。

4. 按照安装提示向导,依次进行安装,选择安装位置,并输入软件系列号、用户姓名、单位名称。安装类型和模块。

5. 单击 Windows 左下角的"开始"→"所有程序"→"IBM SPSS Statistics"→"IBM SPSS Statistics 25",可启动 IBM SPSS Statistics 25,并可见到 IBM SPSS Statistics 25 的启动对话框,做相应选择后进入主窗口(实图 8-1)。可以根据不同需要定义语言窗口和输出窗口。

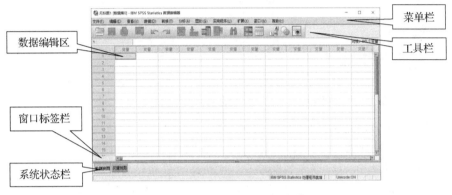

实图 8-1 SPSS Statistics 的主窗口

6. 完成统计分析后,从文件(F)菜单中的退出项或点击窗口右上角☒可退出 IBM SPSS Statistics。

(二) IBM SPSS Statistics 数据录入

1. 单击 IBM SPSS Statistics 主窗口左下方的变量视图标签,进入变量窗口(实图 8-2),对变量进行定义。注意数值型变量的总宽度要包括小数点前后的位数,小数点计 1 个位数;值标签的定义多采用习惯值,如定义 sex,1="男",2="女"。

2. 单击窗口左下方的数据视图标签,进入"数据"窗口(实图 8-3),将对应的数据录入。

3. 点击"文件(F)"菜单中的"保存(S)"子菜单,根据提示输入文件名后选"保存"即可。

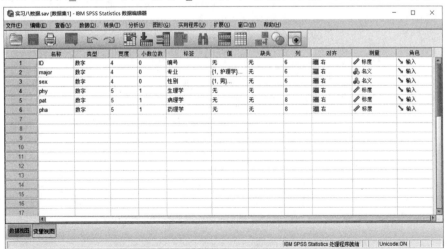

实图 8-2 "IBM SPSS Statistics 变量"窗口

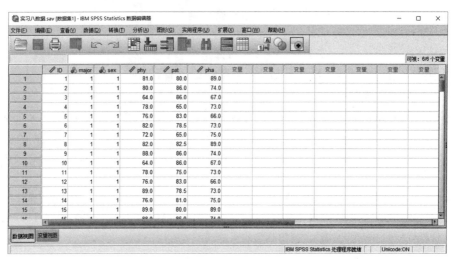

实图 8-3 "IBM SPSS Statistics 数据"窗口

（三）统计分析方法的选择

在临床科研工作中，正确地选择统计分析方法，应充分考虑科研工作者的分析目的、临床科研设计方法、搜集到的数据资料类型、数据资料的分布特征与所涉及的统计方法条件等。任何一个问题没考虑到或考虑有误，都有可能导致统计分析方法的选择失误。

此外，统计分析方法的选择应在科研的设计阶段来完成，而不应该在临床试验结束或在数据的收集工作已完成之后。

对临床科研数据进行统计分析时，选择统计方法时可参考实表 8-1。

实表 8-1 常用统计分析方法的选择

变量类型	分析目的	统计方法	IBM SPSS 操作过程	应用条件
数值变量（计量资料）	样本均数与总体均数的比较	t 检验	数据格式：1 个反应变量 Analyze→Compare Means→One—sample T Test…	正态分布
	两组资料的比较（完全随机设计）	成组设计的 t 检验	数据格式：1 个反应变量，1 个分组变量 Analyze → Compare Means → Independent—sample T Test…	正态分布且方差齐
		成组设计的 t' 检验	数据格式：1 个反应变量，1 个分组变量 Analyze → Compare Means → Independent—sample T Test…	正态分布且方差不齐
		成组设计的秩和检验	数据格式：1 个反应变量，1 个分组变量 Analyze → Nonparametric Tests → 2 Independent Sample…	

续实表 8 - 1

变量类型		分析目的	统计方法	IBMSPSS 操作过程	应用条件
数值变量 （计量资料）		配对资料的比较 （配对设计）	配对设计的 t 检验	数据格式:2 个反应变量 Analyze → Compare Means → Paired－sample T Test…	差值呈正态分布
			符号秩和检验	数据格式:2 个反应变量 Analyze → Nonparametric Tests →2 Related Sample…	差值呈非正态分布
		多组资料的比较 （完全随机设计）	完全随机设计的方差分析	数据格式:1 个反应变量,1 个分组变量 Analyze → Compare Means → One-Way ANOVA…	正态分布且方差齐
			完全随机设计的秩和检验	数据格式:1 个反应变量,1 个分组变量 Analyze → Nonparametric Tests →K Independent Sample…	非正态分布且方差不齐
		随机区组资料的比较	随机区组资料的方差分析	数据格式:1 个反应变量,2 个分组变量 Analyze→ General linear Model →Univariate…	正态分布且方差齐
		两变量之间的相互关系	直线相关	数据格式:1 个自变量,1 个因变量 Analyze→Correlate→Bivariate…	双变量,正态分布
			等级相关	数据格式:1 个自变量,1 个因变量 Analyze→Correlate→Bivariate…	不服从双变量正态分布 总体分布类型未知用等级表示的资料
		两变量之间的依存关系	直线回归	数据格式:1 个自变量,1 个因变量 Analyze→Regression→Linear…	应变量为正态分布
分类变量	无序分类变量 （计数资料）	样本率与总体率的比较	u 检验	数据格式:1 个分组变量,1 个频数变量 Data → Weight Cases … → ⊙Weight Cases by: Analyze→ Nonparametric Tests →Binomial…	$np \geqslant 5$ 且 $n(1-p) \geqslant 5$

实表 8-1

变量类型		分析目的	统计方法	IBMSPSS 操作过程	应用条件
分类变量	无序分类变量（计数资料）	两个率或构成比的比较（完全随机设计）	四格表的 χ^2 检验	数据格式：2 个分类变量，1 个频数变量 Data → Weight Cases … → ⊙Weight Cases by： Analyze → Descriptive Statistics →Crosstabs…	$n \geqslant 40$ 且 $T \geqslant 5$
			校正四格表的 χ^2 检验	数据格式：2 个分类变量，1 个频数变量 Data → Weight Cases … → ⊙Weight Cases by： Analyze → Descriptive Statistics →Crosstabs…	$n \geqslant 40$ 且 $1 \leqslant T < 5$
			四格表的确切概率法	数据格式：2 个分类变量，1 个频数变量 Data → Weight Cases … → ⊙Weight Cases by： Analyze → Descriptive Statistics →Crosstabs…	$n < 40$ 或 $T < 1$
		配对四格表比较（配对设计）	配对 χ^2 检验	数据格式：2 个分类变量，1 个频数变量 Data → Weight Cases … → ⊙Weight Cases by： Analyze → Descriptive Statistics →Crosstabs…	$b + c \geqslant 40$
			校正配对 χ^2 检验	数据格式：2 个分类变量，1 个频数变量 Data → Weight Cases … → ⊙Weight Cases by： Analyze → Descriptive Statistics →Crosstabs…	$b + c < 40$
		多个率或构成比资料的比较（完全随机设计）	行 × 列表 χ^2 检验	数据格式：2 个分类变量，1 个频数变量 Data → Weight Cases … → ⊙Weight Cases by： Analyze → Descriptive Statistics →Crosstabs…	全部格子 $T \geqslant 5$ 或少于 1/5 的格子 $1 \leqslant T < 5$

续实表 8-1

变量类型		分析目的	统计方法	IBMSPSS 操作过程	应用条件
分类变量	有序分类变量（等级资料）	配对设计	符号秩和检验	数据格式：2 个反应变量 Analyze → Nonparametric Tests → 2 Related Sample…	差值非正态分布
		两组资料的比较（完全随机设计）	成组设计的秩和检验	数据格式：1 个分组变量，1 个反应变量，1 个频数变量 Data → Weight Cases … → ⊙Weight Cases by： Analyze → Nonparametric Tests → 2 Independent Sample…	非正态且方差不齐
		多组资料的比较（完全随机设计）	Kruskal-Wallis H 检验	数据格式：1 个分组变量，1 个反应变量，1 个频数变量 Data → Weight Cases … → ⊙Weight Cases by： Analyze → Nonparametric Tests → K Independent Sample…	方差不齐

三、思考和练习

1. 安装 IBM SPSS Statistics 的步骤有哪些？

2. 医学科研设计类型有哪些？变量可以分为哪几类？

3. 将实表 8-2 数据录成 IBM SPSS Statistics 的数据文件。

实表 8-2　某校对部分专业学生生理学、病理学、药理学抽查成绩表（分）

编号	专业	性别	生理学	病理学	药理学
1	护理学	男	81.0	80.0	89.0
2	护理学	男	80.0	86.0	74.0
3	护理学	男	64.0	86.0	67.0
4	护理学	男	78.0	65.0	73.0
5	护理学	男	76.0	83.0	66.0
6	护理学	男	82.0	78.5	73.0
7	护理学	男	72.0	65.0	75.0
8	护理学	男	82.0	82.5	89.0
9	护理学	男	88.0	86.0	74.0
10	护理学	男	64.0	86.0	67.0
11	护理学	男	78.0	75.0	73.0
12	护理学	男	76.0	83.0	66.0
13	护理学	男	89.0	78.5	73.0
14	护理学	男	76.0	81.0	75.0

编号	专业	性别	生理学	病理学	药理学
15	护理学	男	89.0	80.0	89.0
16	护理学	男	88.0	86.0	74.0
17	护理学	男	64.0	86.0	67.0
18	护理学	男	78.0	75.0	73.0
19	护理学	男	76.0	83.0	66.0
20	护理学	男	89.0	78.5	73.0
21	护理学	男	87.0	81.0	75.0
22	护理学	女	78.0	79.0	70.0
23	护理学	女	84.0	89.0	79.0
24	护理学	女	76.0	80.0	75.0
25	护理学	女	72.0	77.0	85.0
26	护理学	女	77.0	71.0	87.0
27	护理学	女	83.0	82.0	79.0
28	护理学	女	82.0	68.0	80.0
29	护理学	女	74.0	76.0	88.0
30	护理学	女	78.0	79.0	70.0
31	护理学	女	84.0	89.0	79.0
32	护理学	女	67.0	88.0	75.0
33	护理学	女	87.0	77.0	85.0
34	护理学	女	77.0	71.0	87.0
35	护理学	女	65.0	82.0	79.0
36	护理学	女	82.0	68.0	80.0
37	护理学	女	70.0	76.0	88.0
38	护理学	女	78.0	79.0	70.0
39	护理学	女	84.0	89.0	79.0
40	护理学	女	67.0	88.0	75.0
41	护理学	女	87.0	77.0	85.0
42	护理学	女	77.0	71.0	87.0
43	护理学	女	65.0	82.0	79.0
44	护理学	女	77.5	68.0	80.0
45	护理学	女	72.5	76.0	88.0
46	临床医学	男	78.0	79.0	81.5

编号	专业	性别	生理学	病理学	药理学
47	临床医学	男	91.0	78.5	88.0
48	临床医学	男	79.0	81.0	76.0
49	临床医学	男	82.0	86.0	86.0
50	临床医学	男	78.0	70.5	69.0
51	临床医学	男	72.0	68.0	80.0
52	临床医学	男	81.0	73.0	67.0
53	临床医学	男	68.5	80.0	73.0
54	临床医学	男	78.0	70.0	81.5
55	临床医学	男	78.0	71.0	81.5
56	临床医学	男	82.0	78.5	88.0
57	临床医学	男	79.0	66.0	76.0
58	临床医学	男	96.0	80.0	86.0
59	临床医学	男	78.0	70.5	69.0
60	临床医学	男	72.0	68.0	80.0
61	临床医学	男	81.0	73.0	67.0
62	临床医学	男	68.5	70.0	73.0
63	临床医学	男	78.0	79.0	81.5
64	临床医学	男	80.5	78.5	88.0
65	临床医学	男	79.0	81.0	76.0
66	临床医学	男	82.0	86.0	86.0
67	临床医学	男	78.0	70.5	69.0
68	临床医学	男	72.0	68.0	80.0
69	临床医学	男	81.0	73.0	67.0
70	临床医学	男	68.5	80.0	73.0
71	临床医学	女	76.0	74.0	77.0
72	临床医学	女	73.0	78.0	69.0
73	临床医学	女	79.0	72.0	75.0
74	临床医学	女	73.0	80.0	75.0
75	临床医学	女	78.0	83.0	70.0
76	临床医学	女	72.0	78.0	72.0
77	临床医学	女	63.0	73.0	84.0
78	临床医学	女	76.0	74.0	77.0

编号	专业	性别	生理学	病理学	药理学
79	临床医学	女	73.0	78.0	69.0
80	临床医学	女	79.0	72.0	75.0
81	临床医学	女	70.0	70.0	75.0
82	临床医学	女	78.0	83.0	70.0
83	临床医学	女	69.0	78.0	72.0
84	临床医学	女	83.0	73.0	84.0
85	临床医学	女	76.0	74.0	77.0
86	临床医学	女	73.0	78.0	69.0
87	临床医学	女	79.0	72.0	75.0
88	临床医学	女	70.0	62.5	75.0
89	临床医学	女	78.0	83.0	70.0
90	临床医学	女	69.0	78.0	72.0
91	临床医学	女	63.0	73.0	84.0
92	全科医学	男	80.0	72.0	81.0
93	全科医学	男	74.5	65.5	73.0
94	全科医学	男	84.0	75.5	86.0
95	全科医学	男	82.5	94.0	81.5
96	全科医学	男	72.5	65.0	80.0
97	全科医学	男	73.5	74.0	80.0
98	全科医学	男	82.0	65.0	76.0
99	全科医学	男	72.5	72.0	81.0
100	全科医学	男	74.5	70.0	73.0
101	全科医学	男	84.0	76.0	86.0
102	全科医学	男	82.5	92.5	81.5
103	全科医学	男	83.0	76.0	80.0
104	全科医学	男	63.0	74.0	80.0
105	全科医学	男	75.0	74.0	76.0
106	全科医学	男	86.0	72.0	81.0
107	全科医学	男	74.5	77.5	73.0
108	全科医学	男	84.0	76.0	86.0
109	全科医学	男	82.0	94.0	81.5
110	全科医学	男	69.0	76.0	80.0
111	全科医学	男	63.0	74.0	80.0
112	全科医学	男	87.0	74.0	76.0
113	全科医学	女	82.0	78.0	93.0
114	全科医学	女	85.0	61.5	75.0
115	全科医学	女	92.0	73.0	74.5

续实表 8 - 2

编号	专业	性别	生理学	病理学	药理学
116	全科医学	女	69.0	60.0	60.0
117	全科医学	女	79.0	74.0	67.0
118	全科医学	女	68.0	73.0	74.0
119	全科医学	女	80.0	68.0	75.0
120	全科医学	女	76.0	74.0	68.0
121	全科医学	女	89.5	78.0	93.0
122	全科医学	女	85.0	61.5	75.0
123	全科医学	女	92.0	73.0	74.5
124	全科医学	女	69.0	60.0	60.0
125	全科医学	女	79.0	74.0	67.0
126	全科医学	女	68.0	73.0	74.0
127	全科医学	女	88.0	68.0	75.0
128	全科医学	女	76.0	74.0	68.0
129	全科医学	女	89.5	78.0	93.0
130	全科医学	女	85.0	61.5	75.0
131	全科医学	女	78.0	73.0	74.5
132	全科医学	女	69.0	60.0	60.0
133	全科医学	女	79.0	74.0	67.0
134	全科医学	女	68.0	73.0	74.0
135	全科医学	女	88.0	68.0	75.0
136	全科医学	女	76.0	74.0	68.0

（谷玉明）

实习九　统计图及 IBM SPSS Statistics 图形的绘制

一、目的和要求

1. 掌握不同统计图的使用。
2. 熟悉常用统计图的生成过程。

二、内容和步骤

IBM SPSS Statistics 的制图功能很强，根据资料的结构可以生成多种图形，它可以在各种统计分析过程中生成，也可以通过菜单"图形（G）"生成。IBM SPSS Statistics 的图形的绘制可分为三个步骤：

1. 建立 IBM SPSS Statistics 数据文件。
2. 生成图形。
3. 修饰图形。

（一）条形图的绘制

1. 打开数据文件(实习八练习的数据文件)。

2. 点击"图形(G)"菜单项中"旧对话框(L)"的"条形图(B)"子菜单,在"条形图(B)"对话框中选择条图类型。本例选"簇状图"。

3. 在"条形图(B)"对话框中的图表中的数据为:个案组摘要(G);单独变量的摘要(V);单个个案的值(I)。本例选择系统默认方式:个案组摘要(G)。

4. 点击"定义"定义图形参数。在条形表示中本例选择"其他统计"。

5. 选择"生理学(phy)变量"进入"变量"框内,点击"更改统计(H)"选择统计函数。本例选择"值的平均值(M)",点击"继续"返回上级对话框。

6. 选择"专业(major)"变量进入"类别轴(X)"为横轴分类变量。

7. 选择"性别(sex)"变量进入"聚类定义依据(B)"。

8. 点击"确定"提交系统运行,即可绘出条形图(实图 9-1)。

9. 双击图形可对其编辑、命名。

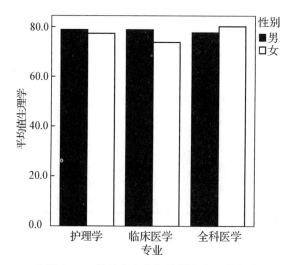

实图 9-1　某校各专业部分学生生理学成绩

（二）线图的绘制

某地 1978—1984 年,不同性别某病发病情况见实表 9-1 所示,试绘制线图进行描述。

实表 9-1　某地 1978—1984 年某病发病率（1/10 万）

年份	男	女
1978	45.19	41.54
1979	37.97	29.00
1980	38.37	31.88
1981	37.42	29.10
1982	30.59	28.08
1983	33.31	28.10
1984	20.29	18.29

1. 首先建立数据文件,定义年份为"year",年份依次为 1978、1979、1980、1981、1982、1983、1984;性别为 sex,男为"1",女为"2";发病率为"rate"。录入原始数据(实图 9 - 2)。

	year	sex	rate	变量	变量	变量	变量	变量	变量
1	1978	1	45.19						
2	1979	1	37.97						
3	1980	1	38.37						
4	1981	1	37.42						
5	1982	1	30.59						
6	1983	1	33.31						
7	1984	1	20.29						
8	1978	2	41.54						
9	1979	2	29.00						
10	1980	2	31.88						
11	1981	2	29.10						
12	1982	2	28.08						
13	1983	2	28.10						
14	1984	2	18.29						
15									
16									

实图 9 - 2　数据窗口

2. 点击"图形(G)"菜单项中"旧对话框(L)"的"折线图(L)"子菜单,在"折线图"对话框中选择"折线类型"。

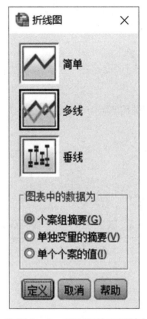

实图 9 - 3　"折线图"对话框

3. 本例选择"多线",在图表中的数据为:个案组摘要(G);单独变量的摘要 (V);单个个案的值(I)。本例选择系统默认方式:个案组摘要。点击"定义"进入"定义多线折线图"对话框(实图 9 - 4)。

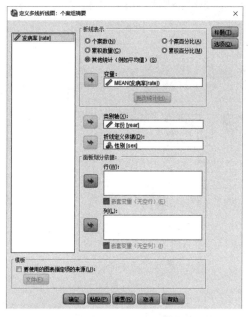

实图 9-4 "定义多线折线图"对话框

4. 在折线表示中本例选择"其他统计"。在选择"发病率（rate）变量"进入"变量"框内，点击"更改统计（$\underline{H}$）"选择统计函数。本例选择"值的平均值（$\underline{M}$）"，点击"继续"返回上级对话框。

5. 选择"年份（year）变量"进入"类别轴（$\underline{X}$）"为横轴变量。

6. 选择"性别（sex）变量"进入"折线定义依据（$\underline{D}$）"。

7. 点"确定"提交系统运行，即可绘出折线图（实图 9-5）。

8. 双击图形可对其编辑、命名。

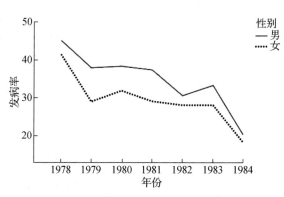

实图 9-5 某地 1978—1984 年某病发病率

（三）圆图的绘制

某医院 1995 年各科病床设立情况见实表 9-2 所示，试绘制图形进行描述。

实表 9-2 某医院 1995 年各科病床分布

部门	床位数（张）	构成比（%）
内科	180	30.00
外科	160	26.67
妇产科	50	8.33
儿科	80	13.33
传染科	100	16.67
五官科	30	5.00

1. 首先建立数据文件,定义部门为"depart":内科为"1",外科为"2",妇产科为"3",儿科为"4",传染科为"5",五官科为"6";床位数为"bed"。录入原始数据。

2. 点击"图形(G)"菜单项中"旧对话框(L)"的"饼图(E)"子菜单,系统弹出"饼图"对话框(实图 9-6)。

3. 在"饼图"对话框中选择"个案组摘要(G)"项,点击"定义"系统弹出"定义饼图"对话框(实图 9-7)。

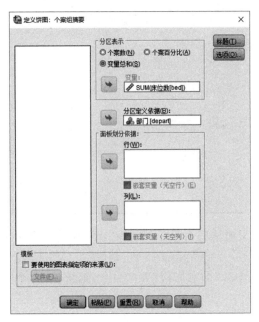

实图 9-6　"饼图"对话框

实图 9-7　"定义饼图"对话框

4. 在"分区表示"中选择"变量总和(S)"项,点击"床位数(bed)"变量进入"变量"框中;点击"部门(depart)"变量进入"分区定义依据(B)"框中。

5. 点击"确定"提交系统运行,可绘制出圆图(实图 9-8)。

6. 双击图形可对其编辑、命名。

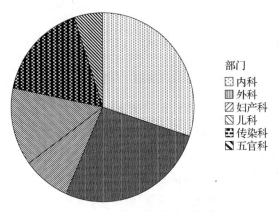

实图 9-8　某医院各科床位构成图

（四）直方图的绘制

某医师测定 15 岁男孩血清锌含量见实表 9‑3 所示，试绘制图形进行描述。

实表 9‑3 某地 15 岁男孩血清锌含量分布

血清锌含量(μmol/L)	人数
10～	2
11～	4
12～	9
13～	13
14～	19
15～	28
16～	17
17～	14
18～	8
19～	5
20～	1

1. 首先建立数据文件，定义血清锌含量（下限）为"zn"，血清锌含量组中值为"znmid"，人数为"number"；录入原始数据。

2. 点击"数据（D）"菜单项中的"个案加权（W）"命令，系统弹出"个案加权"对话框（实图 9‑9）。

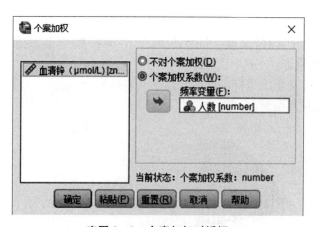

实图 9‑9 个案加权对话框

3. 在"个案加权"对话框中选择"个案加权系数（W）"，将变量人数（number）选入频率变量框，点击"确定"按钮返回。

4. 点击"图形（G）"菜单项中"旧对话框（L）"的"直方图（I）"子菜单，系统弹出"直方图"对话框，点击"血清锌（znmid）"变量进入"变量"框中（实图 9‑10）。

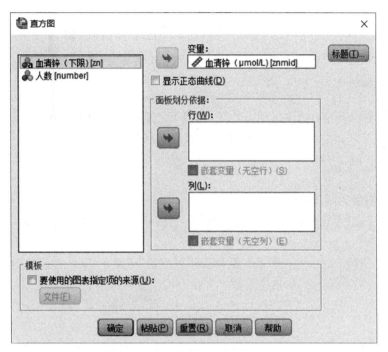

实图 9-10　"直方图"对话框

5. 点击"确定"提交系统运行,可绘制出直方图(实图 9-11)。

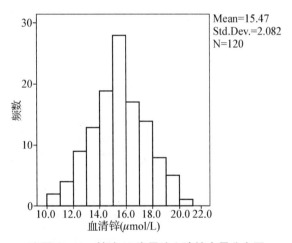

实图 9-11　某地 15 岁男孩血清锌含量分布图

三、思考和练习

1. 分别绘制实表 8-2 的资料中病理学、药理学成绩的条形图。

2. 练习第二十六章复习思考题第 2 题。

(谷玉明)

实习十　数值变量资料的统计分析

一、目的和要求

1. 掌握变量资料的描述性指标的计算,掌握统计推断结果的解释和应用。

2. 熟悉 IBM SPSS Statistics 中均数比较的方法和步骤。

二、内容和步骤

(一)数值变量的统计描述

1. 用第二十章例 20-1 的数据建立数据文件,定义身高变量为"stature",录入原始数据。

2. 点击"转换(T)"菜单中的"重新编码为不同变量"子菜单,系统弹出其对话框。

3. 点击"身高(stature)"变量进入数字变量→输出变量框内。

4. 在"输出变量项名称(N)"框内输入存放分组结果的变量名 group,并单击"变化量(H)"按钮确认。

5. 点击"旧值和新值"进入其对话框,在"旧值"项目下的"范围(N)"中输入组段上下限值,然后在"新值"项目下选中"值(L)"并输入新变量值。单击添加按钮。依此操作分别完成所有组段的输入(实图 10-1)。

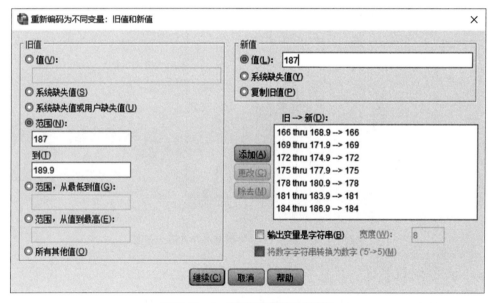

实图 10-1　"旧值和新值"对话框

6. 点击"继续"提交系统运行,新变量 group 生成。

7. 点击"分析(A)"菜单中的"描述统计(E)"子菜单,选择"频率(F)"系统弹出"频率"对话框。点击"group"变量进入"变量(V)"框内,选中"显示频率表(D)"。点击"确定"按钮提交系统运行,频数分布表生成(实图 10-2)。

		频率	百分比	有效百分比	累积百分比
	160.00	2	1.4	1.4	1.4
	163.00	5	3.6	3.6	5.0
	166.00	18	12.9	12.9	17.9
	169.00	25	17.9	17.9	35.7
	172.00	35	25.0	25.0	60.7
Valid	175.00	26	18.6	18.6	79.3
	178.00	16	11.4	11.4	90.7
	181.00	8	5.7	5.7	96.4
	184.00	3	2.1	2.1	98.6
	187.00	2	1.4	1.4	100.0
	总计	140	100.0	100.0	

实图 10 - 2　IBM SPSS Statistics 输出的频数分布表

8. 点击"分析(A)"菜单中的"描述统计(E)"子菜单,选择"频率(F)"系统弹出"频率"对话框(实图 10 - 3)。

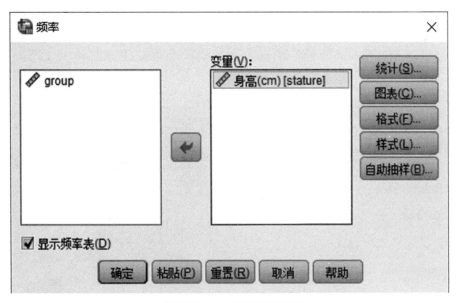

实图 10 - 3　"频率"对话框

9. 点击"身高(stature)"变量进入"变量(V)"框内,表示对身高进行描述性分析。

10. 点击"统计(S)"按钮选择"输出统计量",如实图 10 - 4;本例选择"平均值""中位数""总和""标准差""标准误差平均值",点击继续返回。

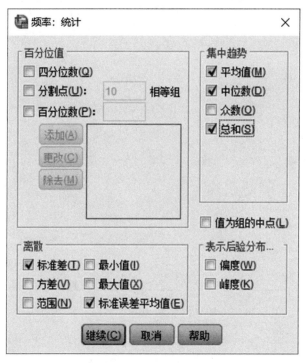

实图 10-4 "频率:统计"对话框

11. 点击"图表(C)"选择"输出图形",本例选择"直方图",选中"在直方图中显示正态曲线(S)"点击"继续"返回,点击"确定"按钮提交系统运行。

12. 结果:系统输出身高的平均数、标准误、中位数、标准差、算术总和,见实图 10-5(a);直方图见实图 10-5(b)。

统计

身高(cm)

个案数	有效	140
	缺失	0
平均值		173.859
标准误差平均值		.437 5
中位数		173.400
标准偏差		5.176 4
总和		24 340.2

实图 10-5(a)

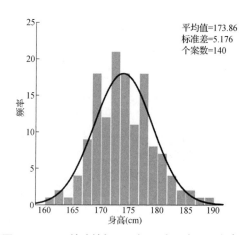

实图 10-5(b) 某地某年 140 名 20 岁正常男子身高分布

(二)均数的比较

1. 配对资料的 t 检验

用第二十一章例 21-22 的资料说明配对资料 t 检验的操作过程。

(1)建立数据文件,术前为 preoperative,术后为 postoperative,录入原始数据(实图 10-6)。

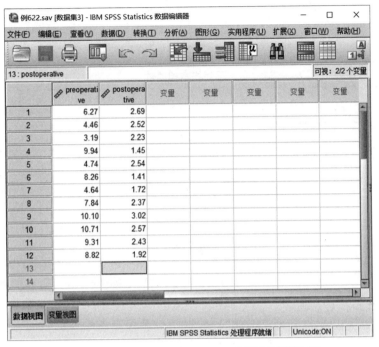

实图 10-6 "IBM SPSS Statistics 数据编辑器"视图

（2）点击"分析（A）"菜单中的"比较平均值（M）"子菜单，选择"成对样本 t 检验（P）"项，系统弹出"成对样本 t 检验"对话框。

（3）点击"变量"preoperative、postoperative 进入"配对变量（V）"框内表示以手术前后的血清 CYFRA21-1 来进行配对比较（实图 10-7）。

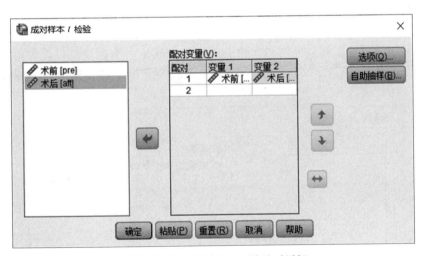

实图 10-7 成对样本 T 检验对话框

（4）其他项可选默认值，点击"确定"按钮提交系统运行。

配对样本统计

		平均值	个案数	标准偏差	标准误差平均值
配对 1	术前	7.356 7	12	2.586 87	.746 76
	术后	2.239 2	12	.506 96	.146 35

配对样本相关性

		个案数	相关性	显著性
配对 1	术前 & 术后	12	−.015	.964

配对样本检验

		配对差值							
		平均值	标准偏差	标准误差平均值	差值 95% 置信区间		t	自由度	Sig.（双尾）
					下限	上限			
配对 1	术前-术后	5.117 5	2.643 3	.763 05	3.438 0	6.796 9	6.707	11	.000

（5）结果：系统先输出了手术前后的血清 CYFRA21-1 的平均数、观察例数、标准差和标准误；其次输出了手术前后的血清 CYFRA21-1 的相关系数；最后是检验结果，t 值为 6.707，P 值为 0.000 033。可以认为差别有统计学意义，即肺癌患者手术前后的血清 CYFRA21-1 有变化。系统还输出了平均数、标准差、标准误及 95% 可信区间。

2. 成组资料的 t 检验

用第二十一章例 21-23 的资料说明成组资料 t 检验的操作过程。

（1）建立数据文件，定义分组变量为"group"，健康人为"1"，Ⅲ期肺气肿患者为"2"；定义 α_1 抗胰蛋白酶含量为"antitryptase"，录入原始数据。

（2）点击"分析（A）"菜单中的"比较平均值（M）"子菜单，选择"独立样本 t 检验"，系统弹出"独立样本 t 检验"对话框。

（3）点击"antitryptase 变量"进入检验"变量（T）"框内；点击"group 变量"进入"分组变量（G）"框内，表示对健康人与Ⅲ期肺气肿患者的 α_1 抗胰蛋白酶含量进行比较，再点击"定义组（D）"对"分组变量"进行定义，在组"1"框内输入"1"，在"组 2"框内输入"2"，点击"继续"返回（实图 10-8）。

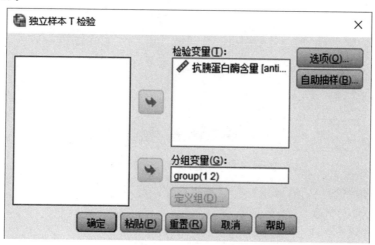

实图 10-8 "独立样本 T 检验"对话框

（4）其他项可选默认值，点击确定按钮提交系统运行。

组统计

	分组	个案数	平均值	标准偏差	标准误差平均值
α_1 抗胰蛋白酶含量	健康人	15	2.067	1.014 7	.262 0
	Ⅲ期肺气肿患者	13	4.323	1.106 9	.307 0

独立样本检验

		莱文方差等同性检验		平均值等同性 t 检验						
		F	显著性	t	自由度	Sig.（双尾）	平均值差值	标准误差差值	差值 95% 置信区间 下限	差值 95% 置信区间 上限
α_1 抗胰蛋白酶含量	假定等方差	.291	.594	−5.627	26	.000	−2.256 4	.401 0	−3.080 7	−1.432 1
	不假定等方差			−5.591	24.641	.000	−2.256 4	.403 6	−3.088 2	−1.424 6

（5）结果：系统首先输出了按分组的 α_1 抗胰蛋白酶含量的平均数、标准差、标准误；然后输出了成组 t 检验的结果，方差齐性检验结果 P 值为 0.594，说明资料方差齐，故观察成组 t 检验的结果时观察等方差所对应行的结果，P 值为 0.000 006，差别有统计学意义，可以认为健康人与Ⅲ期肺气肿患者的 α_1 抗胰蛋白酶含量不同。系统同时输出了差异的 95% 可信区间。

3. 单因素方差分析

用第二十一章例 21-24 的资料说明单因素方差分析的操作过程。

（1）建立数据文件，定义肺活量为"pulm"；分组变量为"group"，石棉肺患者为"1"，可疑患者为"2"，非患者为"3"。录入原始数据。

（2）点击"分析（A）"菜单中的"比较平均值（M）"子菜单，选择"单因素 ANOVA 检验"，系统弹出"单因素 ANOVA 检验"对话框（实图 10-9）。

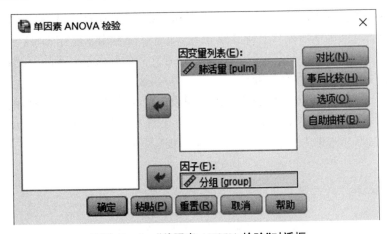

实图 10-9 "单因素 ANOVA 检验"对话框

（3）点击"肺活量(pulm)变量"进入"因变量列表"框内；点击"分组变量(group)"进入"因子"框内，表示以患者分组为依据对肺活量进行方差分析。

（4）点击"事后比较(H)"，系统弹出"单因素 ANOVA 检验事后多重比较"对话框，指定比较方法，本例选择"LSD(最小显著差法)"，点击"继续"返回。

（5）其他项选系统默认方式，点击"确定"提交系统运行。

ANOVA

肺活量

	平方和	自由度	均方	F	显著性
组间	8.828	2	4.414	78.892	.000
组内	1.399	25	.056		
总计	10.227	27			

多重比较

因变量：肺活量

LSD

(I)分组	(J)分组	平均值差值(I−J)	标准错误	显著性	95%置信区间 下限	95%置信区间 上限
石棉肺患者	可疑患者	−.517 5*	.112 2	.000	−.749	−.286
	非患者	−1.320 0*	.105 8	.000	−1.538	−1.102
可疑患者	石棉肺患者	.517 5*	.112 2	.000	.286	.749
	非患者	−.802 5*	.112 2	.000	−1.034	−.571
非患者	石棉肺患者	1.320 0*	.105 8	.000	1.102	1.538
	可疑患者	.802 5*	.112 2	.000	.571	1.034

*．平均值差值的显著性水平为 0.05。

（6）结果：系统首先输出了 3 组资料方差分析的结果，F 值为 78.892，P 值为 <0.001，因此不同类型患者之间肺活量差异有统计学意义；随后系统输出了应用 LSD 方法进行两两比较的结果，可见石棉肺患者与可疑患者、非患者相互之间的肺活量差异均有统计学意义。

4. 配伍组设计资料的方差分析

用第二十一章例 21—25 的资料说明配伍组设计资料的两因素方差分析的操作过程。

（1）建立数据文件，定义止痛得分为"effect"；止痛方法为"method"，A 为"1"，B 为"2"，C 为"3"，D 为"4"；疼痛水平为"level"。录入原始数据(实图 10－10)。

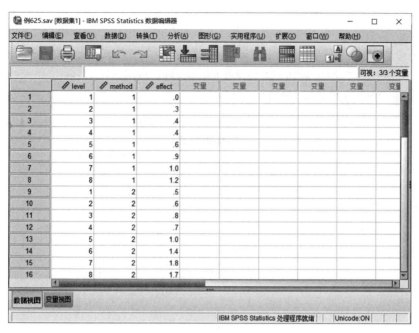

实图 10‑10　IBM SPSS Statistics 数据视图

（2）点击"分析（A）"菜单中的"一般线性模型（G）"子菜单，选择"单变量（U）"项，系统弹出"单变量"对话框（实图 10‑11）。

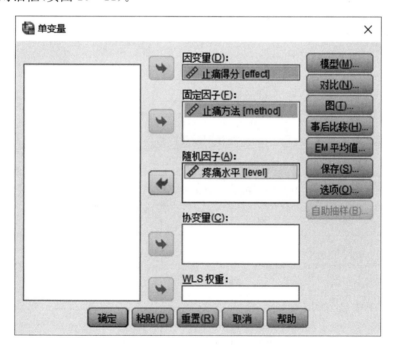

图实 10‑11　"单变量"对话框

（3）点击变量"effect"进入"因变量（D）"框内，变量"method"进入"固定因子（F）"框内，变量"level"进入"随机因子（A）"框内。

（4）点击"模型（M）"，选构"建项（B）"，在构建项类型中选"主效应"，在"因子与协变量"框中选变量"method"和"level"，在"构建项"中点击箭头，把变量"method"和"level"放入"模型"框中,点击"继续"返回。

(5)点击"事后比较(H)"把变量"method"放入"事后检验"框内,在假定等方差中选 LSD 法。点击继续返回。

(6)点击"图(T)",把变量"level"放入"水平轴(H)"框内,变量"method"放入"单独的线条(S)"框内,单击"添加",点击"继续"返回。

(7)点击"确定",提交系统运行。系统输出下列结果。

主体间因子

		值标签	个案数
止痛方法	1	A	8
	2	B	8
	3	C	8
	4	D	8
疼痛水平	1		4
	2		4
	3		4
	4		4
	5		4
	6		4
	7		4
	8		4

主体间效应检验

因变量: 止痛得分

源		III 类平方和	自由度	均方	F	显著性
截距	假设	42.781	1	42.781	53.489	.000
	误差	5.599	7	.800[a]		
method	假设	5.736	3	1.912	132.193	.000
	误差	.304	21	.014[b]		
level	假设	5.599	7	.800	55.296	.000
	误差	.304	21	.014[b]		

a. MS(level)

b. MS(错误)

多重比较

因变量：　止痛得分

LSD

(I)止痛方法	(J)止痛方法	平均值差值 (I−J)	标准误差	显著性	95%置信区间	
					下限	上限
A	B	−.463*	.0601	.000	−.588	−.337
	C	−.575*	.0601	.000	−.700	−.450
	D	−1.188*	.0601	.000	−1.313	−1.062
B	A	.463*	.0601	.000	.337	.588
	C	−.113	.0601	.075	−.238	.013
	D	−.725*	.0601	.000	−.850	−.600
C	A	.575*	.060 1	.000	.450	.700
	B	.113	.060 1	.075	−.013	.238
	D	−.612*	.0601	.000	−.738	−.487
D	A	1.188*	.0601	.000	1.062	1.313
	B	.725*	.0601	.000	.600	.850
	C	.612*	.0601	.000	.487	.738

基于实测平均值。

误差项是均方(误差)= .014。

*.平均值差值的显著性水平为 .05。

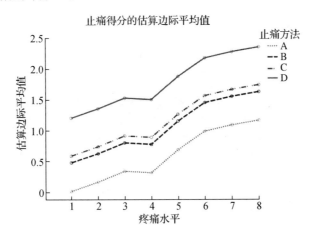

止痛得分的估算边际平均值

（8）结果

①止痛方法有 4 种，每种方法止痛 8 个水平。

②止痛水平有 8 个，每个水平用 4 种方法。

③方法因素：$F=132.193$，$P<0.001$，按 0.05 水准，拒绝无效假设，可认为止痛方法之间的差异有统计学意义；即四种止痛方法处理后的疼痛得分总体均数不等或不全等。

④疼痛水平因素：$F=55.296$，$P<0.001$，按 0.05 水准，拒绝无效假设，可认为不同疼痛水平之间的差异有统计学意义；即 8 个疼痛水平患者经不同止痛方法处理后的得分总体均数

不等或不全等。

　　⑤各个止痛方法、疼痛水平的均数、标准误及 95％可信区间。

　　⑥采用 LSD 法进行均数两两之间的比较结果。除了 B 方法与 C 方法之间以外，其他止痛方法之间差异均有统计学意义。

　　⑦响应变量散点图显示：不同止痛方法的疼痛得分差异有统计学意义。

三、思考与练习

1. 练习第二十一章复习思考题 4、5、6 题。
2. 对实习八实表 8-2 的资料中生理学、药理学成绩按性别、专业进行比较。

（谷玉明）

实习十一　分类变量资料的统计分析

一、目的和要求

1. 掌握分类变量资料的数据录入。
2. 熟悉 χ^2 检验的方法和步骤。
3. 学会检验结果的解释和应用。

二、内容和步骤

（一）四格表资料的 χ^2 检验

用第二十二章例 22-7 的资料说明四格表资料 χ^2 检验的操作过程。

1. 建立数据文件　定义变量疗法为"method"，甲法为"1"，乙法为"2"；疗效为"effect"，有效为"1"，无效为"2"；频数为"freq"。录入数据（实图 11-1，实图 11-2）。

实图 11-1　变量视图

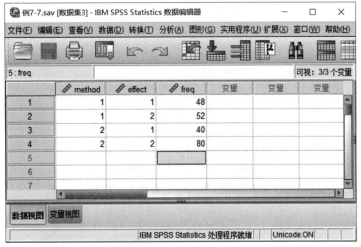

实图 11-2　数据视图

2. 点击"数据(D)"菜单项中的"个案加权(W)"命令,系统弹出"个案加权"对话框,选择个案加权系数,把变量"freq"点入"频率变量"框内,点击"确定"返回(实图 11-3)。

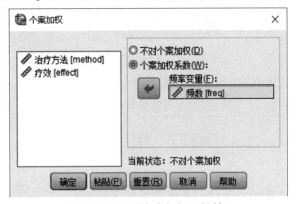

实图 11-3　"个案加权"对话框

3. 点击"分析(A)"菜单中的"描述统计(E)"子菜单,选择"交叉表(C)"系统弹出"交义表"对话框。点击变量"method"进入"行(O)"框内,变量"effect"进入"列(C)"框内(实图 11-4)。

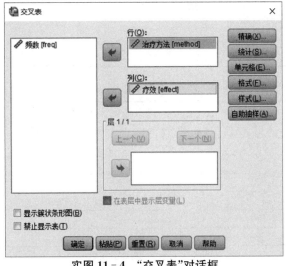

实图 11-4　"交叉表"对话框

4. 点击"统计（S）"选择统计方法和参数，如实图 11-5；本例选择"卡方"，点击"继续"返回。

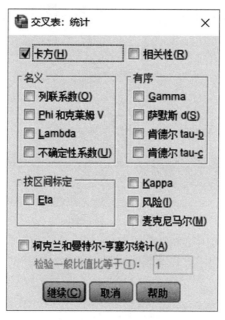

实图 11-5 "统计"对话框

5. 其他选择系统默认值，点击"确定"提交系统运行。

个案处理摘要

	有效		无效		总计	
	N	百分比	N	百分比	N	百分比
治疗方法 * 疗效	220	100.0%	0	0.0%	220	100.0%

治疗方法 * 疗效 交叉表

计数

		疗效		总计
		有效	无效	
治疗方法	甲法	48	52	100
	乙法	40	80	120
总计		88	132	220

卡方检验

	值	自由度	渐进显著性（双侧）	精确显著性（双侧）	精确显著性（单侧）
皮尔逊卡方	4.889[a]	1	.027		
连续性修正[b]	4.297	1	.038		
似然比	4.892	1	.027		
费希尔精确检验				.038	.019
线性关联	4.867	1	.027		
有效个案数	220				

a. 0 个单元格（0.0%）的期望计数小于 5。最小期望计数为 40.00。b. 仅针对 2×2 表进行计算。

6. 结果　$N=220>40$，最小理论数为 $40>5$，χ^2 值为 4.889，df 为 1，$P=0.027<0.05$，可以认为两种方法治疗该病的疗效差异有统计学意义，即两种方法治疗该病的疗效有差别。

（二）行×列表资料的 χ^2 检验

用第二十二章例 22-9 的资料说明行×列表资料 χ^2 检验的操作过程。

1. 建立数据文件　定义变量疗法为"method"，西药为"1"，中药为"2"，中西药结合为"3"；疗效为"effect"，有效为"1"，无效为"2"；频数为"freq"。录入数据（实图 11-6）。

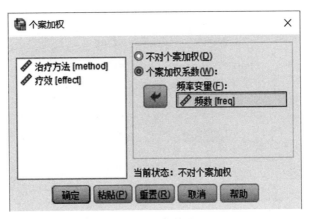

实图 11-6　数据视图

2. 点击"数据（D）"菜单项中的"个案加权（W）"命令，系统弹出"个案加权"对话框，选择个案加权系数，把变量"freq"点入"频率变量"框内，点击"确定"返回（实图 11-7）。

实图 11-7　"个案加权"对话框

3. 点击"分析（A）"菜单中的"描述统计（E）"子菜单，选择"交叉表（C）"系统弹出"交叉表"对话框。点击变量"method"进入"行（O）"框内，变量"effect"进入"列（C）"框内（实图 11-8）。

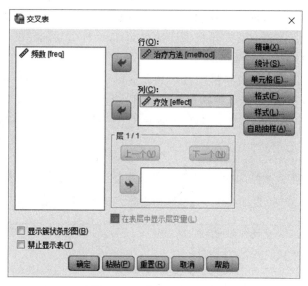

实图 11-8 "交叉表"对话框

4. 点击"统计(S)"选择统计方法和参数,如实图 11-9 所示;本例选择"卡方",点击"继续"返回。

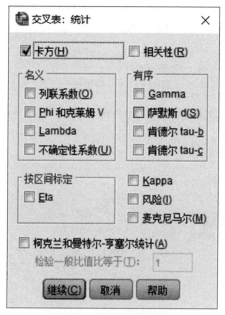

实图 11-9 "统计"对话框

5. 其他选择系统默认值,点击"确定"提交系统运行。

个案处理摘要

	有效		无效		总计	
	N	百分比	N	百分比	N	百分比
治疗方法 * 疗效	120	100.0%	0	0.0%	120	100.0%

治疗方法 ＊ 疗效 交叉表

计数

		疗效		总计
		有效	无效	
治疗方法	西药	33	7	40
	中药	35	5	40
	中西药结合	38	2	40
总计		106	14	120

卡方检验

	值	自由度	渐进显著性（双侧）
皮尔逊卡方	3.073a	2	.215
似然比	3.334	2	.189
线性关联	3.007	1	.083
有效个案数	120		

a. 3 个单元格（50.0％）的期望计数小于 5，最小期望计数为 4.67。

6. 结果　$N=120$，χ^2值为 3.073，df 为 2，$P=0.215>0.05$，差别无统计学意义。尚不能认为三种方法治疗儿童支气管哮喘的疗效不同或不全相同。

（三）配对四格表资料的 χ^2 检验

用第二十二章例 22-11 的资料说明配对四格表资料 χ^2 检验的操作过程。

1. 建立数据文件　定义变量血 HP 抗原为"antigen"，"＋"为"1"，"－"为"2"；呼气试验为"exhale"，"＋"为"1"，"－"为"2"；频数为"freq"。录入数据（实图 11-10）。

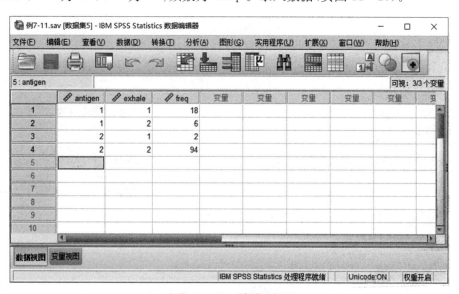

实图 11-10　"数据"视图

2. 点击"数据（D）"菜单项中的"个案加权（W）"命令，系统弹出"个案加权"对话框，选择个案加权系数，把变量"freq"点入"频率变量"框内，点击"确定"返回（实图 11-11）。

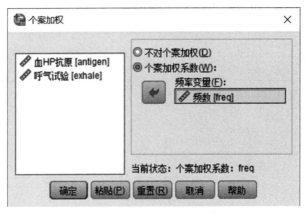

实图 11‑11 "个案加权"对话框

3. 点击"分析(A)"菜单中的"描述统计(E)"子菜单,选择"交叉表(C)"系统弹出"交叉表"对话框。点击变量"antigen"进入"行(O)"框内,变量"exhale"进入"列(C)"框内(实图 11‑12)。

4. 点击"统计(S)"选择统计方法和参数,如实图 11‑13 所示;本例选择"麦克尼马尔(M)",点击"继续"返回。

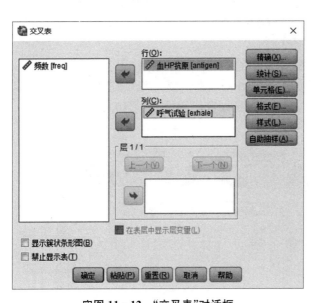

实图 11‑12 "交叉表"对话框

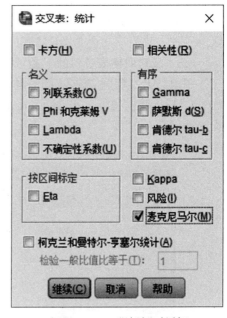

实图 11‑13 "统计"对话框

5. 其他选择系统默认值,点击"确定"提交系统运行。

个案处理摘要

	有效		无效		总计	
	N	百分比	N	百分比	N	百分比
血 HP 抗原 ＊ 呼气试验	100.0%	120	100.0%	0	0.0%	120

血 HP 抗原 * 呼气试验 交叉表

计数

		呼气试验		总计
		＋	－	
血 HP 抗原	＋	18	6	24
	－	2	94	96
总计		20	100	120

卡方检验

	值	精确显著性（双侧）
麦克尼马尔检验		.289ᵃ
有效个案数	120	

a. 使用了二项分布。

6. 结果　$N=120$，麦克尼马尔检验　$P=0.289>0.05$，差别无统计学意义。尚不能认为两种方法检测的阳性率不相等。

三、思考与练习

1. 自行练习 $R \times C$ 表资料的 χ^2 检验。

2. 练习第二十二章复习思考题第 2 题、第 4 题、第 5 题、第 6 题、第 7 题。

（谷玉明）

实习十二　秩和检验

一、目的和要求

1. 掌握秩和检验的方法和步骤。

2. 熟悉秩和检验的应用条件。

二、内容和步骤

（一）配对资料符号秩和检验

用第二十三章例 23-1 的资料说明配对资料符号秩和检验的操作过程。

1. 首先建立数据文件，定义极谱法为 pola，分光光度法为 spec，录入原始数据。

2. 点击"分析（A）"菜单中的"非参数检验（N）"子菜单，选择旧对话框的 2 个相关样本项，系统弹出"双关联样本检验"对话框（实图 12-1）。

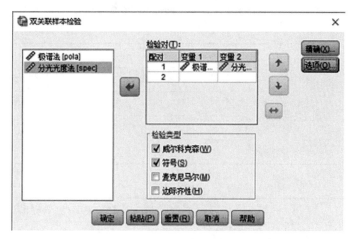

实图 12 - 1 "双关联样本检验"对话框

3. 点击"变量 pola,spec"进入"检验对(T)"框中。

4. 在"检验类型"框中选择"威尔科克森(W)"及"符号(S)"。

5. 点击"选项"选择描述,点击"继续"返回;点击"确定"提交系统运行。

描述统计

	个案数	平均值	标准偏差	最小值	最大值
极谱法	9	.308 9	.178 50	.09	.67
分光光度法	9	.315 6	.183 92	.07	.66

威尔科克森符号秩检验

		个案数	秩平均值	秩的总和
分光光度法 — 极谱法	负秩	6[a]	3.75	22.50
	正秩	2[b]	6.75	13.50
	绑定值	1[c]		
	总计	9		

a. 分光光度法 ＜ 极谱法

b. 分光光度法 ＞ 极谱法

c. 分光光度法 ＝ 极谱法

检验统计[a]

	分光光度法-极谱法
Z	−.641[b]
渐近显著性(双尾)	.521

a. 威尔科克森符号秩检验

b. 基于正秩

符号检验

频率

		个案数
分光光度法 — 极谱法	负差值[a]	6
	正差值[b]	2
	绑定值[c]	1
	总计	9

a. 分光光度法 < 极谱法
b. 分光光度法 > 极谱法
c. 分光光度法 = 极谱法

检验统计[a]

	分光光度法-极谱法
精确显著性（双尾）	.289[b]

a. 符号检验
b. 使用了二项分布

（二）两个独立样本资料的秩和检验

用第二十三章例 23 - 2 的资料说明两个独立样本资料的秩和检验的操作过程。

1. 首先建立数据文件,定义分组变量为"group":铅作业组为"1",非铅作业组为"2";定义血铅值为"lead",录入原始数据。

2. 点击"分析(A)"菜单中的"非参数检验(N)"子菜单,选择旧对话框的 2 个独立样本项,系统弹出"双独立样本检验"对话框(实图 12 - 2)。

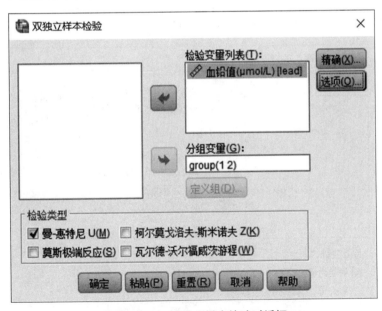

实图 12 - 2 双独立样本检验对话框

3. 点击"lead 变量"进入"检验变量列表"框中,点击"group 变量"进入"分组变量"框中,点击"定义组"来定义分组取值范围,输入分组最大值和最小值,点击"继续"返回;点击"选项"选择描述,点击"继续"返回。

4. 在"检验类型"项中选"曼-惠特尼检验 U",点击"确定"提交系统运行。

秩

	分组	个案数	秩平均值	秩的总和
血铅值(μmol/L)	铅作业组	7	13.36	93.50
	非铅作业组	10	5.95	59.50
	总计	17		

检验统计ª

	血铅值(μmol/L)
曼-惠特尼 U	4.500
威尔科克森 W	59.500
Z	−2.980
渐近显著性(双尾)	.003
精确显著性[2＊(单尾显著性)]	.001ᵇ

a. 分组变量:分组

b. 未针对绑定值进行修正

5. 结果　各组的平均秩次分别为 13.36、5.957,Z 值为−2.980,P＝0.003;铅作业工人与非铅作业工人血铅值差异有统计学意义,即可认为铅作业工人血铅值高于非铅作业工人。

(三)多组独立样本资料的秩和检验

用第二十三章例 23-4 的资料说明多组独立样本资料的秩和检验的操作过程。

1. 首先建立数据文件,定义分组变量为"group":Ⅰ期为"1",Ⅱ期为"2",Ⅲ期为"3";定义血清黏蛋白含量为"mucin",录入原始数据。

2. 点击"分析(A)"菜单中的"非参数检验(N)"子菜单,选择旧对话框的 K 个独立样本项,系统弹出"针对多个独立样本的检验"对话框(实图 12-3)。

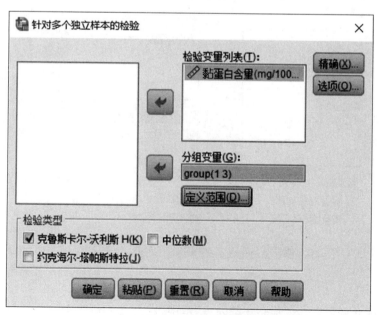

实图 12-3　"针对多个独立样本的检验"对话框

3. 点击"mucin 变量"进入"检验变量列表"框中,点击"group 变量"进入"分组变量"框中,点击"定义组"来定义分组取值范围,输入分组最大值和最小值,点击"继续"返回;点击"选项"选择"描述",点击"继续"返回。

4. 在"检验类型"项中选"克鲁斯卡尔-沃利斯 H(K)",点击"确定"提交系统运行。

描述统计

	个案数	平均值	标准 偏差	最小值	最大值
黏蛋白含量(mg/100 ml)	24	93.266 7	23.380 06	60.63	178.42
分组	24	2.00	.834	1	3

秩

	分组	个案数	秩平均值
黏蛋白含量(mg/100 ml)	Ⅰ期	8	7.06
	Ⅱ期	8	15.44
	Ⅲ期	8	15.00
	总计	24	

检验统计[a,b]

	黏蛋白含量(mg/100 ml)
克鲁斯卡尔-沃利斯 H(K)	7.117
自由度	2
渐近显著性	.028

a. 克鲁斯卡尔-沃利斯检验

b. 分组变量:分组

5. 结果　χ^2 值为 7.117,df 为 2,$P=0.028$,差别有统计学意义。尚可以认为三期矽肺病人的血清黏蛋白含量的总体分布位置不同或不全同。

(四)多组等级资料比较的秩和检验

用第二十三章例 23-5 的资料说明多组等级资料的秩和检验的操作过程。

1. 首先建立数据文件,定义疗效变量为"effect":无效为"1",好转为"2",显效为"3",控制为"4";定义治疗方法变量为"method":糖衣片为"1",黄酮片为"2",复方组为"3"。定义频数变量为"freq"。录入原始数据(实图 12-4)。

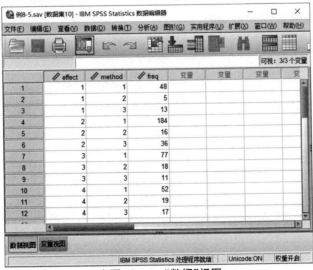

实图 12-4　"数据"视图

2. 点击"数据(D)"菜单项中的"个案加权(W)"命令,系统弹出"个案加权"对话框,选择个案加权系数,把变量 freq 点入"频率变量"框内,点击"确定"返回(实图 12 - 5)。

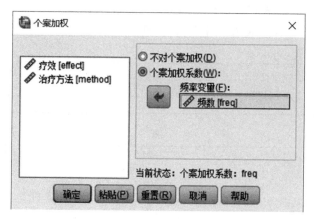

实图 12 - 5 个案加权对话框

3. 点击"分析(A)"菜单中的"非参数检验(N)"子菜单,选择旧对话框的 K 个独立样本项,系统弹出"针对多个独立样本的检验"对话框(实图 12 - 6)。

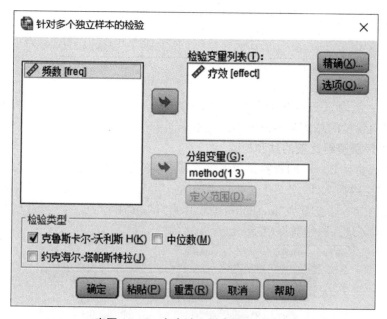

实图 12 - 6 多个独立样本检验对话框

4. 点击"effect"变量进入"检验变量列表"框中,点击"method 变量"进入"分组变量"框中,点击"定义范围"来定义分组取值范围,输入分组最大值和最小值,点击"继续"返回;点击"选项"选择描述,点击"继续"返回。

5. 在"检验类型项"中选"克鲁斯卡尔-沃利斯 H(K)",点击"确定"提交系统运行。

描述统计

	个案数	平均值	标准偏差	最小值	最大值
疗效	496	2.44	.932	1	4
治疗方法	496	1.43	.746	1	3

秩

	治疗方法	个案数	秩平均值
疗效	糖衣片	361	239.50
	黄酮片	58	312.34
	复方组	77	242.60
	总计	496	

检验统计[a,b]

	疗效
疗效克鲁斯卡尔-沃利斯 H(K)	14.935
自由度	2
渐近显著性	.001

a. 克鲁斯卡尔-沃利斯检验

b. 分组变量:治疗方法

6. 结果 三组的平均秩次分别为 239.50,312.34,242.60,χ^2 值为 14.935,df 为 2,$P=0.001$;三种方剂疗效差异有统计学意义,可认为三种方剂的疗效有差别。

三、思考与练习

1. 试列出用 IBM SPSS Statistics 进行秩和检验的步骤。

2. 练习第二十三章复习思考题第 1~5 题。

（谷玉明）

实习十三　相关与回归分析

一、目的和要求

1. 掌握变量间相关关系、回归关系的分析方法和步骤。

2. 学会对相关与回归分析结果的解释和应用。

二、内容和步骤

（一）相关分析

用第二十四章例 24-1 的资料说明直线相关的操作过程。

1. 首先建立数据文件,定义胰岛素水平为 insulin,定义血糖水平为 bloodsugar,录入原始数据。

2. 点击"图形（G）"菜单项中旧对话框的"散点图/点图"子菜单,系统弹出"散点图/点图"主对话框,选择"简单散点图",点击"定义",设定 insulin 为 x 轴,bloodsugar 为 y 轴,点击"确定"提交系统运行(实图 13-1)。

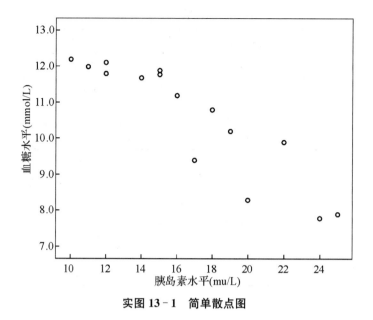

实图 13 - 1　简单散点图

3. 点击"分析(A)"菜单中的相关子菜单,选择"双变量"项,系统弹出"双变量相关性"对话框(实图 13 - 2)。

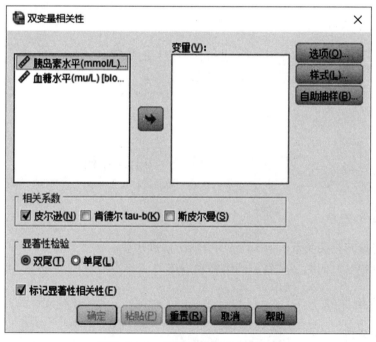

实图 13 - 2　"双变量相关性"对话框

4. 将变量 insulin、bloodsugar 选择进入"变量"框内,"相关系数"选"皮尔逊","显著性检验"选"双尾",选择"标记显著性相关性",点击"确定"提交系统运行。

相关性

		胰岛素水平（mu/L）	血糖水平（mmol/L）
胰岛素水平（mmol/L）	皮尔逊相关性	1	−.908**
	Sig.（双尾）		.000
	N	15	15
血糖水平（mu/L）	皮尔逊相关性	−.908**	1
	Sig.（双尾）	.000	
	个案数	15	15

**.在 0.01 级别（双尾），相关性显著。

5. 结果　胰岛素水平与血糖水平的相关系数为−0.908，P 值<0.001，说明胰岛素水平与血糖水平有高度相关。

（二）回归分析

1. 以上述相关分析资料为例，点击"分析（A）"菜单中的"回归（R）"子菜单，选择"线性（L）"项，系统弹出"线性回归"对话框（实图 13-3）。

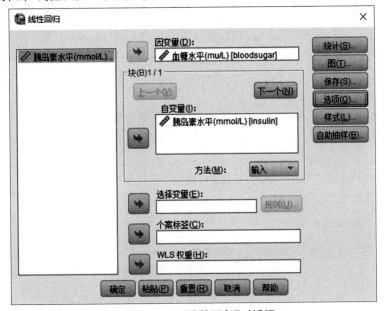

实图 13-3　"线性回归"对话框

2. 将变量 bloodsugar 作为因变量选入"因变量（D）"框内，将 insulin 作为自变量选入"自变量（I）"框内，其余使用默认值，点击"确定"提交系统运行。

输入/除去的变量ª

模型	输入的变量	除去的变量	方法
1		胰岛素水平（mmol/L）ᵇ	输入

a. 因变量：血糖水平（mu/L）

b. 已输入所请求的所有变量

模型摘要

模型	R	R 方	调整后 R 方	估算的标准误差
1	.908ª	.825	.812	.690 9

a. 预测变量：（常量），胰岛素水平（mmol/L）

ANOVA[a]

模型		平方和	自由度	均方	F	显著性
1	回归	29.254	1	29.254	61.277	.000[b]
	残差	6.206	13	.477		
	总计	35.460	14			

a. 因变量:血糖水平(mmol/L)

b. 预测变量:(常量),胰岛素水平(mu/L)

系数[a]

模型		非标准化系数		标准化系数	t	显著性
		B	标准误差	Beta		
1	(常量)	15.776	.685		23.036	.000
	胰岛素水平(mmol/L)	−.311	.040	−.908	−7.828	.000

a. 因变量:血糖水平(mu/L)

3. **结果**　系统首先输出回归分析的属性,以血糖水平为因变量,以胰岛素水平为自变量,采用全部入选法进行分析;然后系统输出了模型的复相关系数为 0.908,复相关系数的平方即决定系数为 0.825,说明血糖水平的 82.5% 是由胰岛素水平来决定的;在系统输出的模型方差分析结果中可知,模型的 P 值<0.001,说明回归方程有效;最后系统输出了回归系数−0.311。

回归方程为:

$$血糖水平 = 15.776 - 0.311 \times 胰岛素水平$$

(三)等级相关分析

用第二十四章例 24-5 的资料说明等级相关的操作过程。

1. 首先建立数据文件,定义黄曲霉毒素 B_1 为 aflatoxin,定义肝癌死亡率为 deaths,录入原始数据。

2. 点击"分析(A)"菜单中的相关子菜单,选择"双变量"项,系统弹出"双变量相关性"对话框(实图 13-4)。

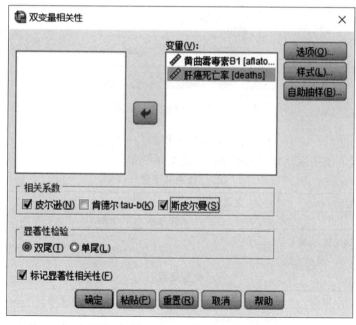

实图 13-4　"双变量相关性"对话框

3. 将变量 aflatoxin、deaths 选择进入"变量"框内,"相关系数"选"斯皮尔曼","显著性检验"选"双尾",选择"标记显著性相关性",点击"确定"提交系统运行。

相关性

			黄曲霉毒素 B_1	肝癌死亡率
斯皮尔曼 Rho	黄曲霉毒素 B1	相关系数	1.000	.745*
		Sig.(双尾)		.013
		N	10	10
	肝癌死亡率	相关系数	.745*	1.000
		Sig.(双尾)	.013	
		N	10	10

*.在 0.05 级别(双尾),相关性显著

三、思考与练习

1. 试列出用 IBM SPSS Statistics 进行变量间相关与回归分析的步骤。

2. 某医师研究免疫球蛋白,IgG(r/ml)与琼脂扩散圈直径(mm)关系资料如实表 13 - 1 所示,试分析 IgG 浓度与琼脂扩散圈直径间的关系。

实表 13 - 1　IgG 浓度与琼脂扩散圈关系

IgG(r/ml)	琼脂扩散圈直径(mm)
40	15.9
80	18.0
160	23.6
320	30.9
400	34.1
800	40.3
1 600	45.7
2 400	48.0
3 200	50.3
4 000	50.3

(谷玉明)

实习十四　医学科研设计

一、目的和要求

1. 掌握医学科研设计的概念。

2. 学习医学科研设计的基本方法。

二、内容

大学生不良卫生习惯现状调查与分析：

1. 收集有关大学生不良卫生习惯的信息。
2. 确定调查的目的和指标，确定调查范围和样本的含量。
3. 拟订调查表和分析表。
4. 实施调查。
5. 按分析表整理资料，用 SPSS 进行资料分析。

三、思考与练习

1. 抽样方法有哪些？本次调查采用哪种抽样方法？
2. 确定分析指标和分析方法。
3. 对调查结果进行分析，写出调查报告。

（谷玉明）

附录二 中国居民膳食能量和蛋白质的 DRIs 及脂肪供能比

附表 2-1 中国居民膳食能量和蛋白质的 DRIs 及脂肪供能比

年龄(岁)/生理阶段	能量(MJ/d) EER 男 PAL(I)	PAL(II)	PAL(III)	能量(MJ/d) EER 女 PAL(I)	PAL(II)	PAL(III)	能量(kcal/d) EER 男 PAL(I)	PAL(II)	PAL(III)	能量(kcal/d) EER 女 PAL(I)	PAL(II)	PAL(III)	蛋白质 RNI 男	蛋白质 RNI 女	脂肪占能量百分比(%)
0~	—	0.38MJ/(kg·d)	—	—	0.38MJ/(kg·d)	—	—	90kcal/(kg·d)	—	—	90kcal/(kg·d)	—	9(AI)	9(AI)	48(AI)
0.5~	—	0.33MJ/(kg·d)	—	—	0.33MJ/(kg·d)	—	—	80kcal/(kg·d)	—	—	80kcal/(kg·d)	—	20	20	40(AI)
1~	—	3.77	—	—	3.35	—	—	900	—	—	800	—	25	25	35(AI)
2~	—	4.60	—	—	4.18	—	—	1 100	—	—	1 000	—	25	25	35(AI)
3~	—	5.23	—	—	5.02	—	—	1 250	—	—	1 200	—	30	30	35(AI)
4~	—	5.44	—	—	5.23	—	—	1 300	—	—	1 250	—	30	30	20—30
5~	—	5.86	—	—	5.65	—	—	1 400	—	—	1 300	—	30	30	20—30
6~	5.86	6.69	7.53	5.23	6.07	6.90	1 400	1 600	1 800	1 250	1 450	1 650	35	35	20—30
7~	6.28	7.11	7.95	5.65	6.49	7.32	1 500	1 700	1 900	1 350	1 550	1 750	40	40	20—30
8~	6.9	7.74	8.79	6.07	7.11	7.95	1 650	1 850	2 100	1 450	1 700	1 900	40	40	20—30
9~	7.32	8.37	9.41	6.49	7.53	8.37	1750	2000	2250	1550	1800	2000	45	45	20—30
10~	7.53	8.58	9.62	6.90	7.95	9.00	1 800	2 050	2 300	1 650	1 900	2150	50	50	20—30
11~	8.58	9.83	10.88	7.53	8.58	9.62	2 050	2 350	2 600	1 800	2 050	2 300	60	55	20—30
14~	10.46	11.92	13.39	8.37	9.62	10.67	2 500	2 850	3 200	2 000	2 300	2 550	75	60	20—30

续表附 2-1

年龄(岁)/生理阶段	能量(MJ/d) EER 男 PAL(I)	PAL(II)	PAL(III)	女 PAL(I)	PAL(II)	PAL(III)	能量(kcal/d) EER 男 PAL(I)	PAL(II)	PAL(III)	女 PAL(I)	PAL(II)	PAL(III)	蛋白质 RNI 男	女	脂肪占能量百分比(%)
18~	9.41	10.88	12.55	7.53	8.79	10.04	2 250	2 600	3 000	1 800	2 100	2 400	65	55	20—30
50~	8.79	10.25	11.72	7.32	8.58	9.83	2 100	2 450	2 800	1 750	2 050	2 350	65	55	20—30
65~	8.58	9.83	—	7.11	8.16	—	2 050	2 350	—	1 700	1 950	—	65	55	20—30
80~	7.95	9.20	—	6.28	7.32	—	1 900	2 200	—	1 500	1 750	—	65	55	20—30
孕妇(早)	—	—	—	+0	+0	+0	—	—	—	+0	+0	+0	—	+0	20—30
孕妇(中)	—	—	—	+1.26	+1.26	+1.26	—	—	—	+300	+300	+300	—	+15	20—30
孕妇(晚)	—	—	—	+1.88	+1.88	+1.88	—	—	—	+450	+450	+450	—	+30	20—30
乳母	—	—	—	+2.09	+2.09	+2.09	—	—	—	+500	+500	+500	—	+25	20—30

注:PAL 为身体活动水平,Ⅰ为轻体力活动,Ⅱ为中体力活动,Ⅲ为重体力活动;

未制定参考值者用"—"表示;

"+"表示在同龄人群参考值的基础上额外增加量

附录三　预防医学专业常用词汇中英文对照

Ⅰ型错误(type Ⅰ error)

2,3,7,8 四氯二苯-p-二噁英(tetrachlorodibenzo-p-dioxin, TCDD)

Ⅱ型错误(type Ⅱ error)

Conover 检验(Conover's test)

Fisher 确切概率法(Fisher's exact test)

N-亚硝基化合物(N-nitroso compounds)

q 检验(又称 student-newman-keuls 法,简记为 SNK 法)

t 分布(t-distribution)

t 检验(t test)

α 亚麻酸(linolenic acid,十八碳三烯酸,$C_{18,3}$)

χ^2 检验(chi-square test 或称卡方检验)

阿尼林(aniline)

阿托品化(atropinization)

阿托品中毒(atropinism)

埃希菌属(Escherichia)

氨基甲酸酯类(carbamates)

氨基咪唑氮杂芳烃(amino-imidazoazaarenes, AIAs)

氨基酸(amino acid)

氨基酸评分(amino acid score,AAS)

百草枯(paraquat,PQ)

百分条图(percent bar graph)

半对数线图(semilogarithmic line graph)

爆震性耳聋(explosive deafness)

苯(benzene, C_6H_6)

苯胺(aniline)

苯丙氨酸(phenylalanine)

苯并(a)芘[benzo(a) pyrene,B(a)P]

必需氨基酸(essential amino acid,EAA)

必需微量元素(essential microelements)

必需脂肪酸(essential fatty acid, EFA)

变异系数(coefficient of variation)

标准估计误差(standard error estimation)

标准化率(standardized rate)

标准体重(standard weight)

标准误(standard error)

标准正态分布(standard normal distribution)

表观消化率(apparent digestibility)

病因概率(probability of causation, PC)

不可吸入性纤维(non-respirable fibers)

布鲁氏杆菌(Brucella)

布鲁氏杆菌病(brucellosis)

参考值范围(reference ranges)

参数检验(parametric test)

参数统计(parametric statistics)

参数与统计量(parameter and statistics)

残差平方和(residual sum of squares)

肠外营养(parenteral nutrition,PN)

超细颗粒物(ultrafine particulate matter)

尘肺病(pneumoconiosis)

尘螨(dust mite)

痴呆(dementia)

迟发性多发性神经毒作用(organophosphate induced delayed polyneuropathy,OPIDP)

赤潮或红潮(red tide)

初级卫生保健(primary health care)

除草剂(herbicide)

处理(treatment)

创伤后应急障碍(post-traumatic stress disorder,PTSD)

次生环境(secondary environment)

刺激性气体(irritant gases)

刺激性气体中毒(irritant gas poisoning)

促进健康行为(health-promoted behavior)

大气颗粒物(particulate matter)

大气圈(atmospheric sphere)

大阴影(large opacity)

单侧检验(one-sided test)

单体(monomer)

单因素方差分析(one-way analysis of variance)

单元(unit)

胆胰转流十二指肠转位术(biliopancreatic diversion with duodenal switch,BPD/DS)

蛋(eggs)

骨质疏松症(osteoporosis)

固醇类(sterols)

管饲营养(enteral feeding,tube feeding)

光化学烟雾(photochemical smog)

硅酸盐(silicates)

硅酸盐肺(silicatosis)

硅烷醇基团(silanol group)

国际癌症研究所(International Agency for Research on Cancer,IARC)

国际劳工组织(International Labour Organization,ILO)

国民生产总值(Gross national product, GNP)

过度医疗(overmedicalisation)

过滤(filtration)

过失误差(gross error)

过氧酰基硝酸酯(peroxyacyl nitrates,PANs)

含铁血黄素(hemosiderin)

合成纤维(synthetic fiber)

合成橡胶(synthetic rubber)

合理膳食(rational diet)

河豚(puffer fish)

河豚毒素(tetrodotoxin,TTX)

核黄素(riboflavin)

赫恩小体(Heinz body)

红肉(red meat)

红外线(infrared ray)

红细胞谷胱甘肽还原酶活力系数(erythrocyte glutathione reductase activation coefficient,EGRAC)

宏量营养素(macronutrients)

宏量营养素可接受范围(acceptable macronutrient distribution ranges,AMDR)

宏量元素(macroelements)

呼吸性粉尘(respirable dust)

化学耗氧量(chemical oxygen demand,COD)

化学评分(chemical score)

化学组成明确制剂(chemically defined diet,CDD)

坏血病(scurvy)

环境内分泌干扰化合物(environmental endocrine disrupting chemicals,EDCs)

环境污染(environmental pollution)

环境因素(environmental factors)

环境应答基因(environmental response gene)

黄曲霉毒素(aflatoxin,AF)

挥发性有机化合物(volatile organic compounds,VOCs)

回归平方和(regression sun of square)

回归系数(regression coefficient)

混合喂养(mixed feeding)

混合性尘肺(mixed dust pneumoconiosis)

混合性粉尘(mixed dust)

混凝沉淀(coagulative precipitation)

机械通风(mechanical ventilation)

肌酐-身高指数(creatinine height index,CHI)

积差相关系数(coefficient of product-moment correlation)

基本膳食(basal diet)

基础代谢(basal metabolism)

基础代谢率(basal metabolic rate,BMR)

基础情况(也称基线,base line)

极差(range)

急性CO中毒迟发性脑病(delayed encephalopathy by acute carbon monoxide poisoning, DEACMP)

急性胆碱能危象(acute cholinergic crisis,ACC)

急性高原病(acute mountain sickness,AMS)

急性呼吸窘迫综合征(acute respiratory distress syndrome,ARDS)

急性氯气中毒(acute chlorine poisoning)

急性有机磷农药中毒(acute organophosphorus pesticides poisoning,AOPP)

集中趋势(central tendency)

几何均数(geometric mean)

计量资料(measurement data)

剂量当量(dose equivalent,H)

剂量反应关系(dose-response relationship)

剂量效应关系(dose-effect relationship)

甲醇(methyl alcohol)

甲醛(formaldehyde)

假设检验(hypothesis testing)

假性胆碱酯酶 (pseudocholinesterase)

简单回归(simple regrssion)

简单相关(simple correlation)

健康相关行为(health-related behavior)

健康效应谱(spectrum of health effect)

降水(precipitation)

交叉设计(cross-over design)

焦耳(Joule,J)

焦磷酸硫胺素(thiamine pyrophosphate,TPP)

脚气病(beriberi)

拮抗作用(antagonistic action)

截距(intercept)

解偶联蛋白(uncoupling protein, UCP)

介水传染病 (water-borne infectious disease)

金黄色葡萄球菌(S. aureus)

金属尘肺(metallic pneumoconiosis)

金属硫蛋白(metallothionion)

金属烟热(metal fume fever)

进行性块状纤维化(progressive massive fibrosis, PMF)

经济赔偿性疾病(compensable disease)

静息代谢率(resting metabolic rate, RMR)

就业前健康检查(pre-employment examination)

聚合物(polymer)

绝对误差(absolute error)

军团菌病(legionella pneumonia)

均衡(balance)

均数的抽样误差(sampling error of mean)

卡(calorie, cal)

抗坏血酸(ascorbic acid)

抗癞皮病因子(anti-dermatitis factor)

抗生酮作用(antiketogenesis)

抗氧化物质(antioxidants)

可见光(visible light)

可耐受最高摄入量(tolerable upper intake level, UL)

可吸入颗粒物(inhalable particulate, IP)

可吸入性粉尘(inhalable dust)

可吸入性纤维(respirable fibers)

可疑致癌物(suspected carcinogen)

可重复性(reproduction)

克山病(Keshan disease)

空气动力学直径 (aerodynamic equivalent diameter, AED)

空气离子化(air ionization)

空气污染指数(air pollution index, API)

空气质量指数(air quality index, AQI)

赖氨酸(lysine)

癞皮病(pellagra)

老化(ageing)

类金属(metalloid)

类脂(lipoid)

离岗时健康检查(periodical health examination)

离均差平方和(sum of square, 简记为SS)

离散趋势(tendency dispersion)

理论频数(theoretical frequency)

理想体重(idea body weight, IBW)

粒径(particle diameter, Dp)

连续性校正(correction for continuity)

联合国环境规划署 (United Nations Environment Programme, UNEP)

联合国粮农组织(Food and Agriculture Organization, FAO)

粮谷类(cereals)

两因素方差分析(two-way analysis of variance)

亮氨酸(leucine)

列(column)

临床对照试验(clinical control trial, CCT)

临床试验(clinical trial)

磷脂(phospholipids)

硫胺素(thiamine)

硫化氢(hydrogen sulfide, H_2S)

硫血红蛋白(Sulfmethemoglobin, SHb)

率(rate)

率的标准误(standard error of rate)

率的抽样误差(sampling error of rate)

氯乙烯(vinyl chloride, VC)

慢性地方性砷中毒(chronic endemic arseniasis)

慢性高山病(chronic mountain sickness, CMS)

慢性阻塞性肺部疾患 (chronic obstructive pulmonary disease, COPD)

煤肺(anthracosis)

煤工尘肺(coal workers' pneumoconiosis, CWP)

煤矽肺(anthracosilicosis)

酶联免疫吸附测定法 (Enzyme-linked Immunosorbent Assay-ELISA)

每日膳食营养素供给量 (recommended dietary allowances, RDAs)

棉尘症(byssinosis)

面积图(Area Charts)

蘑菇(mushroom)

母乳喂养(breast feeding)

奶(milk)

脑水肿(cerebral edema, CE)

能量(energy)

能量系数(caloric quotient)

尼克酸(nicotinic acid)

拟除虫菊酯(pyrethroids)

农药(agricultural chemicals)

欧洲肠外肠内营养学会 (European Society for Parenteral and Enternal Nutrion, ESPEN)

配对设计(paired design)

烹调油烟(cooking fume)

皮肤迟发型过敏反应(skin delayed hyersensitivity, SDH)

皮炎(dermatitis)

皮褶厚度(skin fold thickness)

蜱传脑炎(tick-bone encephalitis, TBE)

偏倚(bias)

频率与概率(frequency and probability)

频数分布表(table of frequency distribution)

平衡膳食(balanced diet)

平均数(average)

平均需要量(estimated average requirement, EAR)

平流层(stratosphere)

普遍性预防(universal prevention)

气象因素(meteorological factor)

千卡(kilocalorie, kcal)

铅线(Burton's gum lead line)

潜在致癌物(potential carcinogen)

禽(poultry)

氰化氢(hydrogen cyanide, HCN)

区间估计(interval estimation)

屈肢症(bends)

全民营养周(National Nutrition Week, NNW)

全营养混合液(total nutrition admixture, TNA)

泉水(spring water)

缺铁性红细胞生成期(iron deficent erythropoiesis, IDE)

缺铁性贫血期(iron defieieney anemia, IDA)

确认致癌物(proved carcinogen)

热层(thermosphere)

热痉挛(heat cramp)

热射病(heat stroke)

热适应(heat acclimatization)

热衰竭(heat exhaustion)

热应激蛋白(heat shock protein, HSP)

人工喂养(artificial feeding)

人工有机粉尘(synthetic material dust)

溶解氧(dissolved oxygen, DO)

肉(meat)

肉毒梭状芽孢杆菌(C. botulinum)

乳清蛋白(lactoalbumin)

乳糖不耐症(lactose intolerance)

三级预防(tertiary prevention)

三级预防策略(preventive strategies at three levels)

甘油三酯(triglycerides)

三硝基甲苯(trinitrotoluene, TNT)

散点图(scatter diagram)

色氨酸(tryptophan)

森林脑炎(forest encephalitis)

森林脑炎病毒(forest encephalitis virus)

杀虫剂(insecticide)

杀螨剂(miticide)

杀鼠剂(rodenticide)

杀真菌剂(fungicide)

沙门菌属(salmonella)

筛检(screening)

膳食纤维(dietary fiber)

膳食营养素参考摄入量(dietary reference intakes, DRIs)

上臂肌围(arm muscle circumference, AMC)

上臂围(arm circumference, AC)

上岗前健康检查(pre-employment health examination)

社会因素(social factor)

社会支持(social support)

社区干预试验(community intervention trial)

社区卫生服务(community-based health care)

射频辐射(radiofrequency radiation)

神经病靶标酯酶(neuropathy target esterase, NTE)

神经管畸形(neural tube defects)

生产性毒物(occupational toxicant)

生化需氧量(biochemical oxygen demand, BOD)

生活方式因素(lifestyle factor)

生活环境(living environment)

生态平衡(ecological balance)

生态系统(ecosystem)

生态系统健康(ecosystem health)

生物放大作用(biomagnification)

生物浓缩作用(bioconcentration)

生物圈(biosphere)

生物-心理-社会医学模式(bio-psycho-social medical model)

生物蓄积作用(bioaccumulation)

生物学价值(biological value, BV)

生物因素所致职业病(occupational disease due to biological factor)

声音(sound)

剩余标准差(standard deviation regression)

剩余平方和(residual sun of square)

石棉肺(asbestosis)

石棉小体(asbestos body)

时间加权平均容许浓度(permissible concentration-time-weighted average,PC-TWA）

实际频数(actual frequency)

实验(experiment)

实验设计（experimental design)

食品添加剂(food additives)

食物(food)

食物链(food chain)

食物热效应(thermic effect of food,TEF)

食物特殊动力作用(specific dynamic action,SDA)

食物中毒（food poisoning)

食源性疾病(foodborne disease)

世界癌症研究基金会和美国癌症研究所专家小组(The world cancer research fund and the American institute for cancer research institute,WCRF/AICR)

视黄醇(retinol)

视黄醇当量(retinol equivalent，RE)

试验(trial)

试验膳食(pilot diet)

适宜摄入量(adequate intake,AI)

嗜肺军团菌(legionella pneumophila)

收集资料(collection of data)

瘦素(leptin)

瘦体质(lean body mass)

蔬菜水果类(vegetables and fruits)

数值变量资料(numerical variable data)

双侧检验(two-sided test)

双盲法(double blind method)

水华(water bloom)

水平(level)

水圈(hydrosphere)

水体富营养化(eutrophication)

水体污染（water pollution)

水俣病(Minamata disease)

四分位数(quartile)

四分位数间距(inter-quartile range)

四格表(fourfold table)

四级预防(quaternary prevention)

苏氨酸(threonine)

速发型矽肺（acute silicosis)

塑料(plastics)

算术均数(arithmetic mean)

随机（randomization)

随机区组设计(randomized block design)

随机误差(random error)

羧化辅酶(cocarboxylase)

胎儿宫内发育迟缓（intrauterine growth retardation,IUGR)

太阳辐射(solar radiation)

炭尘肺(carbon pneumoconiosis)

炭疽芽孢杆菌(Bacillus athracis)

碳水化合物(carbohydrates)

糖耐量受损(impaired glucose tolerance,IGT)

糖尿病(diabetes mellitus,DM)

糖脂(glycolipids)

特定建议值(specific proposed levels,SPL)

体力活动水平系数(physical activity level,PAL)

体外膜肺氧合（Extracorporeal Membrane Oxygenation,ECMO)

体质指数(body mass index,BMI)

田块(block,区组)

条图(bar graph)

铁(iron)

铁蛋白(ferritin)

铁减少期(iron depletion，ID)

听觉疲劳(auditory fatigue)

听觉适应(auditory adaptation)

听力损伤(hearing impairment)

听力损失(hearing loss)

同质与变异(homogeneity and variation)

统计表(statistical table)

统计地图(Statistical Map)

统计描述(statistical descriptive)

统计图(statistical graph)

统计推断(inferential statistics)

统计学(statistics)

统计资料类型(type of statistical data)

痛痛病(ital-ital disease)

突发环境污染事件（abrupt environmental pollution accidents)

土拉菌病(tularamia)

土壤污染(soil pollution)

推荐摄入量(recommended nutrient intake,RNI)

脱叶剂(defoliant)

外大气层(exosphere)

外周静脉至中心静脉置管（peripherally inserted central

venous catheters，PICC)

完全随机设计(completely randomized design)

晚发型矽肺(delayed silicosis)

危害健康行为(health-risky behavior)

微波(microwave)

微量营养素(micronutrients)

维生素(vitamin)

维生素 D₂(麦角钙化醇，ergocalciferol)

维生素 D₃(胆钙化醇，cholecalciferol)

维生素 PP(pellagra-preventive)

无机粉尘(inorganic dust)

无限总体(infinite population)

五星级医生(five-star doctor)

物理因素所致职业病(occupational disease due to physical factor)

物质蓄积(material accumulation)

误差公理(law of errors)

吸收剂量(absorbed dose)

析因设计(factorial design)

矽肺(silicosis)

矽结节(silicotic nodule)

硒(selenium)

系统误差(systematic error)

细菌总数(bacteria count)

细颗粒物(fine particulate matter)

先天畸形(congenital malformation)

线图(line graph)

相乘作用(synergistic action)

相对比(relative ratio)

相对数(relative number)

相对误差(relative error)

相关系数(correlation coefficient)

相加作用(additive action)

消毒(disinfection)

消化率(digestibility)

硝基苯(nitrobenzene)

小阴影(small opacity)

效应(effect)

斜率(slope)

缬氨酸(valine)

心身疾患或身心疾病(Psychosomatic disorder, Psychosomatic disease)

锌(zinc)

行(row)

行为医学(behavior medicine)

性传播疾病(sexually transmitted diseases，STDs)

胸膜斑(pleural plaque)

选择性预防(selective prevention)

亚油酸(linoleic acid，十八碳二烯酸，$C_{18:2}$)

烟酸(niacin)

严重急性呼吸系统综合征（severe acute respiratory syndromes，SARS)

岩石圈(lithosphere)

研究设计(research design)

盐酸戊乙奎醚(penehyclidine hydrochloride injection)

眼结膜印迹细胞学(conjunctival impression cytology，CIC)

样本含量(sample size)

要素制剂(elemental diet)

叶酸(folic acid，FA)

夜盲症(night blindness)

一级预防(primary prevention)

一氧化碳(carbon monoxide，CO)

医学监护(medical surveillance)

医学模式(medical model)

医学统计学(medical statistics or statistics in medicine)

医源性疾病(iatrogenic disease)

胰蛋白酶抑制剂(trypsin inhibitor)

胰岛素抵抗(insulin resistance，IR)

遗传因素(inherited factors)

乙酰胆碱酯酶(acetyl cholinesterase，AChE)

社区为定向的基层医疗(community oriented primary care，COPC)

异亮氨酸(isoleucine)

意向性震颤(intentional tremor)

因素(factor)

应变量(response variable)

营养(nutrition)

营养风险筛查(nutritional risk screening，NRS 2002)

营养素(nutrients)

营养素的需要量(nutritional requirement)

营养质量指数(index of nutritional quality，INQ)

永久性听阈位移(permanent threshold shift，PTS)

有机粉尘(organic dust)

有机磷农药(organophosphorus pesticide)

有机溶剂(organic solvents)

有限总体(finite population)

鱼(fish)

预测(forecast)

预防医学(preventive medicine)

预防非传染性慢性病的建议摄入量（proposed intakes for preventing non－communicable chronic diseases, PINCD)

原生环境(primary environment)

圆图(pie graph)

匀浆制剂(homogenized diet)

杂环胺(heterocyclic amines, HCA)

暂时性听阈位移(temporary threshold shift, TTS)

早产儿(premature)

噪声(noise)

噪声聋(noise-induced deafness)

照射量(exposure, X)

针对性预防(targeted prevention)

真消化率(true digestibility)

整理资料(sorting data)

正常值范围(normal ranges)

正交设计(orthogonal design)

正偏态分布(skewed positively distribution)

正态分布(normal distribution)

正相关(positive correction)

肢端溶骨症(acroosteolysis, AOL)

脂蛋白(lipoprotein)

脂肪(fat)

脂肪酸(fatty acids)

脂类(lipids)

直方图(histogram)

直线回归(linear regression)

直线相关(linear correlation)

职业癌(occupational cancer)

职业病(occupational disease)

职业健康监护(occupational health surveillance)

职业禁忌证(occupational contraindication)

职业特征(occupational stigma)

职业卫生与职业医学（occupational health and occupational medicine)

职业性耳鼻喉口腔疾病(occupational ENTS disease)

职业性放射性疾病(occupational radiation sickness)

职业性粉尘(occupational dust)

职业性皮肤病(occupational dermal disease)

职业性外伤(occupational trauma)

职业性眼病(occupational eye disease)

职业性有害因素(occupational hazards)

职业性致癌因素(occupational carcinogen)

职业性肿瘤(occupational cancer)

职业中毒(occupational poisoning)

植物生长调节剂(plant growth regulator)

治疗膳食(therapeutic diet)

秩和检验(rank sum test)

窒息性气体(asphyxiating gases)

中毒性白内障(toxic cataracta)

中华医学会肠外肠内营养学（Chinese Society for Parenteral and Enternal Nutrion, CSPEN)

中间层(mesosphere)

中间期肌无力综合征（intermediate myasthenia syndrome, IMS)

中位数和百分位数(median and percentile)

中心静脉营养(total parenteral nutrition, TPN)

重复(replication)

周围静脉营养(peripheral parenteral nutrition, PPN)

主观的全面评价方法（subjective global assessment, SGA)

住宅(residential building)

转基因食品（transgenic food)

紫外线(ultraviolet, UV)

自变量(independent variable)

自然环境(natural environment)

自身配对设计(self-controlled design)

自由度(degree of freedom)

总大肠菌群（coliform bacteria)

总平方和(total sum of square)

总体与样本(population and sample)

总需氧量(total oxygen demand, TOD)

总悬浮颗粒物(total suspended particulate, TSP)

总有机碳(total organic carbon, TOC)

纵横径之比(aspect ratio)

组氨酸(histidine)

组件配方(modular formula)

组件制剂(nutrient module)

最高容许浓度（maximum allowable concentration, MAC)

最小二乘法(least square method)

最小二乘法估计(least square estimation)

附录四　医学统计方法附表

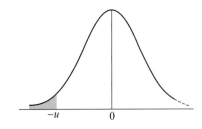

附表 4-1　标准正态分布曲线下的面积

u	0.00	0.01	0.02	0.03	0.04	0.05	0.06	0.07	0.08	0.09
−3.0	0.001 3	0.001 3	0.001 3	0.001 2	0.001 2	0.001 1	0.001 1	0.001 1	0.001 0	0.001 0
−2.9	0.001 9	0.001 8	0.001 8	0.001 7	0.001 6	0.001 6	0.001 5	0.001 5	0.001 4	0.001 4
−2.8	0.002 6	0.002 5	0.002 4	0.002 3	0.002 3	0.002 2	0.002 1	0.002 1	0.002 0	0.001 9
−2.7	0.003 5	0.003 4	0.003 3	0.003 2	0.003 1	0.003 0	0.002 9	0.002 8	0.002 7	0.002 6
−2.6	0.004 7	0.004 5	0.004 4	0.004 3	0.004 1	0.004 0	0.003 9	0.003 8	0.003 7	0.003 6
−2.5	0.006 2	0.006 0	0.005 9	0.005 7	0.005 5	0.005 4	0.005 2	0.005 1	0.004 9	0.004 8
−2.4	0.008 2	0.008 0	0.007 8	0.007 5	0.007 3	0.007 1	0.006 9	0.006 8	0.006 6	0.006 4
−2.3	0.010 7	0.010 4	0.010 2	0.009 9	0.009 6	0.009 4	0.009 1	0.008 9	0.008 7	0.008 4
−2.2	0.013 9	0.013 6	0.013 2	0.012 9	0.012 5	0.012 2	0.011 9	0.011 6	0.011 3	0.011 0
−2.1	0.017 9	0.017 4	0.017 0	0.016 6	0.016 2	0.015 8	0.015 4	0.015 0	0.014 6	0.014 3
−2.0	0.022 8	0.022 2	0.021 7	0.021 2	0.020 7	0.020 2	0.019 7	0.019 2	0.018 8	0.018 3
−1.9	0.028 7	0.028 1	0.027 4	0.026 8	0.026 2	0.025 6	0.025 0	0.024 4	0.023 9	0.023 3
−1.8	0.035 9	0.035 1	0.034 4	0.033 6	0.032 9	0.032 2	0.031 4	0.030 7	0.030 1	0.029 4
−1.7	0.044 6	0.043 6	0.042 7	0.041 8	0.040 9	0.040 1	0.039 2	0.038 4	0.037 5	0.036 7
−1.6	0.054 8	0.053 7	0.052 6	0.051 6	0.050 5	0.049 5	0.048 5	0.047 5	0.046 5	0.045 5
−1.5	0.066 8	0.065 5	0.064 3	0.063 0	0.061 8	0.060 6	0.059 4	0.058 2	0.057 1	0.055 9
−1.4	0.080 8	0.079 3	0.077 8	0.076 4	0.074 9	0.073 5	0.072 1	0.070 8	0.069 4	0.068 1
−1.3	0.096 8	0.095 1	0.093 4	0.091 8	0.090 1	0.088 5	0.086 9	0.085 3	0.083 8	0.082 3
−1.2	0.115 1	0.113 1	0.111 2	0.109 3	0.107 5	0.105 6	0.103 8	0.102 0	0.100 3	0.098 5
−1.1	0.135 7	0.133 5	0.131 4	0.129 2	0.127 1	0.125 1	0.123 0	0.121 0	0.119 0	0.117 0
−1.0	0.158 7	0.156 2	0.153 9	0.151 5	0.149 2	0.146 9	0.144 6	0.142 3	0.140 1	0.137 9
−0.9	0.184 1	0.181 4	0.178 8	0.176 2	0.173 6	0.171 1	0.168 5	0.166 0	0.163 5	0.161 1
−0.8	0.211 9	0.209 0	0.206 1	0.203 3	0.200 5	0.197 7	0.194 9	0.192 2	0.189 4	0.186 7
−0.7	0.242 0	0.238 9	0.235 8	0.232 7	0.229 6	0.226 6	0.223 6	0.220 6	0.217 7	0.214 8
−0.6	0.274 3	0.270 9	0.267 6	0.264 3	0.261 1	0.257 8	0.254 6	0.251 4	0.248 3	0.245 1
−0.5	0.308 5	0.305 0	0.301 5	0.298 1	0.294 6	0.291 2	0.287 7	0.284 3	0.281 0	0.277 6
−0.4	0.344 6	0.340 9	0.337 2	0.333 6	0.330 0	0.326 4	0.322 8	0.319 2	0.315 6	0.312 1
−0.3	0.382 1	0.378 3	0.374 5	0.370 7	0.366 9	0.363 2	0.359 4	0.355 7	0.352 0	0.348 3
−0.2	0.420 7	0.416 8	0.412 9	0.409 0	0.405 2	0.401 3	0.397 4	0.393 6	0.389 7	0.385 9
−0.1	0.460 2	0.456 2	0.452 2	0.448 3	0.444 3	0.440 4	0.436 4	0.432 5	0.428 6	0.424 7
−0.0	0.500 0	0.496 0	0.492 0	0.488 0	0.484 0	0.480 1	0.476 1	0.472 1	0.468 1	0.464 1

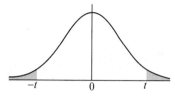

附表 4-2 t 界值表

自由度		概 率, P									
ν	单侧	0.25	0.20	0.10	0.05	0.025	0.01	0.005	0.002 5	0.001	0.000 5
	双侧	0.50	0.40	0.20	0.10	0.05	0.02	0.01	0.005	0.002	0.001
1		1.000	1.376	3.078	6.314	12.706	31.821	63.657	127.321	318.309	636.619
2		0.816	1.061	1.886	2.920	4.303	6.965	9.925	14.089	22.327	31.599
3		0.765	0.978	1.638	2.353	3.182	4.541	5.841	7.453	10.215	12.924
4		0.741	0.941	1.533	2.132	2.776	3.747	4.604	5.598	7.173	8.610
5		0.727	0.920	1.476	2.015	2.571	3.365	4.032	4.773	5.893	6.869
6		0.718	0.906	1.440	1.943	2.447	3.143	3.707	4.317	5.208	5.959
7		0.711	0.896	1.415	1.895	2.365	2.998	3.499	4.029	4.785	5.408
8		0.706	0.889	1.397	1.860	2.306	2.896	3.355	3.833	4.501	5.041
9		0.703	0.883	1.383	1.833	2.262	2.821	3.250	3.690	4.297	4.781
10		0.700	0.879	1.372	1.812	2.228	2.764	3.169	3.581	4.144	4.587
11		0.697	0.876	1.363	1.796	2.201	2.718	3.106	3.497	4.025	4.437
12		0.695	0.873	1.356	1.782	2.179	2.681	3.055	3.428	3.930	4.318
13		0.694	0.870	1.350	1.771	2.160	2.650	3.012	3.372	3.852	4.221
14		0.692	0.868	1.345	1.761	2.145	2.624	2.977	3.326	3.787	4.140
15		0.691	0.866	1.341	1.753	2.131	2.602	2.947	3.286	3.733	4.073
16		0.690	0.865	1.337	1.746	2.120	2.583	2.921	3.252	3.686	4.015
17		0.689	0.863	1.333	1.740	2.110	2.567	2.898	3.222	3.646	3.965
18		0.688	0.862	1.330	1.734	2.101	2.552	2.878	3.197	3.610	3.922
19		0.688	0.861	1.328	1.729	2.093	2.539	2.861	3.174	3.579	3.883
20		0.687	0.860	1.325	1.725	2.086	2.528	2.845	3.153	3.552	3.850
21		0.686	0.859	1.323	1.721	2.080	2.518	2.831	3.135	3.527	3.819
22		0.686	0.858	1.321	1.717	2.074	2.508	2.819	3.119	3.505	3.792
23		0.685	0.858	1.319	1.714	2.069	2.500	2.807	3.104	3.485	3.768
24		0.685	0.857	1.318	1.711	2.064	2.492	2.797	3.091	3.467	3.745
25		0.684	0.856	1.316	1.708	2.060	2.485	2.787	3.078	3.450	3.725
26		0.684	0.856	1.315	1.706	2.056	2.479	2.779	3.067	3.435	3.707
27		0.684	0.855	1.314	1.703	2.052	2.473	2.771	3.057	3.421	3.690
28		0.683	0.855	1.313	1.701	2.048	2.467	2.763	3.047	3.408	3.674
29		0.683	0.854	1.311	1.699	2.045	2.462	2.756	3.038	3.396	3.659
30		0.683	0.854	1.310	1.697	2.042	2.457	2.750	3.030	3.385	3.646
31		0.682	0.853	1.309	1.696	2.040	2.453	2.744	3.022	3.375	3.633
32		0.682	0.853	1.309	1.694	2.037	2.449	2.738	3.015	3.365	3.622
33		0.682	0.853	1.308	1.692	2.035	2.445	2.733	3.008	3.356	3.611
34		0.682	0.852	1.307	1.691	2.032	2.441	2.728	3.002	3.348	3.601
35		0.682	0.852	1.306	1.690	2.030	2.438	2.724	2.996	3.340	3.591
36		0.681	0.852	1.306	1.688	2.028	2.434	2.719	2.990	3.333	3.582
37		0.681	0.851	1.305	1.687	2.026	2.431	2.715	2.985	3.326	3.574
38		0.681	0.851	1.304	1.686	2.024	2.429	2.712	2.980	3.319	3.566
39		0.681	0.851	1.304	1.685	2.023	2.426	2.708	2.976	3.313	3.558
40		0.681	0.851	1.303	1.684	2.021	2.423	2.704	2.971	3.307	3.551
50		0.679	0.849	1.299	1.676	2.009	2.403	2.678	2.937	3.261	3.496
60		0.679	0.848	1.296	1.671	2.000	2.390	2.660	2.915	3.232	3.460
70		0.678	0.847	1.294	1.667	1.994	2.381	2.648	2.899	3.211	3.435
80		0.678	0.846	1.292	1.664	1.990	2.374	2.639	2.887	3.195	3.416
90		0.677	0.846	1.291	1.662	1.987	2.368	2.632	2.878	3.183	3.402
100		0.677	0.845	1.290	1.660	1.984	2.364	2.626	2.871	3.174	3.390
200		0.676	0.843	1.286	1.653	1.972	2.345	2.601	2.839	3.131	3.340
500		0.675	0.842	1.283	1.648	1.965	2.334	2.586	2.820	3.107	3.310
1000		0.675	0.842	1.282	1.646	1.962	2.330	2.581	2.813	3.098	3.300
∞		0.675	0.842	1.282	1.645	1.960	2.326	2.576	2.807	3.090	3.291

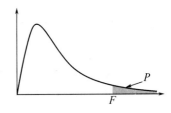

附表 4-3　F 界值表（方差分析用）

上行：$P=0.05$　下行：$P=0.01$

分母的自由度 ν_2	分子的自由度，ν_1											
	1	2	3	4	5	6	7	8	9	10	11	12
1	161.45	199.50	215.71	224.58	230.16	233.99	236.77	238.88	240.54	241.88	242.98	243.91
	4052.18	4999.50	5403.35	5624.58	5763.65	5858.99	5928.36	5981.07	6022.47	6055.85	6083.32	6106.32
2	18.51	19.00	19.16	19.25	19.30	19.33	19.35	19.37	19.38	19.40	19.40	19.41
	98.50	99.00	99.17	99.25	99.30	99.33	99.36	99.37	99.39	99.40	99.41	99.42
3	10.13	9.55	9.28	9.12	9.01	8.94	8.89	8.85	8.81	8.79	8.76	8.74
	34.12	30.82	29.46	28.71	28.24	27.91	27.67	27.49	27.35	27.23	27.13	27.05
4	7.71	6.94	6.59	6.39	6.26	6.16	6.09	6.04	6.00	5.96	5.94	5.91
	21.20	18.00	16.69	15.98	15.52	15.21	14.98	14.80	14.66	14.55	14.45	14.37
5	6.61	5.79	5.41	5.19	5.05	4.95	4.88	4.82	4.77	4.74	4.70	4.68
	16.26	13.27	12.06	11.39	10.97	10.67	10.46	10.29	10.16	10.05	9.96	9.89
6	5.99	5.14	4.76	4.53	4.39	4.28	4.21	4.15	4.10	4.06	4.03	4.00
	13.75	10.92	9.78	9.15	8.75	8.47	8.26	8.10	7.98	7.87	7.79	7.72
7	5.59	4.74	4.35	4.12	3.97	3.87	3.79	3.73	3.68	3.64	3.60	3.57
	12.25	9.55	8.45	7.85	7.46	7.19	6.99	6.84	6.72	6.62	6.54	6.47
8	5.32	4.46	4.07	3.84	3.69	3.58	3.50	3.44	3.39	3.35	3.31	3.28
	11.26	8.65	7.59	7.01	6.63	6.37	6.18	6.03	5.91	5.81	5.73	5.67
9	5.12	4.26	3.86	3.63	3.48	3.37	3.29	3.23	3.18	3.14	3.10	3.07
	10.56	8.02	6.99	6.42	6.06	5.80	5.61	5.47	5.35	5.26	5.18	5.11
10	4.96	4.10	3.71	3.48	3.33	3.22	3.14	3.07	3.02	2.98	2.94	2.91
	10.04	7.56	6.55	5.99	5.64	5.39	5.20	5.06	4.94	4.85	4.77	4.71
11	4.84	3.98	3.59	3.36	3.20	3.09	3.01	2.95	2.90	2.85	2.82	2.79
	9.65	7.21	6.22	5.67	5.32	5.07	4.89	4.74	4.63	4.54	4.46	4.40
12	4.75	3.89	3.49	3.26	3.11	3.00	2.91	2.85	2.80	2.75	2.72	2.69
	9.33	6.93	5.95	5.41	5.06	4.82	4.64	4.50	4.39	4.30	4.22	4.16
13	4.67	3.81	3.41	3.18	3.03	2.92	2.83	2.77	2.71	2.67	2.63	2.60
	9.07	6.70	5.74	5.21	4.86	4.62	4.44	4.30	4.19	4.10	4.02	3.96
14	4.60	3.74	3.34	3.11	2.96	2.85	2.76	2.70	2.65	2.60	2.57	2.53
	8.86	6.51	5.56	5.04	4.69	4.46	4.28	4.14	4.03	3.94	3.86	3.80
15	4.54	3.68	3.29	3.06	2.90	2.79	2.71	2.64	2.59	2.54	2.51	2.48
	8.68	6.36	5.42	4.89	4.56	4.32	4.14	4.00	3.89	3.80	3.73	3.67
16	4.49	3.63	3.24	3.01	2.85	2.74	2.66	2.59	2.54	2.49	2.46	2.42
	8.53	6.23	5.29	4.77	4.44	4.20	4.03	3.89	3.78	3.69	3.62	3.55
17	4.45	3.59	3.20	2.96	2.81	2.70	2.61	2.55	2.49	2.45	2.41	2.38
	8.40	6.11	5.18	4.67	4.34	4.10	3.93	3.79	3.68	3.59	3.52	3.46
18	4.41	3.55	3.16	2.93	2.77	2.66	2.58	2.51	2.46	2.41	2.37	2.34
	8.29	6.01	5.09	4.58	4.25	4.01	3.84	3.71	3.60	3.51	3.43	3.37
19	4.38	3.52	3.13	2.90	2.74	2.63	2.54	2.48	2.42	2.38	2.34	2.31
	8.18	5.93	5.01	4.50	4.17	3.94	3.77	3.63	3.52	3.43	3.36	3.30
20	4.35	3.49	3.10	2.87	2.71	2.60	2.51	2.45	2.39	2.35	2.31	2.28
	8.10	5.85	4.94	4.43	4.10	3.87	3.70	3.56	3.46	3.37	3.29	3.23
21	4.32	3.47	3.07	2.84	2.68	2.57	2.49	2.42	2.37	2.32	2.28	2.25
	8.02	5.78	4.87	4.37	4.04	3.81	3.64	3.51	3.40	3.31	3.24	3.17
22	4.30	3.44	3.05	2.82	2.66	2.55	2.46	2.40	2.34	2.30	2.26	2.23
	7.95	5.72	4.82	4.31	3.99	3.76	3.59	3.45	3.35	3.26	3.18	3.12
23	4.28	3.42	3.03	2.80	2.64	2.53	2.44	2.37	2.32	2.27	2.24	2.20
	7.88	5.66	4.76	4.26	3.94	3.71	3.54	3.41	3.30	3.21	3.14	3.07
24	4.26	3.40	3.01	2.78	2.62	2.51	2.42	2.36	2.30	2.25	2.22	2.18
	7.82	5.61	4.72	4.22	3.90	3.67	3.50	3.36	3.26	3.17	3.09	3.03
25	4.24	3.39	2.99	2.76	2.60	2.49	2.40	2.34	2.28	2.24	2.20	2.16
	7.77	5.57	4.68	4.18	3.85	3.63	3.46	3.32	3.22	3.13	3.06	2.99

分母的自由度 ν_2	分子的自由度，ν_1											
	14	16	20	24	30	40	50	75	100	200	500	∞
1	245.36	246.46	248.01	249.05	250.10	251.14	251.77	252.62	253.04	253.68	254.06	254.31
	6142.67	6170.10	6208.73	6234.63	6260.65	6286.78	6302.52	6323.56	6334.11	6349.97	6359.50	6365.86
2	19.42	19.43	19.45	19.45	19.46	19.47	19.48	19.48	19.49	19.49	19.49	19.50
	99.43	99.44	99.45	99.46	99.47	99.47	99.48	99.49	99.49	99.49	99.50	99.50
3	8.71	8.69	8.66	8.64	8.62	8.59	8.58	8.56	8.55	8.54	8.53	8.53
	26.92	26.83	26.69	26.60	26.50	26.41	26.35	26.28	26.24	26.18	26.15	26.13
4	5.87	5.84	5.80	5.77	5.75	5.72	5.70	5.68	5.66	5.65	5.64	5.63
	14.25	14.15	14.02	13.93	13.84	13.75	13.69	13.61	13.58	13.52	13.49	13.46
5	4.64	4.60	4.56	4.53	4.50	4.46	4.44	4.42	4.41	4.39	4.37	4.37
	9.77	9.68	9.55	9.47	9.38	9.29	9.24	9.17	9.13	9.08	9.04	9.02
6	3.96	3.92	3.87	3.84	3.81	3.77	3.75	3.73	3.71	3.69	3.68	3.67
	7.60	7.52	7.40	7.31	7.23	7.14	7.09	7.02	6.99	6.93	6.90	6.88
7	3.53	3.49	3.44	3.41	3.38	3.34	3.32	3.29	3.27	3.25	3.24	3.23
	6.36	6.28	6.16	6.07	5.99	5.91	5.86	5.79	5.75	5.70	5.67	5.65
8	3.24	3.20	3.15	3.12	3.08	3.04	3.02	2.99	2.97	2.95	2.94	2.93
	5.56	5.48	5.36	5.28	5.20	5.12	5.07	5.00	4.96	4.91	4.88	4.86
9	3.03	2.99	2.94	2.90	2.86	2.83	2.80	2.77	2.76	2.73	2.72	2.71
	5.01	4.92	4.81	4.73	4.65	4.57	4.52	4.45	4.41	4.36	4.33	4.31
10	2.86	2.83	2.77	2.74	2.70	2.66	2.64	2.60	2.59	2.56	2.55	2.54
	4.60	4.52	4.41	4.33	4.25	4.17	4.12	4.05	4.01	3.96	3.93	3.91
11	2.74	2.70	2.65	2.61	2.57	2.53	2.51	2.47	2.46	2.43	2.42	2.40
	4.29	4.21	4.10	4.02	3.94	3.86	3.81	3.74	3.71	3.66	3.62	3.60
12	2.64	2.60	2.54	2.51	2.47	2.43	2.40	2.37	2.35	2.32	2.31	2.30
	4.05	3.97	3.86	3.78	3.70	3.62	3.57	3.50	3.47	3.41	3.38	3.36
13	2.55	2.51	2.46	2.42	2.38	2.34	2.31	2.28	2.26	2.23	2.22	2.21
	3.86	3.78	3.66	3.59	3.51	3.43	3.38	3.31	3.27	3.22	3.19	3.17
14	2.48	2.44	2.39	2.35	2.31	2.27	2.24	2.21	2.19	2.16	2.14	2.13
	3.70	3.62	3.51	3.43	3.35	3.27	3.22	3.15	3.11	3.06	3.03	3.00
15	2.42	2.38	2.33	2.29	2.25	2.20	2.18	2.14	2.12	2.10	2.08	2.07
	3.56	3.49	3.37	3.29	3.21	3.13	3.08	3.01	2.98	2.92	2.89	2.87
16	2.37	2.33	2.28	2.24	2.19	2.15	2.12	2.09	2.07	2.04	2.02	2.01
	3.45	3.37	3.26	3.18	3.10	3.02	2.97	2.90	2.86	2.81	2.78	2.75
17	2.33	2.29	2.23	2.19	2.15	2.10	2.08	2.04	2.02	1.99	1.97	1.96
	3.35	3.27	3.16	3.08	3.00	2.92	2.87	2.80	2.76	2.71	2.68	2.65
18	2.29	2.25	2.19	2.15	2.11	2.06	2.04	2.00	1.98	1.95	1.93	1.92
	3.27	3.19	3.08	3.00	2.92	2.84	2.78	2.71	2.68	2.62	2.59	2.57
19	2.26	2.21	2.16	2.11	2.07	2.03	2.00	1.96	1.94	1.91	1.89	1.88
	3.19	3.12	3.00	2.92	2.84	2.76	2.71	2.64	2.60	2.55	2.51	2.49
20	2.22	2.18	2.12	2.08	2.04	1.99	1.97	1.93	1.91	1.88	1.86	1.84
	3.13	3.05	2.94	2.86	2.78	2.69	2.64	2.57	2.54	2.48	2.44	2.42
21	2.20	2.16	2.10	2.05	2.01	1.96	1.94	1.90	1.88	1.84	1.83	1.81
	3.07	2.99	2.88	2.80	2.72	2.64	2.58	2.51	2.48	2.42	2.38	2.36
22	2.17	2.13	2.07	2.03	1.98	1.94	1.91	1.87	1.85	1.82	1.80	1.78
	3.02	2.94	2.83	2.75	2.67	2.58	2.53	2.46	2.42	2.36	2.33	2.31
23	2.15	2.11	2.05	2.01	1.96	1.91	1.88	1.84	1.82	1.79	1.77	1.76
	2.97	2.89	2.78	2.70	2.62	2.54	2.48	2.41	2.37	2.32	2.28	2.26
24	2.13	2.09	2.03	1.98	1.94	1.89	1.86	1.82	1.80	1.77	1.75	1.73
	2.93	2.85	2.74	2.66	2.58	2.49	2.44	2.37	2.33	2.27	2.24	2.21
25	2.11	2.07	2.01	1.96	1.92	1.87	1.84	1.80	1.78	1.75	1.73	1.71
	2.89	2.81	2.70	2.62	2.54	2.45	2.40	2.33	2.29	2.23	2.19	2.17

续附表 4-3

分母的自由度 ν_2	分子的自由度，ν_1											
	1	2	3	4	5	6	7	8	9	10	11	12
26	4.23	3.37	2.98	2.74	2.59	2.47	2.39	2.32	2.27	2.22	2.18	2.15
	7.72	5.53	4.64	4.14	3.82	3.59	3.42	3.29	3.18	3.09	3.02	2.96
27	4.21	3.35	2.96	2.73	2.57	2.46	2.37	2.31	2.25	2.20	2.17	2.13
	7.68	5.49	4.60	4.11	3.78	3.56	3.39	3.26	3.15	3.06	2.99	2.93
28	4.20	3.34	2.95	2.71	2.56	2.45	2.36	2.29	2.24	2.19	2.15	2.12
	7.64	5.45	4.57	4.07	3.75	3.53	3.36	3.23	3.12	3.03	2.96	2.90
29	4.18	3.33	2.93	2.70	2.55	2.43	2.35	2.28	2.22	2.18	2.14	2.10
	7.60	5.42	4.54	4.04	3.73	3.50	3.33	3.20	3.09	3.00	2.93	2.87
30	4.17	3.32	2.92	2.69	2.53	2.42	2.33	2.27	2.21	2.16	2.13	2.09
	7.56	5.39	4.51	4.02	3.70	3.47	3.30	3.17	3.07	2.98	2.91	2.84
32	4.15	3.29	2.90	2.67	2.51	2.40	2.31	2.24	2.19	2.14	2.10	2.07
	7.50	5.34	4.46	3.97	3.65	3.43	3.26	3.13	3.02	2.93	2.86	2.80
34	4.13	3.28	2.88	2.65	2.49	2.38	2.29	2.23	2.17	2.12	2.08	2.05
	7.44	5.29	4.42	3.93	3.61	3.39	3.22	3.09	2.98	2.89	2.82	2.76
36	4.11	3.26	2.87	2.63	2.48	2.36	2.28	2.21	2.15	2.11	2.07	2.03
	7.40	5.25	4.38	3.89	3.57	3.35	3.18	3.05	2.95	2.86	2.79	2.72
38	4.10	3.24	2.85	2.62	2.46	2.35	2.26	2.19	2.14	2.09	2.05	2.02
	7.35	5.21	4.34	3.86	3.54	3.32	3.15	3.02	2.92	2.83	2.75	2.69
40	4.08	3.23	2.84	2.61	2.45	2.34	2.25	2.18	2.12	2.08	2.04	2.00
	7.31	5.18	4.31	3.83	3.51	3.29	3.12	2.99	2.89	2.80	2.73	2.66
42	4.07	3.22	2.83	2.59	2.44	2.32	2.24	2.17	2.11	2.06	2.03	1.99
	7.28	5.15	4.29	3.80	3.49	3.27	3.10	2.97	2.86	2.78	2.70	2.64
44	4.06	3.21	2.82	2.58	2.43	2.31	2.23	2.16	2.10	2.05	2.01	1.98
	7.25	5.12	4.26	3.78	3.47	3.24	3.08	2.95	2.84	2.75	2.68	2.62
46	4.05	3.20	2.81	2.57	2.42	2.30	2.22	2.15	2.09	2.04	2.00	1.97
	7.22	5.10	4.24	3.76	3.44	3.22	3.06	2.93	2.82	2.73	2.66	2.60
48	4.04	3.19	2.80	2.57	2.41	2.29	2.21	2.14	2.08	2.03	1.99	1.96
	7.19	5.08	4.22	3.74	3.43	3.20	3.04	2.91	2.80	2.71	2.64	2.58
50	4.03	3.18	2.79	2.56	2.40	2.29	2.20	2.13	2.07	2.03	1.99	1.95
	7.17	5.06	4.20	3.72	3.41	3.19	3.02	2.89	2.78	2.70	2.63	2.56
60	4.00	3.15	2.76	2.53	2.37	2.25	2.17	2.10	2.04	1.99	1.95	1.92
	7.08	4.98	4.13	3.65	3.34	3.12	2.95	2.82	2.72	2.63	2.56	2.50
70	3.98	3.13	2.74	2.50	2.35	2.23	2.14	2.07	2.02	1.97	1.93	1.89
	7.01	4.92	4.07	3.60	3.29	3.07	2.91	2.78	2.67	2.59	2.51	2.45
80	3.96	3.11	2.72	2.49	2.33	2.21	2.13	2.06	2.00	1.95	1.91	1.88
	6.96	4.88	4.04	3.56	3.26	3.04	2.87	2.74	2.64	2.55	2.48	2.42
100	3.94	3.09	2.70	2.46	2.31	2.19	2.10	2.03	1.97	1.93	1.89	1.85
	6.90	4.82	3.98	3.51	3.21	2.99	2.82	2.69	2.59	2.50	2.43	2.37
125	3.92	3.07	2.68	2.44	2.29	2.17	2.08	2.01	1.96	1.91	1.87	1.83
	6.84	4.78	3.94	3.47	3.17	2.95	2.79	2.66	2.55	2.47	2.39	2.33
150	3.90	3.06	2.66	2.43	2.27	2.16	2.07	2.00	1.94	1.89	1.85	1.82
	6.81	4.75	3.91	3.45	3.14	2.92	2.76	2.63	2.53	2.44	2.37	2.31
200	3.89	3.04	2.65	2.42	2.26	2.14	2.06	1.98	1.93	1.88	1.84	1.80
	6.76	4.71	3.88	3.41	3.11	2.89	2.73	2.60	2.50	2.41	2.34	2.27
400	3.86	3.02	2.63	2.39	2.24	2.12	2.03	1.96	1.90	1.85	1.81	1.78
	6.70	4.66	3.83	3.37	3.06	2.85	2.68	2.56	2.45	2.37	2.29	2.23
1000	3.85	3.00	2.61	2.38	2.22	2.11	2.02	1.95	1.89	1.84	1.80	1.76
	6.66	4.63	3.80	3.34	3.04	2.82	2.66	2.53	2.43	2.34	2.27	2.20
∞	3.84	3.00	2.60	2.37	2.21	2.10	2.01	1.94	1.88	1.83	1.79	1.75
	6.64	4.60	3.78	3.32	3.02	2.80	2.64	2.51	2.41	2.32	2.24	2.18

分母的自由度 ν_2	分子的自由度，ν_1											
	14	16	20	24	30	40	50	75	100	200	500	∞
26	2.09	2.05	1.99	1.95	1.90	1.85	1.82	1.78	1.76	1.73	1.71	1.69
	2.86	2.78	2.66	2.58	2.50	2.42	2.36	2.29	2.25	2.19	2.16	2.13
27	2.08	2.04	1.97	1.93	1.88	1.84	1.81	1.76	1.74	1.71	1.69	1.67
	2.82	2.75	2.63	2.55	2.47	2.38	2.33	2.26	2.22	2.16	2.12	2.10
28	2.06	2.02	1.96	1.91	1.87	1.82	1.79	1.75	1.73	1.69	1.67	1.65
	2.79	2.72	2.60	2.52	2.44	2.35	2.30	2.23	2.19	2.13	2.09	2.06
29	2.05	2.01	1.94	1.90	1.85	1.81	1.77	1.73	1.71	1.67	1.65	1.64
	2.77	2.69	2.57	2.49	2.41	2.33	2.27	2.20	2.16	2.10	2.06	2.03
30	2.04	1.99	1.93	1.89	1.84	1.79	1.76	1.72	1.70	1.66	1.64	1.62
	2.74	2.66	2.55	2.47	2.39	2.30	2.25	2.17	2.13	2.07	2.03	2.01
32	2.01	1.97	1.91	1.86	1.82	1.77	1.74	1.69	1.67	1.63	1.61	1.59
	2.70	2.62	2.50	2.42	2.34	2.25	2.20	2.12	2.08	2.02	1.98	1.96
34	1.99	1.95	1.89	1.84	1.80	1.75	1.71	1.67	1.65	1.61	1.59	1.57
	2.66	2.58	2.46	2.38	2.30	2.21	2.16	2.08	2.04	1.98	1.94	1.91
36	1.98	1.93	1.87	1.82	1.78	1.73	1.69	1.65	1.62	1.59	1.56	1.55
	2.62	2.54	2.43	2.35	2.26	2.18	2.12	2.04	2.00	1.94	1.90	1.87
38	1.96	1.92	1.85	1.81	1.76	1.71	1.68	1.63	1.61	1.57	1.54	1.53
	2.59	2.51	2.40	2.32	2.23	2.14	2.09	2.01	1.97	1.90	1.86	1.84
40	1.95	1.90	1.84	1.79	1.74	1.69	1.66	1.61	1.59	1.55	1.53	1.51
	2.56	2.48	2.37	2.29	2.20	2.11	2.06	1.98	1.94	1.87	1.83	1.80
42	1.94	1.89	1.83	1.78	1.73	1.68	1.65	1.60	1.57	1.53	1.51	1.49
	2.54	2.46	2.34	2.26	2.18	2.09	2.03	1.95	1.91	1.85	1.80	1.78
44	1.92	1.88	1.81	1.77	1.72	1.67	1.63	1.59	1.56	1.52	1.49	1.48
	2.52	2.44	2.32	2.24	2.15	2.07	2.01	1.93	1.89	1.82	1.78	1.75
46	1.91	1.87	1.80	1.76	1.71	1.65	1.62	1.57	1.55	1.51	1.48	1.46
	2.50	2.42	2.30	2.22	2.13	2.04	1.99	1.91	1.86	1.80	1.76	1.73
48	1.90	1.86	1.79	1.75	1.70	1.64	1.61	1.56	1.54	1.49	1.47	1.45
	2.48	2.40	2.28	2.20	2.12	2.02	1.97	1.89	1.84	1.78	1.73	1.70
50	1.89	1.85	1.78	1.74	1.69	1.63	1.60	1.55	1.52	1.48	1.46	1.44
	2.46	2.38	2.27	2.18	2.10	2.01	1.95	1.87	1.82	1.76	1.71	1.68
60	1.86	1.82	1.75	1.70	1.65	1.59	1.56	1.51	1.48	1.44	1.41	1.39
	2.39	2.31	2.20	2.12	2.03	1.94	1.88	1.79	1.75	1.68	1.63	1.60
70	1.84	1.79	1.72	1.67	1.62	1.57	1.53	1.48	1.45	1.40	1.37	1.35
	2.35	2.27	2.15	2.07	1.98	1.89	1.83	1.74	1.70	1.62	1.57	1.54
80	1.82	1.77	1.70	1.65	1.60	1.54	1.51	1.45	1.43	1.38	1.35	1.32
	2.31	2.23	2.12	2.03	1.94	1.85	1.79	1.70	1.65	1.58	1.53	1.49
100	1.79	1.75	1.68	1.63	1.57	1.52	1.48	1.42	1.39	1.34	1.31	1.28
	2.27	2.19	2.07	1.98	1.89	1.80	1.74	1.65	1.60	1.52	1.47	1.43
125	1.77	1.73	1.66	1.60	1.55	1.49	1.45	1.40	1.36	1.31	1.27	1.25
	2.23	2.15	2.03	1.94	1.85	1.76	1.69	1.60	1.55	1.47	1.41	1.37
150	1.76	1.71	1.64	1.59	1.54	1.48	1.44	1.38	1.34	1.29	1.25	1.22
	2.20	2.12	2.00	1.92	1.83	1.73	1.66	1.57	1.52	1.43	1.38	1.33
200	1.74	1.69	1.62	1.57	1.52	1.46	1.41	1.35	1.32	1.26	1.22	1.19
	2.17	2.09	1.97	1.89	1.79	1.69	1.63	1.53	1.48	1.39	1.33	1.28
400	1.72	1.67	1.60	1.54	1.49	1.42	1.38	1.32	1.28	1.22	1.17	1.13
	2.13	2.05	1.92	1.84	1.75	1.64	1.58	1.48	1.42	1.32	1.25	1.19
1000	1.70	1.65	1.58	1.53	1.47	1.41	1.36	1.30	1.26	1.19	1.13	1.08
	2.10	2.02	1.90	1.81	1.72	1.61	1.54	1.44	1.38	1.28	1.19	1.11
∞	1.69	1.64	1.57	1.52	1.46	1.39	1.35	1.28	1.24	1.17	1.11	1.00
	2.08	2.00	1.88	1.79	1.70	1.59	1.52	1.42	1.36	1.25	1.15	1.00

附表 4-4　*q* 界值表（Student-Newman-Keuls 法）

上行：$P=0.05$　下行：$P=0.01$

ν	组数，a								
	2	3	4	5	6	7	8	9	10
5	3.64	4.60	5.22	5.67	6.03	6.33	6.58	6.80	6.99
	5.70	6.98	7.80	8.42	8.91	9.32	9.67	9.97	10.24
6	3.46	4.34	4.90	5.30	5.63	5.90	6.12	6.32	6.49
	5.24	6.33	7.03	7.56	7.97	8.32	8.61	8.87	9.10
7	3.34	4.16	4.68	5.06	5.36	5.61	5.82	6.00	6.16
	4.95	5.92	6.54	7.01	7.37	7.68	7.94	8.17	8.37
8	3.26	4.04	4.53	4.89	5.17	5.40	5.60	5.77	5.92
	4.75	5.64	6.20	6.62	6.96	7.24	7.77	7.68	7.86
9	3.20	3.95	4.41	4.76	5.02	5.24	5.43	5.59	5.74
	4.60	5.43	5.96	6.35	6.66	6.91	7.13	7.33	7.49
10	3.15	3.88	4.33	4.15	4.91	5.12	5.30	5.46	5.60
	4.48	5.27	5.77	6.14	6.43	6.67	6.87	7.05	7.21
12	3.08	3.77	4.20	4.51	4.75	4.95	5.12	5.27	5.39
	4.32	5.05	5.50	5.84	6.10	6.32	6.51	6.67	6.81
14	3.03	3.70	4.11	4.41	4.64	4.83	4.99	5.13	5.25
	4.21	4.89	5.32	5.63	5.88	6.08	6.26	6.41	6.54
16	3.00	3.65	4.05	4.33	4.56	4.74	4.90	5.03	5.15
	4.13	4.79	5.19	5.49	5.72	5.92	6.08	6.22	6.35
18	2.97	3.61	4.00	4.28	4.49	4.67	4.82	4.96	5.07
	4.07	4.70	5.09	5.38	5.60	5.79	5.94	6.08	6.20
20	2.95	3.58	3.96	4.23	4.45	4.62	4.77	4.90	5.01
	4.02	4.64	5.02	5.29	5.51	5.69	5.84	5.97	6.09
30	2.89	3.49	3.85	4.10	4.30	4.46	4.60	4.72	4.82
	3.89	4.45	4.80	5.05	5.24	5.40	5.54	5.65	5.76
40	2.86	3.44	3.79	4.04	4.23	4.39	4.52	4.63	4.73
	3.82	4.37	4.70	4.93	5.11	5.26	5.39	5.50	5.60
60	2.83	3.40	3.74	3.98	4.16	4.31	4.44	4.55	4.65
	3.76	4.28	4.59	4.82	4.99	5.13	5.25	5.36	5.45
120	2.80	3.36	3.68	3.92	4.10	4.24	4.36	4.47	4.56
	3.70	4.20	4.50	4.71	4.87	5.01	5.12	5.21	5.30
∞	2.77	3.31	3.63	3.86	4.03	4.17	4.29	4.39	4.47
	3.64	4.12	4.40	4.60	4.76	4.88	4.99	5.08	5.16

附表 4-5 百分率的可信区间

上行:95%可信区间　下行:99%可信区间

n	0	1	2	3	4	5	6	7	8	9	10	11	12	13
1	0—98													
	0—100													
2	0—84	1—99												
	0—93	0—100												
3	0—71	1—91	9—99											
	0—83	0—96	4—100											
4	0—60	1—81	7—93											
	0—73	0—89	3—97											
5	0—52	1—72	5—85	15—95										
	0—65	0—81	2—92	8—98										
6	0—46	0—64	4—78	12—88										
	0—59	0—75	2—86	7—93										
7	0—41	0—58	4—71	10—82	18—90									
	0—53	0—68	2—80	6—88	12—94									
8	0—37	0—53	3—65	9—76	16—84									
	0—48	0—63	1—74	5—83	10—90									
9	0—34	0—48	3—60	7—70	14—79	21—86								
	0—45	0—59	1—69	4—78	9—85	15—91								
10	0—31	0—45	3—56	7—65	12—74	19—81								
	0—41	0—54	1—65	4—74	8—81	13—87								
11	0—28	0—41	2—52	6—61	11—69	17—77	23—83							
	0—38	0—51	1—61	3—69	7—77	11—83	17—89							
12	0—26	0—38	2—48	5—57	10—65	15—72	21—79							
	0—36	0—48	1—57	3—66	6—73	10—79	15—85							
13	0—25	0—36	2—45	5—54	9—61	14—68	19—75	25—81						
	0—34	0—45	1—54	3—62	6—69	9—76	14—81	19—86						
14	0—23	0—34	2—43	5—51	8—58	13—65	18—71	23—77						
	0—32	0—42	1—51	3—59	5—66	9—72	13—78	17—83						
15	0—22	0—32	2—41	4—48	8—55	12—62	16—68	21—73	27—79					
	0—30	0—40	1—49	2—56	5—63	8—69	12—74	16—79	21—84					
16	0—21	0—30	2—38	4—46	7—52	11—59	15—65	20—70	25—75					
	0—28	0—38	1—46	2—53	5—60	8—66	11—71	15—76	19—81					
17	0—20	0—29	2—36	4—43	7—50	10—56	14—62	18—67	23—72	28—77				
	0—27	0—36	1—44	2—51	4—57	7—63	10—69	14—74	18—78	22—82				
18	0—19	0—27	1—35	4—41	6—48	10—54	13—59	17—64	22—69	26—74				
	0—26	0—35	1—42	2—49	4—55	7—61	10—66	13—71	17—75	21—79				
19	0—18	0—26	1—33	3—40	6—46	9—51	13—57	16—62	20—67	24—71	29—76			
	0—24	0—33	1—40	2—47	4—53	6—58	9—63	12—68	16—73	19—77	23—81			
20	0—17	0—25	1—32	3—38	6—44	9—49	12—54	15—59	19—64	23—69	27—73			
	0—23	0—32	1—39	2—45	4—51	6—56	9—61	11—66	15—70	18—74	22—78			
21	0—16	0—24	1—30	3—36	5—42	8—47	11—52	15—57	18—62	22—66	26—70	30—74		
	0—22	0—30	1—37	2—43	3—49	6—54	8—59	11—63	14—68	17—71	21—76	24—80		
22	0—15	0—23	1—29	3—35	5—40	8—45	11—50	14—55	17—59	21—64	24—68	28—72		
	0—21	0—29	1—36	2—42	3—47	5—52	8—57	10—61	13—66	16—70	20—73	23—77		
23	0—15	0—22	1—28	3—34	5—39	8—44	10—48	13—53	16—57	20—62	23—66	27—69	31—73	
	0—21	0—28	1—35	2—40	3—45	5—50	7—55	10—59	13—63	15—67	19—71	22—75	25—78	
24	0—14	0—21	1—27	3—32	5—37	7—42	10—47	13—51	16—55	19—59	22—63	26—67	29—71	
	0—20	0—27	0—33	2—39	3—44	5—49	7—53	9—57	12—61	15—65	18—69	21—73	24—76	
25	0—14	0—20	1—26	3—31	5—36	7—41	9—45	12—49	15—54	18—58	21—61	24—65	28—69	31—72
	0—19	0—26	0—32	1—37	3—42	5—47	7—51	9—56	11—60	14—63	17—67	20—71	23—74	26—77
26	0—13	0—20	1—25	2—30	4—35	7—39	9—44	12—48	14—52	17—56	20—60	23—63	27—67	30—70
	0—18	0—25	0—31	1—36	3—41	4—46	6—50	9—54	11—58	13—62	16—65	19—69	22—72	25—75

续附表 4-5

n	\(X\) = 0	1	2	3	4	5	6	7	8	9	10	11	12	13
27	0—13	0—19	1—24	2—29	4—34	6—38	9—42	11—46	14—50	17—54	19—58	22—61	26—65	29—68
	0—18	0—25	0—30	1—35	3—40	4—44	6—48	8—52	10—56	13—60	15—63	18—67	21—70	24—73
28	0—12	0—18	1—24	2—28	4—33	6—37	8—41	11—45	13—49	16—52	19—56	22—59	25—63	28—66
	0—17	0—24	0—29	1—34	3—39	4—43	6—47	8—51	10—55	12—58	15—62	17—65	20—68	23—71
29	0—12	0—18	1—23	2—27	4—32	6—36	8—40	10—44	13—47	15—51	18—54	21—58	24—61	26—64
	0—17	0—23	0—28	1—33	2—37	4—42	6—46	8—49	10—53	12—57	14—60	17—63	19—66	22—70
30	0—12	0—17	1—22	2—27	4—31	6—35	8—39	10—42	12—46	15—49	17—53	20—56	23—59	26—63
	0—16	0—22	0—27	1—32	2—36	4—40	5—44	7—48	9—52	11—55	14—58	16—62	19—65	21—68
31	0—11	0—17	1—22	2—26	4—30	6—34	8—38	10—41	12—45	14—48	17—51	19—55	22—58	25—61
	0—16	0—22	0—27	1—31	2—35	4—39	5—43	7—47	9—50	11—54	13—57	16—60	18—63	20—66
32	0—11	0—16	1—21	2—25	4—29	5—33	7—36	9—40	12—43	14—47	16—50	19—53	21—56	24—59
	0—15	0—21	0—26	1—30	2—34	4—38	5—42	7—46	9—49	11—52	13—56	15—59	17—62	20—65
33	0—11	0—15	1—20	2—24	3—28	5—32	7—36	9—39	11—42	13—46	16—49	18—52	20—55	23—58
	0—15	0—20	0—25	1—30	2—34	3—37	5—41	7—44	8—48	10—51	12—54	14—57	17—60	19—63
34	0—10	0—15	1—19	2—23	3—28	5—31	7—35	9—38	11—41	13—44	15—48	17—51	20—54	22—56
	0—14	0—20	0—25	1—29	2—33	3—36	5—40	6—43	8—47	10—50	12—53	14—56	16—59	18—62
35	0—10	0—15	1—19	2—23	3—27	5—30	7—34	8—37	10—40	13—43	15—46	17—49	19—52	22—55
	0—14	0—20	0—24	1—28	2—32	3—35	5—39	6—42	8—45	10—49	12—52	14—55	16—57	18—60
36	0—10	0—15	1—18	2—22	3—26	5—29	6—33	8—36	10—39	12—42	14—45	16—48	19—51	21—54
	0—14	0—19	0—23	1—27	2—31	3—35	5—38	6—41	8—44	9—47	11—50	13—53	15—56	17—59
37	0—10	0—14	1—18	2—22	3—25	5—28	6—32	8—35	10—38	12—41	14—44	16—47	18—50	20—53
	0—13	0—18	0—23	1—27	2—30	3—34	4—37	6—40	7—43	9—46	11—49	13—52	15—55	17—58
38	0—10	0—14	1—18	2—21	3—25	5—28	6—32	8—34	10—37	11—40	13—43	15—46	18—49	20—51
	0—13	0—18	0—22	1—26	2—30	3—33	4—36	6—39	7—42	9—45	11—48	12—51	14—54	16—56
39	0—9	0—14	1—17	2—21	3—24	4—27	6—31	8—33	9—36	11—39	13—42	15—45	17—48	19—50
	0—13	0—18	0—21	1—25	2—29	3—32	4—35	6—38	7—41	9—44	10—47	12—50	14—53	16—55
40	0—12	0—17	0—21	1—25	2—28	3—32	4—35	5—38	7—40	9—43	10—46	12—49	13—52	15—54
	0—9	0—13	1—17	2—21	3—24	4—27	6—30	8—33	9—35	11—38	13—41	15—44	16—46	18—48
41	0—12	0—17	0—21	1—24	2—28	3—31	4—34	5—37	7—40	8—42	10—45	11—48	13—50	15—53
	0—9	0—13	1—16	2—20	3—23	4—26	6—28	7—31	9—34	10—37	12—39	14—42	16—45	18—47
42	0—12	0—17	0—20	1—24	2—27	3—30	4—33	5—36	7—39	8—42	9—44	11—47	13—49	15—52
	0—9	0—12	1—16	2—19	3—23	4—25	5—28	7—31	8—33	10—36	12—39	14—41	15—44	17—46
43	0—12	0—16	0—20	1—23	2—26	3—30	4—33	5—35	6—38	8—41	9—43	11—46	13—49	14—51
	0—9	0—12	1—15	2—19	3—22	4—25	5—28	7—30	8—33	10—35	11—38	13—40	15—43	17—45
44	0—11	0—16	0—19	1—23	2—26	3—29	4—32	5—35	6—37	8—40	9—42	11—45	12—47	14—50
	0—8	0—12	1—15	2—18	3—21	4—24	5—27	7—30	8—32	9—34	11—37	13—39	15—42	16—44
45	0—11	0—15	0—19	1—22	2—25	3—28	4—31	5—34	6—37	8—39	9—42	10—44	12—47	14—49
	0—8	0—12	1—15	2—18	3—21	4—24	5—26	7—29	8—31	9—34	11—36	13—39	14—41	16—43
46	0—11	0—15	0—19	1—22	2—25	3—28	4—31	5—33	6—36	7—39	9—41	10—43	12—46	13—48
	0—8	0—12	1—15	2—17	3—20	4—23	5—26	6—28	8—31	9—34	11—36	12—38	14—40	16—43
47	0—11	0—15	0—18	1—21	2—24	2—27	3—30	5—33	6—35	7—38	9—40	10—42	11—45	13—47
	0—8	0—11	1—14	2—17	3—20	4—22	5—25	6—28	8—30	9—33	11—35	12—37	14—39	15—42
48	0—10	0—14	0—18	1—21	2—24	2—27	3—29	5—32	6—35	7—37	8—40	10—42	11—44	13—47
	0—8	0—11	1—14	2—17	2—20	4—22	5—25	6—27	7—30	9—32	10—35	12—37	13—39	15—41
49	0—10	0—14	0—17	1—20	1—24	2—26	3—29	4—32	6—34	7—36	8—39	9—41	11—44	12—46
	0—7	0—11	1—14	2—17	2—19	3—22	5—24	6—26	7—29	9—31	10—34	11—36	13—38	15—41
50	0—10	0—14	0—17	1—20	1—23	2—26	3—28	4—31	5—33	7—36	8—38	9—40	11—43	12—45

n	14	15	16	17	18	19	20	21	22	23	24	25
26												
27	32—71											
	27—76											
28	31—69											
	26—74											
29	30—68	33—71										
	25—72	28—75										
30	28—66	31—69										
	24—71	27—74										
31	27—64	30—67	33—70									
	23—69	26—72	28—75									
32	26—62	29—65	32—68									
	22—67	25—70	27—73									
33	26—61	28—64	31—67	34—69								
	21—66	24—69	26—71	29—74								
34	25—59	27—62	30—65	32—68								
	21—64	23—67	25—70	28—72								
35	24—58	26—61	29—63	31—66	34—69							
	20—63	22—66	24—68	27—71	29—73							
36	23—57	26—59	28—62	30—65	33—67							
	19—62	22—64	23—67	26—69	28—72							
37	23—55	25—58	27—61	30—63	32—66	34—68						
	19—60	21—63	23—65	25—68	28—70	30—73						
38	22—54	24—57	26—59	29—62	31—64	33—67						
	18 59	20 61	22 64	25 66	27 69	29 71						
39	21—53	23—55	26—58	28—60	30—63	32—65	35—68					
	18—58	20—60	22—63	24—65	26—68	28—70	30—72					
40	21—52	23—54	25—57	27—59	29—62	32—64	34—66					
	17—57	19—59	21—61	23—64	25—66	27—68	30—71					
41	20—51	22—53	24—56	26—58	29—60	31—63	33—65	35—67				
	17—55	19—58	21—60	23—63	25—65	27—67	29—69	31—71				
42	20—50	22—52	24—54	26—57	28—59	30—61	32—64	34—66				
	16—54	18—57	20—59	22—61	24—64	26—66	28—67	30—70				
43	19—49	21—51	23—53	25—56	27—58	29—60	31—62	33—65	36—67			
	16—53	18—56	19—58	21—60	23—62	25—65	27—66	29—69	31—71			
44	19—48	21—50	22—52	24—55	26—57	28—59	30—61	33—63	35—65			
	15—52	17—55	19—57	21—59	23—61	25—63	26—65	28—68	30—70			
45	18—47	20—49	22—51	24—54	26—56	28—58	30—60	32—62	34—64	36—66		
	15—51	17—54	19—56	20—58	22—60	24—62	26—64	28—66	30—68	32—70		
46	18—46	20—48	21—50	23—53	25—55	27—57	29—59	31—61	33—63	35—65		
	15—50	16—53	18—55	20—57	22—59	23—61	25—63	27—65	29—67	31—69		
47	18—45	19—47	21—49	23—52	25—54	26—56	28—58	30—60	32—62	34—64	36—66	
	14—49	16—52	18—54	19—56	21—58	23—60	25—62	26—64	28—66	30—68	32—70	
48	17—44	19—46	21—48	22—51	24—53	26—55	28—57	30—59	31—61	33—63	35—65	
	14—49	16—51	17—53	19—55	21—57	22—59	24—61	26—63	28—65	29—67	31—69	
49	17—43	18—45	20—47	22—50	24—52	25—54	27—56	29—58	31—60	33—62	34—64	36—66
	14—48	15—50	17—52	19—54	20—56	22—58	23—60	25—62	27—64	29—66	31—68	32—70
50	16—43	18—45	20—47	21—49	23—51	25—53	26—55	28—57	30—59	32—61	34—63	36—65
	14—47	15—49	17—51	18—53	20—55	21—57	23—59	25—61	26—63	28—65	30—67	32—68

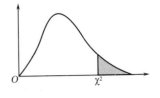

附表 4-6 χ^2 界值表

自由度	概 率,P												
ν	0.995	0.990	0.975	0.950	0.900	0.750	0.500	0.250	0.100	0.050	0.025	0.010	0.005
1					0.02	0.10	0.45	1.32	2.71	3.84	5.02	6.63	7.88
2	0.01	0.02	0.05	0.10	0.21	0.58	1.39	2.77	4.61	5.99	7.38	9.21	10.60
3	0.07	0.11	0.22	0.35	0.58	1.21	2.37	4.11	6.25	7.81	9.35	11.34	12.84
4	0.21	0.30	0.48	0.71	1.06	1.92	3.36	5.39	7.78	9.49	11.14	13.28	14.86
5	0.41	0.55	0.83	1.15	1.61	2.67	4.35	6.63	9.24	11.07	12.83	15.09	16.75
6	0.68	0.87	1.24	1.64	2.20	3.45	5.35	7.84	10.64	12.59	14.45	16.81	18.55
7	0.99	1.24	1.69	2.17	2.83	4.25	6.35	9.04	12.02	14.07	16.01	18.48	20.28
8	1.34	1.65	2.18	2.73	3.49	5.07	7.34	10.22	13.36	15.51	17.53	20.09	21.95
9	1.73	2.09	2.70	3.33	4.17	5.90	8.34	11.39	14.68	16.92	19.02	21.67	23.59
10	2.16	2.56	3.25	3.94	4.87	6.74	9.34	12.55	15.99	18.31	20.48	23.21	25.19
11	2.60	3.05	3.82	4.57	5.58	7.58	10.34	13.70	17.28	19.68	21.92	24.72	26.76
12	3.07	3.57	4.40	5.23	6.30	8.44	11.34	14.85	18.55	21.03	23.34	26.22	28.30
13	3.57	4.11	5.01	5.89	7.04	9.30	12.34	15.98	19.81	22.36	24.74	27.69	29.82
14	4.07	4.66	5.63	6.57	7.79	10.17	13.34	17.12	21.06	23.68	26.12	29.14	31.32
15	4.60	5.23	6.26	7.26	8.55	11.04	14.34	18.25	22.31	25.00	27.49	30.58	32.80
16	5.14	5.81	6.91	7.96	9.31	11.91	15.34	19.37	23.54	26.30	28.85	32.00	34.27
17	5.70	6.41	7.56	8.67	10.09	12.79	16.34	20.49	24.77	27.59	30.19	33.41	35.72
18	6.26	7.01	8.23	9.39	10.86	13.68	17.34	21.60	25.99	28.87	31.53	34.81	37.16
19	6.84	7.63	8.91	10.12	11.65	14.56	18.34	22.72	27.20	30.14	32.85	36.19	38.58
20	7.43	8.26	9.59	10.85	12.44	15.45	19.34	23.83	28.41	31.41	34.17	37.57	40.00
21	8.03	8.90	10.28	11.5,9	13.24	16.34	20.34	24.93	29.62	32.67	35.48	38.93	41.40
22	8.64	9.54	10.98	12.34	14.04	17.24	21.34	26.04	30.81	33.92	36.78	40.29	42.80
23	9.26	10.20	11.69	13.09	14.85	18.14	22.34	27.14	32.01	35.17	38.08	41.64	44.18
24	9.89	10.86	12.40	13.85	15.66	19.04	23.34	28.24	33.20	36.42	39.36	42.98	45.56
25	10.52	11.52	13.12	14.61	16.47	19.94	24.34	29.34	34.38	37.65	40.65	44.31	46.93
26	11.16	12.20	13.84	15.38	17.29	20.84	25.34	30.43	35.56	38.89	41.92	45.64	48.29
27	11.81	12.88	14.57	16.15	18.11	21.75	26.34	31.53	36.74	40.11	43.19	46.96	49.64
28	12.46	13.56	15.31	16.93	18.94	22.66	27.34	32.62	37.92	41.34	44.46	48.28	50.99
29	13.12	14.26	16.05	17.71	19.77	23.57	28.34	33.71	39.09	42.56	45.72	49.59	52.34
30	13.79	14.95	16.79	18.49	20.60	24.48	29.34	34.80	40.26	43.77	46.98	50.89	53.67
40	20.71	22.16	24.43	26.51	29.05	33.66	39.34	45.62	51.81	55.76	59.34	63.69	66.77
50	27.99	29.71	32.36	34.76	37.69	42.94	49.33	56.33	63.17	67.50	71.42	76.15	79.49
60	35.53	37.48	40.48	43.19	46.46	52.29	59.33	66.98	74.40	79.08	83.30	88.38	91.95
70	43.28	45.44	48.76	51.74	55.33	61.70	69.33	77.58	85.53	90.53	95.02	100.42	104.22
80	51.17	53.54	57.15	60.39	64.28	71.14	79.33	88.13	96.58	101.88	106.63	112.33	116.32
90	59.20	61.75	65.65	69.13	73.29	80.62	89.33	98.64	107.56	113.14	118.14	124.12	128.30
100	67.33	70.06	74.22	77.93	82.36	90.13	99.33	109.14	118.50	124.34	129.56	135.81	140.17

附表 4-7 **T 界值表**（配对比较的符号秩和检验用）

n	单侧:0.05 双侧:0.10	0.025 0.050	0.01 0.02	0.005 0.010
5	0~15			
6	2~19	0~21		
7	3~25	2~26	0~28	
8	5~31	3~33	1~35	0~36
9	8~37	5~40	3~42	1~44
10	10~45	8~47	5~50	3~52
11	13~53	10~56	7~59	5~61
12	17~61	13~65	9~69	7~71
13	21~70	17~74	12~79	9~82
14	25~80	21~84	15~90	12~93
15	30~90	25~95	19~101	15~105
16	35~101	29~107	23~113	19~117
17	41~112	34~119	27~126	23~130
18	47~124	40~131	32~139	27~144
19	53~137	46~144	37~153	32~158
20	60~150	52~158	43~167	37~173
21	67~164	58~173	49~182	42~189
22	75~178	65~188	55~198	48~205
23	83~193	73~203	62~214	54~222
24	91~209	81~219	69~231	61~239
25	100~225	89~236	76~249	68~257
26	110~241	98~253	84~267	75~276
27	119~259	107~271	92~286	83~295
28	130~276	116~290	101~305	91~315
29	140~295	126~309	110~325	100~335
30	151~314	137~328	120~345	109~356
31	163~333	147~349	130~366	118~378
32	175~353	159~369	140~388	128~400
33	187~374	170~391	151~410	138~423
34	200~395	182~413	162~433	148~447
35	213~417	195~435	173~457	159~471
36	227~439	208~458	185~481	171~495
37	241~462	221~482	198~505	182~521
38	256~485	235~506	211~530	194~547
39	271~509	249~531	224~556	207~573
40	286~534	264~556	238~582	220~600
41	302~559	279~582	252~609	233~628
42	319~584	294~609	266~637	247~656
43	336~610	310~636	281~665	261~685
44	353~637	327~663	296~694	276~714
45	371~664	343~692	312~723	291~744
46	389~692	361~720	328~753	307~774
47	407~721	378~750	345~783	322~806
48	426~750	396~780	362~814	339~837
49	446~779	415~810	379~846	355~870
50	466~809	434~841	397~878	373~902

附表 4-8　**T 界值表**（两组比较的秩和检验用）

	单侧	双侧
1 行	$P=0.050$	$P=0.10$
2 行	$P=0.025$	$P=0.05$
3 行	$P=0.010$	$P=0.02$
4 行	$P=0.005$	$P=0.01$

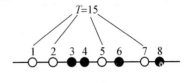

$T=15$

n_1 (较小)	n_2-n_1										
	0	1	2	3	4	5	6	7	8	9	10
2				3~13	3~15	3~17	4~18	4~20	4~22	4~24	5~25
							3~19	3~21	3~23	3~25	4~26
3	6~15	6~18	7~20	8~22	8~25	9~27	10~29	10~32	11~34	11~37	12~39
		6~21	7~23	7~26	8~28	8~31	9~33	9~36	10~38	10~41
			6~27	6~30	7~32	7~35	7~38	8~40	8~43
					6~33	6~36	6~39	7~41	7~44
4	11~25	12~28	13~31	14~34	15~37	16~40	17~43	18~46	19~49	20~52	21~55
	10~26	11~29	12~32	13~35	14~38	14~42	15~45	16~48	17~51	18~54	19~57
		10~30	11~33	11~37	12~40	13~43	13~47	14~50	15~53	15~57	16~60
		10~34	10~38	11~41	11~45	12~48	12~52	13~55	13~59	14~62
5	19~36	20~40	21~44	23~47	24~51	26~54	27~58	28~62	30~65	31~69	33~72
	17~38	18~42	20~45	21~49	22~53	23~57	24~61	26~64	27~68	28~72	29~76
	16~39	17~43	18~47	19~51	20~55	21~59	22~63	23~67	24~71	25~75	26~79
	15~40	16~44	16~49	17~53	18~57	19~61	20~65	21~69	22~73	22~78	23~82
6	28~50	29~55	31~59	33~63	35~67	37~71	38~76	40~80	42~84	44~88	46~92
	26~52	27~57	29~61	31~65	32~70	34~74	35~79	37~83	38~88	40~92	42~96
	24~54	25~59	27~63	28~68	29~73	30~78	32~82	33~87	34~92	36~96	37~101
	23~55	24~60	25~65	26~70	27~75	28~80	30~84	21~89	32~94	33~99	34~104
7	39~66	41~71	43~76	45~81	47~86	49~91	52~95	54~100	56~105	58~110	61~114
	36~69	38~74	40~79	42~84	44~89	46~94	48~99	50~104	52~109	54~114	56~119
	34~71	35~77	37~82	39~87	40~93	42~98	44~103	45~109	47~114	49~119	51~124
	32~73	34~78	35~84	37~89	38~95	40~100	41~106	43~111	44~117	45~122	47~128
8	51~85	54~90	56~96	59~101	62~106	64~112	67~117	69~123	72~128	75~133	77~139
	49~87	51~93	53~99	55~105	58~110	60~116	62~122	65~127	67~133	70~138	72~144
	45~91	47~97	49~103	51~109	53~115	56~120	58~126	60~132	62~138	64~144	66~150
	43~93	45~99	47~105	49~111	51~117	53~123	54~130	56~136	58~142	60~148	62~154
9	66~105	69~111	72~117	75~123	78~129	81~135	84~141	87~147	90~153	93~159	96~165
	62~109	65~115	68~121	71~127	73~134	76~140	79~146	82~152	84~159	87~165	90~171
	59~112	61~119	63~126	66~132	68~139	71~145	73~152	76~158	78~165	81~171	83~178
	56~115	58~122	61~128	63~135	65~142	67~149	69~156	72~162	74~169	76~176	78~183
10	82~128	86~134	89~141	92~148	96~154	99~161	103~167	106~174	110~180	113~187	117~193
	78~132	81~139	84~146	88~152	91~159	94~166	97~173	100~180	103~187	107~193	110~200
	74~136	77~143	79~151	82~158	85~165	88~172	91~179	93~187	96~194	99~201	102~208
	71~139	73~147	76~154	79~161	81~169	84~176	86~184	89~191	92~198	94~206	97~213

附表 4-9　　*H* 界值表（三样本比较的秩和检验用）

n	n_1	n_2	n_3	P	
				0.05	0.01
7	3	2	2	4.71	
	3	3	1	5.14	
8	3	3	2	5.36	
	4	2	2	5.33	
	4	3	1	5.21	
	5	2	1	5.00	
9	3	3	3	5.60	7.20
	4	3	2	5.44	6.44
	4	4	1	4.97	6.67
	5	2	2	5.16	6.53
	5	3	1	4.96	
10	4	3	3	5.73	6.75
	4	4	2	5.45	7.04
	5	3	2	5.25	6.82
	5	4	1	4.99	6.95
11	4	4	3	5.60	7.14
	5	3	3	5.65	7.08
	5	4	2	5.27	7.12
	5	5	1	5.13	7.31
12	4	4	4	5.69	7.65
	5	4	3	5.63	7.44
	5	5	2	5.34	7.27
13	5	4	4	5.62	7.76
	5	5	3	5.71	7.54
14	5	5	4	5.64	7.79
15	5	5	5	5.78	7.98

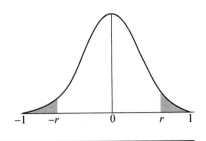

附表 4-10　r 界值表

自由度		概　率，P								
ν	单侧	0.25	0.10	0.05	0.025	0.01	0.005	0.002 5	0.001	0.000 5
	双侧	0.50	0.20	0.10	0.05	0.02	0.01	0.005	0.002	0.001
1		0.707	0.951	0.988	0.997	1.000	1.000	1.000	1.000	1.000
2		0.500	0.800	0.900	0.950	0.980	0.990	0.995	0.998	0.999
3		0.404	0.687	0.805	0.878	0.934	0.959	0.974	0.986	0.991
4		0.347	0.608	0.729	0.811	0.882	0.917	0.942	0.963	0.974
5		0.309	0.551	0.669	0.755	0.833	0.875	0.906	0.935	0.951
6		0.281	0.507	0.621	0.707	0.789	0.834	0.870	0.905	0.925
7		0.260	0.472	0.582	0.666	0.750	0.798	0.836	0.875	0.898
8		0.242	0.443	0.549	0.632	0.715	0.765	0.805	0.847	0.872
9		0.228	0.419	0.521	0.602	0.685	0.735	0.776	0.820	0.847
10		0.216	0.398	0.497	0.576	0.658	0.708	0.750	0.795	0.823
11		0.206	0.380	0.476	0.553	0.634	0.684	0.726	0.772	0.801
12		0.197	0.365	0.457	0.532	0.612	0.661	0.703	0.750	0.780
13		0.189	0.351	0.441	0.514	0.592	0.641	0.683	0.730	0.760
14		0.182	0.338	0.426	0.497	0.574	0.623	0.664	0.711	0.742
15		0.176	0.327	0.412	0.482	0.558	0.606	0.647	0.694	0.725
16		0.170	0.317	0.400	0.468	0.542	0.590	0.631	0.678	0.708
17		0.165	0.308	0.389	0.456	0.529	0.575	0.616	0.662	0.693
18		0.160	0.299	0.378	0.444	0.515	0.561	0.602	0.648	0.679
19		0.156	0.291	0.369	0.433	0.503	0.549	0.589	0.635	0.665
20		0.152	0.284	0.360	0.423	0.492	0.537	0.576	0.622	0.652
21		0.148	0.277	0.352	0.413	0.482	0.526	0.565	0.610	0.640
22		0.145	0.271	0.344	0.404	0.472	0.515	0.554	0.599	0.629
23		0.141	0.265	0.337	0.396	0.462	0.505	0.543	0.588	0.618
24		0.138	0.260	0.330	0.388	0.453	0.496	0.534	0.578	0.607
25		0.136	0.255	0.323	0.381	0.445	0.487	0.524	0.568	0.597
26		0.133	0.250	0.317	0.374	0.437	0.479	0.515	0.559	0.588
27		0.131	0.245	0.311	0.367	0.430	0.471	0.507	0.550	0.579
28		0.128	0.241	0.306	0.361	0.423	0.463	0.499	0.541	0.570
29		0.126	0.237	0.301	0.355	0.416	0.456	0.491	0.533	0.562
30		0.124	0.233	0.296	0.349	0.409	0.449	0.484	0.526	0.554
31		0.122	0.229	0.291	0.344	0.403	0.442	0.477	0.518	0.546
32		0.120	0.225	0.287	0.339	0.397	0.436	0.470	0.511	0.539
33		0.118	0.222	0.283	0.334	0.392	0.430	0.464	0.504	0.532
34		0.116	0.219	0.279	0.329	0.386	0.424	0.458	0.498	0.525
35		0.115	0.216	0.275	0.325	0.381	0.418	0.452	0.492	0.519

自由度 ν		概　率，P								
	单侧	0.25	0.10	0.05	0.025	0.01	0.005	0.002 5	0.001	0.000 5
	双侧	0.50	0.20	0.10	0.05	0.02	0.01	0.005	0.002	0.001
36		0.113	0.213	0.271	0.320	0.376	0.413	0.446	0.486	0.513
37		0.111	0.210	0.267	0.316	0.371	0.408	0.441	0.480	0.507
38		0.110	0.207	0.264	0.312	0.367	0.403	0.435	0.474	0.501
39		0.108	0.204	0.261	0.308	0.362	0.398	0.430	0.469	0.495
40		0.107	0.202	0.257	0.304	0.358	0.393	0.425	0.463	0.490
41		0.106	0.199	0.254	0.301	0.354	0.389	0.420	0.458	0.484
42		0.104	0.197	0.251	0.297	0.350	0.384	0.416	0.453	0.479
43		0.103	0.195	0.248	0.294	0.346	0.380	0.411	0.449	0.474
44		0.102	0.192	0.246	0.291	0.342	0.376	0.407	0.444	0.469
45		0.101	0.190	0.243	0.288	0.338	0.372	0.403	0.439	0.465
46		0.100	0.188	0.240	0.285	0.335	0.368	0.399	0.435	0.460
47		0.099	0.186	0.238	0.282	0.331	0.365	0.395	0.431	0.456
48		0.098	0.184	0.235	0.279	0.328	0.361	0.391	0.427	0.451
49		0.097	0.182	0.233	0.276	0.325	0.358	0.387	0.423	0.447
50		0.096	0.181	0.231	0.273	0.322	0.354	0.384	0.419	0.443

附表 4-11　r_s 界值表

n	单侧	0.25	0.10	0.05	0.025	0.01	0.005	0.0025	0.001	0.0005
	双侧	0.50	0.20	0.10	0.05	0.02	0.01	0.005	0.002	0.001
4		0.600	1.000	1.000						
5		0.500	0.800	0.900	1.000	1.000				
6		0.371	0.657	0.829	0.886	0.943	1.000	1.000		
7		0.321	0.571	0.714	0.786	0.893	0.929	0.964	1.000	1.000
8		0.310	0.524	0.643	0.738	0.833	0.881	0.905	0.952	0.976
9		0.267	0.483	0.600	0.700	0.783	0.833	0.867	0.917	0.933
10		0.248	0.455	0.564	0.648	0.745	0.794	0.830	0.879	0.903
11		0.236	0.427	0.536	0.618	0.709	0.755	0.800	0.845	0.873
12		0.217	0.406	0.503	0.587	0.678	0.727	0.769	0.818	0.846
13		0.209	0.385	0.484	0.560	0.648	0.703	0.747	0.791	0.824
14		0.200	0.367	0.464	0.538	0.626	0.679	0.723	0.771	0.802
15		0.189	0.354	0.446	0.521	0.604	0.654	0.700	0.750	0.779
16		0.182	0.341	0.429	0.503	0.582	0.635	0.679	0.729	0.762
17		0.176	0.328	0.414	0.485	0.566	0.615	0.662	0.713	0.748
18		0.170	0.317	0.401	0.472	0.550	0.600	0.643	0.695	0.728
19		0.165	0.309	0.391	0.460	0.535	0.584	0.628	0.677	0.712
20		0.161	0.299	0.380	0.447	0.520	0.570	0.612	0.662	0.696
21		0.156	0.292	0.370	0.435	0.508	0.556	0.599	0.648	0.681
22		0.152	0.284	0.361	0.425	0.496	0.544	0.586	0.634	0.667
23		0.148	0.278	0.353	0.415	0.486	0.532	0.573	0.622	0.654
24		0.144	0.271	0.344	0.406	0.476	0.521	0.562	0.610	0.642
25		0.142	0.265	0.337	0.398	0.466	0.511	0.551	0.598	0.630
26		0.138	0.259	0.331	0.390	0.457	0.501	0.541	0.587	0.619
27		0.136	0.255	0.324	0.382	0.448	0.491	0.531	0.577	0.608
28		0.133	0.250	0.317	0.375	0.440	0.483	0.522	0.567	0.598
29		0.130	0.245	0.312	0.368	0.433	0.475	0.513	0.558	0.589
30		0.128	0.240	0.306	0.362	0.425	0.467	0.504	0.549	0.580
31		0.126	0.236	0.301	0.356	0.418	0.459	0.496	0.541	0.571
32		0.124	0.232	0.296	0.350	0.412	0.452	0.489	0.533	0.563
33		0.121	0.229	0.291	0.345	0.405	0.446	0.482	0.525	0.554
34		0.120	0.225	0.287	0.340	0.399	0.439	0.475	0.517	0.547
35		0.118	0.222	0.283	0.335	0.394	0.433	0.468	0.510	0.539
36		0.116	0.219	0.279	0.330	0.388	0.427	0.462	0.504	0.533
37		0.114	0.216	0.275	0.325	0.382	0.421	0.456	0.497	0.526
38		0.113	0.212	0.271	0.321	0.378	0.415	0.450	0.491	0.519
39		0.111	0.210	0.267	0.317	0.373	0.410	0.444	0.485	0.513
40		0.110	0.207	0.264	0.313	0.368	0.405	0.439	0.479	0.507
41		0.108	0.204	0.261	0.309	0.364	0.400	0.433	0.473	0.501
42		0.107	0.202	0.257	0.305	0.359	0.395	0.428	0.468	0.495
43		0.105	0.199	0.254	0.301	0.355	0.391	0.423	0.463	0.490
44		0.104	0.197	0.251	0.298	0.351	0.386	0.419	0.458	0.484
45		0.103	0.194	0.248	0.294	0.347	0.382	0.414	0.453	0.479
46		0.102	0.192	0.246	0.291	0.343	0.378	0.410	0.448	0.474
47		0.101	0.190	0.243	0.288	0.340	0.374	0.405	0.443	0.469
48		0.100	0.188	0.240	0.285	0.336	0.370	0.401	0.439	0.465
49		0.098	0.186	0.238	0.282	0.333	0.366	0.397	0.434	0.460
50		0.097	0.184	0.235	0.279	0.329	0.363	0.393	0.430	0.456

附表 4-12   随机排列表

编号	1	2	3	4	5	6	7	8	9	10	11	12	13	14	15	16	17	18	19	20
1	8	6	19	13	5	18	12	1	4	3	9	2	17	14	11	7	16	15	10	0
2	8	19	7	6	11	14	2	13	5	17	9	12	0	16	15	1	4	10	18	3
3	18	1	10	13	17	2	0	3	8	15	7	4	19	12	5	14	9	11	6	16
4	6	19	1	5	18	12	4	0	13	10	16	17	7	14	11	15	8	3	9	2
5	1	2	7	4	18	0	15	13	5	12	19	10	9	14	16	8	6	11	3	17
6	11	19	2	15	14	10	8	12	1	17	4	3	0	9	16	6	13	7	18	5
7	14	3	16	7	9	2	15	12	11	4	13	19	8	1	18	6	0	5	17	10
8	3	2	16	6	1	13	17	19	8	14	0	15	9	18	11	5	4	10	7	12
9	16	9	10	3	15	0	11	2	1	5	18	8	19	13	6	12	17	4	7	14
10	4	11	18	6	0	8	12	16	17	3	2	9	5	7	19	10	15	13	14	1
11	5	15	18	13	7	3	10	14	16	1	8	2	17	6	9	4	0	12	19	11
12	0	18	10	15	11	12	3	13	14	1	17	2	6	9	16	4	7	8	19	5
13	10	9	14	18	12	17	15	3	5	2	11	19	8	0	1	4	7	13	6	16
14	11	9	13	0	14	12	18	7	2	10	4	17	19	6	5	8	3	15	1	16
15	17	1	0	16	9	12	2	4	5	18	14	15	7	19	6	8	11	3	10	13
16	17	1	5	2	8	12	15	13	19	14	7	16	6	3	9	10	4	11	0	18
17	5	16	15	7	18	10	12	9	11	6	13	17	14	1	0	4	3	2	19	8
18	16	19	0	8	6	10	13	17	4	3	15	18	11	1	12	9	5	7	2	14
19	13	9	17	12	15	4	3	1	16	2	10	18	8	6	7	19	14	11	0	5
20	11	12	8	16	3	19	14	17	9	7	4	4	10	0	18	15	6	5	13	2
21	19	12	13	8	4	15	16	7	0	11	1	5	14	18	3	6	10	9	2	17
22	2	18	8	14	6	11	1	9	15	0	17	10	4	7	13	3	12	5	16	19
23	9	16	17	18	5	7	12	2	4	10	0	13	8	3	14	15	6	11	1	19
24	15	0	14	6	1	2	9	8	18	4	10	17	3	12	16	11	19	13	7	5
25	14	0	9	18	19	16	10	4	5	1	6	2	12	3	11	13	7	8	17	15

附表 4 - 13　随机数字表

03 47 43 73 86	36 96 47 36 61	46 96 63 71 62	3326 16 80 45	60 11 14 10 95
97 74 24 67 62	42 81 14 57 20	42 53 32 37 32	27 07 36 07 51	24 51 79 89 73
16 76 62 27 66	56 50 26 71 07	32 90 79 78 53	13 55 38 58 59	88 97 54 14 10
12 56 85 99 26	96 96 68 27 31	05 03 72 93 15	57 12 10 14 21	88 26 49 81 76
55 59 56 35 64	38 54 82 46 22	31 62 43 09 90	06 18 44 32 53	23 83 01 30 30
16 22 77 94 39	49 54 43 54 82	17 37 93 23 78	87 35 20 96 43	84 26 34 91 64
84 42 17 53 31	57 24 55 06 88	77 04 74 47 67	21 76 33 50 25	83 92 12 06 76
63 01 63 78 59	16 95 55 67 19	98 10 50 71 75	12 86 73 58 07	44 39 52 38 79
33 21 12 34 29	78 64 56 07 82	52 42 07 44 38	15 51 00 13 42	99 66 02 79 54
57 60 86 32 44	09 47 27 96 54	49 17 46 09 62	90 52 84 77 27	08 02 73 43 28
18 18 07 92 46	44 17 16 58 09	79 83 86 19 62	06 76 50 03 10	55 23 64 05 05
26 62 38 97 75	84 16 07 44 99	83 11 46 32 24	20 14 85 88 45	10 93 72 88 71
23 42 40 64 74	82 97 77 77 81	07 45 32 14 08	32 98 94 07 72	93 85 79 10 75
52 36 28 19 95	50 92 26 11 97	00 56 76 31 38	80 22 02 53 53	86 60 42 04 53
37 85 94 35 12	83 39 50 08 30	42 34 07 96 88	54 42 06 87 93	35 85 29 48 39
70 29 17 12 13	40 33 20 38 26	13 89 51 03 74	17 76 37 13 04	07 74 21 19 30
56 62 18 37 35	96 83 50 87 75	97 12 25 93 47	70 33 24 03 54	97 77 46 44 80
99 49 57 22 77	88 42 95 45 72	16 64 36 16 00	04 43 18 66 79	94 77 24 21 90
16 03 15 04 72	33 27 14 34 09	45 59 34 68 49	12 72 07 34 45	99 27 72 95 14
31 16 93 32 43	50 27 89 87 19	20 15 37 00 49	52 85 66 60 44	38 63 88 11 80
68 34 30 13 70	55 74 30 77 40	44 22 78 84 26	04 33 46 09 52	68 07 97 06 57
74 57 25 65 76	59 29 97 68 60	71 91 38 67 54	13 58 18 24 76	15 54 55 95 52
27 42 37 86 53	48 55 90 65 72	96 57 69 36 10	96 46 92 42 45	97 60 49 04 91
00 39 68 29 61	66 37 32 20 30	77 84 57 03 29	10 45 65 04 26	11 04 96 67 24
29 94 98 94 24	68 49 69 10 82	53 75 91 93 30	34 25 20 57 27	40 48 73 51 92
16 90 82 66 59	83 62 64 11 12	67 19 00 71 74	60 47 21 29 68	02 02 37 03 31
11 27 94 75 06	06 09 19 74 66	02 94 37 34 02	76 70 90 30 86	38 45 94 30 38
35 24 10 16 20	33 32 51 26 38	79 78 45 04 91	16 92 53 56 16	02 75 50 95 98
38 23 16 86 38	42 38 97 01 50	87 75 66 81 41	40 01 74 91 62	48 51 84 08 32
31 96 25 91 47	96 44 33 49 13	34 86 82 53 91	00 52 43 48 85	27 55 26 89 62
66 67 40 67 14	64 05 71 95 86	11 05 65 09 68	76 83 20 37 90	57 16 00 11 66
14 90 84 45 11	75 73 88 05 90	52 27 41 14 86	22 98 12 22 08	01 52 74 95 80
68 05 51 18 00	33 96 02 75 19	07 60 62 93 55	59 33 82 43 90	49 37 38 44 59
20 46 78 73 90	97 51 40 14 02	04 02 33 31 08	39 54 16 49 36	47 95 93 13 30
64 19 58 97 79	15 06 15 93 20	01 90 10 75 06	40 78 78 89 62	02 67 74 17 33
05 26 93 70 60	22 35 85 15 13	92 03 51 59 77	59 56 78 06 83	52 91 05 70 74
07 97 10 88 23	09 98 42 99 64	61 71 62 99 15	06 51 29 16 93	58 05 77 09 51
68 71 86 85 85	54 87 66 47 54	73 32 08 11 12	44 95 92 63 16	29 56 24 29 48
26 99 61 65 53	58 37 78 80 70	42 10 50 67 42	32 17 55 85 74	94 44 67 16 94
14 65 52 68 75	87 59 36 22 41	26 78 63 06 55	13 08 27 01 50	15 29 39 39 43
17 53 77 58 71	71 41 61 50 72	12 41 93 96 26	44 95 27 36 99	02 96 74 30 83
90 26 59 21 19	23 52 23 33 12	96 94 02 18 39	07 02 18 36 07	25 99 32 70 23
41 23 52 55 99	31 04 49 69 96	10 47 48 45 88	13 41 43 89 20	97 17 14 49 17
60 20 50 81 69	31 99 73 68 68	35 81 33 03 76	24 30 12 48 60	18 99 10 72 34
91 25 38 05 90	94 58 28 41 36	45 37 59 03 09	90 35 57 29 12	82 62 54 65 60
34 50 57 74 37	98 80 33 00 91	09 77 93 19 82	74 94 80 04 04	45 07 31 66 49
85 22 04 39 43	73 81 53 94 79	33 62 46 86 28	08 31 54 46 31	53 94 13 38 47
09 79 13 77 48	73 82 97 22 21	05 03 27 24 83	72 89 44 05 60	35 80 39 94 88
88 75 80 18 14	22 95 75 42 49	39 32 82 22 49	02 48 07 70 37	16 04 61 67 87
90 96 23 70 00	39 00 03 06 90	55 85 78 38 36	94 37 30 69 32	90 89 00 76 33

主要参考文献

1. 国家卫生健康委员会. 中国卫生健康统计年鉴 2020. 北京:人民卫生出版社,2020

2. 郭新彪. 环境健康学[M]. 北京:北京大学医学出版社,2006

3. 朱启星. 卫生学. 9 版. 北京:人民卫生出版社,2018

4. 环境保护部自然生态保护司. 土壤污染与人体健康. 北京:中国环境出版社,2013

5. 周宜开. 土壤污染与健康. 武汉:湖北科学技术出版社,2015.

6. 中国营养学会. 食物与健康——科学证据与共识. 北京:人民卫生出版社,2016

7. 杨月欣. 中国营养科学全书. 2 版. 北京:人民卫生出版社,2019

8. 中国营养学会. 中国居民膳食营养素参考摄入量(2013 版). 北京:科学出版社,2014

9. 中国营养学会. 中国居民膳食指南. 北京:人民卫生出版社,2016

10. 孙长颢. 现代食品卫生学. 2 版. 北京:人民卫生出版社,2018

11. 顾景范,等. 临床营养学. 2 版. 北京:科学出版社,2009

12. 王心如. 毒理学基础. 6 版. 北京:人民卫生出版社,2012

13. 金泰廙. 职业卫生与职业医学. 6 版. 北京:人民卫生出版社,2007

14. 金泰廙,等. 现代职业卫生与职业医学. 北京:人民卫生出版社,2011

15. 牛侨等. 职业卫生与职业医学. 3 版. 北京:中国协和医科大学出版社,2015

16. 赵景波等. 预防医学(案例版). 3 版. 北京:科学出版社,2018

17. 唐焕文. 预防医学. 北京:人民卫生出版社,2020

18. 施榕. 预防医学. 3 版. 北京:高等教育出版社,2016

19. 李晓松. 卫生统计学. 8 版. 北京:人民卫生出版社,2017

20. 郭祖超等. 医学统计学. 北京:人民军医出版社,1999

21. 金丕焕,等. 医用统计方法. 上海:上海医科大学出版社,1993

22. 余松林. 临床随访资料的统计分析方法. 北京:人民卫生出版社,1991

23. Bernard J. Healey, Kenneth T. Walker. Introduction to Occupational Health in Public Health Practice. New York:Jossey-Bass,2009

24. 郭新彪. 环境与健康学. 北京:北京大学医学出版社,2006

25. 周中平. 室内污染监测与控制. 北京:化学工业出版社,2002.

26. Koren H, Bisesi M. Handbook of Environmental Health Lewis Publishers,2003

27. 傅华,等. 预防医学. 7 版. 北京:人民卫生出版社,2018

28. 陈启光. 医学统计学. 3 版. 南京:东南大学出版社,2013

29. 陆守曾. 医学统计学. 3 版. 北京:中国统计出版社,2016

30. 汪国雄,等. 预防医学. 南京:东南大学出版社,2002

31. 黄水平,等. 预防医学. 2 版. 南京:东南大学出版社,2007

32. 赵进顺,等. 预防医学. 3 版. 南京:东南大学出版社,2013

33. 孙贵范,等. 职业卫生与职业医学. 7 版. 北京:人民卫生出版社,2012

34. 杨克敌. 环境卫生学. 7 版. 北京:人民卫生出版社,2012

35. 孙长颢,等. 营养与食品卫生学. 8 版. 北京:人民卫生出版社,2017

36. Sizer F, et al. Nutrition:Concepts and Controversies. 12th ed. Belmont:Wadsworth Cengage Learning,2011